总主编：杨建宇

主编：刘世儒 郑雷 杨敬

庞丹丹 周田明 郭润利

XUEYAN XIN CHUANJI

国医大师

学验薪传集

中医古籍出版社
Publishing House of Ancient Chinese Medical Books

U0314444

图书在版编目（CIP）数据

国医大师学验薪传集 / 杨建宇总主编 . — 北京：
中医古籍出版社，2023.6

ISBN 978-7-5152-2601-9

Ⅰ . ①国…　　Ⅱ . ①杨…　　Ⅲ . ①中医临床—经验—中国
—现代　　Ⅳ . ① R289.1

中国版本图书馆 CIP 数据核字（2022）第 229427 号

国医大师学验薪传集

总主编　杨建宇

责任编辑　王　梅

封面设计　王　磊

出版发行　中医古籍出版社

社　　址　北京市东城区东直门内南小街 16 号（100700）

电　　话　010-64089446（总编室）010-64002949（发行部）

网　　址　www.zhongyiguji.com.cn

印　　刷　北京市泰锐印刷有限责任公司

开　　本　787mm×1092mm　1/16

印　　张　46.75　彩插　20 面

字　　数　1080 千字

版　　次　2023 年 6 月第 1 版　2023 年 6 月第 1 次印刷

书　　号　ISBN 978-7-5152-2601-9

定　　价　120.00 元

《国医大师学验薪传集》编委会

传承国医大师学验精华
守正创新中医临床技艺

（代序）

杨建宇

《国医大师学验薪传集》就要出版了！可喜可贺必赞！

《国医大师学验薪传集》乘着"二十大"的东风，在新时代新征程大步向我们走来了！让我们中医药人敞开双臂热烈地拥抱她吧！她会给我们带来新的启迪和新的学术经验参考！她会让我们的临床技艺有一个显著的飞跃！

国医大师，是我们新中国中医药特有的"国宝"，是中医药学术经验的集大成者，也是中医药界最高的荣誉称号，既是我们中医药人学习的典范，更是我们中医药人的仰之高山，也是中医药文化大繁荣大发展的标志。今天来到我们身边的《国医大师学验薪传集》是第一、二、三批共 90 名国医大师的学术经验撷英，这是 90 名国医大师首次学术经验集锦，也是学术和文献资料的聚首，更是再创编，十分不易，又十分难得！《国医大师学验薪传集》将给我们弘扬中医文化、传承国医大师学术经验提供方便和帮助，对我们每个人的临床水平提升有直接的推进作用，是我们在临床实践中向国医大师学习、走近国医大师学术内核的"红宝书"，是一本不可多得的临床实用参考必阅畅销书！

说起传承国医大师经验类的书籍，我们的团队及中和医派团队编写此类书籍逾 20 册，并且有的已获得了奖励。中国当代 30 位国医大师验案良方辑录"国医大师验案良方丛书"共11册，分别是：肺系卷、脾胃卷、肝胆肾卷、妇儿卷、五官卷、心脑卷、肿瘤卷、外科卷、免疫疾病卷、经方验案精选卷，由学苑出版社出版，获中国中医药研究促进会科技成果三等奖。中医古籍出版社出版《国医大师临证用药精华》1册，化学工业出版社出版《国医大师验案精粹》（内科、妇科、儿科、外科、五官科篇）2册，中国医药科技出版社出版《国医大师经方临证实录》1册，还有中原出版传媒集团中原农民出版社出版的"国医大师疗病丛书"共5册（《国医大师治疗皮肤病经典医案》《国医大师怪病怪治经典医案》《国医大师治疗妇科病经典医案》《国医大师治疗中风经典医案》《国医大师治疗失眠经典医案》）。围绕国医大师孙光荣的临证经验，中和医派团队先后推出《国医大师孙光荣临证学验集萃》（人民卫生出版社），《医道中和——国医大师孙光荣临证心法要诀》（中国中医药出版社），《国医大师孙光荣教授中和医派临床经验集》（云南科技出版社），《国医大师孙光荣临证学验集萃——国医大师孙光荣中和医派研究与传扬》（中原农民出版社），《中医中和医派学验薪传论丛》（科学技术文献出版社）。还有湖南中医药大学中和医派传承课题组牵头的类书也有10余册。而这一次的《国医大师学验薪传集》，是首次将第一、二、三批共90名国医大师的学术经验集中精编，以后，还会有第四批及更多国医大师的涌现，传扬国医大师学验的工作仍在路上，并且任重道远！我们还会继续不懈地努力！

"传承精华，守正创新"，促进中医药创新发展，将是我们中医药人在新时代新征程的新任务新目标！弘扬国医大师学术思想和临床经验的工作也永远在路上！奔跑吧，明天的中医药事业更加辉煌！

2022年农历四月二十六日·中医经药日·神农诞辰纪念日

目　录

第二章

第二届国医大师学验

第三章
第三届国医大师学验

第一章 首届国医大师学验

王玉川

WANG YUCHUAN

　　王玉川（1923—2016），男，汉族，1923年9月出生，北京中医药大学主任医师、教授、国医大师、著名中医学家、《内经》及中医基础理论专家、北京中医药大学终身教授。1943年3月起从事中医临床工作，为"首都国医名师"。2009年，成为新中国成立以来首届国医大师。享受政府特殊津贴。1941年师从于当时的中医名家戴云龙先生，并得到著名医家陆渊雷先生的指点，学成后在当地行医，并从事中医教育。1943年在奉贤县开设门诊从事中医临床工作。1955年在江苏省中医进修学校，深入学习中医相关知识。1956年在南京中医学校从事中医药教学与临床工作。1957年奉卫生部调令来北京中医学院从事教学工作，潜心于《黄帝内经》的教学和研究。主持主编全国中医院校教材第一、第二版《内经讲义》。

　　曾任第五、六、七、八届全国政协委员，历任原北京中医学院副院长，院高级专业技术职称审评委员会主任，曾任北京中医药大学顾问。兼任北京市高等教育自学考试委员会委员，北京市高等学校教师职称评审委员会委员兼中医学科组组长，中国中西医结合学会名誉理事。多年从事中医基础理论与《内经》研究，主要研究领域为阴阳学说的演变、气血循环理论、五行学说、运气学说以及河图洛书等方面的研究。主编有《黄帝内经素问译释》《内经讲义》《中医养生学》等专著，发表学术论文30余篇。

学术精要

　　王玉川是著名的中医学家,《内经》及中医基础理论专家。主编《黄帝内经素问译释》,主持主编第一、第二版《内经讲义》教材、《中医养生学》等专著。倡导多学科研究五行学说,独到见解诠释气血循环理论,正确认识、评价、释谜运气学说、河图洛书。"创新而不废古,承古而不泥于古",正确全面认知辨证论治,提出阴阳二十五人体质学说的科学先进性。擅长治疗中医内科疑难杂症,疗效卓著,强调学习中医必须早临床、多临床,在临床实践中不断提高。养生理念是:其藏在心,静以养神;修节止欲,顺气调神;立志健魄,大德增寿。

王绵之
WANG MIANZHI

  王绵之（1923—2009），江苏省南通市人。我国著名中医药学家，中医教育家，北京中医药大学主任医师、教授，1942年1月起从事中医临床工作，为全国老中医药专家学术经验继承工作指导老师。北京中医药大学终身教授。2007年10月，被评为"国家级非物质文化遗产传承人"；2008年12月，被北京市授予"首都国医名师"称号；2009年5月，由人力资源和社会保障部、卫生部、国家中医药管理局联合授予首届"国医大师"荣誉称号。

妇科病医案

一、不孕症

（一）冲任虚寒不孕案——温经散寒法

⊙ 案 1

患者，女，32 岁，1987 年 12 月 1 日初诊。结婚 6 年不孕。初诊：因左侧小腹痛，曾在某医院做 B 超示：盆腔左侧囊性病变，不排除巧克力囊肿，炎症可能性大，诊断为子宫后壁脓肿，曾多方医治无效。现经期腹痛，小腹凉，怕冷，月经量偏多，色红有块，伴腰冷痛；舌淡、苔白腻，脉沉细。王绵之教授认为，此人为冲任虚寒，寒凝血滞而致宫寒不孕。治宜温经散寒，调经助孕。处方：熟地 18g，淫羊藿 9g，炒小茴香 5g，制狗脊 9g，杜仲 12g，炒苍术 12g，党参 18g，制香附 12g，牡丹皮 9g，当归 18g，炒白芍 18g，红花 9g，炙远志 6g。水煎服，每日 1 剂，此方在非经期服用。

另处一方在经期使用。经期以温经治血调经为主。处方：桂枝 5g，丹皮 9g，赤白芍各 9g，制乳没各 3g，桃仁 9g，党参 25g，炒苍术 12g，当归 18g，陈皮 10g，红花 9g，茯苓 18g，制香附 12g，生姜 5 片。水煎服。

复诊：经治疗半年，患者受孕，于 1989 年 3 月生一子，母子健康。

按：本案的治疗过程中，王绵之教授辨证此病机为寒，当以温通为基本证治思路，同时在经期与非经期处以不同方药，分期论治，获得确效。

（二）血虚肝郁案——养血调肝法

⊙ 案 1

患者，女，32 岁，1989 年 12 月 1 日初诊。不孕，经行不畅，先后无定期已多年。初诊：眩晕烦躁，夜寐不酣，少腹凉，带下，腰酸，胸胁胀满，下连左少腹，上及胸乳；脉弦，关部为甚，而左寸小，右尺沉；舌质淡、苔薄白。王绵之教授认为，此女证属血虚肝郁，累及冲任。治当养血调肝为主，兼以健脾温肾。处方：生地 18g，当归 18g，赤芍 9g，白芍 9g，柴胡 6g，川楝子 6g，炒白术 10g，茯苓 18g，酸枣仁 10g，炙远志 6g，陈皮 10g，淫羊藿 9g，红花 9 g，杜仲 12 g，丹皮 9 g。7 剂。

1989 年 12 月 8 日二诊：眩晕减，夜寐安，胁脘渐舒，情绪转佳，带下亦减。脉转柔和，舌苔根剥。此为肝郁渐舒，而阴血仍亏。子病及母，肝肾同病。再以原法加强滋肾为治。前方去红花、炙远志、陈皮、杜仲，加熟地 18 g，枸杞子 10 g，怀牛膝 10 g，党参 18 g，制香附 12 g，生姜 5 片。10 剂。

三诊：月经按时而至，经前、经期无所苦，少腹渐暖；苔根剥苔缩小。再以原法加减调治半年余，获胎受孕，母子正常。

按：本证虽然患者有明显的肝郁之证，但不可一味疏肝，需要考虑到肝体阴而用阳，若肝无藏血，则肝无以柔，肝气易郁。故治疗应首重在养血，辅以调肝。方中重用当归、芍药、生地、枣仁养血柔肝；少佐柴胡，顺其条达之性，量少避免耗伤肝阴。初诊即见效肝之母为肾，故在后期治疗中用补肝肾，滋水涵木及健后天之本脾胃以善其后收全功。

（三）痰湿壅盛者——化痰消瘀

◎ 案 1

患者，女，33 岁，1990 年 4 月 1 日初诊。结婚 8 年未孕。初诊：婚前即月经不调，经常延期不至，量少而色暗。其人形体丰腴、面颊部色素沉着明显，腰酸溲少，足浮肿，按之没指，白带淋漓，质清稀而黏如涕，近日晨起颜面部亦觉肿胀；舌胖淡，苔白根腻；脉细弦，两尺无力。王老认为，此女属脾肾不足，冲任虚寒，痰瘀互阻胞脉不利之证。治以温肾健脾，化痰消瘀，兼以利水通络。处方：生黄芪 25 g，防己 10 g，怀牛膝 10 g，茯苓 18 g，桃仁 9 g，红花 9 g，制香附 10 g，淫羊藿 10 g，土鳖虫 6 g，清半夏 12 g，化橘红 10 g，炒枳实 10 g。10 剂。

二诊：药后小便通畅，肿胀明显减轻。因经期将至，加强活血化瘀之力。前方加茜草 12 g，茺蔚子 12 g，泽兰 9 g，赤芍 9 g，白芍 9 g。7 剂。

三诊：月经已行，量较多有血块。为防动血过甚，前方去土鳖虫、茜草、茺蔚子，加生地 18 g，炒白术 12 g，川续断 9 g。7 剂。

四诊：经行 5 天已净，虽下紫黑血块较多，但周身轻松，无不适。经后加强补肾固精，补益气血以培本固元。处方：生地 18 g，熟地 18 g，枸杞子 9 g，淫羊藿 9 g，菟丝子 12 g，当归 18 g，炒白芍 18 g，桃仁 9 g，红花 9 g，怀牛膝

10g，制香附 12g，肉桂 5g。如此调治半年后，月经基本正常。患者体重减轻，面部黄褐斑明显消退，舌质渐转红润，舌边、尖部瘀斑亦减少。继续调治5 个月，终于获孕。

按：本证属于冲任虚寒，痰瘀互阻，胞脉不畅证。肾主水，脾为生痰之源，痰湿之证主责脾肾，故用黄芪、白术、茯苓等益气健脾以杜生痰、聚湿之源；肉桂温下元命火，以补火生土；熟地、当归、枸杞子、白芍滋肾阴；淫羊藿、菟丝子等补肾阳。利用经期因势利导，除瘀血而不伤好血，痰湿随之而消。后以补肾固精之法坚固肾元，肾气肾精充实，即可受孕。

（四）瘀血阻滞者——活血化瘀法

⊙ 案 1

患者，女，1984 年 2 月 10 日初诊，婚后 3 年未孕。初诊：自述婚前因月经不调而常服活血通经之剂及成药，虽当时奏效，但渐变月经后错，量亦极少，且色黑难下。望其口唇紫暗，毛发焦脆，舌青有瘀斑，尖边多瘀点，诊其脉弦细而涩，肌肤甲错。王老认为，此人虽由舌脉而见明显有瘀血证的存在，治当活血化瘀，但患者已久服活血化瘀之剂，虽有瘀血，但亦有体虚，故需把握化瘀的量与度，初诊时先予以和血化瘀法。处方：当归 18g，丹参 15g，红花 9g，桃仁 9g，茜草 12g，卷柏 9g，怀牛膝 10g，清半夏 12g，桔梗 6g，制香附 12g，茯苓 18g，陈皮 10g。14 剂。水煎服，日 1 剂。

二诊：舌质紫暗稍退，按上次经期推算，已近 1 个月，正是月经应至之时，当利用行经使瘀血顺势而出之机，加强逐瘀之力。处方：水蛭 6g，土鳖虫 6g，生大黄 6g，桂枝 5g，丹参 15g，当归 18g，红花 9g，桃仁 9g，卷柏6g，桔梗 6g，怀牛膝 10g，制香附 12g，茯苓 18g。14 剂。服至第 10 剂时月经至，小腹阵痛，经量较前明显增多，但色仍不正且多紫黑色血块。

三诊：继以上方去水蛭、土鳖虫、大黄、桂枝、卷柏、桔梗防其动血太甚。易以五灵脂（包煎）9g，生蒲黄 9g，制乳没各 3g（同煎），生地 15g。嘱服 14 剂，患者自觉药后甚适，竟连服 21 剂。

四诊：患者服此方后，月经又行 4 日方净，下黑血及紫血块甚多每次下血块时腹仍痛，但可忍耐，血下后反觉周身轻松。再按原法加减调治。1 个月后月经基本正常，舌质转红，瘀斑瘀点大减，肌肤毛发亦渐润泽，继续按原法治疗 2 个月，月经过期不至，嘱查小便，诊为"早孕"。足月产一男婴，母子俱健。

按：如此久瘀而气血大虚之证，不祛瘀，经脉不通，但一味祛瘀，气血更虚。而瘀血既已形成，多一分瘀，则增一分虚。况且瘀血虽阻滞于身体某处，但对全身气血之生化濡养并非无碍，故有"瘀血不去，新血不生"之说。此患者久服活血通经之剂，伤气耗血，其人必虚。因此治疗方药不可过猛，需攻补兼施，不可专用猛攻。久瘀则胶固坚结，攻之不当，瘀不得去反而徒伤好血，血虚愈甚且耗损正气，故需仔细审查邪正虚实。[1]

肺系疾病医案

一、外感热病

⊙ 案 1

患者，男，72 岁，1999 年 4 月 12 日就诊。患者因前日降温，未及时加减衣物，自觉受风，入夜体温升高。刻下体温：37.8℃，畏寒、恶风、咳嗽、少痰，全身倦怠不舒，时有汗出，纳差，二便尚调，舌胖，苔薄白，脉浮弱。拟方疏风散寒、宣肺止咳。处方：紫苏叶 6g，防风 6g，桔梗 6g，前胡 9g，紫菀 9g，浙贝母 12g，炒枳壳 10g，茯苓 12g，生甘草 9g，制香附 12g，化橘红 12g，生姜 3 片。4 剂水煎服。2 剂药后体温正常，咳嗽减而未平，又 2 剂后，咳嗽有痰，痰出咳平。全方用紫苏叶、防风散寒邪，使发汗但又不致汗出过多，桔梗、枳壳宽中祛痰，配以前胡、茯苓宣肺气而化痰，香附入肝经而疏肝解郁，入三焦而除气滞，为理气佳品，助茯苓、前胡祛痰，佐以甘草用以扶正，使正气足，以祛邪外出。

⊙ 案 2

患者，女，62 岁，2001 年 3 月 17 日就诊。患者因过食生冷水果，夜眠不安，胃脘不适，次日起鼻塞、流清涕，咳嗽，便溏，纳食不旺，精神不振，舌红，苔白腻，脉浮。拟方疏风通窍、和胃助运。处方：紫苏叶 6g，防风 5g，前胡9g，浙贝母15g，辛夷9g（包），炒白术12g，茯苓15g，炒麦芽15g，广藿香10g，白芷9g，桔梗6g，生姜2片。4剂，水煎服。患者药后诸症均平，饮食如常。《黄帝内经》有"形寒饮冷则伤肺"之说，因过食生冷而致病，仍可从肺治。肺开窍于鼻，因此患者以鼻塞、流清涕为主症，用紫苏叶、防风解表散寒；辛夷、白芷宣通鼻窍。肺与大肠相表里，因而症见便溏，藿香外可助苏叶、白芷散风寒，内可合生姜、白术化湿。

或素患呼吸系统疾病的，可与二陈汤合方加减，加紫菀6g，浙贝母12g，化橘红12g或清半夏10g；便溏甚者，加泽泻5g，大腹皮12g；咽痛者，加炒牛蒡子15g。[2]

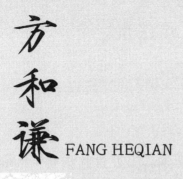

方和谦
FANG HEQIAN

　　方和谦，男，汉族，1923年12月出生，山东烟台人，父亲方伯屏是京城十大名医之一，首都医科大学附属北京朝阳医院主任医师、教授，1948年8月起从事中医临床工作，全国老中医药专家学术经验继承工作指导老师、首都国医名师。倡导中西医结合，优势互补，曾先后担任第一、二、三、四批全国老中医药专家学术经验继承工作指导老师。中华中医药学会仲景学说分会副主委。方和谦精通伤寒，却不自诩为经方派，他主张经方和时方合用，临床更佳。

脾胃系统疾病医案

一、消化系统疾病

⊙案1

患者，男，55岁，2012年7月5日初诊。主诉胃脘胀痛3年余。初诊症见：胃脘胀满疼痛，痛及两肋，纳差，舌淡红，苔黄厚，脉弦滑。查体：体瘦，腹软，中上腹压痛，自诉2月前在省城行电子胃镜为：慢性萎缩性胃炎，幽门螺杆菌阳性。辨证属肝郁气滞，湿热中阻。治则：疏肝理气，清热化湿；以和肝汤、泻心汤化裁。处方：当归15g，白芍20g，柴胡15g，香附10g，紫苏梗15g，茯苓15g，白术20g，黄芩15g，黄连10g，大黄3g，白花蛇舌草30g，半夏15g，厚朴10g，鸡内金10g，炙甘草3g。10剂，姜3片，枣10枚为引。

2012年7月16日二诊：上腹胀满，疼痛均减轻，纳食增加，苔厚微黄。考虑到患者体质原因，上方加党参15g，枳壳10g，10剂。

2012年7月28日三诊：诸症皆减，上腹偶有不适，舌淡红，苔薄黄，上方加丹参20g，莪术10g，嘱其继续服药。患者坚持服药3个月，复查胃镜，浅表性胃炎，幽门螺杆菌（-），临床治愈。[3]

二、胆道系统疾病

患者，女，67岁，2014年4月15日初诊。自诉胸胁苦满疼痛，咽干目眩，头晕，恶心，神疲食少，脉弦，苔微黄。查体：肥胖体型，上腹广泛压痛，墨菲征（++），在本院行彩超检查，胆囊74.4mm×28.3mm，壁毛糙，厚3.9mm，内无明显异常回声，肝内胆管未见明显扩张。辨证属肝胆气郁，久而化热，治则利胆疏肝、泻火解毒、健脾消食，组方如下：柴胡15g，当归15g，白芍15g，茯苓15g，白术20g，党参15g，枳壳15g，木香6g，砂仁6g，郁金20g，香附10g，黄连10g，黄芩15g，黄柏15g，茵陈30g，浦公英30g，鸡骨草15g，焦三仙各20g，鸡内金10g，炙甘草3g。姜3片，枣 5 枚为引。7 剂。

二诊：诸症皆减轻，只觉胸部仍满闷，气逆于上，故在原方基础上加代赭石 30 g，炒莱菔子 15 g，7 剂。

三诊：患者面露喜色，言身轻食香，嘱其再服 7 剂以滋巩固。[3]

三、便秘

◦ **案 1**

患者，女，64 岁，2011 年 8 月 5 日初诊。患者体瘦，大便干硬 4 年，多年来苦于便秘，每 2～3 日解大便一次，登厕力努，汗出沾衣，便后疲惫不堪。兼心烦，乏力，纳谷不香。查体：体重 52 kg，腹扁平，无压痛，反跳痛，苔白脉细。证属气虚老年性便秘。治则：补气和血润燥。处方：党参 20 g，白术 20 g，茯苓 10 g，柴胡 15 g，当归 15 g，白芍 30 g，薄荷 10 g，枳壳 15 g，香附 10 g，炒决明子 30 g，火麻仁 15 g，阿胶 10 g，肉苁蓉 15 g，炙甘草 10 g。姜 3 片，枣 5 枚为引，6 剂。

8 月 12 日二诊：诉其第三天大便得通，渐爽快。治疗上白术增量至 30 g，枳壳换成枳实 15 g，以加快肠蠕动，6 剂。

8 月 20 日三诊：诉其大便已顺畅，每日一行。嘱其要多运动，配合腹部按摩。守方坚持 4 周以资巩固。

◦ **案 2**

患者，女，8 岁，2012 年 1 月 4 日初诊。自幼体质羸弱，自诉发热，咳嗽，体温 37.2℃～37.5℃，2 周余，慢性扁桃体炎，经常由上感而诱发。咽部疼痛，查体：扁桃体Ⅱ度肿大，脉浮数，苔薄白。治疗宜健脾胃、补虚劳、清咽喉、化痰嗽。处方：太子参 10 g，茯苓 10 g，白术 10 g，柴胡 10 g，当归 5 g，白芍 10 g，金银花 20 g，连翘 10 g，黄芩 10 g，板蓝根 20 g，蒲公英 20 g，紫花地丁 20 g，麦冬 10 g，贝母 10 g。5 剂，薄荷为引。

二诊：体温已降至正常，咽痛减轻。其母又诉其常发生口腔炎症，间有口腔溃疡，故在原方基础上加茵陈 15 g，栀子 10 g，玄参 10 g。6 剂。

三诊：效果亦好。为防其复发，嘱其每月可服一诊方 1 周左右以防复发。9 月份家属来院告之，自春季至今每月服药 1 周，扁桃体炎再没有发作，身体渐充实，体质改善。[3]

杂病医案

一、抑郁

方老认为，更年期患者"年四十而阴气自半也"，阴之不足表现为肝血、心血及肝肾之阴的不足。妇人以肝为先天，以血为用。在经历了经孕产乳的洗礼，又经受了工作的压力，人事的纷争，家庭的矛盾，给女性造成了一定程度的精血暗耗和亏虚。正如《灵枢·五音五味》篇所说："今妇人之生，有余于气，不足与血，以其数脱血也"。方老认为，早期更年期抑郁症的病位在心、肝、肾。病机属肝郁血虚或肝郁阴虚。但由于肝与脾胃的特殊关系，本病也经常涉及到脾胃。

治则治法。方老在治疗本病时以养血疏肝为基本大法。以经验方和肝汤配合酸枣仁汤加减。和肝汤是方老长期临床实践中归纳创拟而成。他在著名方剂逍遥散的基础上加入党参、香附、紫苏梗、大枣四味中药，原方为：党参 9g，茯苓 9g，（炒）白术 9g，（炒）白芍 9g，当归 9，薄荷 5g（后下），柴胡 9g，香附 9g，紫苏梗 9g，炙甘草 6g，大枣 4 枚。和肝汤既保留了逍遥散疏肝解郁、健脾和营之性，又加重了益气健脾、疏达理气之功，使其和中有补、补而不滞，取得了更加显著的临床疗效。和肝汤是柔补通调之剂，既养血又解郁，故可达和调气血、养心安神之目的。而张仲景名方酸枣仁汤已为现代实验研究证明，不仅具有镇静催眠作用，并具有抗焦虑效应。除用于治疗失眠症外，还用于以情绪或意识障碍为主要表现的神经精神疾病。[4]

二、乙肝

◦ 案 1

患者，男，60岁。肝功能异常史。初诊主诉：左胁肋胀痛 1 个月。伴嗳气，胀痛，食欲差，身乏力，小便可，大便调。舌苔厚白，脉弦缓。生化检查：ALT370 单位，乙肝五项为阴性。中医诊断：胁痛。症属肝郁气滞，横逆犯胃。药物组成：当归 12g，白芍 12g，白术 9g，柴胡 9g，茯苓 9g，生姜 3g，炙甘草 6g，薄荷（后下）3g，党参 9g，紫苏梗 9g，香附 9g，大枣 4 枚，茵陈蒿 15g，炒栀子 10g，陈皮 10g，麸炒枳壳 10g。水煎，日 1 剂。连服 12 剂胁痛腹胀渐消，食纳增加。继服 12 剂，诸证消失，复查 ALT 已恢复正常。[5]

邓铁涛

DENG TIETAO

　　邓铁涛，男，汉族，1916年11月出生，广东开平县人。幼承家学，及长又攻读于广东中医药专门学校。广州中医药大学主任医师、教授，1938年9月起从事中医临床工作，为全国老中医药专家学术经验继承工作指导老师、广东省名老中医，国家级非物质文化遗产传统医药项目代表性传承人。曾悬壶于广州、香港及武汉等地。解放后曾任广东省中医进修学校教务主任、广州中医学院教师、教研组主任、教务处副处长等职。曾任中华中医药学会常务理事、中华中医药学会中医理论整理研究委员会副主任委员、中华医史学会委员、广东省第四届政协委员、中华全国中医学会广州分会副理事长、中华医学会广东分会副秘书长、广州中医学院副院长、教授。从事中医工作40余年，有较深的理论素养和丰富的临床经验。长于心血管病、消化系统疾病的治疗，对中国医学史与各家学说亦有研究。先后参加主编和编写的主要著作有《中医诊断学》《中医简明教程》《新编中医学概要》《简明中医辞典》《中医辞典》《学说探讨与临证》，其中某些著述被译为日文在日本出版。

杂病医案

一、高尿酸血症

⊙ 案 1

患者，男，30岁，2015年1月7日初诊。2个月前，患者于外院体检示血尿酸 532 μmol/L，余无异常，未予药物治疗，仅遵医嘱改善生活方式，包括低嘌呤饮食、适当体育锻炼等，1周前复查血尿酸 518 μmol/L。既往体健，否认高血压、糖尿病、肾病等病史，平素嗜食冷饮及海腥发物。刻下：无关节肿痛，形体偏胖，脘腹时有痞闷，进食稍多易腹胀，平素常觉头身困重，胃纳稍差，睡眠一般，大便稀，小便正常，舌淡胖、有齿痕，苔白厚腻，脉濡缓。辨证属脾气虚损、湿邪内困，以湿邪内盛为主。中医诊断：湿阻（湿邪内盛，脾气虚损）。治法：益气健脾利湿。拟方：白扁豆15g，党参20g，五爪龙30g，茯苓20g，猪苓20g，薏苡仁20g，砂仁（后下）10g，厚朴15g，桂枝15g，陈皮15g，溪黄草15g，炙甘草5g。20剂，每日1剂，水煎温服。嘱咐低嘌呤饮食、多喝水、适当体育锻炼等。

2015年1月28日二诊：无脘腹痞闷，食欲增加，饱餐后无明显腹胀，头身困重有所改善，大便时稀，舌淡稍胖，苔白腻，脉濡。复查血尿酸 463 μmol/L。守方基础去党参、猪苓、砂仁、厚朴，继服20剂善后。

2015年2月26日三诊：舌淡红稍胖，苔薄白，脉滑。复查血尿酸 409 μmol/L。停药。嘱加强健康教育，定期复查。

按：本案患者乃饮食不节，损及脾气，湿邪内困。脾气虚损，纳运失调，故纳差、饱餐后易腹胀；脾乃运化水液要脏，脾虚运化无力，则水液输布障碍，停滞而成湿邪，湿性重浊，湿邪内困，故见头身困重；湿阻中焦则脘腹痞闷；湿邪下注，则大便稀烂；舌淡胖、有齿痕，苔白厚腻，脉濡缓，为一派湿邪内盛之象。湿邪困阻中焦，势必阻碍脾之正常运化功能。故治当健脾祛湿为法，并重用祛湿之品。方中重用茯苓、猪苓、薏苡仁主攻利湿，使湿邪从小便而出，强化除湿祛邪力度；桂枝温通，助膀胱气化，更利湿邪从小便而出；砂仁、厚朴，性温、味辛，均归脾经，以其味辛可散湿、性温可助阳化湿，意在芳香温化困阻中焦之湿，以利脾脏恢复运化之功；陈皮行气化滞、醒脾和胃，助厚朴以除满消胀；白扁豆、党参、五爪龙均归脾经，有益气健脾之功，可助虚损之脾气恢复，增强脾脏自身运化水液、祛除湿邪之功，寓"正气存内、邪不可干"之意，且与陈皮构成三补一行，使补而不滞，相辅相成；溪黄草利湿，可增强降尿酸之功。本案患者时处盛年，且脾气虚损不甚，补益之力当适可而止，加之岭南地区气候炎热，故温补之品宜慎用，以免"气有余便是火"（《丹溪心法》），《素问·阴阳应象大论》篇有"壮火之气衰，少火之气壮；壮火食气，气食少火；壮火散气，少火生气"，本案以补气之力较为平和的岭南草药五爪龙取代温补之力较大的白术，正出此意。炙甘草益气补中，调和诸药。诸药合用，共奏益气健脾利湿之功。二诊时，复查血尿酸较前下降，患者已无脘腹痞闷，纳可，餐后无明显腹胀，此为中焦湿邪已化、脾之运化功能改善之象，可去芳香化湿之品，并减轻补益之力，故去党参、砂仁、厚朴，又仅有余湿未尽，为防渗利太过而伤阴，故去猪苓。三诊时，湿邪已基本除尽，复查血尿酸已趋正常，未再予药物治疗，予加强健康教育。[6]

心系疾病医案

一、心力衰竭

◎ 案 1

患者，男，78岁，2010年6月10日初诊。主诉：反复气促10年余。症见：神清，精神疲倦，少气懒言，咽干口燥，偶有胸闷，爬楼梯约4层后出现气促不适，双下肢无水肿，纳差，眠可，大便干，小便正常，舌暗，苔黄干，脉细涩。患者2002年因"冠心病"行冠脉造影术提示前降支60%狭窄未植入支架，术后规律服用冠心病二级预防药物（阿司匹林、氯吡格雷、阿托伐他汀、培哚普利、琥珀酸美托洛尔）并随诊。2010年6月心脏彩超示：左房内径33mm，左室舒张末内径55mm，左室射血分数42%，B型脑钠肽：1768pg/mL。西医诊断：慢性心力衰竭心功能Ⅱ级；中医诊断：心衰病气阴虚兼血瘀证。治以益气养阴、活血化瘀，方拟邓氏养心汤加减：人参15g，黄芪30g，麦冬15g，法半夏15g，茯苓15g，女贞子15g，橘红10g，竹茹15g，枳壳15g，丹参30g，三七3g，（冲服）豨莶草10g。水煎服，每日1剂，共10剂。

6月21日二诊：患者自诉基本日常活动无明显气促，可爬4～5层楼梯，但仍口干舌燥，大便干，舌暗，苔黄干，脉细涩。方药调整如下：太子参15g，五指毛桃30g，麦冬15g，橘红5g，枳壳15g，竹茹15g，石斛15g，女贞子20g，茯苓15g，丹参30g，三七3g（冲服），豨莶草10g。水煎服，每日1剂，共14剂。

7月6日三诊：患者自诉日常活动已无明显气促不适，口干稍缓解，但仍有四肢倦怠，精神不振，大便稍干。舌暗，苔白，脉细涩。邓老在上方的基础上调整如下：太子参15g，五指毛桃30g，麦冬15g，女贞子15g，山药20g，橘红5g，枳壳15g，茯苓15g，丹参30g，三七3g（冲服），黑大枣10g，豨莶草10g。水煎服，每日1剂，共14剂。

7月22日四诊：患者自诉乏力症状明显改善，已无明显不适。舌暗，苔白，脉细。复查心脏彩超示：左房内径33mm，左室舒张末内径54mm，左室射血分数43%，B型脑钠肽：826pg/mL。后多次门诊复诊，长期服用中药，未诉不适。2012年5月复查心脏彩超示：左房内径32mm，左室舒张末内径50mm，左室射血分数47%；B型脑钠肽：604pg/mL；评估心功能Ⅰ级。

按：本例患者为心衰病，辨证为气阴虚兼血瘀证，方以邓氏养心汤加减。其中人参、黄芪为补气要药，取"补土生火"，温补心脾之意，正合"心脾为本"为君；麦冬、女贞子为养阴之品，并可制约参、芪之温燥为臣；三七、丹参活血化瘀，以通为补；结合岭南特殊地质与气候特点，橘红、半夏、茯苓、枳壳、竹茹取"温胆汤"之意，益气化痰除湿。二诊见口干舌燥、大便干结等一派燥热之象，邓老改人参为太子参、以五指毛桃代黄芪并加用石斛，去辛燥之半夏，减半橘红用量，以缓解全方温燥之弊；三诊患者标实基本已除，仍有四肢倦怠、精神不振等气虚表现，故邓老佐以山药、黑大枣脾肾双补，补气之源；燥热之象已除，去竹茹、石斛。全方配伍得当，方简效宏，四诊时，已无明显不适。[7]

二、心脏早搏

○ **案1**

患者，女，35岁。自觉心胸部空洞感，一月余。心电图示频发室性早搏，曾口服稳心颗粒，心律平等效果不显著。于 2009 年 7 月 5 日首诊，症见心悸、胸闷、疲乏无力、活动后气短、面色晦暗、无寒热、眠差、形瘦、二便调、舌淡暗、苔薄白、脉结代缓。证属气虚兼有痰瘀，治宜益气补虚活血化瘀，先予以炙甘草汤加减。炙甘草 30g，党参 30g，生地 20g，火麻仁 20g（打），黄柏 10g，生姜 9g，桂枝 12g，丹参 20g，法半夏 10g，苦参 9g，麦冬 15g（另包），阿胶 10g，远志 6g，酸枣仁 9g，大枣 6 枚。

二诊：患者诉胸闷心悸有好转，见舌红、苔白、脉结代已减少，予生脉饮加减。生晒参 12g（另炖），黄芪 15g，麦冬 12g，五味子 10g，三七粉 3g（冲服），生地 12g，丹参 20g，阿胶 10g（炖），法半夏 12g。

三诊：患者诉胸闷心悸有好转，见舌淡黯、苔白腻、脉结代偶见，乃予温胆汤加减。枳壳 6g，橘红 6g，白术 15g，茯苓 15g，竹茹 10g，炙甘草 10g，法半夏 10g，太子参 30g，三七粉 3g。守方服 20 天，心悸消失。

⊙ 案 2

患者，男，40 岁，心悸半月余。于 2010 年 10 月 9 日来诊，症见心悸、胸闷、左侧胸胁部痛、乏力、饮食尚可、二便可。脉缓、结代，舌淡暗中有裂纹、苔白有齿印，自述工作上受挫折后发病。辨证：患者乏力心悸，脉缓属心气虚表现，苔白有齿印为脾虚之象，舌淡暗有裂纹，脉结代为痰瘀兼阴虚之象，气虚日久必致血液流通减缓而致瘀。症属心脾两虚兼痰瘀。治法：扶正祛邪补益气阴兼以祛痰通瘀。方药：炙甘草汤加减。

10 月 16 日二诊：心悸减轻，舌象无大变，乃仍守原方，7 剂治疗。

10 月 24 日三诊：患者自述心悸减轻，见舌质红，无苔，脉已无缓象，结代减少，考虑气已补，而有阴虚之象，乃更生脉饮加减，7 剂治疗。

11 月 5 日四诊：述心悸仍有，舌红，苔薄白稍腻，脉无缓象稍滑，乃用温胆汤加减。处方：枳壳 6g，橘红 6g，白 15g，茯苓 15g，竹茹 10g，法半夏 10g，西洋参 10g，三七粉 3g，炙甘草 10g，姜 2 片，枣 3 枚。

11 月 16 日五诊：心悸消失，舌质淡红，苔薄白，脉有力，乃用生脉饮成药巩固月余康复。[8]

三、经皮冠状动脉介入术后焦虑抑郁症

⊙ 案 1

患者，女，64 岁，2010 年 5 月 13 日首诊。两年前因胸闷痛，外院行冠脉造影示"左主干开口可见斑块影，前降支、回旋支未见明显狭窄；右冠状动脉中段重度狭窄"，并于右冠状动脉中段植入支架 1 枚。术后规律服药，自觉胸痛稍好转，仍时有胸闷不适，精神紧张，惧怕死亡，入睡困难。1 年前因自觉不适加重而复查，冠脉造影示支架内血流通畅，两端未见狭窄，余基本同前。因自觉症状反复，患者曾求诊于多家医院，诊断为焦虑状态，服用抗焦虑药物后效不佳，并出现头晕、恶心等，遂自行停药。刻下：间断胸闷胸痛，情绪低落，思虑过度，心烦，兴趣减少，愁眉不展，入睡困难、易早醒，乏力，纳差，大便不成型，小便调，舌黯淡，苔白微腻，脉细。中医诊断：胸痹，郁证（气虚痰瘀阻络）。治以益气化痰、祛瘀通络。方用邓氏温胆汤加减：党参 30g，黄芪 30g，竹茹 10g，法半夏 10g，胆南星 10g，橘红 6g，枳壳 6g，砂仁（后下）6g，白术 15g，茯苓 15g，丹参 10g，川芎 10g。14 剂，每日 1 剂，水煎服。

2010 年 5 月 27 日二诊：胸痛减轻，情绪改善，仍偶有胸闷，少许乏力，入睡困难、醒后难入睡，胃纳一般。守方去丹参、川芎，加茯神 15g，首乌藤 20g，酸枣仁 15g，神曲 10g，麦芽 20g。继服 14 剂。

2010 年 6 月 8 日三诊：胸闷痛明显减少，心情明显改善，眠可，胃纳一般，二便可。守方去黄芪、胆南星、党参，加五指毛桃 20g。以该方加减继服 3 个月余，诸症明显好转，偶有轻微心烦，病情稳定，生活如常。

按： 本案患者为老年女性，素体亏虚，痰瘀互结，发为胸痹，术后过度思虑，心脾两虚更甚，心神失养，故见胸闷胸痛、情绪低落、失眠心烦、乏力、纳差等。当从心脾论治，以益气化痰祛瘀为法。方中重用党参、黄芪益气扶正，体现扶正为本；茯苓、白术健脾利湿；竹茹、法半夏、胆南星化痰；橘红、枳壳、砂仁理气宽胸，补而不滞；丹参、川芎活血通络，且川芎上行巅顶，下走血海，旁通四肢，以增强散血行气之效。二诊时患者胸痛好转，仍有失眠、纳差等，乃瘀象已去，故减丹参、川芎，加茯神、酸枣仁、首乌藤以安神助眠；加神曲、麦芽健脾开胃，并借麦芽疏气散郁之功。三诊时患者

诸症明显好转，气虚减轻，故去黄芪、党参，易为广东道地药材五指毛桃固本，益气而不伤阴，乃补气佳品；去胆南星以防苦寒药久用伤阳。[9]

脾胃系统疾病医案

一、肥胖症

○ 案1

患者，女，47岁，2011年7月7日就诊。久居广州，平素饮食不规律、劳逸不当，有肥胖病史5年余，经饮食及运动调节后体重未见明显下降。刻下：形体肥胖，身高1.70m，体重90kg，体质量指数$31.14kg/m^2$，疲劳，嗜睡，动则汗出，少气懒言，头晕，少许胸闷，腹满，肢体困重，脚踝浮肿，纳眠差，大便难、不成形，小便调，月经后期量少、色黯，舌淡嫩，苔白腻，脉沉滑。证属脾虚痰瘀，水湿内泛。治以健脾化痰、除湿利水、活血化瘀。用"邓氏益气化痰方"配合活血祛瘀药加减：党参15g，五指毛桃30g，茯苓20g，法半夏10g，麸炒枳壳10g，橘红10g，炙甘草5g，生姜5g，大枣10g，竹茹10g，桃仁10g，红花10g，白术30g，苍术30g，炒薏苡仁30g，苦杏仁10g，泽泻30g，厚朴10g，猪苓15g，天花粉15g，牛膝10g，车前子30g。14剂，每日1剂，水煎温服。

2011年7月21日二诊：精神好转，汗出减少，头晕、腹满等缓解，大便通畅。守方续服2月余后，诸症明显好转，体重82kg，体质量指数$28.37kg/m^2$。

按：本案患者为中年女性，病程长，久居岭南之地，加之饮食不节、劳逸不当，致脾气亏虚，脾失健运，日久痰湿瘀血内停，故见嗜睡、疲劳、肢体困重、少气懒言、眠差，纳差等症，治当健脾化痰、除湿利水、活血化瘀。方中用橘红而非陈皮，意在加强开胸之力；重用五指毛桃、茯苓、党参、白术等益气扶正；法半夏、竹茹化痰；伍以苦杏仁、厚朴、苍术、薏苡仁、泽泻、猪苓、车前子等，体现治湿四法"宣湿、化湿、燥湿、渗湿"；桃仁、红花、牛膝活血化瘀；枳壳理气宽胸，助橘红开胸，并同厚朴运脾，使补而不滞；天花粉生津，防除湿利水药伤阴；生姜、大枣调和脾胃；甘草调和诸药。[10]

肺系疾病医案

一、雾霾性肺损伤

◎ 案 1

患者，男，35 岁，因出差前往河北省邢台市 1 个月余返回广州第二日，出现咳嗽、咳痰、气喘、口咽干燥、胸闷，并呈进行性加重，于症状出现后第五天，即 2017 年 1 月 15 日前来广州中医药大学第一附属医院呼吸科就诊，并收入院治疗，询问其诱因，否认感冒，询问其病史，否认哮喘、慢性阻塞性肺疾病、肺损伤等相关病史，自服头孢类抗生素及化痰药物均无明显症状改善。就诊前 5 小时突发呼吸困难、心悸、喘促、喉中痰鸣、烦躁不安，遍体大汗淋漓。入院查体：体温：39℃，血压：100/55mmHg，呼吸频率：34 次 / 分钟，心率：130 次 / 分钟，PaO_2：54mmHg，PaO_2/FiO_2：240mmHg，微量元素检查示：Pb：118μg/L，Cu：45.8μmol/L；双肺可闻及湿啰音及明显痰鸣音，X 线检测显示双肺弥漫浸润性阴影，舌质红，舌苔厚腻，脉滑数有力。西医诊断：急性肺损伤，入院 1～3 天予大量抗感染、解痉平喘、止咳化痰及清热解毒药物未见明显好转。根据四诊合参确诊为暴喘，辨证热毒痰瘀壅塞证，选用邓氏清霾汤加减：枇杷叶 30g，苇茎 20g，五爪龙 30g，桑叶 30g，地龙 20g，沙牛 5g，桃仁 12g，冬瓜仁 30g，石膏 30g，麻黄 15g，黄芩 15g，浙贝母 20g，生地黄 10g，石菖蒲 10g。7 剂，水煎服，每日 1 剂，早晚分服。2 剂药后身热渐退，汗出减少，胸闷喘促明显好转。继服 3 剂，痰鸣音减轻，咳喘明显好转，发热好转。此时去掉石膏、生地黄、石菖蒲、浙贝母改用量为 10g，继续服药 3 周后，病愈出院。

按：此患者为典型雾霾性肺损伤，根据其临床表现，结合中医四诊合参，中医诊断为暴喘，热毒痰瘀壅塞证，选用邓氏清霾汤原方，因其高热，在方中加入石膏、麻黄两味中药，清热宣肺平喘；X 线显示大量炎性渗出，选用黄芩清热燥湿，泻火解毒；症见烦躁不安，加入石菖蒲化痰醒神开窍；患者痰浊壅盛，选用浙贝母清热化痰解毒。全方清热解毒为主，并佐宣肺利水，活血化瘀，使病势急减，病程缩短。[11]

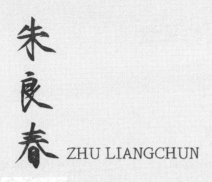

朱良春

ZHU LIANGCHUN

朱良春，男，汉族，1917 年 8 月出生，江苏镇江市人。早年拜孟河御医世家马惠卿先生为师。继学于苏州国医专科学校，并于 1938 年毕业于上海中国医学院，师从章次公先生，深得其真传，从医已逾 70 载。南通市中医院主任医师、教授，1939 年 1 月起从事中医临床工作，为全国老中医药专家学术经验继承工作指导老师、江苏省名中医。

南通市中医院首任院长，江苏省政协常委暨南通市政协副主席，中华中医药学会第一、第二届理事暨江苏省分会副会长，南通市科学技术协会副主席，南通市中医院首席技术顾问、主任中医师，中国癌症研究基金会鲜药研制学术委员会主任委员，南京中医药大学教授，广州中医药大学第二临床医学院及长春中医学院客座教授，国家中医药管理局中西医结合治疗非典（甲型 H1N1）专家组成员，中国中医研究院基础理论研究所技术顾问，沪、港、台当代中医技术中心顾问，中国中医药研究促进会常务理事，新加坡中华医学会专家咨询委员，中医教材顾问委员会委员，曾先后应邀赴日本、新加坡、法国、马来西亚等国进行学术交流。

肾系疾病医案

一、淋证

◦ 案1

急性期。患者，女，59岁，2004年9月12日初诊。患者既往体健，1周前劳累憋尿后尿频、尿急、尿痛反复发作，肉眼血尿呈浓茶色，腰酸腰痛如折，无头晕头痛，无恶寒发热，大便日行一次，质软，纳寐尚可，夜尿3～4次，舌质红，苔薄腻，脉细弦。查尿常规示：RBC（＋）、WBC（＋＋＋）、隐血（＋＋）、蛋白（－）；尿培养示：大肠埃希菌。辨证属湿热下注膀胱，治当清热利湿，通淋止血。方选清淋合剂去大青叶、滑石，加凉血清利之小蓟、石韦、土茯苓。处方：地榆20g，槐角20g，半枝莲20g，白花蛇舌草20g，木槿花10g，白茅根30g，土茯苓30g，石韦20g，小蓟15g，生甘草6g，苎麻根30g。7剂，日1剂，水煎服，早晚分服。

2004年9月20日二诊：患者诉服药后，尿频、尿急、尿痛较前明显缓解，排尿无明显不适，尿色清，无夜尿，复查尿常规：RBC（－）、WBC（－）、隐血（－）、蛋白（－）。尿培养示：未见细菌生长。患者诸症已平，予以知柏地黄丸滋阴清热。随诊1年，未再复发。

◦ 案2

迁延期。患者，女，64岁，2001年3月20日初诊。患者既往有慢性肾盂肾炎病史10余年。近8个月来，尿频时作时止，劳累及受凉后易发作，无尿急、尿痛、尿不尽等膀胱刺激征，尿色浑浊，无肉眼血尿，多次尿培养均阳性，药敏试验示多重耐药，发作时自行服用抗生素（具体不详）及三金片，效一般，遂至朱老处求诊。刻下：面白，面色虚浮，少气懒言，倦怠乏力，渴喜冷饮，尿稍频，排尿不畅，无尿痛尿不尽，纳食欠馨，低热时作。夜尿1～2次/天，大便尚调，夜寐尚安，舌红苔薄白，脉细小弦。辨证当属湿热留恋，气阴两伤，治当通利膀胱，渗湿泄热，补阴益气。方拟朱教授经验方"清淋合剂"加减：土茯苓30g，木槿花15g，白花蛇舌草30g，萆薢30g，滑石10g，生甘草6g，猪苓10g，泽泻10g，女贞子10g，生地黄

15g，黄芪15g，太子参15g，山药15g，石斛12g。14剂，日1剂，水煎服，早晚温服。

2001年4月10日二诊：患者诉服药后，尿频较前明显好转，尿色转清，自觉乏力较前好转，无明显口干口渴，食欲较前明显好转，效不更方，原方继服。方中以淡渗通利之品为君药，佐以益气养阴之品。继服1个月，尿培养转阴。随访半年，未再复发。

◦ **案3**

淋证后期。患者，男，38岁，2006年12月7日初诊。患者6年前无明显诱因，出现肉眼血尿如洗肉水样，小便频数，时感尿痛，小便点滴不尽，腰痛隐隐，遂至当地医院就诊，查尿常规示：白细胞（+++），隐血（++），诊断为尿路感染，予抗生素（具体不详）静脉滴注治疗后，尿频尿痛症状缓解，尿色转清。6年来患者尿频、尿急、尿痛症状时发时止，遇劳则发，休息后稍缓解，遂至朱老处求诊。刻下：尿频时作，点滴不尽，无尿痛、尿急，无肉眼血尿，面色㿠白，腰膝酸软，四肢乏力，困倦，少气懒言，神疲乏力，手足不温，畏冷喜热饮，大便溏稀，日行1～2次，纳食一般，食后腹胀，夜寐尚安。舌淡红，苔薄白微腻，舌边紫，舌下脉络深紫，脉沉细缓。证属脾肾两虚，瘀浊残留，治以补益脾肾，清利泄浊。处方：黄芪30g，白术10g，淫羊藿15g，山药30g，沙苑子12g，粉萆薢15g，败酱草20g，桃仁10g，桑螵蛸10g，蜂房10g，女贞子15g，山茱萸12g，薏苡仁15g，茯苓15g。14剂，日1剂，水煎服，早晚温服。

2006年12月22日二诊：患者服药后，尿频，小便淋漓症状明显改善，仍感腰背不适，稍活动后即腰酸乏力，神疲萎软，舌淡红，苔薄白，舌边紫，脉沉细缓。患者经治疗，浊毒清解，正虚尚存，继予原方加菟丝子30g，丹参15g益肾固本。患者服用2个月后尿频、尿急、尿痛未再发作，腰酸乏力症状较前明显好转，纳谷馨，二便调，夜寐安和。随访1年，未再复发。[12]

骨科病医案

一、膝骨性关节炎

⊙ 案1

患者，男，60岁，农民。主诉双侧膝关节疼痛、僵硬、屈伸不利2个月，上下楼梯加重，走公园石子路时膝关节沉困、疼痛加重，常伴腰膝酸软、畏寒，夜尿2～3次，小便清长，舌质淡，苔薄白，脉弦。DR示：双膝关节边缘部、髁间嵴及髌骨可见骨质增生，关节面增生，关节间隙内侧稍变窄，以左侧为重。结合临床表现及DR诊断为膝骨性关节炎，属"骨痹"范畴，辨证为肝肾亏虚，以补肾壮督、疏筋活络止痛为治则。处方：桑寄生30g，豨莶草18g，乌梢蛇6g，蜂房9g，仙灵脾15g，熟地黄15g，川续断12g，当归20g，鸡血藤12g，延胡索20g，补骨脂20g，骨碎补20g，土鳖虫18g，红花15g，赤芍12g，白芍18g，甘草6g。取12剂，水煎服，每日1剂。药渣置入粗布内，热敷关节，每天热敷2次，每次30分钟；益肾蠲痹丸8g，每日3次，饭后服，适当功能锻炼。

二诊：服用2周后疼痛大减，能自行上下楼梯，畏寒感觉减退，夜尿1～2次，舌淡红，苔薄，脉弦数。症状已缓解，但滋补易生内火，需继续祛痹止痛、益肾固本，酌加滋阴降火之药。于上方加桂枝18g，菟丝子12g，知母15g，黄柏15g。取14剂，并嘱患者多喝水，以药渣热敷，忌食辛辣。

三诊：3周后复查，疼痛已除，膝关节无沉困感，屈伸如常。复查后暂停口服中药，给予益肾蠲痹丸连服4个月以资巩固，忌劳累和负重，骑车代步，行股四头肌功能锻炼，随访未见复发。

按：此方中以桑寄生、豨莶草、蜂房、乌梢蛇强筋骨、祛风湿、止痹痛；延胡索、当归、鸡血藤行血补血；土鳖虫、红花、赤芍、白芍活血祛瘀、养血止痛，熟地黄、淫羊藿、川续断补益肝肾、益肾固本；补骨脂、骨碎补温肾壮阳、固精缩尿、强筋健骨；甘草调和诸药。全方补肾与止痛并顾，扶正与逐邪并进，疗效满意。如有症状较重者，可辨证选用针灸、蜡疗、热敷、熏蒸等综合治疗，疗效更佳。[13]

二、强直性脊柱炎

⊙ 案1

患者，女，28岁，2008年4月15日初诊。半年前出现双骶髂关节疼痛，翻身困难，腰背僵硬疼痛明显，活动后稍有缓解，面色少华，舌质淡紫，苔薄白，脉弦细。至当地医院查X线摄片，诊为骶髂关节炎，患者双侧骶髂关节压痛，双侧"4"字试验阳性。HLA-B27阳性，有家族强直性脊柱炎病史。西医诊断：强直性脊柱炎，中医诊断：肾痹，证型：肾督亏损，治疗以益肾壮督，蠲痹通络，方药以培补肾阳汤加减：仙茅10g，淫羊藿15g，黄芪30g，熟地黄15g，肉苁蓉12g，补骨脂10g，鸡血藤30g，乌梢蛇10g，威灵仙30g，怀山药15g，土鳖虫10g，穿山龙15g，延胡索20g，炙甘草6g。14剂，水煎服，每日1剂。

二诊：诉双骶髂关节疼痛较前好转，仍有腰背部僵硬疼痛，口燥咽干，大便稍干，纳差。继服前方去延胡索、淫羊藿，加生白芍15g，生地15g，北沙参10g。20剂，水煎服，每日1剂。

三诊：诉腰背部僵硬疼痛明显缓解，大便稀，中药守上方去生地黄，15剂，水煎服，每日1剂。

四诊：诸证消失，停服汤药，继以"益肾蠲痹丸"巩固疗效。

⊙ 案2

患者，男，34岁，2008年7月26日初诊。诉双髋、腰骶部疼痛3年，加剧半年，现在行走、翻身困难，下蹲活动受限，伴发热。无家族性遗传病史，至当地医院查ESR28mm/小时，HLA-B27阳性，X摄片诊断为左侧股骨头无菌性坏死，现口服美洛昔康片、雷公藤多苷片维持，效果不佳。刻下：双髋、腰骶部疼痛，持续低热，大便不爽，苔黄腻，脉细数。西医诊断：强直性脊柱炎，中医诊断：肾痹证型为督脉亏损，湿热阻络，治以清利湿热、补肾通督。方药以培补肾阳汤加减：仙茅10g，怀山药15g，枸杞子10g，银柴胡10g，金荞麦15g，薏苡仁15g，青蒿15g，白花蛇舌草30g，乌梢蛇10g，僵蚕10g，虎杖10g，鸡血藤20g，威灵仙30g，炙甘草6g。15剂。

二诊：患者诉双髋、腰骶部疼痛大减，未在持续发热，守上方去银柴胡、青蒿，加白术 12 g，淫羊藿 15 g。14 剂，水煎服，每日 1 剂。

三诊：患者站立行走恢复正常，下蹲时仍有关节疼痛，再嘱守原方 20 剂，水煎服，每日 1 剂。

四诊：诸证消失，行走下蹲，上下楼均自如，大便正常，舌脉正常，X 线摄片复查股骨头密度较前有所增加，再以原方去乌梢蛇、白花蛇舌草，加补骨脂、杜仲各 15 g，配合益肾蠲痹丸巩固 1 月，病情稳定，恢复工作。[14]

心系疾病医案

一、冠心病

⊙ 案 1

患者，女，68 岁，城镇居民。前胸作痛，疼痛固定，板滞不舒，气短伴窒息感，夜寐差，苔薄腻，脉弦代。心电图显示：房性早搏，部分未下传，左室肥厚，心肌损害。以上为气机失畅，心脉痹阻之候，治宜益心气、通心脉，以宣痹散结、调气宽胸为治法。处方：太子参 20 g，合欢皮、全瓜蒌、紫丹参各 15 g，炙甘草 12 g，薤白、郁金、降香、苏罗子、火麻仁各 10 g。服药 5 剂，心气复展，胸痹渐开，胸痛气窒减轻。患者再服 5 剂，诉胸痛停止。

按：上述病例，前胸作痛、板滞不舒为心气虚衰，胸阳不舒，络脉不畅所致；疼痛固定为肝气不舒，气不行血，血停于脉络所致；气短伴窒息感为心气虚衰，加上气机不畅所致；夜寐差为情志不畅，心神内扰所致；苔薄腻、脉弦代为气机不畅，心脉瘀阻之象。综上所述，以上均为心气虚衰、胸阳不舒，肝气郁结、血瘀脉络之证候，患者热象不明显，故用太子参以平补心气；加合欢皮畅心脉；薤白、瓜蒌通阳散结，行气导滞；丹参、火麻仁活血化瘀；炙甘草调和诸药，本案例患者见气机不畅，故选用苏罗子、降香、郁金理气通络。全方以益心气为本，以疏肝解郁、行气活血为标，配合通络药的使用，患者心气复展，胸痛停止。[15]

二、颈动脉不稳定斑块

⊙ 案1

患者，男，60岁，2017年11月30日初诊，主诉为发现颈动脉不稳定斑块1个月。患者1个月前体检，查颈动脉彩超，结果提示，左侧颈动脉内膜中层厚度（IMT）1.10 mm，右侧 IMT 1.30 mm，左侧颈总动脉管径5.70 mm，右侧颈总动脉管径7.20 mm。左侧颈动脉分叉处前壁有1等回声斑块（长度 × 厚度6.30 mm×1.70 mm），右侧颈总动脉前壁有1不均回声斑块（长度 × 厚度13.50 mm×2.50 mm），余部位未见明显斑块形成。查血脂，TG 4.65 mmol/L，TC 1.01 mmol/L^{-1}，LDL-C 3.37 mmol/L。患者未诉明显不适症状，胃纳欠佳，眠可，二便调。舌红，苔薄黄微腻，脉弦。患者既往无高血压病、糖尿病、高脂血症等慢性疾病史，吸烟30年。西医诊断：高脂血症。中医诊断：脉痹（痰瘀互结）。拟方：苍术、莪术各30 g，鸡内金15 g，草果5 g，水蛭5 g。14剂，隔日1剂，翻煎，饭后服。

2017年12月19日二诊：患者诉服药后胃纳改善，无特殊不适。维持原诊断，患者诉需回老家过冬，拟方：上方去草果，倍余药用量，7剂，加水浓煎，加蜂蜜制备为水蜜丸，每次服用5～6 g，每日2次，饭后服。

2018年7月17日三诊：患者诉服药后未觉明显不适，自行维持原方服用半年。7月11日复查颈动脉彩超，结果提示，左侧 IMT 1.00 mm，右侧 IMT 1.30 mm，左侧颈总动脉管径5.80 mm，右侧颈总动脉管径7.00 mm。左侧颈动脉分叉处前壁有1等回声斑块（长度 × 厚度，5.80 mm×1.50 mm），右侧颈总动脉前壁有1不均回声斑块（长度 × 厚度，10.80 mm×2.30 mm），余部位未见明显斑块形成。查血脂，TG 4.05 mmol/L，甘 TC 1.00 mmol/L，LDL-C 3.11 mmol/L。肝肾功能未见明显异常。患者未诉明显不适症状，纳眠可，二便调。舌红，苔薄白，脉弦。自诉服药后已戒烟，维持原诊断。维持原方制备为药丸继续服用，加阿托伐他汀钙片20 mg，每日1次，睡前服。

按：患者为老年男性，来诊时并未见明显不适，仅诉胃纳欠佳，舌象见舌红苔薄黄微腻，结合颈动脉彩超结果，考虑为年老肾气渐衰，脾肾不足，运化无力，导致代谢异常出现血脂升高；而痰湿内生，郁久成瘀，痰瘀互结壅塞脉道，故发为颈动脉不稳定斑块。结合朱老辨病论治的思路，该患者未有其他明显不适症状，故首诊直接选用稳斑方主要的药味，取健脾化痰兼以祛瘀之功效。考虑本病为慢性进展性的疾病，在汤剂服用无明显不适后制备为药丸长期服用，最后取得稳斑降脂的效果，该方可推荐给不能耐受降脂药物的患者使用。[16]

任继学
REN JIXUE

任继学，男，汉族，1926年1月出生，吉林省扶余人，长春中医药大学附属医院主任医师，1945年4月起从事中医临床工作，为全国老中医药专家学术经验继承工作指导老师、吉林省名老中医。长春中医学院内科教研室主任，脑病、心病、热病硕士、博士研究生导师，广州中医药大学客座教授，北京中医药大学脑病研究室顾问，国家中医药管理局中医药工作专家咨询委员会委员，全国高等中医药专业教材建设专家指导委员会委员，世界中医药学会联合会高级专家顾问委员会委员，中华中医药学会终身理事，1990年被国家确认为首批、二批、三批全国继承老中医药专家学术经验导师，享受国务院政府特殊津贴，吉林省英才奖章获得者，吉林省荣誉省管优秀专家。中华人民共和国人事部、卫生部、国家中医药管理局白求恩奖章获得者。2009年，他被国家人力资源和社会保障部、卫生部等评为首届"国医大师"。

肢体经络病医案

一、头疼

◎ 案 1

患者，男，36 岁，因间断头痛 2 年，于 2004 年 2 月 24 日初诊。患者两年前无明显诱因出现头痛，曾服用多种药物治疗，起初有效，但后服无效。至当地医院做多种头部检查未见异常。就诊时症见：头痛昏沉，以前额及头顶部为甚，胸闷，偶有恶心欲吐感，倦怠，形体肥胖，肢体沉重，脘痞纳呆，口中黏，舌体胖大，舌色暗红，苔白厚腻，脉缓滑。诊断为"痰浊头痛"。治疗当化痰降逆，通络止痛。处方如下：①土茯苓 150g（水煎取汁，再入他药），川芎 10g，黑豆 15g，蔓荆子 15g，辛夷 15g，生地黄 15g，清半夏 15g，天麻 15g，白芷 10g，藁本 15g，地龙 15g，全蝎 2g，生姜 3 片。水煎服。②透顶止痛散，适量，外用。该患者使用透顶止痛散后，立刻觉得头目清爽，昏痛明显减轻。配合内服中药汤剂，共服药 5 剂，头痛逐渐减轻，以至不再发作，后又服用 5 剂以巩固疗效。

按：该患者头痛虽无明显诱因，但患者形体肥胖，一派痰浊内蕴之象，此必由于平素饮食不节，运化不利，宿食留滞于胃而生毒，侵害脾胃，致使脾不升，胃不降，中轴传输不利，水津不能散布，聚湿生痰，久留生毒，湿痰浊毒通过胃的小络上浸于脑，使脑内经络不舒而发为头痛。头痛发作时，急当通窍止痛以治标，故急予透顶止痛散外用；内服方中，重用土茯苓解毒除湿；川芎、蔓荆子、辛夷、白芷、藁本祖方疏通头部经络以止痛；黑豆、清半夏祛湿，生地以防燥湿伤阴，天麻为治疗头痛的要药，同半夏合用取半夏白术天麻汤之义，以燥湿化痰治头痛，地龙、全蝎以虫类走窜，通络止痛，生姜调和诸药、解毒。全方以祖方为基础加用化痰通络药物，治疗痰浊头痛疗效显著。徐大椿《伤寒类方·序》指出："盖方之治病有定，而病之变迁无定，知其一定之治，随其病之千变万化而应用不爽。"组方用药体现的是疾病的病机关键，如果能够牢牢掌握祖方的应用方法，结合临床随证化裁，则能够执简御繁，取得好的临床疗效。[17]

二、出血性中风

⊙ 案1

患者，男，56岁，2005年9月16日初诊。主诉：突发剧烈头痛，右侧肢体活动不利18小时。现病史：发病前与人争吵后出现上述症状，头部CT示：右侧基底节区出血，出血量约30mL。现症：神志模糊，头痛，右侧肢体活动不利，言语不能，躁动不安，鼻饲饮食，小便失禁，色黄，大便秘结。既往高血压病史3年，烟酒史20年，血压220/150mmHg。神经系统阳性体征：意识模糊，对答不能，右侧肢体肌力1级、肌张力减低，右侧腱反射减弱。舌质暗红、有瘀斑、苔黄厚腻，脉弦滑。中医诊断：出血性中风，中脏腑，血瘀痰热腑实证；治以破血化瘀，泻热醒神，通腹泻浊。方以三化汤加减：大黄10g，枳实15g，厚朴15g，羌活10g，生蒲黄15g，桃仁10g，煨皂角5g。1剂，每2小时1次，水煎鼻饲。3.5小时后，患者大便1次。更换处方：烫水蛭5g，虻虫5g，桃仁10g，大黄3g。2剂，水煎每6小时鼻饲1次。醒脑静注射液（大理药业有限公司，国药准字Z53021639）20mL加入0.9%氯化钠注射液250mL静脉滴注，每日1次。

2005年9月18日二诊：神志渐清，头痛明显减轻，右侧肢体活动不利，可进行言语交流，躁动明显减轻，鼻饲饮食，眠可，小便色黄，大便偏干，每日1行。血压180/140mmHg，意识清楚，构音障碍，右侧肢体肌力2级，余查体同前。舌体瘀斑，苔黄厚而干，脉弦滑有力。治以破血化瘀、泻热醒神、化痰开窍，处方：烫水蛭5g，虻虫5g，桃仁10g，酒大黄3g，玳瑁3g，豨莶草20g，酒川芎10g，胆南星3g，炒莱菔子20g，瓜蒌30g，黄芩15g。5剂，水煎服，每日3次。继续配合醒脑静注射液静脉滴注。服药后诸症明显减轻，血压维持在145～150/90～100mmHg。

按：火热之邪伤人最速，气郁化热（火），气血逆乱，邪气积聚导致炼津为痰，或气机不顺而为风，夹痰上犯，或阻滞气机，血行不畅而为瘀。《素问·至真要大论》曰"怒则气上"，本案患者大怒之后，导致气血上攻，肝火暴亢，夹痰上蒙清窍，故神志模糊、头痛、躁动不安；气血逆乱，血瘀凝滞脑脉，故肢体活动不利，言语不能。膀胱失于元神固摄，故小便失禁；小便色黄、大便秘结均为火热亢盛之象。《素问·五藏别论》曰："魄门亦为五脏使，水谷不得久藏。"初诊之时，痰、热、瘀邪犯乱于内，魄门失职，故给予破血化瘀、泻热醒神、通腹泻浊之法，投以三化汤加减。三化汤可轻下热结、除满消痞，方中生蒲黄、桃仁主以化瘀，兼以通腑；煨皂角开窍祛痰，散结通便。服药3.5小时后，腑气见通，但伏邪难以速去，故每6小时鼻饲1次抵当汤，以破血化瘀、泻热醒神。至二诊则魄门开阖趋于正常，腑气以通，但仍见小便色黄、大便偏干、舌体瘀斑、苔黄厚而干等痰热瘀邪胶着之象，故以抵当汤破血化瘀、泻热醒神，玳瑁咸寒，助抵当汤清热平肝；川芎理气活血，酒制则助其上行头面；胆南星、瓜蒌、炒莱菔子合用，起理气清热、息风化痰之效；黄芩苦寒，清胃肠湿热，以助清热化痰之力；豨莶草苦寒，清利湿热通经活络。诸药合用，使气机调达，瘀血得祛，热邪得散，痰浊无源而收效。[18]

三、急性脑出血

◎ 案1

患者，女，52岁，2005年3月20日初诊。患者于2小时前去卫生间时，突然觉头晕目旋，仆倒，瞬间头痛如裂，并伴左侧肢体强直不可屈伸，随后出现神志不清，遂由家属送至吉林大学第一医院，经门诊急检头颅CT扫描（基底节区高密度灶，并破入侧脑室、四脑室，出血量约80mL），诊断为"脑出血"，鉴于出血量较大，建议手术治疗。且向家属交待：患者病情较重，即使手术治疗，亦不能排除死亡的危险。遂转往吉林省中医院救治。既往高血压病史5年，最高血压达160/100mmHg，未规律服用降压药物治疗，血压维持在110～150/85～95mmHg；甲状腺结节病史2年。否认肺结核、乙肝等传染病史；否认药物及食物过敏史。初诊时症见：头痛如裂，躁动不安，谵语，2小时内已呕吐3次，均为胃内容物，左侧肢体活动不利，不能翻身及转侧，言语不能，颜面潮红而青，呼吸气粗，不能进食水，嗜睡，大便秘结，小便失禁，舌质红，有瘀斑，苔厚腻，脉沉弦而滑。查：BP 240/140mmHg。神经系统查体：嗜睡，言语不能，概测智能不能配合，项强2横指。肌力查体不能配合，左侧肢体肌张力降低，左巴氏征阳性。任老经过详细查病人，确定中医诊断：出血性中风，络损血溢证；风头眩。治法：破血化瘀，醒神开窍，通腑泻浊。处方：①至宝丹1丸，真紫雪散1支，醒脑健神丹0.2g，西藏红花1g，真天然牛黄0.1g，血竭粉0.1g，琥珀粉0.1g，珍珠粉0.1g。用真犀牛角尖加用羚羊角5g，玳瑁15g。煎水50mL磨汁化上药，高位保留灌肠法给药，每次5mL，1～2小时1次。②大黄10g（后下），赤芍10g，地肤子15g，胆南星3g，赤茯苓15g，生蒲黄15g，地龙15g，竹沥拌郁金15g，石菖蒲15g，羌活15g，羚羊角10g。1剂两煎100mL，高位灌肠，2小时1次。大便以通为度。③用②号方3小时后大便未通，又处方：酒炙大黄7g，烫水蛭5g，生蒲黄15g，枳实10g，厚朴15g，车前子15g，羌活10g，地龙15g，朴硝5g。兑入煎好的汤剂中，1剂两煎100mL，高位灌肠2小时1次。以通为度。④醒脑静注射液20mL，兑入0.9%氯化钠注射液250mL，静脉滴注，每日1次；清开灵注射液50mL，兑入0.9%氯化钠注射液250mL，静脉滴注，每日1次。在此间静脉滴注20%甘露醇注射液250mL1次。

2005年3月21日二诊：患者头痛减轻，头昏脑胀，仍躁动不安，时有谵语，左侧肢体活动不利，不能翻身及转侧，颜面色泽青黄少华，神志渐清，言语不能，呼吸气粗，已无项强，可以自己用吸管进饮食及汤散药物，口淡无味，小便黄赤，大便偏溏，日行2次。查：BP　150/100mmHg。神经系统查体：嗜睡，言语不能，概测智能不能配合，肌力查体不能配合，左侧肢体肌张力降低，左巴氏征阳性。脑膜刺激征阴性。舌质暗，有瘀斑，苔微黄厚腻欠润，脉象沉弦而滑。处方：制豨莶草20g，生蒲黄15g，酒川芎10g，当归尾15g，胆南星3g，赤茯苓20g，生地10g，金钱白花蛇2条（打碎），秦艽20g，酒大黄3g（后下），石斛15g。1剂水煎，日3次口服。

2005年3月22日三诊：患者病情明显好转，神志清，问答反应灵敏，头痛明显减轻，仍面色青赤，觉头晕沉重，左侧肢体活动不利，心烦易怒，善太息，五心烦热，饮食正常，口淡无味，睡眠差，小便频，大便略干。查：BP　140/90mmHg。神经系统查体：神志清楚，构音障碍，检测智能正常，左侧肢体肌力3级、肌张力降低，右侧肢体肌力5级，肌张力正常，左巴氏征阳性，脑膜刺激征阴性。舌质隐青，有瘀斑，苔白厚腻少津，脉沉弦无力。任老指出：瘀血渐化，脑元神见聪，神志得清，腑气已通，正气来复。治法：化瘀通腑，涤痰醒脑，养阴清热。处方：生蒲黄15g，栀子3g，石菖蒲15g，竹沥拌郁金15g，当归尾15g，制豨莶草30g，白薇15g，生地黄15g，石斛15g，玄参15g，酒大黄3g，秦艽15g，厚朴15g，羚羊角6g，玳瑁15g。2剂水煎，日3次口服。

2005年3月25日四诊：患者病情稳定，神清，问答反应灵敏，颜面青赤，已无头痛，头晕沉重明显好转，心烦易怒、善太息减少，五心烦热减轻，仍左侧肢体活动不利，饮食见增，寐安，小便正常，大便不畅。查：BP 140/95mmHg。神经系统查体：神志清楚，构音障碍，概测智能正常，左侧肢体肌力3级、肌张力降低，右侧肢体肌力5级，肌张力正常，左巴氏征阳性，脑膜刺激征阴性。舌质隐青，有瘀斑，苔厚腻黄少津，脉沉弦而缓。患者病情趋于平稳，上方已收效，效不更方，治法同上，处方：玄参15g，生地黄15g，石斛20g，酒大黄5g，姜厚朴15g，白薇15g，赤芍15g，生蒲黄15g，石菖蒲15g，竹沥拌郁金15g，胆星3g，水蛭5g，地龙15g。2剂水煎，日3次口服。经以上救治，患者病情日趋平稳，继以中药汤剂调治1个月后，患者一般状态良好，生活质量显著提高，病情好转而出院。

按：本例患者由于出血量较大（80mL），西医外科手术治疗疗效也不十分肯定，任老应用破血化瘀为主的治法，辨证施治，取得了确切的疗效，为中医治疗急性出血性中风树立了治疗典范。

任老提出出血性中风的病机为：气血逆乱，脑之元神为瘀、痰、热、风、浊毒，五邪所伤。"阴在内阳之守也，阳在外阴之使也"，人年四时，阴气自半，该患由于久患风头旋，气血已失常度，气血逆乱而风生，风热、火毒性炎上，上窜脑之络脉、血脉、毛脉，脉络之血受风热鼓动，痰瘀、浊毒随之相加损伤脉络之体，导致"脑中血海"失于正常，固守失职，血溢于外。离经之血化而为瘀血、浊毒，损及脑髓，清窍失养，神机失于元神之统摄，不能灌注周身脏腑经络、四肢百骸。该患者头痛如破，即为风热挟痰浊、瘀毒损伤脑髓而至。且该患者出血量较大，"琼室"为离经之血充塞，导致脑之元神、神机、神经不能协调配合，一身之主不明，上下失应，内外失和，故而神志失常，躁扰不宁。

任老认为，出血性中风的急性期应以通为主，新暴之病，必宜"猛峻之药急去之"，邪去则通，故治法必以"破血化瘀、泄热醒神、豁痰开窍"为指导临床急救用药准绳。该患者初诊时腑气不通，致使风热痰毒内聚上拥加剧，故以至宝丹、真紫雪散、醒脑健神丹等清热开窍、化浊解毒药配合破血化瘀通腑之品治之。其取高位灌肠之法，思其取灌肠之由有二：一者，患者神志不清，不易进药，且容易误吸延误治疗时机；二者，可使药物直达病所，使通腑泄热之品更快、更佳发挥功效。以清开灵注射液、醒脑静注射液静脉滴注，增加泄热醒神，涤痰开窍之功。初诊用药后，腑气通，神志即有渐清之势，随后三诊则以破血化瘀、豁痰开窍为主导，佐以通腑泄热养阴而收功。可见"破血化瘀、泄热醒神、豁痰开窍"虽为治疗出血性中风的有效之法，但也应视病情轻重缓急，在治疗时有所侧重，才能不失任老应用该法的灵魂。"见痰休治痰，见血休治血……明得其中趣，方为医中杰。"对于出血性中风的诊治，任老首次提出"破血化瘀、泄热醒神、豁痰开窍"的治法，并以此为课题，对此进行了验证，其有效性、安全性得到了证实，为出血性中风的治疗提供了新的治疗思路。[19]

脾胃系统疾病医案

一、消渴

⊙ 案1

患者，男，53岁，于2002年5月12日初诊。患者两年前多食多尿，在某医院诊为Ⅱ型糖尿病，口服消渴丸，血糖控制不佳。初诊见：多食易饥，尿频，心烦易怒，善太息，双目干涩，口干苦喜冷饮，失眠多梦，大便秘结，舌红少津，脉沉弦涩。空腹血糖9.6mmol/L，尿糖（＋）。西医诊断：Ⅱ型糖尿病；中医诊断：消渴（肝胃阴虚夹瘀）。治宜养阴疏肝，益胃生津，活血降糖。处方：鬼箭羽15g，酒生地黄20g，知母15g，柴胡10g，炒玄参15g，丹参15g，天花粉15g，葛根15g，乌梅2个，肉桂5g，石斛15g，缫丝50g（煎汤代水）。随证更方。8剂后尿糖（－），6月后空腹血糖降至7.0mmol/L，诸证好转，继续巩固治疗。

按：鬼箭羽始载于《神农本草经》，寒凉苦泄，破血通经，临床可用于瘀血所致痛经、经闭、产后腹痛、胸痹心痛及癥瘕肿等。任老用鬼箭羽活血通络，治疗消渴。消渴病久，本元虚损，气虚则血瘀，阴虚则血涩，久病久虚皆可入络，导致血瘀，即《素问·痹论》所谓"病久入深，营卫之行涩"。瘀滞既成，陈腐难去，新血难生，瘀虚交互为患，产生恶性循环，终致阳气不得敷布，津血不得畅荣，使消渴之未病引发，已病更甚。鬼箭羽"破陈血"，任老谓其活血通络，推陈致新，恢复水精平衡，可使补益药物活泼畅荣而不壅腻，治消渴常用剂量为15g。

◎ 案2

患者，男，40岁，于2002年8月3日初诊，因多饮多尿乏力3年就诊。患者3年前多饮多尿乏力，在某医院诊为Ⅱ型糖尿病，口服多种降糖药，效果不佳。诊见：口渴喜热饮，小便清长，腰酸乏力，四肢欠温，舌淡红，苔白润，脉沉虚。空腹血糖11.2mmol/L，尿糖（++）。其父患消渴病。西医诊断：Ⅱ型糖尿病；中医诊断：消渴（肾阳虚衰）。治宜温补肾阳，化气生津。处方：生黄芪20g，炮附子5g，肉桂10g，炒熟地黄20g，山茱萸20g，茯苓15g，牡丹皮15g，缫丝50g（煎汤代水），知母15g，山药15g，五味子10g，枸杞子20g。水煎服。另服复元散：猪胰、羊胰各1具，海狗肾2具，生地黄100g，玄参50g，知母120g，海马50g，黄精50g，干姜40g，鸡内金80g，西红花50g，血竭30g，海参50g，金石斛50g，洗净胎盘1具，山参40g，天冬50g。共为细末，每服5g，日3次，饭前30分钟白开水送下。连服8剂后尿糖（－），8月后空腹血糖降至7.5mmol/L，诸症好转，继续巩固治疗。

按：猪胰入药始见于《药对》，甘补肺脾，滋阴润燥，临床可用于肺损咳嗽咯血、肺胀喘急等。任老使用猪胰治疗消渴，疗效肯定。消渴发病，禀赋为本，燥热为标，散膏（胰腺）为其核心。部分消渴患者，其父精母血遗有先天消渴之因，是谓禀赋之毒。它植根于肾命，潜伏于散膏。散膏为元真精气所化，乃肾命体用之延伸。内虚外患削伐肾命，正气虚衰无力镇摄伏毒，致水火失衡，水亏火盛则伤精耗液，阴盛阳虚则气不化精，二者均可导致散膏精液衰乏，温润无力，燥象虚张声势，而致消渴。消渴病久，阴阳莫辨，痰瘀浊毒，内乱丛生，使病情复杂加重。因此，消渴禀赋之毒必须从肾命化解，任老认为：猪胰甘温滋润，血肉有情，体属阴精，涵养真阳，以脏补脏，峻补肾命，俾阴阳水火协调冲和则消渴自止。临床常水烫后焙干研末服，任老自创之复元散即以猪胰为君。[20]

苏荣扎布

SURONG ZHABU

苏荣扎布，男，蒙古族，1929 年 12 月出生，内蒙古医学院主任医师、教授，内蒙古自治区第五、六、七届人大代表、第七届全国人大代表，在第五届内蒙古自治区人代会上被选为内蒙古自治区革命委员会委员。1949 年 5 月起从事蒙医临床工作，曾任内蒙古蒙医学院院长、中华中医药学会内科分会委员，是首批国家选定的名老中医药专家之一，全国老中医药专家学术经验继承工作指导老师、自治区名蒙医。自幼在寺庙随蒙族圣医拉木扎布学习，苏荣扎布从事蒙医工作 58 年，治疗心脑血管疾病有独特的疗效，提出了以"三根为核心"的心脑血管病整体观和"给血管活血化瘀"的临床治疗方法。许多由他编写的蒙医教材被认为是蒙医教育史上的一大创举，苏荣扎布为蒙医教育事业做出了卓越贡献。

心系疾病医案

一、心脏病

○ 案 1

患者，男，58 岁，2003 年 3 月 6 日初诊。患者有高血压病史 12 年，确诊为冠心病 5 年，初诊见：胸闷、气短、心前区刺痛 10 天，伴心慌、烦躁、便秘、寐差等症状。胸闷每次发作约 5 分钟，1 天数次，曾服用多种药而无效。本次犯病是由心情不畅引起，尿清而气味不大，舌苔薄白，脉弦伴间歇。查心电图示心肌缺血，伴有早搏，诊断为心绞痛。辨证分析：此乃赫依偏胜与楚斯交搏于心，阻碍气血运行所致。故治疗当镇赫依，安神宁心。处方：早晨予心一号，配六味安消散为引；中午予心二号，配七味檀香散和大剂汤为引；晚间予珍宝丸二号，配三十五味沉香散为引，连服 5 天。

二诊：心绞痛大减，气短、胸闷消失，前方有效。但考虑到患者高血压史多年，存在着百脉受损因素，因此午方改为大剂汤为引，晚改服珍宝丸一号和二号，配三十五味沉香散为引，连服半个月，心绞痛完全消失，1 年后随访未犯。[21]

李玉奇 LI YUQI

　　李玉奇，1917年生于辽北银州城。辽宁中医药大学教授，博士生导师。从医60余载，工精内、妇、儿科3科，精研脾胃病30余载。是国家人事部、卫生部遴选的全国首批五百名老中医之一，享受国务院政府特殊津贴（首批获得者），被中华中医药学会聘为终身理事。曾任辽宁省卫生厅中医处处长、辽宁中医药大学副校长兼附属医院院长、辽宁省肿瘤医院常务副院长、辽宁省中医学会会长、辽宁省药品评审委员会副主任委员、辽宁省老年科技工作者联合会副会长、沈阳药科大学中药系兼职教授。获中华中医药学会首届中医药传承特别贡献奖、国家卫生部先进卫生工作者称号等，著有《中医验方》《萎缩性胃炎以痈论治与研究》《脾胃病与胃癌癌前期病变研究》《医门心镜》等专著。

　　李玉奇先生是在中医理论和临床实践方面均有高深造诣的著名专家。他从医50载，积累了极为丰富的临床经验，对诸多学科领域都有较深的涉猎。他功擅内科，尤精胃疾。从上世纪60年代后期，就开始对严重危害人们健康的脾胃系统疾病，特别是慢性萎缩性胃炎进行潜心研究。他根据《黄帝内经》《圣济总录》中的有关论述，结合现代医学检测手段，经过多年探索，在国内首先提出"以痈论治"的学术论点，打破历代医家多以"胃脘痛""胃痞"辨证施治的模式，并对本病发生发展的病因学分类和病势演变分期提出新的见解，总结出一整套新的辨证施治体系，取得了临床总有效率93.14%的突破性成果。在萎缩逆转为浅表和阻截癌变的研究上积累了大量有重要学术价值的资料，动摇了萎缩性胃炎不可逆转的学说，为中西医界所瞩目。这一科研课题受到国家卫生部的高度重视，连续3年着标，资助研究经费。阶段性成果已获省市科技进步奖，经中西医专家鉴定，达到国家同类研究的先进水平。在对待中医学术上，他既反对妄自菲薄的民族虚无主义，也不赞同故步自封和墨守成规。他大声疾呼继承和发扬两者不可偏废，倡导应用先进科学技术，为我所用，并身先士卒，大胆实践，探索创新。他还提出冠心病从虚论治、肾炎从实论治、习惯性流产从气论治不从血治等学术观点，形成有自己特色的辨证施治体系，组方用药不同常法，临床上屡屡奏效。为将自己的宝贵经验传于后人，着意著书立说，如《中医验方》《冠心病临床刍议》《荨麻疹治则探究》《小品话温病》《望诊的宏观作用》《脑中风论治》《胃脘痛的临床研究》《黄疸病从证琐谈》《肾炎临床辨证施治一求》等，备受读者珍爱。

脾胃系统疾病医案

一、便秘

◦ 案 1

患者，男，17 岁。大便燥结 3 年余。初起自服泻下药尚能解急，然而服泻药致使病情逐渐加重，10 日不排便亦无所苦，只得凭借物理方法排便。母焦急万分，遍访名医，足及各地，花钱无数，历时两年不见成效。后辗转求治于李老，李老苦心调治 2 月初见效，半年方愈。该患者服大黄、承气、麻仁丸、补气养血，甚至理中附子之剂，不见成效。李老正色地告诫，于此病临床铭记三禁：①大黄；②附子；③三承气。谆谆教导，告诫勿入庸医之流，误病伤人。授予秘方：桃仁 15g，炒杏仁 10g，枇杷叶 15g，桑椹 20g，阿胶 15g，当归 25g，荆芥 15g，火麻仁 15g，槐花 20g，皂角仁 15g。每日 1 剂，水煎服。[22]

二、胆汁返流性胃炎

◦ 案 1

患者，女，45 岁，1995 年 9 月 30 日初诊。上腹痛反复发作两年余，加重月余。曾在他院诊断为"慢性胃炎、慢性胆囊炎"，服中西药物尚佳。近月来疼痛连绵，剧则恶心、呕吐黄绿色苦水，痛在饭前，呕逆在饭后，冷热食物均感不适。舌红、舌乳头增生如杨梅，苔薄黄，脉沉弦。胃镜检查：胃内黄绿色潴留液中等量，胃窦部黏膜充血水肿，黏膜表面覆盖着被胆汁污染的黄色分泌物，幽门口见大量胆汁内流；胆囊 B 超示：慢性胆囊炎。予蠲胃饮治之。药用：黄芪 40g，山药 20g，党参 15g，苦参 15g，柴胡 15g，橘核 15g，川楝子 15g，缩砂仁 15g，葛根 10g，炮姜 10g，白豆蔻 10g，黄连 5g，小茴香 5g。上方共取 30 剂，每剂水煎 3 次，混匀后分 3 次服完，每天早晚各 1 次。45 天后，诸症皆失。胃镜复查，胃内液澄清，胃窦部黏膜呈橘红色，幽门口无胆汁反流。

按：考《素问·至真要大论》篇曰："诸呕吐酸，暴注下迫，皆属于热。"故一般多认为呕吐因热而成，且与肝郁化火关系密切，亦有寒热虚实错杂并见者。1989年中国中西医结合学会消化系统疾病专业委员会制订的《慢性胃炎的中西医结合诊断、辨证和疗效标准试行方案》，把慢性胃炎分为五型：脾胃虚弱型（含虚寒）、肝胃不和型、脾胃湿热型、胃络瘀血型以及胃阴不足型。均主以通降理气，疏胆和胃辅以相应之药。而李老却突破常规，提出中气大虚，胃失和降为本病病机的卓识。强调仿补中益气汤之意配合疏肝理气止痛、化湿和胃降浊的施治大法。方中重用黄芪40g，伍党参、山药、葛根、柴胡大补脾气升阳；黄连、苦参清热和胃降逆；白蔻、砂仁化湿温中，行气止痛；茴香、炮姜散寒止痛；柴胡、橘核、川楝子疏理肝气、行气止痛。诸药配伍，寒温并用，升降同施，健脾、和胃、疏肝、行气兼顾，体现以"和为贵"思想，终获全效。[23]

肝系疾病医案

一、肝硬化腹水

◎ 案1

患者，男，58岁，2006年10月15日初诊。既往酗酒史，于2006年5月，自觉身体不适，前往沈阳某权威医院检查，确诊为肝硬化腹水。刻诊：患者腹大胀满，绷急如鼓，食后尤甚，纳差，日晡低热，二便尚可。脉沉弦、一息四至，舌质红绛少苔，舌面满布裂纹，舌边齿痕明显。证属阴液干涸、恶血内留，治以化湿育阴，养肝活血。药物组成：生侧柏20g，泽泻20g，当归25g，文蛤40g，阿胶50g，浮萍10g，槐花40g，白茅根25g，生蒲黄10g。每日1剂，水煎服。守上方进退，至今已服药3月余。患者小便通畅，腹水几近消失，腹胀明显缓解，病情基本稳定。日下该患者仍在继续治疗中。[24]

二、急性病毒性肝炎

⊙ 案 1

患者，女，21岁。因升学体检，查出大三阳。实验室检查证实病毒复制，转氨酶急剧升高，临床确诊为急性乙型肝炎。患者并无所苦，唯觉倦息，食欲减退，诊得其脉弦细，舌红绛苔白。证属湿热内盛、气滞血瘀，治以清利湿热、行气活血。处方：柴胡20g，郁金15g，丹皮15g，虎杖30g，龙胆草20g，山栀15g，卷柏20g，板蓝根20g，大青叶20g，青葙子15g，滑石20g。此外，每日冲服青黛5g。上方加减服药1月，复查肝功能正常。继续服药两月，复查乙肝两对半，已全部转阴。

按：方中用青黛，清肝利胆。《本草纲目》云其"泻肝，散五脏郁火"，而李老独采青黛泻肝清热之功，疏利肝胆，将其用于转氨酶顽固不下者，竟获奇效，后屡用之于肝炎患者，发现青黛降转氨酶最速。像此经验，方书未载，若非临证亲验总结，哪能寻到如此良药。[25]

儿科病医案

一、厌食症

⊙ 案 1

患者，女，四岁半，2000年10月初诊。主诉：纳呆、纳差伴大便干一月余。病史：家长代诉患儿平素喜食生冷饮食，近一月余纳呆纳差，大便干，4～5天一行。现症：患儿形体偏瘦，口干，舌质红，苔薄黄，脉滑数。西医诊断：小儿厌食症。中医诊断：纳呆（胃热阴伤，脾失健运）。治疗原则：清热消疳，健脾助运。处方：除疳汤，药用：胡黄连6g，藿香6g，苍术6g，砂仁6g，山药10g，鸡内金10g，麦芽10g，山楂10g，陈皮10g，黄芩6g，黄连6g。6剂，水煎服，1剂/天。

二诊：纳食增加，大便变软，1～2天一行，舌红减轻，去黄连，继服6剂。

三诊：纳食正常，大便自调，舌淡红，苔薄白。按纳呆、纳差当属脾胃纳运功能失调，正如《幼科发挥》中说："儿科少食而易饱者，此胃不受、脾之不能消也。"胃为腑，属阳土；脾为脏，属阴土。胃病易实易热，脾病易虚易寒。故小儿厌食症常由胃热、胃失和降、脾虚、脾胃纳运失调引起。患儿平素胃中积热，耗伤津液，可引起腑失通降，出现大便干；平素喜食生冷饮食，损伤脾胃，脾失健运，胃纳失常，故见纳呆、纳差。故治疗本病应以清热消疳，健脾助运为治疗大法。在除疳汤基础上加陈皮以理气助脾胃运化，黄芩、黄连清肺胃之热以助通便。黄连、黄芩为苦寒之品，长期亦可损伤脾胃，小儿素体"元气未充，稚阴稚阳"，故中病即止。

◎ 案2

患者，女，11个月，1999年2月初诊。主诉：纳呆伴大便稀溏半个月。病史：患儿母亲口述半月前因上呼吸道感染喂服清热解毒类中成药及头孢类抗生素，后患儿纳呆，进食量明显下降，并出现大便稀溏，日行4～5次，无脓血便。现症：纳呆，甚至拒绝进食，偶有恶心呕吐，肠鸣，大便溏，夜寐不安，面色无华，舌红，苔白腻，指纹紫。西医诊断：小儿厌食症。中医诊断：纳呆（脾虚湿滞，郁而化热）。治疗原则：清热消疳，健脾助运。处方：除疳汤，药用：胡黄连6g，藿香6g，苍术6g，砂仁6g，山药10g，茯苓10g，麦芽10g，陈皮6g，白豆蔻10g，栀子6g。6剂，水煎服，1剂/天。

二诊：纳食增加，大便略成形，日行2次，肠鸣好转，无恶心呕吐，夜寐差略好转。舌红减轻，栀子减量为3g，加鸡内金10g，继服3剂。

三诊：纳食基本正常，大便基本成形，日行2次，肠鸣好转，夜寐差好转，舌淡红，苔薄白。去栀子，继服3剂。

四诊：纳食基本正常，大便基本成形，日行1次，舌淡红，苔薄白，脉平。

按：患儿素体脾胃虚弱，加之服用苦寒药物后伤及脾胃，运化无权，脾虚湿滞，日久化热，出现脾虚，湿、食、热互结的虚实夹杂病证。[26]

李济仁 LI JIREN

李济仁，男，汉族，原名李元善，1931 年 1 月出生于徽州歙县，皖南医学院附属弋矶山医院主任医师、教授。7 岁入私塾，善文。1948 年 11 月起从事中医临床工作。动乱年代，民众深受病患之苦，遂从"天下之至变者，病也；天下之至精者，医也"之古训，立志以医道济人济世。1943—1948 年，他师从新安名医张根桂研习中医，并更名"济仁"，成为新安一代名医世家"张一帖"第 14 代传人，是首批"全国 500 名老中医"、首批国家名老中医学术经验继承人指导老师、首批中国百年百名中医临床家、首批国务院特殊津贴获得者、首届"国医大师"、安徽省名老中医。精擅内、妇科疑难杂症，尤擅痹病、痿病、肿瘤等顽疾治疗。

继承传统并开拓创新，是李济仁医术之特色。在医治外感病、急症方面，他继承"张一帖"心法，妙方独具，用药猛、择药专、剂量重，常一剂奏效；对于疑难杂症，则合参新安汪机"培元派"调补气血、固本培元思想，主张辨症与辨病相结合。由于不了解中医，很多人不信任其"偏方秘方"，医生们故常不敢使用。对此，李济仁有着独到见解："有些验方听起来的确荒诞不经。但常年使用、效果确实的验方，还是值得采纳的。"他熔经方、时方、验方于一炉而精心化裁，针对世界性顽疾系统提出益肾填精、健脾和胃、养血疏筋等法，在痹证诊治上提出寒热辨治、气血并举、痹痿同治"三期疗法"，创立治疗冠心病的"归芎参芪麦味方"、治疗慢性乙肝的"乙肝转阴方"等效方验方，并总结出"强调服药时间，注重动静宜忌""推崇数方并用，主张定时分服"等精辟论见。由于医名远播、疗效精到，海内外慕名求诊者纷至沓来，对此，李济仁总是予以悉心诊治。繁忙的医、教、研之余，他甚至还为4000余位患者提供无偿函诊服务。

李济仁是"新安医学"研究领域的奠基人之一，理论与临床并重是其从医的另一重要特色。"新安医学需要更多的人来传承"，他潜心提炼新安医家诊治之特色规律，主编《大医精要——新安医学研究》等书，其中，集新安医著之大成的鸿篇巨著《新安医籍丛刊》首次将历代新安医家著作进行校注整理。"独本不能流传……要让更多人领会新安医学的魅力"，为此，他毅然捐出传本极少的新安医著《神灸经纶》，交由出版社出版。经多年努力，他带着学生们成功"还原"已尘封于历史的668位新安医家、400余部新安医籍，并厘清阐明其针对急、危、难、重病症的诊疗经验和富有特色的诊疗规律。此外，李济仁还以《内经》为宗，理论与临证互作阐发，确立中医医学地理学、中医时间医学等新学术生长点，及体质学说、五体痹病、五脏痿病等研究专题，在中医理论与临床的研究上硕果累累。

对于医术，李济仁孜孜以求，凡有所悟、所思、所得，均述诸笔端，数十年来聚沙成塔，共撰写《济仁医录》《痿病通论》等专著12部，发表论文有余篇，参编《内经》《中医基础理论》等首批卫生部高等学校规划教材，并获得省、部级科研成果奖5项，对新安医家学术思想与诊疗经验的传承与创新起到重要示范作用。

心系疾病医案

一、不寐

○ 案1

患者，女，55岁，2012年1月5日初诊。主诉：入睡困难、易醒10余年。10年来，每次躺下后1～2小时才能入睡，且眠中梦多易醒，每晚睡眠约3～4小时，每于家中琐事彻夜难寐，偶有口腔溃疡，纳谷不香，无嗳气反酸，偶有行走时右侧腰痛。近来口、眼干，以天亮前显著，头晕，饮温热水，量较多，大便每日1次，不成形，小便夜解约2～6次，48岁绝经。舌淡红，苔薄腻，脉弦细。诊断：不寐——阴血不足、心肾不交型，治以滋阴养血、交通心肾。方选酸枣仁汤合交泰丸加减。处方：夜交藤18g，酸枣仁30g，当归15g，生地黄20g，甘草10g，柴胡9g，石斛10g，黄连10g，肉桂10g，合欢花、合欢皮各15g，广木香15g，金钱草25g，焦三仙各20g，鸡内金20g，娑罗子15g，太子参20g，北秫米20g，桑螵蛸15g，益智仁12g。14剂，水煎服，每日1剂，分2次服用。嘱患者每天晚上6点和10点服药，并在睡前进行食醋浴足加涌泉穴位按摩。

2012年1月19日二诊：患者自觉服药后入睡时间缩短，约50分钟到1.5小时，眠中梦少不易醒，每晚能眠4～5小时，头晕依然，口、眼干燥较前好转，饮食较前增多，夜尿1～4次，大便稍成形。效不更方，前方夜交藤改为30g，酸枣仁改为40g，余药同前。继服14剂。

2012年2月9日三诊：时至春节，除夕前后服药不规律，加上家人团聚，操劳尤甚，故睡眠时好时坏、病有反复，总体较服药前有显著改善，入睡时间较前稍缩短，多梦进一步改善、亦不易醒，每晚能眠4.5～6小时，头晕好转，夜尿1～2次，大便时正常时不成形，食用肉类食物后自觉不易消化，近来腰酸较明显。舌淡红苔稍腻，脉细滑。嘱其少食油腻之品，多食蔬菜，适度运动。在1月19日方基础上去生地黄、黄连、肉桂，加藿香、佩兰各12g，炒杜仲30g。再服14剂。服用方法及其他疗法不变。后以酸枣仁汤为主加减，连续服用半年余，入睡时间缩短为15～30分钟，梦少不易醒，每晚能眠6～7小时，夜尿0～1次，头晕消失，饮食、大便正常，无其他不适。

舌脉正常。电话随访 1 年，病情稳定。

　　按：患者入睡困难、易醒，每于家中琐事彻夜难寐，偶有口腔溃疡，纳谷不香，无嗳气反酸，偶有行走时右侧腰痛，近来口、眼干，以天亮前显著，饮温热水，量较多，大便每日 1 次，不成形，小便夜解约 2～6 次，辨为不寐阴血不足、心肾不交型。但舌脉显示为实证为辅，考虑为脾胃虚弱而有湿邪内生，故应滋阴养血为主的同时，适当应用化湿之品。一诊用夜交藤、酸枣仁、当归、生地黄滋阴养血、安神定志，合欢花、合欢皮安神，石斛养阴，黄连、肉桂交通心肾，焦三仙、鸡内金、北秫米健脾兼以除湿，助气血生化有源，桑螵蛸、益智仁补肾缩尿，柴胡、木香、娑罗子疏肝理气，金钱草理气化湿和胃，甘草调和诸药。全方共奏滋阴养血、交通心肾、安神助眠之功。特别交代患者每天晚上 6 点和 10 点服药，辅以食醋浴足及足底穴位按摩，均为助中药药力促睡眠。本案以虚证为主，夹有水湿之邪，故在大剂量滋阴养血安神之品外，加入小剂量化湿之品，另用交泰丸交通心肾，以达水火既济之效。二诊效不更方，加大安神主药酸枣仁、夜交藤之剂量，加强安神之功效。三诊患者因春节期间，家务繁重，病情反复，腰酸明显，舌脉提示体内有湿，故加杜仲补肾强腰，藿香、佩兰化湿，而滋阴养血安神之主线未变。后始终坚持"补虚泻实，平衡阴阳"之原则，加减药物治疗半年有余，终于取得较为满意的疗效，自在情理之中。李老嘱患者服药均安排在晚上，分别为傍晚 6 点和晚上 10 点，是早年研究时间医学所获得的经验，就是集中在阴中之阴的上半夜服药，能加强药物的滋阴之功，使阴血更足、更易接纳阳，故能获得药半功倍的效果，并在睡前进行食醋浴足加穴位按摩。足部是足三阴经和足三阳经的交接处，双脚穴位多达 66 个，占全身穴位的 1/10。足三阴、足三阳联系人体的脑部及胸腹部，输送气血津液。有研究表明，醋对睡眠有显著的调节作用，涌泉穴为肾经之穴，有显著的安神之功，故每晚用食醋浴足后，再按摩双足涌泉穴，不仅能调节足少阴肾经，而且能引气血下行、引心火下行温暖肾水，共奏调整脏腑、疏通经络、平衡阴阳、养心安神、交通心肾之功，起到安神和助眠的作用，从而达到病愈的目的。必要时教授患者修炼气功，将形成强大的安神催眠作用。[27]

骨科病医案

一、痛风性关节炎

⊙ 案1

患者，女，74岁，2020年11月23日初诊。主诉"患痛风3年"。患者3年前出现手足小关节红肿疼痛，于当地医院确诊为痛风，口服秋水仙碱、非布司他、别嘌醇等药物，病情得到控制，定期复查中发现肝肾功能异常遂停药，后症状复发。刻下症见：手足关节疼痛，屈伸受限，腰膝酸软、乏力，胫肿，重按凹陷，畏寒喜暖，纳差，大便溏。舌淡，少苔；脉沉细。实验室检查：血尿酸532μmol/L；尿蛋白（++）。西医诊断：痛风；中医诊断：痛风病，脾肾亏虚证。治宜健脾益肾，予消肿通经汤合右归饮加减，方药组成：猪苓10g，泽泻15g，木通9g，车前子（包煎）20g，海金沙10g，灯心草15g，生姜皮20g，当归30g，熟地黄30g，川芎15g，白芍5g，五灵脂（包煎）20g，牛膝30g，琥珀9g，香附15g，杜仲30g，炒白术30g，茯苓30g，人参15g，威灵仙30g，熟地黄30g，炙甘草10，附子（先煎）9g，炮干姜15g。14剂，水煎服，1剂/天，早晚分服。口服碳酸氢钠片（上海全宇生物科技确山制药有限公司，国药准字H41025354），3次/天，2片/次。

2020年12月7日复诊：患者无明显关节疼痛，屈伸正常，腰膝酸软、乏力改善，胫肿改善，畏寒、纳差、便溏均有改善。复查：尿蛋白（+）；血尿酸447μmmol/L。上方改木通12g，车前子30g，加防己9g，绿豆皮15g，苍术15g，生姜10g，大枣10g。28剂，煎服法同前。嘱多饮水，碳酸氢钠片继服。后电话随访无关节疼痛，其余症状均有好转。

⊙ 案2

患者，男，34岁，2020年9月13日初诊。主诉"右足第一跖趾关节红肿疼痛5天"。患者5天前大量饮酒、进食海鲜后出现右足第一跖趾关节红肿疼痛，进行性加重，行走困难。于当地医院就诊，查血尿酸594μmmol/L，诊断为痛风，口服秋水仙碱效不显。刻下症见：跛行，右足第一跖趾关节红肿疼痛，拒触，夜间痛甚。头晕，胸闷气短，烦躁，盗汗，肢体乏力，腰膝酸痛，腹胀，大便黏滞，小便黄，口干、口臭，不渴。舌胖大，苔黄腻；脉滑数。西医诊断：痛风；中医诊断：痛风病，浊湿内阻证。治宜清热利湿、活血通经，予消肿通经汤加减，方药组成：地骨皮 60g，猪苓 20g，葶苈子 15g，泽泻 20g，木通 10g，车前子（包煎）60g，茯苓 60g，滑石粉 30g，淡竹叶 15g，萆薢 15g，海金沙 15g，灯心草 15g，生姜皮 20g，当归 30g，川芎 15g，白芍 10g，牛膝 30g，琥珀 9g，桃仁 10g，红花 10g。14 剂，颗粒剂（四川新绿色药业科技发展有限公司），热水冲服，1 剂 / 天，早晚分服。嘱清淡饮食，保证饮水 3000～4000mL/ 天；口服碳酸氢钠片（上海全宇生物科技确山制药有限公司，国药准字 H41025354），3 次 / 天，2 片 / 次；必要时，口服双氯芬酸钠肠溶片（石药集团欧意药业有限公司，国药准字 H20083428），2 片 / 次，最多 6 片 / 天。

2020 年 10 月 28 日二诊：关节肿痛消失，行走正常，烦躁盗汗减轻，腰膝酸痛减轻，乏力，头晕，胸闷气短略减，口不干，口臭减轻。复查：血尿酸 417μmmol/L。上方加香附 15g，木香 15g，羌活 10g，独活 10g，忍冬藤 15g。28 剂，服法同前。停用双氯酚酸钠肠溶片，碳酸氢钠片如前。1 个月后复诊，血尿酸 317μmmol/L，无关节肿痛，其余症状均有较大改善，停中药，继服碳酸氢钠片，继清淡饮食，保证饮水，加强锻炼。[28]

二、强直性脊柱炎

◦ 案 1

患者，女，30 岁，2013 年 7 月 4 日初诊。诉无明显诱因晨起背部疼痛、僵硬、活动障碍 3 年余，近 3 个月来腰骶部疼痛加重。2012 年 11 月 7 日在外院明确诊断为强直性脊柱炎。大便 1～2 日一行，便溏，饮食可，睡眠安，月经正常，末次月经 2013 年 6 月 1 日。舌淡红，苔薄黄，脉弦数。辨证为肝肾两虚、瘀血阻络，治以培补肝肾、益气养血通督、壮腰健骨、化瘀止痛之法。处方：黄芪 40g，当归 15g，羌活 10g，独活 10g，金狗脊 20g，补骨脂 12g，忍冬藤 25g，鸡血藤 15g，活血藤 15g，络石藤 15g，秦艽 15g，制川乌 10g，制草乌 10g，葛根 20g，伸筋草 15g，制乳香 10g，制没药 10g，陈皮 15g。

15剂，水煎服，1剂/天，2次/天。

7月18日二诊：患者诉右侧腰骶部仍有疼痛感，大便稍好转，末次月经2013年7月7日，量中，色微暗，经期腰骶部酸痛。饮食可，夜寐安，小便正常。舌脉如前。乃痹证日久成瘀，瘀而化热，治疗宗前法，并加大活血通络、祛湿清热之力。在初诊方中加桃仁9g，红花9g，穿山龙15g，八楞麻10g。继服10剂。

7月25日三诊：患者诉腰背部疼痛已缓解，股骨头部疼痛加重3天，大便好转，小便正常，饮食可，夜寐安。舌淡红，苔黄腻，左脉细数，右脉滑数。乃虚实夹杂，仍宗原法，增强舒经化痰通络之法力。在二诊方中加蜈蚣1条，全蝎6g。继服30剂以巩固。后病情稳定，疼痛消失。

按： 李老认为强直性脊柱炎等顽痹初期多实、热，后期多虚、寒。病之新得，邪气正盛之时，正邪交争，往往表现为实证。风热、湿热、热毒之邪交互并侵，或寒湿化热，均可表现为热证。痹久不愈，耗伤阳气、津血，故后期多表现为虚、寒。同时久痛入络，疼痛亦可由初期的疼痛较剧转为疼痛隐隐，亦称顽痹。即风、寒、湿、热、痰、瘀互结为本症的主要病机，以肝肾气血不足为本。李老认为顽痹病程演变复杂，其外因有风、寒、湿、热等外邪侵袭，内因则责之于五体相合的脏腑，经络气血功能障碍，气血虚弱，阴阳失调，这是顽痹发生的先决条件，即顽痹多虚瘀，王清任在《医林改错》中有云："元气既虚，必不能达于血管，血管无气，必停留而瘀"。治则当从补气活血着手，正如张石顽《张氏医通》中的论述，治痹时不仅重视痹病成因中的"杂气合至"特点，还应注重从人体内脏功能、气血功能入手，综合施治，以助祛除邪气。同时顽痹可从痰辨治，古人云：怪病多痰。顽痹亦有痰浊内蕴而发，故应健脾化痰通络。同时痹病诊治大法可从病因入手，首先需明其纲要，其次究其条目。李老主张应先分寒热，即痹有寒、热两大类。同时内治法的基础上辅以外治，有助于内服药作用的发挥，常用有巴豆饭外敷法、止痛擦剂、熏洗法等。上述病例用方中依此治则加减，方用黄芪、鸡血藤、活血藤、桃仁、红花益气养血、活血通络，当归、金狗脊、补骨脂补益肝肾、强腰脊，羌活、独活、川乌、草乌温经散寒、通络除湿止痛，忍冬藤、络石藤、秦艽、穿山龙、八楞麻清热除湿、疏筋活络，葛根、陈皮、制乳香、制没药解肌化痰除湿、行气止痛，全蝎、蜈蚣搜风剔络。[29]

患者，女，63岁，2011年10月20日初诊。主诉：腰及两侧髋部僵硬疼痛2年，加重半年。患者自诉从2009年开始出现背痛，后经中西药治疗，诸症稍轻。近来诸症复萌，腰及两侧髋部疼痛，晨起僵硬明显，夜间疼痛明显。患者刻下：腰背疼痛，弯腰受限，髋部僵硬疼痛，转侧不利，纳眠可，二便尚调，舌淡苔薄白，脉弦细。实验室检查示：C反应蛋白13.5mg/L；抗链球菌溶血素"O"222U/mL；红细胞沉降率61mm/小时；人体白细胞抗原HLA-B27（+）。现代医学诊断：强直性脊柱炎。中医诊断：大偻。证型：肝肾亏虚，痰瘀阻络。治法：补益肝肾，化痰逐瘀。处方：黄芪35g，当归15g，生地20g，川续断20g，桑寄生20g，金狗脊20g，知母15g，忍冬藤20g，威灵仙15g，鸡活血藤各25g，制乳香、没药各15g，制延胡索25g，青风藤10g，蒲公英25g，广木香15g，川芎12g，全蝎6g。14剂，水煎服，每天1剂，早晚温服。嘱其加强腰部运动，配合治疗。

2011年11月17日二诊：病史同前，来人代诉，服药后诸症好转，晨僵约15分钟，但久坐、久卧后腰部仍僵硬，两髋关节及左下肢时疼痛不适，夜寐差，夜尿频，饮食正常，大便每天3～4次。舌淡苔白腻，脉弦。方药：守上方去知母、生地，加山药30g，八楞麻15g。20剂，水煎服，每天1剂，早晚温服。嘱其加强腰部运动，配合治疗。

2011年12月22日三诊：病史同前，服药后诸症稳定，晨僵仍持续约15分钟，坐下或躺下后再站起时困难，睡眠、二便无明显改善。舌淡暗苔薄白，脉弦滑。方药：守原方（2011年10月20日）去生地、知母；加赤芍15g，淡附片（先煎）15g，川蜈蚣1条、山石榴根20g，威灵仙改30g。继服15剂。医嘱同前。

2012年1月15日四诊：上药服后，诸症皆有明显改善，故守法继续治疗。

按：强直性脊柱炎属自身免疫性疾病，病变多由骶髂关节开始，逐渐向上侵犯腰椎、胸椎及颈椎。该病属于中医"龟肾风""腰痹""肾痹"范畴。病因病机为肝肾亏虚、血气虚损、外邪内侵、痰浊瘀血，病属本虚标实。治疗本病宜以标本兼治，切不可只治其标而忘治其本，临床用药需注重"因时、因地、因人制宜"。强直性脊柱炎宜分期治疗，分急性期及缓解期，急性期可见腰痛甚，晨僵明显，红细胞沉降率及C反应蛋白指标明显增高，治疗中需加用金银花、蒲公英、连翘等清热解毒之药，而缓解期则偏向补益肝肾。治疗中需强调"引经药物"的使用，如上肢疼痛，需加用片姜黄、桂枝；下肢痛可加用独活、怀牛膝、宣木瓜、五加皮；腰痹、肾痹则需加用川断、杜仲、狗脊、功劳叶；骨关节疼痛则需加入威灵仙、补骨脂；肢体肌肉疼痛则可加用雷公藤，如此应用，可引药达病经，迅速改善局部症状，增强药力，提高疗效。故强直性脊柱炎需遵循"补益肝肾"为治疗总原则，并贯穿于疾病治疗始终，无论急性期或缓解期。[30]

肾系疾病医案

一、慢性肾炎蛋白尿

⊙ 案1

患者，女，45岁，2017年4月21日初诊。发现蛋白尿7年余。经查尿蛋白（PRO）++～+++。近期乏力，易感冒，右后腹部腰部不适，怕冷，纳可，睡眠稍差，多梦，小便频，大便正常。舌淡红，苔薄黄，脉沉细。现服用缬沙坦氨氯地平、益肾丸、金水宝。检查肾功能：尿素（BUN）7.13μmol/L；血尿酸（UA）449.9μumol/L，胱抑素–C（CYS–C）1.4mg/L，血常规检查：白细胞（WBC）3.8×10^9/L；尿常规：尿蛋白（PRO）(+++)，潜血（BCD）(++)，红细胞（RBC）(+)。既往有急性早幼粒细胞性白血病病史，已愈。处方：黄芪80g，党参25g，炒白术、车前子、萆薢、石韦、诃子各15g，白茅根25g，雷公藤（先煎）10g，女贞子15g，墨旱莲30g，菟丝子20g，土茯苓30g，乌梅炭、覆盆子各15g，生地25g。7剂。

2017年4月28日二诊：右后腹部腰部不适好转，自觉乏力同前，周身皮肤时有轻微瘙痒，纳可，大便3～4次/天，质稀，小便可。舌淡暗，苔白，脉沉细。处方：守前方加山药25g。

2017年5月12日三诊：原有病情明显改善。尿常规：PRO（–），BCD（–），RBC（–）。月经提前，时半月一至，量色质尚可，首日量多，末次月经：2017年5月7日至2017年5月11日。纳果，大便正常，小便频。处方：继服上方1周。随访，未见异常。[31]

二、乳糜尿

⊙ 案 1

患者，男，36 岁，2012 年 3 月 22 日初诊。主诉：小便浑浊 10 年余。病史：患者自述 10 年前无明显诱因出现小便浑浊如白浆，不伴疼痛，反复发作，尿检乳糜试验（＋），血检丝虫（－），曾服中药治疗，效果不理想，至工作室门诊寻求治疗。刻诊：小便浑浊，色如白泔，腰酸腿软，时伴早泄，饮食、睡眠、二便正常。舌淡红，苔薄黄，脉细滑。西医诊断：乳糜尿。中医诊断：膏淋；辨证：肾虚湿热证。治法：益肾清热利湿。方药：苦参消浊汤加减。苦参 20g，黄芪 30g，熟地 15g，山药 20g，山萸肉 15g，土茯苓 25g，川萆薢 15g，车前草、子（包煎）各 15g，石菖蒲 15g，乌药 15g，益智仁 20g，炮山甲（先煎）8g，翻白草 30g，射干 15g。14 剂，水煎服，每日 1 剂。嘱其忌生冷、油腻、辛辣之品。

2012 年 4 月 5 日二诊：病史如前，服用前方后，小便转清，偶有晨起小便黄，晚间口干，大便稀溏，余无特殊不适。舌淡红苔薄黄，脉滑略数。药已中的，疗效初显，宗古人"效不更方"之训，药用 2012 年 3 月 22 日方去炮山甲；加生、炒薏苡仁各 20g，白茅根 20g。14 剂，水煎服，每日 1 剂。

2012 年 4 月 26 日三诊：病史同前，服药后诸症缓解。但近期因劳累复发一次，小便混浊如泔水，大便溏。舌淡红苔薄白，脉滑。此乃中医之劳复，因前法效佳，仍循之。药用 2012 年 3 月 22 日方去炮山甲；加白茅根 20g，芡实 25g，淡全蝎 6g。14 剂，水煎服，每日 1 剂。

按： 乳糜尿属于中医学"膏淋"范畴，李老治疗本病以补益脾肾、清热利湿立法，应用其经验效方苦参消浊汤加减，收到满意效果。本案患者腰酸腿软，早泄，小便浑浊，色如白泔。舌淡红苔薄黄，脉细滑。四诊合参，本病病机虚实夹杂，诊为膏淋病，辨证为肾虚湿热型。选用苦参消浊汤加减。方中苦参既能清热祛湿杀虫，又能益肾养精，标本兼治，为治乳糜尿之主药。李时珍《本草纲目》中记载："苦参补肾……治风杀虫……"以熟地滋腻补肾，养阴益血；山萸肉涩精止遗；山药补益脾肾，固本培元；重用黄芪益气健脾，以助生化之源，并能益气行水；土茯苓、射干清热解毒；复取萆薢分清饮利湿消浊；翻白草清热解毒、分清泌浊；炮山甲破血消瘀，通利水道。

全方共奏益肾养精、清热利湿、澄清尿源的作用。二诊因大便稀溏，而去炮山甲，加生、炒薏仁以健脾渗湿清热，用白茅根养阴利水。三诊因患者劳累复发，仿照前方继服，加芡实健脾固涩以实大便，淡全蝎活血通络以治顽症久病。本案患者患病10年之久，虚实夹杂，治以攻补兼施，取效后守法守方，虽有反复，灵活加减，疗效仍佳。[32]

三、慢性肾炎

◎ 案1

患者，男，41岁，2014年2月13日初诊。主诉：发现尿蛋白1年余。病史：患者1年前因腰部酸痛在当地某医院就诊，查尿常规示：尿蛋白（++），尿潜血（+），诊为"慢性肾炎"。给予对症处理后，效果不显。今至工作室就诊。刻诊：疲倦乏力，腰部酸痛，口干，纳眠可，偶有尿频、尿急等症，大便略干。舌淡红苔薄白，脉弦。西医诊断：慢性肾炎；中医诊断：慢肾风；辨证：脾肾气虚，湿热下注证。治法：补益脾肾，兼清湿热。方药：自拟慢性肾炎验方加减。黄芪60g，党参25g，川断15g，桑寄生15g，女贞子15g，墨旱莲25g，生地25g，苦参12g，石韦15g，车萆薢15g，车前草、子（包煎）各15g，败酱草25g，刺五加15g，扦扦活15g，虎耳草30g，淡全蝎6g。14剂，水煎服，日1剂。忌辛辣、油荤之品，注意避免劳累。

2014年2月27日二诊：病史同前，患者自述服药后腰酸症状减轻，查尿常规示：尿蛋白（+），尿潜血（+）。小便时微感疼痛。2014年2月13日方加淡竹叶10g。继进14剂，水煎服。

2014年4月24日三诊：患者诉服完14剂中药后，小便疼痛消除。昨日复查尿常规示：尿蛋白（±），尿潜血（-）。2014年2月13日方加菟丝子15g，金樱子20g，去女贞子、墨旱莲。14剂，水煎服，日1剂。

按：慢性肾炎，临床常见水肿、蛋白尿、镜下血尿，可伴高血压和（或）氮质血症及进行性加重的肾功能损害。属于中医学"肾风""虚劳""精微下泄"等范畴。李老认为本病多以脾肾气虚为本，湿热为标，常以补益脾肾立法，喜用"参芪"固本培元。本案患者为中年男性，以"发现尿蛋白1年余"就诊，刻诊见腰部酸痛，疲倦乏力，并伴有口干、尿频、尿急等症，舌淡红、苔薄白，脉弦。当属脾肾气虚、湿热下注之候。法当补益脾肾，兼清湿热。方中"参芪"补益脾肾，为固本培元之要药，故新安医家汪昂《本草备要》载"黄芪能补中，益元气，温三焦，壮脾胃"。川断、桑寄生、刺五加补肾壮腰，主治腰部酸痛；女贞子、墨旱莲、生地凉润滋阴；苦参、石韦、草薢、车前子、车前草、败酱草清利湿热；扦扦活、虎耳草祛风清热、凉血解毒；淡全蝎搜风通络。诸药合用，补虚不恋邪，祛邪不伤正，补中有泻，寓泻于补中，共奏补益脾肾，兼清湿热之功。[32]

李振华
LI ZHENHUA

李振华（1924 年 11 月—2017 年 5 月 23 日），男，汉族，河南洛宁人。毕业于河南济汴中学，出身中医世家。享受国务院特殊津贴。从医 60 余年，从教 50 余载，是中国著名中医学家、中医教育家。曾任第七届全国人大代表、中华中医药学会常务理事，河南中医学院原院长。1990 年被人事部、卫生部和国家中医药管理局确定为首批全国名老中医药专家，2009 年被人力资源和社会保障部、卫生部评选为全国首届国医大师。

负责研究的"流行性乙型脑炎临床治疗研究""肿瘤耳部信息早期诊断""脾胃气虚本质的研究"分别获河南省重大科技成果奖和科技进步三等奖。

负责"七五"国家重点科技攻关项目"慢性萎缩性胃炎脾虚证的临床及实验研究"，获河南省一二等科技成果进步奖。承担"十五"国家科技攻关项目"名老中医学术思想、临证经验总结和传承方法研究"。

专著有《中医对流行性脑脊髓膜炎的治疗》《常见病辨证治疗》，主编有《中国传统脾胃病学》、合编有《中医内科学》《中医证候鉴别诊断学》、全国高等中医药院校统编第五版教材《中医内科学》等。

妇科病医案

一、崩漏

◎ 案1

患者，女，37岁，2005年11月27日初诊。主诉：阴道不规则出血1个月余。病史：平素脾胃虚弱，2个月前因过食生冷油腻之品，加之饮啤酒过量，致胃脘疼痛，大便溏泄，经对症治疗胃疼缓解，继之出现阴道不规则出血，量时多时少，经口服、注射止血药及中成药治疗，阴道出血仍淋漓不断，色淡红质稀，面色无华，气短乏力，食少便溏，小腹坠痛。舌质淡，舌体胖大，舌苔薄白，脉沉弱。超声检查未发现异常，血常规正常。中医诊断：崩漏（脾虚证）。治法：健脾益气、升阳举陷。方药：健脾止血汤加减。药物组成：黄芪30g，党参15g，白术10g，茯苓15g，当归10g，醋白芍12g，醋香附10g，醋柴胡6g，升麻6g，黑地榆12g，阿胶10g，陈皮10g，砂仁10g，炙甘草6g，米醋（后下）120mL。10剂，水煎服。嘱：忌食生冷、油腻、辛辣之品，避免过度劳累。

2005年12月7日二诊：阴道出血停止，纳食增加，仍感气短乏力、小腹坠痛，大便溏薄，日1次。舌脉同前。按上方去阿胶、地榆、米醋，加炒薏苡仁30g，醋延胡索10g，生姜3片，10剂，水煎服。

2005年12月17日三诊：面色渐红润，纳食正常，气短乏力明显缓解，小腹坠痛消失，大便成形。舌质淡，苔薄白，脉沉细，按上方加厚朴10g。10剂，水煎服。

2005年12月27日四诊：面色红润，纳食正常，气短乏力及小腹坠痛消失，大便正常。舌质淡，苔薄白，脉沉细。改用香砂六君子汤加减：党参10g，白术10g，茯苓15g，陈皮10g，半夏10g，香附10g，砂仁8g，厚朴10g，枳壳10g，郁金10g，黄芪20g，当归10g，白芍12g，甘草3g。20剂，水煎服。电话随访：1月8日月经来潮、经期7天、经量正常。

按： 平素脾胃虚弱，复因饮食失宜、损伤脾气，脾虚血失统摄，甚则虚而下陷，冲任不固，不能制约经血发为崩漏。选用健脾止血汤健脾益气，升阳举陷，血止后改用香砂六君子汤健脾和胃治其本。[33]

杂病医案

一、脏躁

◦ 案 1

患者，女，47 岁，2005 年 5 月 9 日初诊。主诉：失眠多梦 1 年，加重半年。病史：1 年前因家庭问题致精神不畅，失眠多梦。近半年来急躁易怒，心烦失眠，寐则噩梦纷纭，记忆力减退。长期服安定、谷维素、维生素、安神补心片等药物，疗效不佳。曾做脑电图、心电图等多种检查未发现异常。患者多虑善感，悲伤欲哭，烦躁欲死，不能正常工作。现头晕头沉，心烦急躁，失眠噩梦，心慌惊悸，胸闷气短，悲伤欲哭，记忆力明显减退，腹胀纳差，倦怠乏力。舌边尖红体胖大，舌质淡红，苔薄腻，脉弦滑。中医诊断：脏躁（肝郁脾虚、痰火内盛证）；治法：疏肝健脾、清心豁痰。方药：清心豁痰汤加减。药物组成：白术 10g，茯苓 15g，橘红 10g，半夏 10g，胆南星 10g，香附 10g，郁金 10g，石菖蒲 10g，栀子 10g，莲子心 5g，龙骨 15g，砂仁 8g，淡竹叶 12g，甘草 3g，琥珀 3g（分 2 次冲服）。9 剂，水煎服。嘱：调畅情志，忌食油腻、辛辣之品。

2005 年 5 月 18 日二诊：诸症减轻，去掉安定片可睡眠 4 小时左右，舌脉同前。按上方继服 15 剂。

2005 年 6 月 4 日三诊：心烦急躁、悲伤欲哭症状消失，每晚能安睡 6 小时左右，纳食增加，仍感头晕。舌体胖大，舌质淡红，苔薄腻，脉弦细。上方去淡竹叶，加天麻 10g。12 剂，水煎服。

2005 年 6 月 16 日四诊：精神好，偶感心悸气短，其他症状消失。舌质淡红，苔薄白，脉弦细。方用逍遥散加减以调理肝脾，巩固疗效。药物组成：当归 12g，白芍 12g，白术 10g，茯苓 15g，柴胡 6g，郁金 10g，石菖蒲 10g，香附 10g，远志 10g，酸枣仁 15g，龙骨 15g，枸杞子 15g，焦栀子 10g，甘草 3g。12 剂，水煎服。

2005 年 6 月 29 日五诊：精神好，饮食正常，诸症均消，已能正常工作，病获痊愈。

按：家庭失和，情志不畅，郁怒伤肝，肝郁气滞，横逆犯脾，木郁乘土致肝郁脾虚，气滞湿阻，化火成痰，痰火内盛，上扰心神，以致心神不宁，发为脏躁。李老自拟清心豁痰汤以疏肝健脾、清心豁痰，恢复期改用逍遥散疏肝健脾以收全效。[33]

二、尪痹

◎ 案 1

患者，女，54岁，2018年2月8日初诊。主诉：全身多关节疼痛4年余，加重1年。现病史：患者于4年前无明显诱因出现双手指间关节疼痛，自行口服止疼药（具体不详）。1年前病情加重，双手指晨僵，但不足30分钟，进行性加重并逐渐影响腕关节、膝关节。至当地医院就诊，明确诊断为"类风湿关节炎"，给予口服及外用药物治疗（具体不详），服药半年余，出现全身乏力、腹胀、恶心、纳差等症状。后间断服药，疗效欠佳，遂来就诊。刻下症见：神志清，精神差，面色萎黄，全身多关节肿胀、疼痛，以双手指间关节、双腕关节、双膝关节为甚，双手指晨僵大于60分钟，劳累后加重，腹胀，恶心，不能进食偏凉食物，睡眠一般，大便不成形，有时夹有不消化的食物，小便正常，舌质淡，苔薄白，脉沉细弱。既往体健。实验室检查：C-反应蛋白（CRP）为22mg/L；红细胞沉降率（ESR）为40mm/小时。专科检查：双手掌指关节、腕关节、膝关节肿胀明显，活动度尚可。双手指间关节、腕关节压痛（＋），双膝关节浮髌试验（＋）。西医诊断：类风湿关节炎。中医诊断：尪痹，证属风湿痹阻，脾胃虚弱。治法：健运脾胃，行气止痛。处方：炒白术10g，茯苓10g，陈皮6g，半夏10g，砂仁8g，桂枝3g，炒白芍6g，乌药8g，小茴香6g，沉香5g，炒枳壳6g，炒香附6g，木香4g，山楂5g，甘草2g，姜厚朴10g，北刘寄奴15g，独活30g，穿山龙30g，炒苍术10g，威灵仙15g，徐长卿15g，醋延胡索30g，生姜5g，大枣5g。15剂，日1剂，水煎服，早晚温服。并给予常规西药：甲氨蝶呤片，每次10mg，每周1次；依托考昔片，每次60mg，每天2次。

2018年2月22日二诊：患者关节疼痛较前减轻，仍全身乏力，腹胀，纳差，大便不爽，舌质淡，苔薄白，脉细弱。上方15剂，服法同前。

2018 年 3 月 10 日三诊：患者关节疼痛继续减轻，全身乏力有所改善，腹胀明显缓解，纳差，大便溏，舌质淡，苔薄白，脉细弱。守上方 15 剂，服法同前。患者自觉疼痛可以忍受，拒绝继续服用西药，建议停服依托考昔片，甲氨蝶呤片遵医嘱继续服用。

2018 年 3 月 26 日四诊：关节疼痛明显好转，无乏力，但劳累后仍会出现关节不适，腹胀明显缓解，排气增加，食量较前增加，大便成形，舌质淡，苔薄白，脉细弱。实验室检查：CRP 为 8 mg/L，ESR 为 11 mm/ 小时。中药仍予上方去刘寄奴、徐长卿、小茴香、乌药，30 剂，服法同前。后患者在当地取药，以上方继续服药 3 个月。半年后随访，患者症状基本消失，饮食如常，体重稍有增加。[34]

脾胃系统疾病医案

一、糖尿病胃轻瘫

◎ 案 1

患者，男，51 岁，教师，2005 年 7 月 9 日初诊。主诉：血糖升高 20 年，腹胀伴呕吐反复发作年。现病史：患者于年因酮症酸中毒入院，确诊为"Ⅱ型糖尿病"。一直注射胰岛素治疗。2004 年 12 月 30 日行"胆囊结石切除术"，术后天，发生呕吐，经中西医治疗月余未效，仍呕吐剧烈。刻下症见：恶心，呕吐，呕吐胃内容物为清水，每次发作，直至吐空胃内容物为止。精神差，头昏乏力，无法正常工作，消瘦（近 5 个月来体重下降 6.5 kg，现体重 43.5 kg。无食欲，眠差，小便调，大便秘结。查：面色㿠白，消瘦，舌质淡，苔薄白，舌底瘀，脉沉弱。空腹血糖 8.2 mmol/L。餐后 2 小时血糖 11.3 mmol/L，糖化血红蛋白：8.3%。眼底检查：糖尿病性视网膜病变。现用药物：诺和灵 30R，早 18U，晚 16U。西医诊断：Ⅱ型糖尿病，重度胃瘫；中医诊断：消渴、腹胀，辨证为中焦虚寒、气机逆乱。治宜温建中州，辛开苦降法。处方：炒白术 30g，茯苓 30g，陈皮 10g，半夏 10g，香附 10g，砂仁 10g，厚朴 20g，西茴 10g，乌药 10g，桂枝 5g，白芍 10g，枳壳 10g，木香 6g，泽泻 15g，炒薏苡仁 25 g，吴茱萸 6 g。10 剂，水煎服。

2005 年 7 月 22 日二诊：患者服 10 剂后，呕吐减轻，近 3 天仅呕吐 1 次，且稍呕即止，睡眠改善，食欲佳。仍腹胀，胃凉时有凉气上冲咽部。大便通畅。查空腹血糖 6.0 mmol/L。舌脉同上。上方加知母 12 g，滋阴润燥，以防阴伤；莱菔子 15 g，下气宽中，加强消痞除胀之力。10 剂，水煎服。停西沙必利。

2005 年 8 月 2 日三诊：服上方 3 剂呕即止，神可，纳可，体力好转，已经恢复工作。胃凉，手脚不温，仍有腹胀，大便正常。半月体重增加 3 kg。查空腹血糖 7.1 mmol/L。由二诊方加太子参 15 g，当归 30 g，枳实 9 g。15 剂，水煎服。后改为丸剂继服。随访半年，体重由 43.5 kg 增加至 55 kg，无不适主诉，血糖平稳，精神佳，工作得意，生活安定。

按：患者平素阳气不足，中阳虚极，脾胃升降失司，气机逆乱，发为呕吐。呕吐日久，损阳耗液，中焦虚寒，纳运无能，后天之本已疲将殆，机体虚极而瘦。辨证为中焦虚寒，气机逆乱。以脾胃虚寒证为基础，消渴病为参考，呕吐主症为靶向，故以止呕为首要任务，以温健中州为原则，以降糖通络为长远方案。初诊时方用香砂温中汤健旺中阳，恢复脾胃斡旋布达之机。苦甘温燥之白术，健运中州，投脾之所喜，达补虚之功。有是证，便用是方。加枳实，与白术配伍，乃《金匮要略》枳术汤之治"心下坚，大如盘，边如旋盘，水饮所作，枳术汤主之"之意，为辛开醒脾健胃之妙用。患者脾胃得健，气机得复，体重增加，健康在望。

本例因长期饮食劳倦所伤，脾胃受损，且终日考虑学生成绩及升学问题，思想压力颇大，过思伤脾，思则气结，致肝郁气滞，不得疏泄，横逆犯胃乘脾。肝胃不和，肝郁脾虚而胃纳呆滞，满闷不适，脾胃气虚，纳化无力，故食后症状加重，食量减少；中气不足，气血亏虚，不能上荣于面，温养全身，故精神疲惫，面色不华，周身乏力；脾虚不能运化水湿，湿停痰生，则舌苔白腻，舌质淡，体胖大皆脾胃虚弱，脾阳不振之象。治宜疏肝解郁，温中健脾，燥湿化痰，和胃降气。方用香砂温中汤加减，方中白术、茯苓、炒薏苡仁、陈皮、半夏健脾补气，燥湿化痰；香附、木香、枳壳、厚朴疏肝解郁，除痞调中；乌药、西茴、吴茱萸辛香温通，降气止痛；桂枝温经通阳，合白芍一散一收，而有缓急止痛之效，砂仁醒脾和胃，化湿行气，诸药共奏疏肝理气、健脾温中、通降和胃之功。[35]

肝系疾病医案

一、积聚

⊙ 案1

患者，男，38岁，1991年5月4日初诊。主诉：两胁胀痛10天，左胁下积块伴隐痛2天。患者10天前因饮酒过量出现两胁胀痛、胸脘痞满、纳差，于某医院就诊，经B超及肝功能检查确诊为慢性肝炎，给予葡醛内酯片、云芝肝泰颗粒、肌苷注射液等药物治疗，病情好转出院，但此后每因情志不遂或饮酒过量便病情加重；2天前左胁下按之有积块，伴隐痛。1个月前于某医院行B超检查示：肝右叶缩小，肝表面不光滑，有结节状改变，脾厚65mm，脾静脉内径11mm，门静脉内径15mm。现症：左胁下按之有积块，腹胀纳差，嗳气，身倦乏力，齿衄，大便溏薄、2～3次/天，面色晦暗，形体消瘦，舌质暗淡、体胖大、边见齿痕，苔白、稍腻，脉弦细。西医诊断：肝硬化。中医诊断：积证，辨证为脾虚肝郁、气血瘀阻。治宜健脾疏肝，理气活瘀。方予逍遥散加减，处方：当归10g，炒白芍15g，白术10g，茯苓15g，柴胡5g，香附10g，砂仁8g，郁金10g，青皮10g，乌药10g，穿山甲10g，鳖甲20g，薏苡仁30g，泽泻10g，焦三仙各12g，甘草3g。12剂。每日1剂，水煎服。

1991年5月18日二诊：精神转佳，腹胀、纳差、嗳气减轻，乏力，偶有齿衄，舌质淡暗，体胖大，苔薄白，脉弦。上方去青皮，加延胡索10g，土鳖虫10g，牡蛎15g。继服12剂。

1991年5月29日三诊：纳食增加，腹胀，嗳气大减，齿衄消失，周身较前有力。守方续服。此后又宗上方加减调治2个月，患者诸症消失，复查B超提示脾厚43mm。守方加减继服，以善后调治。

按： 本例患者素有慢性肝炎，脏腑失和，气机阻滞，瘀血内停，脉络受阻，结而成块，故胁下按之有积块；肝郁侮脾，脾气虚弱，故见腹胀、纳差、便溏。四诊合参，辨为脾虚肝郁、气血瘀阻之证，治宜健脾疏肝、理气化瘀，方予逍遥散加减。方中当归、白芍养血柔肝，白术、茯苓、甘草培补脾土，柴胡、香附、青皮、乌药疏肝理气解郁，砂仁理中和胃，穿山甲、鳖甲活血祛瘀，软坚散结，薏苡仁、泽泻健脾利湿，焦三仙消食和胃。二诊气滞症状稍解，血瘀症状仍存，故去青皮，加延胡索、土鳖虫、牡蛎，以加强活血化瘀、软坚散结之力。诸药合用，则肝郁得疏，气血畅行，瘀散积消。

◎ 案 2

患者，女，30 岁，1992 年 3 月 15 日初诊。主诉：脐两侧时痛、时有硬块 1 年。患者 1 年前出现脐两侧疼痛，时有硬块，遂到当地医院就诊，B 超检查无异常，即按炎症对症治疗，效不佳。现症：脐两侧有硬块，可游走聚散，时或疼痛，腹胀不舒，矢气后痛胀减轻，情志不舒则加重，食欲下降，饮食减少，体倦乏力，偶有头晕、心悸，舌体胖、质淡红，苔薄白，脉弦滑。西医诊断：肠功能紊乱。中医诊断：聚证，辨证为肝郁气滞。治宜疏肝解郁，理气止痛。方予五磨饮子加减，处方：乌药 10g，沉香 6g，槟榔 10g，枳实 10g，木香 6g，柴胡 6g，白芍 15g，川芎 10g，延胡索 10g，砂仁 8g，香附 10g，甘草 3g。7 剂。每日 1 剂，水煎服。

1992 年 3 月 22 日二诊：脐两侧疼痛有所减轻，仍时觉腹中硬块，食欲稍增，舌淡红，苔薄白，脉弦。上方去木香、香附，加良姜 10g，吴茱萸 5g，焦三仙各 12g。继服 7 剂。

1992 年 3 月 29 日三诊：脐两侧疼痛明显转轻，食后腹中不再胀满，腹中硬块消失，舌淡红，苔薄白，脉沉滑。方予香砂和中汤加减，处方：白术 10g，茯苓 15g，陈皮 10g，枳实 10g，香附 10g，砂仁 8g，乌药 10g，木香 6g，柴胡 6g，良姜 10g，延胡索 10g，炒卜子 10g，焦三仙各 12g，甘草 3g。再服 7 剂。

1992 年 4 月 5 日四诊：脐两侧未再疼痛，胃脘不适已无，食欲恢复正常，舌淡红，苔薄白，脉沉缓。方予香砂六君子汤加减，处方：党参 10g，白术 10g，茯苓 15g，陈皮 10g，香附 10g，砂仁 8g，乌药 10g，厚朴 10g，高良姜 10g，延胡索 10g，焦三仙各 12g，甘草 3g。继服 15 剂。停药 1 个月随访，患者病情未复发。

按：《证治汇补·腹痛》曰："暴触怒气，则两胁先痛而后入腹。"本例患者情志不畅，肝气郁滞，气结成形，腹中气聚，故见脐腹疼痛，时有硬块；气聚则痛，气散痛止；肝胃失和，则见胃脘痞塞不舒；因气滞所致，故矢气痛胀减轻，而情志不舒则痛胀加重。治宜疏肝解郁、理气止痛，所谓"木郁达之"。方中柴胡、乌药行气疏肝；槟榔、香附、枳实、川芎、延胡索、沉香行气活血止痛；木香、砂仁理气和胃；白芍柔肝止痛；甘草调和诸药。诸药合用，肝胃共调，气血和利，则疼痛自除。二诊时症状稍减，故加焦三仙、良姜、吴茱萸以消食和胃、散寒止痛，余药稍事加减。三诊、四诊时舌、脉、诸症均明显好转，脉见沉缓，故调方加强培土制木之力，以巩固疗效。[36]

二、鼓胀

◎ 案 1

患者，男，45 岁，教师，1979 年 2 月 23 日初诊。主诉：腹部胀满，伴有腹水 3 个月余。现病史：患者 1971 年体检发现黄疸型肝炎，当时黄疸指数 160 μmol，谷丙转氨酶 1475 U/L，四肢无力，余无自觉症状。经用西药治疗 1 个多月，谷丙转氨酶下降为 400 U/L，黄疸指数为 60 μmol，连续服药 2 年，诸症消失，停止治疗。至 1978 年 10 月又出现四肢无力，同时腹胀，饮食减少，至 1978 年 12 月 5 日腹胀加重，行走困难，同时感冒发烧，体温 39.5℃，住某医院 1 周体温下降后，因腹胀严重，检查有轻度腹水，转某省级医院住院 35 天，确诊为肝硬变合并腹水，因治疗效果不明显而特来求诊。刻诊：望面色㿠白，语声稍低弱。肝在胁下未触及，脾在胁下 3 cm，质硬。鼻及两颧部均有蜘蛛痣。腹部胀大而软，叩诊有移动性浊音，腹围 85 cm，舌质淡，舌体肥大，苔白腻，脉弦滑。超声波检查：肝上界第 5 肋间，肝横径 6.5 cm，肝胁下未触及，脾厚度 7 cm，肝区密集小波，可见分隔波，腹部探查有少量腹水。肝功能检查：黄疸指数 100 μmol，血清总蛋白 6.25 g，血清白蛋白 2.9 g，血清球蛋白 3.35 g，麝香草酚 20 U/L 以上，谷丙转氨酶 52 U/L。X 光钡餐透视：食道胃未发现静脉曲张征象。诊断：鼓胀（肝脾失调，气滞湿阻，脾虚为主）。西医：肝硬变合并腹水。治法：健脾疏肝、通阳利水、活血祛瘀。方用加味五苓散，处方：白术 9 g，茯苓 30 g，泽泻 12 g，猪苓 12 g，桂枝 6 g，香附 9 g，砂仁 6 g，郁金 12 g，川楝子 12 g，广木香 6 g，大腹皮 15 g，车前子 21 g，丹参 21 g，莪术 9 g，焦三仙各 12 g，三七（粉）3 g。24 剂，水煎服。医嘱：保持情志舒畅，忌生冷、肥甘油腻，吃富含营养食物。

1979 年 3 月 21 日二诊：服药后，腹胀减轻，食欲好转，腹水减少，四肢自觉有力，可以行走，舌质淡红，舌体肥大好转，苔白少腻，脉弦滑。方用加味五苓散合实脾饮，初诊处方去车前子 30g，川楝子 30g，焦三仙 15g，干姜 9g，川厚朴 9g，穿山甲 9g，莱菔子 30g。14 剂，水煎服。

1979 年 4 月 3 日三诊：腹水已消失，腹部基本不胀，食欲增加，开始有饥饿感，日食牛奶 1 斤，鸡蛋 2 个，小便微黄，牙龈及鼻仍衄血，腹围 82cm，舌质淡、稍暗，舌苔薄白，脉弦细。方用加减逍遥散，处方：当归 9g，白芍 15g，白术 9g，茯苓 24g，柴胡 6g，香附 9g，砂仁 6g，川厚朴 9g，干姜 9g，桂枝 6g，丹参 24g，莪术 9g，穿山甲 9g，泽泻 15g，三七（粉）3g。18 剂，水煎服。

1979 年 5 月 9 日四诊：上方服药 6 剂，鼻衄减半，继用上方加黑蒲黄 9g，又继服 12 剂，鼻衄基本停止，但仍腹胀，舌体肥大，舌苔白腻，脉弦滑脉。方用五苓散合实脾饮，处方：白术 9g，茯苓 15g，泽泻 12g，桂枝 5g，干姜 10g，香附 9g，砂仁 6g，川厚朴 9g，郁金 9g，丹参 21g，莪术 9g，鸡血藤 30g，穿山甲 9g，黑地榆 12g，三七（粉）3g，甘草 3g。40 剂，水煎服。

1979 年 6 月 16 日五诊：腹部不胀，饮食增加，精神好转，面色红润，除腿困乏力、恶食油腻外，余无不适，舌体稍肥大，舌质暗红、舌苔薄白，脉弦细滑。方用加减逍遥散，处方：当归 9g，白芍 15g，白术 9g，茯苓 15g，柴胡 6g，香附 9g，郁金 9g，桂枝 6g，川厚朴 9g，延胡索 9g，牡丹皮 9g，穿山甲 9g，鳖甲 21g，丹参 15g，桃仁 9g，甘草 3g。60 剂，水煎服。嘱继续保持情志舒畅，忌生冷、肥甘油腻，吃富含营养食物。治疗后腹水消失，腹部不胀，饮食复常，临床治愈。2 年后随访，病情稳定，腹水未再发生，饮食起居如常。

按：患者于 8 年前患病毒性肝炎，经过治疗好转，后又反复，病情发展而转化为肝硬变合并腹水，属中医学的鼓胀病。患者腹部胀满，饮食减少，体倦乏力，肢体浮肿，肝脾肿大、质硬，舌淡暗红，舌苔白腻，舌体肥大，脉弦滑，可知本病的基本病机是肝脾失调，脾虚湿阻，肝气郁滞。治疗宜调和肝脾，目前以脾虚湿阻为主，治法为健脾疏肝、通阳利水、活血化瘀。方用加味五苓散。方中白术、茯苓、泽泻、猪苓、桂枝、车前子健脾通阳利水；香附、郁金、川楝子、砂仁、广木香、大腹皮以疏肝理气消胀；焦三仙和胃助纳；三七、丹参、莪术活血祛瘀消积。服药后方证相符，腹水、腹胀减轻，食欲好转，四肢有力。然脉弦而滑，苔白而腻，舌质淡而胖大，说明脾虚未复，虽湿邪已减，但未尽去，上方加干姜、川厚朴、莱菔子等温阳、理气消胀之品，以加强温阳健脾、理气化湿之力。复诊待服药后腹水消失，腹部基本不胀，食欲大增，脉弦不滑，苔白不腻，舌体肥大好转，说明脾阳开始恢复，脾气渐复健运，水湿基本消除，改用疏肝理脾、理气活血为主，用加减逍遥散为主治疗，药用当归、白芍、白术、茯苓、柴胡、香附疏肝理脾；砂仁、川厚朴、干姜、桂枝、泽泻温阳健脾、理气消胀；丹参、莪术、穿山甲活血消癥；三七化瘀止血。以健脾疏肝为主而治之以彻底收功。最后再诊：脾气健运，腹部不胀，饮食增加，面红润，精神佳。肝脾和调，肝功复常，蛋白倒置恢复。治疗继续调和肝脾、理气活血、化瘀消癥，以资巩固治疗效果。[37]

李辅仁 LI FUREN

　　李辅仁，河北省香河县人，生于 1919 年 6 月 26 日。卫生部北京医院主任医师，1941 年起从事中医临床工作，为全国老中医药专家学术经验继承工作指导老师、"首都国医名师"。李老出身于中医世家，幼年即随父、兄研习中医经典著作，1939 年拜名医施今墨为师，成为施氏嫡传弟子。1954 年至今，在北京医院中医科从事干部保健医疗和老年病中医防治工作。李老精通中医内科、妇科、儿科，尤其擅长治疗老年病，高尚的医德和精湛的医术，使他成为享誉海内外的一代名医，享有"中医泰斗"之盛誉。

骨科病医案

一、风湿性关节炎

◦ 案1

患者，男，70岁，2005年11月25日初诊。主诉：者左腿疼痛2～3个月，加重1周。症见左下肢肌肉疼痛，不能远行，口干口苦，大便不畅，饮食尚可，睡眠一般。既往患高血压病、Ⅱ型糖尿病、肥胖症、慢性胃炎、颈椎病、脑供血不足。2002年9月27日腰椎MRI示：①L4-5椎间盘向右脱出；②腰椎退行性骨关节病。2004年10月22日对比2002年9月27日片：腰椎退行性骨关节病较前加重，新出现L3-4椎间盘突出，L4-5椎间盘突出较前为重。察其双下肢关节无红肿，无水肿；舌淡红，苔白厚腻；脉沉弦。诊为风寒湿痹（腰椎间盘突出，腰椎骨关节病）；肝肾不足证。此为年老体虚，肝肾不足，筋骨失养，又感风寒湿邪侵袭，痹阻经络，经络不通，致不通则痛，双下肢疼痛。治以补益肝肾，宣痹止痛。方拟独活寄生汤加减。处方：独活10g，桑寄生20g，当归尾20g，鸡血藤20g，牛膝20g，赤芍20g，延胡索10g，厚朴10g，茯神20g，葛根15g，木瓜15g，甘草3g，川续断10g，白术15g。7剂，水煎服，日1剂。另予中成药同服：六味地黄丸、大活络丹、滋阴润肠丸。

复诊：服上药后，走路时左下肢仍疼痛，夜尿2～3次；舌淡红，苔薄腻；脉沉弦。治法不变，方药略有增减，拟加强补肾填精之力，再服30余剂。

三诊：30余剂后，前症均明显好转，左下肢疼痛已不明显，口干亦缓解；舌淡红，苔薄腻，脉沉。继以补肾填精、活血通经之剂收功，并配合大活络丹口服，奇正消痛贴外用。[38]

杂病医案

一、膀胱癌验案

⊙案1

患者，男，60岁。1996年5月31日首诊发现尿道新生物，行膀胱肿瘤切除术后3个月，膀胱灌洗化疗5次。尿病理检查多次发现癌细胞。刻下症：乏力，气短，纳差，腰酸，二便调。舌淡红，舌胖，边有齿痕，脉细弦。辨证：脾气虚弱，湿浊瘀结。治以利湿通淋，化浊消瘤，佐以补益脾气。处方：龙葵20g，通草5g，泽泻20g，石韦20g，猪苓15g，炒白术10g，半枝莲30g，茯苓20g，炒薏苡仁15g，萆薢20g，荔枝核15g。以该方加减治疗1个月，连续复查尿病理4次未见癌细胞。患者乏力、气短、纳差等症有改善，继以补益脾肾、利湿去浊消瘤并重治疗。处方：炙黄芪20g，炒白术15g，炒薏苡仁15g，当归10g，萆薢15g，猪苓20g，龙葵20g，半枝莲20g，山萸肉10g，石韦20g，墨旱莲15g，枸杞子10g，茯苓20g，牡丹皮10g，荔枝核15g。以上方加减治疗一年半有余，并配合膀胱灌洗化疗。至今未见肿瘤复发。

二、肾癌验案

⊙案1

患者，男，83岁。肾癌术后2年，发现局部转移，考虑年事已高，放弃再次手术及放、化疗治疗。刻下症：浮肿，尿频，乏力，苔薄白，脉细。治以利湿化浊祛瘀，健脾益气扶正。以下是李老治疗该病的系列药方，由此可以看出李老治疗该病的用药经验龙葵30g，通草5g，泽泻20g，石韦20g，茯苓15g，荔枝核15g，半枝莲30g，萆薢20g，山萸肉10g，枸杞子10g，炒薏苡仁15g，黄芪20g。加减：湿重时，减枸杞子、山萸肉，加土茯苓30g；肾虚时，减通草、石韦、萆薢，加菟丝子15g，墨旱莲15g，覆盆子15g；偏于气虚时，减通草、泽泻、石韦、山萸肉，加炒白术15g、黄精10g；血虚时，加鹿角霜 10g、当归 10g。该患者一直坚持以上中药加减治疗，达 6 年之久，肾癌一直未恶化。最后死于肺炎、心力衰竭。[39]

吴咸中

WU XIANZHONG

　　吴咸中，男，满族，辽宁新民人，天津医科大学、天津市南开医院主任医师、教授，中国工程院院士，中国中西医结合专家。全国老中医药专家学术经验继承工作指导老师，首届"国医大师"。

　　吴咸中出生于医学世家，受毛主席"1011"批示的影响，走上西学中的道路。曾经为周总理治病，守候于周总理生命的最后一刻。上个世纪60年代初期以来，吴咸中专攻中西医结合外科，是我国中西医结合领域开拓者之一，创建了中西医结合医院和中西医结合急腹症研究所。1964—1977年任南开医院院长，1978—1994历任天津医学院副院长、院长、名誉院长。吴咸中教授科学地运用中西医两法之长，确立了中西医结合治疗急腹症的临床地位，在中西医结合治疗急腹症的理论体系方面进行了系统的探索，取得了显著的成绩。他主编的《新急腹症学》《腹部外科实践》等专著，是该学科领域的权威著作。吴咸中教授曾多次赴日本、美国、意大利、法国、德国、前苏联、巴基斯坦等国讲学访问。为全国培养了数百名中西医结合骨干，培养博士研究生19名、硕士研究生20余名和10名国外进修生。他品德高尚，治学严谨，是我国优秀的普外专家和杰出的中西医结合专家，曾6次被评为天津市劳动模范和特等劳动模范。

学术精要

国医大师吴咸中是中西医结合治疗急腹症的奠基人，首倡以"法为突破口，抓法求理"，逐步形成和不断完善了规范的诊治原则与方法，博取两法之长，建立了中西医结合治疗急腹症的新体系。继而，向危重急腹症的治疗及理论探索，扩大中西医结合领域，提高了胆管结石、急性重症胰腺炎及重型胆管炎、多脏器功能不全综合征等疾病的疗效，从不同层次上阐明通里攻下、清热解毒及活血化瘀等治则的作用机理。

吴咸中以其外科学基础和对中医理论体系的认识，采用西医辨病与中医辨证相结合，将急腹症辨证论治理论方药体系化、规范化；提出中医治疗急腹症"八法"，以中医非手术疗法为特色；吸收先进技术与中医药成果，促进中医药、手术和微创技术的有机结合，使中国中西医结合外科学走在世界医学前列。

何任 HE REN

何任（1921—2012 年），浙江杭州人。浙江中医药大学终身教授、主任医师、博士研究生导师。1921 年 1 月出生于浙江杭州的中医世家。1941 年毕业于上海新中国医学院，1947 年创办杭州中国医学函授社，1958 年参与筹建浙江中医学院，1959 年起任教于浙江中医学院并先后任副院长、院长。何老是全国首届国医大师、首届国务院特殊津贴获得者、首批全国老中医药专家学术经验继承工作指导老师、国家中医药管理局首届中医药传承特别贡献奖获得者。

作为著名中医理论家，何老发皇古义，融会新知，毕生致力于《金匮要略》研究，对仲景学说造诣精深，出版著作 20 余部，发表论文 300 余篇；作为著名中医教育家，何老博学慎思，明辨笃行，不但自己孜孜于学业的精深，对学生的成长亦是谆谆切切，倡导"五宜三忌"治学方法，深刻影响了一代代中医学子；作为著名中医临床家，何老承岐黄之术，悬壶济世，功擅内科、妇科、肿瘤及各种疑难杂症。遇重病大证，常以"经方"取效；遇杂病、疑难症，则"经方"、历代各家方选而用之。尤其是独创的"不断扶正，适时祛邪，随证治之"肿瘤治疗十二字原则，在临床上被广泛运用，并屡获奇效。

杂病医案

一、甲状腺肿

⊙案1

患者，女，45岁，1992年12月2日初诊。患甲状腺腺瘤3年余。初约2cm，逐年增大伴隐痛，触之活动，质中。腺瘤随情绪波动增大、缩小，纳寐可，二便调，舌苔薄，脉涩。1992年10月14日B超检查示：右甲状腺腺瘤4.8cm×4.2cm。诊断为瘿瘤，气滞痰凝证。治法：行气开郁，化痰散结。方用半夏厚朴汤加味。处方：姜半夏9g，厚朴9g，茯苓15g，生姜6g，苏梗9g，黄药子9g，夏枯草15g，昆布15g，桃仁12g。日1剂，水煎服。连服28剂，腺瘤缩小，隐痛除。继服3月余，腺瘤消失。B超复查示：右甲状腺腺体大小基本正常。[40]

二、消渴

⊙案1

患者，女，35岁，1972年3月9日初诊。从一年前开始渴欲饮水，尿多，近来入暮嗌干，每天饮水10磅（1磅＝453.6ml）左右，喜冷饮，大便干燥，二三日一行，伴心悸、自汗，以颜面部为甚。舌质红、苔黄厚，脉微数。以滋阴为治。处方：上党参18g，山萸肉、知母、生芪皮各9g，怀山药24g，干地黄、枸杞子各15g，天花粉、甘露消毒丹（包煎）、天冬、麦冬各12g。4剂。

3月18日二诊：渴欲饮水、喜冷、自汗以颜面部为甚，大便干结，心悸泛呕。苔黄厚，脉较微。处方：北沙参、枸杞子、山萸肉、麻子仁各9g，麦冬、干地黄各12g，淮小麦30g，五味子2.4g，乌梅炭4.5g，党参、稽豆衣各15g，左金丸（分吞）3g。

4月1日三诊：药后饮水减少，颜面汗出较少，大便隔日一行，泛呕已解。苔尚厚腻，脉较有力。仍守原法。处方：上党参24g，乌梅6g，淡竹叶、山萸肉、麻子仁各9g，北沙参、麦冬、干地黄各12g，淮小麦30g，玉泉散（包煎）15 g，五味子4.5 g。4剂。

按： 此患者消渴日久，肺胃热盛，津液暗耗，何老认为此患者在本则虚，在标则实，用六味地黄丸合生脉散益气滋阴以治本，甘露消毒丹清化湿浊以治标，故取得满意疗效。六味地黄丸中，地黄补肾水、滋脾燥，山茱萸补益肝肾、收敛固涩，山药补脾肺肾；合甘露消毒丹集清热利湿、芳香化浊于一炉，畅利三焦气化之职。三焦和畅，津液气化敷布有常，则水液不径趋膀胱而下出矣，以防津液内竭，影响预后，体现何老"治未病"的学术思想。

⊙ 案2

患者，女，43岁，1977年8月22日初诊。患者1周前发现血糖偏高，尿糖（+++），时作昏厥，手凉，轻度颤抖，纳欠佳，便次略多而烂，苔白。以养阴增液为治。处方：山茱萸、天冬、丹参各9 g，枸杞子、党参、干地黄、白术各12 g，山药15 g，陈皮4.5 g。5剂。

二诊：药后血糖下降，尿糖已趋正常，精神舒如，仍有头昏。处方：党参、枸杞子、白术各12 g，山茱萸、天冬、丹参各9 g，山药、干地黄各15 g，天花粉、陈皮各4.5 g。药进7剂后，血糖下降，尿糖转阴。唯感头昏，在原方上加天花粉生津润肺。

按： 本案消渴当属肝肾阴虚，脾气虚弱。肝木需纳肾水以滋荣，肝体阴用阳，肝肾阴伤，无以制阳，虚阳上扰清空，故可见头晕、时有昏厥；阴液耗伤无以濡养筋脉，则虚风内动，见肢体轻度颤抖；阴津亏耗伤及元气，气虚无力鼓动血行，阳气不达四末，则见手凉；脾弱气虚，运化失司，故大便烂而次数多。《素问·至真要大论》曰："诸风掉眩，皆属于肝……诸厥固泄，皆属于下"，故治当从肝肾入手，投以干地黄、山茱萸、枸杞子、天冬补肝肾、滋阴液。又须顾及后天之本。何老遵"有是证，则用是药"的中医用药法则，投以党参、白术、山药补脾益气，陈皮和胃理气。脾胃复健，则先天阴水得以充养，虚阳可潜，内风可清。二诊时患者症状明显改善，可见方证相投，疗效肯定，增予天花粉生津止渴以善后。[41]

脾胃系统疾病医案

一、慢性胃炎

⊙ 案 1

患者，男，54 岁，2006 年 4 月 27 日初诊。患慢性浅表性胃炎 12 年，胃镜示"慢性浅表性胃炎伴胃窦部糜烂"，间歇胃脘胀痛 4 个月，1 周前胃镜示"慢性浅表性胃炎伴胃窦部糜烂"，痛处不固定，时有恶心，饭后疼痛加重，情绪不好时疼痛亦加重，舌淡，苔白腻，脉弦。予自拟脘腹蠲痛汤加减治疗。处方：延胡索 20g，白芍 20g，生甘草 10g，川楝子 10g，蒲公英 30g，沉香曲 10g，乌药 10g，制香附 10g，海螵蛸 10g，郁金 10g，炙刺猬皮 15g，九香虫 6g，玉米须 30g。煎服，每日 1 剂。前后共服 45 剂，胃镜示糜烂消失，至今未有疼痛复发。[42]

妇科病医案

一、不孕不育

⊙ 案 1

患者，女，35 岁，工人，1986 年 5 月 3 日初诊。患者婚后八载未孕，妇科检查谓双侧输卵管不通，曾做过输卵管通气术，未效，自诉经前乳胀明显，情绪抑郁，月经推迟，经量少色紫黯有血块，皮肤干燥，舌质黯红，舌下纹紫黯，脉弦涩。证属肝郁血虚，兼有瘀血，以疏肝理气养血活血为治。处方：当归 9g，合欢皮 9g，制香附 12g，枳实 9g，路路通 9g，青橘叶 30g，白术 9g，娑罗子 9g，郁金 6g，乌药 6g，丹参 30g，川芎 9g。每日 1 剂，水煎 2 次混合后上下午分服。

1986 年 5 月 17 日二诊：服 5 月 3 日方药 14 剂后，经期乳胀明显减轻，月经量较前增多，舌黯红，脉弦涩，原方化裁续进。处方：当归 9g，制香附 12g，路路通 9g，青橘叶 30g，郁金 6g，乌药 6g，丹参 30g，川芎 9g，橘核 12g，枳实 9g，逍遥丸（包煎）30g。每日 1 剂，水煎 2 次混合后上下午分服。

1986 年 7 月 2 日三诊：上方先后服 28 剂，月事转准，经量较前增大，经色亦转鲜红，血块减少，经前偶有胸胁不舒，仍以疏肝活血兼以益肾为治。处方：柴胡 6g，炒白芍 9g，白术 12g，制香附 9g，娑罗子 9g，路路通 9g，枳实 9g，青橘叶 30g，乌药 6g，当归 9g，合欢皮 9g，郁金 6g，丹参 30g，川芎 9g，菟丝子 9g，川断 9g。以上方为主，略作化裁，先后服药半年，于 1986 年 11 月中旬妊娠，次年 8 月剖腹产一男婴。

○ **案 2**

患者，女，38 岁，1996 年 2 月 18 日初诊。患者结婚 4 年未孕。经当地妇科医院检查无任何器质性疾病，基础体温测试亦基本正常。月经周期准，经行亦常，4～5 日净。除偶有头痛、肢倦、乏力外，胃脘部食后胀滞欠舒，大便溏薄。舌苔薄白，脉微弦。证属脾胃不调，气血失和，先以理气和胃消痞，处方以泻心汤加味，7 剂。

2 月 25 日二诊：服完 7 剂，胃脘已舒，大便亦成形。因求子心切，乃要求治疗不孕。据此继以健脾和胃，辅以理气活血为治，处方：制香附 40g，制苍术 40g，藿香 40g，防风 40g，前胡 40g，紫苏叶 40g，薄荷 40g，厚朴 40g，草果仁 20g，姜半夏 40g，乌药 40g，陈皮 40g，焦麦芽 80g，春砂壳 20g，炒枳壳 40g，焦山楂 40g，白蔻仁 10g，木香 30g，茯苓 50g，川芎 20g，羌活 20g，白芷 20g，当归 40g，甘草 20g。以上各药研细末，和匀，再研极细，水泛为丸。每日服 2 次，每次服 12g，温开水吞送，嘱其先服此一料以观察。约于 1997 年底，患者来电话告知，按此丸方连服 1 年有余，经医院检查，妊娠已 4 个月。[43]

张

琪 ZHANG QI

张 琪，男，汉族，1922 年 12 月出生，河北乐亭县人。黑龙江省中医研究院研究员。1942 年 1 月起从事中医临床工作，1955 年调入黑龙江省中医进修学校（黑龙江中医药大学前身）执教；1957 年调入黑龙江省祖国医药研究所（黑龙江省中医研究院前身），历任黑龙江省祖国医药研究所中医内科研究室主任、研究员、副所长、技术顾问。兼任黑龙江中医药大学教授、博士研究生导师；九三学社黑龙江省委员会常委、顾问；中华中医药学会终身理事、顾问；中国中医科学院学术委员会委员；中国中医科学院"荣誉首席研究员"。国务院首批享受政府特殊津贴专家；首批全国名老中医药专家学术经验继承工作指导老师；黑龙江省名老中医；全国优秀中医临床人才培养项目优秀指导老师；上海同济大学中医大师传承人才培养项目特聘教授；曾当选第五、第六届全国人民代表大会代表，第七、八届黑龙江省政协常委、委员。

肢体经络病医案

一、眩晕

⊙ 案 1

患者，男，50 岁，2019 年 1 月 3 日初诊。主诉：头晕 1 年，加重 10 天。既往高血压病史 6 年，血压最高达 180/110mmHg（1mmHg ≈ 0.133kPa），平素口服硝苯地平控释片（拜新同），日 1 次，1 片 / 次。近 1 年反复出现眩晕有旋转感，时作时止。10 天前感冒后旋转感加重，不能起身，于当地中医院服用中药汤剂治疗，效不显。现头晕头胀，急躁易怒，伴有恶心呕吐，舌苔黄腻，脉弦紧。西医诊断：高血压病 3 级；中医诊断：眩晕（肝阳上亢型）。治宜平肝息风，清热活血。方用天麻钩藤饮加减：钩藤 15g，麸炒白术 15g，石决明 15g，天麻 15g，黄芩 15g，荆芥 15g，龙骨（先煎）15g，石菖蒲 15g，竹茹 15g，炒僵蚕 10g，全蝎 5g，牡蛎（先煎）15g，栀子 15g。5 剂，水煎，日 1 剂，早晚分服。

2019 年 1 月 8 日二诊：服用前方后患者自觉视物旋转、恶心呕吐好转。睡眠欠佳，舌淡苔薄，脉弦细，上方加茯神 15g，酸枣仁 15g。5 剂，水煎，日 1 剂，早晚分服。

2019 年 1 月 13 日三诊：诸症皆除，随诊未见复发。

按： 该案为肝火亢致血脉不利、气机逆乱而发为眩晕。患者平素头晕头胀、急躁易怒，属肝阳上亢的表现，肝阳日久化风，内风自生。而后感六淫之风寒之邪，故外风得生，内外合邪致眩晕加重。患者自带于当地医院口服中药汤剂处方（辨其处方为天麻钩藤饮加减）。天麻钩藤饮属平肝息风之代表方，但重在息内风，而外风未尽除。本方中加用炒僵蚕、全蝎等虫类风药，取性善走窜的特性，搜风通络以散外风，引药入经，直达病所。《临证指南医案》曰虫类药"飞者升，走者降，血无凝著，气可宣通"。天麻、钩藤属息风药，善治内风；荆芥属疏风类，用以消散外风；石决明平肝息风；麸炒白术、石菖蒲燥湿化痰；竹茹降逆止呕；龙骨、牡蛎平肝潜阳，配以黄芩、栀子清热，诸药合用，外风得疏散，内风可平息，达到治眩的目的。二诊因睡眠欠佳，加用茯神、酸枣仁养心安神。

◎ 案 2

患者，女，47 岁，2018 年 8 月 15 日初诊。主诉：头晕 5 年。平素体虚，近 5 年来眩晕时作，遇劳加重，月经量较多，记忆力下降，间断口服归脾丸治疗，效果不显。现患者头晕伴面色淡白，神疲乏力，饮食减少，便溏，舌淡苔薄白，脉细弱。颅内多普勒血流图（2018 年 8 月 13 日）示：双侧椎动脉血流速度增快。西医诊断：慢性脑供血不足；中医诊断：眩晕（气血亏虚型）。治宜补益气血、健运脾胃。方用归脾汤加减：防风 5g，白芷 10g，当归 10g，黄芪 20g，麸炒白术 15g，太子参 15g，木香 15g，茯神 15g，酸枣仁 10g，炙远志 15g，薏苡仁 10g，炒薏苡仁 10g，炙甘草 15g。10 剂，水煎，日 1 剂，早晚分服。

2018 年 8 月 25 日二诊：头晕好转，偶见咳嗽咳痰，舌淡、苔薄白，脉细。上方加百部 15g，款冬花 15g。10 剂，水煎，日 1 剂，早晚分服。

2018 年 9 月 4 日三诊：诸症均消，随诊未有复发。

按：本案眩晕遇劳加重，伴神疲乏力、面色淡白，皆为气血亏虚证的表现。患者眩晕日久，缠绵难愈，病情较重，归脾汤虽为补益气血之要方，但补中之品，需引导之，方能直达病所。《读医随笔》中载："东垣谓参、术补脾，非防风、白芷以引导之，则补药之力不能到"。本方中加用草木类风药防风、白芷，既可以祛除外风，又可助太子参、麸炒白术补脾益气之功，从而事半功倍。《血证论》载："补中之剂，得发表之品而中自安；益气之剂，赖清气之品而气益倍"。黄芪、太子参、麸炒白术、当归、炙甘草健脾益气生血；炙远志、茯神、酸枣仁养心安神；木香理气醒脾；薏苡仁、炒薏苡仁健脾利水，诸药相合，眩晕自瘥。[44]

心系疾病医案

一、不寐

◎ 案 1

患者，女，49 岁，于半年前因情志不遂后出现夜间入睡困难，经多方治疗后症状并未明显改善，曾在家中自服艾司唑仑片、右佐匹克隆（用量不详）等。绝经一年余，现症见彻夜不眠，伴有潮热盗汗，胁肋部胀痛，纳食不香，大便干结，2～3天一行，舌质紫暗、有瘀点，脉沉涩。西医诊断：失眠。中医诊断：不寐，证属肝气郁结兼血瘀。治法：疏肝行气、化瘀安神，以逍遥散合血府逐瘀汤加减。处方：当归10g，白芍15g，赤芍15g，柴胡20g，茯苓15g，生白术25g，桃仁15g，红花5g，枳壳15g，川芎15g，砂仁10g，生龙骨20g（先煎），生牡蛎20g（先煎），全蝎3g，石菖蒲15g，远志15g。7剂，每日1剂，水煎服，早晚分服。

二诊：患者自述夜间能入睡，每晚可睡3小时左右，胁肋部胀痛减轻，饮食尚可，大便变稀，上方去白芍、生白术，加炒白术15g。再服7剂，服法同前。

三诊：患者晚上睡眠时间可达5小时左右，潮热盗汗症状减轻，饮食二便正常，舌质淡紫，脉沉，上方去赤芍、桃仁、砂仁、全蝎，加益母草15g，鸡血藤10g。继服7剂，服法同前。

四诊：患者自诉不适症状均减轻，为巩固治疗，处方：当归15g，生地黄15g，川芎15g，白芍15g，柴胡15g，茯苓15g，郁金15g，香附15g，石菖蒲15g，远志15g。10天后随访患者病情稳定。

按：本案患者女性49岁，符合《黄帝内经》所谓："女子七七，任脉虚，太冲脉衰少。"此期，女性肾阴缺乏，不能充分滋养肝血。肝主疏泄，有调畅全身气机、促进精血津液运行输布的作用。此患者因情志不遂影响肝的疏泄功能，导致肝气郁结、疏泄失司，气机郁结不能行血而出现血瘀，气血不通无以上充心神，心神失养，魂不守舍而出现失眠。舌质紫暗，脉沉涩为瘀血征象，故治疗以疏肝行气、化瘀安神为基本治则，从而达到神安则寐的目的。上述诸药配伍，具有活血而不伤血、行气而不耗气的特点。

◎ 案2

患者，女，30岁，素体肥胖，平素喜油炸辛辣之品。自述3年前因工作压力过大出现入睡困难，梦多，曾于当地诊所服用一段时间中药（具体药物不详），效果不明显，遂来我院门诊就诊。现症：入睡困难，每晚可睡3～4小时，晨起自觉头有昏沉感，伴口臭、口中黏腻，纳差，小便黄，大便黏腻、2

天一行，舌质红、有瘀斑、苔黄腻，脉沉。西医诊断：失眠。中医诊断：不寐，证属痰瘀互结。治法：清热化痰、祛瘀安神，以黄连温胆汤合桃红四物汤加减。处方：黄连10g，竹茹20g，枳实15g，陈皮15g，茯苓20g，法半夏15g，赤芍15g，川芎15g，当归20g，桃仁10g，泽泻15g，炒山楂15g，夜交藤10g，甘草15g。7剂，每日1剂，水煎，早晚分服。

二诊：患者自述不寐症状有所减轻，睡眠时间可达5小时左右，食欲较好，瘀斑减轻，舌红、苔略黄，脉沉。上方去赤芍、川芎、泽泻，加白芍15g，石菖蒲15g，远志15g。继续服药1周。

三诊：服药后症状基本消失，舌淡红、苔白，脉沉。处方：竹茹20g，枳壳15g，陈皮15g，茯苓15g，法半夏15g，当归15g，益母草15g，石菖蒲20g，远志20g，甘草15g。5剂后随访患者病情基本稳定。嘱患者保持心情舒畅。

按：本案患者素体肥胖，且平素喜油炸辛辣之品，久之脾胃受损，导致湿热壅盛，炼液为痰，痰瘀互结而生不寐。方中黄连苦寒，入少阴心经，清热燥湿除烦；法半夏燥湿化痰和胃；竹茹清热化痰；茯苓宁心安神；陈皮理气化痰；枳实降气消痰。陈皮、枳实相伍化痰之力倍增。桃红四物汤化瘀而不伤正气，泽泻可渗湿泻热，使热从小便而去；炒山楂可消食散瘀；夜交藤可养血安神。诸药并用具有抗焦虑、镇静催眠、调节神经内分泌的作用。此外，在运用中药治疗不寐的同时，根据《黄帝内经》所谓："法于阴阳……恬淡虚无，真气存之，精神内守，病安从来。"临证中要注重对患者心理上的治疗，使患者保持心情舒畅，避免恶性循环。[45]

二、冠心病

◎ 案1

患者，女，50岁，2018年8月14日初诊。患者一年前无明显诱因出现胸骨后疼痛，曾赴西医院住院治疗，行冠状动脉造影，显示前降支近端闭塞80%，遂进行冠脉支架植入术，术后症状缓解。一周前患者因情绪激动后出现胸闷、心慌、气短、乏力、胆怯、易惊、多梦，全身酸软，盗汗等症，2天前自觉症状加重，伴后背痛，遂于张琪教授门诊就诊。诊见：舌体大，滑润，脉弱。既往糖尿病病史、高血压病史，口服降压药、降糖药（具体药物不详），查血压：130/90mmHg。西医诊断：冠心病，PCI 术后；中医诊断：胸痹（心肾亏虚，痰湿内停）。治法：交通心肾，宣痹通阳。处方：黄芪 40g，红参15g（单包），熟地黄 20g，山药 20g，山茱萸 20g，枸杞子 20g，菟丝子 15g，瓜蒌 20g，薤白 15g，半夏 15g，桂枝 15g，桃仁 15g，红花 15g，丹参 20g，赤芍 15g，水蛭 10g，地龙 15g，鸡血藤 20g，郁金 10g，甘草 15g。14 剂，每日 1 剂，早晚 2 次温服。

8 月 28 日二诊：服药后自觉胸闷、心慌、乏力等症状明显好转，但仍失眠，多梦，舌体大，脉沉细。上方加远志 15g，柏子仁 15g，龙骨 20g，牡蛎20g。继服 14 剂。

9 月 12 日三诊：无明显不适症状，嘱患者平时增加运动，多与人沟通，不适随诊。随访 2 个月，患者身体情况良好，未见再发。

按：张老认为，冠心病属于本虚标实之证，主要与心肾关系密切，且以肾亏为根本，标实以血瘀为病理因素；临床上单一证型比较少见，往往都是互相夹杂，要学会灵活辨证治疗。本案辨证属于心肾亏虚，痰湿内停，治疗以培补心肾为本，宣痹通阳以治其标。方中黄芪、红参补气养心；熟地黄、山药、山茱萸、枸杞子、菟丝子乃六味地黄丸加减而成，意在补益先天之本，上述药物合用起到补益心肾之功，扶助正气，乃治本之举；瓜蒌、薤白、半夏、桂枝即瓜蒌薤白半夏汤化裁以通阳化痰宽胸；桃仁、红花、丹参、赤芍、水蛭、鸡血藤宣痹通络；郁金行气解郁，甘草缓中补虚，调和诸药。全方共奏交通心肾、宣痹通阳之功。二诊加入远志、柏子仁、龙骨、牡蛎等养心安神之品以对症治疗。连服汤剂一月余，疗效明显，随访未见再发。[46]

三、冠心病稳定型心绞痛

◎ **案 1**

患者，男，43 岁，2017 年 5 月 13 日初诊。患者近日心前区压榨性疼痛，活动后明显，伴后背痛、头痛，头重如裹，腹部疼痛伴腹泻，夜间多梦，舌有齿痕，舌苔白厚腻，脉数。心电图示：Ⅱ、Ⅲ、aVF、V5、ST 段下移，曾服用中西药，治疗效果不佳。诊断为胸痹，证属痰浊阻滞、胸阳不振，治疗宜通阳宣痹化痰。拟温胆汤化裁，组方：法半夏 15g，陈皮 15g，茯苓 20g，甘草 15g，竹茹 15g，枳实 10g，赭石 30g，珍珠母 30g，柏子仁 20g，远志 15g，酸枣仁 20g，石菖蒲 15g，丹参 20g，川芎 15g，赤芍 15g，柴胡 15g，桃仁 15g，郁金 10g，山药 20g，薏苡仁 20g，白术 25g，莲子 15g，黄芪 30g，太子参 20g。水煎取汁，温服，14 剂，每日 1 剂。

2017 年 5 月 27 日二诊：心前区疼痛减轻，偶有头痛，腹部疼痛好转，腹泻好转，肠鸣加重，夜间多梦，舌有齿痕，舌苔白腻，脉数。予上方加地龙 15g，红花 15g，14 剂，煎服法同前。

2017 年 6 月 10 日三诊：头晕头痛，胸痛好转，睡眠多梦好转，大便每日 1 次，偶乏力。舌体胖大，苔薄。予二诊方继续服用 14 剂。继服二诊方 1 个月，门诊随诊病情稳定。

按：稳定型心绞痛病情缠绵，病机复杂，结合患者症状及舌脉，此患者诊断为痰浊阻滞、胸阳不振之胸痹。张老认为此患者心阳不振，嗜食肥甘厚味，脾胃运化失常，升降失司，痰湿胜，阳虚不得化津液，故而结聚成痰。治疗该患者应分 3 个阶段，首先应化痰，其次潜阳安神养心，最后温脾。一诊方以温胆汤化裁，心与脾胃同治，温胆汤中法半夏、茯苓、陈皮、枳实、竹茹开胃化痰，温凉并用，不寒不燥，降逆和中；赭石、珍珠母潜阳安神；柏子仁、远志、酸枣仁、石菖蒲养心安神；丹参、川芎、赤芍、桃仁活血化瘀；郁金、柴胡理气解郁，张老认为理气尤为重要，气顺则痰自消；山药、薏苡仁、白术、莲子健脾止泻；黄芪、太子参补气滋阴，益气以防伤正，同时阴中求阳。全方通补兼施，共奏通阳宣痹化痰之功。二诊患者症状减轻，加用地龙、红花增强活血之功，旨在达到气血通畅之目的。[47]

四、冠心病血运重建后心绞痛

⊙ 案 1

患者，女，70 岁，因"反复胸痛 4 个月，再发 2 天"以"卒心痛"于

2017年3月31日经门诊收入院。病史：患者4个月前因前间壁心肌梗死于我院行急诊介入治疗，术后规范药物治疗，但仍有胸痛不适，昨日再次出现胸部隐痛不适，为进一步诊治来医院就诊，由门诊收入病房。病程中无晕厥、黑蒙，无撕裂样胸痛，无咳嗽、咯痰，无恶心、呕吐，无头痛、头胀，无肢体偏瘫。刻下：胸闷如窒而痛，气短喘促，痰多，肢体沉重，神疲乏力，舌质暗，舌苔浊腻，脉弦滑。查体：体温36.5℃，脉搏75次/分，呼吸16次/分，血压123/63mmHg（1mmHg＝0.133kPa），意识清楚，精神可，发育正常，营养良好，步入病房，自动体位，检查合作。全身皮肤黏膜未见黄染及出血点，浅表淋巴结不肿大。双侧瞳孔等大等圆，光反应灵敏，口唇不绀，伸舌居中，咽无充血，扁桃体不肿大，颈软，颈静脉不充盈，气管居中，甲状腺不肿大，胸廓无畸形，两肺呼吸音清，未闻及干湿性啰音，无胸膜摩擦音，心界正常，心尖搏动位于第5肋间左锁骨中线内侧0.5cm，心率75次/分，律齐，各瓣膜听诊区未闻及病理性杂音，无心包摩擦音。腹平软，无压痛反跳痛，肝脾肋下未及，肠鸣音4次/分，无移动性浊音，双肾区无叩击痛，下肢不肿。四肢肌力、肌张力正常，病理反射未引出。辅助检查：心脏彩超示节段性室壁运动障碍，左心功能不全伴二尖瓣关闭不全，三尖瓣关闭不全，射血分数（EF）42%，冠状动脉造影结果显示：冠状动脉分布呈均衡型。左主干末端斑块，未见明显狭窄及阻塞性病变。左前降支开口处、近段斑块，第一对角支发出后次全闭塞，前向血流TIMI1级。回旋支近段斑块，主钝缘支分支发出分支后60%～70%局限性狭窄，余未见明显狭窄及阻塞性病变。右冠状动脉未见明显狭窄及阻塞性病变。冠状动脉左前降支（LAD）近中段植入3.0mm×33mm（Firehawk）支架。2016年12月23日回旋支植入2.75mm×15mm（GuReater）支架。2017年1月11日拟理气化痰，活血化瘀，口服瓜蒌薤白半夏汤加味：瓜蒌15g，薤白10g，法半夏10g，石菖蒲10g，苍术10g，陈皮10g，丹参20g，川芎15g，地鳖虫6g，炙甘草3g。2剂，水煎服，日1剂。

二诊：胸痛、咯痰、气短喘促较前好转，但仍觉胸闷如窒，肢体沉重，神疲乏力，纳谷欠馨，大便秘结，三日未解，舌质暗，舌苔浊腻，脉弦滑。治拟豁痰化瘀，口服豁痰化瘀汤加减：川芎10g，葛根10g，降香10g，决明子20g，苍术10g，炒白术10g，生白术30g，茯苓10g，姜半夏10g，陈皮10g，地鳖虫6g，炙甘草3g。5剂，水煎服，日1剂。

三诊：胸闷不显，纳寐可，二便调，续服 7 剂而愈。

按：患者老年女性，以"反复胸闷痛"为主症，胸闷如窒而痛，或痛引肩背，气短喘促，痰多，肢体沉重，神疲乏力，舌质暗，舌苔浊腻，脉弦滑，四诊合参，辨病属中医学"卒心痛病"范畴，证属痰瘀内阻。患者饮食过度，损伤脾胃，运化失健，酿生痰湿，上犯心胸，阻遏心阳，胸阳不展，气机不畅，心脉痹阻，痰浊痹阻，留恋日久痰瘀内阻，发为本病，舌质暗、舌苔浊腻、脉弦滑也是痰瘀内阻之象。病性虚实夹杂，病位在脾胃、心。初诊予瓜蒌薤白半夏汤加川芎、丹参、地鳖虫化痰通络后胸痛咯痰气喘症状缓解，但诉仍感胸闷如窒，纳谷欠馨，加之大便秘结，去瓜蒌、薤白，予川芎、葛根联合降香、决明子升清降浊，气机通畅而愈。[48]

肾系疾病医案

一、劳淋

◎ 案 1

患者，女，56 岁，2006 年 11 月 8 日初诊。既往尿路感染病史 10 余年，每于受凉、劳累、着急上火即作。1 周前足底受凉后又出现尿痛、尿频，尿常规：白细胞（+++），服用抗菌素后尿白细胞减至（+），但症状无明显缓解。刻诊：尿痛、夜间尿道疼痛连及腹部，尿不净，口干，畏寒，小腹凉，阴部潮湿，后背沉，舌红苔黄，脉沉。尿常规：白细胞（+）。中医诊断为劳淋，辨证为肾阳虚兼膀胱湿热之寒淋，病位在肾与膀胱，从少阴经辨治，治以温肾阳为主，兼清下焦湿热，予以栝蒌瞿麦丸化裁治疗。处方：瞿麦 20g，萹蓄 20g，天花粉 20g，麦冬 20g，知母 15g，黄芪 30g，太子参 20g，石莲子 15g，地骨皮 15g，柴胡 15g，茯苓 15g，车前子 20g，小茴香 20g，花椒 15g，威灵仙 15g，桂枝 15g，橘核 15g，乌药 15g，甘草片 15g。水煎服，每日 1 剂，分 2 次服。

2006 年 11 月 22 日二诊：服上方 14 剂，尿不净及阴部潮湿已愈，尿痛大减、偶于受凉后出现，夜间无腹痛，无口干，畏寒轻，小腹稍凉，后背微沉，舌淡红苔白，脉沉。复查尿常规：白细胞（－），继以前方调治两月而愈。随访一年半未复发。

按： 劳淋病机为湿热久羁伤阴，阴损及阳，加上长期过用苦寒克伐之品，导致肾阳亏虚，膀胱气化不利，阳气不能运化水湿，膀胱湿热未尽，故在淋证中伴有虚寒之象，每于受凉、劳累即作，症见小便频数，尿色清，尿有余沥，腰痛，四肢倦怠，舌质淡润，脉沉迟。张老常将此类淋证辨为"寒淋"。治疗此类患者仅用清热解毒利湿药不仅无明显疗效，反而常加重病情，故治疗时应以补肾温阳固涩治本为主，佐以清热解毒、利湿通淋。本案患者症见尿不净、畏寒，小腹凉，阴部潮湿，脉沉等虚寒之象，故辨证属"寒淋"范畴，同时伴见尿痛、口干、舌红苔黄等湿热征象。本案病机较为复杂，从少阴辨证，为肾阳亏虚兼有下焦湿热之寒热错杂证，仿栝蒌瞿麦丸寒热并治，温肾阳，清湿热，再加入小茴香、花椒、威灵仙、桂枝、橘核、乌药等温肾散寒之品，助附片温阳；其中威灵仙有散寒止痛之功，可治疗寒气从尿道上冲胃腹，为张老治疗寒淋之要药。[49]

张灿玾

ZHANG CANJIA

张灿玾，男，汉族，山东荣成人。山东中医药大学终身教授、博士研究生导师，山东省名中医药专家，山东省有突出贡献的名老中医药专家，山东省优秀共产党员。1943年从祖父与父亲学医，1948年起独立应诊；1958年入山东省中医进修学校学习，同年被选送至江苏中医进修学校参加卫生部中医教学研究班学习；1959年学习结束后回山东省中医进修学校，同年9月调入山东中医学院；1984年任山东中医学院院长。

享受国务院政府特殊津贴。中华中医药学会授予终身理事，人力资源和社会保障部、卫生部、国家中医药管理局授予国医大师荣誉称号。

张老1928年生于一个中医世家。1943年，时值抗战，民生多艰，遂无奈结束学业，承其祖业，学习中医。一边研读医籍，一边侍诊，在临床中不断提高，对中药炮制等也有所涉及。家庭严格的教导，加之自身的勤奋、聪颖，短短数年，医术水平大有长进。1948年开始在当地悬壶济世，十年间手不释卷，这样的一段经历为张老以后从事文献研究工作奠定了坚实的临床基础。1958年，被当地卫生局选送到山东省中医进修学校学习，同年又被选派到江苏省中医进修学校（南京中医药大学的前身）中医教学研究班学习。当时的江苏省中医进修学校，作为我国中医高等教育的摇篮，名家荟萃，置身于如此良好的学术氛围，虽区区一载，但对他一生的学术研究产生了深远影响。时至今日，张老依然感慨，南京之行是学术人生的重要转折，自此对中医经典的价值认识更加深刻。1959年9月调入山东中医学院（现山东中医药大学），由此开始了漫漫求索的学术生涯。

作为我国著名的中医药学专家，张老早在20世纪60年代便开始从事中医文献的整理研究工作。1963年，和山东中医学院的徐国仟等同志一起承担国家中医古籍整理规划之一的《针灸甲乙经》的整理工作。为此，赴多地图书馆调研《针灸甲乙经》的不同版本，查阅、搜集大量相关资料。历时两年，撰成《〈针灸甲乙经〉校释》一书，于1989年获国家中医药管理局科技进步二等奖。1978年，与河北医学院合作承担《〈黄帝内经·素问〉校释》的研究工作，于1989年获国家中医药管理局科技进步三等奖。这两部重要中医古籍的整理研究工作奠定了张老在中医古籍文献整理研究界的地位，也为全国的中医古籍整理工作打下了扎实的基础，有力地推进了中医古籍文献事业的发展。1983年，被卫生部指定为华北山东片古籍整理学术带头人，先后承担和完成国家中医药管理局重点课题多项，点校了10多部中医古籍，诸如《〈针灸甲乙经〉校注》《素问吴注》《松峰说疫》《经穴解》《石室秘录》等。尤其是《〈针灸甲乙经〉校注》一书，乃是根据国家中医药管理局对11本重点古医籍提出的要求，按照科学研究的程序，详细考证论述此书的作者、年代、书名、卷数、版本源流、体例安排、宋代林亿校正情况等，撰著了五万余字的"校注后记"，为《针灸甲乙经》的深入研究提供了极其坚实的文献研究基础，对学术界影响很大。此书于1997年获国家中医药管理局科技进步二等奖。

《黄帝内经》是中医学的经典，对其研究历代不乏其人。张老博采前贤之研究成果，长期坚持研究，渐有所得，乃汇集成文，于2005年撰著出版《〈黄帝内经〉文献研究》一书。是书对《黄帝内经》涉及文献方面的诸多重要学术问题进行了深入探讨，如书的编成年代、历史背景、名称源流考证、引书引文考证、不同学派、篇文之组合、学术思想、不同传本等。许多学术观点颇具创见，独有新意，如关于《黄帝内经》的成书年代，认为今本《素问》与《灵枢》当是取材于先秦、成编于西汉、补亡于东汉、增补于魏晋或南北朝、补遗于唐宋。该书对于《黄帝内经》的研究，具有重大的学术价值和影响力。对《难经》《伤寒论》《金匮要略方论》等经典著作也有深入的研究，曾写过多篇论文，在有关会议或者报刊上发表。

张老还是一位临床大家，家族三世行医，内外妇儿全科皆通。2000年以后，开始整理现存医案，已经出版《张灿玾医论医案纂要》和《临床经验实录——国医大师张灿玾》两书。

皮肤科疾病医案

一、痈疽

⊙ 案1

患者，男，中年。患者因左足大指麻木肿胀数年、行走稍感不便而求诊。患者足趾虽麻木，但无疼痛感，稍有痒感及阴冷感，色紫暗。身体其他状况良好，饮食二便均正常，脉沉缓。处方：熟地黄一两（30g），鹿角胶三钱（烊化）（9g），麻黄五分（15g），白芥子二钱（6g），肉桂一钱（3g），炮姜五钱（15g），生甘草一钱（3g）。水煎温服。

复诊：服用上方数剂后，病情大有好转，后连用数剂而愈。

按：张老指出：此系阴疽之类。患者年轻时曾在冰天雪地之中生活数年，寒湿阻络，阳气不能外达于四末，致足部麻木，触之发凉，当用温散之法，方用阳和汤。阳和汤首见于清代王洪绪《外科证治全生集》，方中重用熟地黄，大补阴血之药为君；恐草木无情，力难充足，又以鹿角胶有形精血之属以赞助之。两者合用，温阳养血，以治其本，共为君药。以麻黄开腠理，以肉桂、炮姜解其寒凝，白芥子能祛皮里膜外之痰。腠理一开，寒凝一解，气血流行，则患随消。此方为治阴疽之良方。

⊙ 案2

患者，女，老年。患者右手腕部生一肿疡，红肿疼痛，局部有烧灼感。患者体质尚可，二便正常。因患处疼甚，患者感心胸烦躁，食欲减退，舌红苔黄，脉洪数。张老认为：此为兑疽，此痈毒流于手太阴经，结于脉口。急需重剂清热解毒，兼顾正气，托毒外出，以免内陷。处方：黄芪三钱（9g），金银花一两（30g），当归三钱（9g），甲珠三钱（9g），皂刺三钱（9g），花粉三钱（9g），白芷三钱（9g），蒲公英五钱（15g），地丁五钱（15g），菊花五钱（15g），甘草二钱（6g）。水煎温服。

二诊：服二剂后，红肿加深，有溃脓之势。患者烦躁加重，时有恶心感。因患者年事已高，热毒较甚，须谨防疮毒内陷。处方1：护心散八钱（24g），每服二钱（6g），温水送服，早晚各1次。处方2：前方加黄连二钱（6g），水煎温服。

三诊：服上方二剂后，烦躁、恶心之证皆除，疮面边缘疼痛减轻，破溃之势已成。嘱继服前黄芪方。

四诊：服前方后，疮已溃，脓毒大泻，肿部松软，脉象变缓和。处方：嘱每日以忍冬藤煎汤清洗患处。

五诊：治疗后，肿势已消，脓水减少，患者食欲及二便均恢复正常，脉象渐趋缓和，当以托里消毒为主。处方：党参三钱（9g），黄芪三钱（9g），白术二钱（6g），茯苓二钱（6g），当归三钱（9g），川芎二钱（6g），白芍二钱（6g），皂刺一钱（3g），白芷二钱（6g），金银花三钱（9g），桔梗二钱（6g），甘草一钱（3g）。水煎温服。

六诊：服上方二剂后，疮口脓水变少，渐趋愈合，患者继服数剂而愈。

按：本证始以四妙汤与五味疗毒散合组加减治疗，其间出现烦躁、恶心等症，须急防疮毒内陷，故治以护心解毒，并加黄连加强清热解毒之力。护心散见于《外科正宗》，是陈实功治疗疮毒内攻致口干烦躁、恶心呕吐的常用方。护心散之组成为：绿豆粉一两（30g），乳香三钱（净）（9g），朱砂一钱（3g），甘草一钱（3g），共为细末。疮溃脓破后，外以忍冬藤煎汤清洗患处，内服托里消毒散补养正气，排出余毒。

○ **案 3**

患者，女，中年。患者肩背部患痈，已破溃，因治疗不及时致食欲欠佳，时觉恶心，故来求诊。张老诊察发现此患者精神尚可，惟局部疼痛难忍，舌红，脉洪数。此为疮毒甚盛，未能及时排出，且有内陷之趋势，急需托毒外出，以免内陷。处方：黄芪五钱（15g），金银花一两（30g），当归五钱（15g），甲珠三钱（9g），皂刺三钱（9g），白芷三钱（9g），甘草二钱（6g）。水煎温服。

二诊：服上方三剂后，疮势肿大，患者自感心中清爽，未再发恶心，惟大便稍干。说明疮毒已向外发展，急当以清热解毒之法取治，兼顾正气。处方：黄芪五钱（15g），金银花一两（30g），当归一两（30g），甲珠二钱（6g），皂刺二钱（6g），白芷二钱（6g），乳香一钱（3g），没药一钱（3g），甘草二钱（6g）。水煎温服。

三诊：此方加乳香、没药，增强止痛、消肿生肌之力。服上方三剂后，疮已大溃，出脓血增多，疼痛减缓，患者食欲增加，脉象有减缓之势，急当托里消毒。处方：当归五钱（15g），金银花一两（30g），川芎二钱（6g），白芍二钱（6g），党参三钱（9g），白术三钱（9g），茯苓二钱（6g），黄芪五钱（15g），皂刺二钱（6g），白芷二钱（6g），桔梗二钱（6g），甘草二钱（6g）。水煎温服。

四诊：服上方五剂后，脓血已大都出尽，病情亦已好转。患者气血亏损较甚，下地行走，感觉足跟疼痛，故治以补养气血、托里消毒之法。因经济原因，故而方中用党参。上方白芍、茯苓改为三钱（9g），金银花改为五钱（15g），皂刺、白芷、桔梗改为一钱（3g），加川牛膝二钱（6g）。水煎温服。

五诊：服上方三剂后，疮口已长出新芽，开始愈合，足跟已不疼痛，但身体仍较虚弱，遂以前方去牛膝，党参改为人参，继服十剂。后疮口愈合，体力亦基本恢复。

按：初诊时脓已破溃，故以四妙汤加甲珠、皂刺、白芷补益气血，排脓去毒，其中金银花用至一两（30g），加强清热解毒之力。二诊加乳香、没药加强行气活血、化瘀止痛之力。三诊以托里消毒散加减祛除余毒。四诊觉足跟疼，当为肝肾虚所致，故加牛膝补肝肾，强腰膝。五诊继用托里消毒散，因身体虚弱，故去党参，改用人参大补元气而收功。[50]

脾胃系统疾病医案

一、泄泻

◎ 案 1

患者，男，老年，新疆呼图壁县。患者于2006年9月始患腹泻病，排泻物为黄色稀汤，并夹有不消化物如黄豆大。症状最严重时每日八九次，从早晨至中午为腹泻高峰期，晚上至半夜时不泻。但患者无腹痛，间或有腹胀感。患病之初，服用过止泻药，但日久未愈。经当地医院检查、化验，又做细菌培养，大便未见异常，故按医嘱服整肠生一类药物，但多日无效。改服中药，先后服汤药数十剂无效。患者停止服药，改为食疗，每天早餐吃羊肉萝卜汤，腹泻好转，但未根除，饮食稍有不慎即复发，每日腹泻四五次，过一二天后好转。处方：太子参10g，炒白术10g，茯苓10g，薏苡仁15g，砂仁6g，莲子肉6g，炒山药10g，桔梗6g，鸡内金15g，炒乌梅6g，煨肉豆蔻6g，煨诃子6g，葛根6g，炙甘草3g。水煎温服。患者服药数剂后即好转，服28剂药后病愈。

⊙ 案2

患者，男，中年。患者素体虚弱，食欲欠佳，时有大便失调。近日便稀溏，夹有不消化之食物残渣，每日数次。患者全身无力，动则气短，面色萎黄，舌淡红，苔薄白，脉浮无力。处方：人参2钱（6g），炒白术3钱（9g），茯苓2钱（6g），炒白扁豆3钱（9g），莲子肉3钱（9g），薏苡仁3钱（9g），炒山药3钱（9g），砂仁2钱（6g），桔梗1钱（3g），炙甘草1钱（3g），生姜3片，大枣3枚（去核）。水煎温服。服药2剂后复诊，未见好转。张老细察之后，认为是脾、肾阳虚较重，仅借四君子汤等之力，不足以救其阳衰之势，当用辛热之药以扶其阳。处方：人参2钱（6g），炒白术3钱（9g），茯苓2钱（6g），炒白扁豆3钱（9g），莲子肉3钱（9g），炒山药3钱（9g），薏苡仁3钱（9g），砂仁2钱（6g），桔梗2钱（6g），干姜2钱（6g），制附子2钱（6g），炙甘草1钱（3g）。水煎温服。服药2剂后复诊，大便次数减少，胃纳转佳。续服2剂，腹泻止，体力好转，遂停药。

按：本案首断脾虚泄泻，处以参苓白术散，但未奏效，张老再三思之，认为患者素体虚弱，且泄泻日久，不仅脾虚，且伤及肾阳。肾阳虚，命门火衰，致脾失温煦，运化失职，水谷不化，升降失调，清浊不分，而成泄泻。虽有补气健脾止泻之药，但不能奏效，当兼温肾阳，故加制附子温暖肾阳、干姜温中祛寒。譬如锅中水寒，于锅底加柴，则锅中自然水暖。有肾中命火之温煦，脾阳自然健运。

⊙ 案3

患者，男，老年。患者年老体衰，夏秋之际出现恶心泄泻，腹中雷鸣，腹部痞满，乍轻乍重，口渴身倦，舌淡红，苔滑腻，脉浮缓。处方：苍术3钱

（9g），厚朴2钱（6g），陈皮2钱（6g），猪苓2钱（6g），泽泻2钱（6g），佩兰3钱（9g），藿香3钱（9g），白扁豆3钱（9g），神曲3钱（9g），炒麦芽3钱（9g），炒山楂3钱（9g），生甘草1钱（3g）。水煎温服。服上方1剂后复诊，病情减轻。续服1剂，病退。再服1剂病愈。

按：患者年老体弱，又感夏秋暑湿之邪，侵入肠胃，遂致腹泻。处以不换金正气散加减。不换金正气散见于《太平惠民和剂局方》，能正不正之气，故名"不换金正气散"。方中藿香、佩兰理气和中，辟恶止呕，兼治表里，苍术除湿运脾，厚朴、陈皮行气消满除胀，猪苓、泽泻、白扁豆清热利水，使水湿从小便而去，加神曲、炒麦芽、炒山楂加强消导之力，共奏祛暑化湿、利水止泻之功。

⊙ 案4

患者，男，中年。因饮食不当，突发腹泻，肛门灼热感，伴有口渴，小便黄赤，身热，舌红苔黄，脉沉数。处方：黄连2钱（6g），黄芩2钱（6g），葛根2钱（6g），白芍3钱（9g），木香1钱（3g），生甘草1钱（3g）。水煎温服。服上方1剂即见效，泄泻减轻，2剂病即愈。

按：葛根芩连汤首见于《伤寒杂病论》，治疗太阳病表证未解误下，邪陷阳明。今治湿热之邪积于肠胃之泄泻。方中葛根，从里以达于表，从下以腾于上。黄连能清热坚肠，李时珍称"黄连治目及痢为要药"，并举例曰："古方治痢：香连丸，用黄连、木香；姜连散，用干姜、黄连；治肝火，用黄连、吴茱萸……治下血，用黄连、大蒜。"黄芩降火清金。黄芩、黄连配伍，坚毛窍而止汗，坚肠胃以止泻。原方加白芍、木香，其中白芍、甘草相合既能缓急止痛，又能养血敛阴；木香辛苦温，能温中行气止痛，与黄连相伍寒温协调，黄连得木香寒而不滞，木香得黄连温而不燥，诸药配伍有清热厚肠止泻之功，效果较好。[51]

张学文 ZHANG XUEWEN

　　张学文，男，汉族，1935 年 10 月出生，陕西中医学院主任医师、教授，1953 年 5 月起从事中医临床工作，为全国老中医药专家学术经验继承工作指导老师。

　　张学文教授为陕西汉中中医世家传承。2009 年获首届"国医大师"称号，被称为首届"最年轻的国医大师"，也是当时西北五省唯一的国医大师。张学文从医 60 余年，在温病学、中医急症、中医脑病、疑难病等研究领域均有学术造诣，对"毒瘀交夹""水瘀交夹""痰瘀交夹""气瘀交夹""颅脑水瘀"等病机理论的认识颇多创新，自成体系。出版学术专著 10 余部。

　　张学文教授执教 57 载，先后指导带教内科、温病两个专业硕士研究生及内科专业博士研究生共 76 人，并在广东、湖北等 10 余省带教高徒 90 余名，指导美国、日本、韩国等中医学者 20 余名。他始终把高层次中医人才培养放在首位，包括培养了姜良铎等一大批国内知名专家，指导闫咏梅等 22 人跻身陕西省名中医及名老中医指导老师行列。参加"香山论坛""珠江论坛"等国内高层次学术会议；开展学术讲座 60 余场；赴世界各地参加学术交流数十次；2010 年，带领学术团队在美国旧金山成功举办了"中国国医大师张学文教授学术思想美国研讨会"；担任美国中医公会等多个国际组织的学术顾问，为推动中医药事业发展，扩大中医药国际学术影响力，作出了重要贡献。

心系疾病医案

一、高血压

◎ 案 1

患者，女，39 岁，2014 年 10 月 9 日初诊。患者于 2013 年 8 月发现血压高（205/110 mmHg），未予诊治，2014 年 9 月 4 日因乏力就诊于西安市某综合三甲医院，就诊时血压 220/130 mmHg，查红细胞 $2.39×10^{12}$/L，血红蛋白 78 g/L，血小板 $85×10^9$/L，肌酐 429.6 μmol/L，尿素氮 16.04 mmol/L，尿酸 638.1 μmol/L，尿隐血 2+，尿蛋白 3+；肾脏彩超示：双肾偏小并弥漫性病变、双肾动脉血流阻力增高。门诊以慢性肾病 5 期、肾性贫血、恶性高血压收入肾病内科住院治疗，住院期间给予护肾、纠正贫血、降压等治疗，住院治疗 1 个月余，期间血压最低降到 170/110 mmHg，并且每至下午血压复升至 190/120，虽经高血压专科医生会诊，反复调整降压药，仍然未能将血压降至正常范围，诊断为肾性难治性高血压。患者因个人原因未选择透析治疗，出院后前来寻求中医治疗。来诊时血压 170/110 mmHg，血红蛋白：81 g/L，血小板：$78×10^9$/L，肌酐：396.7 μmol/L，尿蛋白：3+，患者除觉乏力外，诉每日下午时有头胀感，一过性耳内吹风样轰鸣声，其他无明显自觉不适。查体足踝部轻度水肿，面色晦暗，舌瘦小质淡白苔薄少，微黄腻，脉弦细数。西医诊断：高血压病（难治性）；慢性肾病（5 期）；肾性贫血。中医诊断：风眩；肾水；虚劳。辨证为：阴虚阳亢证、气血两虚证兼水湿内停证。治以滋阴潜阳、补气养血兼利水渗湿。方选天麻钩藤汤合当归补血汤加减，药物组成：天麻 15 g，钩藤（后下）30 g，黄芪 30 g，当归 30 g，阿胶（烊化冲服）20 g，桑寄生 20 g，天冬 15 g，白芍 15 g，山萸肉 15 g，山药 30 g，泽泻 15 g，白茅根 30 g，女贞子 15 g，旱莲草 15 g，砂仁（后下）10 g。15 剂，每日 1 剂，水煎 450 mL，分早中晚 3 次饭后温服。

2014 年 10 月 25 日二诊：测血压 140/80 mmHg，肌酐 324 μmol/L，尿蛋白 2+，血红蛋白 98 g/L，血小板 $78×10^9$/L。诉服药后血压平稳，未再出现午后忽高现象，足踝肿已消退，舌淡红苔薄白，脉细弦。守前方去白茅根加仙鹤草 30g，20 剂，煎服法同前。

2014 年 11 月 15 日三诊：诉偶觉腰部凉感，余未诉特殊不适。舌质淡红，苔薄白，脉右尺部细弦。虑其兼有肾阳虚证，遂加鹿茸 5g，15 剂，煎服法同前。2014 年 12 月 1 日复查 B 超显示双肾形态及大小恢复正常，血小板恢复正常，血红蛋白 101g/L，尿蛋白 2+，肌酐 315μmol/L，血压 140/80mmHg。去鹿茸，守前方治疗 3 个月余，血压降至 110/80mmHg，期间午后偶有波动，但未超过 140/80mmHg。

按：该案属于继发性难治性高血压病，证属阴虚阳亢、气血两虚兼有水湿内停证，天麻、钩藤、天冬、白芍联用具有清肝热、滋肾阴、平肝阳功效，为治阳亢核心药组；女贞子、旱莲草增强养阴功效；桑寄生补肾降压；黄芪、当归、阿胶补气养血；泽泻、山药、山萸肉泻肾火、固肾气、养肾阴，三药合用具有固肾祛邪之功效，用于治疗蛋白尿；砂仁醒脾调胃，行气化湿，意在预防诸补药滋腻碍胃。肾主水，位于下焦，白茅根凉血止血利尿，配伍泽泻利水渗湿，有助肾通调下焦水道之功，配伍旱莲草凉血止血，用以预防血小板过低引起的出血。后待水肿消退去白茅根加仙鹤草补虚止血，仙鹤草配伍鹿茸以治疗血小板减少；鹿茸为补肾壮阳血肉有情之品，中医理论有"阴消阳长"之说，用鹿茸意在促进肾脏形态及大小的恢复。但在用鹿茸期间发现血压有升高趋势，故在肾脏大小恢复正常后又去之。[52]

肝系疾病医案

一、抑郁

⊙ 案 1

患者，女，45 岁，2018 年 3 月 10 日初诊。患者既往"抑郁症"病史 8 年余，平素常规西药治疗，病情控制尚可，近期出现胸胁刺痛、头痛，欲寻求中医药治疗。现症见：精神抑郁，胸胁刺痛，头痛，偶心慌，四肢麻木，月经不调。舌质暗淡有瘀斑，苔薄，脉弦涩。张老师辨证为肝郁血瘀证，治宜疏肝解郁，活血通络；处方：加减柴胡疏肝散合血府逐瘀汤，药用：柴胡 15g，当归 15g，川芎 15g，桃仁 9g，红花 9g，白芍 9g，丹参 15g，三棱 9g，延胡索 12g，牛膝 6g，香附 9g，枳壳 9g，焦山楂 9g，麦芽 6g。7 剂，每日 1 剂，水煎早晚分服，药渣泡脚。

3 月 20 日二诊：服药后情绪抑郁症状较前稍有改善，胸胁刺痛、头痛较前改善，上方去桃仁、红花，继服 7 剂。

2 月 25 日三诊：胸胁刺痛、头痛较前明显改善，仍有四肢麻木，前方加桑枝，继服 7 剂。

3 月 5 日四诊：服上药后情绪稳定，无胸胁刺痛、头痛，四肢麻木较前缓解。

按：根据本案患者患病较久，结合症状及舌脉之象，张老辨证为肝气郁结、瘀血阻滞。治当疏肝解郁、活血化瘀，方用柴胡疏散合血府逐瘀汤加减，方中柴胡、香附疏肝解郁，川芎、当归、丹参、桃仁、红花、牛膝、延胡索、三棱行气，活血化瘀，白芍敛肝阴，防柴胡"劫肝阴"，体现肝"体阴用阳"之性，枳壳行气以助活血，焦山楂、麦芽既加强疏肝之力，又消食和胃，防止诸药碍胃。二诊时瘀血症状较前改善，故减去桃仁、红花。三诊时，患者仍有四肢麻木，故加用桑枝引诸活血药入四肢。[53]

肾系疾病医案

一、顽固性肾性水肿

⊙ 案 1

患者，男，76 岁，2019 年 9 月 23 日初诊。主诉：间断双下肢水肿 1 年，加重 1 周。1 年前患者无明显诱因出现颜面肿胀，渐及双下肢，午后明显，休息可缓解，遂就诊于某三甲医院，查尿常规：PRO（++），BLD（++）；血常规：HGB：102g/L，HCT：33.1%；24HU-TP：3241mg；肝功：TP：39.2g/L，ALB：25.3g/L；血脂：TG：2.50mmol/L，CHOL：5.24mmol/L，HDL-C：1.58mmol/L，LDL-C：2.93mmol/L；肾功：BUN：8.87mmol/L，CRE：78μmol/L，eGFR：81mL/ 分钟，电解质未见明显异常，血压 151/82mmHg，诊断为肾病综合征，建议其行肾脏

穿刺活检，明确病理分型，与患者及其家属沟通后拒绝行肾穿刺，给予对症支持治疗，患者病况稍缓解后出院。半年前患者自觉水肿加重，辗转于多家医院医治，复查尿常规：PRO（++），BLD（+）；肝功：TP：43.8 g/L，ALB：20.4 g/L；血脂：TG：2.88 mmol/L，CHOL：5.30 mmol/L，HDL-C：1.63 mmol/L，LDL-C：3.12 mmol/L；肾功：BUN：7.86 mmol/L，CRE：80 μmol/L，Cys-C 1.10 mg/L，eGFR 78.90 ml/分钟；电解质：Cl：105 mmol/L，ICA：1.30 mmol/L；3次尿蛋白定量：3371、4047、3862 mg，予以西药+中成药诊治（用药不详），经治水肿减轻明显，服药近5月余后自行停药。1周前患者双下肢浮肿加重，遂来我院求诊。刻下症见：眼睑及双下肢浮肿，双手拘胀感，全身无力，少气懒言，腰部刺痛固定，纳少，睡眠差，皮肤局部可见有瘀斑瘀点，小便尚可，大便正常，舌质淡暗，有瘀点，脉沉细缓。查体：血压151/65 mmHg，心率70次/分钟，律齐，双侧中上输尿管点压痛（-），双肾区叩击痛（-），双下肢凹陷性水肿。实验室检查：尿常规：PRO（++），BLD（++）；肝功：ALP：101 U/L，TP：44.6 g/L，ALB：18.3 g/L，A/G：2.0；血脂：TG：2.34 mmol/L，CHOL：6.72 mmol/L，HDL-C：2.04 mmol/L，LDL-C：2.93 mmol/L，载脂蛋白B：1.42 g/L；肾功：CO：221.6 mmol/L，BUN：8.51 mmol/L，CRE：86 μmol/L，eGFR：74.22 mL/分钟；血常规：WBC：3.57×10^9/L，RBC：2.92×10^{12}/L，HGB：98 g/L，PLT：145×10^9/L；电解质：NA：135 mmol/L，Cl：99 mmol/L，ICA：0.90 mmol/L；24HU-TP：3332 mg。中医诊断：水肿气虚血瘀证；西医诊断：①肾病综合。②高血压病3级，治宜补阳还五汤加味。处方：当归、川芎各10 g，生黄芪30 g，桃仁、赤芍、益母草、红花各12 g，党参、白术各20 g，茯苓15 g，川牛膝15 g，地龙、水蛭各6 g。14剂水煎服，1剂/天，同时服用盐酸贝那普利10 mg/次，2次/天降压，百令胶囊2粒/次，3次/天，补益肺肾。

二诊：服药14剂后，全身浮肿明显改善，精神较前有起色，饮食较前好转，尿量可，大便正常，患者诉畏寒怕冷，舌质暗，边有瘀点，脉沉细涩，查：血压147/78 mmHg；尿常规：PRO（++），BLD（+）；血常规：WBC：4.20×10^9/L，RBC：3.41×10^{12}/L，HGB：110 g/L，HCT：32.2%；24HU-TP：2987 mg；肝功：TP：58.9 g/L，A1B：23.7 g/L，A/G：1.89；血脂：TG：2.10 mmol/L，CHOL：6.02 mmol/L，HDL-C：1.73 mmol/L，载脂蛋白A1：2.04 g/L，载脂蛋白B：1.45 g/L；肾功：BUN：8.57 mmol/L，CRE：

80μmol/L，eGFR：75.0mL/分钟，Cys-C：0.98mg/L；电解质未见明显异常。上方黄芪加量为40g，加桂枝9g，继服14剂，同时继续口服上述药物，维持原量不变。

三诊：双下肢水肿明显消退，自觉偶有口苦、口黏腻，偶觉腰痛，颜面无水肿及畏寒，乏力显著改善，皮肤瘀点瘀斑部分消退，纳食可，夜休可，二便可，余无明显不适，舌质淡暗，脉沉细濡。化验尿常规：PRO（＋），BLD（＋）；肝功：TP：72.0g/L，ALB：38g/L；肾功：BUN9.23mmol/L，CRE：68.0μmol/L，eGFR：101mL/分钟；血脂：TG：1.89mmol/L，CHOL：5.67mmol/L，HDL-C：1.60mmol/L，载脂蛋白A1：1.75g/L；24HU-TP1194mg；血压140/70mmHg。患者病势日渐平稳，上方去桂枝、水蛭、地龙、赤芍，加量黄芪50g，丹参20g，苍术10g，薏苡仁10g，泽兰15g。1剂/天，连服14剂，同时继续口服上述药物，维持原量不变。

四诊：诸症大减，双下肢无明显浮肿，皮肤瘀点消退未复发，无乏力，纳食可，二便可，舌质淡，苔薄白，脉沉细。血压138/75mmHg，查血常规：WBC：6.35×10^9/L，RBC：4.35×10^{12}/L，HGB：115g/L，MCV91.8F1；尿常规：PRO（＋）；24HU-TP：735mg；肝功：TP60.0g/L，A1B：37.5g/L；肾功：BUN：9.23mmol/L，CRE：68.0μmol/L，eGFR：101mL/分钟；血脂：TG1.74mmol/L，CHOL：4.77mmol/L，HDL-C：1.50mmol/L。上方继服30剂维持，1剂/天，口服药物同前。此后每3个月回访，共计1年，患者水肿未再复发，24HU-TP400～600mg，病情稳定。

按：本例系年老患者，各脏腑逐渐衰退，气血必有亏损。《血证论》云"气行水亦行"，气虚不足以运化，脾气不能将饮食水谷升清降浊，导致患者纳食减少，精微不得滋养脏器出现倦怠乏力，综上此即为气虚血瘀证。治当补益正气为主兼以活血祛瘀、利水消肿，方用补阳还五汤辨证加减。血液能够流动顺畅是因为气的推动作用，方中黄芪大量用于补元气，达到祛瘀而不伤正，研究发现中药黄芪的主要成分是黄芪总皂苷，其被证实该成分不仅可以降压还具有抗炎、纠正患者贫血的功能；当归的功效补血、活血祛瘀，辅以赤芍、桃仁、红花三药共用加强活血祛瘀之效；川芎作为血中气药，辅以黄芪能够加大其益气功效，利于气行推动血行，加大活血之功；茯苓可生津液、利小便，含有补泻双重功能，既不补益太过又无泻而过猛；传统中药学中益母草善利血中之水，结合现代医学证实，益母草中的半萜类成分有抗凝的效果，二者间有很大的相关性，为其提供了理论依据；川牛膝在本方中一药多用，一则补肝肾以固本，二则逐瘀通经、利尿消肿以治标；张老擅利用地龙、水蛭等虫类药通络活血的作用，对于血瘀日久的病症常能收获奇效。诸药共用，使气行血利，缓解症状。二诊患者全身浮肿明显好转，精神较前改善，根据患者病情，逐渐加大黄芪用量至 40～60g，增强补气扶正功效；另加桂枝温阳气，疏通血脉，茯苓与桂枝二者相配，补阳同时兼可利水消瘀。三诊水肿及瘀点明显消退，无畏寒，自觉口苦、口黏腻，病情趋于平稳，上方去桂枝、地龙、水蛭、赤芍，加丹参、苍术、薏苡仁、泽兰，现代医学证实苍术中的乙醇提取物可增强毛细血管通透性，对抑制肿胀有良效，配合薏苡仁利水渗湿，《神农本草经》中记载泽兰治疗"身面四肢浮肿"，古代医家曰泽兰走血分，对于活血消肿效果好；古语云"丹参一味，功同四物"，张老善于在临床中活用丹参祛瘀生新，素有"张丹参"之美称。四诊诸症大减，无明显不适，继续服用上方维持，定期随访，水肿未复发，病情平稳。[54]

脾胃系统疾病医案

一、厌食症

⊙ 案1

患者，男，47 岁，2018 年 2 月 9 日初诊。半年前因饮食不慎，遂发腹泻，曾在外院经西药治疗，泄泻暂愈而渐觉饮食不香，口中无味，食欲减退，后求中医诊治，皆考虑泻后胃气失和，予以辛燥健脾、消食开胃之品，服 30 余剂并未明显好转，食欲锐减，不饥少食（每日进食量 100～150g），五味不分，口干口黏，舌体发麻僵硬，晨起干呕，身高 175cm，体质量 55kg，体质量指数（BMI）18.00kg/cm^2，体质量较半年前减轻 7kg。查：舌尖红光而无苔，脉沉细微数。辨证：胃阴亏虚，络脉瘀阻。张老认为宜先复其胃，故治以甘寒凉润之法。方以益胃汤加减：沙参 15g，麦冬 15g，玉竹 15g，生地黄 10g，冰糖 15g，石斛 15g，甘草 5g，砂仁 6g，鸡内金 10g，焦山楂 15g。3 剂，每日 1 剂，水煎，分 2 次服。

2018年2月12日二诊：食量增至200～250g，晨起干呕消失，但口中淡味，舌红，无苔，脉沉细，守方再进3剂。

2018年2月15日三诊：病情豁然有转，口黏消失，味觉转灵，每日可进食350～400g，唯口干舌麻，大便稍稀，舌红，舌上薄白苔渐生，脉沉细无力。乃胃阴渐复，中气虚象方露。上方去冰糖、生地黄，加山药30g，炒白扁豆15g，丹参15g。继服6剂善后。

按：本案男性患者形体消瘦，初发因腹泻伤津液，又误用辛香燥热之品，久而耗伤胃阴，胃阴亏虚，日久及阳，胃阴阳俱虚，故不思饮食，叶天士言："病后肌肤枯燥，小便溺痛，或微燥咳，或不思饮食，皆胃阴虚也，与益胃五汁辈。"张老认为，益胃汤乃补益胃阴之良方，本案患者病久胃阴亏耗严重，症状繁多，故加石斛增强滋阴作用；阴伤气必伤，故加甘草以扶助胃气；又全方纯甘滋阴，恐补而呆滞，遂加砂仁、鸡内金、焦山楂以醒胃消导，酸甘化阴，此亦叶天士通补而不守补之法。二诊时，患者症状改善，既已得法，效不更方，守方继观。三诊时，患者胃阴渐复，中气虚显露，当于滋阴中健脾益气，又恐过于滋腻，遂去冰糖、生地黄等，加山药、炒白扁豆以扶气建中；舌体麻木，乃阴亏血滞、脉络瘀阻所致，故加丹参以活血通络。诸药合用，补虚祛瘀，虚实同治。

⊙ 案2

患者，25岁，2018年4月11日初诊。平素纳差，常干呕、以晨起及进食时频见，精神疲倦，身体消瘦，面部痤疮、尤以两颧骨下明显，时有口干，睡眠欠佳、入睡困难，大便时干时稀，小便黄。身高171cm，体质量50kg，BMI17.10kg/cm^2，舌红，苔黄、舌中及后部苔剥脱，脉细数。辨证：胃阴不足，阴虚火旺。治法：滋阴降火，兼以和胃。方以益胃汤加味：沙参15g，麦冬10g，玉竹10g，生地黄15g，冰糖10g，知母15，砂仁15g，甘草5g，鸡内金5g，焦山楂15g。3剂，水煎分2次、饭前半小时服。

2018年4月14日二诊：精神转佳，自诉服第一剂药与以往所服中药不同，味甜带酸，次日晨起刷牙未见干呕，食欲明显改善。尽剂后，食量较前增加1/2，无干呕，口干明显减轻，舌中长出薄白苔。仍觉易乏力困倦，大便偏稀，脉细而无力。乃阴虚渐愈，脾虚之象方显，上方去冰糖、生地黄，加太子参 20g，山药 15g，炒白扁豆 30g，茯苓 15g。继服 7 剂善后，半年后，患者体质量增加 10kg，BMI20.52kg/cm²，形体较前明显壮实，脸部痤疮亦较前明显好转。

按：《灵枢·五色》云："下者，脾也；方上者，胃也；中央者，大肠也……"此为望诊时内科杂病常用辨别病位依据。本案患者乃青年男性，为阴虚体质，形体消瘦，阴虚日久，虚火旺盛，火犯大肠，故见两颧痤疮、大便时干时稀；火及膀胱，故小便黄；虚火上炎，上扰心神，故睡眠欠佳；胃阴亏虚，故不思饮食；阴虚阳亢，阳气上逆，故见干呕。治以滋养胃阴、清虚热、和胃降逆。方中益胃汤为滋胃阴专方，加知母清热泻火；加砂仁和胃降逆行气，使补而不滞；阴能载气，阴伤气必伤，故加甘草扶助胃气；鸡内金、焦山楂醒脾消导，伍甘草酸甘化阴。补益之剂当饭前服用，效果更佳。二诊时，干呕明显改善，舌苔亦见好转，但见乏力、大便偏稀，提示胃阴渐愈，而脾虚湿胜之证显露，法当于滋阴中健脾祛湿，遂去冰糖、生地黄等滋腻之品，加太子参、山药、炒白扁豆健脾益气，茯苓健脾利湿。诸药合用，消补兼施，标本同治。[55]

杂病医案

一、结肠癌术后

◦ 案 1

患者，女，74 岁，2017 年 6 月 13 日初诊。主诉：结肠癌切除术后半年余。患者 2003 年发现左脑脑膜瘤，于当地医院行手术治疗。2016 年 7 月因腹痛、便秘再次至当地医院就诊，查肠镜及病理提示乙状结肠浆膜层浸润性管状腺癌，免疫组化示：CA125（+++），CDX-2（0），CEA（0），Ki67（40%），P53（100%），P16（+++），间质 CD117、CD34、SMA 阴性，Vin 阴性，考虑转移性卵巢癌可能。行姑息性结肠癌切除术，术后自觉腹部、背部寒凉感，现已做 8 次化疗，欲求中医治疗，遂至张老门诊就诊。刻诊：精神疲倦，全身乏力，面色少华，怕冷，咳嗽，咯痰色白，腹痛，腹泻，左下肢浮肿，脾气急躁，纳差，眠一般，小便尚可。舌质黯，苔白，舌下脉络迂曲（++），脉沉细。诊断：姑息性结肠癌切除术后。辨证：正气不足，毒瘀内聚。治则：补益正气，解毒化瘀。方拟参芪康泰方加减。处方：黄芪30g，西洋参5g，灵芝12g，白花蛇舌草15g，无花果12g，蜈蚣1条，乌梢蛇10g，白术10g，砂仁6g（后下），当归10g，浙贝母10g，茅根10g，茯苓15g，地骨皮10g，生甘草6g，鹿角胶6g（烊化），鸡血藤15g，鸡内金10g。15剂。日1剂，水煎，分早晚服。每日用药渣加水煎煮后泡脚1～2次。

2017年7月22日二诊：精神疲惫，仍怕冷，头晕，腹痛较前缓解，偶有腹泻，偶咳嗽，咯痰色白，夜间易出汗，纳差，眠一般。舌质黯，苔白厚，舌下脉络迂曲（++），脉沉细微弦。上方去茅根，加骨碎补12g，三七3g（冲服）。30剂。

2017年10月5日三诊：精神状态较前好转，现无腹痛、腹泻，夜间自觉小腹寒凉，双侧大腿外侧发凉，天气热时易汗出，胃口较前好转，眠欠佳，多梦易醒，二便尚调。舌质黯，苔白厚，舌下脉络迂曲（++），脉沉细。上方去茯苓，加炒酸枣仁10g，通草6g。15剂。

2017年12月12日四诊：已做9次化疗，胃胀不适，双下肢浮肿，指陷（+++），踝周明显，双下肢静脉迂曲，偶有心慌胸闷，晨起口苦，入睡困难，夜尿频，3～5次/夜。舌质黯，苔白，舌下脉络迂曲（+），脉沉细。上方去通草，加郁金12g，黄连6g。15剂。

2018年1月20日五诊：偶胃胀，咳嗽，少痰，双下肢浮肿，足踝部肿甚，小便偶有泡沫，食纳不馨。舌质黯淡，苔白厚腻，舌下脉络迂曲（+），脉沉细。上方加焦山楂15g，焦麦芽15g，焦神曲15g，猪苓10g。30剂。

2018年4月14日六诊：精神状态较前佳，咳嗽自觉气短，痰少，难咯，上腹部稍胀，胃口较前好转，大便稍干，1～2次/天。舌质黯，苔白厚，舌下脉络迂曲（+），脉沉细微弦。上方去地骨皮，加红花6g，黄连改为胡黄连10g。30剂。

2018年5月19日七诊：精神状态较前佳，腹胀减轻，气短，咳嗽减少，少痰，胃纳可，眠好转，双下肢浮肿消退明显，大便尚调。舌质黯，苔白，舌下脉络迂曲（+），脉沉细。上方去胡黄连，加法半夏10g。30剂。至笔者截稿前患者一直坚持至张老门诊口服中药治疗，病灶未继续发展，做系统检查未见转移灶，腹胀减轻，无明显腹泻、便秘，咳嗽、咯痰减少，生活质量未下降，治疗效果较满意。

按：患者姑息性结肠癌切除术、化疗后，疑似转移性卵巢癌可能。患者年老，体质素虚，精神疲倦、面色少华、腹泻为脾虚之象；怕冷、小腹寒凉为阳气虚损之征；左下肢浮肿为脾肾亏虚、水湿运化失司所致；脾气急躁，是为癌毒伤阴、阴虚火旺，加之肝木乘脾所致；结合舌脉，考虑为湿瘀毒滞，故治以补益正气，解毒化瘀。张老初诊采用参芪康泰汤，再加入白术、茯苓以健脾化湿，砂仁、鸡内金以消食开胃，当归、鸡血藤以活血化瘀，再加之鹿角胶烊化以滋阴，浙贝母以化痰。全方标本兼治，扶正祛邪并重，解毒散瘀化湿并举，从而取效。[56]

二、乳腺癌

◦ 案 1

患者，女，46 岁，2018 年 3 月 27 日初诊。主诉：咳嗽 1 月余。患者 2017 年 9 月 18 日于某医院确诊为乳腺癌，并行左乳腺癌改良根治术和前哨淋巴结活检术。术后病理提示：左乳腺低级别导管原位癌，周围乳腺呈增生样改变伴腺肌上皮瘤形成。术后行阿霉素、环磷酰胺序贯紫杉醇化疗 4 个周期，放疗 8 次。现为求进一步中西医结合治疗前来就诊。症见：咳嗽，遇气候变化更明显，纳食可，眠一般，大便偏干，舌质黯淡，苔白微厚，脉沉细。西医诊断：左乳腺癌改良根治术后。中医诊断：乳岩，证属痰气交夹，毒瘀内聚。治法：理气化痰，解毒化瘀。处方：康泰汤合二陈汤加减。药物：炙黄芪 30g，西洋参 6g，灵芝 12g，无花果 10g，白花蛇舌草 15g，丹参 15g，乌梢蛇 10g，蜈蚣 1 条，生甘草 6g，陈皮 10g，法半夏 9g，浙贝母 12g，鱼腥草 15g，连翘 15g，茯苓 15g，白术 12g，郁金 12g，大黄（后下）5g。30 剂，每日 1 剂，水煎服。

2018 年 4 月 28 日二诊：咳嗽消失，易感冒情况改善，大便偏干情况较前明显缓解，眠差，舌质黯淡，苔白微厚，脉沉细。上方去鱼腥草、大黄，加合欢花 15g，柏子仁 15g，焦三仙各 15g，薏苡仁 15g。30 剂，每日 1 剂，水煎服。

之后继续以理气化痰，解毒化瘀为主调治，并根据患者症状随证加减，病情稳定。目前患者一般状况良好，精神状态较佳，继续维持治疗中。

按：该患者年近五十，平素易感冒，现症见咳嗽，舌质黯淡，苔白微厚，脉沉细。故辨证为痰气交夹，毒瘀内聚。治疗时以扶正为主，兼加理气化痰，解毒化瘀。内服中药以康泰汤合二陈汤加减。方中黄芪、西洋参、灵芝扶助正气，无花果、白花蛇舌草、乌梢蛇、蜈蚣、丹参解毒化瘀，郁金、陈皮、半夏、浙贝母、鱼腥草理气化痰止咳。患者大便偏干，故给予大黄泻下通便。二诊时患者咳嗽消失，大便干较前改善，出现睡眠欠佳，故去鱼腥草、大黄，加合欢花、柏子仁安神定志，改善睡眠状况。效不更方，后期在此基础上加减治疗，以巩固疗效。[57]

三、亚急性甲状腺炎

⊙ 案 1

患者，女，22岁，2018年11月20日初诊。主诉左右颈部肿胀疼痛反复发作1月余。患者1周前感冒后出现左侧颈前肿胀疼痛，放射至耳部，伴发热，于外院诊断为"亚急性甲状腺炎"泼尼松治疗后发热、颈部肿胀疼痛消失，激素逐渐减量后于10天前停用。1周前患者生气熬夜后出现右侧颈部肿胀疼痛，午后发热，体温37.3℃～38.5℃，咽部干痛，咳黄痰，睡眠差，便秘，舌红苔白，舌下脉络迂曲，脉细数略滑。症见双侧甲状腺可触及结节，压痛（+），咽部轻度充血，甲状腺彩超示甲状腺稍大，双侧片状见低回声区，左侧15mm×12mm、右侧28mm×16mm，血流丰富，边界不清。血沉64mm/小时，甲功TSH0.02mlU/L（降低）、FT3、FT4升高。西医诊断：亚急性甲状腺炎；中医诊断：瘿瘤。证属毒热伤阴，痰热瘀结，治宜养阴清热散结，化浊消瘀解毒。方选玄麦甘桔汤、二陈汤、四物汤加减。药用玄参15g，麦冬12g，桔梗10g，连翘15g，蒲公英15g，水牛角6g，生甘草6g，养阴清热解毒；姜半夏9g，橘红10g，茯苓15g，夏枯草15g，浙贝母12g，化痰散结；当归10g，生地12g，川芎10g，赤芍12g活血消瘀。15剂水煎服，每日1剂，分早晚2次分服。

2018年12月5日二诊：服上方15剂后甲状腺疼痛较前减轻，血沉36mm/小时，体温正常，便秘症状改善，近3日咳嗽，少量黄痰。甲状腺左侧结节消失，右侧结节缩小，轻微压痛。舌质红，苔白稍腻，脉细滑。此时缓已解，痰浊瘀结明显，原方去水牛角、当归加僵蚕10g，杏仁10g。15剂水煎服方法同上。

2018年12月18日三诊：无甲状腺疼痛，无咳嗽咳痰，复查甲状腺功能正常，甲状腺彩超右侧片状见低回声区6mm×4mm，舌质红，少苔，脉弦细，继用上方调理去杏仁、姜半夏、陈皮、茯苓养阴清热散结以善其后。1个月后甲状腺疼痛一直未复发，复查甲状腺彩超、血沉及甲功均未见明显异常。[58]

四、头疼

◦ 案1

患者，男，40岁，以发作性头晕伴头痛半年为主诉就诊，平素性格急躁易怒，近半年来出现发作性头晕、头痛，恼怒劳累时易作，服西药控制血压仍波动较大，并感周身乏力，时发心前区不适，耳鸣，口苦，眠差，纳食、二便正常，舌暗红、苔黄干，脉弦滑。中医诊断：眩晕病，证属肝阳上亢；治以平肝潜阳，息风止痛；方选天麻钩藤饮加减，处方：天麻、焦栀子、黄芩各10g，钩藤、煅石决明、煅珍珠母、龙骨、牡蛎各30g，杜仲、桑寄生、牛膝、首乌藤、益母草、茯神、瓜蒌各15g。15剂。

二诊：已停服降压药，血压仍正常，劳累后血压偶有升高，伴头晕，头重脚轻，纳食差，睡眠正常，大便溏薄，舌暗红，苔黄厚干，脉弦细滑。原方随症加减治疗3周后，停服西药，血压正常。

按：患者平素性格急躁，肝阳偏亢，年过四旬，阴气自半，遇触引发，阳亢化风，上扰清窍，而出现头晕、头痛。治疗当平肝潜阳，息风止痛，方选天麻钩藤饮加味化裁，加珍珠母、龙骨、牡蛎，旨在加强平肝熄风之功，加瓜蒌以宽胸理气。以本方加味化裁治疗月余，血压不用西药已稳定正常。中医中药对全身起整体调节作用，部分早期高血压患者通过服用中药，加上饮食调节，适当运动，血压可以降至正常。[59]

张镜人
ZHANG JINGREN

张镜人，男，汉族，1923年6月出生，上海市第一人民医院主任医师、教授，1942年6月起从事中医临床工作，全国老中医药专家学术经验继承工作指导老师、上海市名中医。

出生于名医世家，其曾叔祖张骧云，以擅治伤寒而称誉社会，以医德高尚而口碑极佳。先生幼承庭训，立志杏林，为第十二代传人。年未及冠，便学习古典文学，同时攻读《黄帝内经》《伤寒论》《金匮要略》《神农本草经》等中医经典著作。18岁开始单独应诊，初出茅庐，便显露头角。在1946年参加国民党政府考试院举行的中医师考试中，高居榜首。建国初期，先生率先关闭私人诊所，参加上海市卫生局工作，曾任中医科副科长、中医处正、副处长等职。筹建上海中医学院及中医医疗机构，为推动中医事业的发展作出了巨大的贡献。与此同时，先生一直潜心钻研医学，精益求精，对中医理论积累了深厚的造诣，同时，不拘门户之见，博采众长，不断吸取新的知识，在发展中医理论上甚有建树。在临床上有着丰富独到的经验与用药特色，颇多创新。如对急性感染性疾病、慢性萎缩性胃炎、病毒性心肌炎后遗症、冠心病、慢性肾炎、慢性肾功能不全、系统性红斑狼疮等，均有深入研究，疗效卓著，成果斐然。建国以来，先生不仅在国内讲学，还十余度应邀赴日本、澳大利亚等地讲学，交流中医药学术思想与临床经验，每每载誉而归。先生热忱培养中医的新生力量，桃李满天下。先生急病人所急，经常奔赴全国各地及海外，悉心为病人解除苦痛，博得各界人士及广大患者的信任与称赞，在海内外享有盛誉，深受中医同道的爱戴与尊重，被香港报刊誉为"沪上中医第一人"。

脾胃系统疾病医案

一、胃脘痛

◎ 案 1

患者，男，52 岁，门诊号 10743。罹患胃脘痛 24 年，一周来加剧。该病时发时止，痞满与疼痛交替发作，近因饮食生冷而剧痛。胃镜提示"慢性萎缩性胃炎"。病理报告"萎缩性胃炎伴肠腺化生"。刻诊，胃脘胀痛，嗳气口干，中脘有灼热感，大便欠实，四肢不温，易疲倦，舌体胖大、边有齿痕、苔薄腻。此脾胃不和，中运失司，胃络受损，气机不畅，治宜调理脾胃。麸炒白术 9g，赤白芍各 9g，炙甘草 3g，山药 9g，炒枳壳 9g，白扁豆 9g，醋香附 9g，佛手片 6g，太子参 9g，九香虫 6g，白花蛇舌草 30g，炒谷芽 12g，延胡索 9g。每日 1 剂，水煎服。依上方服用，加减化裁服用 3 个月，胃脘胀痛及嗳气等症已基本消失，食纳增进，大便已实。复查胃镜：慢性浅表性胃炎。病理报告：胃窦粘膜慢性炎症，肠腺化生已消失。再调健脾养胃之剂以巩固疗效。综观张老此验案，其心法妙手有三：①针对脏腑特性用药各归其属脾之与胃，以膜相连，共居中州。脾性喜燥，宜升则健；胃性喜润，宜降则和。故"脾为湿土，得阳始运；胃为阳土，得阴自安。脾喜刚燥，胃喜濡润"。二者燥湿相济，升降相因，则气机调畅，脾胃调和。反之则致中焦诸证丛生，病变蜂起。萎缩性胃炎胃脘痛，乃脾胃失和，脾运失健，日久胃络受损所致。故治当调和中气，健脾养胃为法。所以张老在方中用太子参、山药、白术、白扁豆、甘草以补气健脾，以达脾宜升则健，使清气上升；枳壳、佛手、香附、谷芽行气开郁，和胃降逆，以奏胃宜降则和，使浊气下降。复有赤白芍、甘草和用，酸甘化阴，缓急止痛，养胃以润燥；延胡索、九香虫味辛走散，行气止痛，散湿以应脾。由此可见，张老组方，配伍严谨，用量精当。诸药合用，升降相因，燥湿相济，攻补兼施，故方简效宏。②熟谙病变规律驱邪防止其变脾胃不和则气机阻滞，气郁则化火，火热灼津，胃络损伤，易使胃粘膜发生萎缩病变。故妙在方中用白花蛇舌草 30g，既可清其火热，又能破结抗癌，实属未病先防，已病防变。③谨察病情虚实固守以图缓效。中医认为，新病多实，久病多虚。胃脘痛属萎缩性胃炎者大多病程迁延日久，尤其该患者胃脘痛已长达 24 年之久，病邪久羁，正气消残。在此情况下，欲速则不达。故张老用此方加减固守3个月，获取良效。[60]

肝系疾病医案

一、病毒性肝炎

⊙ 案1

患者，男，26岁，1979年8月22日因"反复肝区隐痛、乏力"初次就诊。追问病史，自诉2年来慢性迁延性肝炎反复3次出现急性活动，谷丙转氨酶正常，但感肝区疼痛，神疲乏力，略有衄血，大便带溏。诊察舌脉见苔白腻，脉濡细。西医辅助检查：乙型肝炎表面抗原HbsAg（+），麝香草酚浊度试验9U，锌浊滴度15U，麝香草酚絮状试验（++），血清胆红素（-）。西医诊断为：慢性肝炎。中医诊断为：胁痛。辨证为肝脾不调，气机失和。治拟调肝健脾药用丹参9g，生白术9g，炒白芍9g，炙甘草3g，生薏苡仁12g，广郁金9g，岗稔根15g，矮地茶15g，青皮、陈皮各5g，仙鹤草30g，八月札15g，炙延胡索9g，川楝子9g，半枝莲15g，白花蛇舌草30g，炒楂曲（各）9g，香谷芽12g，逍遥丸9g包。（30剂）。

9月26日二诊：肝区略感胀痛，大便有时溏薄，鼻衄已止，脉濡细，苔薄白腻。仍拟调理肝脾。处方在上方基础上去仙鹤草、川楝子，加炒山药9g。随访：服药2月余，肝区疼痛、便溏明显好转，复查肝功能：麝香草酚浊度试验6U，麝香草酚絮状试验（+），锌浊测定13U，谷丙转氨酶40U/L以下。

按：慢性迁延性肝炎、慢性活动性肝炎为临床常见病，患者常可见间歇性全身乏力、食欲不振、腹胀、肝区不适或隐痛，少数可出现恶心、厌油、便溏、失眠、多梦等现象。该例患者患慢性迁延性肝炎两年，HBsAg持续阳性，然谷丙转氨酶正常，提示肝功能尚未出现明显肝功能损害。祖国医学认为该病乃由疫毒与湿热交感所致，进一步导致肝脾失和，气血郁滞。所以清利湿热当贯穿疾病治疗的始终，在疏肝健脾的同时兼清湿热、解疫毒才能取得更好的疗效。金代张元素《医学启源》中曾描述白术:"除湿益燥、和中益气、温中,去脾胃中湿,除胃热,强脾胃,进饮食……"首诊方中予白术、生薏苡仁健脾益气、燥湿利水;半枝莲、白花蛇舌草清热解毒;广郁金、八月札、丹参、岗稔根、青皮、陈皮、矮地茶、逍遥丸等理气活血,疏肝通络;肝体阴而用阳,故配伍炒白芍,炙甘草柔肝止痛,兼防疏肝太过,燥伤肝阴;胁痛明显,故酌加炙延胡索、川楝子理气止痛;仙鹤草收敛止血,益气退乏;炒楂曲、香谷芽健脾助运、和胃消食。诸药合用,相辅相成,共奏调肝健脾、清热利湿之功。二诊患者肝区疼痛明显改善,但仍略感胀痛,故减仙鹤草,留炙延胡,未再鼻衄,则去仙鹤草,予炒山药健脾止泄。服药2月余,患者临床症状及各项相关指标均有所改善。[61]

二、慢性病毒性肝炎

◎ 案1

患者,男,26岁,因"反复肝区隐痛、乏力"于1979年8月22日初诊。患者两年来曾反复三次慢性迁延性肝炎出现急性活动,就诊时SGPT正常,但感肝区疼痛,神疲乏力,略有衄血,大便带溏。苔白腻,脉濡细。实验室检查HBsAg(+),麝香草酚浊度试验9U,锌浊测定15U,麝香草酚絮状试验(++),血清胆红素(-)。西医诊断:慢性乙型病毒性肝炎。中医诊断:胁痛。辨证属肝脾不调,气机失和。治宜调肝健脾。处方:丹参9g,生白术9g,炒白芍9g,清炙草3g,薏苡仁12g,广郁金9g,岗稔根15g,平地木15g,青陈皮(各)5g,仙鹤草30g,八月札15g,炙延胡9g,川楝子9g,半枝莲15g,白花蛇舌草30g,炒楂曲(各)9g,香谷芽12g,逍遥丸9g(包)(30剂)。

9月26日二诊:肝区略感胀痛,大便有时溏薄,鼻衄已止,脉濡细,苔薄白腻。仍拟调理肝脾。上方去仙鹤草、川楝子,加炒山药9g。随访:服药二月余,肝区疼痛、便溏明显好转,复查肝功能:麝香草酚浊度试验6U,锌浊测定13U,谷丙转氨酶40U以下。

按: 景岳云:"内伤胁痛十尽八九,外感胁痛间或有之。"但现在随着疾病谱的变化，认识当不断更新。慢性迁延性肝炎或慢性活动性肝炎为临床常见病，本病亦常以胁痛为主要表现，探讨其病因乃由疫毒与湿热交感所致。进一步导致肝脾失和，气血郁滞。所以治疗时疏肝健脾当兼清湿热，解疫毒才能取得较好效果。

⊙ 案2

患者，男，24岁，因"脘腹胀满，黄疸进行性加深半个月"于1996年2月9日初诊。患者有慢性肝炎，肝硬化病史多年，出现腹水半月余，黄疸进行性加深，腹部胀满，进一步出现肝昏迷而入院，经抢救后神志虽清，面目身黄，脘腹胀满疼痛，小溲欠利，腹部膨隆，形体消瘦，口唇干燥。舌质红，苔黄，脉弦数。检查见巩膜肌肤黄染，腹部膨满，有移动性浊音。西医诊断：乙肝肝硬化腹水，黄疸，脾亢。中医诊断：臌胀，黄疸。辨证属肝经湿热壅阻，气机失调，疏泄失司。治宜清肝泄热，理气行水。处方：茵陈15g，金钱草30g，鸡骨草30g，炒赤芍15g，炒丹皮9g，大腹皮9g，炒枳壳9g，赤猪苓（各）9g，广郁金9g，炙远志5g，八月札15g，腹水草15g（10剂）。另：陈葫芦30g，陈麦柴30g，冬瓜皮15g三味煎汤代水以煎药。

2月19日二诊：黄疸未见加深，左胁疼痛，面色晦黯，腹胀溲少，大便泄泻稀水，脉细滑数，苔薄黄腻。肝肾阴虚，三焦气化失调，仍拟清泄调肝而化水湿。处方：茵陈30g，金钱草30g，海金沙藤30g，八月札15g，生牡蛎30g（先煎）、广郁金9g，平地木15g，大腹皮9g，广木香9g，生白术9g，赤猪苓（各）9g，泽泻15g，炒楂曲（各）9g，香谷芽12g。20剂。另：陈葫芦30g，陈麦柴30g，萱草根30g三味煎汤代水以煎药。

3月12日三诊：神志尚清，鼻衄较少，但黄疸未见减退，萎靡无力，上肢震颤，腹胀膨满，两胁隐痛，溲便均少，脉弦滑数，苔黄腻，边红。湿热熏蒸，肝胆络脉瘀滞，三焦气化不利，正虚邪实，再拟清泄湿热，利水退黄，仍防昏迷之变。处方：茵陈30g，金钱草30g，八月札15g，炒赤芍15g，炒丹皮9g，赤猪苓（各）9g，葶苈子9g，大腹皮子（各）9g，广木香9g，广郁金9g，炒黄芩9g，水炙远志3g，泽泻15g，干荷叶9g，生蒲黄9g（包），绛矾丸9g（包），牛黄清心丸1粒（吞）。7剂。另：陈葫芦30g，陈麦柴30g，半枝莲15g三味煎汤代水以煎药。

随访：住院治疗 1 个月余，病情有所改善，神志清晰，黄疸、腹水有所好转，病情较稳定，三月下旬自动出院。

按：膨胀属中医内科"风""痨""膨""膈"四大难治痼疾之一，此时湿、热、毒、气、血、水胶结在一起，而肝脾肾俱损。病机本虚标实，症情错综复杂，治疗时宜参照病因，结合症情、病程、体质之迥异而分别对待之。本例已是肝脏损害之晚期，随时有生命之虑，从理气行水化瘀解毒着手，使病情暂时获得缓解。患者尚须修养身心，注意生活忌宜，或可带病延年。

肾系疾病医案

一、慢性肾小球肾炎

◎ 案 1

患者，男，41 岁，1988 年 3 月 9 日初诊。自 1987 年 10 月起，患者腰酸，伴夜尿增多，至当年 12 月，尿频尿急明显。当地医院查尿常规示"蛋白（+），红细胞（++）"，给予吡哌酸、先锋霉素 Ⅳ 号等治疗无效。后转院，拟诊"肾小球肾炎"住院 1 个月，曾做肾穿刺示"肾小球局灶性硬化"。刻下：神疲乏力，腰部酸楚，下肢浮肿，夜寐梦多，舌苔薄黄少润，脉细。血压 160/104 mmHg（1 mmHg = 0.133 kPa）；尿常规示：蛋白（++），红细胞 10～15/HP，白细胞 0～1/HP。西医诊断：CGN。中医诊断：水肿（证属脾肾气阴两虚、湿热下注）。宜健脾补气、益肾养阴、清湿热。处方：麸炒白术 9 g，炒山药 9 g，扁豆衣 9 g，炒生地黄 12 g，莲须 3 g，芡实 12 g，薏苡仁根 30 g，石韦 15 g，大蓟 30 g，女贞子 9 g，墨旱莲 30 g，贯众炭 9 g，荠菜花 30 g，赤芍、白芍各 9 g，炒续断 15 g，谷芽 12 g。每日 1 剂，水煎服。

1987 年 5 月 4 日二诊：浮肿轻减，腰脊酸楚亦有好转，舌苔薄黄腻，脉细。尿常规：蛋白（+），红细胞 3～4/HP，白细胞 0～1/HP。守方去贯众炭、荠菜花，加杜仲 9 g。本方服用数月，偶有间断，患者自觉病情好转、稳定。

1987 年 9 月 21 日三诊：查尿蛋白（±），红细胞 2～3/HP，白细胞 0～1/HP。

诸症均平，苔薄腻，脉细。前法续进。改方：炒生地黄 12g，炙黄芪 9g，麸炒白术 9g，炒山药 9g，芡实 12g，莲须 3g，薏苡仁根 30g，石韦 15g，大蓟 30g，荠菜花 30g，仙鹤草 30g，炒藕节 9g，炒续断 15g，杜仲 9g，谷芽 12g。以方加减治疗经年，症情稳定，药后自觉体质增强，不易感冒，能正常参加工作，尿检有时尚有少许蛋白或红细胞，随访 4 年无明显波动，肾功能一直正常。

按：慢性肾小球肾炎治当益肾健脾并重，扶正祛邪兼顾，而扶正主要在气、阴，祛邪主要在湿、热、瘀。本案患者有较明显的血尿。乃肾虚阴亏、虚火灼络所致，故拟方宜侧重益肾清热、和络止血。方中仙鹤草、炒藕节、贯众炭乃安络之意。因尿血以单纯止血法难以获效，故宜从根本图治。

⊙ 案 2

患者，男，21 岁，1983 年 5 月 16 日初诊。1982 年 7 月初发现小便色泽变化，呈红茶样，继而见全身轻度浮肿，食欲减退，当年 8 月 26 日住某人民医院，入院时查：神清，心肺（－），腹软，肝脾未及，无明显移动性浊音，下肢浮肿。尿常规示：蛋白（+++），红细胞 5 ～ 6/HP，未见管型。血生化示：总蛋白 27g/L，白蛋白 16g/L，球蛋白 11g/L，胆固醇 7.15mmol/L。曾出现全身红色皮疹发痒，搔破溃烂化脓。同位素肾图示：两肾排泄迟缓，分泌段延长。诊断为"慢性肾炎"。给予激素、抗感染及低盐饮食，症状未获改善。刻下：面部及足胫有浮肿，头晕，口干，腰酸，溲溺量少，舌质红，苔黄腻，脉细滑数。查尿常规示：蛋白（++）。西医诊断：CGN。中医诊断：水肿（证属脾肾俱虚、气阴两亏、湿热下注、封藏不固）。治宜补脾肾而益气阴、清湿热而助封藏。处方：以黄芪 15g，炒党参 9g，炒生地黄 9g，炒山药 9g，赤芍、白芍各 9g，莲须 3g，芡实 12g，薏苡仁根 30g，大蓟 30g，石韦 15g，黑豆 30g，赤茯苓、猪苓各 9g，泽泻 15g。每日 1 剂，水煎服。守方加减调治 8 个月，症情均平，尿蛋白转阴性，或偶见微量蛋白。随访半年，病情一直稳定。

按：慢性肾小球肾炎是一组由多种原因引起的原发于肾小球的免疫性炎症性疾病。多发于青壮年，且男性多于女性。本病多数并非由急性迁延而来，临床特点是病程长、一般呈缓慢进行性，病程中可出现急性发作表现。本病病机错综复杂。但张老长期实践体会其主流是脾肾气阴亏虚，湿热停留蕴郁。

故以健脾利湿、益肾清热为基本治法。本案证亦如是，故以黄芪、党参、生地黄、山药健脾益肾、补气养阴，赤芍、白芍凉血和营，薏苡仁根、大蓟、石韦清利湿热，黑豆、赤茯苓、猪苓、泽泻利水渗湿，芡实、莲须固涩封藏。经数月治疗，取得稳定疗效。

◎ 案 3

患者，男，49 岁，1982 年 3 月 20 日初诊。3 年前发现患慢性肾炎，浮肿时退时现，尿蛋白（++ ～ +++）。近 2 个月血压偏高，服药未曾获效。刻下：头晕胀痛，两足踝部浮肿，精神疲乏，腰脊酸痛，夜寐少安。舌质淡红，苔薄黄腻，脉弦滑。血压 170/105 mmHg；尿常规示：蛋白（++），颗粒管型少许。西医诊断：CGN，继发性高血压。中医诊断：眩晕，水肿（证属湿热久羁，脾肾气阴亏损，血虚失养，肝木浮阳上扰）。宜健脾化湿、补肾清热、养血柔肝。处方：以苍术、白术各 9g，黄芪 15g，炒生地黄 12g，炒当归身 9g，白芍 9g，枸杞子 9g，制何首乌 9g，炒山药 9g，炒杜仲 9g，炒菊花 9g，石决明（先煎）30g，薏苡仁根 30g，石韦 15g，大蓟根 30g，茯苓皮 15g，泽泻 15g。每日 1 剂，水煎服。调治经年，浮肿消退，血压 150/95 mmHg，尿蛋白微量或 "+"，症情平稳。

按：慢性肾小球肾炎高血压型的预后较差，易导致肾功能衰竭。控制血压是治疗的重要一环。临床上一般配合西药降压，而益肾平肝治疗对症状改善及血压的稳定有较好作用。[62]

二、阳痿

◎ 案 1

患者，男，39 岁。阳事不举，时有遗泄，畏寒肢冷，腰膝酸软，神疲乏力。舌质淡、苔薄白，脉细。辨证为下焦虚损，命火不足。治拟温补下元。处方：生地黄 60g，熟地黄 60g，鹿角霜 30g，（炒）山药 60g，（炒）党参 60g，（炙）黄芪 60g，（炒）当归 60g，（炒）白芍 60g，炙甘草 30g，菟丝子 60g，肉苁蓉 60g，山茱萸 60g，女贞子 60g，淫羊藿 60g，仙茅 60g，

（制）附子30g，巴戟天60g，石楠叶60g，枸杞子60g，（制）黄精60g，韭菜子20g，锁阳20g，补骨脂60g，桑螵蛸60g，金樱子60g，芡实60g，五味子20g，（炒）续断60g，（炒）杜仲60g，砂仁15g，（炒）陈皮60g，谷芽60g，（炒）山楂30g，（炒）神曲30g，肉桂（去粗皮）20g，莲子（去衣、心）60g。上药浸一宿，武火煎取3料，沉淀沥清；文火收膏时，加入阿胶250g，鹿角胶60g，大枣30枚，熬至滴水成珠为度。早晚各服一汤匙。如遇伤风停滞等症，则暂缓服用。此料服完，诸症药愈。

按："肾为水火之窟"，水亏于下，则阳事不举，时有遗泄，腰膝酸软；阳虚于中，则畏寒肢冷，神疲乏力，凡此种种皆衰老之象也。治以补肾填精，温煦下元。膏方以右归丸加减温壮肾阳，选用熟地黄、山药、山茱萸、女贞子、仙茅、淫羊藿、巴戟天、肉苁蓉、补骨脂、锁阳等大队补肾药，"血肉有形，皆充养身中形质，即治病法程矣。"加阿胶、鹿角霜、鹿角胶等质重味厚的血肉有情之品，则填精之效力愈佳；以黄芪、党参、山药、当归、白芍等大补气血；全方阴阳双补、气血双荣，体现中医调补的特点。方中有血肉有情的滋腻补肾药物，但是剂量不大，且为增加疗效辅以诸如补肝肾、强筋骨的药物等等，如续断、杜仲、石楠叶，以提高疗效，降低副反应。方药虽侧重于补肾，然脾胃健运有利于精气化生，且防黏腻碍胃，故方中健脾助运之药必不可少，如白术、山药、莲子、砂仁、陈皮、谷芽、山楂、神曲之类，如此则谷安精生。[63]

杂病医案

一、胃癌

◎ 案1

患者，男，68岁。1999年11月10日，在复合麻醉下行胃癌根治术。术中见胃窦部肿瘤约4cm×3cm，浸润至浆膜层，幽门下淋巴结数只，最大如小胡桃。术后病理示，胃窦部低分化腺癌，大弯淋巴结1/8转移，术后行LFM方案化疗6个疗程。2000年11月23日，查CT示：胃癌术后，胰头前后方均

见肿大淋巴结，考虑转移所致。予静脉化疗 3 个疗程，

2001 年 3 月 21 日二诊：复查 CT 示：胃癌术后，胰头后方肿大的淋巴结有所增大，其余情况同前。停止化疗，予放疗，仅做 1 次，病人不能耐受而放弃。

2001 年 3 月 29 日三诊：某医院 PET（正电子发射计算机断层显像）示：中上腹部 FDG 代谢异常增高灶，结合病史，考虑胃癌术后转移所致。来张老处求治，刻下症：精神疲乏，动则气粗，胃纳不馨，头晕腰酸，背脊酸楚，血WBC：3.5×10^9/L，舌苔薄黄腻，脉濡细。诊为：癥积术后，瘀热夹湿、脾胃气虚证，治拟健脾化湿、兼清瘀热。处方：炒白术 10g，炒白芍 10g，炙甘草 3g，郁金 10g，黄精 10g，陈皮 5g，灵芝草 10g，香扁豆 10g，山药 10g，生薏苡仁 12g，炒续断 15g，炒杜仲 15g，丹参 10g，天麻 10g，蜀羊泉 15g，蛇果草 15g，炒谷芽 12g，猪殃殃 30g，白花蛇舌草 30g。每日 1 剂，水煎服。另外，每日冬虫夏草 4 只炖服。以后 2 周复诊 1 次，随症加减。

2001 年 6 月 18 日四诊：复查 CT 与 2001 年 3 月 21 日片比较，胰头后方淋巴结明显缩小。坚持服药随访，2001 年 12 月 3 日，复查 CT 示：胃癌术后，脂肪肝，肝内钙化灶。继续随访至今未见复发，生活起居如常人。[64]

二、多发性骨髓瘤

⊙ 案 1

患者，女，64 岁，1980 年 6 月 9 日因"腰背两胁及骶髋疼痛 6 月余"初次就诊。自述从 1979 年 11 月下旬起常感腰痛，引及背骶部及两胁，疼痛难忍，影响行动，转侧不利，面色日渐苍白，地热，精神疲乏，胃纳不馨。经X 线摄片提示头颅骨、肋骨、髂骨均呈多发性骨髓瘤改变，并伴肋骨骨折，胸腰椎骨质稀疏脱钙，诊断为"多发性骨髓瘤"而收入中西医结合病房，在西药化疗（CCOP 方案）的同时，给予中药治疗。诊查舌脉见舌苔薄，少润，脉象弦大而数，西医辅助检查：血红蛋白：65g/L，血沉：40mm/小时，血清白蛋白 30.5g/L，球蛋白 76.7g/L，锌浊度＞40U，血清蛋白电泳：γ 球蛋白 62.9%，IgG107.5 g/L。骨髓检查：浆细胞明显增生 21.5%，并且形态异常。

中医诊断为骨痹，因患者年逾花甲，肝肾阴虚，外邪夹瘀热互阻，经络之气失和所致，治拟清瘀热，通络脉而益肝肾。药用丹参15g，赤白芍（各）15g，胆南星5g，鸡矢藤30g，炒桑枝12g，制狗脊15g，炒川断15g，补骨脂9g，炒石斛9g，白英15g，桃仁9g，徐长卿15g，香谷芽12g，白花蛇舌草30g。14剂。

11月3日二诊：低热已退，腰胁及背骶部疼痛明显好转，脉虚弦，舌苔黄腻。仍拟养肝益阴，补肾强骨，清热通络。药用孩儿参9g，炒当归9g，生白术9g，赤白芍各9g，炙甘草3g，蛇六谷15g（先煎），刘寄奴9g，生薏苡仁9g，炒牛膝9g，炒川断15g，制狗脊15g，补骨脂9g，炒陈皮6g，佛手片6g，香谷芽12g，白花蛇舌草30g。14剂。

随访：患者经中药治疗1个半月后，血红蛋白升至104g/L，血清蛋白电泳：γ球蛋白54.1%，IgG50.6g/L，血清球蛋白5.05g/L，低热退尽，骨痛减轻，于是逐渐加强益肝补肾之品，至11月初出院，继续门诊治疗，并定期化疗巩固，1年后X线摄片复查：见头颅、骨盆、肋骨等骨质结构已基本正常。

按： 骨痛为多发性骨髓瘤最常见的临床症状，骨痛及骨质破坏在多发性骨髓瘤的治疗上最为棘手，根据其临床表现，可将其归于中医痹病中。早在《内经》中就有关于痹症的记载："风寒湿三气杂至，合而为痹。"历代中医治疗痹症亦多从祛风、散寒、利湿入手。但实践证明，本病以偏热为多，如遵循上法治疗，往往不能收效。倘若在通络活血、疏散邪滞的中药中参以降火之品，则能达到较好的疗效。此外，"不荣则痛"，本病的骨痛与肝肾阴血不足，筋脉失养密切相关。因此应注重清热毒、补肝肾。本例患者初诊病机为肝肾气阴亏虚，邪热夹痰瘀阻络，虚实错杂，故本方扶正与祛邪并重，方中丹参、赤芍、桃仁、鸡矢藤、徐长卿、桑枝清热、化瘀、通络；因患者低热明显故予白英、白花蛇舌草清营、泄热兼以抗癌；予陈胆星清热、化痰；白芍、石斛、川断肉、补骨脂、狗脊补肝肾、益气血；予谷芽甘温护胃，助运，则寒凉药不得伤中，补益药不得碍胃。两周后患者复诊，低热已退，腰胁及背骶部疼痛明显好转，脉虚弦，舌苔黄腻。可见痰、瘀、热渐退，此时病机以肝肾气阴亏虚为主，故治法大致同前，只稍酌加扶正药。予孩儿参、炒当归、生白术、白芍、牛膝、川断、狗脊、补骨脂补益肝肾气血；赤芍、蛇六谷、刘寄奴、生苡仁化痰祛瘀，炒陈皮、佛手理气化痰；白花蛇舌草清热、抗癌；谷芽护胃，助运；甘草调和诸药。诸药合用，攻补兼施，相辅相成。中医治疗给予养肝肾气阴、清热毒、化痰瘀、通络脉、蠲痹痛之剂取得较好疗效，而单纯运用西医治疗虽然对异常浆细胞取得抑制或部分杀灭作用，但患者本身免疫功能已紊乱，化疗则使免疫功能更趋低下，患者易并发感染、出血等。本例患者通过中西医结合治疗，骨质破坏得到明显好转，骨折愈合较好，这是纯用西药化疗难能实现的。[65]

陆广莘

LU GUANGSHEN

　　陆广莘，男，汉族，江苏松江县人，中国中医科学院主任医师。1927 年出生于江苏省松江县。1942 年入高中工科，学习机械专业。1945 年，辍学回家，拜当地老中医为师。时沪上名医荟萃，陆广莘加入近代中西医汇通派代表人物陆渊雷创办的"陆渊雷医室遥从部"，成为函授学员。1948 年，他毕业后独立行医。1952 年，他以优异的成绩考入卫生部举办的中医药研究人员学习班，在北京医学院（现北京大学医学部）接受 5 年系统学习，打下了坚实的西医基础，成为我国第一批"中学西"人员。1955 年，著名中医学家章次公先生来京任卫生部中医顾问，陆广莘曾侍诊左右，深受教益。1957 年，他被分配至中央人民医院中医科（今北京大学人民医院），时值徐衡之先生为科主任。针对在当时西医院内如何开展中医工作，徐衡之提出"心知其意，不为所囿"，如此方能充分发挥中医优势，解决临床难题，对初入西医院工作的他感触良深。章次公先生也提出"欲求融合，必先求我之卓然自立"思想，在他早期的中医求索之路上，几位先生深邃的学术思想与别开风气的思路，深深影响了他对中医之道的追寻，使得他以卓尔不凡、独树一帜的形象，独立思考、执着探究的精神，著称于杏林。

杂病医案

一、中成药治疗慢性病

⊙ 案 1

患者，女，52岁，门诊病案号95161，2007年3月12日初诊。症见烦躁易怒，眠差多梦，下午及夜间双下肢困顿，舌红赤，苔黄燥，脉弦滑。西医诊断为更年期综合症，陆老辨证为肝郁化火，脾运不健。处方：丹栀逍遥丸2盒，每晚服20粒（3g）；补中益气丸2盒，每晚1袋（6g）。

2007年4月2日二诊：患者自述烦躁、眠差等症状消失，心情开朗且食欲渐增。

⊙ 案 2

患者，女，29岁，门诊病案号95089，2007年5月16日复诊。前以停经半年初诊，经陆老调治后月经复至，然近因过节生活不规律，饮食失调，加之节后工作紧张，出现眠差，夜间入睡难，纳少，口唇干裂，月事推迟1周未至，舌尖红，苔薄而少，脉沉细数。陆老辨证为气血郁滞，久而化火。处方：防风通圣丸3盒，每次1袋（6g），每日2次。

患者2007年5月30日二诊：自述月经已至，量色均可，睡眠亦转好。陆老嘱其病人注意自我调理，缓解工作压力，不用继续服药。

⊙ 案 3

患者，男，20岁，门诊病案号95173，2007年3月12日初诊。患者紫癜肾病史3个月，有尿血、腰困史，近期检查肾功正常无他症，欲巩固疗效。处方：六味地黄丸3盒，每晚服30粒（6g）；防风通圣丸、补中益气丸各3盒，每晚各服1袋（6g）。陆老认为，此患者急性期已过，但仍需巩固调理，稳定病情。防风通圣丸与六味地黄丸合用，以达泄余邪与补肾之目的；以补中益气丸固护脾胃，防长期用药伤及脾胃之正气，同时也提高机体抗病能力，协助他药药效的发挥。[66]

周仲瑛

ZHOU ZHONGYING

　　周仲瑛，1928 年，南京中医药大学主任医师，终身教授，博士生导师。1948 年 1 月起从事中医临床工作。从事中医内科医、教、研工作 60 年，开拓了内科急难症研究的新领域，构建了中医急症学科学术体系，率先开设急症课程并自编教材出版；为全国老中医药专家学术经验继承工作指导老师，国家级非物质文化遗产传统医药项目代表性传承人，江苏省名中医，首届"国医大师"。

　　他主持编写《中医内科学》等多部教材，创建内科学总论，确立以脏腑为辨证核心、内科疾病系统分类的基础，首倡"脏腑病机证素辨治"新论。

　　他深入到出血热疫区 10 余年，首倡"病理中心在气营""三毒"等新理论，并形成"瘀热"病机学说。

　　"古为今用，根深则叶茂；西为中用，老干发新芽；知常达变，法外求法臻化境；学以致用，实践创新绽新葩。"这是周仲瑛教授用以自勉的座右铭，是他多年治学经验的集中表现，也是周老作为一名中医人的人生准则。

肺系疾病医案

一、原发性支气管肺癌

⊙ 案1

患者，女，63岁，2020年6月28日初诊。主诉：发现左下肺占位3年余。患者2017年5月因体检查胸部CT发现左肺下叶占位，直径约6mm，未予特殊重视。2019年初再次复查胸部CT发现结节较前明显增大，直径约12mm，遂行肺结节穿刺活检术，术后病理回示肺腺癌（中分化，伴骨转移），患者及家属要求保守治疗，已静脉化疗12次。至朱师门诊处希望中医治疗。刻下：乏力明显，口干欲饮，时有潮热，纳食欠佳，夜寐尚可，二便调。舌暗红、苔薄黄腻，舌下静脉迂曲，脉弦细。辅检：CEA：18.67μg/L。中医诊断：肺积；西医诊断：肺恶性肿瘤（肺腺癌）；辨证：气阴不足，痰瘀毒结。治法：益气养阴扶正，化痰散瘀解毒。处方：炙黄芪25g，酒女贞10g，鸡血藤10g，天冬10g，麦冬10g，炙鳖甲10g，太子参15g，怀山药10g，骨碎补15g，槲寄生10g，川续断10g，桑白皮10g，地骨皮10g，浙贝母10g，胆南星10g，半枝莲30g，白花蛇舌草30g，炒蜂房6g，全蝎3g，蜈蚣3g，僵蚕10g，枳壳10g，陈皮10g，焦山楂15g，焦神曲15g，甘草6g。14剂，每日1剂，水煎服，分早晚两次温服。

2020年7月13日二诊：药后体力有改善，纳食较前稍增，但诉左侧肩臂疼痛，转侧不利，大便偏干，舌暗红、苔薄黄腻，脉细弦数。原方改炙黄芪为黄芪10g，加片姜黄10g，醋延胡索10g。14剂，每日1剂，水煎服，分早晚两次温服。

2020年7月28日三诊：肩臂疼痛较前改善，但入睡困难，心情烦躁，余无明显不适，舌尖红、苔薄黄微腻，脉细数。二诊方去片姜黄、延胡索，加合欢米10g，浮小麦30g。14剂，每日1剂，水煎服，分早晚两次温服。后患者定期至门诊服中药治疗，半年后复查胸部CT未见明显变化，复查肿瘤指标回示CEA：15.54μg/L。

按：本案患者首诊因年逾六旬，脏气不足，易受毒侵，复因正虚无力抗邪，邪毒流窜脏腑，日久成瘀，且损及脾胃，脾胃内伤，蒙生湿浊，招致水饮，湿浊水饮不化，与瘀搏结，致使痰瘀互结，癌毒愈甚，久之耗夺气血以自养，终至气阴亏虚，故而发为本病。治以益气养阴扶正，化痰散瘀解毒。方中炙黄芪、酒女贞、鸡血藤扶正祛邪，天冬、麦冬养阴生津，炙鳖甲、太子参、怀山药益气养阴软坚，半枝莲、白花蛇舌草清热解毒抑癌，桑白皮、地骨皮以清热滋阴化痰，浙贝母、胆南星可化痰散结，蜂房、全蝎、蜈蚣三药加强通经剔络解毒，骨碎补、槲寄生、续断补肝益肾强骨，以抗骨转移，焦山楂、焦神曲健脾开胃和中，陈皮、枳壳行气助运。全方共奏益气养阴扶正，祛瘀化痰散结，健脾护胃和中之功。二诊患者因左侧肩臂疼痛，投之以片姜黄、延胡索以祛瘀止痛，又思虑乏力较前改善，且大便偏干，气有余便是火，故而改炙黄芪为生黄芪并酌情减量以减其补气之力。三诊患者因思虑过度，心情焦躁导致入睡困难，故加入合欢米以蠲忿悦心，浮小麦以甘缓心神。[67]

二、结缔组织病合并间质性肺病

◦ 案 1

患者，女，45岁，2011年9月14日初诊。患者1月份出现两目干涩、口干、干咳，当时至医院就诊查：抗核抗体（＋），抗 SSA（＋），抗 SSB（＋），诊断为干燥综合征。长期服用激素及免疫抑制剂。入秋后患者自觉胸部闷塞，干咳，活动后气喘，少痰，色白，查肺 CT 示：肺间质病变。刻下：胸闷、干咳、短气，疲乏懒言，双手多个指间关节稍有疼痛、晨僵，两膝怕冷，月经量减少，大便偶有不实。舌苔淡黄薄腻，质暗红有裂纹，脉细。西医诊断：干燥综合征合并间质性肺病；中医诊断：肺痹（气阴两伤，肝肾亏虚，痰瘀痹阻）。处方：炙鳖甲（先）15g，北沙参12g，麦冬10g，天冬10g，大生地12g，玄参10g，太子参10g，生黄芪12g，知母10g，鬼箭羽15g，功劳叶10g，石楠藤20g，老鹳草20g，穿山龙25g，炙僵蚕10g，炙甘草3g。21剂，水煎服，1剂/日，早晚饭后服用。

2011年10月13日二诊：疲劳乏力稍减，但行走活动气喘，咳嗽，早晨咯痰，质粘不多，口干，烦劳头晕，盗汗。苔中部薄黄腻，质红，有裂纹，脉细。9月14日方改生芪20g，加山萸肉10g，全瓜蒌20g，地骨皮15g。21剂，水煎服，1剂/日，早晚饭后服用。

2011 年 11 月 3 日三诊：患者服用药物后自觉精神好转，气短减轻，行走活动后喘息不重，偶有干咳，手指关节不痛，口干减轻。苔黄，中部腻，质红略暗。9 月 14 日方改生芪 25g，加羊乳 15g，制黄精 10g。21 剂，水煎服，1 剂 / 日，早晚饭后服用。患者坚持服用上药加减治疗半年后，复查肺 CT 无明显进展，病情基本控制。

按： 初诊时患者喘闷，干咳，疲乏，口干，关节疼痛僵硬等临床表现，加之长期服用激素，虚火内灼肺津，考虑与气虚、阴虚、痰、瘀有关，故周老认为该患者应当从气阴两伤，肝肾亏虚，痰瘀痹阻治疗，以沙参麦冬汤加黄芪鳖甲汤为主方，配以僵蚕清热通络，化痰散结止咳；鬼箭羽凉血化瘀通络；功劳叶，石楠藤强腰膝，祛风湿；穿山龙、老鹳草一药多效，既可以治疗结缔组织病中的关节痹痛，又可以治疗间质性肺病的咳嗽咯痰症状。二诊时患者肝肾阴虚症状较明显，故周老加用山萸肉、地骨皮滋肝肾之阴，收敛固涩；全瓜蒌宽胸散结，祛痰却不伤津。三诊时患者症状减轻，守法原方，此期应当以补为主，顾护正气。加用生黄芪补益肺气；制黄精性平，补益肺肾之阴；羊乳可益气养阴，润肺止咳解毒，适合肺阴亏虚出现的咳嗽少痰之证。[68]

骨科病医案

◎ 案 1

患者，女，71 岁，2009 年 9 月 10 日就诊。主诉：膝关节疼痛 4～5 年。患者膝痛 4～5 年，右侧为著，近半年加重，行走困难，牵引疼痛，上下楼梯、蹲后起立时均有不适，有时行走突然软弱无力，腰部酸软，双手畏冷，皮温偏低，舌暗紫，苔薄黄、微腻，脉细。26 年前曾因左肾结石行手术，4 年前曾患右侧面瘫，后遗口角歪斜，右目闭合不灵。辅助检查：尿酸：377μmol/L；X 线摄片：右膝关节骨性关节炎。西医诊断：骨关节炎、脑梗死、高尿酸血症；中医诊断：骨痹（肝肾下虚、痰瘀痹阻）。治法：补益肝肾、化痰散瘀、通络止痛。处方：桑寄生 15g，川续断 20g，炒杜仲 12g，骨碎补 10g，鸡血藤 15g，片姜黄 10g，土鳖虫 5g，熟地 10g，淫羊藿 10g，千年健 15g，油松节 10g，制南星 10g，土茯苓 25g，豨莶草 15g。共 14 剂，每日 1 剂，水煎服，早晚餐后半小时服用。2009年9月24日复诊，药后患者自觉双膝关节疼痛略有减轻，双下肢乏力，时有腰部酸软，双手畏冷感较前减轻，皮温仍偏低，纳食可，大小便调，舌暗紫，苔薄黄、微腻，脉细。原方改桑寄生25g，川续断25g，鸡血藤25g，片姜黄12g。服法同前。后患者连服中药半年，病情稳定，双膝关节疼痛明显减轻。

按：本案为老年女性，膝关节疼痛近5年。患者年七十而天癸竭，肝肾精血亏虚，筋脉骨髓失养，络脉不畅，血瘀阻滞，发为本病；又因卒中病史，痰瘀阻络，兼之久病，血虚、血瘀进一步加重。病机为肝肾下虚、痰瘀痹阻，治以补益肝肾、活血祛瘀、化痰通络。全方在补益肝肾的基础上，以养血活血为要，药用桑寄生、川断、杜仲、骨碎补、淫羊藿补肝肾、强筋骨，鸡血藤、片姜黄养血活血，土鳖虫祛瘀生新，熟地益精养血。患者两手清冷，行走软弱无力，乃血虚不能荣养筋骨，血瘀阻滞脉络，四肢不得荣养所致，予鸡血藤养血活血通络，片姜黄破血行气止痛；患者膝痛5年，久病肾精亏虚明显，予熟地加强益精养血之功；经络不通，血虚、血瘀明显，见舌质暗紫、脉细，予土鳖虫破血逐瘀，瘀血去则新血自生；另予千年健、油松节加强祛风湿、强筋骨之力。患者有脑梗死、高尿酸血症病史，根据异病同治理论，加用制南星化痰通络，豨莶草祛风湿、利关节，土茯苓利湿化浊。纵观全方，治疗以平补肝肾为本，重在养血活血，精血充、脉络通则骨节得以荣养，四肢得以温煦，症状渐消。[69]

妇科病医案

一、更年期综合征

◦ 案1

患者，女，50岁，2003年12月9日初诊。年过七七，月经尚潮，迁延难净，烘热多汗，经期乳胀，口不干，手足清冷，夜尿频多，腰酸；苔薄质暗，脉细。诊断：更年期综合征。病机总属肾虚肝旺，阴不涵阳。处方：百合12g，知母10g，生地黄12g，炙龟板（先煎）10g，旱莲草12g，怀牛膝10g，桑寄生 15g，功劳叶 10g，黄柏 10g，地骨皮 10g，煅龙骨（先煎）20g，煅牡蛎（先煎）25g，瘪桃干 15g，浮小麦 20g。21 剂，水煎服。

2003 年 12 月 30 日二诊：烘热发作减少，出汗亦见好转，大便正常，夜尿亦有改善，足冷；苔黄，质红，脉细。处方：初诊方加山萸肉 6g，鸡血藤 15g。21 剂，水煎服。

2004 年 1 月 20 日三诊：烘热发作明显减少，出汗亦少，夜尿正常，足冷，口腔时有溃疡；苔黄，质暗，脉细。处方：二诊方去桑寄生，加白残花 5g，玄参 10g，制海螵蛸 15g。21 剂，水煎服。

2004 年 2 月 10 日四诊：烘热已平，无汗，纳可，寐安；苔薄黄腻，质偏红，脉细。处方：三诊方去山萸肉、瘪桃干，加黄连 3g，吴茱萸 3g。21 剂，水煎服。

2004 年 3 月 30 日五诊：烘热出汗已缓解，手足心多汗发凉，月经一月两潮，量多，夜晚口干；苔白质暗红，脉细。处方：三诊方去海螵蛸、山萸肉、怀牛膝，加桑寄生 12g。7 剂，水煎服。

2004 年 4 月 13 日六诊：烘热轻微，汗出不多，手心不热，口不干，睡眠良好，左手肘、两腿膝、踝关节不舒；苔薄质暗，脉细。处方：三诊方去海螵蛸、山萸肉、瘪桃干，加桑寄生 15g，千年健 15g，鹿衔草 15g。7 剂，水煎服。

按：本案患者中年女性，年过七七，以烘热多汗，经行乳胀，夜尿频多，腰酸及月经迁延难净为主要特征，符合更年期综合征表现。病机总属肾虚肝旺，阴不涵阳。从初诊时患者夜尿频多，腰酸，经行乳胀，苔薄质暗，脉细辨其脏以肝肾为主，病理因素以郁为核心，涉及虚火，属阴虚阳浮。治当祛邪扶正并施，方用百合知母地黄汤清热凉血、养阴润燥为先，热去郁开。再者紧扣本病肝肾亏虚实质，以炙龟板、怀牛膝、旱莲草填补肝肾，其中旱莲草又能凉血止血，清营血伏热。虚阳化热，中脏亏虚，以功劳叶养精补中脏，合黄柏、地骨皮退瘀热。以龙骨、牡蛎安养心神，又取二者煅用之品联合瘪桃干、浮小麦固涩虚阳而敛汗。二诊时，郁气已得疏解，诸症皆善，然肝肾精气难复，瘀热难散，加强益肝肾行瘀之药力。三诊方加白残花、玄参、制海螵蛸祛除脾胃伏火。四诊及五诊，渐减收涩之品，加入平补肝肾之味。六诊患者出现肘膝关节疼痛，属肝肾阴亏，内风浮越之象，加入桑寄生、千年健、鹿衔草等祛风补虚除痹之品。纵观全病程，紧扣各阶段脏腑病机及病理因素机转，随症识机，因机立法加减用药，是本案取效的关键。[70]

杂病医案

一、性早熟

⊙ 案1

患者，女，10岁，2003年6月18日初诊。主诉：突然月经来潮。现病史：2003年6月6日突然月经来潮，量多，色红，10天方净，查黄体生成激素（LH）基本正常。骨科X线摄片示：骨龄发育相当于13岁。B超：子宫、附件形态增大。刻诊：患儿自觉内热，多汗，尿黄，大便干结，2～3天/次，舌质红，苔薄黄，脉细滑。西医诊断：性早熟。处方：性早熟。证属阴虚火旺。治宜滋肾清肝。予大补阴丸合滋水清肝饮加减化裁。药物组成：龙胆5g，焦栀子10g，川楝子10g，夏枯草10g，制香附10g，知母10g，黄柏10g，生地黄12g，制龟板（先煎）12g，赤芍10g，牡丹皮10g。日1剂，水煎2次取汁300ml，分早、晚2次服。7剂。

2003年6月26日二诊：患儿大便不干，日1次，晨起嚏多，面部烘热感减轻，舌质红，苔黄，脉细滑。诸症好转，以守前法出入，初诊方去川楝子、夏枯草、制香附，改龙胆6g，生地黄15g，制龟板（先煎）10g，加玄参12g，墨旱莲10g，另青黛粉12g。分次冲服，7剂。

2003年7月10日三诊：患儿大便溏薄，腹痛，尿时黄，多汗，手心热，肌肤灼热，心中有热感。继续以二诊方加煅牡蛎（先煎）25g，制海螵蛸12g，茜草炭10g，地骨皮10g。14剂。

2003年8月14日四诊：患儿2003-07-27月经来潮，7天干净，量中等，近日大便每日4～5次，偏干，手心烫减轻，舌质偏红，苔薄黄，脉细滑。属肾虚肝旺证。治宜滋肾清肝，清热凉血。予大补阴丸合犀角地黄汤、滋水清肝饮加减化裁。处方：生地黄15g，制龟板（先煎）12g，黄柏10g，知母10g，玄参12g，牡丹皮10g，黑栀子10g，龙胆5g，水牛角（先煎）15g，炒白芍10g，苦丁茶10g，天花粉10g，夏枯草10g。14剂。

2003 年 12 月 19 日五诊：患儿近 6 个月身高增长 6～7cm，月经较上个月衍期未潮，大便偏烂。复查骨科 X 线摄片示：骨龄符合 10 岁年龄表现。患儿舌质红，苔黄，脉细。证属肝肾阴虚。治宜补肾清肝，养阴生精。予大补阴丸合滋水清肝饮、二至丸加减化裁。药物组成：生地黄 15g，玄参 10g，牡丹皮 10g，丹参 10g，黄柏 10g，知母 10g，制龟板（先煎）10g，赤芍 10g，焦栀子 10g，夏枯草 10g，楮实子 10g，制女贞子 10g，墨旱莲 10g，桑寄生 15g。14 剂。

2004 年 1 月 16 日六诊：月经 2 个月未潮，腹中稍有不适，不痛，大便近来溏薄，每日 2～3 次，仍怕热多汗。舌质红，苔黄薄腻，脉细滑。证属肝肾阴虚火旺，冲任不调。治宜补肾疏肝，调理冲任。予丹栀逍遥散合大补阴丸、二至丸加减化裁。药物组成：醋柴胡 5g，炒白芍 10g，牡丹皮 10g，焦栀子 10g，制女贞子 10g，墨旱莲 10g，黄柏 9g，知母 6g，生地黄 12g，制龟板（先煎）10g，楮实子 10g，制桑白皮 10g，地骨皮 10g，夏枯草 10g。14 剂。

2004 年 7 月 29 日七诊：月经延后 7 天未至，目前无明显经前反应，怕热，手臂皮肤痒疹稍多，口干，舌质红，苔黄厚腻，脉细滑。证属肾虚阴亏，肝郁化火，冲任失调。治宜疏肝清热，清肝滋肾，活血化瘀。予滋水清肝饮合大补阴丸、桃红四物汤加减化裁。药物组成：醋柴胡 5g，赤芍 10g，制香附 10g，牡丹皮 10g，丹参 15g，黑栀子 10g，生地黄 15g，黄柏 6g，知母 6g，制龟板（先煎）10g，桃仁 10g，红花 5g，当归 10g，葶苈子 10g，夏枯草 10g，凌霄花 6g。28 剂。

2005 年 5 月 5 日八诊：患儿身高 154.5cm，较去年同期增长 2cm，怕热，额头皮肤常出现痱疹样皮疹，月经正常，大便偏干难解。2005 年 4 月 16 日 X 线摄片示：腕部出现 7 块骨化中心。舌质黯红，苔薄黄腻，脉细滑。证属肾阴亏虚，肝经郁火偏旺。治宜疏泄郁火，滋养肝肾。予滋水清肝饮合大补阴丸加减化裁。药物组成：醋柴胡 5g，龙胆 6g，夏枯草 10g，制香附 10g，牡丹皮 10g，丹参 10g，栀子 10g，生地黄 15g，玄参 10g，制龟板（先煎）10g，黄柏 6g，知母 10g，川石斛 10g，楮实子 10g，凌霄花 6g。14 剂。

2007 年 8 月 31 日九诊：患者近年来身高增长如常人，月经周期不太规则，多后期，血量尚可，皮肤粗糙颗粒样皮疹密集，面有痤疮。舌质黯，苔薄黄腻，脉细滑。证属肾虚肝旺，热蕴阴伤。治宜滋阴降火，清肝泻热。予大补阴丸、二至丸合滋水清肝饮加减化裁。药物组成：醋柴胡 5g，龙胆 6g，制香附 10g，夏枯草 10g，生地黄 15g，牡丹皮 10g，栀子 10g，玄参 10g，知母

10g，黄柏 10g，凌霄花 6g，鬼箭羽 15g，制女贞子 10g，墨旱莲 10g，茺蔚子（包煎）10g。14 剂。10 年后患儿母亲来诊告知，患儿海外学习归来，身高 169cm，其他发育指征均正常。

按：本例患儿于 10 岁突然月经来潮，骨龄发育相当于 13 岁，可诊断为性早熟。症状表现为自觉内热，多汗，月经量多期长，尿黄，大便干结，脉细滑，此为相火过亢，火旺动血，迫血妄行，冲任不固发为月经量多期长；虚火耗损肾精，骨髓不充，骨龄早熟之像，本例相火虚实兼夹，表现为肾虚肝旺、肝经郁热之证，故选大补阴丸、二至丸合滋水清肝饮滋阴补肾，清肝疏肝。初诊肝火偏亢为甚，滋水清肝饮加龙胆、川楝子、夏枯草苦寒坚阴，疏泄肝火。初诊方中知母、黄柏、龟板、生地黄取大补阴丸之意滋阴清热，牡丹皮、焦栀子、赤芍、生地黄取滋水清肝饮疏肝清热，加龙胆、川楝子、夏枯草、香附疏肝泻火，行气化郁热。二诊火热有减，减川楝子、夏枯草、香附，加玄参、墨旱莲、青黛清热养阴、清肝凉血以育阴消火。患儿肝胆之火渐退，舌苔渐黄腻，湿热内蕴，故加龙胆剂量以增燥湿清热之效，酌加青黛清肝凉血，玄参、墨旱莲滋肾凉血养血。三诊加煅牡蛎收敛止汗，补肝肾之阴，海螵蛸收敛固摄，潜阳归肾，地骨皮泻肾火，茜草炭清肝凉血，敛精散火。四诊正值伏暑，易耗气伤津，继续以大补阴丸、滋水清肝饮滋肾清肝，加水牛角清热解毒，散血分瘀热，苦丁茶散风热，天花粉生津清肺胃之热。五诊在前方基础上加丹参清心除烦，活血通经，楮实子补肾清肝，桑寄生补肾强筋骨。六诊时患儿怕热多汗，舌质红，尚有虚热，故方中加桑白皮清肺中伏火，地骨皮去骨中虚热，润肺补肾，金水相生。以滋肾养阴为主，佐以清肝退虚热。七诊时患儿月经后期，方中以滋水清肝饮清肝养阴，大补阴丸滋阴清热，加柴胡、香附疏肝行气，夏枯草疏肝解郁，桃仁、红花、丹参、凌霄花活血化瘀调经，葶苈子清泻肺热。八诊时患儿额头皮肤常出现痤疹样皮疹，大便干结，为相火郁热循经上炎，继续以滋水清肝饮清泻肝胆郁火，大补阴丸滋肾清热养阴，龙雷之火（又称相火）上行，加夏枯草清肝散郁热，楮实子补肾清肝，石斛入胃、肾、肺经，滋阴降火不伤脾胃，凌霄花凉血化瘀，消散红疹。九诊时患儿皮肤粗糙样颗粒、痤疮，苔黄腻，月经后期，周教授考虑热蕴伤阴，瘀热内生，故在清肝滋肾方药基础上加柴胡、香附疏肝行气解郁，龙胆草、夏枯草疏泻肝胆郁热养阴，凌霄花、鬼箭羽凉血活血化瘀，茺蔚子清肝活血调经。周老立足整体，详审病机，复法制方，随证化裁。基于脏腑辨证，补虚泻实，清中有补，敛中有散，又兼顾气血运行，津液荣亏，治病求本，故能收效。[71]

二、干燥综合征

⊙ 案 1

患者，女，63 岁，2006 年 10 月 25 日初诊。主诉：诊断为干燥综合征 7 年余，口干加重 1 个月。患者 7 年余前因口干确诊干燥综合征，长期服用中药治疗。入秋以来，口干症状明显加重，饮水较多，常发口疮。刻诊：目干、鼻干症状不重，口疮未见，食纳、二便正常，舌质暗红、苔薄黄腻，脉细滑。病机：肝肾阴伤，肺胃燥热。治以清热生津，养阴润燥。方选沙参麦冬汤加减。处方：南沙参 12g，北沙参 12g，麦冬 10g，天冬 10g，天花粉 10g，知母 10g，芦根 15g，生地黄 15g，玄参 10g，石斛 10g，生甘草 3g，乌梅 6g，泽兰 6g，赤芍 10g，佩兰 6g，白残花 5g，炒麦芽 10g。28 剂。每日 1 剂，水煎，早晚温服。

2006 年 11 月 29 日二诊：患者服药后口干症状未减，饮水仍较多，目干，鼻腔干燥，口唇上下出现火疮，夜寐差，纳食可，大便不干。舌质隐紫、苔薄黄，脉细滑。病机：肺胃燥热，虚火上炎。初诊方加蒲黄 10g（包），地骨皮 10g，酸枣仁 15g，鳖甲 10g（先煎）。28 剂。

2006 年 12 月 27 日三诊：患者诉鼻眼干燥明显减轻，口干亦减，口唇火疮消失，夜晚咳嗽，夜寐欠安。舌质黯、苔黄，脉细。药已见效，但肺之燥热未清，故予初诊方加桑白皮 10g，地骨皮 10g，五味子 4g，酸枣仁 15g。28 剂。

按：人体的津液，其化生既赖于先天禀赋的真阴充足，亦赖于后天脾胃化生水谷精微的不断充养，继而濡润脏腑、百骸、九窍。五官是五脏之窍，内外诸因导致阴津损伤、亏耗，则五窍失其濡养。本病以口、眼、鼻、咽、皮肤等部位的干燥症状为主要临床表现，所谓津充则润、津亏则燥。《灵枢·刺节真邪》曰"阴气不足则内热，阳气有余则外热……舌焦唇槁，腊干嗌燥"，故阴虚津亏贯穿整个病程。临床上常可因感受外燥之邪而加重病情，燥邪经口鼻而入，首犯肺卫，销铄津液，故此时常滋阴与生津润燥兼用，且生津润燥之药宜选用归肺经之类。本案患者入秋以来口干明显加重，且伴有鼻干、眼干，燥邪经口鼻而入，侵及肺脏，加之患者多发口疮，且舌苔薄黄腻，胃热之象明显，故病机以肺胃燥热为主，兼有肝肾阴伤，方选沙参麦冬汤加减。方中南北沙参、麦冬、天冬、石斛养阴生津；生地黄、玄参滋阴清热；乌梅、甘草酸甘化阴以治本；知母、天花粉、芦根清热生津，甘凉除燥以治标；佩兰、白残花化湿和胃；炒麦芽消食和胃；久病入络，络瘀血涩，瘀血日久化热，热与瘀血相互搏结而成瘀热，故以赤芍、泽兰凉血散瘀。二诊时患者口干未减，眼鼻干燥，且口唇出现火疮，肺胃燥热之象愈加明显，理应守法继进，但思其阴虚为本，阴不制阳，常兼有虚火上炎，故加用鳖甲滋阴潜阳兼清虚火，地骨皮清肺中虚火，并加酸枣仁安神治失眠，蒲黄生肌疗口疮。三诊时患者诸症均减，药已中的，故用初诊方加桑白皮、地骨皮清肺中燥火及虚火，酸枣仁安神，五味子加强酸甘化阴之力以治本。以药测证，加用清虚热药后即获良效，故本案病机当为肺胃燥热、肝肾阴虚、虚火上炎。[72]

三、难治性痛风

患者，男，35岁，2012年4月20日初诊。双下肢关节反复疼痛20余年，加重1周。20年前曾发痛风，此后每年反复发作。发作时关节红肿热痛，多发于足踝、拇趾、小趾关节，10天左右缓解。检查血尿酸偏高，长期口服别嘌呤醇片每次100mg，每日1次。2011年11月10日复查血尿酸610μmol/L，口服别嘌呤醇片增至每次150mg，每日2次。2011年12月10日复查血尿酸590μmol/L，口服别嘌呤醇片增至每次200mg，每日3次。近3个月右足拇指、右踝肿痛已发作3次，饮食稍有不慎或劳累后即复发。刻下症：右足第一跖趾关节及右足外踝关节红肿疼痛1周，局部皮肤温度稍高，行走不便，口干口苦，未见痛风石形成，纳眠可，小便黄，大便调。舌质暗，舌苔黄中后部腻，脉濡滑。实验室检查：血尿酸550μmol/L，血常规、尿常规、肝功能、血脂、肌酐、尿素氮未见明显异常。西医诊断：难治性痛风；中医诊断：痹证（顽痹），辨证属湿热浊毒入络。治宜清泄湿浊、解毒通络。处方：麸炒苍术10g，黄柏10g，薏苡仁15g，炒薏苡仁15g，土茯苓60g，萆薢20g，忍冬藤15g，豨莶草25g，川牛膝10g，山慈菇15g，鬼箭羽20g，威灵仙15g，桑枝20g，络石藤 15g，赤芍 10g。28 剂，水煎服，每日 1 剂，分早晚餐后半小时服用。嘱其停服别嘌呤醇片，若痛甚可服用抗炎镇痛药，多饮水，多休息，抬高患肢，避免食用动物内脏、肉汤、海鲜等高嘌呤食物。

2012 年 5 月 18 日二诊：患者一诊后仅服用中药汤剂，未服用别嘌呤醇片及抗炎镇痛药。右足第一跖趾关节及右足外踝关节已无红肿疼痛，皮肤温度正常，自觉右足踝关节僵硬，活动不利，两膝酸痛，易疲劳，口干口苦较前好转，晨起小便黄，纳眠可，大便调。舌质暗，舌苔黄中后部腻，脉细滑。复查血尿酸 480μmol/L。处方以初诊方加制天南星 10g，炙僵蚕 10g，鸡血藤 15g，千年健 15g，续断 15g，黄芪 20g。28 剂，煎服法同前。

2012 年 6 月 21 日三诊：关节已无明显不适，现稍有两膝酸软，疲劳无力，无口干口苦，纳眠可，大小便调。舌质偏红，舌苔黄薄腻，脉细滑。复查血尿酸 424μmol/L，血常规、尿常规、肝功能、肌酐、尿素氮未见明显异常。处方以初诊方加千年健 15g，续断 15g，炙黄芪 20g，减土茯苓量至 30g，萆薢 15g，山慈菇 10g。21 剂，煎服法同前。治疗后关节无明显不适，两膝酸软、疲劳无力缓解，继服初诊方加减汤剂巩固治疗半年。随访至 2013 年初，病情稳定，血尿酸每月复查均低于 360μmol/L，痛风性关节炎未再发作。

按：根据患者的临床表现及血尿酸检测结果，本案病属难治性痛风。脾肾功能失调，清浊升降失司，湿邪浊毒内伏，郁而化热，久病入络，症见右足第一跖趾关节及右足外踝关节红肿疼痛，皮肤温度稍高，行走不便，小便黄，口干口苦，舌质暗、苔黄中后部腻，脉濡滑。治以清泄湿浊、解毒通络。药用清络痛消方加威灵仙通行十二经脉，增强通络之效，桑枝、络石藤通泄络热，赤芍凉血化瘀。二诊时症状明显好转，血尿酸水平也有所下降，自觉右足踝关节僵硬、活动不利，恐久病痰瘀已成，故加用炙僵蚕、制天南星、鸡血藤化痰祛瘀；伴见两膝酸痛、易疲劳，肝肾气血亏虚之象明显，加用千年健强筋骨、续断补益肝肾以缓解病情；正不足而邪有余，故选用生黄芪，取其益气祛湿之功。三诊时患者痛风已近 2 个月未再发作，血尿酸水平已降至接近正常值，故减轻土茯苓、萆薢、山慈菇的用量；因仍有两膝酸软、疲劳无力，故继续予千年健、续断补肝肾、强筋骨；舌苔黄薄腻，说明湿邪渐去，治病求本，故选作用偏于里的炙黄芪益气补中。患者首诊辨证准确，治疗过程谨守病机变化，诸药合用，多因同治，药后即见良效。[73]

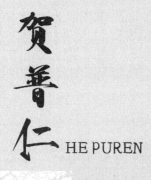

贺普仁 HE PUREN

　　贺普仁，字师牛，号空水，河北省涞水县石圭村人，男，汉族，1926 年 5 月出生，首都医科大学附属北京中医医院主任医师、教授，1948 年起从事中医临床工作，全国老中医药专家学术经验继承工作指导老师、"首都国医名师"，国家级非物质文化遗产传统医药项目代表性传承人。创立了"贺氏针灸三通法"，以独特的快速无痛针刺手法、娴熟的火针技术，且将深奥的武术、气功与针灸融为一炉，享有"天下第一针"的美誉。1956 年贺普仁教授调入北京中医医院，任针灸科主任 30 年之久。曾任第一、二届北京针灸学会会长、中国针灸学会副会长、国际针灸医师水平考核委员会会员、国际中医中药研究学院名誉院长等职务。1990 年被卫生部、人事部和国家中医药管理局确定为国家级名老中医药专家学术经验继承人导师。1998 年获世界知名医家金奖，并荣获二十世纪杰出医学奖证书。2007 年被文化部评为国家级非物质文化遗产针灸项目代表传承人。2009 年 1 月被北京市卫生局、人事局、中医管理局授予"首都国医名师"称号。

皮肤科疾病医案

一、白癜风

⊙ 案1

患者，女，31岁，因"前胸及上腹部散在白斑3年余"于2001年3月16日就诊。患者平素工作压力较大，自3年前开始前胸出现白斑，初期约3cm×2cm大小，无瘙痒及疼痛感，未予治疗。后发现白斑逐渐扩大，约4cm×6cm，上腹部亦出现约2cm×3cm大小白斑，遂就诊于某院皮肤科，诊为白癜风，予多种外用药及口服药物治疗，因效不显而自行停用。现症见：前胸白斑约4cm×6cm，上腹白斑约2cm×3cm，边界模糊不清，伴心烦易怒，胸胁胀满，月经量少色暗，有血块，纳食可，夜寐差，二便调。舌淡暗，苔薄白，脉沉细涩。西医诊断：白癜风。中医诊断：白驳风。辨证：肝郁气滞，气血失和，肌肤失养。治则：疏肝理气，调和气血，荣养肌肤。患者属于进展期，故贺教授局部未予针刺，采用艾条温和灸侠白（双侧）、期门（双侧）、肺俞（双侧）、心俞（双侧）、肝俞（双侧）、阿是穴（白斑处），每次30分钟，每周5次。艾灸治疗2个月后，患者病情稳定，病变处颜色纯白，边界清楚，白斑边缘色素加深，白斑面积大小同前，但未再出现新的白斑，心烦及胸胁胀满等症状明显改善。自述近日时有腰膝酸软，困倦乏力，纳食不馨，夜寐仍差，舌质淡，舌体胖大，苔薄白，脉沉细。辨证为脾肾不足，贺教授考虑患者已处于稳定期，故选用细火针，病灶局部常规消毒后，将针尖及针体烧至通红后点刺病灶处，深度0.2～0.3寸，速刺速出，不留针，密刺法，约隔0.5cm 1针，以局部皮肤出现红晕为度。之后嘱患者改俯卧位，毫针刺脾俞、肾俞、膈俞，向脊柱方向斜刺0.5～0.8寸；短毫针在病灶周围及病灶内直刺，两针相隔约0.5cm，深度0.3～0.5寸，行九六捻转补法；毫针直刺三阴交、太溪，深度1寸，行九六捻转补法；毫针斜刺百会、神庭0.5～1寸，平补平泻。留针30分钟，每周治疗2次。经治疗15次后，患者白斑范围缩小，前胸白斑约3cm×4cm，上腹部白斑约1cm×2cm，斑内可见散在色素岛，皮肤颜色逐渐变深，共治疗5个月，白斑消退，肤色基本正常。随访1年未复发。

按：患者病程 3 年余，曾内服、外用多种药物而无效。初诊时四诊合参考虑为肝郁气滞，气血失和，属于进展期，为避免局部刺激而引发同形反应，贺老选用艾灸侠白、期门肺肝同调，艾灸肺俞、心俞、肝俞调节肺、心、肝脏功能，活血养血，艾灸阿是穴（白斑处）以促进局部气血运行，经治疗 2 个月后病情稳定，未再出现新斑，结合白斑特点，考虑已进入稳定期，辨证为脾肾不足，予火针点刺阿是穴（白斑处）、脾俞、肾俞、膈俞以温通经脉气血，调理先后天，病灶处毫针浅刺、密刺以激发经气、鼓舞卫气，促邪外出，百会、神庭安神定志，结合三阴交、太溪调补脾肾以助眠。本案毫针、火针、艾灸及放血拔罐共用，使脏气足、气血畅、经脉通、神志安而白斑消。[74]

二、湿疹

◦ 案 1

患者，男，57 岁，初诊日期：2015 年 10 月 6 日。主诉：背部及四肢、双侧腋下及小腹部有米粟状红疹，奇痒 30 余年。30 多年前居住潮湿环境而得湿疹，背部尤为瘙痒，刺痒难忍，每晚须抓破流血方能入睡，30 多年来一直四处求医，病情时轻时重，无彻底缓解，发病以来彻夜难眠。2015 年进入 10 月以后，因改变居住环境，加之劳累，病情加重，10 月 6 日首诊，患者刻下望诊：面色黧黑无光泽，背部及四肢、双腋下及小腹均有抓痕，以后背部为甚，整个后背无一处完好肌肤，色素沉着此起彼伏，紫褐色血痂满布后背，舌苔白腻，脉弦滑。诊断：湿疹。选取穴位有曲池、足三里、大椎、肺俞、膈俞，穴位注射复方当归注射液 0.5 mL，每周 2 次，8 次 1 疗程；同时配合火针，针刺局部瘙痒部位，每平方厘米 1 针，每周 2 次，8 次 1 个疗程。患者治疗 1 次后一夜无刺痒，30 多年来，第一次完整睡眠一夜，治疗 3 次后瘙痒基本缓解，治疗 8 次后至今未再复发而痊愈。[75]

儿科病医案

一、小儿弱智

◎ 案1

患者，男，3岁半，2002年6月21日就诊。患者足月顺产，幼时并未发现异常，但至今一直不能行走，仅能说很少话语，吐字不清，无理解力，胆怯怕人，对陌生环境恐惧不安，体质欠佳，易感冒，夜间哭闹，尿床，纳食少，体瘦，舌淡苔薄白，脉沉细。查脑CT正常。诊断为小儿弱智。贺老取百会、风府、哑门、大椎、心俞、谵谵、照海、通里、四神聪治疗2个月余后，患者渐能行走，吐字较前清晰，爱说话，性格较前开朗，能识别父母以外的其他人，体质有所改善。

按：贺老师认为，本病属虚多实少，主因先天不足，后天失养，故补益先后天为其大法，辅以益智开窍醒神，从穴位的组成可以看出贺老非常重视督脉的作用，认为督脉"并于脊里""入脑"，故取督脉之穴以通调督脉经气，充实髓海，健脑益智。本病治以"补""调"之法，即补先天以固本，调周身之阳气，通其混沌之清窍，使其脑神醒来。百会在巅顶，为手三阳、足三阳、督脉之会，穴居最高之位，四周各穴罗布有序，如百脉仰望朝会。《会元针灸学》记载可主治癫痫狂证、角弓反张、健忘失眠、惊悸目眩、小儿夜啼等。风府为督脉、足太阳经、阳维脉交会穴，可主治颈项强痛、癫痫瘈病、中风不语等。哑门为督脉与阳维脉交会穴，"哑门者，为发音之门……故名"，可主治舌缓不语，颈项强直，脑性瘫痪等。大椎为督脉与手足之阳经交会穴，可主治癫痫瘈病、头痛项强、咳嗽热病等。膀胱之脉，挟脊抵腰络肾，取心俞和谵谵二穴，开通心窍，镇静安神。足少阴肾经照海穴，滋补肝肾，取心经络穴通里，调补心气心血，与照海相配，共奏补益心肾、交通心肾之功。四神聪为典型的健脑醒神之穴，其连于督脉、太阳经与肝经之间，故善调一身之阴阳，针之可息风宁神定志。在临床中，当辨证以虚为主时，取百会、四神聪、哑门、心俞、谵谵、通里、照海为首。少数以实证为主者，则采用扶正与祛邪并举之法，即在虚证的基础上，加上风府、大椎、腰奇三穴。切不可手法过重、泻之过重。因此病为痼疾，所以家属及医者均要有耐心，治疗时间以 3 个月到半年为佳。[76]

杂病医案

一、癫痫

⊙ 案 1

患者，男，22 岁，主因"发作性意识丧失、四肢抽搐、牙关紧闭 13 年"于 2002 年 3 月 12 日就诊。患者 7 岁时曾有头部外伤史，当时查头颅 CT 未见异常，9 岁时无诱因突然昏倒，意识丧失，全身抽搐，口吐白沫，牙关紧闭，小便失禁，在外院诊为癫痫（全身性发作），每日发作 1 ～ 2 次，每次发作持续约 2 分钟，醒后头痛、全身乏力。数年来一直服用丙戊酸钠，初起病情控制尚稳定，近 3 年症状加重，发作频繁，药物逐渐加量，但效果甚差，每日发作 5 ～ 10 次，因长期服用丙戊酸钠，白天精神弱，倦怠乏力，不能正常工作。纳眠可，小便调，大便干，2 日 1 行。舌质暗，苔白厚，脉弦滑。西医诊断为癫痫。中医诊断为痫证，辨证属于瘀阻脑窍型。治以活血通络，通调督脉，安神定志。

取穴：大椎、腰奇、百会、膈俞、肾俞穴。刺法：以上法先点刺大椎、腰奇、膈俞穴放血拔罐，同时用梅花针自上而下叩打督脉，至皮肤红润或微出血为度，后取蟒针刺大椎、腰奇穴，沿皮对刺，泻法；毫针刺肾俞穴，补法；百会穴毫针刺，泻法。留针 50 分钟，每周治疗 2 次。五诊时患者诉白天精神好转，倦怠感改善，发作次数减少，每日发作 3 ～ 5 次。十诊时诉发作次数明显减少，3 ～ 4 天发作 1 次。自述精神好，纳佳，心情舒畅，眠可，二便调。舌淡红，苔薄白，脉沉细滑。针灸取穴继用大椎穴对刺腰奇穴，手法改为平补平泻，余穴改为肝俞、心俞、脾俞、肺俞、肾俞、膈俞穴，针用补法。治疗 3 个月后，患者诉已有近 1 周癫痫未发作，精神较好。效不更方，穴法不变，又巩固治疗 2 个月而愈。2 年后随访，症状未复发，已胜任工作，并已经开始逐渐减少丙戊酸钠用量，3 年后随访，患者已经停用丙戊酸钠，且癫痫未再发作。

按：本患者年幼时头部外伤，瘀血阻络，气血运行不畅，脑窍失养而发病。综观舌脉症，辨证属于瘀血阻滞，清窍失养，当以活血通络，通调督脉，安神定志为治则。大椎、腰奇、膈俞穴放血拔罐可活血通络，使邪随血出；大椎、腰奇穴透刺可使督脉经气通畅，醒脑开窍，安神定痫；百会穴醒神开窍；肾俞穴可补肾益精填髓以固本，防止攻邪而伤正。经治患者病情逐渐稳定，发作次数明显减少，根据辨证考虑为气血不足，故改用"五脏俞加膈俞"以补益气血、调理阴阳，扶正固本。[77]

班秀文 BAN XIUWEN

班秀文（1921—2014），壮族，中共党员，广西平果县人，广西中医药大学主任医师、教授，南京中医药大学第二期教学研究班毕业。1940年9月起从事中医临床工作，为全国老中医药专家学术经验继承工作指导老师，2009年被评为首届国医大师。

班秀文1940年7月毕业于广西省立南宁医药研究所本科班，分配到广西凌云县东和乡医务所任所长兼医师，1957年9月调入广西南宁中医学校（广西中医药大学前身）任教。

班秀文从事中医临床、教学、科研70年。他理论知识深厚、临证用心精微、效验颇丰，内、外、儿、针灸科疾病均擅长，对妇科造诣尤深。出版《班秀文妇科医论医案选》《妇科奇难病论治》《班秀文临床经验辑要》等学术著作。

班秀文还是壮医药事业奠基人，现代壮医药理论的奠基者。1984年兼任广西中医学院壮医研究室主任，指导壮医门诊部筹建和诊疗工作。1985年招收第一批攻读壮族医药史的硕士研究生，为壮医药研究和引入研究生、本科生教育奠定基础。

班秀文医学精湛、医德高尚，深受壮乡人民喜爱。在中医药和壮医药理论、临床、教育、科研等领域取得卓越成就，为中医药和民族医药事业作出杰出贡献。

妇科病医案

一、围绝经期崩漏

◎ 案 1

患者，女，49 岁，已婚。1977 年 12 月 10 日初诊。主诉：阴道异常出血 3 月余。自今年 9 月份开始，阴道反复出血而到某医院妇产科治疗，经住院 10 天而好转出院。但 20 天后，阴道再次出血，第一至三天出血量多（每天换卫生纸 6～8 次），色紫红有块，以后逐渐减少，虽经中西药治疗，效果不满意。现阴道仍出血，淋漓不断，色淡红，量不多（每天换卫生纸 3～4 次），无血块，无腹痛，但腰膝酸软，面色苍白，神态倦怠，大便溏薄，小便清长。舌苔薄白，舌质淡嫩，脉属虚细。班老以其年龄与症状考虑患者为围绝经期崩漏，年值七七，又病情反复，迁延不绝，属肾气衰退、冲任失常为本，气血亏虚为急，当以温肾健脾为根本，益气摄血为要，首诊处方：潞党参 18g，炒白术 9g，炒怀山药 18g，炙黄芪 18g，菟丝子 12g，覆盆子 9g，茺蔚子 9g，鹿角霜（先煎）20g，荆芥炭 3g，桑螵蛸 9g，炙甘草 5g。水煎服，日 1 剂，连服 3 剂，每剂可复煎 1 次。

1977 年 12 月 13 日二诊：上方服后，精神较好，阴道出血量较少，但脉象及舌苔如初诊。上方中菟丝子加至 20g，鹿角霜加至 30g。连服 3 剂，煎服法同前。

1977 年 12 月 16 日三诊：服上方第 1 剂后，阴道出血完全停止，精神良好，寐纳俱佳，二便正常。切其脉象为细弦，舌苔薄白，舌质淡红。遂处方：鸡血藤 15g，怀山药 15g，墨旱莲 15g，菟丝子 9g，地骨皮 9g，莲藕须 9g，芡实 9g，白果 9g，甘草 6g。连服 6 剂，煎服法同前。3 个月后追访，疗效巩固。

按：患者初诊之时，崩漏日久，营血亏虚，加之七七之年，三阴渐弱，冲任渐亏，故采用先天、后天并补之法，温肾健脾，益气摄血。初诊方选四君子汤合右归丸加减。以党参、白术、甘草合黄芪益气健脾；右归丸中当归、肉桂、附子、鹿角胶之类虽能温养，但易动火动血，故减而不用，以温涩之鹿角霜、桑螵蛸代之，更为平稳；覆盆子甘平入肾，为滋养真阴之药；茺蔚子补而能行，辛散且润，引经入任也；稍佐荆芥炭收敛止血。二诊症状改善，然舌脉如初，遂重用菟丝子、鹿角霜以加强其温肾固涩之功。三诊崩漏已止，脉细弦，舌淡红，恐过用温养之品，引动虚火复燃，故改用鸡血藤活血补血，怀山药补脾养胃，墨旱莲凉血止血，菟丝子滋补肝肾，地骨皮清热凉血，佐以莲藕须生津养胃、凉血实脾，芡实固精，白果滋阴，甘草调和诸药以达补肾养阴、固涩善后之功。[78]

二、输卵管阻塞

◉ 案 1

患者，女，30 岁，已婚。1979 年 7 月 4 日初诊。主诉：结婚 3 年未孕。12 岁月经初潮，结婚 3 年，夫妻生活正常，迄今未孕。月经周期基本正常，量一般，血色红夹紫块。月经将行时心烦易躁，夜寐欠佳，经行之后则舒。余无不适。脉虚细，苔薄白，舌质淡嫩。妇科检查：宫颈少许潮红，子宫后位，稍小，双侧附件阴性，双侧输卵管不通。西医诊断：输卵管阻塞；中医诊断：不孕症（冲任不足、气虚血滞、胞脉不通）；治宜温肾养血、佐以通络。处方：菟丝子 15g，覆盆子 15g，当归 9g，白芍 9g，何首乌 15g，炙黄芪 15g，白茯苓 9g，刘寄奴 9g，益母草 15g，小茴香 2g。12 剂，每日 1 剂，水煎分早晚两次口服。

1979 年 7 月 24 日二诊：上药服至 7 月 16 日月经来潮时停药，周期正常，色量一般。现畏寒，鼻塞，纳差，脉象虚细，舌苔薄白，舌质淡嫩。处方：黄芪 20g，当归 9g，川芎 6g，小茴香 2g，炮姜 2g，延胡索 5g，赤芍 6g，没药 6g，生蒲黄 6g，五灵脂 6g，肉桂 3g（后下）。30 剂，每日 1 剂，水煎分早晚两次口服。

1979 年 8 月 31 日三诊：胃纳转佳，精神良好。本着"骨肉果蔬，食养尽之"，即停药调养，以当归身，鲜嫩益母草、黑豆各适量水煮，酌加油盐为饮食疗法。现月经逾期未潮，腰部发胀，头晕，呕恶不能食，脉象细滑，舌苔薄白，舌质淡。证属早孕恶阻，治以益气和胃，降逆止呕之法。处方：太子参 15g，白茯苓 9g，姜炒竹茹 6g，陈皮 2g，砂仁 2g，桑寄生 15g，杜仲 9g，枳壳 2g，紫苏叶 2g（后下），生姜 6g。3 剂，每日 1 剂，水煎分早晚两次口服，以少量多次服用为佳。服药后患者呕止。

按：该青年女性患者，3 年未孕，经妇科检查示输卵管不通，依据患者症状、病史、舌象、脉象，认为该患者属于冲任不足、气虚血滞、胞脉不通，治以温肾养血，佐以通络。选用菟丝子、覆盆子、小茴香温补肝肾、以充冲任；当归、白芍、何首乌补益气血；炙黄芪、茯苓补气健脾，使气血生化有源；刘寄奴入肝经化瘀通脉。患者二诊舌象、脉象较前未见明显改善，认为证属虚实夹杂，气血虚弱，强调从肝、脾、肾进行补益，因血之始赖肾之蒸腾气化，血之源靠脾之运化升清，血之和不离肝之生发调摄，故治以温化通络。方中黄芪、当归甘温之品补后天，以补气养血，使胞宫得以濡养；当归、川芎、赤芍取四物汤之意养血活血；小茴香、炮姜、肉桂三药合用温补肝、脾、肾三脏，培补先天与后天，鼓舞生机；生蒲黄、五灵脂祛瘀止痛；患者月经血色红夹紫块，加用没药加强祛瘀；酌加理气而不伤气，缓攻而不峻之品延胡索，疏肝理气、散瘀止痛。诸药合用，活血理血，使肝脾肾得以温补、气血充足，共奏推陈出新之功，使新血生、瘀血去、气血和、胞脉通畅。经上治疗患者三诊病情较前好转，成功妊娠，嘱其停药调养，以当归、鲜嫩益母草、黑豆各适量水煮，酌加油盐为饮食疗法。经上述治疗患者气血恢复，胞脉通畅，故而能孕。[79]

三、围绝经期综合征

⊙ 案 1

患者，女，50 岁，1992 年 6 月 12 日初诊。主诉：停经 3 个月余。近两年来月经紊乱，周期 15～90 天先后不定，量多少不一，伴烘热，寒热往来，目眩耳鸣，视力模糊，心烦失眠，心悸易惊，腰痛膝软，悲伤哭泣，情绪易于激动，不能控制，甚至有轻生念头。1992 年 3 月绝经，绝经后症状加重，手足心热，舌淡红、中裂、苔薄白，脉细弦。诊断：绝经前后诸证（心肾阴虚）。治则：滋肾养心，安神解郁。处方：百合 15g，小麦 20g，炒酸枣仁 10g，远志 5g，柏子仁 10g，何首乌 15g，大枣 10g，合欢花 6g，炙甘草 6g。4 剂，每日 1 剂，水煎分早晚 2 次口服。

1992 年 6 月 16 日二诊：药已，悲伤感减轻，烘热、心悸缓解，仍难以入寐，情绪易于波动，食少，闻肉欲呕，舌尖红、苔薄白，脉细弦。仍从上法，加重清热之力。处方：小麦 20g，合欢皮 10g，石斛 10g，芦根 30g，白芍 15g，五味子 6g，甘草 6g。3 剂，每日 1 剂，水煎分早晚 2 次口服。

1992 年 6 月 19 日三诊：药后诸症减轻，停药后症状又作，近 3 天来嗜睡，心烦，舌淡红、苔薄白，脉弦细。治以滋补肝肾，养心解郁。处方：百合 20g，熟地黄 15g，怀山药 10g，山萸肉 6g，牡丹皮 6g，茯苓 10g，泽泻 10g，鳖甲 20g，龟甲 20g，浮小麦 20g，夜交藤 20g，五味子 6g，合欢花 10g，大枣 10g，甘草 6g。4 剂，每日 1 剂，水煎分早晚 2 次口服。

1992 年 6 月 23 日四诊：药后烘热、心悸消失，眠可无嗜睡，心情愉快，舌淡红、苔薄白，脉细。续服三诊方 6 剂以巩固疗效。

按：肾阴为全身阴液的根本，五脏之阴液非此不能滋。患者七七之年，肾气渐衰，肾阴不足，冲任二脉虚衰，天癸渐竭，故月经先后不定，量多少不一，终至绝经。肾阴虚导致内脏阴液不足，心阴虚则心烦失眠，心悸易惊，悲伤哭泣；肝阴虚则情绪易于激动；阴虚不能上荣于头目，则目眩耳鸣，视力模糊；虚热上越则烘热；肾阴虚则腰痛膝软。治以滋肾养心，安神解郁。第一步养心安神以治标。初诊以甘麦大枣汤加味，小麦养心液安心神；甘草、大枣甘润补中缓急；百合润肺清心，益气安神；何首乌补肝肾、益精血；炒酸枣仁、远志、柏子仁养心安神；合欢花安神解郁。二诊悲伤感减轻，阴虚证仍明显，继续用甘麦大枣汤加减，并增强滋阴降火功效。方用小麦养心液安心神，将炙甘草改为生甘草，在补益心气、和中缓急中增强清热之力；将合欢花改为合欢皮，在理气解郁中增强滋阴之功效。方中去百合、何首乌、炒酸枣仁、远志、柏子仁、大枣等滋腻之品，增加石斛滋肾阴、清虚热，白芍养血敛阴柔肝，芦根清热除烦，五味子养五脏、除虚热。第二步滋补肝肾以治本。三诊、四诊用六味地黄汤和甘麦大枣汤加鳖甲、龟甲滋阴潜阳，五味子除虚热，夜交藤、合欢花养心安神理气解郁，使肾阴充盛，心阴充足，肝阴得养，诸症无由生。[80]

四、滑胎

◦ **案 1**

患者，女，25 岁，已婚，1980 年 12 月 25 日初诊。主诉：婚后 1 年，先后自然流产 3 次。婚后 1 年，均是受孕月余而堕，无腰腹胀痛。自第三次流产之后，采取药物避孕，经行紊乱，每月来潮 2～3 次，量多，色暗淡，需打止血针或服止血药阴道出血始止，其余尚无不适。脉虚细弦，苔薄白，舌质正常。诊断：滑胎。辨证：肝肾亏损，冲任不固。治则：滋养肝肾，调补冲任。处方 1：当归 12g，白芍 5g，熟地黄 15g，茯苓 5g，山药 15g，泽泻 5g，山萸肉 9g，牡丹皮 5g，益母草 9g。6 剂，水煎服，每日 1 剂。处方 2：当归 10g，白芍 5g，熟地黄 15g，川芎 5g，地骨皮 9g，牡丹皮 5g，女贞子 9g，墨旱莲 16g。6 剂，水煎服，每日 1 剂。两方交换服用。

1981 年 2 月 20 日二诊：现已受孕 40 余天，要求防漏安胎。查脉细缓，舌苔正常。拟温养脾肾，壮腰安胎。处方：菟丝子 15g，桑寄生 15g，杜仲 15g，太子参 15g，山药 15g，炙黄芪 15g，芡实 15g，续断 9g，砂仁 2g。20 剂，水煎服，每日 1 剂。

1981 年 4 月 4 日三诊：受孕 3 个月，腰胀坠，时吐清水，脉细滑，苔薄白、舌质正常。拟健脾壮腰，顺气安胎。处方：党参 15g，白术 9g，陈皮 3g，桑寄生 12g，杜仲 9g，砂仁 2g，紫苏叶 2g（后下），炙甘草 5g。3 剂，水煎服，每日 1 剂。此后间断服药调理，1981 年 9 月 13 日足月顺产。

按：患者 1 年之内 3 次流产，诊断为肝肾亏损、冲任不固所致。方用归芍地黄汤与地骨皮饮加味治之，以达到肝、脾、肾并治的目的。肾精足，肝血和，则冲任调；经行常，则胎孕养；胎元牢，则足月产。充分体现班老"辨证论治，补肾安胎，健脾养肝，调摄情志"的诊疗思路，亦体现其"未孕先治，已孕防病"的学术观点。[81]

五、带下病

⊙ **案1**

患者，女，39岁，已婚。初诊症见：带下量多，色白质稠，经行前后头痛，肢节烦疼，发热，乳房及少腹、小腹胀痛，按之加剧，经色暗红，夹血块，量多。舌苔薄白，右脉沉细，左脉弦滑。中医诊断：带下病（湿瘀互结证）；治则：化湿祛瘀，解毒通络。处方：清宫解毒汤加减。药物组成：鸡血藤18g，忍冬藤18g，土茯苓15g，怀山药15g，首乌15g，党参12g，芡实12g，路路通9g，车前子9g，佛手9g，甘草3g。12剂，每天1剂，水煎服。

二诊：月经来潮，血块减少，乳房胀痛及少腹、小腹疼痛减轻，带下正常，舌苔薄白，脉沉细滑。予当归芍药散加减。药物组成：当归9g，白芍9g，川芎6g，茯苓12g，白术9g，苏木9g，青皮9g，路路通9g，香附9g，鸡内金9g，忍冬藤18g，柴胡5g。每天1剂，水煎服。患者服上方15剂后，诸症悉去。

按：该患者以湿瘀互结为主，伴有化热之象。因此首方以自拟清宫解毒汤去益母草、丹参、薏苡仁，加入怀山药、首乌、党参、芡实、路路通、佛手，方中党参、山药、芡实、土茯苓、车前子有健脾化湿之功，鸡血藤、忍冬藤、路路通、甘草能够解毒通络，佛手可理气和中兼醒脾胃，首乌可补肝肾生精血。二诊患者热象已去，瘀血明显减轻，故以当归芍药散加减以善后。[82]

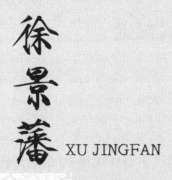

徐景藩 XU JINGFAN

徐景藩，男，汉族，1928年1月出生，江苏省吴江盛泽人，江苏省中医院主任医师、教授，南京中医药大学终身教授，中国中医药学会终身理事。1946年6月起从事中医临床工作，为全国老中医药专家学术经验继承工作指导老师、江苏省名中医、全国"白求恩奖章"获得者、首批"国医大师"。

徐景藩自幼秉承家学，后师从江浙名医朱春庐，1952年7月考入北京医学院"中医研究"班学习五年，是我国最早的"中学西"专门人才。

他潜心脾胃病诊治研究60余年，首创"糊剂方卧位服药法"，对食管、胃肠、肝、胆、胰腺等脏腑病证形成自己独特见解和辨证方法。

他引领学科建设，在原有脾胃、肝胆病组的基础上成立了中医消化科，坚持"多方位研究、多学科结合"，使江苏省中医院消化科成为全国唯一的脾胃病研究基地。

他继承发扬吴门、孟河医派的学术思想，悉心培养高水平中医人才，使中医药事业生生不息，薪火相传。

"读书从博到精，撷采众长，分析思考，须有自己见解；诊病务必细心，审因辨证，选方宜慎，择药熟知性能；改进给药方法，针对病情，达于病所，庶能提高疗效；积累临床资料，撰文求实，常年不懈，集腋始能成裘。"这是徐老多年医教研工作的经验总结，也是对后学的谆谆教诲。

脾胃系统疾病医案

一、便秘

◎ 案1

患者，男，72岁，1990年5月9日初诊。主诉：便秘10余年。病史：病起10年前，大便秘结难解，约5～8天1次，腹部痞胀不适。2年来隔日用开塞露通导，已产生依赖。虽经多方服药调治，饮食配合，效果不著，仍需要开塞露辅助通便。现时有咳嗽，咳虽不甚，痰亦不多，登楼自觉气短，饮食正常。舌质略暗红，舌苔薄净，脉弦缓。近查X线钡餐灌肠提示乙状结肠冗长。西医诊断：便秘，结肠冗长；中医诊断：便秘（肺气郁闭兼气阴两虚证）。治以利肺滋液，润肠通便。处方：紫菀15g，前胡10g，枳壳15g，杏仁15g，桃仁15g，郁李仁15g，火麻仁20g，全当归10g，麦门冬20g，川百合15g，炙甘草5g。每日1剂，水煎分2次服。服上方10剂，隔日大便自解1次，不必再用开塞露。续服14剂，咳嗽症状消失，大便仍需隔日自解。乃于原方去前胡，改百合30g。配7剂药，大锅同浸一宿，翌日煎取药汁3次，浓缩至较稠时，加蜂蜜7食匙，收膏。每日冲服2匙。7剂药熬膏可服14～16日，既方便服用，又能维持通便疗效，服完再配再熬。至1990年10月每日服一匙即可，已不再用开塞露。

按：患者便秘10余年，先天结肠冗长，其致病因素可能为肠神经系统异常导致结肠动力不足，加之年过七旬，气阴本虚，传导无力，见咳嗽、气短，肺气不利，肠腑失濡，以致大便干结难解，辨证当属肺气郁闭、气阴两虚证。当治以利肺滋液，润肠通便。方中用紫菀、前胡、枳壳、杏仁宣肺降气通腑，"釜上揭盖"；杏仁、桃仁、郁李仁、火麻仁、全当归润肠通便，当归、麻仁兼滋养阴血；麦门冬、川百合补肺养阴，上源津液充足，尚可滋养肠腑；后期以蜂蜜熬膏，加强润肺养阴益气、润肠滑利之用，通补兼施。纵观全方，抓住肺气不利，失于宣降之病机，宣肺利气，兼润肠腑，滋肺阴，益肺气。明察因机，遣方用药，兼顾全局，肺肠合治，效如桴鼓。[83]

二、胆汁反流性胃炎

◦ 案 1

患者，男，75 岁，于 2011 年 7 月 11 日初诊。主诉：患者 5 年前出现上腹部嘈杂不适，时查胃镜示胃息肉及胆囊息肉。患者 2009 年的时候，症状未缓解，后又复查胃镜示：慢性胃炎伴胆汁反流，胃息肉 0.6cm×0.6cm；病理示轻中度慢性萎缩性胃炎伴肠化，后于同年 9 月行内镜下息肉切除术。刻下：病起 5 年，上腹嘈杂，食后痞胀，因牙齿脱落多枚，食欲不振，下腹胀满不适，情绪急躁，嗜酒吸烟，饮浓茶，舌苔白糙，前薄后厚，脉弦，重取无力，脉形长而迂曲，大便偏干。西医诊断为胃息肉摘除术后，慢性萎缩性胃炎伴肠化，胆汁反流；中医诊断为胃痞病（肝胃不和）。病因胃气受戕，肝气失疏，肠腑失濡，症见有湿阻气滞，又因高年气阴不足，气不布津，本虚标实，阳明胃腑，宜降则和，胃降不及，给予通降为主，行气消滞化湿。给予太子参 12g，怀山药 20g，炒陈皮 10g，法半夏 10g，炒枳壳 10g，槟榔 10g，香附 10g，川楝子 10g，延胡索 10g，牵牛子 10g，全瓜蒌 15g，谷芽 30g。14 剂，水煎，每日 1 剂，分 4 次口服。

2011 年 7 月 25 二诊：患者上脘及腹部胀满好转，但舌苔仍腻，饮食未见明显好转，故加以苍术 10g，厚朴 10g 以化湿邪，鸡内金 10g，神曲 10g。以健脾助运，14 剂，煎服法同前。

2011 年 8 月 9 日三诊：诸症缓解，但大便稍稀，原方去全瓜蒌、牵牛子，加藿香 10g，黄连 3g 以化湿清热。嘱其饮食清淡，日常煎煮半夏秫米汤代茶饮，续服中药 14 剂，煎服法同前。诸症好转。

按：该例患者年事已高，脾胃气阴不足为本，故取太子参、山药以清养胃气，陈皮、半夏化湿和胃，川楝子、延胡索疏肝行郁，牵牛子、瓜蒌润肠通便去浊，谷芽养胃。二诊患者舌苔仍腻，加苍术、厚朴以化腻苔，取平胃散之意；加鸡内金、神曲以助运。患者三诊大便偏稀，徐老加藿香、黄连以化湿清热。另徐老嘱咐患者可日常煎煮半夏秫米汤，其中秫米甘酸入胃经血分，半夏辛温入胃经气分，淘米时多用流水冲洗几遍，取其清轻不助阴邪之意，升以半夏入阳分，通腑泄阳；降以秫米入阴分，通营补阴，武火徐煎，合升降之意。另嘱患者略为垫高床头，以免夜睡时胆汁反流入胃，方法在床头一边的底座，垫入木板 3cm 高，使头位略高。[84]

三、开泄法治疗慢性胃炎

○ 案 1

患者，女，43 岁，2004 年 6 月 3 日初诊。主诉：胸闷如塞，胃脘痞胀间作 10 余天。病史：患者 10 天前无明显诱因出现胸脘部痞闷不舒，隐痛及背，伴咽部阻塞感，无吞咽困难，食欲不振，纳谷欠香，至当地医院就诊，查电子胃镜示：慢性浅表性胃炎，Hp（－）；心电图未见明显异常。门诊予香砂养胃丸口服，症情时轻时重，患者逐渐消瘦，伴头部昏沉，神疲乏力，四肢沉重，后辗转至徐老门诊。刻下：患者面色欠华，巩膜不黄，胸闷如塞，胃脘痞胀，咽喉阻塞不适，食后尤甚，纳谷不馨，夜寐欠安，眠浅易醒，大便数日 1 行，不尽感，小便正常。舌质淡，苔薄黄微腻，脉濡细。近 1 年来体质量下降 5kg。西医诊断：慢性浅表性胃炎。中医诊断：痞满，湿浊中阻证。治宜开泄肺胃，调其升降，宣通气滞。处方：炒苦杏仁 10g，白豆蔻（后下）3g，橘皮、橘络各 6g，桔梗 6g，枳壳 10g，甘草 5g，炒白芍 15g，当归 10g，绿梅花 10g，合欢花 10g，石菖蒲 3g，炙鸡内金 10g，刀豆壳 20g。14 剂，每日 1 剂，水煎，早晚饭后 30 分钟热服。

2004 年 6 月 16 日二诊：胸闷脘痞十去其五，咽部阻塞不适消失，渐知饥，食量较前增加，乏力改善，大便日行 1 次，色黄质软，仍不尽感，苔脉如前。原方基础上加生白术 10g，煎服法同前，继进 14 剂。

2004 年 7 月 1 日三诊：服上方后胸闷脘痞基本消失，唯情绪紧张及工作压力大时有所反复，知饥，饮食转佳，乏力不显，腑行通畅，舌质淡红，苔薄白，脉细。原方有效，守法继进 14 剂，1 剂分 2 日服用，巩固治疗。

按：《温热条辨·中焦》篇第 55 条有言："湿热受自口鼻，由募原直走中道，不饥不食，机窍不灵"。本例患者病起于江南梅雨季节，暑湿秽浊之气，感则易上犯口鼻，阻滞气机，故患者胸膈满闷如塞；加之平素脾胃虚弱，湿邪侵及中焦脾胃，致脾清不升，胃浊不降，则胃脘痞胀，纳谷不馨；脾胃为后天之本，气血生化之源，脾胃既伤，气血生化乏源，内不能充养心脉，致心神失养，故眠浅易醒；上不能荣于头面，则面色少华；外不能濡养肌肉，故形体逐渐消瘦。其病位累及上中二焦，病机为上焦失宣，中焦失降，治宜轻苦微辛，开泄肺胃，调其升降。故以"杏蔻橘桔"开泄法为基本大法，轻清开泄上焦肺气，气化则湿亦化。橘皮、橘络同用，旨在加强理气通络之功；桔梗、枳壳一升一降，既能升达清阳，又可降泄下行；炒白芍、当归两药相伍，补血兼能活血，使补而不滞；绿梅花、合欢花，疏肝解郁、悦心安神。少佐石菖蒲醒脾滞，开胃窍，以其气薄清香，辛开芳化，寒能胜湿，尤宜于胃病兼湿，胃脘胀痛遇寒加重者。鸡内金消食健胃，刀豆壳温中下气止呃，诸药相配，既可疏肝胃之气，又可宣通肺气，共奏宣上畅下之功，俾周身气机流畅，则胸脘痞胀自除。二诊时患者诸症减轻，唯诉大便仍有不尽感，故加生白术补气健脾燥湿，湿去则腑自通矣；三诊时诸症转佳，原方有效，守法继服，同时嘱其放松心情，怡情悦性。[85]

四、胰腺癌术后

◦ 案1

患者，男，72岁，2010年5月7日初诊。患者于2010年3月开始出现皮肤巩膜黄染，伴腹胀和食欲减退，于当地医院查CT示胆总管扩张，胆囊增大饱满，查磁共振胆胰管成像示胆总管下段的阻塞伴肝内外胆管扩张，胆囊增大，后于上海某医院行内镜逆行胰胆管造影术，病理结果考虑为胰腺癌侵占，后于同年3月24日行胰腺切除术。西医诊断：胰腺癌术后伴肝内外胆管扩张、胆囊增大。刻下：已行手术治疗，黄疸已退，上腹胀痛已除，大便一天一行，色黄，腑行通畅，上腹按之痞满，舌苔薄白，脉象细涩而数，中医诊断：癌（气虚血瘀证），治拟清利肝胆、行气化瘀散积。处方：柴胡10g，青蒿15g，黄芩10g，金钱草15g，海金沙15g，鸡内金15g，郁金15g，梗通草6g，王不留行6g，急性子6g，薏苡仁30g，半枝莲30g，焦神曲15g，谷芽30g。14剂，日1剂，1日3次口服，少食多餐，嘱其开怀颐养。继续服用14剂后，诸症皆除。

按：患者高龄男性，早年常饮酒量多而醉，肝胆湿热久恋，气血瘀积，已成痼疾，考虑为胆胰同病。柴胡、青蒿、黄芩同用取清胆之意，蒿芩清胆汤出自俞根初《通俗伤寒论》，方中黄芩善清胆燥湿；柴胡擅长疏肝解郁，具有升提清阳的功效；青蒿则清热利湿，化湿而不伤阴；三药同用具有和解少阳、清胆利湿之功。凤仙花的种子为急性子，具有破血软坚、消积散结之功，《本草纲目》谓其："治产难，积块，噎膈，下骨鲠，透骨通窍"；王不留行也为子类药物，具有活血通经、利水消肿之功，《本草新编》谓："王不留行，其性甚急，下行而不上行者也"，两药功用以加强通利作用。徐老指出通草有两种，一种是通草的茎穗称为梗通草，另一种是茎穗加工时修下来的边条称为丝通草，细管子可用丝通草，可治疗肝胆管里结石梗阻；梗通草比丝通草管径粗，专通管道水道，胰胆总管梗阻选用梗通草，故在此案中选用梗通草，体现徐老功底深厚，思路巧妙。薏苡仁祛毒降浊，半枝莲清热解毒、活血化瘀；佐以焦神曲、谷芽开胃，全方共奏清热通腑、祛浊解毒之功。[86]

郭子光
GUO ZIGUANG

郭子光，男，汉族，1932年12月出生，成都中医药大学教授。全国首届国医大师、全国老中医药专家学术经验传承工作指导老师、中华中医药学会终身理事、四川省首批学术技术带头人。从事伤寒论、中医内科学、养生康复学和各家学说教学、科研与临床近60年。提出"病理反应层次"学说解释六经方论，被认为是伤寒新说；还提出创立"六经辨证新体系"作为发展伤寒学说的远景目标。在全国率先开掘中医康复学科领域，提出创立"现代中医康复学"的框架构想。2008年获四川省康复医学会颁发"学科发展杰出贡献奖"，2009年获中华中医药学会"终身成就奖"。1992年被国务院表彰为作出突出贡献而享受"政府特殊津贴"专家。临床主张"病证结合"，提出"临证八步骤"，擅治中医内科疾病，尤其对外感疾病、心脑血管和血液疾病、肾脏疾病以及癌症的中医诊治有较深入研究。主编出版的教材、论著有《现代中医治疗学》《伤寒论汤证新编》《日本汉方医学精华》等共近20部，参编著作20余部，发表论文160余篇。曾多次应邀去日、韩等国讲学交流，深受好评。"郭子光学术思想及临证经验研究"课题，被纳入国家"十五"科技攻关计划加以研究。

肾系疾病医案

一、慢性肾炎

◎案1

患者，女，50岁，1999年5月12日初诊。患者患有慢性肾小球肾炎，服西药效果不明显。刻诊时热象不明显，虚象不突出，从其尿中有泡沫，颜面、下肢有浮肿来看，认为乃风湿浊邪郁结，影响肾与膀胱气化所致。拟从实论治，以祛风、除湿、通利为法，选性味平和，不偏寒热之品与服，以观后效。给予僵蚕15g，蝉蜕15g，防风15g，薏苡仁20g，石韦20g，茯苓20g，泽泻20g，仙鹤草20g，车前子20g。浓煎，每日1剂，分3～4次服。至同年7月25日之前，郭老与患者通过电话和通信方式了解病情。上方服10余剂，其浮肿尽消，尿蛋白（++）。以后每周尿检1次，每两周前来更方1次，均以上方或加茵陈、山药、谷芽、酸枣仁之类1～2味，病情未继续发展。后因尚有肺脾肾虚之象，治以补肺卫、升脾气、温肾阳，兼祛风除湿治之，用玉屏风散、补中益气汤、金匮肾气丸、升降散诸方化裁与服。后嘱早上服金匮肾气丸6g，晚上服补中益气丸6g，服半年，追踪观察至2000年5月中旬，未发现异常。

按：肾病蛋白尿患者若小便见大量泡沫，则为典型的风邪鼓动之象，且风邪易兼夹他邪合而为患。有风寒之因。劳累汗出或遇气候异常变化之际，风邪夹寒而成风寒之邪，先伤于皮腠，进而内束于肺，渐致寒引邪降，下移于肾，此即"肺移寒于肾"。寒为阴邪，寒邪伤阳，以致阳虚者更虚，阴邪盛者更盛，则蛋白尿难以根除。本案患者就诊时尿中有泡沫，颜面浮肿，风邪鼓动之像明显，由于其热象不明显，故用僵蚕、蝉蜕、防风三药，辛温与辛凉同用，经调治病情得到有效控制。[87]

妇科病医案

一、胞宫积液

◦ 案 1

患者，女，31岁，2013年4月10日初诊。主诉：婚后4年未孕。患者自诉婚后至今未孕，经彩超显示：两侧输卵管积水2cm，西医诊为不孕。刻诊：患者自觉小腹隐痛不适，白带正常，行经疼痛，小便略黄，舌质淡红苔白，脉弦，诊断为肝郁水停证，因肝气疏泄失常，导致下焦津液代谢紊乱，内停为水饮，治当疏肝解郁，调节开合为主，利水活血为辅，以丹柏四逆散化裁治之，处方：牡丹皮15g，黄柏20g，柴胡15g，炙甘草3g，枳壳15g，白芍20g，泽泻18g，白花蛇舌草30g，薏苡仁30g，茯苓20g。

2013年4月17日二诊：上方服用7付后腹痛缓解，脉证不变，守原方续服7剂。

2013年4月24日三诊：患者自述彩超示积水消失，左侧附件2.5cm×1.0cm×1.8cm囊性肿块，刻诊：月经正常，附件囊性包块，舌质淡红苔薄白，脉缓，辨证为痰气郁结证，治当消痰散结，活血化瘀，以消瘰丸化裁治之，嘱孕时勿服，处方：夏枯草30g，牡蛎30g，浙贝15g，白花蛇舌草15g，牡丹皮15g，金银花30g，莪术15g，益母草20g，路路通15g，制鳖甲30g，黄柏15g。

2013年5月12日四诊：服上方积液与囊肿皆消失，现食欲良好，诸症若失，盼孕，舌淡红、苔薄白，脉数。辨证为痰气郁结，肝郁湿热，治以丹柏四逆散加味，处方：牡丹皮15g，黄柏18g，柴胡15g，白芍15g，枳壳15g，炙甘草3g，白花蛇舌草30g，路路通10g，茯苓25g，金银花30g。附注：其渴望怀孕，嘱其停经则停药，继续用药目的在于预防输卵管粘连，嘱及时复查是否粘连。

◦ 案 2

患者，女，32岁，2013年4月24日初诊。现症：小腹隐痛，小腹发凉，行经疼痛（月经周期与经量都正常），白带正常，盆腔积液2.1cm，舌淡红、薄白苔，脉濡。辨治：盆腔积液，肝郁湿热，治当清利肝经湿热，调节气机开合，通利三焦水道，以丹柏四逆散化裁，方如下：牡丹皮15g，黄柏20g，柴胡15g，炙甘草3g，枳壳15g，白芍20g，泽泻18g，白花蛇舌草30g，薏苡仁30g，茯苓20g，金银花30g，桂枝10g。

2013年5月12日二诊：上方服6副后，小腹隐痛好转，盆腔积液减至1.3cm，余无异常，舌淡红、苔薄白，脉濡。当续以上方调之，处方如下：牡丹皮15g，黄柏20g，柴胡15g，炙甘草3g，枳壳15g，白芍20g，桃仁15g，泽泻20g，白花蛇舌草30g，薏苡仁30g，茯苓20g，金银花30g，桂枝10g，路路通10g。随访：患者自诉小腹疼痛痊愈，小腹略有冷感。嘱其注意检查盆腔积液等妇科指标，及时复诊。

按：案例1的患者初诊症见小腹隐痛、行经疼痛，属肝气不调，气血不畅之征，彩超所示输卵管积液是枢机失于开合，导致水饮内停之征；其小便略黄，是气滞日久化热之征，结合脉证，选用能调节开合枢机的丹柏四逆散为主方，酌加利水的泽泻、薏苡仁、茯苓治之，疗效较好。三诊积液尽去，而彩超显示有囊性肿块，此属开合失常所导致一系列病理变化后期的痰瘀互结之征，故采用消瘰丸作为主方治之，疗效颇佳。四诊肿块与积液尽去，因有形之邪已去而无形之气机尚未完复，故当继续以调节开合，疏泄气机之药治之，以巩固疗效。案例2的患者初诊小腹隐痛，行经疼痛属于肝气不调，开合枢机不利之征，盆腔积液是气滞津停为水之征，而小腹发冷，参合其他主症初步断定为水停于下焦，导致阳气不能敷布之征，故当以丹柏四逆散化裁调节开合枢，通利三焦水道，故症状缓解，盆腔积液亦随之缩减。[88]

二、卵巢子宫内膜异位症

◎ 案1

患者，女，27岁，2012年3月28日初诊。病史：患者自诉于2年多前因经行疼痛剧烈就诊西医妇科，多家西医医院诊断为左卵巢巧克力囊肿（约3cm），疑似子宫腺肌症（子宫内膜回声欠均匀）。西医建议其手术治疗卵巢巧克力囊肿后服用长效避孕药以治疗腺肌症，但患者考虑尚未生育不愿采取手术及长效避孕治疗方案，而多方寻求中医治疗，效果不显著，仅间或痛经缓解。月经周期27～30天，经行6～7天，月经量偏多，夹较多瘀块，经色暗，经行前2～3天及经行第一至二天小腹及少腹胀痛剧烈，不因热敷而缓解，时呕吐痰涎，疼痛剧烈时影响纳食，需卧床休息，多数时候还需服用较大剂量镇痛类药物以缓解疼痛。现有生育要求，不愿意再服用西药止痛，遂来诊。刻诊：月经将至，近2日觉小腹胀痛明显，末次月经：2月28日至3月5日。平素纳眠可，二便调。舌质淡红，苔薄少，中根有裂纹；脉弦滑偏细。2012年1月16日腹部彩超结论：左侧卵巢囊性占位（巧克力囊肿），大小3.6cm×3.2cm。子宫腺肌症？辨证：疾病病机—湿瘀互结肝脾；证型病机：阴虚夹痰。治法：活血破瘀，健脾除湿，柔肝止痛；滋阴化痰，软坚散结。处方：桂枝20g，茯苓30g，白芍50g，桃仁20g，牡丹皮20g，水蛭粉12g（研末冲服），五灵脂15g，制乳、没各30g，延胡索30g，制鳖甲30g（先煎40分钟），路路通20g，莪术30g，王不留行30g，柴胡15g，土鳖虫15g，丹参30g，台乌30g，枳壳30g，浙贝20g，黄芪20g，生麦芽50g。3剂，2日1剂。药煎3次，第一次先煎制鳖甲40分钟，余药除水蛭粉外先浸泡40分钟后与鳖甲再混煎30分钟后泌出，第二，三次均水煎30分钟。3次药液混匀后分2天喝，每次200mL（经行疼痛时可少量频服），将水蛭粉2g冲入药液共服。日3次，饭后1小时温服。嘱勿食生冷，少食豆质品、蜂蜜等，注意保暖和休息。

2012年4月4日二诊：末次月经3月30日，今日尚有少许经血，色暗。服上方痛经缓解，偶有子宫短暂痉挛性疼痛，腹微胀，此次经行未服止痛西药也能耐受，且基本保持正常进食。月经量多，经血夹瘀块多。舌质淡红，苔薄少，中根有裂纹；脉弦滑偏细。处方：制鳖甲40g（先煎40分钟），桂枝20g，茯苓30g，桃仁15g，牡丹皮20g，丹参30g，生牡蛎30g，白芍50g，水蛭10g（研末冲服），柴胡15g，鹿角霜20g，郁金20g，北黄芪40g，台乌30g，阿胶18g（烊化），山茱萸40g，女贞子20g，旱莲草20g，熟地30g，生麦芽30g。3剂，2日1剂。煎法、服法同前。

2012年4月15日三诊：近2日白带色透明，情绪易怒，余无所苦。舌质淡红，少苔，根裂纹；脉弦滑偏细。处方：制鳖甲40g（先煎40分钟），桂枝20g，茯苓30g，桃仁15g，牡丹皮20g，白芍30g，水蛭6g（研末冲服），柴胡 15g，郁金 20g，路路通 30g，覆盆子 30g，菟丝子 30g，浙贝 30g，川黄连 20g，百合 40g，生地 40g，山茱萸 30g，肉苁蓉 30g，夏枯草 30g，生麦芽 30g，生牡蛎 30g，黄芪 30g。共 3 剂，2 日 1 剂，煎法、服法同前。

2012 年 4 月 22 日四诊：偶觉腰胀，时有眠浅易醒，余无明显不适。舌淡红，苔薄白，根有少许裂纹，脉滑。制鳖甲 40g（先煎 40 分钟），桂枝 30g，桃仁 20g，白芍 60g，牡丹皮 20g，丹参 30g，浙贝 30g，当归 40g，黄芪 40g，水蛭粉 12g（研末冲服），生牡蛎 30g，生麦芽 40g，枸杞子 30g，生甘草 15g，桑寄生 30g，淫羊藿 30g，合欢皮 30g，茯神 30g，肉苁蓉 30g，龙血竭 10g。3 剂，2 日 1 剂。煎法、服法同前。后续皆按上述病证结合，分期分型治疗方案，宗前方随证加减。如此往复，治疗到 2012 年 7 月 4 日末诊：5 月、6 月月经正常，无所苦，Lmp：6 月 29 日～7 月 3 日，询问可否停药试孕。嘱其 2～3 天后复查 B 超。7 月 11 日来电诉：7 月 6 日 B 超示：子宫、附件未见异常，嘱其试孕。患者于 2012 年 10 月怀孕（末次月经来潮时间：2012 年 10 月 3 日），2013 年 7 月 15 日分娩一子，重 7.6 斤，母子康健。

按：患者经西医诊断为"卵巢子宫内膜异位症"，则其疾病病机为"湿瘀互结，病在肝脾"。其尚有疑似子宫腺肌症，且经行腹痛伴呕吐痰涎，苔根有裂纹，脉偏细滑，故辨其证型病机为"阴虚夹痰"，故治疗以桂枝茯苓丸加水蛭为基础方，佐以鳖甲、牡蛎以滋阴化痰，软坚散结，此治贯穿治疗始终。初诊为患者月经前期两天，故治疗上按月经期治疗方案，强化逐瘀止痛之力；因其经行不能进食，无以保证脾之健运，故重用生麦芽健脾消食，有稍兼疏肝之效。二诊为卵泡期，因考虑患者有生育要求，治疗上加用鹿角霜、阿胶等补肾填精。三诊为排卵期，减少了虫类药破血行气之力，强化补肾填精及疏通输卵管的药物，并针对其易怒的兼症，选用了既清肝热又软坚散结的夏枯草配合黄连、百合清解邪热。四诊为黄体期，一方面强化温阳补肾，滋养精血之力，另一方面，结合患者原来经行前即有明显疼痛的特点，此期也重用了白芍及稍佐止痛活血之品，未雨绸缪。月经前一周出现睡眠略差，故以茯神代茯苓，既健脾利湿又可安神，并酌加既疏肝又安神的合欢皮，使睡眠得安，以助气血更好充养。[89]

心系疾病医案

一、胸痹

◎ 案1

患者，女，42岁，2013年11月27日初诊。刻诊：患者自诉室性早搏，心动过缓（55次/分钟），心悸怔忡数年，睡眠欠佳，舌淡红、苔薄白，瘀斑舌，脉结。郭老诊断病位在心，属气虚血瘀证，治当益气活血，通脉止忡，以郭氏胸痹基础方化裁治之，处方：黄芪40g，黄精20g，玉竹20g，丹参20g，葛根15g，苦参15g，炒酸枣仁20g，炙甘草10g，红参片10g，麦冬20g，炒稻芽20g。2013年12月29日复诊，患者自述服上方早搏消失，心动过缓消失（心率70次/分钟），睡眠转佳，刻诊仍偶有心悸、耳鸣，乳房胀痛，舌暗红，苔薄白，脉缓而时结，知药已中病，然而气虚血瘀证仍在，当续以郭氏胸痹基础方化裁，巩固疗效，处方：黄芪50g，黄精20g，玉竹20g，丹参20g，苦参15g，炙甘草10g，红参片10g，麦冬20g，炒稻芽20g，郁金15g，延胡索15g。2014年1月7日随访患者服药后，心脏早搏和心动过缓基本痊愈，无心悸发作，耳鸣等症状均好转，嘱咐患者可续服数剂，及时复诊。[90]

杂病医案

一、慢性乙型肝炎

◎ 案1

患者，男，37岁，2013年4月24日初诊。主诉：慢性乙肝10余年，疲乏、多汗2月余。病史：慢性乙肝10余年（俗称"小三阳"），多次查肝功能正常，但乙肝病毒DNA值高，且有明显疲乏、出汗、胁痛，头发干枯等症状，于2年前西医用干扰素注射治疗，3次/周，连续注射1年多，乙肝病毒DNA值逐渐下降，并伴见白细胞下降，但停止注射干扰素后，乙肝病毒DNA值又升高。反复循坏，自感疗效欠佳，从广东专程前来求治于郭老。现症：患者出示当地医院检验报告乙肝病毒 DNA2.88E+03IU/mL（参考值阴性）。自觉易疲乏，贪睡，精神不振，不想做事，每晚睡后大汗出，至少换一次衣服，右胁略有不适，口苦，家属反映口中臭气重，怕近距离与人正面谈话，大便痔疮出血较多，食欲尚可，小便黄臭气浓，大便形质正常。察其形体中等，精神抑郁，叙事条理清楚，面色淡黄少华，右胁不适，伴有延迟性扣痛，舌淡苔黄滑，脉细乏力略显滑数。辨治：卫气虚弱（自汗出、疲乏、少神、脉细乏力）为本，肝郁湿热（胁痛、口臭、尿黄臭、苔黄滑）为标，当本标同治，双管齐下，坚持治疗。郭氏玉屏风基本方加味：黄芪 50g，炒白术 20g，防风 15g，虎杖 30g，板蓝根 30g，炒地榆 20g，白花蛇舌草 30g，郁金 10g，炒稻芽 20g。1 剂/天，水煎 2 次，去渣混合分 3 次服。服 7 剂。

2013 年 7 月 24 日二诊：自述上方服药一周痔疮出血止，自以原方在当地医院配药坚持 1 剂/天治疗。服至 20 剂，晚间睡后出汗明显减少，可以不换衣服了，精神好转，口不苦了；又服 20 剂，自觉各种症状更加好转。从 10 月起改成了口服 2 剂/3 天。目前仍感口干，食欲良好，二便调，仍有口气，其他无不适，舌脉同前。上方加石斛 15g，1 剂/天，连续服用月余。

2013 年 12 月 24 日三诊：患者出示 9 月 23 日及 12 月 21 日先后 2 次化验报告：乙肝病毒 DNA 均属正常阴性范围。目前口中和，口气不明显，无睡后出汗，精神好，胃纳佳，二便调，舌正脉平。上方去板蓝根、地榆、石斛，加重黄芪至 60g。嘱 1 剂/天，服 3 个月，改为 1 剂/2 天再服 3 个月。继续巩固疗效，病愈防复之意也。

按：该病例既有自汗出、疲乏、少神、脉细乏力等卫气虚弱表现，又有胁痛、口臭、尿黄臭、苔黄滑等肝郁湿热之象，可谓本虚标实，须当攻补兼施，而获良效。玉屏风散加味应用于肝病治疗不乏临床报道，而郭老根据慢性乙型肝炎多有疲乏、胸胁苦满痛，口苦口臭，尿黄苔黄，易感冒，以及注射干扰素易发寒热似感冒状等表现，认定其基本病机为"表卫不固，肝郁湿热"，以上述郭氏玉屏风基本方，再根据兼夹症加味治疗：黄疸明显者，加茵陈 20g；胁痛突出者，加郁金 15g，或延胡索 15g；脘腹痞满者，加白豆蔻 10g；食欲不振者，加建曲 15g，黄连 3g，帮助逐步撤除频繁注射干扰素，解除干扰素发热、恶寒、疲乏等不良反应之苦。郭老经验表明，如没有什么兼夹症，尽量只用郭氏玉屏风基本方，不要另加药味，药味少，针对性才强，可谓效专力宏。[91]

二、立足肝虚风动，调治血液疾病

◦ **案 1**

患者，男，17 岁，学生。2014 年 7 月 20 日初诊。3 月前无明显诱因出现发热、头痛，其母自行购买感冒药（具体不详）嘱服 2 天后发热、头痛消失，但全身散见针眼或黄豆大小紫斑，以四肢为主。伴随皮疹，时显时消，略痒。当地医院诊断为：过敏性紫癜，紫癜性肾炎。经治后紫斑消退明显，血常规、肾功正常，但尿蛋白、尿血改善情况不佳。目前仍口服泼尼松每日 20mg，7 月 14 日尿常规示：尿蛋白 3+，尿隐血 1+。慕名来蓉求诊于郭老。现症：全身未见紫癜，荨麻疹时发，发时痒感明显，伴口干欲饮，大便秘结，2～3 日 1 次，质干；舌红苔薄黄干，脉弦，余无明显不适。辨证：肝阴暗耗，肝风妄动，兼有胃热。处方：乌梅 30g，生地 20g，防风 20g，荆芥 15g，蝉蜕 15g，金银花 15g，生石膏 15g，知母 15g，怀山药 30g，大枣 15g，白花蛇舌草 30g，仙鹤草 30g，生甘草 15g。1 剂 / 天，水煎服，7～10 剂。

2014 年 9 月 21 日二诊：患者母亲诉，因路途遥远，第一诊方初服 15 剂，药后荨麻疹发作频率明显降低，口干苦减轻，大便正常，8 月 5 日查尿常规：尿蛋白 1+，尿隐血 1+，自行再连服上方 15 剂，荨麻疹未再发，9 月 14 日查尿常规：尿蛋白（-），尿隐血 1+，遂来复诊调治。察：余无所苦，仅小便偏黄。舌淡红苔薄黄略干，脉略弦。辨证：肝虚风动，下焦热盛，迫血妄动。处方：生地 15g，乌梅 30g，僵蚕 15g，蝉蜕 15g，金银花 15g，牡丹皮 15g，地骨皮 30g，防风 20g，石韦 40g，黄柏 20g，白花蛇舌草 30g，仙鹤草 30g，生甘草 10g。1 剂 / 天，水煎服，15 剂。嘱停泼尼松。

2014 年 10 月 15 日三诊：自 9 月 22 日起停服泼尼松，坚持中医治疗。10 月 14 日尿常规：尿蛋白（-），尿隐血（-）。舌淡红，苔薄略黄，脉平。辨证：余邪未净。处方：乌梅 30g，生地 15g，防风 10g，僵蚕 10g，蝉蜕 10g，金银花 20g，黄柏 15g，仙鹤草 20g，白花蛇舌草 20g，生甘草 8g。1 剂 / 天，水煎服，10～15 剂。后记：后郭老因病停诊，11 月电话随访 1 次，已停药，无所苦。

按： 郭老认为，肝藏血，主疏泄，调达体内气血津精，故辨治血液系统疾病常主张从肝论治。本案始终立足于肝虚风动，以滋养肝之阴血，疏散肝风为治疗主线，并配合对症（仙鹤草止血，僵蚕消除蛋白），病证结合，随证治之。初诊不仅肝虚风动，还见胃热炽盛之证，故配以清泄胃热；二诊胃热已不彰，但尿血改善不明显，郭老考虑为下焦热盛动血，故佐清解下焦邪热，且重用石韦通因通用，通涩兼合；三诊继续清解余留之邪风、邪热，以防星火燎原，但病情已稳定，故精减药味，降低剂量以巩固，终收满意疗效。

按：本案郭老辨治精准，要旨有三①病位何以为肝？患者以紫癜性肾炎尿蛋白，尿血就诊，极易从肾辨治。但郭老认为，病因发为血液系统，肝方为藏血之脏，且肝主疏泄，疏泄太过，或致所藏之血不能内敛，或乘脾土，使脾不固精，蛋白外渗。②何以肝虚风动为主要病机？从患者表现看，很容易辨为纯实证。但患者初发为过敏性紫癜，为热盛动血之征，必然暗耗阴血，阴虚血热，更不能藏血，亦不能涵养疏泄，因此必须以养肝之阴血为主线，使肝阴血得固，方能藏血主正常疏泄。③如何滋养肝之阴血？郭老强调，本案并非显著虚象，且邪风邪热颇重，所以不能像传统认识般用当归、熟地、制首乌等养血制风，而选用生地既养肝阴，又生肝血，还能清解邪热，再伍乌梅，兼收止血收涩之功，选配乌梅还有一妙在于合甘草酸甘化生肝之阴血，如此四两拨千斤，药虽平淡，功效颇丰。[92]

唐由之

TANG YOUZHI

唐由之，男，汉族，1926年7月出生，中国中医科学院主任医师、研究员，1946年起从事中医临床工作，为全国老中医药专家学术经验继承工作指导老师、"首都国医名师"。

唐由之，原名唐昆吾，1926年生于浙江杭州。抗战期间，民生凋敝，家道中落。14岁时，因其母过世，中途辍学，由兄唐云接到上海生活。1940～1942年间，就读于上海无锡国学专修馆，主攻中国古典文学，并随其兄学习国画、书法。1942年，拜上海中医眼科陆南山为师。陆南山先生系沪上名医，是用现代科学方法研究中医的先驱，中医眼科界革新的倡导者。由于他天资聪颖，学习勤奋，深得陆先生赏识，并得陆先生之真传，学识和医技大有长进。1946年，他曾被派到苏州的陆南山眼科分诊所，独立从事眼科的临床工作。1947年底，他回杭州家乡开设唐昆吾眼科诊所。1952年，国家选拔在职年青中医进一步培养提高，他更名唐由之应试，考入北京医学院（今北京大学医学部）医疗系。5年的系统西医理论和临床知识学习为他日后眼科事业的发展奠定了坚实的基础。1957年，他毕业分配至中医研究院（现中国中医科学院）西苑医院，从事眼科的临床、教学、科研工作，1963年调至广安门医院。

金针拨障术是古代中医治疗白内障的常用方法，但临床研究中发现存在两个主要问题，一是手术切口部位的选择，二是术后并发青光眼。早在北医学习期间，唐由之便对金针拨障术有过想法。到中医研究院工作以后，开始立题进行相关动物实验，其后又进行了临床研究，术后效果良好，相关成果在1960年全国中西医结合会议上报告。他在继承古代金针拨障术的基础上，进行了改进和创新，将睫状体平坦部作为手术切口，具有操作简便、有效安全的特点。他对古代金针拨障术的继承和创新性的研究工作，是对中医眼科理论和实践的重大贡献。1966年初，卫生部组织全国知名中西医眼科专家，召开白内障针拨术科研成果鉴定会，他的研究成果受到专家的一致好评，并为此制定了推广培训方案。这是通过中西医专家鉴定的第一项中医药科研成果。此后，在扩大临床应用的同时，他继续对此项成果进行深入、全面的研究，对睫状体平坦部作为手术切口的科学依据做了深入解释和说明，极大地提高了此项手术的科学内涵。1985年，"白内障针拨术的研究"获得了国家科学技术进步二等奖，这也是中医药在临床医学领域内首次获得此项殊荣。

白内障针拨术对于年老体弱的白内障患者是较为适合的方法。唐由之眼科人生中最为传奇的经历是为毛主席等国内外领导人做白内障针拨术。1975年，经过严格筛选和论证，中央决定由他采用白内障针拨术为毛主席治疗眼疾。这是对他的信任，手术很成功。主席术后视力恢复良好，并题鲁迅诗一首赠予他，诗中"花开花落两由之"一句恰好契合唐由之的名字。这次手术的成功不仅为他个人带来了荣誉，也是对中医学的肯定和信任。此前，他曾成功地为柬埔寨前首相宾努亲王做了难度最大的白内障针拨术。他还应邀为朝鲜金日成主席、印尼总统瓦希德等国外领导人进行会诊和医治眼疾，均取得很好的疗效，扩大了中医药的影响。

他不仅注重白内障针拨术的临床、科研工作，而且还致力于此项技术的推广应用。早在1963年，他便将此项技术带到广西偏远农村。1969～1971年间，他先后在广西、福建地区进行此项技术的研究和临床推广工作，为患者带来了光明，并为全国各地培训了一批眼科专业人才。

他对其他眼科疾病的中医药治疗也很重视。他研究出的"病毒一号滴眼液"，临床和实验研究证明，对于单疱病毒性角膜炎疗效优良，1991年，该研究获得国家中医药管理局科技进步二等奖。1996年，"视网膜色素变性（RP）的中西医结合临床研究"获国家中医药管理局科技进步三等奖。

眼科病医案

一、干眼

◎ 案1

患者，女，45岁，2008年10月31日初诊。主诉：双眼干涩逐渐加重15年。病史：15年前开始出现双眼干涩，未诊治，逐渐加重，伴全身乏力。既往"类风湿性关节炎"。1年前在外院诊断为"干眼"，给予人工泪液、磺胺醋酰钠滴眼液及中药治疗，症状有好转。目前症状：双眼时干涩，身体时有疲劳、乏力。眼部检查：视力：双眼1.0，双眼睑结膜充血，外眦处结膜结石，上睑正中瘢痕形成。角膜下方可见血管翳，角膜中下方荧光素点状着色（＋）。泪液分泌试验：右眼5mm/5分钟，左眼3mm/5分钟。诊断：双眼干眼，沙眼。辨证：肝经风热。治则：祛风清热，退翳明目。处方：荆芥15g，防风15g，连翘15g，炒栀子15g，黄芩15g，薄荷6g，赤芍15g，白及15g，谷精草20g，木贼草15g，炒白术15g，炒白芍15g，生黄芪20g。28付水煎服，每日1剂，每次200mL，早晚饭后半小时温服。继用人工泪液及磺胺醋酰钠滴眼液。

2008年11月28日二诊：诉双眼干涩不适、怕风，疲劳时头晕。眼部检查：双眼角膜仍有点状荧光素染色。处方：天花粉20g，黄连10g，连翘12g，炒栀子15g，黄柏10g，黄芩15g，白菊花10g，川芎12g，薄荷6g，木贼草15g，谷精草15g，生黄芪25g。28剂，每日1剂，煎服法同上。

2008年12月28日三诊：双眼干涩不适较前明显好转，仍怕风。眼部检查：右眼角膜表面分泌物较多，角膜荧光素染色（＋）。处方：二诊处方加蝉衣6g，地肤子15g，14剂。

2009年1月12日四诊：双眼干涩疲劳症状基本消除。眼部检查：双眼角膜无荧光素着色。处方：原方停服。嘱咐患者服明目地黄丸1个月，每日2次，每次1丸（9g）。饮食清淡，忌辛辣油腻。

◎ 案2

患者，男，44岁，2009年8月3日初诊。主述：双眼时有疲劳、干涩感

3年。病史：患者平素嗜烟酒，3年前开始出现双眼疲劳、困倦、干涩，在当地医院诊为"双眼干眼、慢性结膜炎"，予人工泪液点眼，已用较长时间均无明显疗效。既往史：高血压病病史7年，药物控制稳定。目前症状：双眼干涩、疲劳、困倦感，全身伴有口苦口粘，头晕身困，大便时黏滞秽臭，小便发黄，纳差，口不渴，舌淡苔黄腻，较润滑，脉滑。眼科检查：双眼视力1.0，双眼睑球结膜充血（＋），近两眦处可见滤泡增生，角膜透明，眼底检查正常。泪液分泌试验：右眼2mm/5分钟，左眼0mm/5分钟。诊断：双眼结膜炎；双眼干眼。辨证：中焦湿热。治则：清热除湿。处方：杏仁10g，白蔻仁10g，薏苡仁20g，厚朴10g，白通草15g，滑石20g，竹叶6g，法半夏15g，干姜6g，黄连6g。21剂水煎服，每日1剂，每次200mL，早晚饭后半小时温服。服药期间饮食清淡，忌辛辣、油腻、烟酒。

2009年8月24日二诊：患者诉双眼干涩、疲劳明显减轻，口黏口苦，大便粘滞秽臭，头晕身困等均减轻。处方：上方加佩兰10g，藿香6g，21剂水煎，每日1剂，煎出300mL，早午晚饭后半小时各服100mL。

2009年9月14日三诊：患者双眼干涩、疲劳症状基本消除，全身症状明显改善。眼科检查：视力双眼1.0，双眼睑结膜充血（＋），近两眦处可见乳头和滤泡较前减少，球结膜无充血，角膜透明，眼底检查正常。泪液分泌试验：右眼12mm/5分钟，左眼15mm/5分钟。处方：停服汤药。上方制为散剂，早晚各6g口服，共服2个月。

2009年12月7日四诊：患者诉双眼无明显不适感觉，二便调，饮食睡眠正常，口苦口黏及头晕身重症状消失。嘱患者停药物治疗，避免劳累熬夜，忌烟酒辛辣。

◎ 案3

患者，女，28岁，2010年5月10日初诊。主述：双眼干涩、怕光1个月。病史：自述1个月前，因"感冒"后，开始出现双眼干涩、疲劳、怕光，曾在外院诊断为"干眼"，予玻璃酸钠滴眼液点眼，未见明显改善。目前症状：双眼干涩、怕光、疲劳，全身伴有汗出、畏风寒、项强，时有便溏，脉浮缓。眼科检查：视力双眼1.2，双眼前节及眼底检查均未见明显异常。泪液分泌试验：右眼2mm/5分钟，左眼3mm/5分钟。诊断：双眼干眼。辨证：风邪袭表，营卫不和。治则：祛风升阳，调和营卫。处方：桂枝10g，葛根12g，白芍10g，大枣20g，生姜10g，炙甘草6g。7剂水煎服，每日1剂，每次200mL，早晚饭后半小时温服。服药期间饮食清淡，忌辛辣、油腻、寒凉。

2010年5月17日二诊：患者双眼干涩、怕光、疲劳缓解，汗出、项强、便溏改善，近日口干。处方：上方加天花粉10g，山药20g。7剂水煎服，每日1剂，每次200mL，早晚饭后半小时温服。

2010年5月24日三诊：患者双眼已无明显干涩、怕光、疲劳症状，畏寒怕风、便溏、项强、口干消除。停中药汤剂内服，参苓白术丸每次6g，每日2次，服15天。嘱咐患者饮食保持清淡、温热。[93]

二、视神经萎缩

◦ 案1

患者，女，18岁，2010年3月5日就诊。主诉：双眼视力下降9年。患者8年前无明显诱因出现双眼视力下降，当地医院诊断为"双眼视神经萎缩"，口服中药、针灸等治疗有好转，近半年自觉视力下降明显。刻下症：双眼视物模糊，无眼红眼痛。纳食可、夜寐安、二便调。眼科检查：视力右眼0.2（矫正0.5），左眼0.15（矫正0.8）。双眼前节无明显异常。眼底检查：双眼视盘边界清色苍白，右眼视盘鼻侧稍红润，双眼黄斑中心凹纹理稍紊乱，但中心凹反光可见，视网膜及动静脉血管未见异常（图1）。眼压：右眼13.8mmHg，左眼15.9mmHg。视野：双眼视敏度降低。右眼为重（图2）。诊断：双眼视神经萎缩。处方：生地黄20g，熟地黄20g，当归20g，怀山药15g，茯苓15g，肉苁蓉20g，巴戟天20g，山萸肉15g，菟丝子20g，枸杞子30g，金樱子20g，楮实子20g，覆盆子15g，生黄芪30g，柴胡6g。60剂水煎，每日1剂，煎出400mL，早晚饭后半小时各服200mL。

2010年11月5日二诊：患者自诉双眼视物较前清晰。视力：右眼：0.2（矫正0.8），左眼0.15（矫正0.6）。眼部其余检查同前。视野检查：右眼视敏度较前稍好转。处方：上方去生熟地黄，加制首乌30g，黄精20g。60剂水煎，每日1剂，煎出400mL，早晚饭后半小时各服200mL。

2011年4月8日三诊：患者自述双眼视物无明显不适。眼科检查：视力：右眼：0.2（矫正0.8+1），左眼0.15（矫正0.8+1）。眼部其余检查同前。方药：太子参12g，西洋参12g，制首乌30g，黄精30g，巴戟天12g，肉苁蓉12g，菟丝子15g，枸杞子15g，生黄芪30g，炙黄芪30g。30剂水煎，每日1剂，煎出400mL，早晚饭后半小时各服200mL。视野检查：双眼视敏度明显改善（图3）。

按：该患者病史较长，眼科检查视盘边界清晰，颜色淡白，可明确诊断为视神经萎缩，病因先天发育不良可能性大。此时患者已病九年之久，久病多虚，久病多瘀，当属虚实夹杂之证。该患虽然年轻，全身无虚象之征，但依据眼底视盘颜色淡白，辨其病机以虚为主，治法为补肾益精明目。方中以生地黄、熟地黄、山萸肉、枸杞子、菟丝子、覆盆子众药合力补益肝肾，益精明目，阴阳双补；生黄芪补气固表；柴胡引诸药上达目系。后期制首乌、黄精增加补肝肾、益精血之力，病情明显好转，予以补气、益精、养血收功。本病病程缓慢，注意调理脾胃，以防药物滋腻。[94]

三、青光眼

⊙案1

患者，男，35岁，患者于2009年6月8日以"左眼胀痛视野缩小2年"为主诉来诊。既往史：7岁时左眼外伤，行白内障摘除手术。2006年劳累后左眼眼胀、视野中央有暗点，当时测眼压：右15mmHg，左30mmHg，在当地诊断为"左眼无晶状体性青光眼"，未曾系统治疗。就诊时查视力：右眼1.0，左眼0.5，左眼虹膜部分萎缩，瞳孔强直，晶状体缺如，玻璃体混浊，眼底：右眼正常，左眼视盘苍白，C/D：0.7，有轻度弧形斑，豹纹状，黄斑检查不清。查房角：双眼房角宽。测眼压：右18.2mmHg，左27.3mmHg，视野：右眼正常，左眼视野缺损。诊断为：①左眼开角型青光眼；②左眼无晶体眼。处方：拉坦前列素滴眼液滴眼，每晚1次；中药：生地黄、熟地黄、山药、茯苓、泽泻、当归、丹参、枸杞子、覆盆子、黄芪等。

2009年10月23日二诊：查视力右1.0，左0.6，眼压：右18.8mmHg，

左26.8mmHg，其余症状同前，加用2%美开朗滴眼液滴左眼。在上方基础上加牛膝15g以引水下行。

2010年1月15日三诊：查视力右1.0，左0.6，眼压：右19.2mmHg，左25.7mmHg，左眼底同前，视野明显改善。原来的滴眼液不变，中医处方：茯苓、泽泻、地肤子、猪苓、熟地黄、当归、丹参、枸杞子、黄芪等。2010年4月23日四诊：视力右1.0，左0.6+3，眼压右19.4mmHg，左21.6mmHg，眼底同前。给予中药：制何首乌、黄精、生地黄、熟地黄、丹参、车前子、黄芪等巩固治疗。

按：首诊时唐老考虑到患者眼压偏高（27.3mmHg），病程较长（2年），而眼底视神经偏淡，C/D＝0.7，从局部辨证来看应当属于气血不足之象，因此采用标本兼治的方法，一方面决定继续用拉坦前列素滴眼观察降眼压效果，另一方面，选用具有补肝肾，调气血的中药治本。以六味地黄丸减牡丹皮、山茱萸，配合黄芪、当归补气养血，同时选用车前子、地肤子等配合泽泻、茯苓利水明目，以协助西药降低眼内压。治疗3个多月后，患者左眼视力得到一定程度的提高，但眼压下降不甚明显（26.8mmHg），则增大降眼压的力度，加用2%美开朗滴眼液，同时增加了具有活血利水作用的牛膝。三诊时，患者的视力达到了0.6，眼压25.7mmHg，患者的视野扩大。唐老考虑到视野和视力虽得到改善，但是眼压仍偏高，为了取得更好的效果，则调整诊疗思路，在补肝肾明目的基础上，加大了活血利水的力度，选用了茯苓、泽泻、地肤子、猪苓、当归、丹参等大队活血利水药以促进眼压的下降。四诊时，患者的左眼视力又有所提高，左眼压继续降低，基本接近正常，眼底C/D也没有进一步扩大，为了更好的巩固疗效，治疗方案调整为滋补肝肾、补气养血法以促进视功能的恢复，收到了较好的效果。[95]

四、糖尿病性视网膜病变

◦ 案1

患者，女，30岁。2007年10月15日初诊。主诉：双眼视物模糊2年余。病史：患者有1型糖尿病病史14年，2年前起，无明显诱因出现双眼视物模糊，在外院诊断为糖尿病性视网膜病变。2006年曾行激光治疗（右眼2次，左眼4次），然仍有反复出血现象，慕名找唐老诊治。诊见：双眼视物模糊。眼科检查：VOD：0.1（矫正0.3），玻璃体混浊，下方大片积血，后极部眼底窥不清，周边眼底视网膜可见散在出血斑及微血管瘤，视网膜大片激光斑。VOS：0.15（矫正0.6），视网膜可见较多出血斑及微血管瘤，大片激光斑，黄斑部中心凹反光不见。全身体征：面色少华，神疲乏力，少气懒言，咽干，五心烦热，纳食减少，夜寐尚安，大便干结，舌淡红、苔少，脉细虚无力。诊断：双眼糖尿病性视网膜病变（右V期，左Ⅲ期）。治法：补气养阴、止血活血、化瘀明目。处方：生蒲黄、姜黄、旱莲草、女贞子各20g，生黄芪、丹参各30g，枸杞子、山茱萸、菟丝子各15g，川牛膝、川芎各10g。20剂，每天1剂，水煎，分2次服。

11月9日二诊：经上方治疗20天后，双眼视物稍清晰。眼科检查：VOD：0.15（矫正0.4），玻璃体混浊较前减轻，下方大片积血吸收部分，后极部眼底清，周边眼底视网膜仍见散在出血斑及微血管瘤，视网膜大片激光斑。VOS：0.3（矫正0.8），视网膜出血斑及微血管瘤有所减少。治初见效，守原方继用90剂。

2008年2月10日三诊：右眼视物又较前清晰，左眼同前。双眼视网膜出血基本吸收。眼科检查：VOD：0.2（矫正0.4），玻璃体混浊又较前减轻，下方大片积血吸收大部分，后极部眼底清，周边眼底视网膜仍见散在出血斑及微血管瘤，但明显减少，视网膜大片激光斑。VOS：0.3（矫正0.8），视网膜出血斑及微血管瘤明显减少。仍守原方，加生侧柏叶15g以凉血止血；浙贝母、半夏各15g以软坚散结。

10月17日四诊：双眼视物较前清晰。眼科检查：VOD：0.3（矫正0.5），玻璃体混浊又较前减轻，下方大片积血基本完全吸收，后极部眼底清，周边眼底视网膜未见出血斑及微血管瘤，视网膜大片激光斑。VOS：0.4（矫正0.9），视网膜未见出血斑及微血管瘤。病情维持稳定。守前方加天花粉、党参、大蓟、小蓟各15g。

2010年3月5日五诊：双眼视物清晰。眼科检查：VOD：0.4（矫正0.6），VOS：0.5（矫正1.0），视网膜未见有明显出血斑及微血管瘤。病情仍维持比较稳定。糖尿病性视网膜病变虽然是严重的眼部并发症，但仍是一种可以防治的眼底病。早期进行预防治疗，预后一般较好。中医药治疗糖尿病性视网膜病变具有鲜明的特色及一定的优势，尤其是名老中医经验，值得努力总结，好好传承。[96]

程莘农

CHENG SHENNONG

　　程莘农，男，汉族，1921 年 8 月出生，安徽绩溪人，生于江苏淮阴（今淮安）。中国中医科学院主任医师、教授，中国工程院院士，1939 年 2 月起从事中医临床工作，为全国老中医药专家学术经验继承工作指导老师、"首都国医名师"。

　　历任江苏省中医进修学校针灸教研室组长，北京中医学院针灸教研室副主任，中国中医研究院针灸研究所经络临床研究室、教学研究室主任，北京国际针灸培训中心副主任，中华全国中医学会针灸学会第一届副主任委员。1983 年被聘为加拿大传统医学院名誉教授。1984 年被聘为墨西哥针灸学会名誉常务理事。长期从事针灸临床、教学工作，著有《中国针灸学概要》等著作。

学术精要

　　自幼从师学医，先后在淮阴、镇江开业行医。1948年获民国考试院中医师证书，1956年毕业于江苏省中医进修学校第一期中医本科进修班，1994年当选为中国工程院院士。任中国中医科学院资深研究员；国家攀登计划之一"经络的研究"项目首席科学家；中国中医研究院针灸研究所教研室主任，中国北京国际针灸培训中心副主任、名誉主任；国务院学位委员会第三届特约评议组成员，中国针灸学会副会长兼经络研究委员会顾问，北京市针灸学会顾问，第六、七、八届全国政协委员兼医卫体委员会委员（中国科协组）。

　　曾荣获卫生部医学科学委员会颁发的荣誉证书，中西医结合研究会"荣誉教师"证书；世界文化理事会颁发的"阿尔伯特·爱因斯坦世界科学奖状"。培养针灸硕士和博士研究生20多名，特别是在培养国际针灸人才方面作出了突出贡献。

　　他幼承家学，后于1936年师从著名老中医温热病专家陆慕韩学习内科和妇科，数十年潜心研究，深谙传统中医针灸理论，善于治疗内科、妇科疾病及各种疑难杂症，特别对偏瘫、高血压、面瘫、坐骨神经痛、功能性子宫出血等疾病的研究和治疗达到国内外先进水平；在经络理论的实质研究取得重大成果，主持了"循经感传和可见的经络现象的研究"和"十四经穴点穴法"的研究；主编和撰写针灸专业教科书7部，成为国内外针灸教学的主要范本。

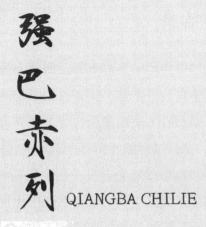

强巴赤列

QIANGBA CHILIE

　　强巴赤列，男，藏族，1929 出生，西藏自治区藏医院主任医师，1947 年起从事藏医临床工作，为全国老中医药专家学术经验继承工作指导老师、自治区名藏医。历任拉萨市藏医院院长，自治区藏医院党委副书记、院长，自治区卫生厅党组成员、副厅长，自治区科协主席等职。

学术精要

曾先后获得全国医院优秀院长、全国民族团结先进个人、西藏十佳新闻人物、全国"八五科技成果"奖、全国卫生科技进步奖、国务院图书奖等，并获得国际藏医药论文金奖和金杯奖。先后编写有关藏医藏药和天文历算方面论文100余篇、论著20多部、教科书13种。主持编写的《四部医典彩色挂图全集》（藏汉、藏英版）被誉为国内藏医界第一部教学彩色挂图。《历代藏医名人传略》《四部医典形象论集》分别荣获1991年中国医史文献图书评比优秀奖和金奖，填补了藏医学的空白。从20世纪80年代初开始，强巴赤列先后组织攻关十多项省级以上科研项目，6项获得自治区级以上科技进步奖。

60多年的医学生涯中，强巴赤列教授怀着一颗一切利他的心，艰苦奋斗，勤俭创业，为雪域医药学和天文历算学的传承、实践、发展而勤奋工作。

强巴赤列对藏医学、藏药学、藏医历史学、天文历算学等学科进行了广泛深入的研究。

裘沛然

QIU PEIRAN

　　裘沛然，男，汉族，1913 年 1 月出生，原名维龙，浙江宁波慈溪人。上海中医药大学主任医师、教授，1934 年 9 月起从事中医临床工作，为全国老中医药专家学术经验继承工作指导老师、上海市名中医。

　　裘沛然先生善治疑难杂病，倡导"伤寒温病一体论"，提出"经络是机体联系的学说"及"疑难病症治疗八法"，对中医学的发展提出"中医特色，时代气息"八字方针，并对"中医可持续发展"战略提出独到见解。裘沛然先生精通医道，兼通文史哲，笔耕不辍，获得了几十项奖励和成果。

　　他早年曾治疗一痢疾危证。患者一日痢下数十次，病延二旬，已濒危殆。中西医历治无效，已到不能进食、神识昏糊、脉微欲绝、四肢厥冷的险恶阶段。裘为之处一方，方中集补气温肾、清热燥湿、通里攻下、涩肠收敛及养阴等于一炉，似乎是一张"杂乱无章"的"兼备"之方，可谓"混沌而又混沌"。结果药后翌日即痢止神清，腹痛亦除，脉转有力，胃思纳谷，仅二剂而病瘥，病家为之惊喜。说明"兼备"法并非杂凑成方，其中寓有缜密和巧思。

　　崇尚精奇巧博裘沛然根据自己多年临床的体验，觉得要提高疗效，可概括为"精（处方贵精）、奇（立法宜奇）、巧（用药在巧）、博（关键在博）"4 个字。

脾胃系统疾病医案

一、慢性萎缩性胃炎

⊙ 案 1

患者，男，47岁，1991年5月8日初诊。主诉：胃脘部不适3年余，断续发作，近有加重趋势。病史：患者近3年中上腹偏右隐隐不舒，进食则减，多食则不舒，有痞胀感，嗳气。多处治疗效果不佳。1990年初外院做胃镜检查示："十二指肠球部溃疡""萎缩性胃炎"。后在上海市中医医院门诊部就诊，断续服药，症情有好转。现诉胃脘部胀气不痛，食后饱胀更明显，偶有恶心感，心悸胸闷。食欲尚可，大便调，过去无其他特殊病史。初诊：一般情况尚好，面色略黯而少泽，心肺听诊无异常，中上腹无明显压痛，有轻度胀气，舌苔薄白，脉沉细。辨证分析：木土不合，气滞中焦，失于健运，故食后饱胀，气上逆则嗳气。久郁则血分瘀滞不畅。苔白为中阳不振之故，久病则气滞易于化热，此寒热夹杂之证。诊断：胃脘痛（肝胃不和、寒热夹杂证）；十二指肠溃疡，萎缩性胃窦炎。治法：疏肝理气，活血行滞，寒热并用。处方：牡蛎、徐长卿各30g，黄芩24g，柴胡、制半夏、高良姜、桂枝、甘草各15g，制香附、川黄连、干姜各12g。7剂。

1991年5月29日二诊：患者近觉中上腹及右腹隐痛，伴恶心泛酸，右肩背酸痛，活动尚可，外院做MRI示："胃体部溃疡"。舌苔薄，脉弦。上法佐以健脾补气之品。处方：生黄芪、延胡索各30g，党参、当归各20g，炒白术、甘草各18g，茯苓15g，木香、煅瓦楞子各12g，川黄连9g，砂仁（后下）、吴茱萸、马勃各4.5g，生姜3g，大枣5枚。7剂。药证相宜，诸症渐平。九诊：1992年3月4日胃痛已止，上腹饱胀好转，胸闷气短，盗汗，动则汗出，大便日行一次，喉中有黏液。舌苔薄腻，脉弦细。处方：党参24g，丹参20g，生甘草18g，桑叶、青黛、蛤壳各15g，广郁金、制半夏、杏仁、苏子各12g，葶苈子10g，川黄连9g，川厚朴6g。7剂。

按：患者先以胃脘痛就诊，继又起咳嗽，肺胃皆病，不易速愈。裘沛然治以疏肝和胃，寒热并用，药用柴胡、半夏、香附、高良姜、干姜、黄连、黄芩等，症状减轻。后因感染风寒，咳嗽咳痰并起，且伴有身痛音嘶，药用蝉蜕、牛蒡子、凤凰衣、荆芥、前胡、桔梗等宣肺解表，同时佐以半夏、延胡索、香附等肺胃同治，表里双解，病情及时得以控制。1年后随访证情稳定。[97]

杂病医案

一、高血压

⊙ 案1

患者，男，58岁，1981年12月11日初诊。病人素有高血压病，血压常在（24.0～25.3）/（13.3～14.7）kpA，屡服凉血、平肝、潜阳之剂，迄无效验。自述头脑眩晕已历3年，两目视物昏糊，时有耳鸣，有时夜寐不宁，心中常有悸动，苔白腻，舌质淡而胖，脉沉细。此少阴病水气上凌为患。拟真武汤加味：熟附子块12g，生白术15g，生白芍15g，茯苓15g，煅磁石30g，牡蛎30g，桂枝9g（包煎），生姜6g。3剂，每日1剂，水煎服。

12月14日二诊：药后眩晕已减，心悸未痊，夜寐不宁。原方桂枝改15g，如酸枣仁12g，清半夏12g。2剂。

三诊血压降至21.3/10.7kpA，诸症均好转，仍以前方续服5剂而愈。

按：①温补肾阳，化气利水。中医认为，盖水之所制在脾，水之所主在肾。少阴肾寒，一则不能化气行水，二则寒水反而侮脾，导致脾肾阳衰，寒水内停。观裘老调制此证，乃属少阴病阳虚水停，主要病机为肾阳虚寒水内停而导致水气上凌，心神被神，清窍被蒙，肝风内动。治宜针对肾阳衰微，阳不化气，水气上凌而以温补肾阳，化气利水为大法，故裘老在方中首先配用了熟附子、桂枝这二味药物。附子味辛甘大热归经心、脾、肾，本品大辛大热，气味俱厚，一可回阳退阴，彻内彻外，内温脏腑骨髓，外暖筋肉肌肤，上益心脾阳气，下补命门真火，既能追复散失之云阳，又能峻补不足之元阳，有卓绝的回阳救逆，扶危救脱之功；二可补阳温中，其性善走，补命门益先天真火以暖脾土，壮元阳助五脏阳气以散寒凝，故能化气行水，通阳散结，扶阳祛寒。《本草正义》："附子，本事辛温大热，其性善走，故为通行十二经纯阳之要药，外则达皮毛而降表寒，里则达下元而温痼冷，彻内彻外，凡三焦经络，诸脏诸腑，果有真寒，元不可治。"桂枝味辛甘性温归经肺、脾、心、膀胱，一可解肌发汗，温通经脉，透达营卫，祛风散寒；二可通心阳、暖脾胃、行气血、通经络；三可温运阳气，通达三焦，化气行水。二者相伍，温补肾阳，通达表里，化气行水。真阳得煦，寒水得化，其症自除。②补中健脾，运化水湿。由于脾主运化水湿，故曰水制在脾。肾阳虚脾阳必虚，使脾气不运水湿。因此裘老在方中又配用了白术、茯苓这两种药物。白术味甘苦性温归经脾胃，一则甘缓苦燥，质润气香，能暖胃消谷、健脾胃、运精微、升清阳、补气血、养心神、长肌肉；二则气香芳烈，温运脾胃，化湿醒脾、益气利窍，健脾除湿、消痰逐水。《本草求真》："白术缘何专补脾气？盖以脾苦湿，急食苦以燥之，脾欲缓，急食甘以缓之；白术味苦而甘，既能燥湿实脾，复能缓脾生津。且其性最温，服则能以健食消谷，为脾脏补气第一要药也。书言无汗能发，有汗能收，通溺止泄，消痰治肿……凡水湿诸邪，靡不因其健脾而自除，吐泻其胎不安，亦靡不因其脾健而悉平矣。"茯苓味甘淡性平归经心、脾、肺、肾，本品甘淡，其性平和，善益脾气、促气化、泄膀胱，洁源利导以开泄州都，为补养渗湿之要药。且可调气机、益中州，为补中益气之上品。《本经疏证》："茯苓者，纯以气为用，故其治，咸以水为事。"《用药心法》："茯苓，淡能利窍，甘以助阳，除湿之圣药也。味甘平补阳，益脾逐水，生津导气。"二者相伍，补脾气、培中土，渗水湿，脾健湿去，则诸症自解。③益阴柔肝，平肝利水。由于不仅水主在肾，制在脾，而且水湿的运化与肝的疏泄条达、气机畅利密切相关，且水湿内停，常可致土壅木郁，肝风内动。故裘老在方中又配用了生白芍这味药物。本品味苦酸性微寒归往入肝，一则能化阴补血，和营敛阴，补肝血而养经脉，敛阴精以和营卫，为肝家要药；二则能补能泄，不肝血、敛肝阳、疏脾土、调肝血以缓挛急，柔肝止痛；三则补肝血、养肝阴、泄肝热、潜肝阳，为平肝阳之上品。四则可利小便以祛湿。《本经》："主邪气腹痛，除血痹，破坚积……止痛，利小便，益气。"《别录》："通顺血脉，缓中，散恶血，逐贼血，去水气，利膀胱。"如此相伍，则补肝阴而益肝体，利水气而祛湿邪，平肝阳而息内风。肝体得养，水邪既去，肝阳得潜，诸症自消。④平肝益阴，镇潜浮阳。肾阳虚衰，阳虚水停，水气上凌，不仅上犯清窍，引动肝风，而且可上凌于心，使心神被扰，致夜寐不宁，心中常有悸动，治宜平肝益阴，镇潜浮阳。故裘老在方中又配用了牡蛎、磁石这二味药物。牡蛎味咸性寒归经肝、肾，本品气寒纯阴，质重沉降，能平肝而制亢，养肝而潜阳，可滋阴潜阳，镇肝熄风；磁石味咸寒归经肝、肾，本品咸寒质重、能镇能纳，能上能下，镇浮阳而益肾阴，镇肝阳而抑木亢，功专镇潜浮阳，降逆纳气。《本草纲目》："磁石法水，色黑入肾，固治肾家诸病而通耳明目……明目聪耳。"《本草经疏》："磁石能入肾，养肾脏。肾主骨，故能强骨。肾藏精，故能益精。肾开窍于耳，故能令人有子……诸药石皆有毒，且不宜久服，独磁石性禀中和，无猛悍之气，更有补肾益精之功。"二者相伍，可平肝阳而抑木亢，滋肾水而济肾阴，镇水气而潜浮阳。肝阳得平，浮阳得潜，则风息神安，诸症自除。⑤利水祛湿，逐邪外出。阳虚水停，水气上凌，犯上作乱，非逐邪外出不能愈其疾。故水邪内盛于里，贵在逐邪外出。故裘老在方中又配用了车前子，生姜这两味药物。车前子味甘性寒归经肾与膀胱，本品气薄滑利，甘寒润下，能清能降，善走气分，入肝走肾，一则可泄膀胱、调气机、消壅滞，为利水通淋之要药；二则可强阴益精，行肝疏肾，畅郁和阳，为盲阴明目除翳之上品。《本草汇言》："车前子，行肝疏肾，畅郁和阳，同补肾药用，令强阴有子；同和肝药用，治目赤目昏……能利湿行气，健运足膝，有速应之验也。"《本经逢原》："车前子专通气化，行水道，疏利膀胱湿热。"生姜味辛性温归经肺、脾、胃，本品辛温宣散，通营助卫，走而不守，一可解肌发表，以利邪外出；二可温中化饮，以助气化，使水邪外出。二者相伍，走表渗下，相辅相成，小便利则水气去，腠理开则湿气除，诸症自消。[98]

二、直肠癌术后

◎ 案 1

患者，女，69 岁，1990 年 11 月 5 日初诊。主诉：直肠癌术后 3 月。病史：患者 15 年前发现左侧乳房肿块，经检查提示乳房癌，当年做手术根除术。今年因腹部隐痛，大便隐血查得直肠癌，8 月在外院作手术，置人工肛门。术后伤口愈合良好，为进行化疗。现大便日行一次，自觉神疲，时有头晕，面色无华，视物模糊，舌苔薄，脉细软。辨证分析：癌症的病因病机，总因脏腑气血阴阳失调而致，气痰瘀毒结滞而成，结于乳房名乳癌，结于肠系名肠蕈。患者15年前先患乳房癌，今年又发现直肠癌，前者因手术而病根未净，及至15年后旧邪复萌，发为是病。迭经手术，气血损伤，故神疲乏力，面色不华，治用养正徐图法。诊断：肠蕈（正气不足）；肠癌术后。治法：扶正为主兼以理气解毒软坚散结。处方：生晒参9g，黄芪30g，生白术12g，熟地30g，巴戟天12g，肉苁蓉15g，当归12g，牡蛎30g，海藻15g，白花蛇舌草30g，夏枯草15g，莪术12g，木茴香（各）9g，陈皮9g。14剂。

1991年2月18日二诊：上方加减服用至今，近觉头晕减轻，动则心悸，腰酸，活动欠便利，纳可便调，舌苔薄脉细软，守法续治。处方：党参15g，黄芪30g，生白术15g，茯苓15g，煅牡蛎30g，煅龙骨齿（各）30g，熟地30g，巴戟天12g，狗脊15g，枸杞子12g，怀牛膝15g，淫羊藿15g。14剂。

1991年9月21日三诊：近诉下肢行步困难，疲乏无力，手指颤动，心悸不安，寐可，舌苔薄边有齿痕，脉细沉。仍以扶正为治，兼以活血祛风。处方：黄芪45g，当归20g，白芍15g，川芎9g，生地30g，红花9g，炙地龙9g，桃仁15g，狗脊15g，千年健15g，鹿角粉4.5g，大蜈蚣1条。14剂。

1991年11月20日四诊：证无进退，改拟地黄饮子法。处方：熟地30g，山萸肉9g，麦冬15g，石斛15g，五味子9g，肉苁蓉15g，茯苓10g，巴戟天15g，熟附块9g，石菖蒲9g，远志6g，大枣7枚，生姜3g，桂枝15g，薄荷4.5g，生甘草9g。14剂。

1991年12月14日五诊：精神尚好，下肢步行不便，手指颤动，心中怅然不安，舌苔薄腻脉沉细，再以前方出入。处方：党参15g，黄芪30g，熟地30g，山萸肉9g，石斛15g，当归15g，麦冬12g，枸杞子15g，茯苓12g，肉苁蓉15g，巴戟天15g，煅龙牡（各）30g，石菖蒲6g。14剂。

1992年1月4日六诊：四肢乏力，步履困难，左上肢抬举不便，心悸较前好转，夜眠尚安，苔脉如前。处方：黄芪30g，当归20g，桃仁15g，炙蛰虫10g，木茴香（各）10g，枳壳20g，炙鳖甲18g，牡蛎30g，熟地30g，黄柏15g，丹参24g，莪术15g。14剂。

1992年2月22日七诊：近觉颈部活动不便，左侧腰部活动欠利，外院头颅CT示：脑动脉硬化。处方：丹参24g，炙鳖甲18g，生熟地（各）20g，牡蛎30g，黄芪40g，防风己（各）15g，巴戟天15g，肉苁蓉15g，川芎10g，莪术 15g，淫羊藿 15g，红花 6g，当归 15g。14 剂。

1992 年 8 月 9 日八诊：代诉：神疲乏力，反应迟钝，下肢轻度浮肿，睡眠欠佳，舌苔薄脉细。正气虚损，水液逗留。治拟扶正为主，兼以利水。处方：黄芪 40g，大蜈蚣 2 条、生熟地（各）24g，巴戟天 15g，肉苁蓉 15g，石菖蒲 10g，炙远志 6g，石斛 18g，牡蛎 30g，生白术 18g，泽泻 15g，黄芩 12g。14 剂。

1992 年 9 月 20 日九诊：浮肿已退，面色少华，神情淡漠，四肢颤抖，下肢活动不便，苔薄质淡脉细沉，正元亏虚，体力不支，恐难挽回。处方：熟地 40g，山萸肉 9g，石斛 18g，麦冬 15g，五味子 12g，石菖蒲 10g，远志 6g，茯苓 12g，肉苁蓉 18g，桂枝 15g，熟附块 15g，巴戟天 18g，薄荷 6g，生姜 4.5g，大枣 7 枚。7 剂。

按：患者年高正远已近亏虚，复加肠癌手术，气血倍受克伐，制邪无力，治疗急切难图，先生提出养正徐图法治疗颇有深意。药用参、芪、归、地、术、杞、麦等大补气血，脾虚加山药、茯苓等，肾虚加肉苁蓉、巴戟天等，略参消肿软坚，活血解毒之品，如薏苡仁、牡蛎、蛇舌草、莪术、三棱、半枝莲、猫爪草之类作为辅助，常能改善症状，延长存活时间，少数患者，竟可使病情向愈。[99]

三、颈椎病型眩晕

◎ 案 1

患者，女，44 岁，1992 年 9 月 23 日初诊。主诉：头晕 2 月。病史：近 2 个月头晕不舒，伴心悸，夜眠欠安，纳少，月经周期缩短。有时胃部不适。既往有胃病史，曾在外院作 GI 示："胃粘膜增粗"。无高血压史，3 年前发现有颈椎病。刻下：头晕，心悸，神疲，手指麻木，眨眼痛，夜眠欠安，纳少。略肥胖，BP124/78mmHg，心肺听诊无异常，舌苔薄脉细弦。辨证分析：本案 X 颈椎片证实颈椎增生，颈椎病是全身性疾患的一种局部表现。外伤，劳损，风寒湿邪是致病的外因，肝肾亏损，筋骨衰退是其内因。肾主骨生髓，肝藏血主筋。人到中年以后，肝肾由盛转衰，筋骨得不到精血的充分濡养，逐渐退化变性。在外伤，劳损，风寒湿侵袭等外因影响下，导致局部气血运行不畅，经络阻滞而发痛。而局部的病变又可进一步影响脏腑功能，产生眩晕、麻木等症状。西医诊断：颈椎病；慢性胃炎。中医诊断：眩晕；胃脘痛。治则：温阳通络合辛开苦降法。药用：熟附子12g，桂枝15g，制半夏15g，川连12g，黄芩20g，生姜2片，大枣7枚，党参24g，甘草20g，牡蛎30g。7剂。嘱咐注意饮食。

1992年9月30日二诊：头晕减，心悸时作，夜寐欠酣，腰酸足跟痛，大便溏。舌苔薄脉细。再守上方为治。上方加杜仲15g，怀牛膝15g。7剂。

1992年10月21日三诊：药后头晕腰酸均减，心悸时有，夜寐多梦，胃纳欠馨，舌苔根部微腻，脉细。仍宗前意化裁。药用：熟附块12g，桂枝20g，生甘草20g，龙骨齿（各）24g，牡蛎30g，川连12g，党参20g，黄芩24g，干姜15g，生姜4.5g，大枣5枚。14剂。

1993年1月6日四诊：头晕好转，月经来潮净后，头晕又加重，耳鸣，视物模糊，舌苔薄稍腻脉弦细。再投前法损益。处方：桂枝18g，炙甘草20g，龙骨齿（各）24g，牡蛎30g，熟附块12g，生白术20g，党参20g，川连12g，干姜18g，生姜3片，大枣5枚。7剂。

1993年3月10日五诊：头晕已除，近头痛2次，口干，视物模糊，月经正常，舌苔薄。药用：当归20g，熟地30g，黄芪30g，杞子15g，女贞子12g，白芷12g，细辛10g，川芎12g，谷精草15g，褚实子12g，龙胆草9g，菊花12g。14剂。

1993年3月24日六诊：诸症均安，原方续服于14剂。

按：本案主症有二：头晕及胃脘痛。前者属颈性眩晕，治疗颇不容易；后者乃胃炎，病易反复发作。裘老治疗头晕头痛惯用熟附块、生白术二味，云取意于仲景真武汤法，温阳化饮；对伴有心悸惯用桂枝、甘草二味，取辛甘化阳；胃脘不舒习用半夏泻心汤法。三法皆取法于仲师。其中加减运筹，圆通应变，每能取效。本案即是一份。皇甫谧曾云"仲景垂妙于定方"，裘老对此句最为心折，而仲景法往往取其配伍之妙用，谓最可师法者。[100]

四、胃脘痛发热

◦ **案 1**

患者，女，38 岁，1991 年 6 月 26 日初诊。主诉：低热 2 年余。病史：今年 2 月份曾患"甲肝"，经治疗痊愈，现肝功能正常。但 2 年来经常有低热，T37.6～37.9℃，以午后为著。胃脘疼痛，食欲欠佳，口干欲饮。过去有"胃病"史。查体：T37.5℃，巩膜无黄染，心肺（－），右胁叩痛，中上腹轻度压痛，肝脾未及，舌苔薄脉濡细。辨证分析：肝胃失和，气机升降失常，胃气壅滞内热中生。诊断：胆囊炎；胃炎？中医诊断：胃脘痛（肝胃失和）。治法：调肝和胃，拟辛开苦降法。处方：党参 30g，生甘草 30g，黄连 9g，制半夏 12g，延胡索 18g，牡蛎 30g。7 剂。

1991 年 7 月 20 日二诊：中上腹痛反复发作，午后发热 37.5℃左右，口渴喜冷饮，大便溏薄，日行二次，烦躁口苦，舌苔薄腻，脉细涩。肝胃郁热不解，宜以清解。处方：生石膏 30g，知母 15g，生甘草 20g，青蒿 15g，白薇 12g，黄连 9g，黄芩 9g，藿香、佩兰（各）12g，高良姜 10g，红藤 30g，太子参 12g。7 剂。

1991 年 8 月 3 日三诊：低热已退，中上腹痛减轻，大便稍溏，日行一次，汗出，口淡乏味，舌苔薄脉细弦。继以前法守治，以防死灰复燃。处方：柴胡 15g，黄芩 20g，红藤 30g，青蒿 12g，白薇 15g，元参 10g，制半夏 12g，延胡索 20g，高良姜 9g，黄连 10g，生甘草 15g。14 剂。

1991 年 8 月 24 日四诊：中上腹痛缓解，近伴感冒发热咳嗽，刻下热已退，咳痰，关节酸痛，舌苔薄，脉细。旧病缓解，又染新恙，先以疏宣肺气。处方：紫苏 9g，陈皮 9g，百部 12g，生甘草 10g，白前 12g，桔梗 6g，防风己（各）15g，焦楂曲（各）12g，炒谷麦芽（各）15g，生白术 15g，延胡索 15g。7 剂。

1991 年 9 月 21 日五诊：腰酸颇甚，白带稍多，小溲浑浊，头晕乏力，胸闷不舒，苔薄脉弦细。胃热去而外邪解，脾气虚而湿浊下注，治拟健脾益肾兼清湿浊。处方：党参 15g，黄芪 30g，生白术 20g，当归 15g，白芍 15g，川断 15g，杜仲 12g，狗脊 15g，羌独活（各）15g，泽泻 12g，牡蛎 30g，制香附 12g，黄柏 15g，桂枝 6g，滋肾通关丸 9g。7 剂。

1991 年 10 月 12 日六诊：头晕减，经期延长，烦躁易怒，苔薄脉细弦。处方：当归 18g，白芍 20g，生白术 15g，黄芩 30g，牛角腮 15g，黄柏 10g，山栀 9g，柴胡 12g，牡丹皮 9g，秦艽 15g，生地 30g。7 剂。

按：胆胃主降，两者在病理情况下互相影响，胆气逆则胃气失和，裘老以辛开苦降法和其逆、开其结。后因阳明热盛佐以清解及时控制。复又羔外邪，肺气失宣而咳作，改以疏宣肺气，佐以化痰止咳。再因经事失调，故用归脾汤化裁。疾病是一个动态的过程，证随病移，药应证变。岂有以一方应无穷之变者。即使病相同，由于体制等因素的差异。表现未必概同，学师在法，法在变化之中，徒师其方不学其变法，不能得其真髓，临证必难得心应手。[101]

路志正
LU ZHIZHENG

路志正，男，汉族，1920 年 12 月出生，中国中医科学院主任医师，1939 年 2 月起从事中医临床工作，为全国老中医药专家学术经验继承工作指导老师、"首都国医名师"，国家级非物质文化遗产传统医药项目代表性传承人。

疑难杂病，治起来最棘手。首届国医大师路志正认为，疑难病治疗是中医的优势所在，在辨证论治的基础上发挥中医综合治疗法优势，往往能迎刃而解。

路志正将"满招损，谦受益"作为座右铭，悬于书斋，表达自己"活到老，学到老"的决心。如今，他读书兴趣不减，如果晨间不读书、晚间不看报，就会怅然若失。他对中医经典著作中的重要章节烂熟于心，几十年过去，仍能背诵。

为何用功如是？因为中医治病方法众多，有药物、针灸、导引、食疗等方法，药物治疗又有内治、外治之分和有汤、散、丸、膏、丹、酒等多种剂型形式，不同方法的作用形式、起效时间、药效持续时间等均有所不同。路志正说，没有两个完全相同的病人，临证应根据患者就诊时的体质状态、病情轻重、病程长短、临床表现、生活环境等，灵活应用治疗方法，方能取得显著疗效。

中医学博大精深，入门易，学精难。要做到学用一致，以治愈疑难疾病，这就更难。路志正常感叹："做到老，学到老。"但他认为，只要树仁爱为怀之心、立济世救人之志，做到勤学、勤思、勤问、勤记、勤用，忌浮躁、浅尝辄止、骄傲自满，就一定能成为学验俱丰的医学大家。

心系疾病医案

一、胸痹

⊙ 案 1

患者，女，43 岁，主因"劳累后胸闷心慌 1 年，加重 1 月"，于 2009 年 6 月 17 日初诊。自 2008 年 4 月以来，自觉手脚发凉，曾间断服用中药及桂圆、核桃等补品，至 2008 年底变为手、足心热，夜间为著。1 年前偶有胸闷、心慌、乏力，劳累及情绪波动时加重，就诊于阜外医院，经检查诊断为"冠心病稳定型心绞痛"。近 1 月来胸闷心慌症状频繁发作，时感胸闷、心慌、乏力，睡眠欠佳、睡眠不实，易醒，夜间双脚不自主抽动，头晕、耳鸣已半年，夜间较重，左耳内时有疼痛，情绪急躁易怒，左侧头面部不易出汗已 10 年，面色萎黄无华，大便两日 1 次，不成形，脱发，月经提前 4～5 天，色淡红，有血块，白带不多，经前乳房胀痛，口唇淡暗。舌体颤动，舌质淡暗，边有齿痕，苔薄黄，脉弦细。观患者舌质淡暗，边有齿痕，苔薄黄，提示脾虚内有湿热，验其脉弦细，提示肝郁血虚之象。再参其证：乏力，头晕，大便不成形，面色萎黄无华等均提示脾虚，运化不利，气血乏源；脾虚，运化失健，聚湿成痰，痰浊中阻于胸，胸阳不展，故见胸闷；情绪急躁易怒，月经提前 4～5 天，色淡红，有血块，经前乳房胀痛等提示肝气郁滞。四诊合参，中医诊断为"胸痹"，证属肝郁脾虚，故治当疏肝解郁，健脾利湿，处方：柴胡 12g，太子参 12g，茯苓 20g，炒薏苡仁 30g，当归 12g，白芍 15g，姜黄 10g，炒枳壳 12g，珍珠母（先煎）30g，生姜 1 片。14 剂，日 1 剂，水煎分 2 次服。

2009 年 7 月 2 日二诊：药后胸闷心慌发作频率减少，乏力、睡眠改善，大便正常，面色萎黄好转，伸舌颤抖减轻，仍有头晕，耳鸣，左耳内疼痛，脱发，时有晨起口干口苦，舌质红，边有齿痕，苔薄黄，脉弦细。服上方 14 剂，诸证好转，但头晕，耳鸣仍有，时有晨起口干口苦，结合其舌质红，边有齿痕，脉弦细来分析，当为肝气郁久化热，邪热上扰而见，且有脾虚湿蕴之象，故需加强清解肝经郁热的作用。在上方基础上加减进退，处方：太子参 12g，青蒿 15g，当归 12g，焦栀子 8g，茯苓 20g，蔓荆子 9g，牡丹皮 12g，黄芩

10g，僵蚕 10g，蝉衣 12g，姜半夏 9g，当归 12g，白芍 15g，炒薏苡仁 30g，姜黄 10g，秦艽 10g，炒枳实 12g，生姜 1 片。14 剂，日 1 剂，水煎分 2 次服。此后患者多次复诊，在调脾疏肝的基础上，依据患者病情变化，调整用药，后随访患者胸闷、心慌未再发作，病情稳定。

按： 首诊方以益气聪明汤、逍遥散、升降散化裁而成。太子参、蔓荆子、葛根、白芍，取益气聪明汤之意，此方出自李东垣《东垣试效方》，用治清阳不升而致头目昏花，耳鸣诸证，具有升阳益气之功。柴胡、当归、白芍、茯苓，为逍遥散减白术，甘草而成，此方用治肝强脾弱血虚之证。方中茯苓健脾祛湿，化痰利水，《世补斋医术》谓"茯苓一味，为治痰主药，痰之本，水也，茯苓可以行水。痰之动，湿也，茯苓又可行湿"，可谓一药多功，一味药而体现了全方的主旨大意，可谓匠心独运。湿、浊、痰、瘀最易阻遏气机，影响气血流畅，因此，恢复全身气机的正常流动至关重要。因气滞则湿聚浊停，气顺则湿去浊散，故用枳壳破气行痰，降浊消积，《医学启源》谓枳壳主疗"破心下坚痞，利胸中气，化痰，消食"。脾虚肝郁，清阳不升，浊阴不降，故加僵蚕、蝉衣、姜黄，为升降散减大黄而成。此方以僵蚕为君，其味辛苦，轻清升散，可清解郁热，蝉衣为臣，其味甘寒，可清解热毒，两药相合，可升阳中之清阳，姜黄为佐，其味辛苦，可行气解郁，大黄为使，其味苦寒，泻火解毒。如此则清升浊降，气机复常。此处减大黄而用之，恐大黄苦寒，更伤脾胃。二诊方中当归、栀子、牡丹皮、茯苓、白芍，取丹栀逍遥散之意，此方在逍遥散的基础上加入牡丹皮、栀子，清肝解郁之力更强。青蒿、黄芩、姜半夏、枳实，取蒿芩清胆汤之意。肝胆相表里，肝气郁滞势必会影响胆之疏泄，而致胆胃失和，中洲失运，湿浊内生。郁火与湿浊上犯清空而有头晕诸证。故以蒿芩清胆汤清胆利湿，和胃化痰；僵蚕、蝉衣、姜黄，亦取升降散之意，透达郁热，升清降浊。全方以丹栀逍遥散、蒿芩清胆汤、升降散加减而成，使肝郁得解，胆胃相和，中州健旺，清升浊降，气机宣通，心气畅达，胸中痹塞之患自除。[102]

二、心悸

⊙ 案 1

患者，女，31 岁，2007 年 9 月 25 日主因"心悸怔忡、烦躁不安 3 年余"求诊于路老。患者 5 年前因盗汗、消瘦、小腹痛，月经量少，外院诊断为"盆腔结核"，给予抗痨治疗。2 年前外院妇科认为"盆腔结核"诊断不成立，此后辗转求治于多家医院，逐渐出现心悸、胆怯。刻下症见：心悸怔忡，恐惧多虑，情绪低落，烦躁，头昏沉重，每因精神紧张或生气时即感枕部不舒，烘热盗汗，乏力，时胃脘隐痛，眠差易醒，纳差，便溏，2 次 / 天，月经后期，量少色暗，经前畏寒烦躁，经行腰腹酸痛。舌胖，舌质暗红，苔少；脉细弦。辨证：脾胃虚弱、心胆不宁。治法：健脾和胃、温胆宁心。处方：西洋参 10g（先煎），生白术 12g，炒山药 15g，半夏 9g，川芎 8g，茯苓 30g，生谷芽 20g，生麦芽 20g，太子参 12g，炒枳实 12g，竹茹 12g，胆南星 8g，生龙骨 30g（先煎），生牡蛎 30g（先煎），炙甘草 6g，当归 12g，白芍 12g，南沙参 12g，知母 10g，柏子仁 18g。14 剂，1 剂 / 天，水煎服。

2007 年 10 月 9 日二诊：药后心悸头昏减轻，盗汗减少，仍胆怯，睡眠浅易醒，仍便溏，1 次 / 天。舌淡胖，苔薄白；脉细弦。上方去竹茹、南沙参，炒枳实增至 15g，加竹沥汁 30mL 为引。14 剂，煎服法同前。另予琥珀 6g，酸枣仁 30g，茯苓 15g，为细末装胶囊，3 粒 / 次，3 次 / 天。

2007 年 11 月 6 日三诊：药后心悸、胆怯明显减轻，盗汗明显减少，夜寐安，纳食增，大便成形，1 次 / 天。治宗前法，方药组成：竹节参 10g，西洋参 10g（先煎），生白术 15g，茯苓 30g，竹半夏 10g，炒麦冬 12g，预知子 12g，郁金 10g，炒山楂 12g，炒神曲 12g，炒麦芽 12g，胆南星 8g，僵蚕 10g，酸枣仁 20g，远志 10g，竹茹 12g，炒枳实 15g，生龙骨 30g（先煎），生牡蛎 30g（先煎）。竹沥汁 30mL 为引，30 剂，巩固疗效，煎服法同前，服后诸症状消失。1 年后随访，身体状态良好，心悸未见复发。

按：患者属脾胃虚弱，气血生化乏源，心失所养，故见心悸怔忡，心主血，藏神，神失所藏，故见眠差易醒。首诊方中以生白术、炒山药、茯苓益气健脾，太子参、西洋参益气兼能养阴，当归、白芍养血安神，炒柏子仁、生牡蛎宁心安神，体现了路老"持中央，运四旁"益气养血以安神定悸的治疗心悸的学术思想。生谷芽、生麦芽以和胃助胃之受纳，竹茹、胆南星与茯苓合用清热化痰，也兼顾了路老"顾润燥，纳化常"化痰祛湿以安神定悸的思想。同时患者主诉胆怯，胆主决断，胆气虚弱则易出现胆怯易惊，恐惧多虑，路老每多用温胆汤加减化裁治疗心胆气虚之证，方中枳实、竹茹、胆南星合用即为温胆汤之意，以化痰祛湿，温胆宁心。药后心悸减轻，二诊中加入琥珀、酸枣仁以助安神宁心。三诊中加入预知子、郁金以助疏肝和胃，斡旋气机，达到"怡情志，调升降"斡旋气机以安神定悸的目的。[103]

皮肤科疾病医案

一、局限性硬皮病

◦ 案 1

患者，女，13岁，2011年8月4日初诊：患者主诉右上臂皮损伴局部硬化2年余。患者2009年6月发现右上臂条状皮损，局部发暗发硬，右大拇趾有2块青紫色斑块，右足背外侧皮肤条状萎缩，2010年5月19日于协和医院就诊，检查化验 ANA：1∶320，ESR：25mm/小时，RF：95.70IU/ml，ASO：692IU/ml，ALP：125U/L，诊断为"硬皮病"，使用环磷酰胺、强的松治疗，现发展至全身皮损，刻下症见右上臂外侧硬化皮损，右手背外侧及左侧前臂条状硬化皮损，右侧腹部外侧块状皮损，局部发黄发硬发亮，肩部、腕部、后背及臀部亦有小块皮损，局部皮肤发硬有瘀斑，偶尔瘙痒无疼痛，双手活动受限，双下肢下蹲站起后发紧，纳眠可，偶有胸闷，二便调，偶有脐周痛，舌红苔薄白，脉沉细。中医诊断皮痹，治宜益气健脾养血，疏风通络。处方：生黄芪15g，炒苍术12g，炒白术12g，当归12g，川芎9g，赤芍12g，桂枝10g，炒桑枝30g，地龙12g，炮山甲10g，皂角刺8g，地肤子12g，防风10g，汉防己12g，晚蚕砂（包）15g，土茯苓20g，炒白芥子12g，鸡血藤15g，生姜1片。14剂水煎服。

2011年9月22日二诊：服上药全身皮损好转，以右小臂改善明显，现症见双上臂皮损，后背、右髋部、右下肢及右足面皮损局部发硬发亮，时有瘙痒，纳眠可，二便调，现下蹲站立后好转，脐周痛消失，舌红苔薄白，脉沉。既见小效，原方加太子参12g以续进。

2012年1月12日三诊：患者服上方56剂效可，局部皮肤未见明显发展扩大，局部结节有变软趋向，左前臂好转明显，活动仍受限，现强的松1.125mgQOd，纳可，二便调，眠可，舌体瘦，舌质淡边有齿痕，苔白，脉沉细数。辅助检查抗核抗体1∶320（阳性，均质型），余抗双链DNA，抗ssA、sm小体均阴性，ALP：186U/L，ASO：894IU/L，RF：78.7IU/mL，尿RTERY（＋），血RTPLT：335×10^{12}/L，血沉：8mm/小时（2012年1月3日）。病势稳定，上方去当归、太子参，加丹参15g，秦艽12g，赤芍改赤芍、白芍各12g，炮山甲改10g，14剂水煎服。

2012年3月15日四诊：局限性硬皮病史3年，服用路老中药7个月病变未进展，局部硬皮有所软化，主要分布四肢、腰、右肩等部位。近日出现双手中指关节疼痛，右上臂病灶出现色素脱失、乏力、眠可、二便调。去年9月月经初潮，周期正常，血块略多，白带多，色白有气味。现服用激素由2片改为1/4片，舌体瘦，舌尖红有齿痕、质暗，苔薄黄微腻，脉沉弦滑，治当益气和血、健脾止带、疏风祛湿。处方：太子参12g，生黄芪15g，炒苍术15g，炒白术12g，炒山药15g，炒杏仁9g，炒薏苡仁30g，炒桑枝20g，威灵仙15g，秦艽12g，炮山甲10g，地龙12g，土茯苓30g，椿皮12g，鸡冠花12g，当归12g，白芍15g，醋香附10g，生龙牡各30g。14剂水煎服。

2012年5月17日五诊：2012年4月18日逐渐撤停激素，病程3年，服用路志正中药9个月病变有明显改善，右上臂左前臂硬皮较前稍软，右腰股病变皮肤色变浅，仍偶有手指关节痛，遇凉加重，饮食二便可，鼻干偶有鼻血，月经色正量中，白带减少，舌体瘦小，质嫩红，苔薄白，脉细滑数少力，治当益气阴、凉血清热。处方：南沙参15g，玉竹12g，玄参12g，生地黄15g，生石膏（先）30g，淡竹叶12g，牡丹皮12g，桂枝8g，赤芍12g，白芍12g，炒槐花12g，防风12g，伸筋草15g，蒲公英15g，芦根20g。14剂水煎服。代茶饮：荷叶15g，赤小豆20g，连翘12g，地肤子12g，炒杏仁9g，炒薏苡仁30g，白茅根30g。7剂。

按：此例患者因年幼气血不充，感受风湿之邪致病。初诊时患者临床表现为全身多发硬斑及皮肤增厚，局部皮肤发黄发硬发亮，病情较重。路志正首诊以益气健脾养血、疏风通络为法，方选黄芪桂枝五物汤、当归补血汤、防己黄芪汤等化裁。方中以生黄芪、炒苍术、炒白术健脾益气是为君药，其中生黄芪健脾补肺益气，疏布卫气于体表，合以苍白术对药刚柔互济、健脾益气而不燥，特别是路志正认为白术"味苦温。主风寒湿痹、死肌"，运用其主死肌的作用可较好地改善硬皮病局部皮肤的硬肿或硬斑；臣以当归、赤芍、川芎、鸡血藤养血通络，鸡血藤为其擅用之品，养血以通络，活血而不燥；佐以桂枝、桑枝对药以疏风通络，桂枝配伍赤芍可调和营卫气血；久病局部肌肤硬化为痰瘀互结，故加地龙、炮山甲等虫类药物搜风剔络；皂角刺、白芥子化顽痰死血而通络；防风、汉防己、地肤子、晚蚕砂、土茯苓以祛风胜湿止痒；使用生姜1片调和脾胃。辨治得当，患者初诊即见疗效，局部皮损改善明显。二诊效不更方加用太子参健脾益气，患者坚持服用56剂之后硬斑未见明显发展扩大，局部结节有变软趋向，左前臂好转明显，激素亦逐渐减量。三诊方减太子参，以丹参加强养血通络之力，赤芍、白芍同用养血柔筋、化瘀通络、滋养肌肤。四诊之后患者皮肤逐渐软化，足见慢性病重在辨证准确，守方治疗。四诊时考虑到患者月经血块稍多，白带多有气味，治疗以益气和血、健脾止带、疏风祛湿为主。方中以太子参、生黄芪、炒苍术、炒白术、炒山药健脾益气，气阴兼顾治之，其中山药为其喜用健脾益气养阴之品；考虑患者皮肤色素脱失，加之白带较多，为肺气不能宣发布津、脾虚而湿浊下注之证，故选用炒杏仁、炒薏苡仁对药治疗以宣肺、健脾祛湿；酌加威灵仙宣通经络气血且祛痰湿；醋香附解郁疏肝，椿皮、鸡冠花调经止带，生龙牡收摄固带。五诊时患者激素逐渐撤停，服用路老中药9个月病变有明显改善。可见其诊治时善于抓主症，总不离健脾养血通络之法，并根据兼杂症而随证加减，促进病情整体向愈。五诊时患者出现鼻干鼻血表现，调整治疗思路为益气阴、凉血清热。考虑患者气血亏虚逐渐好转，阴液仍有不足，方出现阴虚血热之表现，故以南沙参、玉竹益气养阴润肺，玄参、生地黄、生石膏、淡竹叶、牡丹皮、槐花清热凉血化瘀；桂枝、赤白芍调和营卫气血，加防风、伸筋草疏风柔筋通络。经治疗后患者病情稳定，顽固性皮肤硬斑逐渐变软，皮肤颜色变淡，取得较好的长远疗效。[104]

骨科病医案

一、类风湿关节炎

◦ 案1

患者，女，58岁，2010年5月患者初诊。主诉四肢关节疼痛7年，关节变形4年。患者2003年无明显诱因出现双踝水肿，经服用中药汤剂后水肿消退，但随后出现四肢关节疼痛，在本院就诊被确诊为"类风湿性关节炎"，长期门诊及病房治疗，关节疼痛症状时好时坏，4年前出现双膝关节变形，随后波及多个关节。刻下：四肢关节疼痛，遇寒加重，天气阴冷时加重，关节畸形，掌间肌肉萎缩，晨僵，二便可，眠可。查：手足，双肘，双膝关节畸形，关节活动功能受限，掌间肌萎缩。舌暗红，苔薄黄，脉弦细弱。中医诊断：风湿痹病，证属于气血亏虚，风寒湿痹阻日久化生痰浊瘀血，治疗当益气养血，宣痹通络。处方：黄芪30g，桂枝10g，赤芍12g，白芍12g，炒桑枝30g，秦艽12g，威灵仙12g，地龙12g，当归12g，姜黄12g，全蝎8g，陈皮10g，蜂房6g，淡附片（先煎）6g，川牛膝15g，怀牛膝15g，鸡血藤15g。14剂。水煎服，1剂/天，每剂药煎煮2次，200mL/次，分2次饭后半小时温服。外用方：马鞭草30g，苏木30g，当归15g，醋乳香10g，醋没药10g，防风15g，防己18g，透骨草20g，追地风15g，芒硝30g，鹿衔草15g。7剂。水煎，外用，每剂药煮出800mL，分2天用，200mL/次，外洗肿痛关节。

二诊：关节疼痛稍减轻，仍诉左肩背、左上肢及左下肢关节疼痛，舌暗红胖大，苔薄黄，脉弦细滑。治疗宗前法，加忍冬藤、鸡血藤养血兼顾清热通络。处方：黄芪50g，桂枝12g，赤白芍各12g，炒桑枝30g，炙远志12g，威灵仙12g，地龙12g，当归12g，姜黄12g，全蝎8g，陈皮10g，蜂房6g，淡附片（先煎）6g，忍冬藤20g，鸡血藤20g。14剂。水煎服，1剂/天，每剂药煎2次，200mL/次，分2次饭后半小时温服。外用药物同前。

三诊：患者肩关节、后背疼痛，腰痛基本缓解，仍有手指及膝关节疼痛，但程度较前减轻，血沉为106mm/小时，手指、腕关节变形，面色㿠白，纳寐可，大便正常，舌质暗红，苔薄，脉弦细结代，面色萎黄较前改善。继续予以益气血，通阳宣痹之法治之，处方：桂枝12g，炒白芍18g，淡附片（先煎）

10g, 黄芪 30g, 麸炒白术 15g, 秦艽 12g, 威灵仙 12g, 地龙 12g, 炮姜 8g, 龟鹿二仙胶（烊化）6g, 鹿衔草 15g, 乌梢蛇 10g, 蜂房 10g, 鸡血藤 30g, 知母 12g。14 剂。服上方 2 个月, 一直病情稳定。

按： 此案为老年女性患者, 病程日久, 耗伤气血, 加之感受风寒湿之邪, 邪气久踞, 损伤脾胃, 化生痰浊瘀血, 损及肝肾筋骨。总为虚实夹杂之证, 治疗颇为棘手。首诊患者病程日久, 关节疼痛伴畸形, 面色萎黄, 肌肉萎缩, 腰痛, 脉弦细弱。路老从正邪关系来看, 首先考虑气血、肝肾均有亏虚, 关节遇冷病情加重, 有风寒湿邪存在。仿黄芪桂枝五物汤加减, 方中使用黄芪配伍当归以益气养血, 患者面色萎黄, 故以当归、白芍、鸡血藤以养血和血, 桂枝配白芍调和营卫, 温通经络。祛邪方面, 选用秦艽配威灵仙以祛风除湿, 通经络, 但是需考虑患者病程日久, 多关节肿大变形, 无明显湿热之证（患者关节无肿胀灼热或明显积液, 舌脉均无湿热之像）, 应为风寒湿日久不愈而化生痰瘀, 故选用蜂房、地龙配合陈皮以化日久之顽痰死血, 且陈皮可顾护脾胃。一诊患者症状稍有减轻, 二诊宗前法, 加忍冬藤配合鸡血藤以养血祛风湿, 通经络止痛。三诊在前方基础上加乌梢蛇以搜风剔络, 龟鹿二仙胶以滋补肝肾精血, 知母配伍附片仿桂枝芍药知母汤义, 防止寒湿之邪郁而化热, 故反酌之。根据患者病情特点, 精选对药, 照顾病情虚实寒热, 时时顾护脾胃, 取得了较好的临床疗效。[105]

杂病医案

一、顽固性汗证

◎ 案 1

患者, 女, 39 岁, 2018 年 1 月 11 日初诊。主诉自汗、盗汗 3 年余。自 2014 年 11 月剖腹产后见四肢关节不舒, 产后 50 天时服用中药, 服药半月后见自汗、盗汗, 坚持服中药, 关节不舒基本痊愈, 唯见自汗明显, 偶有盗汗, 曾多方求诊。观其前方多以滋阴敛汗、益气固表、调和营卫为法, 疗效均不满意。现症见进食、活动或情绪紧张时自汗出, 以颌面、后颈部始发, 后延及整个头部，颈项部及前胸、后背；夜间自觉身热，春夏明显，秋冬减轻。畏寒，纳可，多梦，夜间及晨起口苦，小便少，大便成形，时有排便不畅及排便不尽感。平素情绪易急躁。月经规律，色质可，量偏少。既往体健，无烟酒嗜好。望诊：形体微胖，面色少华，舌体中，质暗滞，苔薄白。右脉来濡数无力，左寸弦数关尺细数。处方：太子参12g，南沙参12g，桂白芍15g，莲子心6g，苦参3g，炒杏仁9g，炒薏苡仁30g，银柴胡12g，地骨皮12g，盐知柏各3g，怀牛膝12g。水煎服，14剂，两日进1剂。同时予茶饮方：竹茹15g，清半夏8g，陈皮10g，鸡内金12g，鲜芦根30g，荷叶10g。14剂，两日进1剂。如此随症加减调理逾半年，盗汗缓解，自汗亦明显减轻，适当活动已无自汗，唯情绪紧张，活动多时自汗，休息后亦可缓解。

按： 本例患者自汗为主，兼有盗汗，已三载有余，曾按阳虚自汗，阴虚盗汗施治皆罔效。细察此症为心肝火旺，迫液外泄，兼气阴两虚、湿浊内滞，而至汗出失常。病属虚实夹杂，单纯滋阴敛汗，自无效验，且内有郁热，复行温补益气剂，致使体内郁热尤甚，故汗出不止。汗为津液所化，长期汗出多，气随汗泻，势必加重气阴损伤之势；患者产后失血，阴血不足，阴不制阳，肝体阴而用阳，阴血不足则疏泄功能受抑，久而郁而化火；心藏血，血不足，阴不制阳而上亢化火。"汗为心液"，心主神明，肝主情志，故患者情绪紧张时出汗尤多。此二者互为因果，故多汗之症不止。本次就诊，患者面色少华，月经量偏少为心肝血虚；多梦、口苦为心肝郁热，大便不爽为湿浊内滞，汗出以头面为先、心胸为主、夜间盗汗为郁火夹杂湿浊外泄不畅，向上蒸腾之征；春来阳升，天人相应，则郁热更甚，见身热以春夏明显，秋冬减轻。治宜益气养阴、清心凉肝、泻膀胱湿热。方中太子参、南沙参补气阴，以扶正；白芍、怀牛膝养阴血以救肾水，水旺而心火自降；莲子心、苦参、银柴胡、地骨皮以清心凉肝止汗；炒杏仁、薏苡仁祛湿；盐知柏釜底抽薪泻膀胱湿热；以桂枝拌炒白芍，祛白芍收敛之性，并取其辛散之性以升其阳，宣散上达，引阴中郁火外出，为画龙点睛之笔；全方也正是李东垣"甘寒以泻其火"法则的具体运用。茶饮方以温胆和胃、清暑生津，胆气通于心，泻胆热则君火即泻，通过代茶饮频服的方式，使药力持久发挥作用。[106]

颜正华

YAN ZHENGHUA

颜正华，男，汉族，1920年2月出生，江苏丹阳市人。北京中医药大学主任医师、教授，1940年7月起从事中医临床工作，为全国老中医药专家学术经验继承工作指导老师、"首都国医名师"，国家级非物质文化遗产传统医药项目代表性传承人。临床中药学专业博士生导师、学科带头人。曾任国务院学位评定委员会医学药学组成员、国家教委科技委员会医药组成员、中国药典委员会委员、全国药品评审委员会委员、卫生部医学科学委员会暨药学专题委员会委员、全国高等医药院校中医药教材编审委员会委员、中国药学会理事暨北京分会常务理事等。

杂病医案

一、复发性阿弗他溃疡

⊙ 案 1

患者，女，17 岁，2012 年 5 月 30 日初诊，主诉"口疮伴疼痛反复发作 3 年余"。患者 3 年前因情志不遂出现口疮，黏膜糜烂，初起单发，后向口腔后部移行，并呈多发。每 2～3 个月发作 1 次，无发热，无眼部及外阴溃疡，西医诊断重型复发性阿弗他溃疡，应用地塞米松治疗效果不佳。刻下症见：口中灼热剧痛，纳食尤甚，遇情志变化及月经前加重。疼痛影响言语及吞咽，纳少，嗜肉食。便结，3 天一行，排便不畅，质尚可，溲黄，寐差，每因溃疡疼痛而醒。近半个月口中黏腻，口略干。时有五心烦热，平素易紧张焦虑。月经量可，周期调。查体：口腔内壁、唇、舌上多处溃疡，咽后壁较多，约 2cm×1.5cm，深如"弹坑"，边缘微隆起红肿，略有渗血；右侧舌缘可见一大小约 1cm×0.5cm 深溃疡，溃疡面覆洁净淡黄苔；下唇右侧可见一大小约 0.5cm×0.5cm 溃疡。舌体适中，舌暗边尖红，苔黄厚腻，舌下络脉青紫，右脉弦细，左沉细。西医诊断：重型复发性阿弗他溃疡；中医诊断：口疮；辨证属心脾积热、湿毒内蕴，治以清热泻火、解毒化湿。处方以清胃散合玉女煎化裁，方药组成：黄连 10g，升麻 10g，生地黄 15g，当归 10g，牡丹皮 10g，生石膏 30g（先下），知母 10g，川牛膝 12g，麦冬 12g，淡竹叶 10g，炒栀子 10g，蒲公英 30g，白花蛇舌草 30g，土茯苓 15g，生甘草 6g，三七粉 3g（冲），珍珠粉 0.6g（冲）。14 剂，水煎，1 剂/天，分早晚温服。双料喉风散取适量喷于患处，3 次/天。嘱患者调畅情志，补充多种维生素及矿物质类，适量饮水，保持大便通畅，适当活动，增强体质。

2012 年 6 月 13 日二诊：患者服药后口腔内壁溃疡已愈，余处溃疡愈合面积 30%～60%，红肿疼痛均不明显，烦热消失，口干，略有口苦，食欲好转，大便仍需借助通便药，每日一行，质可，小便调，寐可。舌红苔薄黄，舌下络脉青紫，脉弦细。患者 2012 年 6 月 5 日于外院查自身抗体及类风湿因子均为阴性。上方基础上去淡竹叶、土茯苓，加连翘 12g，虎杖 15g，生白术 30g，炒枳实 12g。14 剂，煎服法同前。继予双料喉风散外用。

2012 年 6 月 27 日三诊：服药后未再新发溃疡，溃疡面较前明显减小，无疼痛，口干，纳眠可，心情转佳，二便调。舌红苔薄黄，舌下络脉青紫，脉弦滑。上方去虎杖、石膏、知母，加黄芪 12g，玄参 12g，三棱 10g，莪术 10g。继服 1 个月，煎服法同前。2012 年 12 月 14 日随访，溃疡已痊愈，近半年未再新发，饮食正常，一般状况良好。[107]

脾胃系统疾病医案

一、痞满

◎ 案 1

患者，女，67 岁，退休干部，2006 年 12 月 9 日初诊。腹胀满闷 1 年，左脘部明显，不痛，饭后尤甚，嗳气，纳食少，大便干燥不畅，1～2 日一行，入睡难，多梦，晨起口干，舌黯、舌下青紫，苔薄微黄，脉沉弦。西医诊断为浅表性胃炎。辨证：肝郁气滞，胃失和降。治法：疏肝和胃、消痞除胀。处方：柴胡 10g，香附 10g，郁金 12g，枳壳 6g，青皮、陈皮各 8g，川芎 6g，赤芍、白芍各 12g，旋覆花 10g，牡蛎（先煎）30g，玄参 12g，全瓜蒌 30g，炒酸枣仁 30g，丹参 20g，佛手 6g，焦三仙各 15g，绿萼梅 6g，决明子 30g。7 剂，水煎服，每日 1 剂。

2006 年 12 月 16 日二诊：患者腹胀明显减轻，大便较前畅快，仍纳少，嗳气，口干，失眠。现时常咳嗽，咯痰。上方去川芎、全瓜蒌、佛手、焦三仙、绿萼梅，加当归 12g，香橼皮 10g，乌药 10g，百合 15g，浙贝母 10g。继服 7 剂。

2006 年 12 月 23 日三诊：患者大便通畅，腹胀显著减轻，嗳气、纳少、失眠均好转，咳嗽、咯痰亦减轻。上方去决明子，继服 10 剂后诸症大消。

按：本案患者满闷腹胀、嗳气、脉弦且舌下青紫，证属肝郁气滞兼瘀血之象，故治以疏肝和胃、消痞除胀。颜教授以柴胡疏肝散加减，方中柴胡疏肝解郁为君药；香附疏肝理气，川芎、郁金行气活血而止痛，三药合用助柴胡疏解肝经郁滞，增强行气止痛之功，共为臣药；陈皮、青皮、枳壳、佛手、绿萼梅理气行滞，牡蛎、玄参消痞散结，丹参、焦三仙活血消滞，旋覆花和胃降气，全瓜蒌、决明子润肠通便，以上诸药或增强君药和臣药的作用，或针对兼症治疗，共为佐药；甘草调和诸药，为使药。本方虽源自名方，却由颜教授精心化裁，配伍精巧，切中证候要害，故收效甚佳。

◎ 案2

患者，男，56岁，机关干部，2006年12月11日初诊。主诉：痞满2年余。现病史：近半月来胃脘胀满不适加重，泛酸，嗳气，头晕目眩，身重困倦，呕恶纳呆，口淡不渴，小便频数，夜尿2～3次，大便正常，眠可，自汗，舌淡，苔白厚腻，脉弦滑。辨证：痰湿内停，气机阻滞。治法：化痰消饮、行气除胀。处方：天麻10g，清半夏10g，白术12g，旋覆花（包）10g，煅瓦楞子（先煎）30g，乌贼骨（先煎）30g，白芍18g，当归10g，陈皮10g，紫苏梗10g，香附10g，砂仁（后下）5g，佛手6g。7剂，水煎服，每日1剂。

2006年12月18日二诊：患者脘胀、泛酸、嗳气、头晕均减轻，纳食可，平素自汗、尿频，余如前。上方去乌贼骨，加炙黄芪15g，益智仁10g，乌药6g，继服7剂。

2006年12月25日三诊：患者脘胀、泛酸、嗳气、头晕等减轻，继服上方7剂后诸症尽释。

按：本案患者脾胃失健，水湿不化，酿生痰浊，痰气交阻，而成痞满；痰湿中阻，清阳不升，浊阴不降，故头晕目眩。嗳气、头晕目眩、身重困倦、呕恶纳呆，为典型痰湿阻滞之象。因此，治以化痰消饮、行气除胀。方以半夏白术天麻汤为主，加陈皮、紫苏梗、香附、砂仁、佛手等行气消痞，旋覆花、煅瓦楞子降逆和胃。二诊时患者补述平素自汗、尿频，故加炙黄芪健脾益气固表，益智仁、乌药温阳补肾。继服14剂后，患者痞满、胃痛、头晕尽消。[108]

心系疾病医案

一、心悸

○ 案1

患者，男，63岁，退休干部，2000年8月21日初诊。患者10年前体检查出"房性期前收缩"，后偶感心悸，因不影响生活而未加重视，近因外感而致心悸频发，现外感已好，而心悸仍作。刻诊：心悸怔忡，疲乏无力，汗出，烦躁，眠差，气短，眩晕，劳累后上述症状加重，咽干，口渴不欲饮，纳可，二便调，舌黯、舌下青紫，苔黄腻，脉结代不匀。既往有糖尿病、浅表性萎缩性胃炎病史。辨证：气阴两虚。治法：益气养阴、安神定志。处方：西洋参（另煎）6g，黄芪30g，麦冬10g，五味子6g，炒酸枣仁（打碎）18g，远志10g，龙骨、牡蛎（打碎、先煎）各20g，丹参15g，茯苓30g，薏苡仁30g，夜交藤30g，莲子心3g。7剂，水煎服，每日1剂。

2000年8月28日二诊：心悸怔忡减轻，但眩晕、烦躁、心悸等症状时作，劳累后加重，纳差，便干、日一行，眠差，舌质淡黯、舌下青紫，苔白腻，脉结代不匀。守方改炒酸枣仁30g，龙骨、牡蛎各30g，加香附10g，郁金12g，合欢皮15g。继服10剂。

2000年9月7日三诊：原有症状皆大减，劳累后加重，纳可，眠可，二便调，舌质黯淡、舌下青紫，苔白腻，脉结代不匀。上方继服10剂后，心悸感消失，随访3个月未复发。

按：本案患者心气心阴俱虚，遂致上述诸症。心位于胸中，心气不足，胸中宗气运转无力，故气短；心为神舍，心气不足，易致神浮不敛，心神动摇而眠差；气虚卫外不固则汗出；劳累耗气，心气亦虚，故劳累后加重；心阴虚，故出现口干、咽干等津液不足之象。颜教授治疗本案以益气养阴、安神定志为基本原则，以生脉散加味为基本方加减。方中西洋参补益气阴为君药；黄芪补气，麦冬、五味子养阴，三药合用加强西洋参补益气阴的作用，为臣药；炒酸枣仁、远志、龙骨、牡蛎、丹参、夜交藤均有养心安神的作用，而茯苓、薏苡仁补益心脾，均为佐使药。诸药合用，证症结合，获药到病除之效。该患者首诊服7剂后，症状明显改善，但仍有劳累后诸症加重的临床表现，故之后在守方基础上随症加减，患者继服 20 剂后临床症状基本消失。[109]

肾系疾病医案

一、淋证

○ 案 1

患者，男，38 岁，2008 年 11 月 22 日初诊。3 年前，因小腹绞痛，排尿时尿道疼痛，被诊为"尿路结石"。2 周前检查发现左肾积水，左侧输尿管结石（3cm）。现腰部无不适，排尿涩痛，大便每日 1～2 次，纳可，眠可，舌红，苔黄腻，脉弦滑。辨证：湿热蕴结。治法：清热利湿、通淋排石。处方：川牛膝 15g，金钱草 30g，猪苓 15g，茯苓 20g，泽泻 12g，车前子（包煎）15g，薏苡仁 30g，滑石 15g，鸡内金 12g，益母草 30g，决明子 20g。7 剂，水煎服，每日 1 剂。

2008 年 11 月 29 日二诊：服药后诸症缓解，现小便黄，大便正常，纳可，眠可，口干，舌红，苔薄白，脉弦滑。守上方加黄芪 20g。继服 7 剂后诸症平复，随访半年未见发作。

按：淋证病位在肾与膀胱，病机主要是湿热蕴结下焦，导致膀胱气化不利。本案西医诊断为尿路结石，中医属淋证中之石淋。结合舌脉，辨证为膀胱湿热，尿路结石。治以清热利湿、通淋排石，药用猪苓汤加减。方中川牛膝、金钱草、猪苓、茯苓、泽泻、车前子、薏苡仁、滑石、益母草均有利湿通淋之功；金钱草、鸡内金为消结石要药。二诊时，颜老考虑痛久砂石不去，易耗气，故加黄芪以补气利尿。患者共服 14 剂后，病情大为改善。[110]

颜德馨
YAN DEXIN

颜德馨，男，汉族，1920 年 11 月出生，同济大学附属第十人民医院主任医师，1939 年 8 月起从事中医临床工作，为全国老中医药专家学术经验继承工作指导老师、上海市名中医，国家级非物质文化遗产传统医药项目代表性传承人。

颜德馨教授 60 年代以来，从事"衡法"治则的研究。他根据《黄帝内经》"人之所有者，血与气耳"之说，认为气血是人体脏腑、经络、九窍等一切组织器官进行生理活动的物质基础。提出"气为百病之长，血为百病之胎""久病必有瘀，怪病必有瘀"的学术观点及调气活血为主的"衡法"治则，在中医治则学研究中，开辟了新的天地，是理论上的一个重大突破。这一法则在 20 世纪 80 年代应用于延缓衰老，从事"瘀血与衰老"的科学研究。

发表学术论文 200 余篇，著有《餐芝轩医集》《活血化瘀疗法临床实践》《医方囊秘》《气血与长寿》《中国历代中医抗衰老秘要》《颜德馨医艺荟萃》《颜德馨诊治疑难病秘笈》《中华名中医治病囊秘颜德馨卷》《衰老合瘀血》等。曾获多项科技成果奖。

曾任中国中医药学会理事、国家中医药管理局科技进步奖评审委员会委员、铁道部专家委员会委员、评委，中医专业组组长。上海铁道大学医学院研究室主任，上海铁道中心医院主任医师，上海市中医药工作咨询委员会顾问，上海市医学领先专业专家委员会委员。上海中医药大学、上海市中医药研究院专家委员会委员，上海中医药大学客座教授、成都中医药大学名誉教授、上海师范大学客座教授、长春中医学院客座教授、美国中国医学研究院学术顾问。台湾中医针灸学会、中国医药研究会学术顾问等职。

心系疾病医案

一、扩张型心肌病

◎ 案 1

患者，男，53 岁，广东英德人，2015 年 3 月患者因"活动后气促胸闷 6 年，再发加重 1 月"到中山大学附属第一医院就诊，查心脏彩超：左心房内径：44 mm，左心室（舒张末）：63 mm，左心室（收缩末）：52 mm，LVEF：34%，室壁运动普遍减低，以前间隔及前壁明显。心电图提示心房颤动。患者无高血压、高血脂、糖尿病病史，无吸烟、饮酒史。诊断为：（1）扩张型心肌病；（2）心房纤颤；（3）心功能 Ⅲ 级。治疗意见：患者扩张型心肌病诊断明确，具备心脏移植指征，目前患者组织配型、抗原检测、法律公证等已完善，等待移植供体。等待供体期间患者胸闷气促症状反复发作，遂寻求中医药治疗以缓解症状。2015 年 3 月 31 日初次就诊。初诊时见患者形体肥胖，神疲乏力，心悸，气短，自汗出，步行稍快即气喘，摇晃欲倒地，需扶桌椅休息，患者平素喜吹电扇及空调，细观可见患者面色戴阳、两颧嫩红，舌质淡，舌苔薄黄腻，脉弦细。辨证为阳虚不固，气阳两脱，瘀血阻络，治以益气温阳固脱，活血通络，方以参附汤加减，处方：熟附子 30 g（先煎 60 分钟），桂枝 15 g，茯苓 30 g，白术 30 g，人参 15 g（另炖），降香 10 g，丹参 30 g，薤白 15 g，五味子 10 g，三七粉 6 g（冲服），甘松 15 g，鸡内金 20 g。共 14 剂。

2015 年 4 月 14 日二诊：患者病情稳定，胸闷气促好转，仍有自汗出，舌质红，舌苔黄，脉促无力。原方基础上去白术，加水蛭 10 g，鹿角胶 10 g（烊化），降香改为檀香 10 g，鸡内金改为 15 g。上方 10 剂，研粉，水泛为丸，每次 6 g，每日 3 次，以培补心肾之阳，化心脏之痰瘀，徐徐图之。

2015 年 7 月 21 日三诊：患者临床症状明显缓解，无胸闷、气促等不适。患者 6 月 3 日英德市人民医院心脏彩超示：左心房内经：36 mm，左心室（舒张末）：48 mm，LVEF：46%。就诊前后心脏彩超结果提示患者心脏明显缩小，心功明显改善。患者再次于中山大学附属第一医院就诊，心外科医生认为患者心功恢复好，无需心脏移植。[111]

二、心力衰竭

◎ 案 1

患者，男，75 岁。有冠心病、肺心病史 10 年，反复胸闷、咳喘 10 年，加重伴肢肿 1 周入院。症见胸闷，咳喘气急，难以平卧，神萎，面色苍灰，唇甲青紫，四肢不温，下肢浮肿，舌质淡紫而胖，苔薄腻，脉沉而无力。病机分析：心肺同病，咳喘日久，水饮内蓄，阻遏心阳，阳气耗损，血脉失畅，致痰、湿、瘀交结不化。治宜：温阳利水。方药：麻黄附子细辛汤合苓桂术甘汤。药用：炙麻黄 9g，熟附子 6g，细辛 4.5g，茯苓 15g，桂枝 4.5g，白术 30g，生半夏 9g（先煎），生蒲黄 9g（包煎），橘红 6g，益母草 30g，车前草 12g，泽泻 15g。每日 1 剂，水煎服。7 剂。

二诊：咳喘大减，渐能平卧、下肢浮肿消退，四肢见温，阳气初复，痰湿渐化，当以益气化瘀善后。药用：党参 30g，白术 9g，黄芪 30g，茯苓 12g，生蒲黄 9g（包煎），益丹草 30g，泽泻 15g，法半夏 9g，陈皮 6g。每日 1 剂，水煎服。

按：观颜老调治此验案脉证，知病位虽在心肺，但病及心肺脾肾四脏，乃是由于肾中真阳不足，使心、肺、脾阳气失于温煦，阳不化水，水饮内停。一则寒水凌心射肺，肺气上逆，心脉不畅；二则寒水凝而为痰，痰瘀相搏，心脉不通。故针对阳虚、饮停、湿聚、痰结、血瘀之病理因素，颜老采取了以下调治心法：①温运阳气，扶正培本，化气行水。中医认为，肾中阳气乃人身之真阳，五脏之阳非此不能温，肾阳衰微必致心、脾、肾阳气不足，使"饮入于胃，游溢精气，上输于脾，脾气散精，上归于肺，水道通调，下输膀胱，水精四布，五经并行"的水饮代谢过程失常，终致阳虚水停。因此，治宜温运阳气，扶正培本，化气行水，故颜老在方中首先配用了附子、细辛、桂枝、麻黄这四味药物。附子味辛甘大热归经心、脾、肾，本品大辛大热，气味俱厚，善补命门之火，益五脏之阳，为温补命门之主帅，回阳救逆之要药。其性善走，无处不到，为温通十二经脉之要药。可回阳退阴，彻内彻外，内温脏腑骨髓，外暖筋肉肌肤，上益心脾阳气，下补命门真火，既能追复散失之亡阳，又能峻补不足之元阳，有卓绝的回阳救逆，扶危救脱之功。《本草正义》："附子，本是辛温大热，其性善走，故为通行十二经纯阳之要药，外则达皮毛而除表寒，里则达下元而温痼冷，彻内彻外，凡三焦经络，诸脏诸腑，果有真寒，无不可治。"故颜老在方中取其辛温大热、善走不守之特性，补命门益先天真火以暖脾土，壮元阳助五脏阳气以散寒凝，以奏化气行水，通阳散结、温中助阳。细辛味辛性温归经肺、肝、肾，本品辛香浓烈，一则可宣散郁滞，开通结气，能上透巅顶，旁达百骸，散风邪，祛寒邪无处不到，宣络脉、通百节无微不至，以散止痛；二则可开肺气、破寒凝、涤痰浊，助肾气，以温肺化饮。桂枝味辛甘性温归经肺、脾、心、膀胱，本品辛温透达，一则善于通心阳、暖脾胃、行气血、通经络；二则善于温运阳气，通达三焦，化痰饮、行水气，为治痰饮、水气之要药。《本经疏证》："用之之道有六：曰和营，曰通阳，曰利水，曰下气，曰行瘀，曰补中。"在方中主要取其解肌、温阳、行水之功。麻黄味辛苦微温归经肺、膀胱，本品轻扬上达，善于散风寒、开腠理、透主窍、通经络、宣肺气、平喘咳、化寒饮。在方中用炙麻黄，是取其专于宣肺平喘，通利州都，利水消肿之功。如此相伍，使肾阳得温，心、脾、肺之阳得助，水气得化。阳复饮除，气化正常，诸证自解。

②补脾益气，燥湿利水，澄本清源。主水在肾，制水在脾。由于病机中有脾阳虚健运失职，土不制水，横溢泛滥，为痰为肿之证。故颜老在方中又配伍了白术、茯苓这两味药物。白术味甘苦性温归经脾、胃，本品甘缓苦燥，气香质润，一则可健脾胃、运精微、升清阳、补气血、养心神、长肌肉，为健脾补气之要药；二则可温运脾胃，化湿醒脾，益气利窍，健脾除湿，消痰逐水，燥湿利水之佳品。《本草求真》："白术缘何专补脾气？盖以脾苦湿，急食苦以燥之，脾欲缓，急食甘以缓之；白术味苦而甘，既能燥湿实脾，复能缓脾生津。且其性最温，服则能以健食消谷，为脾脏补气第一要药也。……凡水湿诸邪，靡不因其健脾而自除。"茯苓味甘淡性平归经心、肺、脾、肾，本品味甘而淡，甘则补，淡则渗，一则能益脾气、促气化、泻膀胱，洁源利导以开泄州都，为补养渗湿之要药；二则能补中气，健脾胃、渗水湿、调气机、益中州，为补中益气之上品。《用药心法》："茯苓，淡能利窍，甘以助阳，除湿之圣药也。味甘平补阳，益脾逐水，生津导气。"《世补斋》："茯苓一味，为治痰主药。痰之本，水也，茯苓可以行水；痰之功，湿也，茯苓又可行湿。"二者相伍，补气健脾，燥湿行水，相得益彰，是著名的药对，常在方中结伴而行。如利水消肿之《证治准绳》茯苓导水汤；《伤寒论》真武汤。

祛痰化饮如《金匮要略》之苓桂术甘汤、小半夏加茯苓汤。渗湿利尿如《伤寒论》之五苓散。健脾补中如《局方》之四君子汤；《小儿药证直诀》之五味异功散；《局方》之六君子汤、香砂六君子汤等。所以，颜老用此药对，意在取其补脾益气，燥湿行水，澄本清源。脾气健则水湿无源，饮邪除则水肿自消。③化痰逐瘀，活血通脉，痰瘀同治。血水同源、血不利则为水，水不利则生湿，湿不利则生痰，痰不利则生瘀，痰瘀相搏，变证丛生。故颜老在方中有配用了橘红、半夏、生蒲黄这三味药物。橘红味辛苦性温归经肺、脾，本品辛散温通，苦降而燥，上则泻肺邪、降逆气；中则燥脾湿、和中气；下则疏肝本，润肾燥，为散结消胀，利气消痰之要药。《本草纲目》：橘皮，苦能泻能燥，辛能散，温能和。其治百病，总是取其理气燥湿之功，同补药则补，同泻药则泻，同升药则升，同降药则降。"半夏味辛性温归经脾、胃、肺，本品辛散温燥，开泻滑利，能运脾燥湿，涤痰除垢，温化痰饮，可和中降逆，行气除菌，散结除痞。《本草纲目》："脾无留湿不生痰，故脾为生痰之源，肺为贮痰之器。半夏能主痰饮及腹胀者，为其体滑而味辛性温也，涎滑能润，辛温能散亦能润，故行湿而通大便，利窍而泄小便，所谓辛走气能化痰，辛以润之是矣。"蒲黄味甘性平归经心、肝，本品善入血分，走上彻下，无所不达，能行血滞，消瘀血、破气结、通经脉，为活血化瘀、行气止痛之要药。《本草纲目》："凉血活血，止心腹诸痛。"《本草正义》："蒲黄，走入血分，以清香之气，兼行气分，故能导瘀结而治气血凝滞之痛。"三药相伍，痰瘀同治，气血并调。痰消瘀除，气血和顺，心脉通畅，诸证自解。④淡渗利湿，行水消肿，驱邪外出。由于本验案阳虚为本，水停为标。因此治疗宜标本兼顾，在温阳固本的同时，还要利水以治其标。故颜老在方中又配用了益丹草、车前子、泽泻这三味药物。益丹草味辛苦性微寒归经心、肝，本品辛开苦降，滑利善走，一则专入血分，能行瘀血、散恶血、生新血，行血而不伤新血，养血而不留瘀滞；二则能消血热、解热毒、利水道、消水肿。《本草求真》："益丹草，消水行血，祛瘀生新，调经解毒。"车前子味甘性寒归经肝、肾、肺、膀胱，本品气薄滑利，甘寒润下，能清能降，善走气分，可泄膀胱，渗湿热、降火邪、调气机、消壅滞，为清热利尿之上品。《本经逢原》："车前子专通气化，行水道，疏利膀胱湿热。"泽泻味甘淡性寒归经肾与膀胱，本品气味俱薄，味甘而淡，善泻伏水，宣通湿热，可渗湿热，保真阴，利小便，消水肿。《本草纲目》："泽泻气平，味甘而淡，淡能渗泻，气味俱薄。所以利水而泻下。"三味相伍，共奏淡渗利湿、行水消肿、驱邪外出之功。且三味均具寒凉之性，可制约附子、细辛等温燥之性，使全方温润爽利，和缓通畅。湿去肿消，气化得复，诸证自愈。[112]

脾胃系统疾病医案

一、慢性胃肠性腹痛

◉ 案1

患者，男，32岁，2006年4月28日初诊。主诉：反复腹痛、腹泻5年余。患者既往体健，2001年时感右少腹隐痛，间有泛恶不适，后又饮食不慎，生食海鲜后，出现反复腹泻，常进食后自感腹痛，泄后痛减，初起一日腹泻4～5次，外院相关检查提示有肠道寄生虫（具体不详），予杀虫、灌肠等对症治疗后，效果不显。后移居加拿大，症情依旧，仍进食后有腹痛腹泻，每日腹泻3～5次，完谷不化。患者平素易感冒，自汗乏力，口干口苦，睡眠欠佳。初诊：肠澼五载，腑行不实，腹痛时作，泄之而后快，右少腹隐隐作痛，食后更甚，夜分少寐，口干、口苦喜饮，脉弦而数，舌红苔黄腻。湿热交阻肠道，久病入络为瘀，升清降浊失司也。处方：枳实9g，生蒲黄（包）9g，五灵脂（包）9g，乌药9g，香附9g，赤芍、白芍各9g，当归9g，延胡索9g，葛根9g，荆芥炭9g，苦参9g，葫芦巴4.5g，胡黄连4.5g，白术9g，炙甘草4.5g。14剂，水煎，早晚温服，空腹服用。

二诊：膈下逐瘀汤加味，始服七帖，其病若失，大便如常。停药后饮食欠慎，旧疾复作，痛时提前，脉小弦，舌淡红苔腻。肠角瘀阻，化而未楚，当调气活血止痛。处方：柴胡9g，白芍10g，五灵脂（包）9g，生蒲黄（包）9g，当归9g，吴茱萸1.5g，枳壳9g，桃仁9g，葛根9g，白术15g，木香9g，延胡索9g，胡黄连4.5g，高良姜4.5g，荠菜花9g，葫芦巴9g，炙甘草4.5g。14剂，水煎，早晚温服，空腹服用。药后腹痛腹泻消除，又服上方14剂巩固疗效，随访3个月未复发。

　　按：慢性腹痛、腹泻一般多责之脾肾两虚，颜老秉承清代名医王清任经验，擅从气血进行辨证论治。肝属木，司疏泄气机，主藏血，病初在气，久病入络，患者饮食不慎，腹痛腹泻，痛处固定，口干口苦，肝气失于条达，气血凝滞，瘀阻肠角，不通则痛矣。王清任创制膈下逐瘀汤，疗效显著。初诊方用桃红四物汤去生地黄，加五灵脂活血化瘀为君，其中当归活血养血，能益久泻之阴伤，取桃仁得春阳升发之气，味苦下泄，逐瘀而不伤新血，两药相伍，具"通因通用"之妙；臣以乌药、香附等理气止痛，以助血行；佐使以甘草调和诸药。本案因患者舌红苔黄腻，湿热之象可见，故加入苦参、胡黄连、葛根清热化湿以升清；久病乏力，完谷不化，故配伍枳术丸健脾行气，并加葫芦巴以温肾。全方逐瘀为主，药性趋下，能清肠角之瘀积，使肠腑之气血得以条达。服用数剂后果然腹痛腹泻若失，但因外出饮食不慎腹泻又作，肠角瘀阻，化而未楚，故方随证转，拟逍遥散合失笑散加减，健脾温中理气，化瘀散结止痛，药后病即痊愈。[113]

肝系疾病医案

一、肝硬化腹水

○ 案 1

　　患者，男，65岁，1986年1月21日入院。1968年患急性肝炎，1983年发腹水，诊断为肝硬化合并消渴，以后每遇劳累发作，伴齿衄。体格检查：形体消瘦，面色黧黑，腹部膨隆，腹壁静脉怒张，腹水征（＋），腹围89cm，肝肋下及，剑突下2cm，下肢浮肿。实验室检查：肝功能、麝香草酚浊度试验（＋＋＋），麝香草酚絮状试验（＋＋＋），硫酸锌浊度20单位，白蛋白2.22g，球蛋白4.8g，白球比例0.52：1，血糖13.8mmol/L，尿糖（＋）。初诊：大肉日削，少气懒言，齿衄时作，口干多饮，五心烦热，腹胀，小溲少，大便稍艰，脉沉细，舌红苔剥见裂痕，虚中夹实。拟滋养肝肾，化瘀利水。处方：北沙参12g，麦门冬9g，当归9g，枸杞子9g，葶苈子12g，川楝子9g，泽泻30g，小茴香2.4g，猪苓15g，茯苓15g，生地黄12g，生鳖甲30g（先煎），丹参15g，制大黄6g，十枣丸3g（吞）。水煎，日1剂。服药后二便通利，腹围缩小，五心烦热也减，仍见口干思饮，神疲乏力，脉细数，苔光舌红，改予健脾育阴，利水调气。处方：方一：党参15g，黄芪15g，带皮茯苓30g，葶苈子9g（另包），生鳖甲30g，天花粉9g，知母9g，沉香粉0.6g（吞），琥珀粉1.5g（吞），生白术15g，麦门冬9g，枳壳4.5g，石斛9g。水煎，日1剂。方二：食疗方，红茶鲫鱼汤。一月后，症情大减，精神已振，口干除，齿衄未作，腹胀亦失，腹水消退，腹围78cm。实验室检查：肝功能好转，白球比例上升，血糖恢复正常，尿糖阴性，继以前方加丹参15g，桃仁9g巩固。

按：①滋养肝肾补体助阳。观其脉证，患者见大肉日削，口干多饮，五心烦热，小便少，大便干，脉沉细，舌红苔剥见裂痕等，证属肝肾阴虚可知。因病在肝，而肝为木，肾为水，水生木，故生理上肝肾同源，病理上肝肾同病。针对此病变特征，颜老治法着重从滋补肝肾之阴入手，因肝藏血，故其体为阴，性喜条达，主疏泄，故其用为阳。肝阴亏虚，日久必致肝阳沉郁，其用不能。因此，据肝体阴而用阳这一生理特性，颜德馨大师首先选用了《柳洲医话》名方一贯煎（北沙参、麦冬、当归、生地黄、枸杞子、川楝子）以养肝体助肝用。方中北沙参、麦冬、当归、枸杞子、生地黄滋补肝肾之阴，以养肝体，助肝阳，以振其生发条达之气，复以川楝子以调肝木之横逆，以顺其条达之性。全方滋养肝肾，疏肝理气。肝阴得养，肝体得充，肝郁得疏，肝用舒畅，其症自解。②软坚散结化瘀利水。因本验案乃本虚标实之证，癥积内结，非软坚散结，活血化瘀无以治；水湿内停，非淡渗利湿，攻逐水饮不能除。故颜老在方中又配用了生鳖甲、丹参、猪苓、茯苓、泽泻为方中臣药。生鳖甲味咸性微寒归经肝脾，本品咸寒相济，能走能软，能攻能散，善走肝经血分，软坚结，消痞块，攻癥坚，消痈肿。《本草新编》："鳖甲善能攻坚，又不损气，阴阳上下有痞滞不除者，皆宜用之。"丹参味苦性微寒归经入心肝，本品降而行血，善入血分，能通血脉，化瘀滞，消癥积。其特性去瘀生新，行而不破，故有"丹参一物，而与四物同功"之说。而针对腹水壅盛于里，故又配用了茯苓、猪苓、泽泻三味药物。茯苓味甘淡性平归经心、肺、脾、肾，其用有二：一则善益脾气，促气化、泄膀胱，洁源利导以开泄州都，为补渗湿之要药；二则甘则补，淡则渗，能补中气、健脾胃、渗水湿、调气机、益中州，为补中益气之上品。《用药心法》："茯苓，淡能利窍，甘以助阳，除湿之圣药也。味甘平补阳，益脾逐水，生津导气。"猪苓味甘淡性平归经肾与膀胱，本品气薄味淡，性主渗泄，先降后升，利窍行水，能开腠理、助气化、通水道、利小便，为除湿利水要药。《本草纲目》："猪苓淡渗，气升而又能降，故能开腠理、利小便，与茯苓同功，但入补药不如茯苓也。"泽泻味甘淡性寒归经肾与膀胱，本品气味俱薄，善泻伏水，宣通湿热，能泻相火、保真阴、渗湿热、利小便、消水肿。《本草述》："方书有云，湿在脾胃者，必用猪苓、泽泻以分理之也。

第二章 第二届国医大师学验

干祖望

GAN ZUWANG

　　干祖望，男，汉族，农工党员，1912年9月出生，南京中医药大学附属医院主任医师、教授。1930年2月起从事中医临床工作，全国老中医药专家学术经验继承工作指导老师。

　　"现代中医耳鼻喉科之父"。干老学验俱丰，擅治耳鼻喉科、口腔科等疑难杂病，他首先创立中医耳鼻喉科"中介"学说，脱"三因"窠臼；倡"四诊"为"五诊"，调整"八纲"为"十纲"，发现了"喉源性咳嗽"和"多涕症"两个新病种，在中医耳鼻喉科理论与临床的方面作出了巨大的贡献。

　　谈医道，他说医生要"把精力花在病人身上"，说医乃仁术，医生唯有医术可售，越是名医，越要注重晚年的医德名声。谈治学成才，他说中医不同于西医的理论体系和治疗思想，一个合格的中医从门外汉到高明的医家，必然通过"懂、通、熟、精、化"五个层次。谈医技，以中医临床上也会用到的蒸馏水、口罩、高脚床以及鼻饲、灌肠、导尿等方法器物为例，他引经据典，说莫把这些祖国医学中的传家宝作为舶来品，归之于来源于西医。在96岁时，面对中医被部分人误解、诋毁的现象，他还奋笔疾书："绝不做扶不起的阿斗，而要做响当当硬邦邦的创新型铁杆中医"。

　　干祖望教授一生最大的爱好就是读书、藏书。干祖望一生节俭，却将大部分节省下来的钱都花在买书上了。他的藏书非常丰富，除了浩如烟海的中医专业书籍之外，字典辞书、四书五经、佛学道教、天文地理、古史今说、格律诗词等各种书籍无所不包，其中更有不少珍本、善本的线装书。他将自己的书房名为"茧斋",一者极言其小,二来,他以书房为蚕茧,在茧斋中不断充实自我,吐丝作茧,以期有一日可以破茧成蝶。他阅读古籍既注重勤求古训、又注重广博会通,比如在他自己抄录的《痧喉证治汇言》一书卷末,记录有后来参照阅读的其他 12 本痧喉专科古籍。

杂病医案

一、慢性咽炎

⊙ 案1

患者，女，37岁，2019年10月28日初诊。主诉：鼻腔干痛伴咽部干痛半年。鼻腔伴咽部干痛，咽部无灼热感，喜温饮，但饮水不能缓解咽干，疼痛以夜间为甚。常生闷气，多愁善感，伤心易哭，睡眠差，食欲尚可，大便干。检查：鼻腔黏膜淡红，下鼻甲轻度肿大，咽部不充血，扁桃体 I°肿大，舌质淡，苔少，脉弦。病机为肝气郁结，横逆犯脾，脾失健运，津不上承，导致鼻腔和咽部干痛及便秘。诊为慢性咽炎，证属肝气郁结，气机不畅，津不上承。处方：小柴胡汤加减。法半夏10g，黄芩10g，党参10g，炙甘草5g，红枣10g，醋柴胡10g，佛手10g，合欢皮10g，绿萼梅5g，炒瓜蒌子10g，生姜4片。14剂，日1剂，水煎服，早晚各1次，每次200mL。2019年11月21日微信回访：药后鼻腔和喉咙干燥均已消失。

按：若肝气郁结，脾脏受责，升降失调，肠气不和，常使用小柴胡汤进行治疗。《伤寒论》曰："上焦得通，津液得下，胃气因和，身濈然汗出而解。"小柴胡汤通过调理少阳，使气机顺畅，可达到升清降浊的目的，以使鼻干、咽干消失，大便得以畅通。[114]

⊙ 案2

患者，男，44岁，1996年6月28日初诊。咽喉隐痛3年余，发作时时轻时重，有时感觉咽喉干燥，但不欲饮水，时觉咽中如有梗阻、似痰液附着于咽喉间，难以咯出，饮食未见明显异常，大便微溏，曾在他院诊为慢性咽炎，经多方医治，效不佳。查：喉后壁淋巴滤泡增生，黏膜轻度弥漫性充血。舌质胖嫩，苔薄，脉平。辨证：咽喉者，水谷之道路，脾胃之门户；中土一衰，内湿自生，湿郁化热，上扰清道，乃作咽中诸症。治取健脾渗湿法。处方：太子参10g，炒白术10g，茯苓10g，扁豆10g，山药10g，桔梗6g，马勃3g，玄参10g，金银花10g，甘草3g。每日1剂，水煎服。

1996年7月12日二诊：上方连进14剂，患者咽喉中症状改善比较明显，异物感、痰黏感有减轻。查喉后壁淋巴滤泡散在，黏膜弥漫性充血较前减轻，舌薄白，脉平。原方去马勃、扁豆，加芦根30g。以此方加减治疗2月余而告痊。

按： 干老治疗本案舍弃了常规认识，认为患者口虽渴但不欲饮水，有痰附丽而大便微溏，兼舌质胖嫩。可知咽干原非虚火上炎，熏蒸咽喉，实因脾虚致湿邪停留中焦，津液失于升腾，无以上承于口。五脏之中，脾为坤土之脏，主运化，运化水谷和水湿，若能使脾气健旺，传输精微之职正常，和调五脏，洒陈六腑，则能水津四布，五经并行，上济咽喉，则咽干自除。故取健脾渗湿之参苓白术散加减。方中太子参、山药、炒白术益气健脾；茯苓、扁豆渗湿健脾，桔梗载诸药上行，并能宣发肺气而通利水道；金银花、马勃、玄参清热凉血利咽；甘草为佐使，调和诸药。全方共奏益气健脾、生津润燥之功。一般认为，二术（苍术、白术）不入喉门，因其性温而燥，有伤阴之弊。干老则认为，脾虚湿阻，清阳不升致咽喉失养而干燥者，取白术健脾化湿，升清利咽，效如桴鼓，犹如湿浊黏腻，死抱一团，阻碍精微上承，此时以白术一燥，则死结自开。李中梓亦认为白术能生津。但若明显偏阴虚者则应慎用，可选扁豆、薏苡仁等，健脾而不伤阴。[115]

二、从心论治耳鸣

⊙ 案1

患者，女，46岁，环卫工人，2016年7月5日初诊。主诉：右耳持续性鸣响1年余。患者1年前始出现右耳鸣响，持续性，呈音调高音量小，听外来噪音即感心烦，劳累及情绪波动时加重。近来头痛，伴有脑鸣，心慌手颤，夜寐不佳，舌红，脉平。中医诊断：耳鸣（心火亢盛证），治法：清心息鸣。处以导赤散加减：生地、竹叶、白茅根、当归、丹参、菊花、柏子仁、益母草各10g，灯心草3g。14剂。医嘱：畅情志，慎思虑，注意休息，远离噪音。

7月19日二诊：药后睡眠及手颤减轻，其他症状较前无明显改善，现自觉舌尖冒火，手掌心灼热，食后腹胀，舌质红、苔薄，脉平。处方：生地、知母、丹参、柏子仁、益母草、地骨皮、桑椹子各10g，川黄柏、灯心草各3g，丹皮6g。14剂。上方加减调治半年进服未辍，同时听从建议调换工作，相对无噪音，休息较佳后，病情基本痊愈，随访至今未再复发。

按：本案患者明确诊断为耳鸣，根据患者工作性质中噪音大，且工作劳累等，易患为本病。由患者心烦、舌象可辨为心火亢盛之证，同时患者兼有手颤表明有肝风之兆。主方选导赤散化裁。导赤散出自《小儿药证直诀》，原方仅生地黄、木通、生甘草梢三味，导心经之热从小便而出。此病例恐木通有伤肾之弊故去之，加竹叶、白茅根、灯心草加强清心火之功；菊花清肝息风；病久生瘀，故以当归、益母草活血通经，且当归有养血补血之效，以防利水过多伤及阴液，且与病机呼应，柏子仁养心安神，滋补阴液，与当归补血相辅相成。二诊耳鸣改善不明显，也许是药量之未及而使效难以明显。离火亢盛，清心火同时不妨使坎水足，而达到水火既济、事半功倍之妙，故去利水之竹叶、白茅根恐耗肾液，加桑椹子补肾阴，黄柏、知母、地骨皮清肾脏之虚热，肾水足则可制心火。以此为主旨化裁，方能药进病退。[116]

三、多涕

患者，男，27岁，1991年8月20日初诊。鼻病6年，主症清涕奇多，滂沱淋下，质清似水，四季皆然。曾行下鼻甲部分切除手术，稍缓解一些，但近来依然如旧。检查：鼻腔无特殊，舌苔薄，脉平偏细。干老认为，涕称肺液，故其荣辱虚实，全隶于手太阴。其多而质清，畏寒拒冷，显然肺气之虚怯可知。治从温经补肺入手。处方：黄芪10g，白术6g，防风10g，益智仁10g，乌药6g，山药10g，百合10g，诃子肉10g，细辛3g，甘草3g。7剂煎服。药进7剂，涕量明显减少，后随访，停药许久未反复。干老谓：6年顽症，7剂玉屏风合缩泉丸竟然矢中其的，当然毋事奢求。[117]

四、鼻槁

患者，男，42岁。初诊时鼻塞两年，进行性发展，运动后或劳动后稍缓解，少涕，嗅觉迟钝，两鬓作胀，头脑昏沉，咽干喜饮，发音失泽。检查：鼻腔正常，呼吸宽敞（本人谓不通），粘膜干燥，舌薄苔，脉平。辨证：显然病灶所在"用"而不在"体"，考肺恶燥，燥气一凌，鼻为之干，干则关窍无润，因无液而幻感易生，如堵塞、附丽等。所以本病根本仍为"燥"，燥则欲治以润，遵循养阴生津润燥法，选方沙参麦冬汤加减。处方：黄柏、柿霜（冲服）各3g，知母、生地黄、熟地黄、沙参、麦冬、玉竹、百合、天花粉各10g，芦根30g。14剂。

    按：二诊时患者感鼻塞改善许多，嗅觉似乎提高，头晕鬓胀明显减轻，咽干已式微，而饮亦减少。检查：鼻腔粘膜仍偏于干燥，舌薄苔，脉平。辨证：病由燥至，燥去则病亦去，绝无深奥之意，再予养阴润燥，以扫残邪。予上方去百合、柿霜，加生石膏30g。这是一例典型的肺燥津伤的病例，干老认为，肺失清润可引起一系列症状，所以初诊采取养阴润燥手法，得效后坚持原来治疗方法，使得燥邪得以控制，症状得以改善，从而提高患者的生活质量。[118]

王琦 WANG QI

　　王琦，男，汉族，中共党员，1943年2月生，北京中医药大学主任医师、终身教授、研究员。1961年9月起从事中医临床工作，全国老中医药专家学术经验继承工作指导老师。第二届国医大师，中央保健委员会会诊专家，国际欧亚科学院院士。

　　1961年从医，1980年研究生毕业于中医研究院中医内科专业，中华中医药学会中医体质分会主任委员，第二、三、四批全国老中医药专家学术经验继承工作指导老师，第一批中医药传承博士后合作导师，国家"973"计划首席科学家，享受国务院政府特殊津贴专家。2013年获中国科协全国优秀科技工作者称号、北京市政府首都劳动奖章、何梁何利基金科技进步奖。

　　擅治过敏性疾病和代谢性疾病。从改变过敏体质入手，针对变异性哮喘、变应性鼻炎、荨麻疹等过敏性疾病，制订调节过敏体质系列方药，2013年获中华中医药学会李时珍医药创新奖。从改变痰湿体质入手，针对肥胖、高脂血症、痛风等代谢性疾病，制订化痰祛湿系列方，2011年获北京市科学技术奖一等奖。

　　擅治男科疾病。针对男性不育、勃起功能障碍，提出"精室论""宗筋论"，研制出国家新药"黄精赞育胶囊"和"疏肝益阳胶囊"，已应用13年，2011年获中华中医药学会技术发明奖一等奖。治疗慢性前列腺炎的方药获国家发明专利。

　　注重经典研究与临床相结合。著有《内经与临证》《经方应用》等。提出"辨体—辨病—辨证""主病主方"诊疗模式，拓展临床思维。

总结 44 个疑难病主方，著有《辨体—辨病—辨证诊疗模式创建与应用》《王琦方药应用 31 论》《王琦治疗 62 种疑难病》等。

　　构建中医体质学和中医男科学，推动中医学科分化。中医体质学已成为中医学二级学科和国家中医药管理局重点学科，《中医体质学》被列为中医院校创新教材。构建中医男科学理论体系，著有《中医男科学》《王琦男科学》，2005 年获中华中医药学会著作奖一等奖，2006 年获教育部高等学校自然科学奖二等奖。

肺系疾病医案

一、变应性鼻炎

◎ 案1

患者，男，76 岁，2018 年 6 月 5 日初诊。主诉：鼻塞、鼻痒 40 余年，加重 2 个月。现病史：患者鼻塞、鼻痒 40 余年，曾在医院诊断为变应性鼻炎，经常服用氯雷他定片加布地奈德喷雾控制症状。近 2 年冬天使用甲泼尼龙方可控制，但四季均有发作，冬天尤重，夏季畏空调，易感冒。刻诊：鼻塞、鼻痒、鼻涕清水状，怕冷、怕风，纳可，眠可，大小便正常；舌淡红、苔薄黄，脉弦。西医诊断：变应性鼻炎；中医诊断：鼻鼽（卫气不固、伏热蕴肺）；治法：脱敏散邪，益气固表，养阴润肺。处方：黄芪 30g，白术 10g，防风 15g，乌梅 15g，蝉蜕 10g，灵芝 10g，辛夷 10g，苍耳子 6g，百合 20g，路路通 10g。21 剂，水煎服，每日 1 剂，无服用其他药物。

2018 年 9 月 4 日二诊：鼻塞、眼痒、鼻痒有所减轻，纳可，眠可，大小便正常；舌淡红、苔薄白，脉弦。处方：上方去百合 20g，加蜂房 6g。21 剂，煎服法同前。药后鼻塞、鼻痒、鼻涕清水状消失。2022 年 1 月进行电话随访，变应性鼻炎未再发作。

按：该患者鼻塞、鼻痒 40 余年，反复发作，可诊断为过敏体质、过敏性鼻炎。故采用乌梅、蝉蜕、灵芝、防风调体质，用辛夷、苍耳子散邪通鼻窍。就诊时该患者年老体虚、怕风怕冷、鼻涕清水状，故用玉屏风散益气固表，增强人体抵御外邪的能力；加路路通祛风止痒、百合养阴润肺。诸药合用，共奏宣通鼻窍、疏风散邪之功。二诊时患者舌苔热象已除，故减百合。变应性鼻炎病情虽已控制，但眼痒、鼻痒单一症状仍存在，故加蜂房祛风止痒通窍，配伍蝉蜕祛风止痒之效更强。此病易复发，因此坚守"治疗慢性病要有方有守"的治疗原则，继续巩固疗效，守方治疗 21 剂后鼻塞、鼻痒、鼻涕清水状消失。

二、变应性咳嗽

◦ 案 1

患者，男，25 岁，2015 年 12 月 10 日初诊。主诉：咳嗽 5 年余。现病史：慢性咳嗽、反复发作、冬季明显，干咳无痰，咽痛、咽痒。刻诊：咳嗽无痰，接触冷空气时加重，饮食、睡眠尚可，二便调；舌质偏红、苔薄白，脉略数。自诉对冷空气敏感且有动物皮屑过敏史。西医诊断：变应性咳嗽；中医诊断：咳嗽（风邪犯肺）；治法：脱敏止咳、祛风宣肺。处方：乌梅 20g，蝉蜕 10g，防风 10g，灵芝 10g，炙百部 10g，紫菀 15g，白前 10g，炙甘草 6g，桔梗 10g，百合 10g。7 剂，每日 1 剂，水煎分早晚两次口服。

2015 年 12 月 17 日二诊：咳嗽明显减轻，效不更方，继服上方 14 剂，煎服法同前。

2015 年 12 月 31 日三诊：服药 14 剂后，停药 1 周，咳嗽十减其九，吸入冷空气时偶有咳嗽，饮食、睡眠尚可，二便调；舌质淡红、苔薄白，脉略滑。处方以初诊方去百部、白前，加苦杏仁 10g。14 剂，煎服法同前。药后患者咳嗽消失。

按：根据患者慢性咳嗽 5 年有余、遇冷空气加重且有过敏史，干咳、咽痒、无痰的状态，其患者诊为特禀体质，变应性咳嗽应治以脱敏止咳之法。王老师初诊时用乌梅、蝉蜕、灵芝、防风改善特禀体质，同时乌梅可敛肺生津止咳，蝉蜕可祛风止痒，缓解咽痒；风邪犯肺、风盛则痒，用紫菀、桔梗宣肺祛风止咳；百部润肺止咳，与蝉蜕相配增强利咽止痒之效。二诊时，咳嗽明显减轻，效不更方。三诊时咳嗽十减其九，吸入冷空气时偶有咳嗽，去百部、白前，加苦杏仁，苦杏仁为常用的宣降肺气药对，能够调节肺的宣降功能。综合全方，清润并用，散收并进，体病症同调，达改善特禀体质，宣降肺气、祛风止咳之效。

三、变应性哮喘

◦ 案 1

患者，男，12 岁，2018 年 8 月 9 日初诊。主诉：反复喘息憋气 3 年余。

患者 3 年来经常出现喘息憋气，感冒、咳嗽时哮喘易发作，自觉喉中有痰，当地医院诊断为变应性哮喘。既往史：5 岁时喝牛奶自觉鼻痒，遇过敏原（尘螨、海鲜、牛羊肉等）即鼻痒、眼痒、耳痒、咽痒，打喷嚏。刻诊：喘憋未发作，纳差，大小便正常，眠可；舌质微红、苔黄微腻，脉滑。西医诊断：变应性哮喘；中医诊断：哮病（痰热阻肺）；治法：清肺化痰，脱敏平喘。处方：乌梅 10g，蝉蜕 10g，灵芝 10g，防风 10g，炙麻黄 9g，苦杏仁 9g，生石膏 30g（先煎），甘草 6g，金荞麦 12g。30 剂，水煎服，每日 1 剂，无服用其他药物。

2018 年 10 月 9 日二诊：服上方以来哮喘未发作、未感冒，舌质微红、苔薄黄，脉滑。处方以初诊方加黄芪 15g，白术 10g，防风 10g，蜂房 6g，神曲 10g。21 剂，煎服法同前，以巩固疗效。2019 年 1 月随访患者，变应性哮喘未发作。

按：患者有过敏性疾病史，且特禀体质严重，故用乌梅、蝉蜕、灵芝、防风改善特禀体质。初诊方以麻杏石甘汤作为治疗哮喘的主方，宣肺降逆平喘，疏风清热化痰。二诊时加入玉屏风散扶正祛邪；加蜂房祛风止痒通窍，配伍蝉蜕祛风止痒之效更强。由于患者年少脾常不足，有纳差症状，采用金荞麦、神曲兼顾脾胃。金荞麦辛凉，既可清热解毒、清肺化痰，且有健脾消食之功。诸药合用，共奏清肺化痰、脱敏平喘之功。[119]

男科病医案

一、阳痿

⊙ 案 1

患者，男，32 岁，2020 年 10 月 16 日初诊。主诉：阴茎勃起不坚 2 年，加重 1 月。现病史：阴茎勃起不坚，勉强完成性生活，性生活 4 次/月，勃起时间约 2 分钟，手淫时勃起正常，伴腰酸乏力，多数时候有性欲，1 月前就诊于外院，服用中药数剂，勃起未见明显改善，现勃起信心下降，焦虑，舌胖，苔黄厚，脉沉弱。否认高血压、糖尿病等病史。检查：NPT 尚可，

HCY18.36μmol/L，甘油三酯 1.95mmol/L，睾丸超声、血常规、尿常规、激素五项等未见明显异常。中医诊断：阳痿，辨证为肝郁肾虚，湿热内阻。治以疏肝补肾，清热利湿。予柴胡疏肝散合五子衍宗丸加减。处方：党参15g，菟丝子15g，韭菜子15g，车前子15g，枸杞子15g，肉苁蓉10g，丹参30g，川芎10g，川牛膝10g，柴胡15g，白芍15g，麸炒白术15g，猪苓15g，茯苓15g，赤小豆30g。连服14剂。配合他达拉非、疏肝益阳胶囊、叶酸片、甲钴胺。

2020年10月30日二诊：患者诉2周共4次性生活，勃起硬度明显较前改善，性生活质量较前改善，勃起时间3～5分钟，腰酸乏力改善，勃起信心增加，舌胖，苔微黄，脉沉弱，上方去赤小豆，继服14剂。

2020年11月13日三诊：患者诉2周共4次性生活，未服他达拉非，勃起仍坚硬持久，较之前满意度增加，伴随症状明显改善，索方再治，再进14剂，得以巩固。该方遵从王师阳痿"从肝论治、从瘀论治"的学术思想，在此基础上，中西医结合治疗，合理应用PDE5i，提升患者信心，肝疏郁解，瘀得通，肾得补，兼症除，临床得效。

二、早泄

◎ 案1

患者，25岁，2020年11月4日初诊。主诉：射精快1年。现病史：1年前初试性生活，由于紧张出现射精快，约1分钟，造成心理负担，性生活2次/周，勃起正常，曾口服必利劲，未见明显改善，伴腰酸乏力，舌淡，苔黄厚，脉沉弦。检查：阴茎敏感度检查敏感度强、血生化检查正常、激素五项化验正常、睾丸超声未见异常。中医诊断：早泄，辨证为心神不宁，肾虚湿热。治以安志固肾，清利湿热。予自拟固精汤加减：金樱子肉15g，麸炒芡实30g，制巴戟天15g，锁阳15g，肉苁蓉10g，制远志15g，醋五味子10g，枸杞子15g，菟丝子15g，韭菜子15g，生黄芪30g，茯神15g，煅龙骨30g，煅牡蛎30g，桑螵蛸15g，海螵蛸30g，连服14剂。配合他达拉非，嘱其性生活时精神彻底放松，提倡性前爱抚。

2020 年 11 月 18 日二诊：患者诉射精快较前改善，约 3 分钟，睡眠差，大便稀，腰酸乏力好转，舌淡，苔薄白，上方加石菖蒲 15g，干姜 30g，继服 14 剂。

2020 年 12 月 2 日三诊：患者诉射精快较前明显改善，可达 5 分钟，较为满意，信心增强，临床症状消失，精神状态明显好转，病告痊愈。该方中金樱子、芡实、巴戟天、锁阳、桑螵蛸、海螵蛸等固肾摄精，远志、茯神、龙骨、牡蛎等安志宁神，配合 PDE5i 剂改善勃起，中西医结合，佐以心理疏导，早泄得以痊愈。

三、慢性前列腺炎

⊚ 案 1

患者，30 岁，2019 年 3 月 12 日初诊。主诉：尿频、尿急伴小腹坠胀 2 年。现病史：2 年前久坐后出现尿频，尿急，伴小腹胀痛，腰酸乏力，阴囊潮湿，大便粘腻，舌黯红，苔黄腻，脉沉细。检查：血常规、尿常规正常，前列腺超声示前列腺钙化，前列腺液常规化验卵磷脂小体（+++）、白细胞 0-5 个 /HP，普通细菌培养、生殖支原体、解脲脲原体、衣原体等均为阴性。中医诊断：精浊，辨证为肾虚湿热、瘀浊互结，治以清热利湿，补肾祛瘀，予益肾活络丸、前列欣胶囊，服用 30 天。

2019 年 4 月 2 日二诊：患者诉小腹胀痛症状消失，腰酸乏力、阴囊潮湿等症改善，仍有尿频，舌黯，苔薄黄，继服上方 1 月。

三诊：患者诉诸症皆轻，无明显不适，嘱患者勿过度关注，未再服药。该案慢性前列腺炎患者属非细菌性前列腺炎，无特效西药选择，可利用中药独特优势治疗该病，中成药的使用既方便又有效。秉承清热利湿，祛瘀排浊贯穿慢性前列腺炎治疗始终的学术理念，灵活选用制方简单、疗效突出的益肾活络丸和前列欣胶囊，二者均有活血化瘀之效，前者兼具补肾，后者兼清湿热，二者相配，能增强祛瘀排浊之力，浊祛腑通，症状即消。其中，益肾活络丸尤其适合肾虚血瘀的慢性前列腺炎患者，其以桂枝茯苓丸为基进行制方，临床疗效突出，值得临床推广。

四、男性不育症

◦ 案 1

患者，34 岁，2020 年 3 月 5 日初诊。诉已婚 8 年，5 年未避孕，妻子未孕，性生活 4～6 次 / 月，勃起正常，射精正常，否认高血压、糖尿病等基础病，妻子 31 岁，月经规律，外院妇科检查未见异常。精液分析示：精液量 3.8mL，精子浓度 $35.36×10^6/mL$，精子总数 $134.35×10^6$ 个，前向运动精子（PR）31.27%，A 级精子 15.48%，精子正常形态 2%。伴有神疲乏力，怕冷，大便稀。患者从事软件编程工作，常年久坐，接触辐射，不酗酒，不吸烟。舌暗红，边有齿痕，苔黄厚，脉沉弱。中医诊断：不育症，辨证为肾虚血瘀证，治以健脾补肾，祛瘀通精。予自拟益精汤加减：菟丝子 15g，枸杞子 15g，覆盆子 15g，炙五味子 15g，盐车前子 15g，制巴戟天 15g，淫羊藿 15g，肉苁蓉 10g，山茱萸 15g，麸炒白术 15g，党参 15g，生黄芪 30g，茯苓 15g，川芎 10g，桃仁 10g，当归 30g。连服 30 剂，水煎服。配合麒麟丸服用。

经二诊、三诊前后 3 个月的治疗，妻未孕，但精液常规有很大改善，其中 PR56.72%，A 级精子 33.19%。嘱患者守方继服，以巩固疗效，服药期间，不要避孕，放松心情，保持旺盛的性生活频度，虽然已 5 年患者妻子未孕，但仍嘱患者不放弃自然受孕的机会。经半年治疗，患者妻子怀孕。

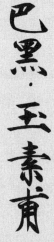

巴黑·玉素甫

BAHEI YUSUFU

巴黑·玉素甫（1934.7—2014.4），男，维吾尔族，中共党员，新疆维吾尔自治区维吾尔医医院主任医师。1956年1月起从事维吾尔医临床工作，全国老中医药专家学术经验继承工作指导老师，新疆维吾尔自治区名中医民族医。

1934年7月生，是新疆维吾尔医学的集大成者。

1981—2004年，在新疆维吾尔自治区维吾尔医医院任内科主任。

2004—2014年，是新疆维吾尔自治区维吾尔医医院的返聘专家。

巴黑·玉素甫是新中国成立以来，新疆维吾尔自治区首位国医大师，他为维吾尔医学的发展开创了新的历史篇章。

学术精要

　　巴黑·玉素甫在运用维吾尔医的理论体系和实践经验诊治疑难杂症方面取得了显著成就，在治疗慢性支气管炎、糖尿病、冠心病、高血压、各类肿瘤、胃及十二指肠溃疡、关节炎、结核病方面取得了很好的效果。

　　巴黑·玉素甫用维吾尔医独特的理论体系，在诊治疑难杂症方面，在诊疗慢性支气管哮喘、糖尿病等方面，用维吾尔医学基础理论体系中的体液学说和气质学说，根据体液的自然变化状态和个体"气质"的变化，分型特征，进行诊治和分析。提出了新的见解和理论，撰写了 10 多篇学术论文，得到维吾尔医学界同仁们的认可，他的诸多学术成果被现代维医广泛应用。

　　巴黑·玉素甫还结合自己丰富的医学实践，主持编写了《维吾尔医药学》《维吾尔医病历标准》《维吾尔医药的临床分析》《维吾尔医内科学》等重要维吾尔医学著作，在省、部级和国家级的刊物以及会议上，发表学术论文 20 多篇。为维吾尔医疗、教学、科研各项工作的规范和科学水平的提高做出了重要贡献。他还参与编写了《维吾尔医药及其他传统医药研究与应用》一书，并参加卫生部《药品标准》一书的编辑工作，主持编写了《维吾尔医药分册》。他在继承传统维吾尔医学基础上，挖掘、整理了大量维吾尔医古代文献，特别是对古代验方的整理，丰富了维吾尔药学宝库。

石仰山
SHI YANGSHAN

　　石仰山，出生于 1933 年，名锡煜，男，汉族，江苏无锡。1950 年高中毕业，从父石筱山学习中医伤科，针灸，外科，并师从黄文东医师攻读医学经典著作，1955 年开业行医，1968 年进上海市黄浦区崂山地段医院任伤科主治医师，1980 年调入黄浦区中心医院，1987 年任黄浦区中心医院副院长，伤科主任医师至今。同年被推荐为上海市中医药学会常务理事，上海市伤科学会主任委员，聘为中国中医研究院特约研究员，上海中医药大学首批兼职教授，上海中医药大学，上海中医药研究院专家委员会名誉委员。1990 年 9 月任黄浦区中医医院首届院长。1983 年、1985 年、1987 年 3 次荣获上海市劳动模范，1986 年获全国卫生文明工作者，1991 年首批享受国务院津贴的高级知识分子，1992 年为黄浦增辉十佳个人，1995 年评为上海市名中医，上海市继承老中医专家学术经验研究班指导老师。

骨科病医案

一、从痰论治颈椎病

◎ 案 1

患者，男，47 岁，2005 年 4 月 29 日初诊。患者左颈背肩臂酸痛板滞 1 个月余，头晕、右手指麻木时作，纳呆，曾经外院诊治，但未获效。X 摄片显示：颈椎生理弧度变直，C5-6 间隙略窄。TCD 示：椎、基底动脉供血不足。体格检查：颈部活动基本正常，C5-7 棘突两侧压痛，无明显放射痛，霍夫曼征（－），右手环、小指痛觉迟钝。舌淡暗，苔薄白腻，脉弦滑。诊断：颈椎病（痰瘀阻络）；辨证：气血失和，脾肾亏虚，痰湿内生；治法：和营逐痰，佐以健脾补肾。处方：炒牛蒡 9g，僵蚕 9g，白蒺藜 12g，独活 9g，秦艽 6g，白芷 6g，半夏 9g，桑枝 9g，黄芪 30g，川芎 9g，当归 12g，桃仁 12g，红花 6g，炒白芍 9g，怀山药 12g，苍术 12g，炒白术 12g，山茱萸 12g，川续断 12g，桑寄生 12g。每日 1 剂，水煎，早晚分服。

二诊（5 月 13 日）：颈背肩臂酸痛板滞及头晕经治较前明显减轻，右手指麻木亦较前减；舌淡暗、苔薄白腻，脉弦滑。上方加金雀根 30g。

三诊（5 月 27 日）：颈背肩臂酸痛板滞已不明显，头晕、手指麻木尚未瘥。舌淡暗，苔薄白腻，脉弦滑。上方去秦艽、白芷，加党参 9g，鸡血藤 15g。14 剂。其后，以上方为基础随症加减，1 个月后复诊，诸症已基本消除。

按： 本案颈椎病证属痰瘀阻络型。其病机为脾肾亏虚，痰湿内生；气血失和，腠理空疏，风寒湿邪乘虚而入；内外湿邪相合，留驻筋脉，脉络瘀滞，痰瘀交阻。治疗兼顾调和气血、补益脾肾，侧重豁痰，予和营逐痰通络，佐以健脾补肾。[120]

二、腰腿痛

◎ 案 1

患者，男，46 岁。"右腰腿痛反复 1 年，加重 2 周"来诊。患者 1 年前查出有腰椎间盘突出症（腰椎CT：L3～4、L4～5椎间盘突出，部分钙化），期间用药治疗，时有反复，2周前感冒后，症状加剧，右下肢发麻，坐卧不安，夜不能寐，服用各类药物无效，遂慕名而来。患者疼痛沿足太阳膀胱经放射，俯仰转侧不能，畏寒，口淡不渴，舌暗，苔白腻，脉弦。此属痰瘀阻络，复感寒湿，本病与兼邪相互为患，方拟逐痰通络汤加减。处方：牛蒡子9g，僵蚕9g，白芥子9g，炙地龙9g，泽漆12g，制南星9g，金雀根30g，当归12g，川牛膝12g，炙甘草6g，炮附子12g，桂枝12g，白术15g，全蝎6g，蜈蚣6g，生姜5片。7剂。服用1周后，患者诉夜间已可安睡，麻木减，行走仍不利，遂仍以前方加减调理，1月后腰腿痛痊愈。

⊙ 案2

患者，女，39岁。"左腰腿痛反复半年余"来诊，多年前有腰部外伤史，外院MRI提示：l4轻度滑脱，针灸、牵引等治疗半年余，期间时有反复，疼痛始终不除，遂来我院求诊。患者口干稍苦，急躁烦闷，腰部时有刺痛感，沿足少阳胆经放射，小腿抽痛屈伸不利，舌红少津，苔薄黄腻，脉弦数。此腰部有陈伤瘀血未除，肝胆郁热化火，炼津为痰，痰瘀交阻于脉络，遂予逐痰通络汤加减。处方：牛蒡子9g，僵蚕9g，白芥子9g，炙地龙9g，炙地鳖9g，络石藤12g，制南星9g，浙贝母15g，丹参15g，当归12g，川牛膝12g，生甘草6g，柴胡15g，黄芩9g，竹茹12g，白芍12g。7剂。并嘱患者清淡饮食，调畅情志。药后症减，效不更方，前方再进，1月后基本痊愈。[121]

三、胫骨中下段粉碎性骨折

⊙ 案1

患者，男，52岁，2010年4月30日初诊。主诉：外伤致右下肢疼痛伴活动受限3天。患者3天前不慎被车撞伤，当时即感右下肢剧烈疼痛，活动受限。X线摄片示：胫骨中下段粉碎性骨折，腓骨远端骨折、移位。患者拒绝手术治疗，力求保守治疗。既往史：否认高血压、糖尿病、冠心病等慢性疾病史。刻下：患侧小腿疼痛、肿胀，活动受限，皮肤瘀紫，胃纳可，夜寐欠宁，二便尚调。舌质紫黯、苔薄黄，脉弦涩。西医诊断：胫腓骨骨折。中医诊断：骨折（气虚血瘀证）。石老嘱两助手分别于骨折之小腿两端反向牵引，细细触扪整复，垫棉置板，收绳打结，一气呵成，最后长腿管型石膏固定右下肢，膝、踝关节固定在功能位。配合中药内服。治则：活血化瘀，清热凉血。处方：生黄芪30g，党参15g，青皮6g，陈皮6g，赤芍9g，土鳖虫9g，鸡血藤30g，紫荆皮15g，炒白术12g，炒白芍12g，牡丹皮12g，桃仁12g，红花6g，泽泻12g，炙甘草6g，制南星9g。21剂。每日1剂，水煎，分早晚温服。

5月22日二诊：患侧小腿无明显疼痛，肿胀减轻，皮肤青紫带黄。复查X线摄片示：胫骨、腓骨对位、对线可，断端少量骨痂形成。治则：接骨续筋，调和营卫。初诊方去青皮、陈皮、牡丹皮、紫荆皮，加当归9g，伸筋草15g，续断12g，补骨脂12g，骨碎补9g。28剂。

6月20日三诊：患侧小腿无疼痛、肿胀，皮肤颜色正常。复查X线摄片示：骨折断端有连续性骨痂通过骨折线。拆除石膏，嘱患者适度加强功能锻炼。治则：活血疏筋，补肾壮骨。初诊方去赤芍、土鳖虫、鸡血藤，加怀山药12g，山萸肉12g，熟地黄9g，淫羊藿12g，狗脊9g。28剂。

7月18日四诊：患侧小腿踝关节、膝关节活动基本正常。复查X线摄片示：骨小梁通过骨折线。拆除小夹板。

按：石老认为胫骨为承负人体重量之主干骨，力求整复完善成功，而腓骨远端骨折就骨的功能而言相对次之，夹板排列固定中兼顾腓骨远端骨折，保证骨折接续即可。骨折初期（1～3周）因气滞血瘀，治以活血化瘀为主。方中黄芪、党参补气行气，共为君药；青皮、陈皮理气散结，赤芍、紫荆皮清热活血，炒白术、炒白芍益气健脾，土鳖虫、鸡血藤活血化瘀，共为臣药；佐以制南星消肿止痛，牡丹皮清热凉血，桃仁、红花活血祛瘀，泽泻利水消肿；炙甘草调和诸药，为使药。诸药合用，共奏行气活血、凉血消肿之功。骨折中期（4～7周）治以和营生新、接骨续筋。患侧小腿疼痛、肿胀明显减轻，故初诊方去青皮、陈皮、牡丹皮、紫荆皮，然瘀阻去而未尽、筋骨未接，故加当归、伸筋草、续断、补骨脂、骨碎补。骨折后期（8～11周）治以养血活血、坚骨壮筋。瘀肿已消，故初诊方去赤芍、土鳖虫、鸡血藤，但筋骨尚未坚实，故加怀山药、山萸肉、熟地黄、淫羊藿、狗脊。同时辅以康复锻炼，动静结合，恢复关节活动功能，疗效显著。[122]

石学敏

SHI XUEMIN

石学敏，男，汉族，中共党员，1938 年 6 月出生，中国工程院院士，天津市政协常委，天津中医药大学第一附属医院名誉院长、教授、主任医师、博士生导师、国家有突出贡献专家、全国老中医药专家学术经验继承工作指导老师。世界著名中医针灸学专家，博士生导师，国家有突出贡献专家，国务院特殊津贴专家，中国针灸学会副会长，天津针灸学会会长，中国针灸临床研究会副理事长，欧洲传统中医协会顾问，联邦德国巴伐利亚洲中国传统医学研究第一副院长，享受政府特殊津贴。

针灸医案

一、脑梗死

⊙ 案1

患者，男，68岁，2020年5月29日初诊。主诉：右侧肢体不遂伴失语7个月余，加重3天。患者既往有脑梗死病史，治疗后遗留右侧肢体不遂伴失语。患者于2020年5月26日上午10时许，无明显诱因突然出现右侧肢体不遂较前加重，当时神清，无头痛头晕、二便失禁等症，就诊于天津市某医院，查颅脑CT示脑梗死，予以对症输液治疗（具体用药不详），治疗后病情未见明显缓解，为求进一步治疗，遂就诊于天津中医药大学第一附属医院针灸科。现症：神清，精神可，失语，持续右侧肢体不遂，右侧肢体可在床面平移，腕指活动不能，精细动作不能，右口喝，纳可，寐安，二便自控差。舌淡苔白，脉细涩。西医诊断：脑梗死。中医诊断：中风病（气虚血瘀证）。治法：醒脑开窍，滋补肝肾，疏通经络，补益脑髓。取穴：双侧内关、水沟、右侧三阴交、右侧极泉、右侧尺泽、右侧委中，双侧风池、双侧完骨、天柱。操作同前。留针30分钟，每日1次，7天为1个疗程。同时予中药汤剂（生黄芪30g，丹参、川芎、当归、白芍、生地黄、石菖蒲、郁金、制远志各15g，全蝎、地龙各10g）。益气活血化瘀，水煎服，每日1剂，早晚分服。2个疗程后，患者语言功能改善，可进行简单的对话练习。

二、多发性硬化

⊙ 案1

患者，女，37岁，2021年7月16日初诊。主诉：行走不稳10年。患者于2011年8月无明显诱因出现行走不稳，休息后未见缓解，就诊于当地医院，查CT未见出血梗死灶，未予重视。近年来行走不稳症状持续加重，辗转多家医院治疗，于2018年1月查颈椎MRI示脊髓炎，3月查颅脑MRI示脑内多发性硬化斑（桥脑区、双侧基底节区、放射冠区及半卵圆中心可见散在大小不等、新旧不一斑片状长或稍长 T1、长 T2 异常信号；双侧脑室后角白质区见对称斑片状稍长 T1、长 T2 信号）；脑白质脱髓鞘病变。现症：神清，精神可，站立、行走不稳，不能独立行走，语言流利，纳差，寐安，小便可，大便干，舌红苔薄，脉沉细。查体：四肢腱反射亢进，双侧巴氏征（＋）、霍夫曼征（＋）。西医诊断：多发性硬化。中医诊断：痿证（脾胃气虚证）。治则：醒脑开窍，补益脾胃，疏通经络。取穴：①仰卧位（醒脑开窍针刺法为主）取内关、水沟、三阴交、极泉、尺泽、委中、曲池、合谷、印堂、百会、四神聪、四白、头维、风池、天枢、关元、血海、梁丘、阳陵泉、阴陵泉、丰隆、丘墟、太冲，操作同前；②俯卧位（华佗夹脊刺为主）取百会、四神聪、风池、曲池、合谷、华佗夹脊穴、秩边、小腿膀胱经（委中至昆仑）、三阴交、太溪，醒脑开窍针刺法同前，华佗夹脊穴施小幅度高频率捻转补法，小腿膀胱经（委中至昆仑）排刺。仰卧位针法和俯卧位针法交替进行，留针 30 分钟，每日 1 次。治疗 2 周后患者可尝试自行站立，治疗 1 个月后患者可行走约 5 米。[123]

三、带状疱疹后遗神经痛

◎ 案 1

患者，女，57 岁，2020 年 7 月 2 日初诊。主诉：头部疼痛 1 月余。现病史：患者于 1 个月前因劳累、失眠，头部出现小疱疹样丘疹，伴疼痛，于外院就诊，予口服抗病毒等治疗后疱疹消退，遗留有头部疼痛、烦躁及失眠等症状。后于天津中医药大学第一附属医院心身科住院治疗，予抗焦虑药后好转，现仍感头部皮肤疼痛，为进一步治疗就诊。现症：神清，精神可，呼吸平稳，语言清晰流利，头部疼痛，以头顶与其周围及双侧颞部疼痛为主，四肢活动正常，纳可，寐欠安，二便调。查体：头部皮肤正常，无丘疹等，面色微黄，舌红苔白，脉弦。西医诊断：带状疱疹后遗神经痛，焦虑状态；中医诊断：蛇串疮愈后痛（气虚血瘀证）。治则：益气化瘀、通络止痛。取穴：百会、四神聪、头维、角孙、风池、翳风、上星、合谷、太冲及头部经筋排刺。治疗 6 次后，即告痊愈。

按：患者现以头顶与其周围及双侧颞部疼痛为主，循其病所，主要为阳明、少阳、厥阴及督脉四经。百会、上星属督脉，督脉为"阳脉之海"，统率全身阳气，针刺二穴可激发机体正气；四神聪属经外奇穴，为局部取穴，百会、四神聪同取又可醒脑调神，神动有助于气行，气行则血行，络通则痛止；头维属足阳明胃经，足阳明为多气多血之经，可通调气血、疏利经筋；风池属足少阳胆经，角孙和翳风属手少阳三焦经，可疏通少阳枢机、通络止痛；合谷属手阳明经原穴，"面口合谷收"；太冲为肝经原穴，配合谷又称为"四关"，可疏经通络、化瘀止痛。

◎ 案2

患者，女，80岁，2020年10月13日初诊。主诉：外阴部疼痛2月余。现病史：患者于2个月前无明显诱因出现外阴部疼痛，伴丘疱疹，就诊于当地社区医院，予抗病毒药、中药及针灸治疗，经治1个月余，疱疹消退，局部遗留皮肤色素沉着，伴散在丘疹，疼痛间作，但程度剧烈。为进一步治疗来我院门诊。现症：神清，精神可，少气懒言，外阴部皮肤有色素沉着，伴散在丘疹，疼痛间作，纳差，寐可，二便调。查体：面色淡白，外阴部皮肤有褐色沉着，散在少量丘疹，舌淡苔薄白，脉缓。西医诊断：带状疱疹后遗神经痛；中医诊断：蛇串疮愈后痛（气血两虚证）。治则：补气养血、荣养营卫。取穴：阴部经筋排刺、水沟、内关、关元、气海、足三里、照海、中封。治疗10余次后，症状基本缓解，后未见明显发作。

按：患者主要为外阴部疼痛，循其经筋所过，主要为足少阴肾经与足厥阴肝经，局部经筋排刺可激发经气，调畅局部气血以止痛，故取两经经筋结聚处照海、中封，以疏通病位远部气血。水沟、内关为调神导气常用穴，患者因疼痛而时感烦躁，取此二穴可醒脑定痛、畅达情志。患者证属气血两虚，故取任脉关元、气海，足阳明胃经足三里穴以补益气血、荣养营卫，促进人体正气增长，以祛邪外出。[124]

四、卒中后手功能障碍

○ **案1**

患者，男，55 岁，2018 年 11 月 13 日初诊。患者于 2018 年 10 月 30 日，无明显诱因出现持续右侧肢体无力，就诊于天津市某医院，查颅 CT 示：脑梗死，予清除自由基，抗血小板，改善脑代谢，改善脑循环等处理，经治疗症状无明显缓解，遗留右侧肢体无力手部挛萎等症状，为求进一步康复收入天津中医药大学第一附属医院。症见：神清，精神可，持续右侧肢体无力，但可对抗阻力，腕指活动差，精细动作差，舌淡苔白，脉沉弦。查体示：右侧肢体肌力 4 级，双侧巴宾斯基征、奥本海姆征（＋）。西医诊断：脑梗死，中医诊断：中风后手功能障碍。治法：活血导气，疏通经络。针刺取穴及操作：内关、人中、三阴交按醒脑开窍针刺法操作；合谷透三间，进针 1～1.2 寸提插泻法，以示指不自主抽动为度；合谷针向第一掌指关节基底部，进针 1～1.2 寸提插泻法，以拇指不自主抽动为度；通里透养老 0.5～1 寸提插泻法使针感下传；上八邪针向掌指关节基底部进针 0.8～1.0 寸提插泻法使手指不自主抽动为度，均留针 30 分钟。患者治疗 1 个疗程（14 次）后出院，腕指活动明显好转，精细动作较前改善。

按：手功能障碍亦称手挛萎，是中风后的主要后遗症之一，手指作为从事精细、复杂运动的工具，在大脑皮质的投影区面积较大，其功能恢复相对困难，是康复的重点亦是难点。石老认为中风后手挛萎的主要病机为中风引起的窍闭神匿，神不导气，使经脉痹阻不通，气血不能濡养经筋所致，本病的病位在脑，故予醒脑开窍针刺法以醒神开窍，调神导气以治其本，其病变在手部经筋，采用经筋刺法局部取穴，以疏通经络，梳理经筋。在本案中石老采用了经筋刺法中的透刺及关刺法。合谷透三间，通里透养老，可以增加腕、手部经筋的刺激量，使针感更易扩散及传导至手指末端；《灵枢·官针》云："关刺者，直刺左右尽筋上，以取筋痹"。本案中合谷，上八邪针向掌指关节基底部采用关刺法，直刺五指筋上，以通利关节，改善五指的肌张力，疏通经络，行气活血，使局部气血流通以濡养经筋，诸法相配可明显改善腕指关节的活动。

五、中风后言语謇涩

○ **案1**

患者，男，64岁，2018年9月17日初诊。患者既往脑梗死病史，遗留右侧肢体活动不利，本次于2018年9月4日早9时许无明显诱因突然出现语言謇涩伴右侧肢体活动不利加重，就诊于天津市某医院，查颅CT示：脑梗死，予抗血小板，改善脑代谢，改善脑循环等处理后病情平稳出院，但仍遗留言语謇涩伴右侧肢体活动不利，遂就诊于天津中医药大学第一附属医院进行康复治疗。症见：神清，精神可，言语困难，吐字不清，右侧肢体活动不利，舌红苔黄腻，脉弦。西医诊断：脑梗死运动性失语，中医诊断：中风后言语謇涩。治法：通关利窍，通经理筋。针刺取穴及操作：内关、人中、三阴交按醒脑开窍针刺法操作；金津、玉液三棱针放血1～3mL为度；上廉泉向舌根部斜刺，进针1.5～2寸提插泻法；舌面点刺见小血点为度。治疗2个疗程（28次）后出院，言语謇涩症状明显改善，发音较前清晰流利。

按：言语謇涩又称舌强不语，此症状是由于中风而导致了舌体运动功能障碍直接影响患者的发音和正常的语言交流，也是中风后常见的疑难病症之一，西医对于此症状尚缺乏统一的治疗方案，多是一些临床探索。因此，寻求一种有效的疗法成为目前的关键。石老认为中风后语言謇涩其病机为神机散乱，清窍被蒙蔽导致气血郁滞，机关不利；病位在脑故采用醒脑开窍针刺法以通关利窍；其病变部位在舌体经筋，故采用经筋刺法以通经理筋，改善舌体运动功能。在本案中石老采用了经筋刺法中的络刺、恢刺及豹纹刺法。石老认为舌体内气血郁滞是导致舌体运动功能障碍的主要原因，故先采用金津、玉液络刺法放血，菀陈得除，恶血乃去，则其效速；《灵枢·官针》曰："恢刺者，直刺旁举之，前后恢筋急，以治筋痹。"本案中上廉泉采用恢刺法使针刺于舌根周围，以促进舌根周围气血的运行；舌面点刺是由豹纹刺演变而来又称散刺法，多针浅刺能疏通舌体表面经气，疏理舌体表面经筋，改善舌体运动功能。诸法相配效如桴鼓。[125]

占
堆 ZHAN DUI

　　占堆，男，藏族，中共党员，1946年5月出生，西藏自治区藏医院名誉院长，主任医师。1959年3月起从事藏医临床工作，西藏自治区名藏医。第二届国医大师，1958年开始系统学习藏医药。多年来，占堆致力于藏医药文献的整理研究、藏药新药的开发研究、疑难病症的临床研究。此外，还为藏医药发展献计献策，为传承藏医药事业作出重要贡献。

学术精要

占堆，1958 年开始系统学习藏医药，和藏医打交道已逾一个甲子。由少年而至古稀，占堆对藏医药的热情丝毫不减。

立志学医解病痛。占堆出生在日喀则市仁布县的藏医之家，父亲、叔叔都是远近闻名的藏医。小时候，家里总是飘着药香，仁布县十里八乡求医问药的访客络绎不绝。

医者常怀慈悲。占堆至今都记得，面对穷困的病人，父亲很少收取诊金，多是免费治疗，赠送药物。大家经常拿着酥油、奶茶、青稞感谢占堆父亲的治疗。看着患者带着病痛而来，带着感恩而去，占堆心念着当医生的好，便央求父亲和叔叔带自己学习。

这段经历给占堆打下了良好的基础。开始系统学习后，占堆正式成了一名藏医学徒。"因为当时有一些基础，我可以直接学习相对深入的知识。"占堆说，"两个多月后，我已经能在门诊见习，直接观摩藏医老师们诊治病人。"

1959 年，拉萨藏医院成立，成为全拉萨乃至西藏的藏医中心。这里的病人更多，医生水平也比家乡的人更高，每天看着医生们为病人排忧解难，占堆心里当医生的意愿也越发坚定。

1960 年，占堆以优异的成绩毕业，并留在藏医院正式成为一名医生。那时，医院刚开制药厂，所需要的药品都要医生去山上采集。每年夏天，医生们都要集体上山，带着牦牛，驮着行李，一路从拉萨市区的夺底乡翻越山峦，走到如今的达孜区。一趟行程需要 20 多天，吃干粮，睡帐篷。高原天气多变，雷电和冰雹时有发生。一次，他和同行的医生正在采药，天降冰雹，两人被砸得生疼，只能到处躲避，和大部队脱离了联系。等他们循着来路回到营地，天色已晚。

采药、看病、制药……一晃就是 15 年。

基层锻炼拓眼界。1975 年，占堆被派往林周县人民医院，负责医院的行政工作。当时的林周县城刚刚搬迁，全县只有十几栋铁皮屋，连县医院都是铁皮板房，条件相当艰苦。"林周靠北，海拔 4200 米，比拉萨冷得多，铁皮屋子防寒能力又差，我们在屋里被冻得够呛。"占堆回忆。

和建筑条件相比，医疗水平更是落后。占堆回忆，当年的林周县人民医院被当地群众称为"重症转运站"。面对病人的小病小痛，林周县医院还有一定的治疗能力，一旦遭遇大病，当地医生全部束手无策。

转机在外界医疗资源引入之后开始发生。在占堆到林周后不久，8省份医疗支援团队进藏，彼时湖南邵阳的医疗团队进驻林周县人民医院，这让林周县的医疗水平大为改观——简单的手术能做了，一些抢救、急诊也都能开展，当地群众翻山越岭去拉萨治病的情况大大减少。更重要的是观念上的冲击，占堆自小学习藏医，对现代医疗技术了解较少。看到邵阳医疗团队的救治手段，占堆感觉到很大的压力。

在摸索中，占堆慢慢发现藏医与西医的结合之路。作为雪域高原群众长期总结的治疗经验，藏医在调养、康复等方面具有很好的效果，特别是对于一些高原特有的慢性疾病，治疗起来效果更好。当时，医院里有脑溢血患者，在接受了邵阳医生团队的抢救之后，再转由藏医进行恢复调养，康复效果很好。

在林周，占堆还经常和同事一起下乡巡诊。受制于自然条件，很多住得远的农牧民没有办法到县医院求医，县医院的医生就带着药，一家一户地上门服务。病人接触得越来越多，占堆对基层的医疗发展情况了解得越来越深。"西藏基层医疗卫生能力差，需要大力培养医疗人才。"占堆想，"尤其是很多高原疾病高发区域，需要我们培养更多兼具藏医和西医技术的人才，提供更好的医疗卫生服务。"

坚持创新促发展。5年后，占堆结束了林周的工作。此时，他此前工作的拉萨藏医院已经升格为西藏自治区藏医院。他回到藏医院担任外科主任，后于1984年担任副院长，1996年担任院长，直到2014年退休。

在藏医院工作近40年，攻克过敏性紫癜是占堆的一项重要工作成绩。在临床过程中，占堆发现仅仅使用现有的西药和藏药对小儿过敏性紫癜治疗效果相对一般，治疗过程很长，但如果将两种药物同时使用，效果就能大大改善。此后，他又通过长期临床试验不断尝试、改良原有的治疗方案，最终筛选出过敏性紫癜组方药，证明对小儿过敏性紫癜具有良好疗效。

除了自己不断钻研技术，占堆还致力于推动藏医院整体的发展。传统藏医并没有分科，在占堆的主导下，医院开始划分出心脑血管、骨科等多个专科。他还把医院里的青年医生送去其他医院进行培训和进修，让他们掌握西医知识，在治疗中能采用藏医与西医交叉的方式开展治疗。"如今，这些具有复合型技术的医师很多成了各大科室的主任，成为治病救人的中坚力量。"占堆说。

此外，占堆还大力发掘藏医学中的传统技术，期待让这些曾经口耳相传、师徒相授的技术成为医院的特色科室。

2000年，藏医院成立藏医药研究院，占堆不但参与了研究院建设，还一直从事藏药方剂改良工作。据介绍，目前有记载的藏药方剂有数万种，其中数百种仍用于临床治疗。但是，传统的藏药制剂方式生产效率低。在占堆的影响下，西藏自治区藏医院制药厂引入了全新的生产线，把传统的丸制藏药改良成为颗粒、胶囊等多种新剂型。

"形式上进行改良，有助于藏药走出西藏，迈向更大的市场。我们藏医院研制的新剂型授权给市场化的企业进行生产销售，目前已经有多种藏药走向自治区外的市场。"占堆介绍。

退休之后，占堆还长期在藏医院开设门诊。随着年纪渐长，他也渐渐停了直接坐门诊，转而通过对政府建言献策发挥自身的价值。前两年，针对西藏藏药研制缺少原料的情况，占堆向政府建言鼓励开设藏药种植基地，并进行统一收购。"建议得到政府采纳，缓解了当前西藏藏药制作的原料短缺。"占堆说，"藏医药是祖国传统医药之瑰宝。在时代发展中，藏医药和现代医学能相互借鉴，在新时代焕发更绚烂的光彩，更好地守护雪域高原群众的生命健康。"

阮士怡

RUAN SHIYI

　　阮士怡，男，汉族，中共党员，1917年2月出生，天津中医药大学第一附属医院主任医师、教授。1955年7月起从事中医临床工作，全国老中医药专家学术经验继承工作指导老师，天津市名中医。

　　国家中医药管理局第一批中医药传承博士后合作导师，第五批全国老中医药专家学术经验继承工作指导老师，享受国务院政府特殊津贴专家。天津市名中医，荣获天津市卫生系统"伯乐奖"。

　　他1946年6月毕业于北京大学医学院，从事中医、中西医结合事业近70年，是我国中西医结合领域的开拓者，推动了天津中医、中西医结合学科的分化与发展，创建了天津中西医结合学科心血管学科、老年病学科。他倡导并组织了中医药科学研究，提出了"心—脾—肾三脏一体"防治心血管病及老年内科病的学术思想，创造性地提出"益肾健脾、软坚散结"法防治动脉粥样硬化的设想，并开展了系统而深入的研究，获得省部级科学进步二等奖3次、三等奖5次；研制了补肾抗衰片、降脂软脉灵Ⅰ～Ⅳ号、新生脉散片、活血保心丸、粘脂饮等中药制剂8种，其中上市一种。撰写专著5部，发表学术论文34篇，科普文章65篇；培养了包括天津中医药大学校长、中国中医科学院院长张伯礼院士在内的研究生数十名。

心系疾病医案

一、心力衰竭

⊙案1

患者，男，53岁，2014年7月2日初诊。主诉：胸闷间断发作1年余，近3日加重。现病史：患者2009年于天津中医药大学第一附属医院，诊断为冠心病、急性冠脉综合症、心功能Ⅲ级，经住院治疗后症状缓解。3个月前无明显诱因出现胸闷，间断发作，时有心前区疼痛，就诊于某三甲医院，查NT-ProBNP：1816pg/mL。诊断为心力衰竭，予对症支持治疗，心力衰竭症状缓解出院。未规律服药。近3日患者胸闷憋气加重，伴活动后喘息、气短，双下肢轻微水肿，夜间平卧时憋醒；偶有心前区隐痛及腰酸背痛，乏力，盗汗，健忘，心烦；纳可，夜寐欠安，二便调；舌淡白，苔白腻，脉沉细。血压：135/88mmHg，心率：62次/分。辅助检查：心脏彩色多普勒（2014-06-26）示：左心房前后径45mm，左心室舒张期内径63mm，右房内径46mm，EF41%；左心增大，左室收缩功能减低。冠状动脉CT（2014-07-01）示：左前降支、左回旋支、右冠状动脉、后降支多发混合性斑块，伴管腔节段性狭窄。查NT-ProBNP：1432pg/mL。西医诊断为：冠心病，心力衰竭。中医诊断为：心力衰竭病，心气亏虚、痰浊闭阻证。处方：党参15g，黄芪15g，麦冬10g，桂枝6g，白芍30g，附子10g，葶苈子20g，防己20g，茯苓15g，炒白术10g，绞股蓝6g。14剂，水煎服，日1剂，早、晚分服。加用西药：培哚普利片4mg，每日1次；比索洛尔2.5mg，每日1次；螺内酯片20mg，每日2次；氢氯噻嗪片25mg，每日2次；伊伐布雷定7.5mg，每日2次。

2014年7月16日二诊：患者喘息、气短、憋气明显改善；仍有夜间憋醒，近1个月内出现一过性心前区隐痛2次，可自行缓解；盗汗，乏力，心烦；纳可，寐安，二便调，舌红，舌根部苔腻，脉沉细。血压：130/92mmHg，心率：72次/分。处方：黄芪15g，麦冬10g，白芍30g，丹参30g，刺五加15g，红景天10g，葶苈子20g，防己20g，茯苓15g，绞股蓝6g，鳖甲（先煎）30g，夏枯草15g，海藻10g。14剂，煎服方法同前。停服西药。

2014年7月30日三诊：患者憋闷、喘息感明显好转；未发心前区隐痛；

夜间未出现憋醒；汗出减少。纳可，寐欠安，二便调。舌淡红，苔白腻，脉沉细。血压：133/90mmHg，心率：68次/分。NT-ProBNP：185pg/mL。处方：黄芪15g，党参20g，玉竹20g，丹参30g，白芍30g，刺五加15g，葶苈子20g，茯苓15g，绞股蓝6g，桑寄生10g，淫羊藿15g，砂仁6g。14剂，水煎服方法同前。半年后随诊，患者诉偶发心前区不适，不影响日常生活，无胸闷，无憋气，无不良心血管事件发生。

　　按：心力衰竭是不同病因引起器质性心血管病的主要综合征，阮老根据《中国心力衰竭诊断与治疗指南2014》采取"ACEI、β受体阻滞剂、利尿"治疗方案，同时加用促进心肌能量代谢的药物。本案病属心力衰竭病，诊为心阴阳两虚，痰浊闭阻心脉，乃虚实夹杂、本虚标实之证。心气心阳不足，不能推动营血及津液运行，致使津液凝聚成痰，盘踞心胸，阻滞脉络；心之阴血亏虚，脉道失于濡养，故而滞塞不利。一诊予以益气养阴，温通心阳，涤痰强心之法，重在恢复心之气化，舒展心胸气机，祛除盘踞之病理产物，达到强心之功。方中党参、黄芪益气养阴，培补心气，以达养心育心之意；附子、桂枝温通心阳复气化，助心气以行血脉；佐以麦冬、白芍养阴血，葶苈子、防己、茯苓泻胸中之水邪，标本兼顾，重在复气化以"强心"；绞股蓝、白术健脾化痰祛湿，健运中焦，以防痰饮化生，使清利血脉，固本清源。二诊时患者心气心阳渐复，胸中水邪亦减，故喘息、憋闷明显改善，但仍有夜间憋醒，且心前区隐痛2次，盗汗，乏力，心烦。治当原法进退，于前方去附子、桂枝、炒白术之温燥，以免耗伤阴血，加丹参、刺五加、红景天加强活血之力，用鳖甲、夏枯草、海藻软坚散结之品，以祛痰化瘀通脉，缓解疼痛症状。三诊时患者诸症均有好转，故前方去防己、鳖甲、夏枯草、海藻、等祛邪之品，减缓强心之力和软坚散结之功；选用玉竹、丹参、桑寄生、淫羊藿、茯苓、绞股蓝、砂仁等药保护脉体。玉竹、丹参乃玉丹荣心丸之意，其中有效成分丹参酮ⅡA可以改善心肌纤维化，玉竹总苷可明显改善心肌舒缩功能，保护受损心肌细胞，延缓心肌重构有良好的作用。桑寄生、淫羊藿、茯苓、绞股蓝、砂仁益肾健脾以固护正气，可起到扶正治本的效果，保护脉体，使脉道畅达，心脉得养。患者病情控制平稳，全方以育心之体、保脉之功，巩固疗效，以图缓效。[126]

二、冠心病

○ 案1

患者，男，81岁，2013年5月23日初诊。主诉：胸闷憋气2年余，近1周加重。现病史：患者胸闷憋气2年余，多于劳累后加重，近1周无明显诱因症状明显，时有心慌气短，背部沉重。冠脉CTA示（2011年4月13日查）：①右冠近段中-重度狭窄，左前降近段50%狭窄；②冠状动脉单支起源异常，圆锥支单独开口于右窦。血压：110/70mmHg。未诉头晕头痛、血压平稳，双下肢轻度浮肿。纳少，寐安，起夜一次，大便二至三日一行。舌黯红，苔薄白，脉弦细少力。西医诊断：冠心病。中医诊断：胸痹，心肾阳虚证。治法：温补阳气，健脾软坚。药用：绞股蓝10g，鳖甲30g，丹参20g，赤芍20g，红花6g，女贞子20g，山萸肉10g，巴戟天10g，淫羊藿10g，党参15g，五味子10g，砂仁3g。7剂，水煎服。辨证分析：患者年过半百，肾气自半，精血渐衰，肾阳虚衰，则不能鼓舞五脏之阳，肾阴亏虚，则不能润养五脏，心脉失于温养而发为胸痹。心肾阳虚型胸痹表现为阳气虚衰，胸阳不振，气机痹阻，血行瘀滞、痰瘀互结致心悸而痛，胸闷气短，动则而甚，自汗，面色㿠白，神倦怯冷，四肢欠温或肿胀，舌质淡胖，边有齿痕，苔白或腻，脉沉迟细。结合本案，患者为心肾阳虚证。方解：方中鳖甲用量最大，为君药，用以软坚散结，消除阻滞脉络之痰瘀；丹参、赤芍、红花，活血化瘀，祛除瘀血，使血行畅通；巴戟天、淫羊藿，滋补肾中阳气，温煦五脏六腑，促进脏腑正常生理功能的发挥；山萸肉、女贞子滋补肾阴，平补阴阳，缓和补阳药之燥热之性，补而不峻；五味子，补肾平喘，治疗肾虚导致的虚喘；党参、砂仁、绞股蓝，健脾益气，温中行气，使脾气得以健运，运化水湿痰浊，化生水谷精微，滋养全身。上药共奏温补阳气，健脾软坚的功效，从根本上治疗胸痹。

2013年5月30日二诊：患者仍自觉胸闷憋气，活动后发作，偶有心慌，无心前区疼痛，上楼时喘息难耐，无头晕，口干欲饮，周身不适缓解，听力减退。纳欠佳，寐安，大便日一行。舌红苔薄，脉弦。患者胸闷憋气症状仍明显，故原方去赤芍、红花，加大丹参用量为30g，去山萸肉、巴戟天、淫羊藿等平补肾阴肾阳之品及党参、砂仁补中药物，加大软坚散结的功效，加海藻15g，夏枯草15g，加茯苓10g健脾利水消肿，首乌10g补肝肾、强筋骨、填精益髓。

2013年6月6日三诊：药后症减，憋气明显好转活动后胸部闷痛，无气短，周身疲乏，精神状况好转，夜间偶有口干欲饮。纳可，寐安，夜尿频，大便日一行。舌红苔薄白，脉弦细。患者症状好转，故以前方去软坚散结药物海藻、夏枯草，加用寄生15g，枸杞子15g，炙黄芪20g增加补肾益气的功效，加赤芍20g清热凉血。

按：在冠心病的遣方用药上，各医家常运用活血化瘀、燥湿祛痰药物以祛其血瘀、痰浊之标实，往往能取得一定的疗效。阮老多在患者发病期，使用活血化瘀药物或行气祛痰药物与软坚散结药物相配伍。软坚散结药物的使用，使瘀血、痰浊有形之邪得以软化，再配以活血化瘀或行气祛痰药物能更有效的祛除瘀血、痰浊，能够更好的缓解症状。并配以滋补肝肾，平补肾阴肾阳，健运脾气药物，以固其根本，取得较好的临床疗效。本阶段以祛邪为主，兼以扶正。缓解期，以滋补肝肾阴血，补脾益气的药物为主，配以少量涤痰散结药物。本阶段以扶正为主，祛邪为辅。据此法遣方用药能获得很好的临床疗效。同时，阮老应用现代药理学研究证实"软坚散结"中药复方对实验性高脂血症和动脉粥样硬化的防治效果明显。[127]

杂病医案

一、眩晕

◎ 案1

患者，女，80岁，2013年5月2日初诊。主诉：间断眩晕、气短5年余，近日加重。现病史：患者眩晕日久不愈，血压偏高，自测150/80mmHg，头晕明显，季节交替时发作频繁，伴头闷头胀，时气短，善太息，饭后及饱食后明显，未诉明显胸闷胸痛。2013年2月5日发作黑矇一次，查心电图提示：心肌缺血。夜寐欠安，少寐多梦，起夜2次，饮纳可，二便调，口干，夜间明显，腰膝酸软疼痛，平素情绪急躁，双目白内障，视物模糊，目涩耳鸣，舌黯红少津，脉沉细。今测血压BP：160/90mmHg。既往史：高血压、冠心病病史。现服药物：

缬沙坦胶囊 80mg，1 次 / 天；单硝酸异山梨酯 20mg 3 次 / 天；拜阿司匹林 0.1g1 次 / 天；复方丹参滴丸、银杏酮酯滴丸、明目地黄丸等。辅助检查：2012 年 9 月 20 日血脂四项：胆固醇（TG）：5.47mmol/L（2.4 ～ 5.2mmol/L）；高密度脂蛋白（HDL）：1.23mmol/L（1.29 ～ 1.55mmol/L）；低密度脂蛋白（LDL）：3.59mmol/L（2.07 ～ 3.1mmol/L）。初步诊断：中医诊断：眩晕（肝肾阴虚型），西医诊断：高血压病 3 级；冠心病。中医治疗原则：滋养肝肾，兼化瘀散结。处方：自拟三子补肾养心汤加减。药用：枸杞子 20g，五味子 10g，女贞子 20g，当归 10g，夏枯草 15g，川芎 10g，丹参 20g，菊花 10g，紫石英 15g，绞股蓝 10g，炙鳖甲（先煎）30g，海藻 10g，炙甘草 6g。14 剂，水煎服 2 次，约 200 ～ 300mL，分 2 次服，1 剂 / 天。服药 14 剂，眩晕、气短症状明显减轻，上方稍加减续服 3 月余，眩晕诸症缓解显著，血压平稳，大多维持在 140/80mmHg 左右。[128]

孙光荣
SUN GUANGRONG

　　孙光荣，1941年11月出生，湖南浏阳人（祖籍安徽卢江）。第二届国医大师，第五届中央保健专家组成员，首届"全国中医药杰出贡献奖"获得者，首届中国中医科学院学部委员（执行委员），中医药现代远程教育杂志主要创始人，享受国务院特殊津贴的有突出贡献专家，湖南省中医药研究院附属医院终身研究员。

　　孙老自幼跟随父亲学医，打下了坚实的"童子功"，60岁赴京开创中医药新天地。现任北京中医药大学中医药文化研究院长、主任医师、研究员、教授、博士后导师；国家中医药管理局改革与发展咨询专家委员会委员、中医药文化建与科学普及专家委员会委员、继续教育委员会委员，全国中医药优秀人才中医药经典培训班班主任，国医大师孙光荣全国各传承工作室和师承指导老师；第六届中华中医药学会常务理事、学术委员会副主任委员。

　　孙光荣教授执业60余年，擅长治疗肿瘤、妇科病、胃肠病、情志病等疑难杂症，对中医健康养生文化亦有精深究。为入门弟子制定《医师规》，首创中和思想、中和辨治、中和组方，首倡中医药文献研究基本原则和中医临床辨治六步程式。《明医》《明道》较全面体现了孙光荣国医大师的为人治学的思想和经验。

妇科病医案

一、带下病

◦ 案1

患者，女，41岁，2012年5月16日就诊。主诉：白带增多1年余。诊见：脉细而虚，舌淡有齿痕，苔少。白带量多，清稀如水样，无腥味，白带中无血丝。伴见面色萎黄，纳呆，失眠，胃脘隐痛、喜温喜按，小便灼热而无力，尿急而余沥不尽。既往史：糜烂性胃炎、十二指肠炎病史2年。中医诊断：带下病、胃痛病；脾胃虚寒、湿邪下注证。治则治法：健脾温胃、利湿止带。口服方：太子参15g，生黄芪10g，紫丹参7g，海螵蛸15g，砂仁4g，橘络7g，荜澄茄4g，姜半夏7g，蒲公英15g，鸡内金6g，百部根10g，延胡索10g，茯神12g，炒酸枣仁12g，车前仔10g。7剂，水煎服，1剂/天，早晚各1次。坐浴方：蛇床子15g，百部15g，白花蛇舌草10g，蒲公英10g，金银花10g，鱼腥草10g，苦参10g，土茯苓12g，地肤子12g，白鲜皮12g，萆薢12g，紫苏叶12g，芡实15g，生薏苡仁15g，煅龙骨、牡蛎各15g。7剂，水煎，坐浴，1剂/天，早晚各1次。上方内服、外用各7剂后，白带增多及小便灼热感均消失，胃痛明显缓解。由于白带基本消失，嘱停用坐浴药，以内服药专治胃痛。

◦ 案2

患者，女，41岁，2012年7月9日就诊。主诉：白带增多伴阴道灼热、瘙痒近半年。现病史：2011年初患者因反复发作性泌尿系感染，在多家三甲、二级医院经多种抗生素间断治疗1年余。2012年初出现阴道瘙痒并逐渐加重，豆腐渣样白带逐渐增多。某医院诊断为阴道炎，继续给以抗生素治疗，但未见好转。期间患者因瘙痒难耐，自行以清水冲洗阴道无效。就诊时见：脉沉数，舌尖红，苔黄厚腻，神疲乏力，急躁易怒，口苦咽干，大便稍干，小便灼热。自诉白带呈豆腐渣样，有腥臭味，阴道灼热瘙痒。既往史：泌尿系感染高血压病多年，血压控制良好。中医诊断：带下病，湿热下注证。治则治法：清热解毒，利湿止带。口服方：太子参15g，生黄芪7g，紫丹参7g，柴胡12g，黄芩 12g，生地黄 10g，萹蓄 15g，蒲公英 15g，白茅根 12g，金银花 12g，车前子 10g，小蓟 12g，牛膝 10g，火麻仁 10g，生薏苡仁 15g。7剂，水煎服，1剂/天，早晚各 1次。坐浴方：蛇床子 15g，百部根 12g，白花蛇舌草 15g，白鲜皮 12g，地肤子 12g，蒲公英 15g，煅龙骨 12g，煅牡蛎 12g，金银花 12g，萆薢 12g，生薏苡仁 15g，芡实 12g，紫苏叶 10g，苦参 12g，黄柏 12g。7剂，水煎，早晚各坐浴 1次，每次 5～10分钟。用药 7天后，白带量明显减少，阴道灼热感消失，但仍轻微瘙痒。效不更方，外用药同前。再用 7剂后，白带消失，阴道瘙痒消失。经随访半年，未再发作。[129]

脾胃系统疾病医案

一、胃脘痛

胃脘痛，是指以上腹胃脘部近心窝处经常发生疼痛主要症状的疾病。相当于现代医学的急、慢性胃炎，胃、十二指肠溃疡，胃癌，胃神经官能症等病上腹部疼痛者。其发病原因有饮食不调、情志刺激、脾阳素虚、感受外寒、胃失和降所致。在导致胃脘痛的病理机转上，胃脘痛的病位虽然在胃，而与肝、脾的关系最为密切。在生理上，脾为脏而为腑，脾主升主化，而胃主降主纳，有经络相连，同居中焦，互相制约、互相配合，是气机及水谷精微升降运动的枢纽，升则上输心肺，降则下归与肝肾。在病理上，如劳倦内伤，饥饱失常，多可导致脾胃同病。而肝属木，主疏泄，肝气横逆，木旺乘土；或肝郁化火，迫灼胃阴等都可影响脾胃之升降功能，导致胃脘痛的发生。胃脘痛。怕冷，腹泻，反复发作。证属脾胃阳虚，升降失常。治以温阳健脾以升清，疏肝理气和胃以止痛。

○ 案 1

患者，女，38岁，2010年7月9日初诊。浅表性胃炎，怕冷，胃脘胀痛一年半，水泻，反复发作。舌淡苔少，脉细。辨证：脾胃阳虚，升降失常。治则：温阳健脾，理气和胃止痛。处方：生晒参 15g，生北芪 10g，炒白术 10g，炒六曲 15g，乌贼骨 12g，砂仁 4g，藿香叶 10g，苏梗 6g，怀山药 10g，延胡索 10g，葫芦壳 6g，高良姜 6g，橘络 6g，鸡内金 6g。7 剂，水煎内服，每日 2 次。

2010 年 8 月 20 日二诊：服前方后胃痛已止。大便略稀，头晕，憋闷，舌淡苔少，脉细。处方：西洋参 10g，生北芪 10g，紫丹参 5g，乌贼骨 12g，西砂仁 4g，毕澄茄 4g，炒六曲 15g，广藿香 6g，苏梗 6g，川郁金 10g，制首乌 15g，明天麻 10g，鸡内金 6g，浮小麦 15g，高良姜 6g。7 剂，水煎内服，每日 2 次。

2010 年 8 月 27 日三诊：胃痛、腹泻已止，舌淡苔少，脉细。处方：西洋参 15g，生北芪 10g，紫丹参 7g，炒白术 10g，炒六曲 15g，乌贼骨 12g，西砂仁 4g，高良姜 6g，大腹皮 10g，车前子 10g，怀山药 10g，煨诃子 10g，葫芦壳 5g。7 剂，水煎内服，每日 2 次。

按： 胃脘痛是临床的常见疾病，也是疑难病。在辨证上，首要分清缓急、虚实、寒热及在气、在血。同时若合并吐血、便血等急性并发症，则为本病较严重的转归；若反复发作，甚至大量吐血或便血，病情更为严重，临床应该积极抢救，根据不同的原因，及时予以止血、以断其流；若气随血脱，当务之急则在于益气摄血而固脱。胃痛患者，除药物治疗外，饮食的宜忌，精神调摄也很重要。本例患者，以胃冷痛为特征，伴有腹泻，病程长且反复，脾胃阳虚，升降失常之象显。孙老温阳健脾、和胃降逆并举，以恢复脾胃的升降、纳化功能。

二、泄泻

⊙ 案 1

患者，女，18 岁，2010 年 3 月 5 日初诊。冷饮之后，胃脘胀，矢气频频，腹胀腹泻，便后 1～2 小时不适再起，月经紊乱，白带多，已近一年，起因于食冰冻食物，施药未见效果。舌淡有灰黑圈带，脉濡细。辨证：寒凝食滞，脾胃失和，治则：调和脾胃，温胃化滞。处方：生晒参 12g，生北芪 10g，紫丹参 10g，炒白术 10g，生山楂 10g，焦山楂 10g，诃子肉 6g，炒枳壳 6g，大腹皮10g，制川朴6g，鸡内金6g，乌贼骨10g，西砂仁4g，炒六曲15g。7剂，水煎内服，每日1剂。

2010年4月2日二诊：服前方后矢气减少，餐后即便，月经紊乱，量少，期长。舌边尖有齿痕、原有灰滞圈已淡化，脉细虚。处方：生晒参10g，生北芪10g，紫丹参7g，炒白术10g，生山楂10g，焦山楂10g，煨诃子6g，炒枳壳6g，大腹皮10g，制川朴6g，葫芦壳6g，西砂仁4g，炒六曲15g，车前仁10g。7剂，水煎内服，每日1剂。

2010年4月9日三诊：服前方后偶有恶心，不食水果则少恶心，便稀转便结，便未尽，腹胀。舌红苔少，脉弦小。处方：党参15g，生北芪10g，紫丹参10g，生山楂10g，炒山楂10g，炒六曲15g，姜半夏7g，广陈皮7g，大腹皮10g，莱菔子10g，炒枳壳6g，火麻仁7g，鸡内金6g，车前子10g，炒谷牙15g，炒麦芽15g。14剂，水煎内服，每日1剂。

2010年5月7日四诊：大便次数多，矢气，腹胀等已经明显好转。舌边尖有齿痕，色淡苔少，脉懦细。处方：太子参15g，生北芪10g，紫丹参10g，炒六曲15g，大腹皮10g，炒青皮10g，莱菔子10g，炒枳壳6g，火麻仁10g，麦牙各15g，车前子10g，葫芦壳6g，生甘草5g。14剂，水煎内服，每日1剂。

按： 泄泻的病因中最重要的便是湿。如《杂病源流犀烛·泄泻源流》即明确指出："是泄虽有风、寒、热、虚之不同，要未有不源与湿者也。"但湿为阴邪，随兼挟的不同而有差异，湿与热结则为湿热；湿与寒合则为寒湿，而用药有别。关于其治法，明·李士材在《医宗必读·泄泻》提出了著名的治泻九法，即：淡渗、升提、清凉、疏利、甘缓、酸收、燥脾、温肾、固涩。使泄泻的治疗方法趋于完备。对于久患泄泻，清代的叶天士在《临证指南医案·泄泻》还提出以甘养胃，以酸制肝，创泄木安土之法。本例患者突出的表现除症状的严重、顽固外，尚有舌淡有灰黑色圈带。孙老认为此是寒湿内阻，积食停滞的典型指征，验之临床，该患者确有吃冰冻食品的情况，据此以调和脾胃，温胃化滞为法，一诊即得以取效。注解：师日此病不能用甘草。给我印象最深的莫过于老师诊察舌脉之后，便问患者有没有吃冰冻食品。结果一语中的，很令人佩服。而用药的准确无误，药到病除，又令人叹为观止。[130]

心系疾病医案

一、风湿性心脏病

⊙ 案 1

患者，女，56 岁，主因"胸闷喘憋反复发作 20 余年，加重伴双下肢水肿 1 月余"于 2012 年 11 月 16 日来诊。患者 20 年前于感冒后出现胸闷，咳嗽，喘憋，伴有心悸气短等，但无下肢水肿。在当地医院就诊，查 ASO、RF 及心电图，胸部 X 线等，诊断为"风湿性心瓣膜病，二尖瓣狭窄"。予西药治疗，病情疾病控制。后每于感冒后发作。近一月来胸闷喘憋，并出现双下肢水肿。到北京阜外医院就诊，查超声心动图等，诊断为"风湿性心脏病，风湿性心瓣膜病，二三尖瓣狭窄伴返流，二尖瓣瓣口面积 1cm²"，建议行二三尖瓣修补、置换术，患者不愿接受。刻下：胸憋气短，动则尤甚，夜间难以平卧，纳食不振。查体：血压 120/80mmHg，二尖瓣面容，口唇紫暗，颈静脉怒张，全心扩大，心率 90 次 / 分，心音强弱不等，律绝对不齐，心尖可闻全期杂音。双下肢中度可凹性水肿。舌绛，苔少，脉细缓无力，三五不调。西医诊断：风湿性心脏病，风湿性心瓣膜病，二三尖瓣狭窄伴返流，二尖瓣瓣口面积 1cm²。中医诊断：心痹。辨证：心气虚血瘀络阻，水湿内停。治法：益气活血，利水渗湿，温阳通络，佐以散结。处方：西洋参 12g，生北芪 10g，紫丹参 10g，麦冬 12g，五味子 3g，灵磁石 5g，连翘壳 6g，云茯神 12g，炒枣仁 12g，路路通 10g，生薏苡仁 15g，芡实子 15g，菝葜根 10g，珍珠母 15g，生甘草 5g，净水蛭 3g，川桂枝 5g。7 剂。

2012 年 11 月 23 日二诊：已可平卧，二尖瓣面容由紫色变为淡红色，唇色暗紫减轻，水肿消失，舌暗淡，苔少，有津，脉细涩。诸证缓解，继治同前。上方增灯心草 3g。患者守方继服一月，症状明显缓解，病情稳定。

按： 孙老认为，本病乃风湿热痹的后期阶段，病性乃本虚标实。本虚重在心阳心气的亏虚，标实主要是痰瘀互结、水停，兼有风湿热邪未尽。故治疗治本重在益心气，振心阳，安心神；治标重在化痰血，利水湿，散风通络。除此而外，孙老还结合病理解剖，对于硬化、钙化的心内结缔组织在使用化瘀的同时配合使用软坚散结的药物以增强疗效。成败在于细节，治病亦然。

孙老用药方面也是精雕细琢，方中一些药物的使用也是匠心独具。如连翘壳、灯心草清心经之热，并有引经之用；生薏苡仁利水渗湿，并有祛风通络之效；川桂枝小量应用可以温通心阳，振奋阳气。[131]

杂病医案

一、中风

◉ 案1

患者，男 67 岁，退休教师。2012 年 6 月 24 日初诊。2012 年 6 月 18 日，患者晨起头晕，继之全身麻木，右侧肢体出现跛行、且语言不清。经 CT 检查，确诊为脑梗死（双侧）。经 1 周住院治疗，病情无明显改善。刻诊：右侧肢体跛行，言语不利，浑身无力，头沉麻木，似睡不醒，吐痰涎，舌肿大暗红，苔白腻，脉沉细弦。中医诊断：中风（气虚血瘀、痰阻清阳）。治宜益气化瘀、豁痰开窍、升清解语。处方：黄芪 30g，丹参 12g，人参 15g，郁金 9g，石菖蒲 9g，川芎 12g，赤芍 12g，当归 15g，僵蚕 10g，地龙 12g，胆南星 10g，全蝎 5g，栀子 10g，菊花 10g，通草 9g，荷叶 10g，鲜竹沥水 30mL（分冲），生姜 5g，地龙 10g，丹皮 12g。日 1 剂，水煎服。

2012 年 7 月 28 日二诊：上方连续服用 30 余剂，患者自觉头脑稍清，精神好转，纳食增加，痰涎减少，睡眠可，行走明显好转。但觉无力，记忆力有所减退，舌淡胖苔薄腻，脉沉细稍缓。证属气虚血瘀，肝肾不足、髓海亏虚。治宜滋补肝肾、益气化瘀、填精益脑。处方：人参 15g，黄芪 30g，丹参 15g，牛膝 15g，杜仲 12g，续断 12g，熟地 15g，山萸肉 12g，山药 20g，川芎 12g，地龙 12g，制首乌 20g，菟丝子 12g，补骨脂 12g，骨碎补 12g，桑螵蛸 10g，益智仁 10g，覆盆子 10g，羌独活各 10g。日 1 剂，水煎服。

2012 年 9 月 15 日三诊：上方连服 40 剂，患者说话较前清，但声音小，有时词不达意，走路较前有力，记忆力仍差，舌淡胖紫暗，脉沉细。辨属气虚血瘀、髓海不足。处方：黄芪 30g，人参 12g，丹参 15g，当归 12g，地龙 12g，白芍 12g，玉蝴蝶 6g，僵蚕 12g，桔梗 12g，诃子 12g，全蝎 5g，凤凰衣 12g，制首乌 20g，黑豆 30g，黑芝麻 30g，黑桑葚 30g，羌独活各 9g，甘草 6g。日 1 剂，水煎服。药进 18 剂后，患者诸症减轻。守方制水丸，每服6g，日 2 次口服。经调治 18 个月，收痊愈之功。本案确诊为脑梗死，并逐步进入后遗症期，恢复时间长，且治疗不当有"复中"的可能。

按：孙老从"致中和"出发，宗"既病防变"之旨，始终抓住本虚标实这一关键点。采用中和思想指导，标本兼治，以扶正为主，兼顾祛邪。扶正即益气补血、培补肝肾，填精荣脑；祛邪，即活血化瘀，涤痰开窍，佐以升清。一诊，关键病机是气虚血瘀，故孙老拟调气活血抑邪汤化裁，治以益气养血、活血化瘀为主，辅以豁痰开窍、解语升清之法。方中重用黄芪益气升阳，气血双补，配地龙力专善行，周游全身，辅以川芎、当归、赤芍、丹参以活血通络；痰瘀阻窍，清阳不升，故以石菖蒲豁痰开窍，合郁金更助清心开窍；僵蚕、全蝎相伍增强祛痰散结之力；竹沥乃"痰家圣药"，涤痰功专，同化痰祛瘀药同用，则豁痰效果更佳；栀子合通草通三焦而引热下行，另菊花、荷叶均可助清阳之升，此正是"中和"思想之升降共施、求平之举。二诊肝肾不足、髓海空虚为矛盾的主要方面，孙老在益气养血的同时，以滋补肝肾、填精益髓为主，辅以补气化痰之法。方中加入杜仲、续断相须为用，以补肝肾强筋骨；熟地、山萸肉、山药为"角药"相合，肾肝脾三阴并补而以肾阴为主；菟丝子、补骨脂、骨碎补为"角药"相须，温补脾肾，强筋壮骨，重在补阳；桑螵蛸、益智仁、覆盆子为"角药"伍用，共奏温肾助阳、固精缩尿之功；羌独活为"对药"，长于升举清阳兼顾通筋络；加川芎、地龙为"对药"以促化痰通络，又体现了孙老注重"中和"之特色，使补中寓通，补中兼"舒"，则可久服无弊。三诊之后，病情趋于稳定，诊疗效果日渐增强，故孙老转以益气祛瘀、填精荣脑以促康健。从中可以看出孙老时时注重痰瘀并治，且佐以荣脑升清，还改汤剂为丸药，以图缓治而求长功。其间仍以调气活血抑邪汤为主方益气化痰，还合温胆汤清热化痰，辅以胆南星、石菖蒲、半夏为"角药"以豁痰开窍醒脑；佐桔梗配甘草，诃子配凤凰衣，僵蚕配蝉脱等为"对药"，以利咽化痰、开音亮嗓。综观全案，立法遣药始终抓住本虚（气虚）标实（痰瘀）这条主线，其中本虚为矛盾主要方面，故以益气补血、补肝肾、填精荣脑等多法并施，固正以祛邪；标实为矛盾次要方面，辅以祛瘀、豁痰，开窍醒脑，三法同用，直达病所，以收全功。[132]

刘志明 LIU ZHIMING

刘志明，男，汉族，1927年10月出生，中国中医科学院广安门医院主任医师。著名中医药学家，国医大师，首届首都国医名师，首批及第六批全国老中医药专家学术经验指导老师，首批博士生导师、博士后指导老师、传承博士后导师，中国中医科学院资深研究员，首批享受国务院特殊津贴专家，中央保健会诊专家。从事中医临床工作80余年，是中国中医科学院建院首批专家。任中国中医科学院及广安门医院学术委员会副主任委员、学位委员会委员。曾任中华中医药学会副会长数年，现任中华中医药学会顾问，曾任第六、七、八届中国人民政治协商会议全国委员会委员。刘老精研医经，博览群书，一生躬身于临床，擅长温热病、中医内外妇儿、心脑血管疾病、内分泌疾病、肾病、肿瘤等疑难病症。刘老心系中医药事业发展，积极参与各项中医药发展项目，献计献策，同时为中医药在国际上传播作出巨大贡献，荣获卫生部、北京市卫生局、中华中医药学会、北京中医药学会等授予多项奖励和荣誉。带领首批学术继承人刘如秀教授科研团队对刘老的临床经验及学术思想进行创新研究，获国家级及省部级课题18项，发明专利2项，获北京市、中华中医药学会及中国中医科学院科技进步奖5项，在国内、外核心期刊发表论文180余篇，出版专著5部《中医内科学简编》《中医学》《刘志明医案精解》《中华中医昆仑·刘志明卷》《国医大师刘志明临证经验集》，培养硕博士、博士后及师承徒弟数百名。

心系疾病医案

一、病态窦房结综合征

⊙ 案 1

患者，男，59 岁，2010 年 5 月 31 日初诊。10 年前无明显诱因心慌、胸闷，伴头晕，无黑矇及晕厥，曾用阿托品，疗效不佳，1 个月前加重而就诊当地医院，心电图示"窦性心动过缓（45 次 / 分钟）"，诊断为窦性心动过缓。刻下：心慌胸闷，头晕，乏力，气短，畏寒肢冷，胸背冷痛，面色黄白，表情淡漠，语声低微，鼻息粗重，舌淡黯、瘀斑，苔薄白，脉沉迟无力。查体：血压 120/78mmHg（1mmHg ＝ 0.133kPa），心率 50 次 / 分钟，心尖部可闻及 3/6 级收缩期杂音。Holter 示：最慢心率 38 次 / 分钟，平均心率 45 次 / 分钟，可见长 R-R 间期，最长 3s。中医诊断：心悸，属阳虚血瘀证。治法：通阳活血。处方：制附子 6g（先煎），红参 10g（另煎），炙甘草 9g，黄芪 20g，三七粉 3g（冲），生地黄 20g，炙甘草 6g，当归 20g，干姜 3g。14 剂，每日 1 剂，水煎服。

2010 年 6 月 14 日二诊：诸症明显好转，无黑矇及晕厥发生，ECG 示：心率 54 次 / 分钟。守方继服 14 剂后复查 Holter 示：最慢心率 45 次 / 分钟，平均心率 55 次 / 分钟，长 R-R 间歇最长 2s。守方继服 14 剂善后。

按：本案为阳虚血瘀证，方以四逆汤加减以补肾阳、通心阳、活血而不伤正；制附子伍生地黄，一热一寒，热而不伤阴，补而不滋腻；红参补气，以助制附子补阳之功；当归、三七伍制附子，则阴寒得消，瘀血能除，而阳气通达；黄芪伍当归补气养血。诸药合用，阴阳协调，肾气充足，气血调和。[133]

二、冠心病

⊙ 案 1

患者，男，51 岁，2018 年 3 月 5 日初诊。患者 3 个月前出现胸闷胸痛伴心慌间断发作，持续约数分钟至十余分钟，可自行缓解。曾于外院查冠脉 CT

示前降支中段轻度狭窄，中间支可见重度狭窄，予冠心病常规西药治疗，症状控制欠佳。后行冠脉造影结果示中间支弥漫斑块，狭窄最重60%，诊断为冠状动脉粥样硬化心脏病（单支病变累及中间支），药物保守治疗，自觉症状较前减轻，但时有发作，遂于门诊就诊。刻下：间断心慌胸闷，心前区疼痛，易疲劳，双下肢发凉，纳可，眠欠佳，易醒，醒后不易再睡，大便溏，小便调。既往：哮喘史，否认其他慢性病、传染病及手术外伤史。查体：BP130/90mmHg，心脏听诊律齐，各瓣膜听诊区未闻及病理性杂音。舌质黯红，苔薄黄，脉沉细。查心电图（－），颈动脉超声：双侧颈动脉内—中膜不均匀增厚伴斑块，右侧锁骨下动脉斑块形成。西医诊断：①冠状动脉粥样硬化性心脏病：劳力性心绞痛；②多发动脉粥样硬化；③血脂异常。中医诊断：胸痹、肾精亏虚、痰瘀痹阻证；治法：滋肾活血，通阳化浊；方以滋肾活血方加减。药用：制何首乌20g，薤白20g，全瓜蒌12g，炒枳壳10g，黑桑椹20g，生黄芪20g，三七3g，茯苓20g，太子参20g，炙甘草6g，法半夏6g，炒杏仁10g，川芎12g。共10剂，1剂/天，水煎分2次服。

2018年3月14日二诊：胸闷胸痛较前减轻，易疲乏，双下肢发凉未见缓解，饭后烧心，睡眠较前好转，小便可大便不成形。查体：BP140/80mmHg，舌质黯红，薄黄苔，脉细弦。药用：制何首乌20g，太子参20g，白术15g，白芍12g，茯苓15g，三七3g，甘草6g，陈皮10g，神曲10g，酸枣仁15g，薤白15g，桑椹15g。共10剂，1剂/天，水煎分2次服。

2018年3月29日三诊：自诉停药后仍觉胸闷胸痛，伴恶心无明显呕吐，双下肢乏力，纳眠可，二便调。查体：BP112/78mmHg，舌质淡红，薄白苔，脉沉细。处方：续上方加枳壳10g。共10剂，1剂/天，水煎分1次服。后患者多次复诊，病情相对平稳，症状控制可，处方均以滋肾活血方加减。至十诊（2018年9月11日）时：因天气转凉自觉偶有心悸头晕，纳眠可，二便调。查体：BP130/80mmHg，舌质淡，薄白苔，脉细。辅助检查：复查冠脉CT示左主干管壁未见异常密度，管腔未见狭窄；左前降支中段及中间支、右冠状动脉中段、左回旋支中段局部或弥漫管壁增厚，中间支为著，呈软组织影环绕改变，管腔未见明显狭窄。

按：中年男性患者，胸闷心慌伴胸痛间断发作，冠脉CT检查示中间支重度狭窄，造影示单只病变，予口服药物治疗，但胸痛等自觉症状明显，影响其工作生活。结合年龄、症状、舌脉等特点，刘老认为其基本病机为肾精亏虚，痰瘀内生。男子四十时，肾气渐衰，肾精渐亏，此为患者发病之根。心肾相通，肾精不足则心失所养，心阴亏虚，心脉不荣，加之虚火亢盛耗伤阴血，阴亏更甚，心脉失养；阴虚致虚风内动，经脉挛急，而胸痛更甚；心主血脉，鼓动气血而滋养周身，心气痹阻而鼓动失司，气血运行不畅，血液瘀滞，日久瘀而化热，故瘀象、热象并见，表现为舌黯、舌红，苔黄。心阳痹阻，阳气不能荣润于周身，四肢失于温煦而见肢体发凉。四诊合参，与滋肾活血方之病机相契合，遂处之。方中瓜蒌薤白半夏汤通阳化浊，宣痹止痛，祛除病理产物，缓解症状，治疾病之标；主方首乌延寿丹补肾填精，滋养肾阴，切中疾病关键，治疾病之本；两方合而用之，标本兼顾。复诊时，刘老将四君子汤寓以其中，脾胃为后天之本，气血生化之源，有固后天以强先天之意。患者多次复诊随访，症状虽不尽相同，但刘老认为基本病机仍未变，遂坚持用滋肾活血方加减治疗。经诊治，患者不仅症状缓解，辅助检查示动脉狭窄亦得到逆转，疗效显著且无明显不良反应，结局令人欣慰。[134]

肺系疾病医案

一、咳嗽

◎ 案 1

患者，女，48 岁，2019 年 11 月 19 日初诊。主诉：反复咳嗽 6 年，加重 10 天。病史：患者 6 年前因感冒出现咳嗽、咳痰，自服药物好转，此后咳嗽反复发作，多因受凉或天气变化诱发。10 天前患者着凉后咳嗽加重，痰黏不易咳出，伴有畏寒发热，经抗生素治疗，体温逐渐恢复正常，但咳嗽经久不愈，故前来就诊。刻下见：咳嗽，痰多质黏不易咳出，胸闷，发热，面红，口干不欲饮，纳可，夜寐差，小便如常，大便不成形；舌质淡红，苔薄黄微腻，脉弦细滑。中医诊断：咳嗽，痰湿蕴肺，里热渐盛证。西医诊断：慢性支气管炎急性发作。治法：燥湿化痰，清肺止咳。处方：不换金正气散合贝母瓜蒌散加减，苍术 12g，陈皮、半夏、厚朴、苏子、杏仁、龙胆草各 9g，瓜蒌、沙参各 15g，苇茎 24g，川贝、甘草各 6g。水煎服，每日 1 剂，5 剂。

2019 年 11 月 24 日二诊：服上方 5 剂，咳嗽明显好转，故继以上方 5 剂治疗，以固疗效。后随访之，患者长期坚持服用上方，咳嗽症状逐渐消失。

按：本案患者深秋时节因外感风寒诱发痰饮宿疾而致咳嗽，本已久患肺病，正气亏虚，风寒之邪乘虚犯肺，肺失宣肃，津液运化失司，聚液为痰，痰浊壅阻肺气，肺失清肃，故咳嗽气逆、胸闷等。此外，痰本湿邪，湿性黏滞，痰湿蕴肺，则出现咳嗽痰黏，兼渴而不欲饮水；湿邪困脾，故大便不成形；痰湿蕴肺，里热渐盛，热盛伤阴，故咯痰不爽，治疗以清化上焦痰湿为要。方中苍术、厚朴、陈皮、半夏燥湿化痰；川贝、瓜蒌、沙参、苇茎润肺清热、理气化痰，苏子、杏仁降气止咳；甘草调和药性；诸药相合，则痰湿得化，肺热得清，气机得畅，咳嗽乃止也。同时嘱患者节制饮食，以预防咳嗽反复，巩固疗效，体现了刘老重视脾胃失调在咳嗽发病中的重要作用。该患者治疗中，刘老考虑秋季亦多湿咳，根据四时论治法，选方以燥湿化痰止咳为法，疗效较好。[135]

二、新冠肺炎危重型

⊙ 案 1

患者，女，67 岁，2020 年 2 月 4 日初诊。主诉：咳嗽、咳痰 5 天。患者 5 天前密切接触 COVID-19 患者后出现咯黄绿色浓痰、气促、乏力、纳差、头昏，无发热、恶寒。2 月 3 日在湘潭县人民医院住院，次日至湘潭市中心医院住院。既往有 2 型糖尿病、高血压病、冠心病、肾功能不全史。入院查体：体温 36.6℃、脉搏 92 次 / 分钟、呼吸 20 次 / 分钟、血压 126/86mmHg，核酸检测阳性。中医诊断为咳嗽，辨证为心肾阴脱、气营同病、痰热阻肺。西医诊断：COVID-19 危重型；呼吸衰竭 1 型；2 型糖尿病；肾功能不全；低蛋白血症；皮肤软组织感染；高血压病 3 级；冠心病；心衰 2 级。2 月 8 日团队初诊：已下病危。气促加重，尿量减少、下肢浮肿。咳黄绿色浓痰，胸闷气促，乏力，纳少，眠差，大便正常，小便少，双下肢浮肿，双足趾脓疱。患者舌象、肺部 CT 变化见图 1-2。处方：西洋参 6g，麦冬 9g，五味子 6g，黄芪 30g，生地黄 10g，丹参 10g，炒麦芽 10g，猪苓 15g，茯苓 15g，芦根 30g，薏苡仁 30g，黄芩 10g，杏仁 9g，陈皮 10g，生甘草 6g。5 剂。

2020 年 2 月 13 日二诊：纳差，稍口干口苦，无胸闷气促或下肢水肿，3 次稀便，小便可。处方化裁：改西洋参为太子参 15g，丹参 30g，芦根 40g，去生地黄、麦芽、猪苓、黄芩，加竹茹 10g，枇杷叶 15g，葶苈子 15g，槟榔 10g，草果 6g。3 剂。

2020 年 2 月 15 日三诊：整体改善，停病危，改病重。处方化裁：改太子参为西洋参 10g，芦根 30g，薏苡仁 18g，茯苓 12g，陈皮 6g，去麦冬、五味子、竹茹、枇杷叶、丹参、葶苈子、槟榔、草果，加法半夏 9g，黄芩 12g，黄连 6g，厚朴 9g，瓜蒌 9g，川贝母 12g，前胡 9g。3 剂。

2020 年 2 月 20 日四诊：稍乏力气促，效不更方。

2020 年 2 月 23 日五诊：出院前症状明显改善，偶有干咳。已连续多次复查核酸阴性，符合国家出院标准。舌色稍红，舌苔薄黄，提示稍有内热，尊《素问·热论》："病热少愈，食肉则复，多食则遗，此其禁也。"嘱患者在康复阶段需要防范死灰复燃，虽在大病之后，仍宜清淡饮食，少进温补。3 月 13 日回访：出院后续服中药，身体感觉良好，复查核酸阴性。

按：卫气营血是温病学乃至中医学的重要辨证方法，由清代名医叶天士基于《灵枢·营卫生会》等经典篇章以及众多医家的实践经验之上而提出。它将温病的发生发展过程分为卫、气、营、血 4 个层次，病邪由浅入深，表现与治法有各自的特点，临床需要辨别患者的病情处于哪一个层次，进而进行处方用药。叶天士的论述看似条理清晰，但刘教授在实践中发现：若按叶氏卫气营血 4 层来治疗，病轻者尚可有效，病重者则今日治在"卫"，而明日已入"气"。治在"气"，而又入"营""入"血矣。其实叶天士本人也深有体会，《温热论》说："盖伤寒之邪留恋在表，然后化热入里，温邪则化热最速""前言辛凉散风、甘淡驱湿，若病仍不解，是渐欲入营也。"若拘泥于"开门揖盗，引邪入里"之说，必致表里俱实，热盛阴伤，甚或由轻转重，由重至危，终至无法挽救，因此，设立卫营或气营同治等表里双解法。本案患者咳吐黄痰，病在上焦气分、痰热壅肺；乏力、不渴、无高热、尿少、眠差、舌红少苔而干等证候，病在营分，为热入下焦、灼伤肝肾营阴。神志渐昏，是亡脱之象，结合证候进一步辨为亡阴。故考虑为卫营同病、热盛亡阴。以生脉散、清营汤、苇茎汤（《备急千金药方》）、杏苏散、猪苓汤化裁组方。救阴先用生脉散养阴固气，特用西洋参加强益气养阴，另加黄芪扶正。咳嗽黄绿色浓痰一症尤为突出，刘老用苇茎汤（《备急千金药方》），他认为本方能宣肺排痰而不伤正气，另加黄芩清上焦肺热。咳嗽较重，常用杏仁、陈皮、茯苓、甘草，取杏苏散之意。营分证，用吴鞠通《温病条辨》清营汤。阴虚尿少，用仲景猪苓汤加减。二诊时症状明显缓解，保留养心药物，合橘皮竹茹汤加强理气化痰。三诊时病情尤其是心肾阴脱更加好转，去清营汤、猪苓汤等方药，仍有余热未清，舌苔厚腻明显，加贝母瓜蒌散润肺止咳、宽胸化痰。[136]

三、新型冠状病毒肺炎

◎ 案 1

患者，女，67岁。刘老团队初次参与会诊时，为确诊新冠肺炎入院第四天，检查提示呼吸、心、肾功能均出现衰竭，已下病危。咳黄绿色脓痰，胸闷气促、乏力失眠，尿少、下肢浮肿、大便可，无发热恶寒，舌红少苔而干。处方：西洋参6g，麦冬9g，五味子6g，黄芪30g，生地10g，丹参10g，炒麦芽10g，黄芩10g，猪苓15g，茯苓15g，芦根30g，薏苡仁30g，杏仁9g，生甘草6g，橘红10g。5剂。

二诊：初诊次日未服中药时出现发热，当日予中药，一日后退热。平静时已无气促，无下肢浮肿，小便可，纳差、略口干口苦，便溏，一日三行，舌红，舌根苔黄腻。处方：太子参15g，麦冬10g，五味子5g，竹茹10g，陈皮10g，杏仁10g，枇杷叶15g，丹参30g，黄芪30g，葶苈子15g，芦根40g，薏苡仁30g，茯苓15g，甘草6g，槟榔10g，草果6g。3剂。

三诊：气促、乏力继续好转，偶有咳嗽，无下肢浮肿，略口干、无口苦，纳可，二便正常，淡红舌，舌根苔白腻有中裂。处方：芦根30g，薏苡仁18g，瓜蒌9g，川贝12g，茯苓12g，杏仁9g，甘草6g，厚朴9g，半夏9g，黄芩12g，黄连6g，西洋参10g，黄芪30g，橘红6g，前胡9g。3剂。

四诊：乏力、精神好转，偶有干咳，气促明显改善。已经连续多次复查核酸阴性，符合国家相关标准出院。两周后回访：复查核酸阴性，各项检查正常，身体感觉良好。

    按：初诊时为典型的气营同病，上焦、下焦以及多藏象、脏器同病，虚实夹杂：气分见肺气虚兼有痰热，血分见心肾气虚、有阴脱之象，用生脉散、清营汤、猪苓汤、千金苇茎汤、茯苓杏仁甘草汤合方，加黄芪扶正、橘红止咳化痰。复诊明显好转，口干口苦、便溏、舌根苔腻均为湿热证候，提示疫气秽湿仍在，故加用利湿、化湿、燥湿、辟秽药物。三诊诸症好转，主要去生脉散、猪苓汤以及去湿药物，但要继续清解肺中痰热，辅以益气扶正，促进康复。本案提示很多老年新冠肺炎患者，容易出现危重症。证型上多是气营、上下二焦同病，需要统筹兼顾、表里同治、攻补兼施，而非仅治疗某一方面，例如咳嗽等气分证候。[137]

刘尚义

LIU SHANGYI

刘尚义，男，教授，博士、博士后导师，国医大师，全国卫生系统先进工作者，全国中医优秀临床人才导师，全国中医药传承博士后合作导师，第三、四、五、六批全国老中医药专家学术经验继承工作指导老师，名老中医传承研究项目专家。贵州省名中医，贵州省"四化建设标兵"，贵州省干部保健专家。

荣获全国中医药杰出贡献奖，中华医学会终身成就奖，全国老中医药专家学术经验继承工作优秀指导老师贡献奖，中华中医药学会首届中医药传承《特别贡献奖》，贵州省"特殊贡献奖"，贵州省科学技术进步奖三等奖。曾任中国中医药学会理事、国家中药保护审评委员会委员、中国中医药学会临床药物评价专家委员会委员、中国中西医结合疡科专业委员会委员。

刘尚义教授长期从事中医临床、教学、科研工作，提出"引疡入瘤"诊疗理念，首创"从膜论治"学术思想，擅长中医肿瘤、皮肤病、肾病、脾胃病等疑难杂症的诊治，撰写有《中国炼丹术史略》《〈易经〉学术发展述要》等30多篇重要论文，编写（含主编、副主编）《南方医话》《中国基本中成药优选》等20余部论著。主持了"康尔寿口服液的研制""空气灭菌香的研制""癌痛灵软膏与杜冷丁镇痛作用的对比研究"等多项科研课题，且执教多年，培养中医学子、人才数以千计，许多已成为中医药事业的栋梁和骨干。目前跟师徒弟中，有高级职称18人、博士7人、博士后2人、省管专家1人，全国优秀临床研修人才2人，贵州省名中医3人，多次组织国家级的中医药继续教育项目，将中医知识精髓传播到全国各地。

刘尚义教授还积极建言献策，参加社会活动，开展学术讲座、健康讲座百余场。曾应邀赴俄罗斯、奥地利和美国讲学，赴韩国进行医疗工作，开展中医的国际交流。

肺系疾病医案

一、慢性支气管炎

◦ **案 1**

患者，男，65 岁，慢性支气管炎病史 10+ 年，每遇冬春季加重，2020 年 5 月 14 日就诊，症见咳嗽、咳痰，咳白色清稀痰涎，量多易咳出，咳嗽时伴见头晕、心悸、气促，胸闷、喘息，劳累后加重，双下肢中度凹陷性水肿，舌淡，苔薄白、脉浮紧。诊断为咳嗽（痰饮阻肺）。予以小青龙汤加减治疗。处方：干姜 10g，细辛 3g，五味子 6g，麻黄 6g，桂枝 10g，地龙 10g，茯苓 20g，紫菀 20g，款冬花 20g，炙甘草 10g。中药 5 剂，水煎服，每日 1 剂，分 3 次内服，每次 100mL。

二诊：患者咳嗽咳痰明显好转，痰少易咳出，喘促明显好转，双下肢不肿，苔薄白、脉滑。在原基础方加减：紫菀 20g，款冬花 20g，干姜 10g，细辛 3g，五味子 6g，麻黄 6g，桂枝 10g，地龙 10g，5 剂。

三诊：患者咳嗽咳痰喘息不明显，余无不适。

按：根据西医急、慢性支气管炎临床症状表现，可将其归属于中医"外感咳嗽"进行辨证论治。其发病源于风寒束表，卫阳被遏，素体痰湿内停，外感寒邪与体内痰湿相互促进，外寒结合内饮，水寒射肺，肺失宣降，故见咳嗽、咳痰、喘促。中医认为慢性支气管炎是肺气亏虚，或母病及肺，或痰饮内停，加之恰逢冬春季节寒邪外袭，外在寒邪未解，入里后引发伏邪内饮，肺失宣降而发。方中紫菀、款冬花化痰止咳；麻黄、桂枝外散寒邪；干姜、细辛辛温之性温化寒饮；五味子、炙甘草，酸甘化阴，在表制约麻黄、桂枝发散之气，在里制约干姜、细辛辛温之性。散收、升降共用，解表化饮，阴阳稳定。疾病日久生瘀，故用地龙化瘀通络；瘀血阻滞经络，经络不通，加之水湿内停，故见双下肢水肿，故用茯苓利水化痰除湿。小青龙汤药物配伍中最重要的在于细辛、干姜、五味子的配伍应用，细辛具有发散的作用，五味子具有收敛的效果，干姜起温化胸中寒饮的作用。二诊无水肿，故减茯苓利水渗湿。三诊患者病情好转。[138]

二、支气管哮喘

⊙ 案1

患者，男，35岁，支气管哮喘病史1+年，2020年6月24日就诊，症见喘促，动则尤甚，咳嗽咳痰，咳白色清稀痰，眼睑及下肢浮肿，舌淡紫，苔白滑，脉濡。中药予小青龙汤为主方化裁：麻黄6g，桂枝10g，干姜10g，细辛3g，葶苈子20g，五味子6g，地龙10g，炙甘草20g。5剂，水煎服，每日1剂，每日3次内服。

二诊：患者咳嗽咳痰、喘促明显好转，眼睑浮肿消退，在前方基础上去葶苈子，中药15剂续服。

三诊：患者咳、痰、喘不明显，余无不适。

按：哮喘病发病内因为机体阳气亏虚，宿根为痰饮内停，诱因是外感六淫邪气。三者常常同时存在。临床表现为呼吸困难、胸闷、咳嗽等，并且常在清晨、夜间发作频繁，一些患者发作后可自行缓解，但多数患者在对症治疗后症状方才可以缓解。小青龙汤临床应用广泛，在支气管哮喘的临床运用中较为常见，《伤寒杂病论》就有记载。主要用于外寒内饮之证。本病可按照中医"哮证"进行辨证论治，基本病机为阳气亏虚，津液输布异常，加之宿有痰饮内伏，复感风寒之邪，邪气内合于肺，肺气壅阻，寒饮射肺，寒痰交阻，肺失宣降发为哮喘；故治疗上以散寒化痰蠲饮为本，方中麻黄、桂枝外散寒邪；干姜、细辛温化在内之寒饮；葶苈子泻肺利水；五味子敛肺止咳，炙甘草调和辛散酸收之品。处方简单，却构思精妙：麻黄宣发肺气以平喘咳，桂枝化气行水以化里饮，细辛、干姜温肺化饮，五味子敛肺止咳。处方一宣一降，一散一收，共奏解表散寒，温肺化饮之功。刘老诊疗过程中喜用葶苈子以取其泻肺平喘、利水消肿，尤对水饮内停，喘咳不止者效佳，咳喘日久，气结痰阻，又肺朝百脉，必有瘀症，刘老也常加用地龙以通经活络，清肺平喘。二诊患者咳喘减轻，水肿消退，故泻肺平喘、利水消肿之葶苈子。三诊患者病情好转。[138]

三、支气管肺癌

⊙ **案 1**

患者，女，67 岁，一诊：患者因天气变化，受凉后误感风寒出现咳嗽咳痰，痰清稀量多，夜间明显，伴劳累后气促，病来消瘦，精神萎软，纳眠欠佳，小便调，大便难解，舌淡，苔白腻，脉滑。辨证：脾肾阳虚。治法：解表散寒，温补脾肾。处方：醋鳖甲 20g（先煎），莪术 10g，黄精 20g，山茱萸 20g，干姜 10g，细辛 5g，五味子 6g，桔梗 10g，款冬花 20g，紫菀 20g。每天 1 剂，水煎服，8 剂。一诊药后患者诉咳嗽咳痰、咽痒等症状较前稍好转。

二诊：患者咳嗽咳痰较前好转，偶有气喘，动则加重，双下足背轻度凹陷性水肿，舌淡红，苔薄白，脉弦涩。辨证：痰瘀互结证。处方：醋鳖甲 20g（先煎），莪术 10g，冬凌草 20g，猫爪草 20g，干姜 10g，细辛 3g，五味子 6g，蜈蚣 4 条。15 剂中药，水煎服，每日 1 剂，每天 3 次。3 剂后患者诸症缓解，故继续服用此方。随访至 2019 年 10 月，均未见肿瘤复发与转移，患者偶有咳嗽不适，体力状况如常。

按： 肿瘤的发生基本病机是机体正气（阳气）亏虚，而机体正气（阳气）虚损，多是由于先后天脾肾脏腑功能亏虚所致，手术治疗后更加损伤脾肾脏腑功能，一诊时予以小青龙汤加减，散寒蠲饮，温补脾肾，使得外在表寒得以发散，内在伏邪痰饮得消，肺癌早期手术切除治疗为主要治疗方法，术后正气亏虚，故往往使用中药保守扶正祛邪治疗，因受凉后发生咳嗽咯白痰等症，可基本辨证分析为感受外寒、肺失宣降所致，而舌淡，苔白腻，脉滑为痰饮内停之象，辨证属于脾肾阳虚，外寒内饮。二诊患者诸症消失，根据患者胸痛，脉弦涩，病机属于痰瘀互结，故辨证属于肺癌之痰瘀互结证。此时正气较强，故加冬凌草、猫爪草等药物增强化痰散结，抗肿瘤之力，胸痛病机为痰瘀互结，阻滞气机，不通则痛，故加蜈蚣活血化瘀，通络止痛。刘教授运用小青龙汤加醋鳖甲、莪术、冬凌草、猫爪草治疗痰瘀互结型肺癌疗效显著，明显延长其生存期，提高了生活质量。刘老熟读伤寒杂病论等医家经典，其中的"六经"理论及"内伤伏邪"理论在肺系疾病的治疗中起着重要作用。肺为娇脏，易感受外邪，若寒邪入里，影响着水液代谢及运化，水停日久形成痰凝，痰凝加血瘀，日久聚集发为肺癌。小青龙汤可应用于这痰瘀互结型肺癌患者，由于外寒已是肺癌发病的外在原因之一，故此证型外寒症状非必须条件，凡是存在痰饮病机均可使用。需要区分的是肿瘤不同阶段主要病机的不同，治疗上会有所侧重。[138]

妇科病医案

一、不孕症

⊙ 案 1

患者，女，34 岁；其夫 41 岁，2019 年 8 月 13 日初诊。结婚数年未孕，今年 7 月于某医院做试管婴儿移植失败，慕名来诊。女方 15 岁月经初潮，月经 4～5/（30±2）天，末次月经 2019 年 8 月 5 日。形体瘦弱，临经前乳房胀痛，经量偏少，色红质稀，未见瘀块，舌质淡红薄瘦，苔薄白，脉细。妇科检查无异常。男方平素抽烟，时有喝酒，备孕后已戒，自感身体发热，早泄，阴囊潮湿，眠差，舌质红，苔薄少，脉弦细数，精液检查无异常。夫妻和睦，感情甚好。中医诊断：不孕症。女方证属气郁血虚，阴阳两亏。治当疏肝养血，调补阴阳。处方：龟板、玉竹、石斛、淫羊藿、菟丝子、当归各 20 g，佛手、郁金各 10 g。艾叶 6 g。14 剂，每日 1 剂，水煎服，煎取 400～500 mL，分 3～4 次服。男方证属肾阴亏虚，相火妄动。治当填补下元，滋水制火。方用大补阴丸加减：龟板、生地黄、山萸肉、玉竹、石斛、百合、酸枣仁各 20 g，黄柏、知母各 10 g。14 剂，煎服法同上，同时嘱男方戒烟酒、节欲。

2019 年 9 月 10 日二诊：女方药后经量增多，质地较前稠，舌淡红薄，苔薄白。继按前法处方：紫石英、龟板、当归、川芎、淫羊藿、菟丝子、黄精、山萸肉各 20 g，艾叶 6 g。14 剂，煎服法同前。男方药后发热感减轻，睡眠改善，舌红，苔薄少。继按前法以大补阴丸加减：龟板、熟地黄、生地黄、山萸肉、百合、枣仁各 20 g，黄柏、知母、乌梅各 10 g。14 剂，煎服法同前。夫妻同治，前后调治 2 月余，后其夫来告知已孕。

按：患者结婚多年未孕，女方 35 岁，形体瘦弱；男方 40 岁，为烟酒所伤。男精女血（卵）虚弱，加之试管婴儿失败，求子心切，肝气不舒，气郁血滞，精卵不能相合而致不孕。故刘老诊治女患者选用龟板、玉竹、石斛、黄精、山萸肉、当归等调补阴血之品以填精补血，充养冲任，厚培胞膜，壮阴之基；选用淫羊藿、菟丝子"阳中求阴""男药女用"，助女卵生长之机；紫石英，味甘性温，主"补不足，女子风寒在子宫，绝孕十年无子"；艾叶，性温主开，"利阴气，生肌肉，辟风寒，使人有子"，合以佛手、郁金舒肝疏肝，促进女卵之成功排出且畅达精卵和合之通路。治男患者则投以大补阴丸化裁，用龟板、生地黄、熟地黄、玉竹、石斛、黄精、山萸肉、枣仁、百合"女药男用"填补下元助阳生化，以壮男精；黄柏、知母则清妄动之火，使男精守位而不散失。男女同治，调和精卵，"和合"而孕。

◎ 案2

患者，女，33岁，2018年12月18日初诊。宫外孕术后3天来诊，调经求女。2018年12月15日因宫外孕一侧输卵管切除，另一侧输卵管通畅。有盆腔积液、子宫肌瘤、多囊卵巢综合征病史。平素月经稀少，2～3月一行，行经2～3天，经行小腹隐痛，经色红少量瘀块。结婚未自然受孕，每次受孕，均经中西医治疗，已产2子。刻诊：面色萎黄，气短乏力，术后伤口隐痛，阴道无明显出血，舌质淡红，苔薄白，脉细涩。中医诊断：不孕症。证属气血虚损，胞络瘀滞。治当化瘀生新止痛，益气填精复膜。予生化汤加减：当归、川芎各10g，益母草、王不留行、茺蔚子、黄精、山萸肉各20g，艾叶6g，炮姜4g。7剂，每日1剂，水煎服，煎取300～400mL，分3次服。

2018年12月25日二诊：诉阴道无出血，小腹隐痛，神疲乏力，舌质淡红，苔薄白，脉细涩。治当养血填精复膜、温经通络止痛。处方：熟地黄、山萸肉、桑螵蛸、菟丝子、淫羊藿、白芥子各20g，当归、川芎、熟附子（先煎）各10g。14剂，煎服法同前。

2019年1月8日三诊：小腹不痛，精神好转，舌红苔薄，脉弦细涩。治当填精滋膜，调理冲任。二诊方去熟附片、白芥子、桑螵蛸，加龟板、黄精、女贞子各20g。7剂，1剂服2天。

2019年1月22日四诊：药后月经尚未行。守法，处方：龟板、玉竹、石斛、淫羊藿、菟丝子、当归、枸杞子、韭菜子、白芥子各20g。14剂，煎服法同前。

2019年3月19日五诊：来诉已孕1个月，欲求一女，舌淡红，苔薄少，脉弦滑。当补肾固胎。寿胎丸合二至丸加减：女贞子、旱莲草、菟丝子、桑寄生、杜仲、北沙参、麦冬、天冬各20g，五味子3g，艾叶6g。14剂，煎服法同前。2019年11月告知10月早产喜得一女。

按：本例患者之不孕是由多囊卵巢综合征、子宫肌瘤、盆腔积液、妇科手术后遗症等多种因素导致。患者行宫外孕行输卵管切除术，冲任受损，胞络瘀阻。产后多虚多瘀，遵"产前宜凉，产后宜温"之旨，予以生化汤加减，治当化瘀生新止痛，益气填精复膜；二诊改用右归丸加减，填精养血复膜为主，兼以温经通络止痛。患者平素经行小腹隐痛，色红量少有瘀块，冲任瘀滞，气血不充，胞膜失养，子宫内膜素薄，妊娠困难。治疗当填精滋膜，调理冲任，改善子宫内环境和增强胞膜容受性。选用龟板，如叶桂言"龟体阴，走任脉"，血肉介类充养任脉，合以草木补养之品熟地黄、黄精、山萸肉、女贞子、旱莲草、枸杞子、当归，养血填精，滋膜养胎；淫羊藿、菟丝子、韭菜子以"男药女用"，暖宫护膜，助赞育之机；菟丝子、桑寄生、杜仲温养肝肾，使胞卵和合而能孕卵寿胎；用佛手、郁金、艾叶、川芎等风药促排卵，畅达生殖通道；白芥子、川芎则痰瘀同治。诸药相合，调膜养胎，改善胞宫内环境和增强胞膜容受性而使得妊。

○ **案3**

患者，女，40岁，2019年8月6日初诊。结婚7年未孕。2019年7月于泰国做试管婴儿失败，于某医院诊断为"卵巢早衰""单角子宫"。慕名来诊，诉求中药促进卵泡发育，取卵以做试管婴儿。末次月经2019年7月27日。经量少，色暗红，偶有痛经，形体偏瘦，平素纳差，舌嫩淡红，苔薄白，脉沉细。中医诊断：不孕症。证属下元不足，胞卵失养。治当调补阴阳，补血养卵。处方：龟板、熟地黄、山萸肉、淫羊藿、菟丝子、桑螵蛸、当归各20g，川芎10g，艾叶6g。15剂，每日1剂，水煎，取300～400mL，分3次服。

2019年9月10日二诊：末次月经2019年8月29日，月经量较前增多，色红，稍有痛经，舌淡红嫩，苔薄白，脉沉细。继守法处方，前方去川芎，加韭菜子20g。15剂，煎服法同前。后特来告知卵泡发育良好，取卵5颗。

2019年12月24日三诊：胚胎植入成功，前来服药保胎，舌淡红，苔薄白欠润，脉沉而有力。当滋阴养血，暖宫固胎。处方：龟板、熟地黄、山萸肉、玉竹、韭菜子、淫羊藿、菟丝子各20g，当归10g，艾叶6g。20剂，煎服法同前。

按： 本例患者的不孕症是由先天生殖器官畸形及卵巢早衰等多种因素造成。患者40岁，年近"六七"，天癸渐衰，且形体偏瘦，平素纳少，则阳明谷气不盛，冲任不足，女卵失养而致卵泡发育不良，或有发育成熟者却动能欠佳，亦不能孕。刘老选用龟板、熟地黄、山萸肉、当归填补奇经，补养冲任，养巢而育卵，强女卵之体；淫羊藿、艾叶、菟丝子、韭菜子温肾壮阳，燠巢而育卵，助女卵生长之机，促女卵之动能，更有"以子养子"之深意；且菟丝子有促进下丘脑－垂体促性腺功能的恢复，提高垂体及卵巢对激素的反应性，促进卵泡的发育，增强卵巢激素受体的数目与功能，具有类雌激素样活性的作用。菟丝子含菟丝子总黄酮（TFSC）对卵巢早衰大鼠的卵巢功能有明显的恢复作用，可增加卵巢早衰大鼠的卵巢重量及卵泡数量，提高雌激素水平，对卵巢早衰有明显疗效。男药女药同用，阴阳相济，精血互长而促进卵泡发育，增进卵子功能。桑螵蛸，为螳螂之卵鞘，为育卵之所，取类比象则如人之卵巢能育女卵，有"以形补形"之妙，《神农本草经》谓桑螵蛸"益精生子"。李时珍云："桑螵蛸，肝、肾、命门药也"。实验研究发现桑螵蛸能改善大鼠下丘脑－垂体－性腺轴的功能，达补肾助阳之效。用风药川芎流畅营血，疏利冲任，诚如张子和所言"贵流不贵滞"使"血气流通"方可养巢育卵。孕后继予龟板、熟地黄、山萸肉、当归、玉竹滋养阴血，调补冲任以保胎元；韭菜子补肾养子；淫羊藿、艾叶、菟丝子三药为刘老常用助孕保胎之要药，淫羊藿补肾壮阳作用较强，《日华子本草》载其治疗"女子绝阴无子"，药理研究发现淫羊藿能提高卵巢人绒毛膜促性腺激素（HCG）/黄体生成素（LH）受体功能，HCG受体数目及亲和力增加；艾叶暖宫安胎；菟丝子温膜"寄"胎，三药同用以暖宫温膜，补肾之阳以助胎生化，诸药相合，孕而得寿。[139]

肾系疾病医案

一、肾系"膜"病

⊙ 案 1

患者，张某，女，40岁，2019年10月1日初诊。1周前患者无明显诱因出现尿频、尿急、尿痛等症状，曾于我院门诊肾内科就诊，予查尿常规＋沉渣提示：白细胞（2+）、尿蛋白（3+）、隐血（3+），查血常规示：白细胞：$18.78×10^9$/L，中性粒细胞计数（％）：89.5％。结合患者体征及辅查结果考虑泌尿系感染所致，给予抗生素抗感染及清热解毒类中成药（具体不详）对症治疗后，患者症状较前明显好转。2天前，患者再次出现上述症状，同时伴腰痛、发热，于家中自服退热止疼等药物（具体不详），症状未见明显缓解。遂就诊于我院，予辅查尿常规＋沉渣示：白细胞（3+）、尿蛋白（2+）、隐血（2+），亚硝酸盐（2+），血常规示：白细胞：$17.01×10^9$/L，中性粒细胞计数（％）：86.5％，刻下症见：发热，测体温38.3℃，尿频、急、痛，伴双侧腰痛，感咽干、口干欲饮，纳寐差，大便调。舌红，苔黄，脉滑数。西医诊断：急性肾盂肾炎；中医诊断：肾系湿热"膜"病（热入血室夹下焦湿热证）；治法：透热解毒、清热利湿；处方：冬凌草20g，金钱草20g，田基黄20g，萆薢20g，六月雪20g，地肤子20g，白鲜皮20g，滑石20g，车前草20g，炙甘草9g。7剂，水煎服，1日1剂。服上方后，患者体温逐渐恢复正常，一周后复查尿常规未见明显异常，继按原方巩固治疗，半月后再次复查尿常规未见异常，且无不适症状。

按：此患者疾病初起表现为明显的尿路刺激征，为下焦湿热所致，但因其治疗不彻底，进而导致下焦热夹毒邪入血而出现发热、腰痛等症状。结合患者目前症状及舌脉，辨病为肾系湿热"膜"病，辨证为热入血室夹下焦湿热证，治疗当紧扣热入血室"实而泻之"的治则，以透热解毒、清热利湿为法，以金钱草、田基黄、萆薢、六月雪、滑石、车前草清热利湿，导热毒从小便解，刘老认为"在内之膜犹如在外之肤"，取"肤膜同治"固选用地肤子、白鲜皮清热燥湿，冬凌草清肺以治水之上源，使肺通调水道，下疏膀胱，邪从小便而出。

◦ 案2

患者，女，52岁，2019年4月11日初诊。患者因尿频，尿急，尿痛8余年。院外长期按尿路感染治疗，病情反复，经久不愈，后于我院泌尿外科予膀胱镜检查后，诊断为"间质性膀胱炎"，给予抗感染等治疗后，病情仍未见明显好转，遂至我院就诊。刻下症见：尿频、急、痛，排尿前后下腹部疼痛明显，同时伴下腹部冷痛，得温稍减，脉沉涩，舌紫暗，苔薄白。尿液分析：隐血（+）。西医诊断：间质性膀胱炎；中医诊断：肾系肾虚"膜"病（肾阳虚夹瘀血阻络证）；治法：活血化瘀，温肾散寒。处方：莪术10g，川芎10g，刘寄奴10g，附片10g，巴戟天20g，狗脊20g，续断20g，地肤子20g，白鲜皮20g。15剂，水煎服，1日1剂。

2019年4月26日二诊：下腹冷感较前稍减轻，排尿前后仍感疼痛，伴双下肢轻度凹陷性水肿，去巴戟天、狗脊、续断加车前草20g，茯苓20g，泽泻20g。兼以清利水湿，使邪有去路，继服14剂。

2019年5月10日三诊：患者下腹部冷感较前明显减轻，腰部疼痛得以缓解，排尿后仍有轻度不适感，感下腹隐痛，恼怒时加重。故去附片、车前草、茯苓、泽泻，加入柴胡20g，白芍15g，枳实15g，益母草20g。以疏肝解郁、理气活血，继续调补至11月，患者症状逐渐缓解。

按：患者病情反复数年，久病致虚，而抗生素类药物多为寒凉药物，久服伤阳气，以致阳气亏虚，阳虚而生内寒，内寒生血则凝，久病入络，寒凝血瘀，瘀血内阻，以致寒瘀互结，不通则痛，故见下腹冷痛，舌多暗紫，脉多涩。对于阳虚血瘀型间质性膀胱炎患者，刘老认为，可借鉴外疡治法，从"膜"论治，可辨为肾系肾虚"膜"病，阳虚血瘀证，固以温肾散寒、活血化瘀为治则。取附片、巴戟天、狗脊、续断温阳散寒；莪术、川芎、刘寄奴活血祛瘀；地肤子、白鲜皮以祛膜内湿邪；寒邪以散，瘀血得除，则邪去而正安。[140]

杂病医案

一、胃间质瘤

患者，男，63岁，半年前于"贵州省人民医院"确诊胃间质瘤行手术治疗，术后未进行放、化疗治疗，于"省医"复查腹部CT未见复发，感脘腹痞闷胀痛，呕吐痰涎，饥不欲食，遂来就诊。初诊时间2017年3月29日。刻下症：脘腹痞闷胀痛，口干，饥不欲食，便秘，舌淡暗中有小裂苔厚腻，脉细涩，中医诊断：胃积，证属痰瘀互结，治以化痰祛瘀，养阴散结为法，方用化癥扶正汤合小陷胸汤加减。处方：醋鳖甲20g，莪术10g，冬凌草20g，猫爪草20g，瓜蒌皮20g，法半夏12g，酒黄连6g，北沙参20g，麦冬20g，蜈蚣4g。6剂水煎服，每天1剂。

二诊：患者诉服用上方后诸症好转，方有良效，继续服用7剂。

三诊：患者诉精神状态好转，平时脘腹未感痞闷胀痛，但纳食后腹胀明显，口不干，大便可，舌淡暗苔白少津，脉细涩，易方醋鳖甲20g，莪术10g，冬凌草20g，猫爪草20g，槟榔20g，大腹皮20g，北沙参20g，麦冬20g，天冬20g，蜈蚣4g。续服15剂。

四诊：患者诉腹胀已消，病情稳定，上方去槟榔、大腹皮，继续服用，随访半年，病情稳定。

按：该患者手术后阴液大伤，胃阴受损，脾胃升降失常，气机阻滞，日久生瘀，纳运失度，津液代谢障碍聚而生痰，故初诊时见痰瘀互结之证，治疗上以化痰祛瘀，养阴散结为法。方中鳖甲、莪术、蜈蚣具有软坚散结、滋阴潜阳、破血散瘀之功，冬凌草、猫爪草清热解毒、消肿散结；瓜蒌皮、法半夏、黄连，化痰宽胸，理气散结；北沙参、麦冬、天冬养阴。三四诊时患者痰湿之证已消，病情平稳，证明前方效果良好，此时患者以阴虚兼有瘀毒为主证，故原方去小陷胸汤续服。[141]

二、前列腺癌

患者，男，81岁，1月前于"贵州医科大学附属医院"确诊前列腺癌，经手术治疗后出院，患者拒绝行放、化疗治疗，为求中医治疗，遂来就诊。初诊时间2017年2月8日。刻下症：小便滴沥色黄，小腹胀满，食少纳呆，大便干结，潮热、多汗，舌暗红苔黄腻，脉滑，中医诊断：前列腺积，证属痰瘀互结，治以清热化痰、祛瘀散结，佐以养阴为法，方用化癥扶正汤合小陷胸汤加减。处方：醋鳖甲20g，莪术10g，冬凌草20g，猫爪草20g，瓜蒌皮20g，法半夏12g，酒黄连6g，北沙参20g，麦冬20g。7剂水煎服，每天1剂。

二诊：患者诉服用上方后小腹胀满减轻，大便稍干，小便通畅，纳食增多，潮热、多汗未见明显好转，近日稍感乏力，上方加黄芪20g，继续服用7剂。

三诊：患者诉精神状态好转，二便正常，饮食可，纳食后腹胀，潮热、多汗，舌苔转白，脉象细，病情平稳，易方醋鳖甲20g，莪术10g，冬凌草20g，猫爪草20g，炒苍术12g，厚朴10g，北沙参20g，麦冬20g，天冬20g，蜈蚣4g。继续服用，随访半年，病情稳定。

按：患者年老，素体本虚，加之手术耗伤正气，气血津液运行输布异常而内生痰热瘀毒，故症见痰瘀互结之证，治以清热化痰、祛瘀散结，佐以养阴为法。该患者辨证虽与上篇医案一致，但该患者年老阴虚症状明显，此时痰热偏盛，不宜攻伐太过，故未加入蜈蚣。患者服用本方14剂后，痰热之征已无，病情平稳，可加入蜈蚣增强活血化瘀之力，此时患者以阴虚兼有瘀毒为主证，故原方去小陷胸汤加蜈蚣续服。[141]

三、肺癌

◦ 案1

患者，男，57岁，1年前于"贵州省人民医院"确诊肺癌，经化疗4次，放疗1次，前来寻求中医治疗。初诊时间2017年2月15日。刻下症：咳嗽、咳痰，痰色黄质黏、不易咳出，胸闷，大便干结、每6～7日1次，舌红有瘀斑苔黄腻脉滑数，中医诊断：肺积，证属痰瘀互结，治以清热化痰、祛瘀散结，佐以养阴为法，方用化癥扶正汤合小陷胸汤加减。处方：醋鳖甲 20g，莪术 10g，冬凌草 20g，猫爪草 20g，瓜蒌皮 20g，法半夏 12g，酒黄连 6g，北沙参 20g。14 剂水煎服，每天 1 剂。

二诊：患者诉服用上方后诸症好转，方有良效，继续服用 20 剂。

三诊：患者诉精神状态好转，近日未见咳嗽、咳痰，二便正常，饮食可，舌淡暗苔白少津，脉象细涩，病情平稳，易方醋鳖甲 20g，莪术 10g，冬凌草 20g，猫爪草 20g，北沙参 20g，麦冬 20g，天冬 20g，蜈蚣 4g 继续服用，随访半年，病情平稳。

按： 该患者放、化疗后肺气更虚，气不布津，痰浊内生，阻滞气机，气滞血瘀，痰瘀互结，久而生热，而成痰瘀互结之证，放疗为火热之毒，耗气的同时，又伤阴液，故伴有阴虚的表现，所以治以清热化痰、祛瘀散结，佐以养阴为法，因患者痰热瘀阻较重，故连服 34 剂本方，病情平稳，痰热之证始无，此时患者以阴虚兼有瘀毒为主证，故原方去小陷胸汤加大养阴药续服。[141]

刘祖贻 LIU ZUYI

刘祖贻，男，汉族，中共党员，湖南省中医药研究院研究员。1955 年 1 月起从事中医临床工作，全国老中医药专家学术经验继承工作指导老师，湖南省名中医。

刘祖贻是国家药品监督管理局新药审评专家、国家中医药管理局专家委员会委员，中草药中医药学会理事及全国中医内科学会委员，湖南省中医药学会副理事长，湖南省中医内科学会主任委员，加拿大国际中医药针灸学会名誉顾问。1991 年经国家人事部、卫生部及国家中医药管理局确定为首批中国著名中医药专家。1992 年当选为第八届全国人大代表。同年被国家人事部批准为国家有突出贡献的中青年专家，享受政府特殊津贴。2000 年湖南省卫生厅确定为湖南省名老中医。

刘祖贻，湖南省安化县人，1937 年 7 月出生于安化一个中医世家。聪颖好学，自幼随父学医。1957 年考入湖南省中医进修学校。因成绩优异分配到湖南省中医药研究所工作，并被选为全国名中医李聪甫的助手。历任该所临床研究室、理论研究室主任、副所长、所长等职。1984 年，湖南省中医药研究所升格为湖南省中医药研究院，任第一任院长。1996 年国家对全国中医药研究机构评估时位列前茅。

刘祖贻通过多年探究温病的发展，首次提出了温病学说的发展并不晚于伤寒学说的观点。早在上个世纪 70 年代，他就指出中药的免疫双向调节作用，认为无论是扶正，还是祛邪的中药都能提高免疫力或抑制免疫，成为中国最早的中医免疫学研究者之一。他根据其经验方研制的固表防感冲剂在临床和实验观察中发现该药既能提高机体的细胞免疫和体液免疫，同时还能调节过敏反应。这对推动中医免疫学的发展起到了积极作用。他还对内、妇、儿科疾病，尤其是神经系统疾病的辨治颇有心得，提出以六辨七治为主体的脑病辨治体系，并擅长从肝肾论治脑病。

刘祖贻主持参与国家、省部级重大科研课题10余项，研制开发中药号新药固表防感冲剂、安神补心颗粒剂、复方黄参片、生力神功及多个保健品，获省部级科技进步奖4项。并主持了国家自然科学基金课题"益气温阳法对中枢神经递质平衡调节作用的研究"。在省级以上期刊发表论文20余篇，主编了《神经系统疾病的中医辨治》《91新方妙术》《三名丛书》《湖湘名医典籍精华（内科卷）》等专著，参与整理《中藏经》《温疫明辨》等著作。

肝系疾病医案

一、眩晕

◎ 案 1

患者，女，67岁，2018年4月20日初诊。主诉：头晕反复发作1月余。1个月前无明显诱因出现头晕，头晕时自觉天旋地转，无恶心欲呕，于某医院住院治疗后稍有好转。现患者头晕，无明显视物旋转、恶心呕吐等症状，与头部摆放位置无明显关系，左耳耳鸣，夜间甚，腹胀明显，右侧肩颈疼痛，纳可，夜寐差，易醒，入睡难，大便次数多，量少，质正常，小便可，口苦。舌红，苔薄白，脉细。中医诊断：眩晕；辨证：阴虚化风，痰瘀阻窍。治法：滋阴息风，活血化痰。处方：生地黄12g，怀山药30g，草豆蔻9g，葛根40g，天麻12g，丹参30g，川牛膝15g，泽泻15g，夏枯草15g，威灵仙15g，姜黄9g，生牡蛎（先煎）30g，桂枝15g，白芍15g，山楂炭15g。7剂，每日1剂，水煎，分2次温服。

2018年4月27日二诊：头晕明显缓解，无视物旋转，左耳鸣，夜间明显，右侧肩颈部胀痛，左膝行走时疼痛，稍口苦，食纳可，夜寐可，二便可。舌红，苔白厚，脉细。一诊方去草豆蔻，减生地黄至15g，加砂仁7g，地龙15g，白术15g，木香9g，石菖蒲9g，党参12g。14剂，煎服同前。患者后因其他疾病来诊，追问头晕情况，诉未再发。

按：眩晕一病的发生发展中常是多种病因相兼为病，临床常形成虚实夹杂之证候。刘老治疗脑病时重在治肝、肾与血瘀，通常以滋养阴血、柔肝息风、化痰活血通络为主，本例患者以阴虚为主兼有风痰瘀，药用生地黄，山药补益肝肾，以补先天之不足，配伍辛味药之葛根升提肾精以滋养头部达到充养脑髓的目的；《素问·六元正纪大论》云："木郁之法……甚则耳鸣旋转"。且"诸风掉眩，皆属于肝"，予以天麻，夏枯草清肝息风。痰湿上蒙清窍，以草豆蔻，泽泻行气燥湿化痰，配伍辛味的姜黄、威灵仙与咸之牡蛎，辛性通散，咸能软坚，辛咸相伍行气化痰，且姜黄性降，能使上蒙清窍之痰湿下行；痰湿阻滞影响血液运行导致血瘀，以丹参、川牛膝、山楂活血，辅以威灵仙以行气，气行则血行；桂枝、芍药通阳行气，调和营卫；全方共奏滋阴息风、活血化痰之效。

◎ 案 2

患者，男，13 岁，2016 年 9 月 22 日初诊。主诉：头晕反复发作 6 月余。患者晨起头晕，呈昏沉感，无视物旋转、恶心呕吐等不适，精神可，注意力欠集中，胆小易惊不明显，情绪调，纳寐可，二便调。舌淡，苔白，脉细略数。中医诊断：眩晕；辨证：心脾两虚证；治法：健脾益气，养血止晕。处方：黄芪 15g，党参 10g，生白术 10g，法半夏 10g，枳实 10g，当归 10g，五味子 10g，龙眼肉 15g，制远志 6g，石菖蒲 6g，炒枣仁 15g，生牡蛎 30g（先煎）。14 剂，水煎，每日 1 剂，分 2 次温服。

2016 年 10 月 20 日二诊：精神可。服药后感夜寐安。偶有晨起头晕，注意力欠集中，胆小易惊不显，神疲乏力，情绪调。纳呆，口酸口苦，二便调。舌淡，苔白根后，脉细数。处方：黄芪 15g，党参 10g，生白术 10g，仙鹤草 15g，法半夏 10g，枳实 10g，当归 7g，五味子 10g，龙眼肉 15g，石菖蒲 10g，郁金 7g，制远志 10g，生牡蛎 15g，山楂 15g，炒枣仁 15g。14 剂，煎服同前。

2016 年 11 月 10 日三诊：体重增，面白。头晕已无，胆小易惊不显，注意力欠集中，纳寐可，二便调，口中和。舌淡胖，苔根腻微黄，脉弦数。处方：黄芪 15g，党参 15g，生白术 10g，仙鹤草 15g，法半夏 10g，枳实 10g，当归 10g，五味子 10g，龙眼肉 15g，石菖蒲 10g，郁金 7g，远志 10g，生龙骨 15g（先煎），生牡蛎 15g（先煎），茯神 15g，山楂 15g。14 剂，煎服同前。随访 1 个月，头晕未发作，诸症好转。

按：患儿脾胃较虚，加之父母宠溺子女，过多进食肥甘厚味，脾胃运化失常，滋生痰湿，气血乏源，水谷精气不能上呈头部以致眩晕发作，内生之痰湿阻滞经脉加重病情，心神失养而见注意力不集中，故辨证为"心脾两虚"，予以归脾汤加减，黄芪、党参、白术健脾益气，以复脾之功能，炒枣仁补养心肝之血以安神，当归、龙眼肉养血补心，制远志、石菖蒲辛开清窍，以祛头部之痰湿，给痰湿以出路；配合辛味药之法半夏、枳实以燥湿化痰，辅以咸之牡蛎以软化痰痞加强祛痰之功效。[142]

心系疾病医案

一、不寐

◦ 案1

患者，女，51岁，2019年11月26日初诊。主诉：失眠2年。患者从事文职工作，自2017年出现睡眠障碍，入睡困难，需约2小时，眠浅易醒，醒后难复睡，精神欠佳，易疲乏，怕冷，动则汗如雨下，纳可，小便调，大便溏，日2～3行。舌淡红，边有齿痕，苔薄白，脉沉细无力。西医诊断：睡眠障碍；中医诊断：不寐；辨证：气阳两虚，脾虚气郁。治法：益气温阳，健脾理气。处方：黄芪35g，党参15g，炒白术15g，薏苡仁30g，八月扎30g，郁金15g，制附子9g，桂枝15g，白芍15g，菟丝子30g，浮小麦30g。14剂，日一剂，水煎分早晚温服。

2019年12月24日二诊：入睡时间缩短，醒后可复睡，大便成形。舌脉同前。处方：附子增至12g（先煎），去菟丝子、郁金，加吴茱萸5g，茯苓15g，煅龙骨30g，煅牡蛎30g，14剂，嘱附子先煎40分钟，余煎服法同前。

2020年1月7日三诊：可快速入睡，醒后半小时内可复睡，睡眠较前沉，睡眠可持续4～5小时，舌淡红，苔白腻，脉沉细。处方：附子增至17g（先煎），去白芍、煅牡蛎、茯苓，加法半夏9g，干姜9g，合欢皮30g，夜交藤30g，14剂，煎服法同前。2个月后回访，患者睡眠基本规律，睡眠可持续5小时左右，夜间不易醒，偶夜间醒来亦可较快复睡。

按： 本例患者长期伏案工作。刘老认为长期伏案可致人体气机郁结，日久损伤肝胆气阳，致虚阳不能入阴，而发不寐，临床可见入睡困难、眠浅易醒、复睡难等睡眠障碍；畏寒怕冷、易汗出均为阳虚失于温煦固摄之症。故中医治以益气温阳，健脾理气为法。方中黄芪、桂枝、附子皆性温而升，与肝胆同气相求，温补肝胆气阳。黄芪益气温阳，为通补一身之气要药，张锡纯认为"凡遇肝气虚弱不能条达，用一切补肝之药皆不效，重用黄芪为主，而少佐以理气之品，服之复杯即见效验"。刘老在治疗失眠、癌病等慢性虚损性疾病时黄芪用量常达30g。党参、白术、苡仁益气健脾，使化生有源；辅以八月扎、郁金梳理气机，使枢机通利，通补兼施；菟丝子平补肝肾；白芍柔肝养血，敛阴止汗，可滋肝阴以养魂神，亦可制诸药温燥之性。诸药同用，有温阳益气，健脾理气之功，使气阳充盛而枢机通利，魂神安宁，人能安寐。二诊患者入睡时间缩短，便溏已无。上方去菟丝子、郁金，加吴茱萸温补肝阳，亦有引经之意；煅龙骨、煅牡蛎，敛阳入阴，魂魄安定，如《医学衷中参西录》："龙骨入肝以安魂，牡蛎入肺以定魄"。三诊患者睡眠时间延长，加法半夏、夜交藤引阳入阴，配合煅龙骨敛阳入阴，合欢皮解郁安神，加强阴阳相交之效，神魂安定而人能安寐。制附子与法半夏虽为"十八反"，但刘老认为只要药品炮制得当，辨证准确即可，临床应用于阳虚痰阻型不寐疗效显著，且无明显副反应。[143]

二、痫证

患者，男，16岁，2020年11月5日初诊。患者癫痫反复发作15年余。发作时突然昏扑，四肢抽搐，持续1～2分钟，睡眠或欲醒时多发，每日发作10余次；纳食少，进食稍多则发作增加，易腹胀，大便稍干，无口干口苦，四肢易发凉；舌淡红、苔白，脉细。2020年10月29头部核磁共振示：小脑萎缩、左侧颞顶叶异常信号灶，考虑软化灶。2019年4月14日脑电图示：左侧额颞导联可见高波幅尖波及棘满波综合，中度不正常，结合临床考虑部分性癫痫的可能性大（左额颞）。诊断：痫证；辨证：脾肾亏虚，风痰蒙窍；治法：益肾健脾，化痰止痉，熄风通络。处方：钩藤15g，淫羊藿7g，党参10g，苍术10g，佩兰9g，草豆蔻7g，鸡内金10g，麦芽15g，山楂15g，陈皮9g，僵蚕9g，天麻9g，蝉蜕7g，全蝎3g，菟丝子10g。14剂。每日1剂，水煎服。患者服上药5剂后，癫痫发作已减少至每日4～5次。

按： 本例患者为少年男性，自幼发病，脾肾亏虚，致痰浊内生，肝风引动痰浊，反复发作。方中淫羊藿、菟丝子补益肾气；党参、苍术健脾以杜生痰之源；僵蚕、陈皮、佩兰、草豆蔻理气化痰；天麻、钩藤平肝息风；蝉蜕、全蝎熄风止痉；鸡内金、麦芽、山楂运脾消食。全方共奏健脾益肾、息风化痰、通络止痉的功效。由于药中病机，故疗效显著。[144]

肢体经络病医案

一、颤证

患者，女，70岁，2019年4月11日初诊。患者2014年夏季摔倒，撞到头部后出现眼角抖动，继而腿部肌肉颤动，后右手手指颤动，未予重视。2019年3月26日患者因"渐起肢体震颤伴行动迟缓1年余"入院，诊断为"帕金森病"。现症见：面色稍红，体瘦，神志不清，脾气暴躁，不愿与人交流，四肢静止性震颤，全身疼痛，胸背部及尾椎疼痛甚，难以忍受，影响日常活动及睡眠，需坐轮椅，双下肢肌张力均增高，伴疼痛，偶头晕，大便干结，小便可。舌红，少苔，脉细。辨证：肝肾阴虚，虚阳上浮。治法：平肝息风，滋阴潜阳。处方：龟甲15g，鳖甲9g，山药30g，生地黄15g，麦冬30g，佩兰10g，续断15g，葛根30g，丹参15g，首乌藤30g，白芍60g，玄参30g，珍珠母30g，醋延胡索15g，鸡矢藤30g，甘草9g。每日1剂，水煎服，早晚分服，14剂。

2019年4月26日二诊：病史同前，大便较前通畅，四肢震颤稍缓解，神志、脾气如前，全身仍疼痛如前，肌张力仍升高，双下肢疼痛次数增加，头晕，小便可，纳欠佳，寐欠安，舌红，欠润，少苔，脉细。处方：黄芪30g，制何首乌15g，枸杞子30g，巴戟天12g，葛根30g，丹参30g，川芎15g，地龙15g，石菖蒲9g，煅龙骨30g，珍珠母30g，当归15g，醋延胡索15g，鸡矢藤30g，山楂15g。14剂，煎服法同前。

三诊：病史同前，神志渐清晰，开始与人交流，全身及双下肢疼痛缓解，肌张力尚可，可自行站立、行走持续时间较前延长，四肢震颤大减，纳可，夜寐一般，大便调，小便可。舌红，苔薄白，脉细。处方：黄芪45g，巴戟天15g，菟丝子30g，补骨脂15g，制何首乌15g，枸杞子30g，丹参15g，续断15g，醋延胡索15g，生牡蛎30g，炙甘草15g，鸡内金10g，砂仁9g。14剂，煎服法同前。

按： 根据患者就诊时舌红，少苔，大便干结，面色稍红，体瘦等症状，初步诊断为肝肾阴虚，兼有虚阳上浮，治以平肝息风，滋阴潜阳，予三甲复脉汤加减。二诊时患者大便较前顺畅，但肌张力增高，详细询问病史后，发现患者经常双足发冷，伴腰腿痛，乏力，且脉细弱，此属肝肾阳气不足，治宜温阳息风为主，服药治疗一段时间后，患者神志逐渐清晰，四肢震颤、疼痛症状改善。方中黄芪益气助阳，菟丝子、巴戟天、补骨脂温肾助阳，制何首乌、枸杞子滋肾益精，阴阳互生，化髓有源。砂仁引气归肾，潜藏肾阳。地龙破瘀通络，鸡矢藤、葛根、丹参活血化瘀，瘀滞渐消，以生新血。石菖蒲祛痰湿以醒神。醋延胡索加强通络止痛，之效。煅龙骨、珍珠母、牡蛎镇肝安神，续断补肝肾开筋骨，山楂、鸡内金健脾护胃，防药物碍滞脾胃。诸药使痰瘀消散，精血渐生，肾阳渐复，脑窍与筋脉得养，内风自息。[145]

杂病医案

一、带状疱疹

◎ 案 1

患者，女，48 岁，2015 年 3 月 10 日初诊。4 天前，患者无明显诱因出现左侧胁肋部疼痛，初始局部皮肤未见异常，于昨日夜间疼痛加重，左侧胁肋可见水疱，彻夜难眠。刻下：左侧胁肋部疼痛明显，局部沿肋骨走向条索状水疱、色红、疱壁紧张发亮、灼热痛，伴心烦易怒，口干口苦，纳可，小便黄，大便干结，舌红，苔黄腻，脉弦滑数。证属邪在气血、火毒炽盛，治以凉血泻火、解毒透疹。予以青银解毒汤加减。处方：大青叶 12g，金银花 15g，蒲公英 15g，连翘 10g，栀子 10g，柴胡 12g，黄芩 9g，龙胆 6g，虎杖 15g，白芍 30g，甘草 10g。7 剂，每日 1 剂，水煎，早晚分服，并嘱患者调畅情志，合理作息。另外用方：雄黄 10g，青黛 30g，冰片 3g，研成细粉后混匀，再用水调匀，临睡前清洁患处后，取本品适量在患处均匀薄涂一层，然后用纱布覆盖固定，次日清晨洗去，见效即止。

2015 年 3 月 17 日二诊：疼痛明显减轻、可耐受，水疱大部分消失，皮损渐愈合，大便通畅。守方加延胡索 30g，全蝎 6g，加强行气活血、通络止痛之功，兼清余热，巩固治疗。患者服完 7 剂后诸症消失。

按：本案患者为缠腰火丹之属。根据病变位置、口苦口干、心烦易怒及二便、舌脉，可知为一派肝胆火热之象。刘老结合《医宗金鉴》对缠腰火丹的阐述及伏气温病的理解，提出带状疱疹出疹期需内外兼治，以卫气营血辨证为主，兼用皮损辨证和部位辨证，治宜凉血泻火、解毒透疹，方以青银解毒汤加减。该方以金银花、大青叶为君，气血两清、透营转气；臣以连翘、栀子、蒲公英清解气分、清热解毒；佐使以白芍、甘草益营阴而缓急止痛。又发于腰胁肋部而加黄芩、柴胡，口苦、溲黄而加龙胆，此三者合用有龙胆泻肝汤之意；大便干加虎杖，具有泻热通便、凉血活血、清热解毒之功，不仅引药入血分，且导热下行，引邪外出。全方诸药合用，共达凉血泄火、清热解毒、消疹止痛之效。外治方能迅速结痂止痛。复诊时，疱疹大部分消退，守方加延胡索、全蝎以减轻疼痛症状，也能预防带状疱疹后遗神经痛发生。[146]

二、肝癌

⊙案 1

患者，男，42 岁，2016 年 7 月 21 日初诊。主诉：右腹隐痛 6 年余。病史：6 年前患者出现乙型病毒性肝炎后肝硬化，2016 年 7 月 10 日突发腹痛、呕血、黑便，腹部增强 CT 示：原发性肝癌伴门静脉、脾静脉癌栓形期 C 期，诊断为：原发性肝癌；上消化道出血（食管胃底静脉曲张破裂出血可能性大）。经对症支持治疗后出血止。刻诊：面色晦暗无华，目黄身黄、呈暗黄色，精神涣散，右上腹部持续性隐痛，腹胀满，倦怠乏力，少气懒言，呼吸表浅，纳气困难，食少纳呆，厌食油腻，小便黄浊，大便无力、干结呈颗粒状，舌淡胖、边有齿痕、苔白腻，脉细缓。辅助检查：肿瘤标志物：甲胎蛋白 342.79ng/mL，CA19106.9U/mL，CA12573.85U/mL，癌胚抗原（CEA）6.56ng/mL；总胆红素（TBiL）34.3μmol/L，丙氨酸氨基转移酶（ALT）56.5U/L，门冬氨酸氨基转移酶（AST）137.0U/L。上腹部增强 CT+ 肺部 CT 平扫示：①肝右叶占位性病变（9.5cm×9.3cm），门静脉、脾静脉充盈缺损，考虑肝癌伴门静脉、脾静脉癌栓形成；②腹膜后肠系膜多发淋巴结肿；③肝硬化、脾大、门脉高压（侧支循环形成）、腹水；④肝右叶内胆管扩张，原因待查；⑤双侧胸腔积液（右侧大量）伴右中、下肺及左下肺膨胀不全；⑥考虑肺部炎性病变。西断：原发性肝癌。中医诊断：肝积（毒瘀互结、脾虚湿困）。治以健脾利湿，化瘀解毒。以参楼扶正解毒汤加减。处方：黄芪30g，党参15g，白术30g，砂仁9g，山药30g，土鳖虫9g，猪苓15g，薏苡仁30g，八月札30g，莪术20g，生大黄5g，延胡索25g，炒麦芽15g，鸡内金10g，焦山楂15g，厚朴20g。28剂，每日1剂，水煎分早晚两次口服。

2016年8月21日二诊：服上药后身黄已退，精神稍好转。腹胀明显减轻，稍感气促，口中和。上方去山药，加鸡矢藤30g。21剂，每日1剂，水煎分早晚两次口服。

2016年9月22日三诊：患者面色稍黑较前有光泽，精神转好，仅稍感神疲乏力，活动后稍感气促，无腹痛腹胀，纳可，二便调，余未诉特殊不适。2016年9月17日复查上腹部增强CT+肺部CT平扫示：①肝右叶病灶较前增大（10.6cm×11.0cm）；②门静脉及脾静脉、肠系膜上静脉癌栓较前缩小；③右侧结肠旁沟积液减少；④右侧胸腔积液减少，左侧胸腔积液基本吸收。处方以二诊方加茵陈15g，白花蛇舌草30g，牡丹皮30g，猪苓增至30g。28剂，每日1剂，水煎分早晚两次口服。2016年10月25日随访，患者症状基本消除。

按： 本案为典型的由乙型病毒性肝炎后肝硬化诱发的肝癌。患者为中年男性，已属肝癌晚期，刘老认为病因为外邪侵袭肝脏，癌病已成，近期又因肝脾统藏失司，导致大量呕血，气随血脱，气血双亏。患者正邪俱虚，但尚耐攻邪，宜选用扶正祛邪之法，扶正之时兼以攻邪。投以自拟验效方参楼扶正解毒汤加减。初诊方中因患者脾胃虚弱，故去攻毒力峻之重楼。脾胃为后天之本、气血生化之源，故以党参、山药、白术、黄芪益气健脾生阴，助运资生；血气不行则痰饮内停，胆汁淤积，以薏苡仁、猪苓渗湿泄浊退黄；山楂、麦芽、鸡内金消食健脾，增强运化，改善食纳，大黄、土鳖虫、莪术、八月札泻热解毒，活血祛瘀，使肝中瘀去新生，疏泄有度。外加砂仁、厚朴行气宽中，延胡索理气止痛。全方补中有泻，疏中有利，使气血生化有源，湿浊瘀毒排出有路，共建扶正解毒、攻补兼施之效。二诊后胃气得复，正气增强，肝脾调和，气行湿消，瘀祛新生，效果明显，故在前方基础上加用鸡矢藤增强利湿止痛之效。三诊患者疼痛已无，精神好转，复查胸腹部CT显示肝部瘤体增长缓慢，且症状明显好转，说明病情已控制，故继用参楼扶正解毒方，加用茵陈、猪苓等利湿泄浊之药。1个月后随访，患者症状基本消除，已无特别不适。[147]

刘柏龄 LIU BAILING

刘柏龄，男，汉族，中共党员，1927年6月出生，长春中医药大学终身教授、主任医师。1948年1月起从事中医临床工作，全国老中医药专家学术经验继承工作指导老师，吉林省名中医。

刘柏龄，1956年毕业于吉林省长春市中医进修学校，1958年开始在北京中医学院进修两年，1960年在长春中医学院任中医外科教研室主任，1980年参与编写《中医伤科学》，教材应用10余年之久。1986年吉林省政府授予"人民教师"荣誉称号，1993年被中共吉林省政府授予吉林英才奖章，1995年被吉林省政府授予"吉林省终身教授（吉林省名中医）"称号，1999年被卫生部国际交流中心评为"20世纪中国接骨学最高成就奖"，2006年被中华中医药学会授予"全国首届中医药传承特别贡献奖"，2008年被中华中医药学会授予"全国首届中医骨伤名师"荣誉称号并获金鼎奖。

他19岁独立行医，一年后不顾家人反对，冒死进入疫区隔离圈，对传染病患者进行面对面治疗。

他是当今中医骨科界的泰斗，全国高等中医药院校骨伤专业规划教材《中医骨伤科学基础》《中医骨伤学》《中医筋伤学》《中医骨病学》总主审。全国高等中医药院校骨伤专业研究生系列八部教材总主审。

他不计个人私利，献出家传治疗骨折秘方"接骨灵"，以及自己研发的"骨质增生丸""壮骨伸筋胶囊""健骨宝胶囊""复肢胶丸"，产生很大的经济和社会效益。

骨科病医案

一、类风湿性关节炎

⊙ 案 1

患者，男，40 岁，农民，2013 年 7 月 5 日初诊。主诉：双膝及双踝关节红肿灼痛 1 年余。病史：患者病因不清，该患近日两手亦肿痛、疼痛呈游走性，有时发热、口干、不思饮食，尿黄，尿道灼热，大便秘结，舌质红，苔黄腻，脉象滑数。理化检查：白细胞 $12 \times 10^9/L$，中性粒细胞 70%，血沉 36mm/小时，抗"O"试验：612U，类风湿因子试验（＋）。X 线片：左手指间关节变窄，且显梭形肿胀阴影，骨质普遍疏松。查体：体温 37.6℃，脉搏 82 次/分钟，双膝不能伸直，活动受限，双膝关节局部肿胀，双踝部肿胀、微红，触摸皮温略高，压痛明显。双手指间关节略肿胀，活动受限。心肺未见明显异常。西医诊断：类风湿性关节炎；中医诊断：湿热痹。证型：热痹，偏湿夹风。治法治则：清热化湿，祛风通络。处方：薏苡仁 25g（包煎），苍术 20g，土茯苓 15g，秦艽 20g，川牛膝 15g，忍冬藤 20g，黄柏 20g，豨莶草 15g，泽泻 15g，防己 10g，泽兰 12g，紫丹参 15g，蚕砂 15g，大黄 15g（后下）。7 剂，日 1 剂，水煎分 2 次服。

2013 年 7 月 12 日二诊：患者自述双膝肿痛略缓解，双膝仍不能伸直，活动受限，不欲饮食，舌质红，苔薄稍黄腻，脉滑数。查体见：两手指间关节肿胀，关节活动略好转。双膝关节肿胀渐消，皮色不红、皮温不高；双踝部肿胀明显，皮色不红，灼热稍减。现证属湿邪较深、瘀阻经络不通，故肿热难消，遂于前方加细生地黄 25g，苦参 10g，虎杖 15g，麦芽 15g。7 剂，煎服法同前。

2013 年 7 月 19 日三诊：患者自述双膝、踝、手指间关节痛减轻，肿胀渐消，可短距离行走，饮食略增，小便正常，大便正常，舌质微红薄黄苔，脉象濡数。查体见：双膝、指间关节肿胀消退，双踝仍轻度肿胀，四肢关节活动尚可，局部皮温不高、不红、轻压痛。效不更方，嘱服 10 天再诊。

2013 年 7 月 29 日四诊：患者自述双膝、双踝、指间关节疼痛基本消失，双膝可伸直，自感全身乏力，时有心烦、气短、口干欲饮，食纳稍增进，舌质淡红，薄黄苔已退，脉象虚弦。理化检查：白细胞 $7.6 \times 10^9/L$，中性粒细胞

60％，血沉 15mm/ 小时，抗"O"试验：190U，类风湿因子试验（－）。查体：体温 36.5℃，脉搏 75 次 / 分钟，左踝略肿胀，局部皮温正常、不红，活动尚可，肌力略减退。现阶段患者风湿、肿热消退，恐久用祛风除湿之剂而耗阴伤气，遂拟下方，以理将愈之疾，以冀巩固。处方：黄芪 30g，细生地黄 20g，鸡血藤 20g，怀山药 20g，薏苡仁 15g（包煎），白术 20g，土茯苓 15g，忍冬藤 15g，骨碎补 25g，五加皮 10g，豨莶草 10g，石斛 10g，陈皮 10g。14 剂，日 1 剂，水煎分 2 次服。

2013 年 8 月 14 日五诊：患者自述四肢关节无明显疼痛，但时有胀感，晨起时较明显，膝、踝关节仍有酸胀感，自觉全身无力、偶有足跟痛，午后怕冷，舌淡苔白，脉细。查体：四肢关节皆趋正常，未见明显异常。考虑患者久病，伤及肾阳、精血，治标宜治本，急症以除，亦当补肾固本，以巩固疗效。拟方：杜仲 20g，金毛狗脊 20g，熟地黄 15g，续断 15g，牛膝 15g，伸筋草 10g，桑寄生 15g，豨莶草 10g。14 剂，日 1 剂，水煎分 2 次服。1 个月后随诊，痊愈未复发。

按：类风湿性关节炎是一种慢性迁延性疾病，本病例系一湿热痹患者，其治以清热利湿为法，并遵喻嘉言、徐灵胎甘寒亦可通经除痹，且甘寒犹未足适量，必加苦寒之论。刘老治疗本病时，引经据典、因时、因人制宜。刘老认为类风湿性关节炎多为本虚标实，其病在骨，骨与肾关系密切，肾精亏虚，则导致邪气侵袭骨骼、筋脉，故本病治法早期多以治标为主，后期当以补肾填精、壮骨通络，补虚为主。本病例早期治法治则：清热利湿、疏风活络。药以薏苡仁、苍术之益气健脾除湿为主药。合土茯苓、汉防己、泽泻以助其淡渗化湿之力，配忍冬藤、黄柏以清热解毒消肿；豨莶草、蚕砂、秦艽以通络疏筋祛风，益以紫丹参、泽兰、川牛膝、大黄之破瘀血化凝滞、除湿热。诸药相伍疗湿热痹证而奏良效。本病系"风湿淫热流注经络所致"，然有偏热、偏湿、夹风的不同。故刘老强调临床审因、辨证、治法应详，若其人发热不恶寒，汗出热不解，关节红肿热痛拒按，口干渴喜冷饮，舌苔黄糙，脉象弦数或滑数，乃热偏盛，治宜清热解毒为主，重用生石膏、金银花、连翘、知母、竹叶、黄柏等；若发热微恶寒关节肿痛，四肢沉重，胸闷纳呆，口不渴，或口干而不欲饮，脉弦滑或滑数，舌苔淡黄而腻，属湿偏盛，宜重用薏苡仁、苍术、土茯苓（或茯苓）、汉防己等药；若关节疼痛，游走不定者，为夹风之证，治当以疏风通络，选用秦艽、豨莶草、海桐皮、威灵仙等药。本病例后期治疗时，考虑肾为先天之本，主骨生髓，肾阳不足，气血亏虚，全身乏力，关节变形，甚至僵硬不用，则不宜过用渗利、风燥之药，以防克伐之痹。常用杜仲、金毛狗脊、续断等药物，以补益肾阳、益精生髓、强筋壮骨；又因病证而异，多辅以祛风除湿，通络关节之药物。[148]

二、强直性脊柱炎

⊙ 案1

患者，男性，27岁，2019年8月16日初诊。患者腰背痛6个月，6个月前因劳累后出现腰背痛，现疼痛以下腰为重且伴有晨僵，背凉恶寒，阴雨天加重，得热痛减。化验：HLA-B27阳性。查体：腰椎活动度受限，双侧骶髂关节叩击痛阳性，"4"字试验阳性，脉沉弦细，舌苔厚。CT示：两骶髂关节间隙变窄，边缘欠光滑，周围骨质变硬。诊断为强直性脊柱炎，辨证为寒湿痹阻型，处方为五藤二草汤加桑寄生30g，肉桂10g，巴戟天20g，制附子10g（先煎）。10剂水煎，每日两次，饭前服用。

2019年8月26日二诊：患者自诉服药后症状好转，腰背痛减轻，背凉减轻，但下肢酸软无力，晨僵好转，前方加熟地30g，淫羊藿30g，制附子10g（先煎），山茱萸15g。10剂水煎，每日两次，饭前服用。

2019年9月6日三诊：患者自诉腰背已不痛，晨僵时有胃稍有不适，饮食欠佳。前方去乳香，没药加山药15g，白术15g，砂仁10g。10剂水煎，每日两次，改为饭后服用。

2019年9月16四诊：患者自诉病情明显好转，腰背基本不痛，晨僵已无，嘱壮骨伸筋胶囊合疏筋片两个月以巩固疗效。后回访患者，患者自诉腰背痛症状未出现，活动良好。

按：强直性脊柱炎属于较顽固的疾病，刘老认为治疗此类疾病必辨明病因，审明何种邪气，分清楚主次。五藤二草汤为刘老的常用方，该方以祛邪为主同时补益肝肾。《本草汇言》说："凡藤蔓之属，皆可以通经入络，其中鸡血藤补血活血，忍冬藤清热疏风通络，海风藤祛风除湿通络，络石藤祛风通络消瘀，青风藤祛风湿，利小便，五藤合用以使气血周流，共为君药；豨莶草辛散，长于走窜，伸筋草苦降，走而不守，两药合用，辛散苦降，祛风湿，舒经络，通利关节；乳香辛温，能于血中行气，没药苦泄，善于化瘀，二药合用，气血兼顾，取效甚捷，威灵仙辛散温通，《雷公炮制药性解》云威灵仙升降兼备可通十二经脉。海桐皮苦温，祛风湿，通经络，此六药合用共为臣药。麻黄，桂枝合用发散风寒，使营卫调和，缓解全身疼痛；刘老在治疗腰痛病时，善用温类药，温补肾气。狗脊，杜仲是刘老常用的对药，两药合用，补肝肾，强腰膝；五加皮辛温，强腰膝之药。《医学衷中参西录》云蜈蚣可内达脏腑外达经络，痹阻之处皆能开。地龙通经络，其性趋下，此七药共为佐药。患者腰背痛以下腰为重，晨僵明显，背凉恶寒，阴雨天加重，得热痛减，此为寒湿之象，故首诊以祛寒湿为主兼补肾阳；服药 10 剂之后，症状好转，寒湿减轻，但肾气仍不足，故二诊加入些补肾药，以从本治疗；三诊，活血药物长期应用易伤及脾胃，故去乳香没药，加入调理脾胃之药，以促进运化，同时改为饭后服药；四诊患者症状好转，病情稳定，故嘱其用壮骨伸筋胶囊合疏筋片以巩固疗效。[149]

三、脊椎小关节紊乱

⊙ 案 1

患者，男，33 岁，2006 年 6 月 7 日初诊。自诉 2 天前因弯腰抬重物时腰部出现剧烈疼痛，当时不能活动，经休息后无明显好转，故来求诊。现腰部疼痛，活动受限，起床翻身尚可，饮食及二便正常。刘教授在对该患者进行查体时发现：腰部外形正常，各方向活动受限，腰部肌肉痉挛，腰 4 椎体旁叩击痛明显，深压痛明显，余未见异常。该患者进行 X 线检查的结果是：腰部生理曲度尚可，腰 4 椎体小关节排列不对称，腰椎侧弯畸形，腰椎间隙尚可。刘教授诊断其为腰椎小关节紊乱症，治疗上以推拿配合药物治疗。推拿以活血散瘀、解痉祛痛为治则，手法选用坐位旋转复位法。患者坐位，先施以按法、揉法局部治疗 5 分钟后，一名助手双腿紧夹患者左大腿，双手按压左大腿根部，维持患者端坐姿势。医生站在患者身后，右手从患者右腋下向前伸至掌部按压在颈后，拇指朝下，余下四指扶住患者左颈部；左手拇指扣住偏歪的棘突，右手牵拉患者颈部使其身体前屈 60 度，然后向右用力，使患者身体向右侧弯大于 45 度，至最大限度时医生用右手使患者身体向后内侧旋转，同时左手拇指向左上推顶偏歪的棘突。在拇指感觉到有松动的复位感时，理顺棘上韧带并放松腰部肌肉，结束手法。同时给予患者口服中药，处方：泽兰、赤芍、当归各 15g，制没药、制乳香、桃仁、红花各 10g，羌活、牡丹皮各 9g，香附 25g，乌药 12g。3 剂，每天 1 剂，水煎早晚饭后服用。1 周之后，患者前来复诊，自诉疼痛明显减轻，但腰部活动仍受限，刘教授采用坐位旋转复位法再次给患者进行复位，并嘱患者避免腰部活动，卧床休息 1 周。患者再次复诊时自诉症状得到明显缓解，腰部活动恢复正常，无其它不适。

按：在给患者进行复位时，由于患者疼痛症状较明显，先对其施按法、揉法局部治疗 5 分钟，可在一定程度上松解痉挛的肌肉，缓解疼痛，消除患者的抵抗情绪，更有利于复位。复位时，牵拉患者颈部使其身体前屈 60 度是为了使移位的后关节间隙加大，将嵌顿的滑膜拉出。医生用拇指推顶偏歪的棘突，在杠杆作用下使得移位的关节复位。同时给予中药活血汤加减配合治疗，该方能理气通络，和营止痛。1 周后，患者疼痛症状明显减轻，但可能由于患者不慎扭伤腰部，小关节再次移位。刘老采用坐位旋转复位法再次复位错缝的小关节，并嘱患者卧床休息 1 周。通过推拿手法作用于局部，在整复移位的小关节同时，亦松解了局部痉挛紧张的腰椎关节囊及软组织，解除了小关节滑膜的嵌顿。通过纠正失常的小关节而恢复内平衡，改善局部血液循环，恢复外平衡，使腰椎的内外生理平衡恢复，则其生理机能亦随之恢复。[150]

四、骨痿症

◎ 案 1

患者，女，57 岁，退休干部。在来我院初次就诊时，该患者自诉发生腰背痛 2 年余，并有腰背酸痛（时轻时重）、明显晨僵、四肢沉重乏力等表现。该患者在 50 岁时绝经，当时曾服用大量的补钙药物。刘老在对该患者进行查体时发现：其面色少华，轻度驼背，腰部活动度受限，脊柱存在广泛压痛，直腿抬高试验的结果为（－），脉沉弦，舌质淡，苔薄白。该患者进行 X 线检查的结果是：脊柱（胸腰段）后凸变形，骨小梁稀少，各椎体呈鱼尾状改变。该患者的病情被西医诊断为骨质疏松症，中医对其辨证分型认为其属于脾肾两虚证，应采取补肾益脾壮骨的方法，选用补肾益脾壮骨汤进行治疗。补肾益脾壮骨汤的药物组成及用法如下：淫羊藿 25g，肉苁蓉 20g，鹿角霜 20g，熟地黄 20g，鹿衔草 15g，骨碎补 15g，全当归 15g，生黄芪 20g，生牡蛎 50g（先煎），川杜仲 15g，鸡血藤 15g，广陈皮 15g，黄精 15g，炒白术 15g。水煎服，每日服 1 剂，分 2 次服下，共用药 2 周。该患者在进行复诊时，自述临床症状有所减轻，睡眠欠佳，多梦易醒。于是在前方中加入夜交藤 30g，生龙齿 20g（先煎）。嘱该患者再继续用药 2 周。该患者在来我院进行三诊时自述晨僵、腰背酸痛的症状明显减轻，步履变得轻松有力，睡眠好转。按前方继续为该患者治疗一个月余，然后让其服用健骨宝胶囊两个月余，以巩固疗效。同时，嘱该患者进行适当的锻炼，经常晒太阳，多摄入富含钙质及蛋白质的饮食。在半年后对该患者进行随访时发现，其不适的症状基本消失，经骨密度检查其骨量恢复正常。[151]

五、腰椎间盘突出症

○ 案 1

患者，女，42 岁。于 2011 年 11 月 16 日因"腰腿疼痛半年"就诊。患者自述半年前因劳累出现腰及左下肢疼痛，活动受限，自行理疗、休息症状无明显好转，曾行腰椎 MRI 检查诊断为"腰椎间盘突出症"，为进一步治疗故来我院就诊。体格检查：患者脊柱腰椎生理弯曲减小，无左右侧弯畸形，腰 4～5、腰 5～骶 1 棘突及椎旁左侧 2.0cm 处压痛（＋），叩击痛（＋），向左下肢放散至足。股神经牵拉试验阴性，直腿抬高试验左侧 40°（＋），右侧 60°（＋），屈颈试验（－），左侧跟膝腱反射减弱，左小腿外侧皮肤感觉减弱，左足拇趾背伸力减弱。腰椎活动°，前屈 30°，后伸 15°，左右侧屈各 20°，旋转 20°，脉沉缓无力，舌苔白腻。医师通过分析，临床诊断为腰椎间盘突出症，故采取"通督壮骨"的治则治法，应用刘氏二步十法，并以方药：腰痛杜仲汤加桑寄生 30g，羌活 15g，独活 15g，鸡矢藤 15g，淫羊藿 20g，巴戟天 20g，刘寄奴 10g，土鳖虫 10g，炙附子 10g。7 剂，水煎服。患者于 2011 年 11 月 24 日再次就诊，自述腰已不痛，左腿痛不减，睡眠欠佳。遂以方药：腰痛杜仲汤加桑寄生 30g，羌活 15g，独活 15g，鸡矢藤 15g，淫羊藿 30g，巴戟天 20g，炙附子 10g，土虫 10g，肉桂 6g，苏木 10g。7 剂，水煎服。患者并行腰背肌拱桥式、飞燕式功能锻炼，随访 2 个月，患者疼痛症状消失，腰背功能改善。[152]

吉格木德

JIGE MUDE

吉格木德，男，1939 年 12 月出生，内蒙古伊克昭盟（今鄂尔多斯）人，中共党员，内蒙古医科大学主任医师、教授、博士生导师。

1963 年毕业于内蒙古医学院蒙医专业并留校任教，第五批全国老蒙医药学术经验继承指导教师，我国首届蒙医博士生导师、享受国务院政府特殊津贴专家。2008 年被内蒙古卫生厅、人事厅授予自治区名蒙医，同年被内蒙文化厅评为自治区非物质文化遗产——蒙医药学代表性传承人。

50 多年来，他一直坚持临床医疗工作，积累了丰富的临床经验，主要用蒙药和温针疗术治疗神经、消化、心血管系统及妇儿科常见病，尤其对肾结石、高血压、脑积水、睡眠型血红蛋白尿、肿瘤、小儿肺含铁血黄素沉着症等疑难病症的治疗取得了显著疗效。

学术精要

在临床上，提出许多新的见解：如"病因辨证""病性辨证""辨证总纲"及"以震治震"等理论。他认为：从事蒙医基础理论的教学和科研人员，必须坚持参加蒙医临床，避免理论脱离临床的危险。研究配制的院内制剂，如"塔拉满 92612 丸""B2 号丸""脉泻丸""当归 –15 汤"及"当归 –12 丸"等疑难病专用方。

蒙医学史研究：著有《蒙医学简史》《蒙古医学史》《蒙医学史》，副主编《中国少数民族科技史丛书·医学卷》《内蒙古医学史略》，发表论文 40 余篇。

基础理论研究："蒙医学基础理论系统化研究"（内蒙科委课题），发表论文 20 余篇；出版《蒙医学基础理论》专著，是建国以来国内外系统整理研究蒙医基础理论的第一部科研专著；主编了第一和第三版高等教材《蒙医学基础理论》。

蒙医学和阿育吠陀（古印度）医学古籍文献研究：发表论文 20 余篇；提出《四部甘露》《蒙药正典》《方海》3 部古籍为蒙医药学"三大经典"的新观点；出版《蒙医学史与文献研究》在蒙古国出版；整理编写《蒙古文医学古籍文献集》一套 14 卷（自治区重大项目），《阿育吠陀医学古籍文献集》1 ～ 5 卷（独作）。

创立蒙医学史课程：以他《蒙医学简史》为教材开设蒙医学史课程；主编第一版高等教材《蒙医学史》，培养了我国首届蒙医硕士研究生，首届蒙医博士生（医史文献学）。

自治区蒙医药重大项目研究：主持、审定编写《蒙古学百科全书·医学卷》《蒙医病症诊断与治疗标准》《蒙药材标准》《炮制标准》《制剂规范化》多项课题；现担任《中国医学百科全书·蒙医学》（三大卷）名誉主编兼总审。

刘敏如
LIU MINRU

　　刘敏如，女，汉族，农工党员、中共党员，1933年5月出生，成都中医药大学教授。1956年9月起从事中医临床工作，四川省名中医。教育部国家重点学科和国家中医药管理局中医药重点学科中医妇科学学术带头人，享受国务院政府特殊津贴，全国首位女国医大师，全国中医药杰出贡献奖获得者，全国老中医药专家学术经验继承工作指导老师，全国教育系统"巾帼建功"标兵，中华中医药学会中医妇科专业委员会荣誉主委，中华中医药学会终身理事，中华中医药学会首批中医妇科名医，中国中医科学院学部委员，首届四川省名中医。刘敏如教授从事医、教、研、管理工作60余年，继承发展了川派中医妇科的学术流派诊疗特色，学术思想遵古不泥古，衷中参西，致力创新，临床经验丰富，教书育人，桃李满天下。致力于中医妇科学理论与临床的正本清源、开拓创新，率先提出并发展了如盆腔疼痛症、经断前后诸证、女阴白色病变证、盆腔瘀血证等中医妇科新病种，提出"月经周期调节机理中医观"及崩漏、痛经病机新论；首倡发展女性大健康，在防治上主张"肾气为根，保阴为本"的学术观点并用于指导临床和科研。主编高等院校妇科教材和专著17部，主审3部；获省部级奖项4项，专利授权4项，研发上市产品5个。主编《中医药高级丛书·中医妇产科学》，计243万字，2004年度荣获中华中医药学会优秀著作一等奖，并于2010年再版发行。培养硕、博士研究生21名，其中包括教育部国家重点学科带头人、中华中医药学会妇科分会主任委员、岐黄学者、全国老中医药专家学术经验继承工作指导老师和天府名医等。在珠海、成都、深圳、香港、德阳设立刘敏如名医工作室，多次赴欧美及东南亚行医讲学，传播中医药文化。

妇科病医案

一、妇科恶性肿瘤术后生存质量

◦ 案 1

患者，女，51岁，已婚，因"卵巢腺癌术后化疗后2年余，腹胀1月"于2019年5月23日入院。2016年新辅助化疗3疗程后于同年12月行腹式全子宫切除＋双附件切除＋腹膜病灶切除术＋腹膜多点活检术＋盆腔淋巴结清扫术＋腹主动脉旁淋巴结清扫术，术后予化疗4疗程。2019年5月18日因"腹胀、纳差"行全腹CT提示：肝脏多发转移瘤，腹膜多发转移，盆腔右侧壁转移，腹膜后、腹腔内、盆腔、左侧腹股沟区多发淋巴结转移，累及直肠下段、右侧输尿管下段、膀胱后壁，继发右肾及输尿管扩张积水，盆腹腔积液。血清肿瘤指标：HE4>1500pmol/L，CA153:226.6U/mL，CA125:1532.30U/mL，CA199:94.8U/mL。5月26日行化疗，化疗后腹胀仍明显，难以进食，遂于5月29日请刘老查房指导治疗，症见：神清，精神一般，面色晦暗，腹胀如鼓，半坐卧位，不能平卧，只能进食少许，呃逆，潮热，小便调，大便干，舌暗红，少苔，脉涩。西医诊断：卵巢腺癌术后复发；中医诊断：妇科癌病（湿浊内聚，气阴两虚）。处方：麦冬10g，蒸五味子6g，西洋参20g，酒黄精20g，地骨皮12g，青蒿15g，薄荷10g，盐车前子15g，枸杞子12g，盐菟丝子15g，丝瓜络15g，马齿苋15g，蒲公英20g，薏苡仁20g，仙鹤草15g，枳壳（蒸）12g，青皮10g。服药2天后腹胀明显好转，胃纳好转，后继续服用原方3剂后尚可进食，但仍少许腹胀。后连续服用上方1周腹胀好转。

2019年8月12日二诊：卵巢腺癌复发后第三程化疗后自觉乏力，纳一般，无其他不适，口淡，舌尖淡，边有齿痕，苔白盖黄，脉沉弱。处方：麦冬10g，西洋参20g，蒲公英20g，马齿苋20g，车前子20g，仙鹤草15g，薏苡仁20g，冬瓜仁15g，丝瓜络15g。3次/天，隔日1剂。

2020年2月14日三诊：症见：面色焦黄，乏力，焦虑，纳一般，眠差难入睡，舌淡，苔白，脉细无力，追问病史患者近期因母亲病故，姐姐失业，患者需经济上资助姐姐，自身承受较大经济压力。刘教授鼓励其不要承受过多的自身之外的负担。处方：黄芪15g，党参15g，白术15g，麦冬10g，仙鹤草

30g，薏苡仁 20g，豆蔻 6g，白芍 10g，车前子 20g，槐花 10g。

按：妇科恶性肿瘤术后维持期总的治则是益气养阴扶正，清热利湿解毒。卵巢癌复发后伴有腹水，此阶段为气阴两虚，湿浊内聚。肾气虚弱无以蒸腾津液，水湿内停，积聚于腹中，见腹胀如鼓，当以益气养阴、利湿通络为主，用生脉散和五子衍宗丸益气养阴，地骨皮、青蒿清阴虚血热，青皮、枳壳、丝瓜络行气利水通络，马齿苋、蒲公英、薏苡仁、仙鹤草利湿解毒祛邪同时制约五子衍宗丸的温燥，诸药合用使补而不滞，补而不燥。二诊时为维持化疗后，此阶段为巩固治疗，需要化繁为简，因此用药不宜过多过频。为延缓无瘤进展期，仍需气阴双补，调理经络，驱散余邪，加重利水通络之力。三诊时受情绪影响明显，气虚更明显，在扶正祛邪的基础上，同时辅以疏肝解郁。加用槐花疏肝，白芍柔肝。[153]

二、多囊卵巢综合征（胞中脂膜壅塞诸证）

◎ 案 1

患者，女，37 岁，2007 年 9 月 4 日初诊。主诉：正常性生活无避孕而未孕 4 天。现病史：患者自幼型体肥胖（体质量：90.5 ～ 100kg），11 岁初潮，自初潮月经周期延后 7 ～ 10 天，时有停经，无痛经，青春期开始时生痤疮。丈夫健康良好。2005 年曾于某医院西医妇科求诊，诊断为多囊卵巢综合征（见诊断证明书），B 超检查示双侧卵巢呈多囊改变，输卵管造影显示双侧输卵管不通。2006 年予服促排卵药半年以上，时有排卵。计划 2008 年底接受 IVF 助孕，先欲以中药调理故来就诊。症见：疲乏、汗多、头晕间作、恶心、体胖、体毛多，纳可，二便调。双脉沉，舌色淡红、苔白腻。末次月经 2007 年 8 月 25 日，量少，3 天净。中医诊断：不孕症、月经后期、月经过少、痤疮西医诊断：多囊卵巢综合征辨证：痰湿阻滞、冲任不调治法：祛痰除湿，调理冲任处方：陈皮 10g，姜半夏 10g，山楂 12g，神曲 15g，茯苓 15g，莱菔子 10g，厚朴 10g，车前子 15g，玉米须 40g，猪苓 12g，当归 6g，鳖甲 20g。1 剂／天，水煎 1 次，分早、午、晚 3 次服，250mL／次。医嘱：中药治疗期间停服促排卵西药。

2007 年 9 年 12 日二诊、2007 年 9 月 19 日三诊：患者感冒，治法改以疏风解表为主，方略。

2007 年 9 月 28 日四诊：感冒已愈。本次月经周期 31 天，量少 4 天净，舌苔腻稍减，脉症同前。末次月经：2007 年 9 月 24 日，4 天净。辨证：冲任不足治法：调理冲任处方：四物汤合左归丸加减。药物（冲剂）：当归 10g，熟地 15g，川芎 10g，白芍 10g，山药 15g，山茱萸 12g，枸杞子 12g，川牛膝 12g，菟丝子 12g，龟板胶 10g，鹿角胶 10g，麦冬 10g，玄参 10g，淡竹叶 10g，牡丹皮 10g，栀子 10g。7 剂，煎服法同前。

2007 年 10 月 22 日五诊：症见倦怠，汗多，夜尿 1～2 次，故在原法上加强益气固肾，前方基础上去当归、白芍、川芎，加党参 15g，白术 10g，茯苓 15g，金樱子 10g，覆盆子 10g。7 剂，煎服法同前。

2007 年 11 月 7 日六诊：月经未至，苔白腻，脉症同前。辨证：痰瘀阻滞胞络。治法：豁痰化瘀通络软坚。处方：按四诊处方加减，去丹皮、栀子，加莪术 10g，醋鳖甲 20g，荔枝核 10g，山楂 10g，金樱子 10g，覆盆子 10g。7 剂。煎服法同前。

2008 年 6 月 13 日七诊：近 1 月咳嗽咽干、咯痰不利，脉沉，舌淡红，苔白腻。末次月经：2008 年 5 月 26 日，3 天净。辨证：阴虚痰湿。治法：润肺化祛痰，佐以理气散结。处方：以甘露饮化裁。药物（冲剂）：天门冬 10g，麦冬 10g，生地黄 12g，枇杷叶 12g，黄芩 10g，枳壳 10g，石斛 10g，茵陈 15g，川贝母 6g，浙贝母 15g，鱼腥草 25g，橘核 10g，荔枝核 10g，皂角刺 10g，车前子 15g，半枝莲 30g。7 剂，煎服法同前。

2008 年 7 月 21 日八诊：咳嗽近愈，脉沉，守原方服 14 剂。煎服法同前。

2008 年 10 月 8 日九诊：神疲，大便 1 次 /2 天，质软，脉沉，舌淡红，苔白厚腻。患者欲于 2008 年 12 月接受 IVF 助孕。末次月经：10 月 3 日，4 天净，前次月经：8 月 26 日，4 天净。2008 年 9 月 26 日腹腔镜检查示：卵巢多囊样变，双侧输卵管通畅。处方：四物汤合左归丸，加车前子 15g，皂角刺 10g，王不留行 10g。7 剂。

2008 年 10 月 15 日十诊：诸症改善，尚神疲，脉沉，苔厚腻减，大便 1 次 / 天偏稀。处方：前方去熟地、川芎、皂角刺，加西洋参 10g，麦冬 10g，五味子 6g，陈皮 10g，大腹皮 10g。7 剂，煎服法同前。

2008 年 10 月 27 日十一诊：仍神疲，咽喉不利，脉沉，苔腻。治法：理气化湿。处方：柴胡9g，白芍15g，枳壳9g，苦杏仁12g，薏苡仁30g，豆蔻10g，姜半夏10g，厚朴10g，通草6g，淡竹叶10g，牛蒡子12g，车前子15g，益母草30g。7剂，煎服法同前。

2008年11月4日十二诊：神疲，心慌心累，胃不适，月经尚未来潮，脉沉苔腻，治法：健脾益胃。处方：北沙参15g，紫苏叶10g，淡竹叶10g，陈皮10g，黄芩6g，白芍15g，砂仁6g，豆蔻6g，栀子9g，柴胡9g，甘草3g。5剂，煎服法同前。

2008年11月11日十三诊：停经40天，阴道啡色分泌物2天，刻诊妊娠试验阳性，B超检查诊断：宫内孕，末次月经：2008年10月3日，4天前曾发热服感冒药，脉滑，舌淡红，苔白腻。诊断：早孕、胎漏。辨证：胎元不固。治法：益气安胎。处方：北沙参15g，紫苏叶10g，艾叶6g，淡竹叶10g，陈皮10g，炒白术9g，炒荆芥9g。3剂，煎服法同前。

2008年11月27日十四诊：阴道啡色分泌物色转淡，脉滑，苔白腻。2008年11月26日多普勒超声检查提示：宫内孕，胎心可见。处方：前方易艾叶为艾叶炭6g，加麦冬10g，玉竹10g。5剂，煎服法同前。

2008年12月24日十五诊：阴道啡色分泌物基本消失，脉滑，舌淡红，苔白腻。处方：前方加砂仁6g。5剂，煎服法同前。

2009年1月22日十六诊：妊娠15周，2天前腹痛，带下多，胃胀，恶心，脉滑，舌淡红，苔白腻。超声波检查有胎心。辨证：脾胃不和，胎元不固。治法：健脾和胃安胎。处方：北沙参15g，紫苏叶10g，淡竹叶10g，陈皮10g，炒白术9g，荆芥9g。5剂，煎服法同前。其后于妊娠16周及32周出现阴道出血，住院治疗后血止出院，胎儿无异常。

随访：患者于2009年7月11日剖腹产1子，随访1年其子健康成长，至今发育正常。至2010年10月22日咨询月经周期每月来潮时有延后，量偏少，肥胖减轻，无痤疮。2011年10月10日追踪观察，其子2岁，发育正常，其后月经基本正常，痤疮消减，肥胖减轻，于2011年9月再孕。

按：患者4年不孕，经中医辨证，并在处方中采用调理冲任的方药，患者坚持服药近一年，输卵管已通畅而自然怀孕，后又经中医保胎，足月分娩，并未行再治疗而自然二胎分娩，且PCOS临床诸证消失，追踪至今未再复发。本病案虽属个案，亦体现了辨证论治的疗效，为中医研究PCOS提供了一定的临床思路。[154]

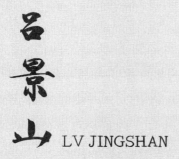

吕景山 LV JINGSHAN

吕景山，男，汉族，中共党员，1934年11月出生，山西中医学院第三中医院（山西省针灸研究所）教授、主任医师。全国老中医药专家学术经验继承工作指导老师，山西名医。

1962年7月毕业于北京中医学院中医专业，山西省政协七届委员会委员，中国针灸学会第三届理事会理事、中国针灸学会腧穴分会副理事长，第三、四批全国老中医药专家学术经验继承工作指导老师，享受国务院政府特殊津贴专家；1983年荣获山西省卫生厅颁发的先进工作者称号；2007年荣获太原市人民政府颁发的《名老中医专家》证书；2010年被山西省卫生厅评为首届"山西名医"。

（1）悬壶三晋六十载，济世活人一甲子

他师从"京城四大名医"施今墨先生、"北京十大名医"祝谌予教授，始终秉承师训，精勤不倦；从医60年以来，他以崇高的医德、精湛的医术，救治了近百万患者，获得广泛赞誉；1975年作为我国首批赴喀麦隆共和国工作组成员，他的医术在当地引起巨大反响，为后续工作的开展打下了坚实的基础；他虽已年届耄耋，仍然勤耕不辍，服务于临床。

（2）昌明"对药"辟蹊径，首创"对穴"树新帜

他在学术上师古不泥，独辟蹊径，见解独到。对药理论是他系统总结施今墨先生学术思想和临床经验所得，是施今墨先生学术思

想的精华。对药理论的总结和发扬，填补了自南北朝迄今1400多年以来药对配伍专辑的空白，成为中医方剂学研究的典范，为中医方剂学的深入研究指明了新的方向。同时，他在对药理论的启发下，将其运用于针灸腧穴，首次提出了对穴理论，为针灸学及针灸处方学的研究和发展创新了思路，树立了标杆。他总结出版的《施今墨对药》和《吕景山对穴临床经验集》，先后被评为1982年度全国优秀科技图书一等奖，山西省1983年科技成果二等奖，受到国医大师程莘农、朱良春和业内老前辈叶橘泉、任应秋、周凤梧、陈汉平等的高度评价，并被翻译为日文、韩文等多个版本。

（3）紧扣优势谋跨越，锁定核心再创新

针刺手法是针灸学的核心技术，是临床疗效的保证。他通过不断总结前人经验，结合自身临床体会，采用"无痛进针，同步行针"手法，获得了独特的临床疗效。其中，无痛进针法是将押手与刺手归于一手的进针方法，具有速度快、痛苦少、得气快、针感强、后劲大、疗效佳的优势；同步行针法是他独特的行针手法，应补则补，当泻则泻，使患者在针灸时更快地得气，更好地守气，使气至病所，病痛迅速缓解。

（4）求慎敬命德为上，桃李天下誉海内

他行医坚持敬畏生命、以人为本的原则，坚持厚予慎取、诚实守信的道德操守，多年来得到了广大患者和同行的一致认可和广泛赞誉。前来找他就诊的国内外患者摩肩接踵，还有许多患者通过书信、电话等方式向他求助，他均不辞辛劳一一回复作答。他毫无保留、倾其所有、甘为人梯、无私传授的风范使后辈受益终生。作为全国第三、四批中医药专家学术经验指导老师，他培养了学术经验继承人5名，并通过"全省优秀中医临床人才研修项目"收徒5名，2011年和2013年分别在香港和加拿大收徒25人。随着"吕景山全国名老中医药专家传承工作室"的成立，他的学术思想将进一步得到总结、继承和提升。

妇科病医案

一、月经性偏头痛

◉ 案1

患者，女，35岁，2017年2月11日初诊。偏头痛十余年，每次月经前加重，遇空气稀薄时也加重，拔罐略微缓解。刻下证：面色苍白，手脚冰凉。舌质淡，苔白，舌下瘀，脉弦细。中医辨证：肝肾亏虚，气虚血瘀。治则：补益肝肾、益气活血。处方：何首乌10g，白蒺藜15g，炒荆芥、防风各10g，桂枝、黄芪各15g，鸡血藤30g，生、熟地各10g，砂仁10g，丹参、葛根各15g，广木香10g，当归10g，益母草25g，赤白芍、川芎各10g，甘草6g。15剂。

2017年3月1日二诊：病人手脚冰凉好转，仍诉经前太阳穴抽掣头痛，左右晃头会加重，伴恶心呕吐，余同前。处方：原方加旋覆花、代赭石各10g，白僵蚕10g，炙附片6g，炮姜10g，大枣5枚。15剂。

2017年3月22日三诊：服药后头痛时间由原来持续2天减为下午半天，感眼眶疼痛，眼睛肿胀，原方加蜈蚣2条，全蝎4g。继服15剂。

2017年4月19日四诊：诉恶心症状消失，头痛时间发作短，仍受风易患病，睡眠质量差，易醒，手脚感到凉。脉沉细。处方：三诊方基础上去旋覆花、代赭石，炮姜易干姜10g，加白芷10g，仙鹤草30g，仙茅15g。15剂。

2017年5月24日五诊：病人头痛发作时间和程度均减轻，未再呕吐，一月内轻微发作两次，手脚凉好转。经净3天，月经期间觉少腹凉，有血块。处方：上方加橘核、荔枝核各30g，附片、干姜减为6g。15剂。

2017年8月5日六诊：病人两月感觉良好，上次月经前轻微发作一次，右侧轻微憋痛，轻微恶心，改生白芍30g，甘草10g，巩固疗效。病人10余年顽固偏头痛，6次就诊，服药75剂，共用对药10余对，历时仅半年，疗效卓著。随访至今，未再复发。

按：月经性头痛发生在月经来潮之日的前2天至后2天在连续的3个月经周期中至少有2次发作，在月经周期的其他时间有或无偏头痛发作。厥阴肝经主要生理病理特征即阴尽阳生、寒温相兼、虚实夹杂。吕老分析本例病人，脉弦细，每次月经前加重，有肝气亏虚、肝阴不足；面色苍白，手脚冰凉，有肾阳不足，寒从内生。脑为髓之海，有赖于肝肾精血、脾胃化生之水谷精微滋养，内伤头痛与肝、脾、肾关系密切，病人偏头痛病程十余年，时间久，偏头痛反复发作，舌下瘀，有瘀血。久病入络。中医辨证：肝肾亏虚，气虚血瘀，本虚标实夹杂，相兼为治。运用补益肝肾、调理气血、疏通经络的治疗原则，药以制何首乌和蒺藜、生熟地补益肝肾精血，同时选用川芎、白芍、桂枝通阳以治阴霾，鸡血藤活血养血通络，伍以黄芪、丹参、葛根、广木香、四物汤中的当归、赤芍，配益母草补益气血、活血祛瘀，炒荆芥、防风以祛风；二诊旋覆花、代赭石一宣一降，镇逆止痛，治疗头痛恶心呕吐，炙附片、炮姜继续温阳，白僵蚕、蜈蚣、全蝎搜风通络治疗眼眶疼痛；四诊炮姜易干姜加强温阳，白芷通阳止头痛，睡眠质量差，易醒，手脚感到凉、脉沉细，加仙鹤草、仙茅，温肾阳、强心，改善症状；五诊病人诉有血块，加入肝经之橘核、荔枝核，行气散结、祛寒止痛；六诊生白芍、甘草缓急止痛、敛阴养血。[155]

心系疾病医案

一、冠心病

⊙ 案 1

患者，男，74 岁，2016 年 10 月 5 日初诊。1 年前冠状动脉造影诊断为冠心病，不稳定型心绞痛，心肌桥，准备行搭桥手术，病人考虑年龄大拒绝手术，服用西药控制，1 年来稍微活动则感觉胸憋、胸痛。近日大便稀，睡眠不稳，排尿不畅。无腹痛，脂肪肝。查舌质暗，脉沉细。处方：葛红汤加仙鹤草30g，地锦草 15g，柏子仁 10g，生山楂 30g，丝瓜络 10g，车前子 15g。15 剂。

2016 年 11 月 26 日二诊：患者活动后无胸痛，但是感觉胸闷不适，大便正常。查舌质淡暗，胖，舌边有齿痕，舌下瘀，脉沉细。前列腺肥大增生，处方：葛红汤加桃仁 10g，仙鹤草 30g，地锦草 15g，柏子仁 10g，生山楂 30g，降香 10g，橘核、荔枝核各 30g，甘草 6g。15 剂。

2016 年 12 月 21 日三诊：病人胸闷发作次数减少，脉沉细，原方加仙茅15g，橘核、荔枝核改 15g。20 剂。

2017年1月11日四诊：服后诸证减轻，近日胸憋胸闷发作次数减少，每日偶有短暂发作，不定时，3分钟可缓解。右侧偏头痛，右颈项酸困不适，CT示腔隙性脑梗死，入睡艰。舌淡暗，边有齿痕，舌下瘀。处方：葛红汤加桃仁10g，仙鹤草30g，仙茅15g，地锦草15g，柏子仁10g，炒酸枣仁30g，生黄芪30g，橘核、荔枝核各30g。15剂。

2017年3月1日五诊：诉上药服完后诸证大减，春节停药也未见复发，午后感觉胸部发闷紧压，原方加瓜蒌10g，薤白10g。

2017年3月22日六诊：病情大有好转，仅在快走时有胸闷不适，稍休息即能恢复，余无明显不适感。处方去瓜蒌薤白，柏子仁加量15g。15剂。

2017年4月8日七诊：近两天感胃部不适，自服香砂养胃丸缓解，觉腿软无力，余无变化，加神曲30g，15剂。

2017年5月17日八诊：病人行走500米无任何不适，再多走偶感胸闷，查心电图示供血不足，处方：葛红汤，麦冬15g，太子参易党参25g，仙鹤草30g，地锦草15g，炒酸枣仁30g，柏子仁10g，橘核、荔枝核各30g。15剂。随访至今无胸闷发作。

2017年11月18日九诊：病人无任何不适，心电图供血不足也基本正常。继续服15剂，巩固疗效。

按：中医无冠心病、心绞痛病名，可以参考胸痹、心痛范畴。根据不同病因，临证大致分型：痰湿中阻、气机失调型；心气不足，心血瘀阻型；心阳不足、心阴亏损型及心肾阳虚、水湿上泛型。葛红汤是针对其中心气不足、心血瘀阻证的主要病机而设，功效补益心气，活血化瘀，通脉止痛。主治冠心病、心绞痛、心律不齐等病，证属心气不足，心血瘀阻者。凡是舌质暗、舌下脉络迂曲甚者，尤为适用。此方乃祝谌予老师临证之经验方，吕老临证时加减运用，治疗心绞痛久治不愈病人有很好效果，是对西医治疗冠心病有益的补充。现代研究有扩张冠状动脉、防止血管痉挛及强心、对抗血栓形成的作用。本例病人治疗1年余，虽然病情重，但病人坚持服药，每次症状均减轻，直到心电图也基本正常，辨证用葛红汤，再施以对症治疗，效果卓著。参麦散源自《医学启源》，是治疗气阴两虚的常用方，祝教授葛红汤用党参，既滋补又养血，健脾运而不燥、润肺滋胃而不凉，配麦冬、五味子或当归、熟地益气生津和益气生血之效；吕教授用太子参代替，太子参配麦冬、五味子养肺阴，治疗肺虚咳嗽，补气益阴生津，治疗气短乏力、虚弱疲倦、口渴多汗、舌红少苔、脉虚数等耗气伤阴之症，人参大补元气，可治疗消渴，但价格贵，党参有使血糖升高之蔽，故一般用太子参。四诊后加黄芪、八诊后用党参，以加强益气之功；全方中对药有葛根配丹参、羌活配菊花、红花、川芎、当归、赤芍，加强了活血祛瘀之力，与参麦散合用，益气活血、通脉止痛。　对本例病人辨证运用瓜蒌薤白温振胸阳，酸枣仁、柏子仁养血安神调制失眠；生山楂行气活血消食，具有降脂、稳定动脉硬化斑块作用；丝瓜络甘平，祛风活络，善治筋脉拘挛，胸胁疼痛；车前子甘寒滑利，治疗小便不利，还可降血压；因病人高龄，配仙鹤草、地锦草补肾阳又通血脉；橘核荔枝核参用，一走气分、一走血分，祛寒止痛、散结消肿，治疗前列腺增生、子宫肌瘤等，诸药配合效果皆佳，诸症皆愈。

◎ 案 2

患者，男，52 岁。既往高血压病 10 年。此次起病于两月前，酒后胸闷，出冷汗，入山西省心血管病医院，诊断：急性心肌梗死，回旋支植入支架一枚，出院一周后因受凉出现胸闷气紧，上楼和平卧时加重。查舌质淡暗、苔白，舌下迂曲，脉弦缓。处方：羌活 15g，川芎 10g，赤芍 10g，红花 10g，菊花 15g，丹参 30g，葛根 15g，麦冬 15g，五味子 15g，太子参 30g，仙鹤草 30g，仙茅 15g，卧蛋草 15g，柏子仁 10g，蜈蚣 4 条，全蝎 6g，瓜蒌 15g，薤白 10g，葶苈子 10g，大枣 5 枚。1 周后平卧已经无气紧，1 月后上 2 楼无气紧。

按：此例病人在心肌梗死植入支架后又因受凉引发心力衰竭，中医辨证：气滞血瘀、气虚血瘀，处方葛红汤加减，全蝎、蜈蚣对药，全蝎又叫全虫，味辛、咸，性平，有毒，入肝经。本品既能散肝经风热，而平肝息风止痉，又能祛风通络以止疼痛，还可镇静降压。蜈蚣味辛，性温，有毒，入肝经。本品走窜之力最速，内至脏腑，外至经络，凡气血凝聚之处皆能开之。功善通经络、息肝风、解痉挛、止抽搐。全蝎平肝息风解痉，祛风通络止痛，解毒散结消肿为主；蜈蚣息肝风解痉挛、止抽搐，通经络、止疼痛，解毒散结消肿为要。相须为用，其力相得益彰，息风解痉作用倍增。吕教授治疗心脑疾患常用之药。葶苈子大枣伍用，源自《金匮要略》，泄肺中痰水，现代研究表明葶苈子具有强心利尿作用，吕老善于用其治疗各种水肿心衰及痰饮病。仙鹤草又名脱力草，入肺、肝、脾经，具有收敛止血与强心作用。与补肾壮阳之仙茅伍用，善解疲乏无力。卧蛋草又叫地锦草，主心气，通血脉、利小便，与仙鹤草伍用加养心血、安神的柏子仁治疗心力衰竭、心动过速效果尤其好。瓜蒌、薤白出自《金匮要略》瓜蒌薤白半夏汤，对药伍用，通阳行气、清肺祛痰、散结止痛，对冠心病心绞痛及短气、不得卧之心衰疗效显著。

吕老临床辨证四诊合参，但尤以舌诊为主，舌为之苗，舌红或紫暗，苔黄腻，舌下络脉迂曲怒张，为痰瘀互结之象。舌尖红，提示心火旺。用药应用经方，尤其对《施今墨对药》理解深刻，且在临床应用中效果显著。如丹参、葛根化瘀常用，必要时再加桃仁和红花，黄芩黄连清心火，舌苔厚腻加苍术和白术，健中焦，去水湿，辨证准确，屡用屡验。伴胸闷不者，加桔梗、枳壳、杏仁、薤白，开胸调气解痉；伴肢体凉麻者，加鸡血藤、桂枝、干姜、附子，温通脉络、疏筋养血；伴心律不齐者，加柏子仁、炙甘草，养心复脉。对药优于单药，或协同增效，或抵消副作用，或产生新的药效。治疗心血管疾病，吕老以活血化瘀、补益心气为主，且认为中西医各有优势，对本病人应用西医治疗后给予中医准确辨证、合理用药，不可厚此薄彼。在病情初起期，各种症状较重时，多用汤剂治疗，并嘱病人注意休息、禁忌烟酒。在治疗起效后，病情平稳时，可改用配制丸药的方法，嘱病人长期服用，以巩固治疗效果。[156]

肺系疾病医案

一、过敏性鼻炎咳嗽

⊙ 案1

患者，女，32岁，2016年9月21日初诊。患者近3年每到秋季过敏性鼻炎咳嗽即发作，此次患者2天前出现连续打喷嚏，流清涕，咳嗽，可咳出白痰，眼睛发红，舌淡、苔薄白、舌下静脉迂曲，脉沉细。证属营卫不和，外邪侵袭。药用：乌梅、五味子、银柴胡、炒防风、苍耳子、辛夷（布包）、薄荷

（后下）、白芷各10g，桂枝、赤芍、白芍各15g，莱菔子、白芥子、橘红、半夏各10g，茯苓15g，细辛5g，生甘草6g。每日1剂，水煎分早晚温服。患者5天后症状减轻，半月后症状均消失。

按： 过敏性鼻炎咳嗽又称咳嗽变异性哮喘，常表现为夜间或清晨发作性咳嗽，痰少，运动后加重，临床无感染表现，往往有个人或家族过敏症，特点是随着气候、环境、生活习惯的变化等，反复发作，迁延难愈。吕老认为，本病的病因病机主要是肺脾气虚，营卫不和，受风寒燥邪侵袭而致。方中主要以过敏煎抗过敏（中西结合），苍耳子散（苍耳子、辛夷、薄荷、白芷）疏散风热，通利鼻窍，擅长治疗各种鼻炎。桂枝、白芍为吕老常用对药，出自桂枝汤，二药相合，一收一散，一寒一温，一阴一阳，相互制约，一则调营卫，和气血；二则调整脾胃，扶正固本，正气存内，邪不可干。赤芍清热凉血，活血散瘀。莱菔子、白芥子、橘红、茯苓、半夏、细辛、生甘草祛痰止咳。综观本方，扶正解表，通窍止涕而抗过敏治疗顽疾。

二、过敏性咳嗽

⊙ 案1

患者，男，46岁，2016年1月21日就诊。患者每年冬天咳嗽1个月，稍微闻及油烟刺激性气体即发作，夜间口干，晨起痰多，多为白色痰液，易咳出，舌胖边有齿痕、苔白腻、舌下静脉迂曲，脉弦缓。证属脾肺气虚，风邪犯肺。药用：过敏煎加紫苏散合黛蛤散加减，乌梅、五味子、银柴胡、炒防风、橘红、半夏各10g，茯苓15g，杏仁、紫苑、百部、白前、干姜各10g，细辛6g，青黛蛤粉各10g，木瓜10g，生甘草6g。服药后近11个月无明显咳嗽发作。

按： 过敏性咳嗽是一类与接触过敏原相关的咳嗽，其常见的原因为咳嗽变异性哮喘，还有一些患者的咳嗽也与过敏相关，但尚不符合咳嗽变异性哮喘的诊断，其病因可能是上气道咳嗽综合征、变应性咳嗽或非哮喘性嗜酸粒细胞性支气管炎等，本例患者激发试验即为阴性。花粉、室内尘土、冷空气也是常见的诱因，现代人出差、度假等机会增多，过敏原的接触范围也增大，发病率越来越高。[157]

张大宁

ZHANG DANING

张大宁，男，汉族，农工党员，1944 年 9 月出生，天津市中医药研究院名誉院长，天津市中医肾病研究所所长，主任医师、教授。1959 年 6 月起从事中医临床工作，全国老中医药专家学术经验继承工作指导老师，天津市名中医。

著名的肾病学、中医学家，中国肾病学泰斗，六代御医传人，现任中华中医药学会副会长，中华中医药学会肾病分会主任委员，中国中医药研究促进会会长，天津市中医药学会会长，国际欧亚科学院院士，国际中医肾病学术会议主席、肾病学会主任委员、张大宁传统医学基金会主席，被国家表彰的权威国家领导人保健医生。第一批中医药传承博士后合作导师，享受国务院特殊津贴专家。兼任香港、台湾、澳门、天津四大中医院院长，三大医学院教授，被业内誉为中医肾病学的奠基人，是全球公认的中医肾病大师。

科研及获奖：致力于中医肾病临床及科研工作，在中医药治疗慢性肾炎、糖尿病肾病、慢性肾衰等方面有着卓著的疗效。20 世纪 80 年代，主编了我国第一部《实用中医肾病学》和《中医肾病学大辞典》，科学、严谨地规范了"中医肾病"的概念、范围及辨证论治的基本规律，从而使"中医肾病学"从中医内科学中科学地分离出来，形成一门系统完整的中医临床学科。

他提出"心—肾轴心系统学说""肾虚血瘀论和补肾活血法"等理论，现已在除肾病外的多种病症中得到广泛应用。以此理论为指导，研制了"补肾扶正胶囊""活血化瘀胶囊""补肾止血胶囊""肾衰排毒胶囊""糖肾康胶囊"等二十余种中成药。获省部级科技进步一、二等奖 10 余项，发明专利 3 项。

他著有专业著作 10 余部，论文近百篇，不少被译为英文、日文、韩文等，在国外出版发行。1998 年 8 月，经中国科学院与有关方面提名，国际天文联合会批准，国际天文联合会把中国科学院新发现的 8311 号小行星，命名为"张大宁星"，这是世界上第一颗以医学家名字命名的小行星。

肾系疾病医案

一、慢性肾功能衰竭

⊙ 案1

患者，男，63岁，2018年3月20日因"发现血肌酐（Scr）升高3年，乏力、恶心欲吐1个月"就诊。患者既往慢性肾小球肾炎病史30年。3年前体检时发现肾功能异常，Scr220μmol/L，尿素氮（BUN）9.4mmol/L，未系统诊治。1个月前，自觉乏力、恶心欲吐，复查肾功：Scr352μmol/L，BUN16.4mmol/L，尿酸540μmol/L；血常规：白细胞7.88×10^9/L，红细胞3.2×10^{12}/L，血红蛋白95g/L；CRP34mg/L。刻下症：面色晦暗，乏力，懒言，身体困重，腰酸痛，晨起恶心欲吐，后背及皮肤瘙痒，双下肢轻度水肿，纳少，寐可，大便2日1次，小便调。舌暗红，苔黄腻，脉沉涩。血压120/80mmHg。西医诊断：慢性肾衰；中医诊断：虚劳；证型：肾虚血瘀，湿浊内蕴。治则：补肾活血，降浊排毒。处方：生黄芪120g，土茯苓、荠菜花、丹参、大黄、蒲黄炭、茵陈、五灵脂、三棱、莪术、蒲公英、白花蛇舌草、白术、砂仁各30g，川芎、大黄炭、败酱草各60g。7剂，3日1剂，水煎服，每次200mL，每日两次。

2018年4月14日二诊：患者服药2周，恶心欲吐消失，仍乏力，皮肤瘙痒好转，纳食增加，大便1～2次，小便调，舌暗红，苔黄腻，脉沉涩。上方黄芪加至150g，去荠菜花、白花蛇舌草，加党参30g。12剂，3日1剂，水煎服，每次200mL，每日两次。

2018年5月21日三诊：患者面色、乏力明显好转，腰酸痛，尿中泡沫多，大便2次/天。舌暗红，苔薄黄，脉沉。肾功能：Scr302μmol/L，BUN12.4mmoL/L，尿常规：蛋白（++），潜血（+），24小时尿蛋白定量3.17g。二诊方加金樱子30g，芡实30g，煅牡蛎60g（先煎）。12剂，3日1剂，水煎服，每次200mL，每日两次。后随访，患者乏力、恶心症状不明显，多次查Scr在200～300μmol/L，尿蛋白在（+）～（++）之间。

按： 患者乏力、懒言既是典型的气虚表现，恶心欲吐、皮肤瘙痒是浊毒上逆、外溢之表现，结合患者C反应蛋白偏高，考虑存在微炎症状态，故用黄芪扶正，是治疗微炎症状态"本虚"的重要方法，通过大剂量黄芪匡扶正气，托邪外出。"久病必瘀"，故用丹参、川芎活血化瘀，抑制炎症因子水平，和黄芪的"补气"作用相得益彰，脏腑经络气血更加通畅。土茯苓、荠菜花两者合用，清热利湿、泄浊。大黄药性趋下，降逆泄浊排毒，《读医随笔》曰："泄浊毒即所为保肾元"；五灵脂、蒲黄炭、茵陈源自张老自拟方"茵陈失笑散"，茵陈善清利湿热；五灵脂、蒲黄炭活血化瘀。三棱长于破血中之气，莪术善于破气中之血，二者联合使用，气血双治，活血化瘀；湿浊之邪日久化为湿热，故用蒲公英、白花蛇舌草清热祛湿解毒，取其药性趋下，利尿入膀胱，使湿热从小便而解。内生湿浊，惟土能制之，故合用白术、砂仁调理脾胃，散精微而运湿浊。二诊时患者恶心欲吐及皮肤瘙痒均好转，考虑微炎症状态缓解；乏力懒言改善不明显，考虑正气不足，正气没有恢复，故加大黄芪用量，并配合党参，使益气健脾之力增强。三诊时患者微炎症状态的表现如面色晦暗、恶心呕吐、皮肤瘙痒基本消失，肾功能水平好转，但大量蛋白尿，预后不佳，予金樱子、煅牡蛎、芡实，意在补肾、固涩，从而健脾益肾，减少精微下泄，从而延缓病情进展。[158]

⊙ 案 2

患者，男，66 岁，2018 年 3 月 7 日初诊。主诉：周身乏力 1 年，双下肢水肿 1 周。患者慢性肾炎病史 12 年，周身乏力 1 年，休息后可缓解。就诊前 1 周无诱因出现双下肢水肿。刻下症见：面色萎黄，周身乏力，腰膝酸软，活动后胸闷气短，畏寒，双下肢凹陷性水肿，尿中泡沫多，纳少，恶心欲吐，寐可，二便调。舌暗红、边有瘀斑，苔白，舌下络脉青紫迂曲；脉沉、涩。肾功能：血肌酐 340 μmol/L，尿素氮 15.2 mmol/L，尿常规：蛋白（+++），潜血（++），24 小时尿蛋白定量 3.6g。西医诊断：慢性肾炎，慢性肾衰；中医诊断：水肿（肾虚血瘀，水湿内蕴）；治以肾衰方加减，处方：黄芪 50g，土茯苓 10g，荠菜花 10g，丹参 10g，川芎 20g，大黄 10g，大黄炭 20g，海藻炭 10g，蒲黄炭 10g，补骨脂 10g，核桃仁 10g，麸炒白术 10g，冬瓜皮 20g，大腹皮 20g，女贞子 10g，墨旱莲 10g。21 剂，每日 1 剂，水煎分早晚两次口服。

2018 年 3 月 28 日二诊：患者乏力、水肿有所改善，仍尿中泡沫多、腰酸，复查肾功能：肌酐 300 μmol/L，尿素氮 12.2 mmol/L，24 小时尿蛋白定量 3.0 g，指标均较前好转。舌暗红、苔白，脉沉。考虑患者仍尿中泡沫多，大量蛋白尿，故在初诊方基础上减冬瓜皮、大腹皮，黄芪改为 40 g，加煅牡蛎 20 g，金樱子 10 g。20 剂，每日 1 剂，水煎分早晚两次口服。

2018 年 4 月 18 日三诊：水肿消失，乏力明显好转，尿中泡沫多，纳寐可。舌暗红、苔薄白，脉沉。效不更方，继续巩固治疗。经 3 个月的调治，患者乏力、水肿完全消失，泡沫尿较前缓解，纳寐可，二便调。复查血肌酐控制在 200 μmol/L 左右，尿素氮 12 mmol/L 左右，24 小时尿蛋白定量下降至 1～2 g，病情基本稳定。

按：在该患者的治疗过程中，补肾活血法贯穿始终。张老在长期临床实践发现，慢性肾衰患者在不同的疾病阶段会产生相同的病理机制，即不同程度的肾虚和血瘀的表现。具体到该患者，就有肾虚、血瘀、水湿的临床表现。患者慢性肾炎病史 12 年，"久病必虚""久病必瘀"，故处方用大剂量黄芪用以补气。脾为气血生化之源，肺主一身之气，黄芪补益肺脾肾之气，气旺则血行，从而改善瘀血，另黄芪能利水消肿，从而水肿得到改善；丹参、川芎活血化瘀，与黄芪的"补气"作用相得益彰，通过补肾来促进活血，活血加强补肾，二者相互协同，使脏腑经络气血更加通畅，从而达到改善肾虚血瘀病理的目的。水湿内蕴，阻碍脾胃气机，故恶心欲吐，用大黄通腑泄浊，恢复"脾升胃降"之功，增加大便次数，保证患者每日排便 2 或 3 次，从肠道排出毒素。大黄炭、蒲黄炭、海藻炭等炭类药，将"通腑排毒"与西医学"肠道清除法"结合，起到从肠道吸附毒素的作用，配合大黄改善患者恶心欲吐等胃肠道症状。患者为老年人，加之久病，有腰膝酸软、浮肿、畏寒等阳虚表现，不宜用附子等大辛大热之品，故以补骨脂、核桃仁温补肾阳、益精填髓。冬瓜皮、大腹皮利尿消肿，胸闷气短症状也随之改善，体现了"以皮治皮"思维。佐以炒白术顾护脾胃，防止大黄、丹参等寒凉之品损伤脾胃，阻碍气机。二诊时水肿、乏力症状缓解，故减去冬瓜皮、大腹皮。仍腰酸，尿中泡沫多，大量蛋白尿，结合脉沉，考虑肾虚精微不固，加用煅牡蛎、金樱子，取意"补肾和固涩同用"，从而减少精微下泄，降低尿蛋白。三诊时患者水肿、乏力明显改善，结合肾功能水平持续好转，效不更方，故沿用前方，巩固疗效。经 3 个月的调治患者水肿、乏力等症状未再反复，血肌酐、尿素氮等保持在相对稳定的水平。[159]

○ 案3

患者，男，62岁，2017年1月25日初诊。因间断恶心呕吐、乏力1月余就诊。既往慢性胃炎，慢性支气管炎病史。10年前双下肢疼痛明显，于天津市某三甲医院查电解质紊乱，肾功能：Cr400μmol/L，考虑慢性肾衰，予中药等对症治疗。后Cr维持在400～500μmol/L，未系统诊治，后出现双下肢瘙痒，下肢关节变形，于3年前Cr上升至900μmol/L，遂行透析治疗。1个月前因气短间断恶心乏力，查血压：90/50mmHg。血常规：HGB74g/L，HCT24.3%，PLT165×10^9/L；尿常规：PRO2+，BLD1+，WBC3+；IPTH944.8pg/mL，BNP11600pg/mL；肝肾功能：BUN43.92mmol/L，Cr1113.32μmol/L，UA612.22μmol/L；TP61.10g/L；CK-MB384.14U/L，LDH262U/L；Ca1.28mmol/L，TG1.74mmol/L；泌尿系彩超：双肾萎缩，双肾弥漫性病变，双肾多发囊肿，膀胱壁增厚。诊断：慢性肾衰（尿毒症期），肾性贫血，肾性骨病；继发性甲旁亢；冠心病，心律失常，窦性心动过速，心功能Ⅳ级；慢性胃炎；骨质疏松；慢性支气管炎；泌尿系感染；电解质紊乱。予规律血液透析，抗感染，抑酸，调节电解质紊乱等对症治疗，病情好转，2017年1月9日复查透前肾功能：BUN13.19mmol/L，Cr428.70μmol/L，UA351.13μmol/L，K3.6mmol/L，Ca1.85mmol/L，透后BUN2.84mmol/L，Cr124.11μmol/L，UA99μmol/L，K2.6mmol/L，Ca2.39mmol/L。现症：恶心缓解，皮肤瘙痒，纳好，大便1次/日，24小时尿量1000～1500mL，无胸闷气短，身材瘦小变形，舌暗红苔白，脉沉。血透每周2次。西医诊断：慢性肾衰（尿毒症期）；肾性贫血；继发性甲旁亢；肾性骨病；冠心病；中医诊断：关格（肾虚血瘀）。处方：生黄芪90g，土茯苓、丹参、川芎、蒲黄炭、五灵脂、杜仲、白术、大黄、茯苓、砂仁、当归各30g，茵陈、大黄炭、五味子各60g。14剂，水煎服浓缩1800mL，3日1剂，日两次，早晚分服。

2017年3月8日二诊：患者症状好转，无恶心，无明显乏力气短，纳可，大便1～3次/日，舌暗红苔白，脉沉。尿量约1800mL/24小时，复查生化：K4.3mmol/L，Na135.9mmol/L，Cl100.7mmol/L，CO$_2$CP19.1mmol/L，Ca1.76mmol/L，P2.04mmol/L，BUN32.1mmol/L，Cr510μmol/L，UA473μmol/L，血常规：HGB112g/L，RBC3.75×10^{12}/L，HCT35.2%，WBC4.14×10^{12}/L，PLT121×10^9/L。自初次就诊以来未透析。处方：上方改生黄芪120g，加海藻炭30g，三棱

30g。14剂，煎服法同前。

2017年4月19日三诊：无特殊不适主诉，纳可，二便可。舌淡暗，苔薄黄，脉弦细。血常规：Hgb102g/L，RBC3.43×10^{12}/L，肾功能：BUN38.9mmol/L，Cr494μmol/L，UA497μmol/L。处方：上方去茯苓、当归，加莪术30g，草决明60g。14剂，煎服法同前。

2017年5月31日四诊：双下肢不肿，纳可，夜寐欠安，易醒，尿量1000mL/24小时，夜尿频，大便调，每日1次，舌淡暗苔白腻，脉沉。处方：上方去莪术，加女贞子、旱莲草各30g。14剂，煎服法同前。

2017年7月12日五诊：从春节开始未透。夜尿频，尿量1000mL/24小时，纳可，大便日一行，无其它不适主诉，舌淡暗苔白微腻。处方：上方去女贞子、旱莲草，加石斛、莪术、补骨脂、肉桂各30g。14剂，煎服法同前。患者自本院就诊以来，未透析，门诊服汤药，病情维持较稳定。患者服中药治疗后，其肾功能指标与透析时相差很小，生活质量有所改善，精神负担减小，有助于患者疾病好转。

按：根据患者四诊资料当诊断为关格，证属肾虚血瘀，湿毒内蕴。故治以补肾活血，化湿解毒。因此一诊方中以生黄芪补益阳气，杜仲补肝肾，白术健脾利湿，当归补血活血；丹参、川芎、五灵脂、大黄活血化瘀；蒲黄炭、大黄炭排瘀浊之毒；土茯苓、茵陈利湿浊之毒；茯苓利水湿以消肿，砂仁行脾气而燥湿，五味子收敛五脏之精气，兼防攻伐太过而伤正。二诊症状好转，但1月余未透析，故生黄芪加量以增补气之力，加海藻炭以增泄湿浊之功，加三棱以增活血化瘀之力。三诊诸症继续向愈，故去茯苓、当归，加莪术活血，草决明清肝助眠通便。四诊双下肢已不肿，但夜寐欠安，故去莪术，加女贞子、墨旱莲以滋肾阴助寐。五诊之时诸症皆大为好转，病情平稳，故去女贞子、墨旱莲，加石斛、莪术、补骨脂、肉桂以补肾中阴阳，纳气归肾，兼以活血。[160]

二、肾性蛋白尿

◎案1

患者，男，57岁，2018年10月27日初诊。主诉：乏力3年，近日加重。现病史：3年前体检发现尿常规蛋白阳性，自觉乏力腰酸，未系统治疗，近日劳累后乏力加重，就诊于附近社区医院，查血压：150/100mmHg，血糖11mmol/L，尿常规：PRO3+，行降压、降糖等对症治疗，疗效不明显，遂就诊于我院门诊。现症：乏力、腰酸、口干渴不明显，无明显尿量增多表现，大便成形，日1行。舌质暗，苔薄黄，脉弦。化验回报：空腹血糖：12.2mmol/L，尿常规：PRO3+。中医诊断：腰痛。证候诊断：脾肾亏虚、肾虚血瘀。西医诊断：糖尿病肾病。治则：补肾活血、健脾化湿。处方：生黄芪60g，丹参30g，川芎30g，蒲公英30g，败酱草30g，醋三棱30g，麸炒芡实30g，补骨脂30g，煅牡蛎30g，麸炒苍术30g，麸炒白术30g，麸炒枳壳30g，地骨皮30g。10剂，水煎服，200mL/次，2次/天，3日1剂。嘱优质蛋白糖尿病饮食，适当运动。

2018年11月13日二诊：乏力腰酸较前减轻，24小时尿蛋白定量：0.6g，守方同前。

2018年12月24日三诊：乏力仍有，腰酸不明显，纳可寐可。24小时尿蛋白定量：0.24g。前方去煅牡蛎。5剂，水煎服，200mL/次，2次/天，3日1剂。[161]

三、慢性泌尿系感染

◎ 案1

患者，女，58岁，2018年1月2日初诊。主诉：间断尿频、尿急、尿痛2年余。患者2年前无明显诱因出现尿频、尿急、尿痛等症状，曾于天津某大型三甲医院行"尿道肉阜切除术"，膀胱病理示：（膀胱黏膜）上皮大部分脱落，残留少许尿路上皮细胞，固有膜水肿，纤维平滑肌组织增生伴慢性炎症，未见肥大细胞。术后症状时轻时重，多次血常规、尿常规、尿培养＋药敏均未见明显异常。曾自服抗生素及三金片、尿路通颗粒、银花泌炎灵等中成药，服药后疗效时好时坏，患者不堪其苦。为求中医治疗求诊我科，现症：尿频、尿急、尿痛，腰酸乏力，时有烦热，口干欲饮，纳食少，寐欠安，夜尿6～7次，大便黏腻，2日1行。舌暗淡，苔黄腻，脉细数。患者既往体健。中医诊断：

淋证；证候诊断：肺脾肾气阴两虚，膀胱湿热证。西医诊断：慢性膀胱炎。治法：补肾健脾益肺，清利湿热。处方：自拟滋肾清利汤合六味地黄丸加减。药用：生黄芪60g，熟地30g，山萸肉30g，牡丹皮30g，山药30g，茯苓30g，泽泻30g，女贞子30g，旱莲草30g，石斛30g，杜仲30g，败酱草60g，石韦60g，瞿麦30g，萹蓄30g，金钱草30g，砂仁30g。

2018年1月30日二诊：尿频、尿急、尿痛缓解，烦热较前减轻，胃纳不香，寐欠安，夜尿4～5次，大便黏腻，2日1行。舌暗红，苔黄腻，脉细数。前方加木香30g以行气化湿，健胃调中。

2018年2月20日三诊：尿频、尿急、尿痛显著缓解，稍有烦热，纳寐尚可，夜尿3次，大便稍黏，2日1行。舌暗红苔黄腻，脉细数。效不更方，随症加减至2018年4月，症状稳定，随访至今未复发。

按： 老年人免疫力差，泌尿系感染起病初期大多数已服用过抗菌药物治疗，对感染的反应不敏感，血常规、尿常规等实验室检查未见异常，其病情有一定的隐匿性。患者为老年女性，肾气已衰，不能为膀胱行其津液，故腰酸乏力，夜尿频多；加之湿热流连于膀胱，故尿频、尿急、尿痛，大便黏腻不爽，舌暗淡，苔黄腻。湿热日久损及阴液，故烦热、口干、苔少、脉细数。张大宁教授辨证为"肺限于相同症状表现，更要重视辨相同症状中之不同，在不同症状之中辨清病变的主要矛盾方面，这就是张仲景在《伤寒杂病论》中辨少阳病类似证的核心与目的。如某些太阳病证即相当于当今所说的不典型普通感冒或特殊流行性感冒等有类似少阳病的表现，某些悬饮证即相当于当今所说的结核性胸膜炎或腹膜炎有类似少阳病的表现，某些肾膀胱病证即相当于当今所说的泌尿系感染性疾病有类似少阳病的表现等。辨少阳病类似证的核心就是提高辨清疾病之间真假是非的能力，在辨证论治过程中具有举足轻重的重要指导作用。张仲景在《伤寒杂病论》中既论述少阳病本证辨治论治体系又论述少阳病兼证辨证论治体系，还论述少阳病类似证辨证论治体系。张仲景论述少阳病本证辨证论治体系的核心是阐明辨治少阳病都必须从最基本症状表现中去辨证，尽管少阳病有其复杂多变的演变规律，但必须认清少阳病有其最基本的共有的症状表现，在临床中只有从少阳最基本的症状表现中去认识，去了解，去掌握，才能抓住少阳病的病变部位及演变特点，才能为进一步针对少阳病选方用药定量提供基本的切入点，这就是张仲景辨少阳病本证的重点所在。张仲景论述少阳病兼证的核心是阐明在临床中辨治少阳病常常是复杂多变的，同时指出少阳病本证虽是临床中常见病，但与少阳病兼证相比，少阳病兼证则更为复杂多变，是临床中比较难治的疾病，所以张仲景在《伤寒杂病论》中少阳病篇论述少阳病兼证，既强调辨少阳病兼证的重要性又突出辨少阳病的复杂性多变性，以及难辨难治性。在临床实际中只有对少阳病兼证引起高度重视，了如指掌，才能化难为易，才能更好地更有效地辨治少阳疑难杂病，对此也就明白张仲景论少阳病兼证的内容实际上就是论述辨治疑难杂病。张仲景论少阳病类似证辨证论治体系的核心是突出辨治少阳病不能仅仅局限于少阳病共有症状表现，必须高度重视少阳病相同症状表现中之不同，特别是能够辨清不典型的症状表现，把握病变证机的不同，达到辨治少阳病能够知此知彼，不为现象所迷惑，能够辨清病变证机而选择最佳治疗方药。可见，张仲景论述少阳病三大辨证论治体系即本证辨证、兼证辨证、类似证辨证，重在强调辨治少阳病的最佳切入点和最佳制高点，从而找到并实现临床辨治少阳病本证、少阳病兼证、少阳病类似证的最佳方法和最终目的。[162]

李士懋

LI SHIMAO

李士懋，男，汉族，1936 年 7 月出生，河北中医学院教授、主任医师。1962 年 11 月起从事中医临床工作，全国老中医药专家学术经验继承工作指导老师，河北省名中医。

李士懋，北京中医药大学博士生导师，中国中医科学院第一批传承博士后导师。中华中医药学会内科学会委员会委员，国家药品审评专家，第二、三、四、五批全国老中医药专家学术经验继承指导教师。"河北省首届十二大名中医"，有李士懋名医传承工作室。2014 年 10 月 30 日在北京召开的第二届"国医大师"表彰大会上李士懋教授获得了"国医大师"荣誉称号，是河北省首位获此殊荣的中医专家。

心系疾病医案

一、高血压

◦ **案1**

　　患者，女，20岁，在校学生，2002年12月24日初诊。患者自诉自本年4月发现血压高，145/95mmHg，未服药。现身酸痛，头痛胀晕，两太阳穴胀重，头痛已十多年，服"脑宁片"可缓解。月经40天一行。即刻血压150/90mmHg。脉弦细拘紧而劲，舌黯红，苔白。证属风寒外束，法宜疏风散寒，方宗九味羌活汤加减。具体组成：羌活9g，独活9g，防风10g，苍术10g，细辛5g，白芷9g，川芎8g，黄芩9g，干地黄12g，炙甘草6g，麻黄5g，僵蚕12g，蝉蜕6g，葛根12g。3剂，水煎服，每日1剂。

　　2002年12月27日二诊：药后未汗，脉症如上。上方加桂枝9g，生姜6片。3剂，水煎服。嘱2小时服1煎，啜粥温覆取汗，得汗后，余药改每日1剂。

　　2002年12月31日三诊：服药1剂得汗，头晕痛、身酸痛减轻。血压135/90mmHg。脉弦细稍劲，舌稍红，苔白少。证属肝肾阴虚，阳亢化风，法宜滋水涵木，平肝息风，方宗三甲复脉汤加减。具体组成：生地黄12g，熟地黄12g，山茱萸12g，白芍15g，怀牛膝10g，牡丹皮10g，五味子5g，生龙骨10g，生牡蛎10g（先煎），炙鳖甲18g（先煎），败龟板18g（先煎），生石决明18g，白蒺藜12g，钩藤15g，僵蚕12g，蝉蜕7g，地龙15g，全蝎10g，蜈蚣5条、夏枯草15g。21剂，水煎服，每日1剂。

　　2003年1月22日四诊：上方共服21剂，上症除。即刻血压125/85mmHg，脉弦细不劲，舌嫩红少苔。证属肝肾阴虚未复，嘱附六味地黄丸每次2丸，每日2次，连服1个月。开学后来告，血压状况一直很好，维持120/70mmHg左右。

　　按：本案例具有两个特点：一是患者年龄小，发现早，治疗周期短；二是本案例非常体现李老平脉辨证思辨体系，这是最重要的一个特点。本案例一二诊与三、四、五诊治法不同，体现了李老辨证灵活，某病不拘于一方一法，皆据患者个人病证，断证立法处方。李老诊断病主要根据患者脉象特征来诊断。患者一、二诊汗后，三诊脉弦细且劲，此乃肝肾阴虚、肝风内旋之脉。患者本阴血不足，加之汗出，汗后伤阴，故阴伤阳亢，阳亢化风。三诊病机转为肝肾阴虚，阳亢化风，故转予三甲复脉汤加息风之品，血压平复。四诊因脉不劲，但脉尚细，因阴未复之故，故予六味地黄丸连服1个月，阴血得复而血压稳定。

◎ 案2

患者，女，43岁，2005年4月29日初诊。患者诉患高血压近两年，靠降压药维持在150/90mmHg左右。自觉头晕，心悸，心急，腰痛，两臂麻，腿憋胀，寐差。脉弦数，舌红苔薄黄。证属肝热生风，法宜清热平肝息风，方宗镇肝熄风汤。具体组成：生石决明30g，怀牛膝15g，龙胆草5g，栀子9g，牡丹皮10g，生地黄15g，白芍15g，天麻15g，夏枯草18g，何首乌15g，桑叶9g，夜交藤18g，钩藤15g。7剂，水煎服。嘱停降压药。

2005年6月3日二诊：上方加生龙骨30g，生牡蛎30g，龟板18g，山茱萸18g。共服21剂，尚头晕，他症减。脉弦数，血压140/90mmHg。继予上方14剂。

2007年1月8日三诊：因病情好转，血压稳定，熬药麻烦，故停药。近因繁忙，又头晕，心慌，焦急，懊恼，臂麻，腰痛，寐差。脉弦且劲，舌红少苔。血压170/90mmHg，未服降压药。证属肝肾阴虚、肝风陡张，法宜滋水涵木、平肝息风，方宗三甲复脉汤。具体组成：生龙骨先煎30g，生牡蛎30g（先煎），炙鳖甲18g（先煎），炙龟板18g（先煎），磁石18g（先煎），山茱萸15g，牡丹皮12g，天麻15g，僵蚕15g，僵蚕15g，地龙15g，全虫12g，蜈蚣20条、刺蒺藜15g。

2007年1月29日四诊：上方共服14剂，曾因感冒咳嗽，加黄芩10g，前胡10g。自觉头晕已轻，下午脸胀，口干。脉弦滑，舌偏红，苔薄黄腻。血压120/80mmHg。上方加茵陈18g，滑石15g，14剂，水煎服，后未再诊。

按：患者2005年一诊晕眩且脉弦数，故诊为肝热生风。肝风上扰而头晕、血压高；肝风走窜经脉而致臂麻、腿胀，故予清热平肝息风。虽症减，然脉尚弦数，肝风未静，二诊在上方基础上加生龙骨30g，生牡蛎30g，龟板18g，山茱萸18g，即为三甲复脉汤之意，意在增强补肝肾、平肝风的力量。二诊后服药21剂，患者自觉诸症明显减轻，未继续治疗，自行停药，故一年后又反复。李老认为中医的诊断和预后判断标准是靠脉、舌、神、色、症综合判断，其中尤以脉为重。正如张仲景《伤寒论》开篇所云"脉静者为不传"，脉是否已然和缓，是中医判断病情转归预后的重要标志。此病案即是李老主要依据脉诊判断病证和判断预后的典型医案，以脉解证、以脉定证、以脉定治、以脉预后。在诊治高血压的过程中，李老对于血压高这一体征只是作为检验论治正确与否的标准，而非诊治依据。患者隔年再诊，脉弦且劲，劲乃风象，肝风较前为重，故重用潜降息风之品，育阴潜阳，重镇息风，酸收潜降并行，摄浮阳助息风。患者服药后血压下降，足以可见在中医理论指导下脉诊在辨证、立法、处方的重要性。

◎ 案 3

患者，女，59 岁，2010 年 4 月 2 日初诊。患者诉头懵、头痛、项强，心慌、气短、动则明显，眼痛、视物模糊、目如冒火，入睡难、每日寐约 4 小时，胃不适，腰痛，精力不济，腿沉，左小指及无名指经常麻，二便可。高血压 10 年，即刻血压 190/100mmHg，日常服用多种降压药。心电图：多源性早搏，室早成对或三联率，ST-T 改变。脉浮弦尺弱，舌嫩绛无苔。证属阴虚阳亢化风，法宜滋阴潜阳、平肝息风，方宗三甲复脉汤加减。具体组成：生龙骨 20g（先煎），生牡蛎 20g（先煎），生龟板 20g（先煎），生鳖甲 20g（先煎），山茱萸 18g，生白芍 15g，五味子 6g，熟地黄 18g，阿胶 15g，炒酸枣仁 30g，怀牛膝 12g，地龙 15g，全蝎 10g，蜈蚣 15 条。

2010 年 6 月 28 日二诊：上方一直服用至今，共服 74 剂。现偶服半片降压药。自觉眼冒火、目疼痛、手麻除，睡眠可，精力增。血压高时偶头痛，尚有早搏。刷牙时牙龈出血，全牙松。本月始出虚汗，胃欠和，余尚可。即刻血压 160/90mmHg（坐夜车来诊），脉弦缓滑。上方加胆南星 10g，半夏 10g，竹茹 10g，天麻 15g。30 剂，水煎服。

按：本病例患者高血压十年，服用多种降压药，就诊时即刻血压 190/100mmHg，虽服多种降压药，但控制不理想，病情严重。患者心电图检查示：多源性早搏，室早成对或三联率，ST-T 改变，说明患者心脏已有器质性病变，器质性病变较功能性病变严重。本例是在基本停用降压药的情况下，独用中药治疗，血压虽未降至正常，然已明显下降，且脉转缓滑，阴阳已渐和调，疗效确切。本患者一诊得脉浮弦尺弱，浮乃阳浮，弦乃风动。阳何以浮？当阴虚不能制阳。患者目如冒火，亦因阳浮之由。风自何来？乃阳亢化风。风阳扰心则不寐，心中憺憺，风阳走窜经络而手麻。尺脉弱、舌绛无苔，当属阴虚之故。故病机已明，诸症皆可得到合理解释。同时应用三甲复脉汤加虫类息风之品如地龙、蜈蚣、全蝎等增强药效。经治疗后患者病情明显减轻，足以说明李老断证、论治之准确，这即是平脉辨证论治体系思想的具体应用。[163]

二、心悸

⊙ 案 1

患者，男，19 岁，2014 年 3 月 14 日初诊。主诉：心悸、胸闷 1 年，加重 2 周。1 年前因感冒出现心悸、胸闷，心率 112 次 / 分钟，心电图示：窦性心动过速、ST-T 段改变，心肌酶增高（具体数值不详），诊为"心肌炎"，经治疗（具体诊疗过程及用药情况不详）及休息后有所缓解。2 周前因劳累致心悸、胸闷症状加重。刻诊：心悸、胸闷，头晕，烦躁，乏力，失眠，饮食、二便尚可，舌红、苔黄腻，脉沉躁数寸旺（旺为有余之意，多提示实证）。肌酸激酶同工酶（CK-MB)82U/L，心率 106 次 / 分钟，心电图示：窦性心动过速、ST-T 段改变，血压 135/80 mmHg。西医诊断：心肌炎。中医诊断：心悸；辨证：郁热内扰，兼有湿热；治法：清透郁热，祛湿。方宗新加升降散加减，处方：僵蚕 12 g，蝉蜕 6 g，栀子 10 g，豆豉 12 g，姜黄 9 g，生大黄 4 g（后下），连翘 12 g，薄荷 5 g（后下），茵陈 15 g，滑石 12 g。14 剂，每日 1 剂，水煎分早晚两次口服。

2014 年 3 月 28 日二诊：睡眠改善，烦躁、乏力好转，心悸、胸闷、头晕减轻大半。脉弦滑，舌红、苔薄黄微腻。法宜清透郁热，着重祛湿。上方去大黄、连翘，加佩兰 12 g，石菖蒲 8 g。14 剂，每日 1 剂，水煎分早晚两次口服。

2014 年 4 月 11 日三诊：心悸、胸闷、头晕诸症皆减，睡眠改善，寝卧稍安，烦躁好转，乏力改善较明显。脉弦滑，舌稍红、苔薄黄。二诊方加西洋参 6 g，麦冬 15 g。14 剂，每日 1 剂，水煎分早晚两次口服。

2014 年 4 月 25 日四诊：偶有心悸、胸闷，失眠明显缓解，乏力改善。

心率：86 次 / 分钟，血压 130/80 mmHg。复查心电图示：窦性心律。CK-MB20U/L。脉滑，舌淡红、苔薄黄。效不更方，守三诊方，14 剂，每日 1 剂，水煎分早晚两次口服。四诊后随访两个月余，患者自诉已无心悸、胸闷、头晕等症，其余诸症皆好转，查心电图正常，CK-MB20U/L。

按：患者初诊时，脉沉躁数且寸旺，沉主气郁不畅，热邪不得透达，此为热郁，此火郁甚者，切不可误为阴脉妄予温补，犯实实之戒；热郁于内，脉当躁数；寸旺当示其病位居于上，发于心肺。心悸、胸闷、眠差等，乃郁热上扰胸膈，心神不宁所致；头晕等症状皆因郁热上炎头面使然；其乏力者，盖因患者年少，气血不甚充实，且病程达一年之久，郁热内耗气血所致。《素问·六元正纪大论篇》云"火郁发之"，故治疗宜清透，清者即清泄郁伏之火热，透者即"祛其壅塞，展布气机"。郁火之清不同于火热燔灼者，不能过于寒凉，以防冰伏气机，使郁热更加遏伏，必以透为先，佐以清之。方宜选用新加升降散。该患者 1 年前因感冒出现心悸、胸闷等症，为祛邪未净，郁伏化热，扰于胸膈，窒塞气机而致。新加升降散中栀子、豆豉宣透胸膈郁热，可治心烦不得眠、胸中窒等，再与其他药物配合以增强清透之力。而据舌象知，舌红、苔黄腻当为火郁挟湿，故加茵陈、滑石化痰祛湿之品。二诊脉已不沉，提示气机已畅，然脉转弦滑，舌红、苔薄黄微腻，则为火郁尚未清透，痰湿之象显现，故方去大黄、连翘泻火通下之品，加佩兰、石菖蒲清热化痰之药，以增强透郁化湿之功。三诊舌稍红、苔薄黄示其内湿、火郁尚存，故仍守上方，但因病久，恐郁热伤气阴，故酌加西洋参、麦冬滋其气阴，西洋参、麦冬二药轻清灵透，能滋阴而不助邪。四诊后随访心悸、胸闷消失，诸症皆好转。[164]

肝系疾病医案

一、头疼

◎ 案 1

患者，女，31 岁，2004 年 11 月 1 日初诊。头痛一年余，遇冷加重，眉棱骨痛著，自肩至耳后一条筋痛，转头则痛重，转动受限。脉弦紧数，按之不实，舌可。证属：阳虚寒邪侵袭之头痛治法：温阳散寒方宗：麻黄附子细辛汤化裁，麻黄6g，炮附子12g，细辛6g，川芎8g，当归12g，桂枝10g，白芍10g，炙甘草6g，葛根12g，生姜6片，大枣6枚。3剂，水煎服，日四服，服后啜粥，温覆令汗。

11月4日二诊：服药未寒，痛如上，仍以上方加减。

12月4日三诊：服药28剂，头痛已止，耳后筋痛已不著，按之尚隐痛，头颈转动自如，其他可。脉弦滑，按之稍差，寒渐解，正气虽复未盛，宗阳和汤加味，温阳养血散寒收功。麻黄4g，熟地15g，鹿角胶15g，白芥子8g，肉桂5g，炮姜炭5g，吴茱萸6g，川芎7g，当归12g，白芍12g，炙甘草7g。7剂水煎服。

按：患者为青年女性，头痛日久，遇冷加重，可见为阳虚之体，不耐外寒，病在少阴，黄竹斋引《兰室秘藏》认为"少阴经头痛，三阴三阳经不流行而足寒……"。且眉棱骨痛著，痛自肩连及耳后项背，此为寒邪著于阳明，少阳。转动受限为寒邪凝滞日久，肌枢不利故难以转侧。方中用麻黄附子细辛汤加味，麻黄附子细辛汤在《伤寒论》中主治少阴阳虚外感，"少阴病，始得之，反发热，脉沉者"，麻黄解表，附子温阳，细辛性温辛散，助麻黄解表，附子扶阳，为少阴阳虚外感之常用方。方中麻黄发太阳之汗，解表散寒；附子温少阴补命门之阳；细辛性温味辛专走少阴助辛散，三药合用补散兼施，无损阴气。李老在此基础上合桂枝加葛根汤，舒肌解表，葛根汤出自《伤寒论》"太阳病，背项强几几，反汗出恶风者，桂枝加葛根汤主之。"桂枝汤调和营卫，此为虚人外感，且有阳虚之象，不宜大发其汗，桂枝汤和之为佳，加以辅汗三法，连服，啜粥，温覆，微发其汗，调和阴阳。葛根即可舒肌解表，缓解背项之疼痛，不可转侧，又可引药入阳明，以去眉棱骨之疼痛。川芎，当归引药入于血分，活血行气止痛，散血中之久寒，川芎又可引药入太阳，散背项之沉寒。诸药合用，以散里外之寒，寒去痛止。奈何患者未遵医嘱，未用辅汗三法，未能速效。服药月余之后，寒去痛减，头项转动自如，脉弦滑，按之稍差，李士懋教授断为寒邪渐解，正气仍未复，经年之病，寒虽去，但正气仍不足，于是用阳和汤加味，阳和汤在《外科证治全生集》中用于治疗阴疽，具有温阳补血，散寒通滞之功效，方中麻黄得熟地不发表，熟地有麻黄不腻膈，巧妙至极。李士懋教授在此基础上加吴茱萸散寒止痛，川芎，当归，引药入血，活血行气止痛，白芍防止辛散太过，具有佐制之功。李老活用伤寒经方，佐以时方，灵活加减，心细如尘，于细微处见真功。[165]

二、中风

⊙ 案1

患者，男，65岁，2010年3月13日初诊。主诉：左侧半身不遂，腰膝酸痛3个月余。患者于2009年12月突发眩晕、呕吐，随即转入昏迷，当地医院诊断为脑梗死。经抢救后，眩晕、呕吐、昏迷症状均有改善，但神志仍然不清，左侧肢体不利、口眼㖞斜。病情好转后出院进行康复治疗，效果不佳。刻诊：患者形体肥胖，神识不清楚，痰涎较多，舌体强硬，语言难出，有时能说话，但含糊不清，左侧半身不遂，腰膝酸痛。寐可，饮食少，每天仅能进一二两饮食。大便不爽，小便黄少。口唇紫暗，舌红、尖少苔，舌根黄厚腻，舌下静脉迂曲，脉濡细滑数无力。查体：左侧肢体肿胀，左手手指屈伸不利，对指不能，根据临床偏瘫肌力5级分级标准，测定左下肢肌力为2级，肢体能活动，只能在床面平移，不能克服重力，行走迟缓。西医诊断：脑梗死。中医诊断：中风（后遗症期）。证属湿热内蕴、痰瘀阻络、肝肾阴虚，法以清热利湿、活血化痰通络、滋补肝肾，方宗"薛氏4号方"加减。处方：黄连10g，地龙10g，威灵仙10g，丝瓜藤10g，海风藤15g，远志10g，石菖蒲10g，怀牛膝10g，桑寄生15g，水蛭10g。7剂，每日1剂，水煎分早晚两次温服。

2010年3月21日二诊：服上方后，患者精神好转，语言较前清楚，吐痰减少。多梦，饮食仍少。大便较前顺畅，小便转为淡黄。舌脉同前。查体：左侧肢体肿胀减轻，左手能轻微活动，左下肢肌力增至3级，肢体能抬离床面，但不能克服阻力，可拄拐行走。效不更方，方药同前，继服14剂。

2010年4月4日三诊：服上方后，患者语言表达更加清晰，喉中偶有痰。寐尚可，饮食仍差，一日仅进二两食物。二便调。舌红、尖少苔，黄腻苔减少，脉濡滑数。查体：左侧肢体稍微肿胀，左手指关节活动较前灵活，左下肢肌力三级，拄拐行走，能拄拐行走120米。初诊方加佩兰10g，炒莱菔子10g，水煎继服14剂。

2010 年 4 月 28 日四诊：服上方后，语言表达清晰，痰涎消失。寐可，进食增多，二便调。舌淡红、舌尖苔恢复，苔薄黄，脉濡数。查体：左下肢肌力增至 4 级，肢体能抬举，并能克服一定的阻力，有轻微颤抖，可拄拐行走达 200 米，双手可完成握拳。嘱其仍然参照三诊方服用 1 个月。2010 年 6 月随访，患者仅见左侧足趾活动不灵敏，可拄拐杖行走达 300 米，生活可以自理，其他尚可。

按： 本案为脑梗死后出现左侧肢体活动障碍，肌力减退，个人生活难以自理。患者素体肥胖，嗜食油腻，此次发病前，因家中琐事情绪激动，诱发中风，病机为"湿热内蕴、痰瘀阻络、肝肾阴虚"。病程日久，耗伤肝肾之阴。李老根据患者饮食不佳、大便不爽、小便黄少、舌红、舌根黄厚腻、脉濡数等表现，诊断为湿热内蕴。根据患者口唇紫暗、舌下静脉迂曲的表现，诊断为瘀血阻络。根据患者形体肥胖、喉中痰多、脉滑的表现，诊断为痰浊内生。根据患者腰膝酸痛、舌尖无苔、脉细无力的表现，诊断为肝肾阴虚。综合辨证分析，证属"湿热内蕴、痰瘀阻络、肝肾阴虚"。方选"薛氏 4 号方"化裁治疗，其中黄连清利湿热，地龙、水蛭、威灵仙、丝瓜藤、海风藤活血通络，远志、石菖蒲化痰开窍，怀牛膝、桑寄生滋补肝肾。全方共奏清热利湿活血、化痰通络、滋补肝肾之功。二诊见病情好转，效不更方，方药同前。三诊见食欲仍差，加佩兰、炒莱菔子，以开胃进食。四诊见食欲好转，进食增多，效不更方，嘱其长期用药，密切观察病情。由于辨证准确，方药贴切，取得了满意疗效。[166]

李今庸 LI JINYONG

李今庸，男，汉族，1925 年 9 月出生，湖北中医药大学教授。1947 年 12 月起从事中医临床工作，全国老中医药专家学术经验继承工作指导老师，湖北中医大师。

湖北中医药大学资深教授，并兼任中国中医科学院研究生部客座教授、长春中医学院客座教授、《新中医》顾问、《中医药学刊》顾问、中华中医药学会终身理事、全国李时珍学术研究会名誉主委、全国类风湿关节炎医疗中心网络及协作委员会高级顾问，中央卫生部、国家中医药管理局《中华医藏》专家委员会委员等职。

曾任《中国大百科全书》传统医学卷编辑委员会委员、《中华本草》编辑委员会委员、国家中医药管理局重大中医药科学技术成果评审委员会委员；中华中医药学会第一届理事、第二届常务理事、第三届顾问、终身理事；全国李时珍学术研究会名誉会长；湖北省政治协商会议第四届委员、第五、第六、第七届常务委员暨教科文卫体委员会副主任；湖北省科学技术协会第二届委员、第三、第四届常务委员，湖北省老科技工作者协会第二、第三届副理事长、湖北省中医药学会理事长等职务。

1991 年获国务院政府特殊津贴，1999 年获中华中医药学会颁发的"国医楷模"奖，2002 年获"中医药学术最高成就奖"，2006 年获中华中医药学会"中医药传承特别贡献奖"。1978 年作为湖北省唯一的中医代表，出席了首届"全国科学大会"，受到党中央首长接见。2014 年 7 月人社部、国家卫计委、国家中医药局在北京人民大会堂举行国医大师表彰大会，湖北中医药大学 90 岁高龄的李今庸教授获得这一中医界的最高荣誉，他是湖北省第一个获此殊荣的中医。

肺系疾病医案

一、咳嗽

⊙ **案 1**

患者，女，2岁，其母代诉：患儿2周前发病，开始鼻流清涕，喷嚏，咳嗽。数日后，其流涕，喷嚏之症减轻，而咳嗽则日益加甚，频频咳嗽。而痰少，咳有回声，眼胞浮肿，且见发热、鼻干、口渴欲饮水、小便黄、汗出、食欲减退、舌红、少苔、指纹稍紫。该证为肺郁化热，气逆咳嗽，治宜宣肺清热、降逆止咳，佐以调中和胃。治以越婢加半夏汤。处方：麻黄5g，石膏9g，生姜3g，红枣2枚，炙甘草5g，法半夏6g。以水煎服。

二诊：热退咳止，但口渴、鼻干，继续以上方去法半夏，加天花粉6g。服后病愈。

按：风寒束肺，肺气上逆，肺失收摄津液之用，故症见咳嗽而鼻流清涕。风寒束肺，阳气内郁而欲外奋，其气发于肺之外窍而喷嚏以出，故频频喷嚏。数日后，寒邪化热，清涕、喷嚏等症自去而咳嗽加重，肺不敷布，则水津上壅于眼睑，故眼胞浮肿，肺有郁热，则身热、鼻干、口渴欲饮水、舌红而指纹见紫色。肺气不降，则脾胃功能失调，故食欲减退。越婢加半夏汤方，用麻黄、石膏宣肺气而清郁热，半夏降逆止咳，生姜、红枣、甘草和中以调脾胃。二诊时热退咳止，肿消食进，唯口渴、鼻干，加天花粉生津止渴。

⊙ **案 2**

患者，男，60岁，就诊时，咳嗽1年多，咳唾白色稠痰，量多，易咳出，每咳嗽则小便遗出，苔白滑，脉濡小。证为湿痰咳嗽，治宜化痰祛湿，降逆止咳，方用二陈汤加味，处方：法半夏10g，陈皮10g，茯苓10g，炙甘草10g，干姜6g，细辛6g，五味子8g，款冬花10g，紫菀10g，炒白术10g。以水煎服，每日2次。服药6剂病愈。

按：肺为贮痰之器，痰湿贮肺，肺失去正常之用，发生变动而为咳嗽痰多，湿盛而少阳热之化，则其痰为白色而舌苔亦白滑，脉亦濡小，咳嗽则肺气上逆，而不能统摄下焦，则膀胱为之不固，故咳嗽则小便遗出。二陈汤加味用陈皮、半夏行气化痰，款冬花、紫菀降逆止咳，干姜、细辛、五味子暖肺止咳，白术、茯苓、甘草健脾和胃，燥湿渗湿，以绝生痰之源。湿去痰化，肺气复常，咳止则尿自不遗出。[167]

二、神志病

⊙ 案1

患者，男，40岁，高血压病史10余年，2周前发生时而无故微笑，内心明白却不能控制，形体胖，头部昏闷，口干，舌苔厚腻而黑，脉象弦数。李老辨证为痰涎沃心，神明失守。治宜化痰涎，泻心火，以导痰汤加味，处方：胆南星10g，石菖蒲10g，炒枳实10g，法半夏10g，陈皮10g，茯苓10g，炙甘草6g，浙贝母10g，黄芩10g，黄连10g，玄参10g。

按："神有余而笑不休"（《素问·调经论》），心邪盛，则见时而无故发笑而不能自控；形体肥胖多痰盛，痰浊郁结，清阳不升，津液不布，则头部昏闷，舌苔厚腻而口干，脉弦；痰郁化火，火极似水，故脉兼数象而舌苔兼黑色；喜则气缓，津聚为痰，痰涎沃心，发为狂证善笑。方中以导痰汤化痰行气；加浙贝母、石菖蒲开郁通窍；黄连、黄芩泻心火；玄参咸软，以遂心欲而滋水以制火。患者药服7剂而愈。肝主疏泄，藏魂。肝通过其疏泄功能对人体气机起调畅作用，从而调节人的精神情志活动。人的精神情志活动，除由心神所主宰外，还与肝的疏泄功能密切相关，故《素问·灵兰秘典论》云："肝主谋虑"。肝主谋虑就是指肝辅佐心神参与调节思维、情绪等精神情志活动的作用。肝的疏泄功能正常，人舒畅调达；肝疏泄失常，人的精神情志活动出现异常，或抑郁喜虑，或急躁易怒。肝藏魂，魂为随神气而往来的精神活动，寄居于血，肝藏血，故藏魂。《灵枢·本神》曰"随神往来者谓之魂""肝藏血，血舍魂"。肝的藏血功能正常，则魂有所舍；肝血不足，则魂不守舍，出现多梦、幻觉等症。肝主疏泄，藏魂，故李老常从肝辨治神志病，如以生铁落饮和风引汤治疗肝郁化火发狂证；酸枣仁汤治疗肝血不足失眠；甘麦大枣汤加味治疗心肝不足之脏躁等。

◦ 案 2

患者，女，25 岁，1 周前因夫妻口角而发病。卧床不语，不食不饮，时而两目发赤起身欲奔，亲人将其按倒在床即又卧下，旋而又复如是。李老师辨证为肝胆气郁，风火上扰，神明失聪。分析如下：肝胆郁结，则卧床不语，不食不饮；肝开窍于目，胆气通于心，郁而化火生风，风有作止，火性急数，其风火上扰心神；故时而两目发赤起身欲奔。治宜去热泻火，重镇安神，予以风引汤，处方：大黄 10g，干姜 6g，桂枝 6g，炙甘草 10g，龙骨 10g，牡蛎 10g，赤石脂 15g，白石脂 15g，生石膏 15g，寒水石 15g，紫石英 15g，滑石 15g。

按：方中以桂枝、干姜之辛以散肝郁，"肝欲散，急食辛以散之"（《素问·藏气法时论》）。生石膏、滑石、寒水石清肺热以制肝；大黄导热邪由大便而去；赤石脂、白石脂、紫石英、龙骨、牡蛎重镇安神。药服 2 剂而神清，后愈。[168]

妇科病医案

一、月经过多

◦ 案 1

患者，女，40 岁。月经过多 5 年，周期正常，经期 5～9 天，色红量多，无血块，无腹痛，每次月经来潮前双眼微肿，有时下肢也肿。经期自觉上腹部烘热，双脚发凉。月经后双眼干涩，头两侧空痛。平时则感腰膝酸软，脚跟痛，口干喜饮，大便质稀，解而不爽，肢体稍有外伤碰撞即出现青紫色斑块，时有少许白带，甚则恶心欲吐。舌质稍干、苔薄白，脉右沉左虚。乍看起来病症颇为复杂，但综合分析，李老认为，病属冲任下陷，气机阻滞；肝肾阴虚，虚阳上越。而当前的主要矛盾则为冲任下陷，气机阻滞。治当补益冲任，疏利气机，拟胶艾汤加减以治其月经过多，月经过多解决了，其他症状也随之减轻，后随症治之而病很快痊愈。由此足见抓主要矛盾是临床辨证的关键所在。李老认为，只有根据疾病的主要矛盾遣方用药，才有较强的针对性，从而收到理想的治疗效果。[169]

陈可冀 CHEN KEJI

陈可冀，男，汉族，中共党员，1930年10月出生，中国科学院院士，中国中医科学院主任医师、首席研究员、终身研究员。1956年4月起从事中医临床工作，全国老中医药专家学术经验继承工作指导老师。长期从事中西医结合心血管病与老年医学临床研究。现任国家卫生健康委科技创新战略顾问，国家中医药管理局中医药改革发展专家咨询委员会顾问，中央保健委员会专家顾问委员会委员。中国科协荣誉委员，中国医师协会常务理事，中国药典委员会顾问，中国中西医结合学会名誉会长，中国老年学学会名誉会长，中国医师协会中西医结合医师分会会长，世界中医药学会联合会高级专家顾问委员会主席。国家心脏中心专家委员会资深专家，国家神经科学临床中心专家委员会委员，国家老年疾病临床医学研究中心专家委员会委员。香港大学、香港中文大学、香港浸会大学、澳门科技大学等单位名誉教授，美国洛杉矶加州大学客座教授。北京大学医学部兼职教授，首都医科大学中西医结合学系学术委员会主任，担任《中国中西医结合杂志》及 Chinese Journal of Integrative Medicine 杂志主编，eCAM（Evidence-Based Complementary and Alternative Medicine）杂志心血管专栏特邀主编，Chinese Medical Journal（中华医学杂志英文版)、《中华心血管病杂志》及《中华老年医学杂志》顾问。曾任中国科学院生物学部副主任（1993年—2001年），中国科学院学部主席团成员（2004年—2008年），世界卫生组织传统医学顾问（1979年—2009年）。曾获首届立夫中医药学术奖（1994

年），国家科技进步奖一等奖（"血瘀证与活血化瘀研究"2003 年），国家科技进步奖二等奖（"证效动力学研究"，2001 年，"心血管血栓性疾病瘀毒病因的创新研究"，2014 年）；求是科技奖（2001 年）；何梁何利科技进步奖（2002 年）；首届世界中医药联合会首届中医药国际贡献奖（2007 年）；中国非物质文化遗产传统医药项目代表性传承人（2007 年）；吴阶平医学奖（2009 年）；中国脑卒中防治工作卓越成就奖（2014 年）；全国杰出专业技术人才（2014 年）；中华中医药学会终身成就奖（2014 年）；中国中西医结合终身成就奖（2017 年）；中华中医药杰出贡献奖（2018 年，中国澳门）；全国中医药杰出贡献奖（2019 年）。主编《清宫医案研究》《清宫医案集成》，分别获古籍整理金奖（1991 年）和中国出版政府奖（2011 年）等奖项。2018 年荣获"敬佑生命、荣耀医者"生命之尊奖；2019 年被国家卫健委评为全国道德模范与身边好人——中国好医生；2019 年荣获"最美医生"称号；2019 年 8 月入选中国医学科学院学部委员；2019 年荣获全国中医药杰出贡献奖。

心系疾病医案

一、冠心病

◦ 案1

患者，男，58岁。以"间断性胸痛伴喘憋6年，加重3个月"就诊。2010年以来间断性胸闷、胸痛，一直未予重视，未系统检查与治疗，有烟酒不良嗜好。2016年3月3日18：00病人于游泳后出现黑曚、摔倒，无肢体活动障碍及抽搐、口吐涎沫、口眼歪斜等症状，约1小时后（19：00）病人出现胸前区疼痛，范围波及整个胸前区，为持续性钝痛，伴阵发性加剧，当日24：00左右出现恶心、呕吐，呕吐物为胃内容物，无咖啡样物，并排稀便1次，颜色及性质正常。

于2016年3月4日09：00就诊于中日友好医院，心电图显示：V1～V4导联ST段抬高0.1～0.3mV；心肌梗死3项检查结果显示：肌钙蛋白I（cTnI）21.5ng/mL，肌酸激酶同工酶（CK-MB）>80ng/mL，肌红蛋白（Myo）>500ng/mL。诊断为急性ST段抬高型心肌梗死（广泛前壁），因病人疼痛时间超出急诊经皮冠状动脉介入术（PCI）时间窗，选择择期冠状动脉介入治疗。心脏彩超提示：左心房（LA）42mm，左心室内径（LVD）59mm，左室射血分数（LVEF）25%，节段性室壁运动异常，左室心尖部室壁瘤形成，左心功能明显减低，肺动脉高压（中度）。冠状动脉造影显示：左冠状动脉前降支（LAD）近段狭窄75%～95%，中段可见夹层、狭窄50%，远段狭窄25%～50%，心肌梗死溶栓试验（TIMI）血流3级；左回旋支（LCX）近段狭窄25%～50%，中段以远完全闭塞，TIMI血流0级；右冠状动脉（RCA）中段狭窄25%～50%，远段狭窄75%～80%，TIMI血流3级，可见左室后支（PLA）向LCX远段提供侧支循环。诊断为：冠心病，三支病变，缺血性心肌病，重度心力衰竭。不适宜介入和搭桥治疗，建议进行心脏移植。2016年6月就诊于首都医科大学附属安贞医院，心脏磁共振成像（MRI）检查：LA50mm，LVD61mm，射血分数（EF）19.9%；左室整体运动功能减低，左心功能不全；前壁、前间隔壁、心尖室壁瘤形成；前壁、前间壁、心尖透壁心肌梗死；左室增大，左房增大。正电子发射型计算机断层显像（PET）/CT：

心肌灌注显像提示 EF 为 15%，心肌代谢显像提示 EF 为 25%；静息心肌灌注单光子发射计算机断层成像（SPECT）+ 心肌代谢 PET/CT 显示：心尖段、各室壁心尖段、前壁中段、前间隔中段和基底段、部分后间隔中段和基底段心肌血流灌注及葡萄糖代谢均明显受损，提示梗死心肌，约占左心室面积的 40%，其中透壁性心肌梗死约占 20%，非透壁性心肌梗死约占 20%；左心室整体收缩功能严重受损，左心室心肌机械收缩同步性极差；心尖部大范围室壁瘤形成，无明显存活心肌。治疗仍以内科强化药物治疗为主，同时仍建议心脏移植。鉴于目前尚无合适配体，遂于 2016 年 5 月 26 日慕名中国中医科学院西苑医院陈可冀院士寻求中西医结合治疗，遂收住西苑医院心血管科。复查心肌核素 – 心血池显像：EF 为 25%，左室收缩功能下降，左室舒张功能下降；左室增大，心尖区矛盾运动。就诊时症见：形体中等，面色少华，呈现明显的焦虑、紧张状态。气短乏力，动则加重，偶有后背部疼痛，心悸，纳可，眠差，二便调。舌质淡暗苔白腻，脉沉细弱。四诊合参，陈可冀院士明确诊断为冠心病、缺血性心肌病、心力衰竭，辨证为气虚血瘀痰阻证，治以益气活血、宽胸化痰，方以陈可冀院士愈梗通瘀汤加减，处方：生黄芪 30g，紫丹参 30g，广藿香 30g，佩兰叶 12g，赤芍药 12g，葶苈子 10g，茯苓 30g，炒枣仁 30g。

二诊：病人服用 7 剂后，精神状态转佳，胸闷较前明显缓解，全身乏力好转，偶有气短，稍口干，紧张状态，舌暗红，少苔，脉细数。方剂调整，仍以补益心气、活血化瘀为主，辅以滋养心血，处方：生黄芪 20g，西洋参 6g，麦门冬 12g，五味子 6g，天门冬 12g，薤白 10g，全瓜蒌 20g，法半夏 10g。

三诊：服用 14 剂，水煎服，早晚 1 剂。配合运动处方康复（太极拳）治疗。6 月 24 日复查心脏彩超：LVEF41%，节段性室壁运动异常。病人仍担心冠状动脉病变严重，存在明显焦虑状态，故在原方基础上加用柴胡、白芍、郁金疏肝解郁，处方：西洋参 6g，麦门冬 12g，五味子 6g，鲜石斛 12g，天门冬 12g，薤白 13g，全瓜蒌 20g，法半夏 10g，柴胡 10g，白芍 10g，郁金 10g。服用 14 剂，水煎服，早晚 1 剂。配合运动处方康复治疗。

四诊：病人自诉症状均有明显好转，坚持药物治疗，同时指导病人坚持练习太极拳法。2016 年 7 月复查心脏彩超：LVEF44%。心脏功能明显提高，临床症状明显好转。病人信心大增，焦虑状态好转。后在首都医科大学附属北京安贞医院行冠状动脉造影，于前降支植入 1 枚支架，日常可正常活动。查舌红苔薄，脉沉。稍有怕冷表现。治疗仍坚持太极拳运动康复，以愈梗通瘀汤加减巩固，处方：生黄芪 60g，紫丹参 30g，藿香 20g，佩兰 10g，赤芍 15g，茯苓 20g，炒枣仁 30g，桂枝 12g，炒栀子 10g，川芎 15g，乌药 10g，苍术 15g，巴戟天 15g，沙苑子 15g。

按：本例病人大面积心肌梗死，EF 降低，同时伴有室壁瘤，介入治疗不是最佳的治疗方法，因此，中日友好医院和北京安贞医院均建议尽快心脏移植。但一方面尚无适配供体，另一方面病人移植意愿不强烈，如何改善病人临床症状和预后，是颇为棘手的问题。经过陈老对该病人的症状、体征、病史、舌苔、脉象及检查结果的综合分析，在辨证治疗的基础上，以益气活血为主要治法，运用陈老临床验方愈梗通瘀汤获得良好疗效。几个疗程后 PET-CT 的结果对比发现存活心肌有所增加，EF 提高，心功能改善，心绞痛减轻，为介入治疗赢得了机会，同时已经无需心脏移植。[170]

二、病态窦房结综合征

◦ 案 1

患者，女，46 岁，因阵作心悸胸闷 10 年，加重伴晕厥 1 次于 2002 年 10 月 8 日来诊。检查超声心动图示正常。24 小时动态心电图示：窦性停搏，ST-T 改变，24 小时窦性心律最快 89 次/分，最慢 37 次/分，平均心率 60 次/分。其最慢心率日间、夜晚均可见到，并伴 I 度房室传导阻滞，阿托品试验阴性。目前患者面色苍白，乏力，食纳二便尚可。查体：血压 150/90mmHg，心率 50 次/分，经期不规则，舌暗、舌尖可见瘀斑瘀点、苔白，脉沉细缓。中医诊断：心悸，阳虚血瘀型。西医诊断：①病毒性心肌炎，心律失常，病态窦房结综合征。②高血压 2 级。治疗原则：温阳活血。处方：麻黄附子细辛汤与二仙汤加减并加活血化瘀之品，处方：淫羊藿 20g，仙茅 10g，麻黄 6g，制附子 10g，细辛 6g，丹参 12g，赤芍、白芍各 10g，知母 10g，当归 12g，桑椹 15g。服用 14 剂后复诊，自觉心悸胸闷痛明显好转，乏力症状已有减轻，自觉口干。查其舌暗及舌尖可见瘀斑瘀点同前，脉沉细，血压 150/90mmHg，心率 60 次/分，为防其辛温太过，加用养阴之品女贞子 10g，旱莲草 10g。三诊时，已无乏力口干发作，但手抖，血压 150/90mmHg，查其舌暗红，脉沉细，上方去仙茅，加桑叶 10g。11 月 12 日四诊时，症状更加稳定，24 小时动态心电图示：窦性停搏消失，ST-T 改变，24 小时最快心率 112 次 / 分，最慢心率 39 次 / 分，平均心率 70 次 / 分。未见房室传导阻滞。以后每 2 ～ 3 周复查一次，坚持服上方并加用肉桂粉 1.5g 分冲，并制成丸药服用。2003 年 1 月 27 日来诊，自诉上月症状曾加剧，自行抄最近一次汤药方服用，3 天后症状消失，现仍服用丸药，症状稳定，已可行走 3km，查舌暗减轻、舌苔薄白，少量瘀点，脉沉滑，嘱其可继用丸药，若无不适可停用。[171]

三、充血性心力衰竭

◎ 案 1

患者，男，62 岁，初诊。主诉劳力性心前区闷痛 5 年，加重 9 个月伴气促。在加拿大犹太医院行冠状动脉造影：左前降支第 1 分支发出后完全闭塞，左前降支开口 85％狭窄，右冠中段 80％～ 95％狭窄，建议行经皮冠状动脉介入治疗（PCI）。心脏超声：左心房、左心室扩大，左室前壁下壁节段性运动异常，左室射血分数（LVEF）51％，左室舒张功能受限；心电图：正常。服用比索洛尔 2.5mg，阿司匹林 100mg，福新普利 10mg，辛伐他汀 20mg，单硝酸异山梨酯 40mg，每日 1 次，治疗逾半年，劳力型气促及劳力型心绞痛未改善，怕冷，自汗出。体检：血压 90/60mmHg（1mmHg ＝ 0.133kPa），心浊音界向左扩大，心尖区 SM Ⅱ～Ⅲ /6，心率 78/ 分钟，律齐，S1 低钝。舌质淡暗，有瘀斑，舌体胖，边有齿痕，苔薄白，脉细涩。西医诊断：①充血性心力衰竭，心功能Ⅱ级；②恶化劳力型心绞痛，心绞痛分级 3 级；中医诊断：心衰病，气虚血瘀型。治疗：益气活血，加味保元汤主之。处方：红参 3g 另煎兑入，生黄芪 40g，桂枝 10g，炙甘草 10g，防风 10g，丹参 30g，川芎 10g，赤芍 10g，益母草 20g，栝楼 15g，薤白 15g，炒枣仁 30g。前 14 剂为每日一剂，后 14 剂为隔日一剂。因血压偏低，冠状动脉灌注压不足会损害心脏收缩及舒张功能，福新普利调整为 5mg，每日 1 次，单硝酸异山梨酯改为硝酸异山梨酯 5mg，每日 3 次。再诊，活动耐量明显增加，自汗减少，舌脉未见变化。

初诊方去防风，加远志 15 g，隔日一剂，服用 7 个月，三诊时，连续上三层楼无心绞痛及气促感。三诊，方炼蜜为丸，6 g，每日 3 次，长期巩固调理。

按：从病人临床症状及客观检查来看，由于缺血致冬眠心肌所引起的心力衰竭，既有收缩功能障碍，亦有舒张功能不全。以劳力型气促、胸痛为主症，"劳则气耗""不通则痛"，结合舌脉，气虚血瘀辨证精当。药理学研究证实，保元汤能稳定急性心肌梗死（AMI）犬的每搏及每分冠状动脉灌流量，缩小 AMI 家兔心肌梗死范围，改善冠心病病人 ST-T 缺血改变，提高 LVEF 等。陈老紧密联系病机辨证，构建益气活血治法，处以加味保元汤更加切中病情。除上述几种机制外，还可通过改善心肌供氧及心肌能量代谢，降低心肌氧耗，保护心肌细胞，抑制血小板聚集，清除氧自由基，抑制左室重构及心肌细胞凋亡等多种复合机制，从而延缓或阻止心衰发展，改善血流动力学。目前临床上冠心病心衰病人多依据指南合并应用血管紧张素转换酶抑制剂（ACEI）、硝酸酯类药物及 β 受体阻滞剂。本例病人应用药物选择及剂量不适，致动脉血压偏低，陈老予及时调整，改善冠状动脉灌注。治疗前后，如能在严密医疗保护下行运动负荷试验，将有助于心衰疗效进一步的客观判定。[172]

金世元 JIN SHIYUAN

　　金世元，男，汉族，中共党员，1926年12月出生，北京卫生职业学院主任药师。1940年2月起从事中医药工作，全国老中医药专家学术经验继承工作指导老师，首都国医名师。国家自然科学基金委员评议专家、国家中医药管理局科技成果评审专家、中国老教授协会医药专业委员会顾问、北京药学会常务理事及中药专业委员会主任委员、北京市卫生技术系统中医中药高级职称评委；《中华本草》编委、现代实用中药系列丛书编委会学术顾问，金世元教授不仅是北京卫生学校中药专业的重要创始人，同时兼任首都医科大学中医药学院客座教授、中华中医药学会中成药分会主任委员、国家食品药品监督管理局基本药物评审专家、国家科技部国家秘密技术中医中药审查专家、北京中医药学会学术顾问，《北京中医》《首都医药》《光明中医》《中药研究与信息》等杂志编委，中国药材公司、北京同仁堂集团公司等技术顾问等社会职务。对中药的鉴定、炮制、制剂等有丰富经验。大家尊称他为"国药泰斗"。

学术精要

金世元教授从事中医药教育、科研、医疗 70 余年，在中药品质鉴定与评价方面创建了"五象七原"学术思想，准确鉴别中药材的真、伪、优、劣以及是否"道地"，被誉为"火眼金睛"。中药传统炮制理论与技法方面，重点把握中药炮制与药性、疗效关系，考究质量与传统规范，是国家非遗中药炮制技术代表性传承人。编撰北京市《中药调剂规范》，完成北京市中成药配方配本统一工作，对中药行业发展影响深远，也是燕京药学的特色与成就的代表。金世元教授著作：《中成药的合理使用》《中药饮片炮制研究与临床应用》《中药炮制学》《中成药大辞典》《中药材大辞典》《中药炮制大全》《北京市中成药制剂标准》等。

郑

新 ZHENG XIN

郑　新，男，汉族，中共党员，1925年5月出生，河南省郏县人，重庆市中医院主任医师。1961年8月起从事中医临床工作，全国老中医药专家学术经验继承工作指导老师。

1949年6月河南大学医学院肄业，1957年8月毕业于四川大学华西临床医学院，1961年8月国家卫生部第二届西医学习中医研究班结业，第三批全国老中医药专家学术经验继承工作指导老师，国家中医药管理局首批全国名老中医药专家传承工作室建设项目专家，成都中医药大学兼职教授，重庆市中医院国家临床重点专科（中医专业）肾病科学术带头人。

一、临床工作

郑新从在部队运用自己所学的医学知识为解放军战士医治伤病，到重返医学院校继续深造学习，再到习古诵经，传承国粹，长期坚守临床第一线，迄今已有60余载，他攻克中医急症，擅长诊治休克、心绞痛、心律失常，擅长诊治温病高热证，擅用中西两法治疗慢性肾脏疾病。他创建了重庆市中医院中医肾病专科，目前该科是国家中医药管理局"十一五""十二五"重点专科、国家临床重点专科（中医专业）、重庆市中医药重点学科。2010年，时任国家副主席习近平亲临肾病科视察工作。60多年来，经郑新诊治的患者多达数十万人次，遍布全国各地，海外华人也慕名前来求治。《中国中医药报》等多家媒体曾对他高尚的医德和精湛的医术做了详细报道。

二、学术思想

（1）发展和丰富了温病学说

郑新热衷钻研岐黄之术，同著名中西医结合专家黄星垣一起，携手并肩，先后在中医内科急症、中医肾脏病证治等领域开展中西医结合探索，承古而不泥古，创新而不离经，善于从传统中医理论和经方中寻找切入点。一是创新了高热的"热毒学说"；二是开展了温热病防传杜变临床及机理研究；三是提出了"三关"（高热、伤阴、厥脱）学说，四是发展了"益气养心"治疗休克、冠心病、心律不齐的理论等，在临床中得到了广泛应用，取得了良好的疗效；有关成果多次获得四川省和重庆市政府科技、卫生部门的嘉奖。以黄星垣、郑新等一批专家学者创立的《中医急症通讯》（现《中国中医急症》）杂志成为全国中医急症领域的核心学术刊物。

（2）在慢性肾脏病的诊治和研究方面取得丰硕成果

郑新以火把花根片治疗慢性肾炎为研究入口，充分运用中医药辨证施治理论，对慢性肾脏疾病进行了长达50余年的研究，先后研制出疗效独特的院内制剂肾病Ⅰ号、肾病Ⅱ号等，培养了一批中医肾病研究人才，他提出的肾病三因论、肾病多瘀论、肾病"治未病"学术思想，祛邪扶正并重、扶正重在脾肾，衷中参西为我所用等学术思想，对临床实践产生深远影响，课题《肾衰灵液全结肠灌洗治疗慢性肾功能衰竭的临床研究》获得了重庆市卫生局中医药科技成果三等奖。

肾系疾病医案

一、尿酸性肾病

⊙ 案1

患者，男，18岁，反复关节肿痛，发现血肌酐升高2年。病史：患者2年前出现反复关节红肿疼痛，就诊于某医院，考虑痛风性关节炎急性发作，治疗后无明显好转，就诊于他院治疗，好转后出院。出院后复查肾功能：血肌酐（CREA）波动在150μmol/L左右，血尿酸（UA）440～900μmol/L。2017年12月因痛风加重，于某医院住院治疗，对症治疗好转出院。2018年2月到他院就诊：查肾功：血尿素氮（BUN）12.88mmol/L，CREA200μmol/L，UA993.5μmol/L。予以非布司他40mg，1次/天。2018年3月找到我科初诊：肾功BUN14.14mmol/L，CREA203μmol/L，UA1026mmol/L。现症见：双手指关节及双足关节红肿疼痛，皮温高，活动后疼痛，怕冷，小便淡黄色，无泡沫，大便1次/天，小便量1700mL，舌红苔黄脉滑。予以非布司他80mg，1次/天。中药处方：茯苓15g，猪苓10g，泽泻10g，秦艽15g，威灵仙15g，虎杖15g，牛膝15g，鸡血藤15g，黄柏10g，苍术10g，薏苡仁15g，玄参9g，玉米须15g。中药15剂，水煎服，3次/日。之后在当地医院随访，间断服用以上中药方剂。

2018年6月二诊：症见近日感冒，打喷嚏，流清涕，咳嗽，余无不适，舌红苔黄脉滑：肾功：BUN13mmol/L，CREA167μmol/L，UA416μmol/L。嘱需长期口服非布司他片控制血尿酸在300～360μmol/L，中药处方：秦艽15g，威灵仙15g，防己10g，牛膝15g，泽泻15g，五加皮15g，桑枝15g，丝瓜络15g，海风藤15g，柴胡9g，桔梗10g，鸡血藤15g，川芎15g，水蛭10g，川牛膝15g，绞股蓝15g。中药15剂，水煎服，3次/日。之后在某医院随访，坚持重方服用中药，

2018年9月三诊：无明显不适，舌淡红苔薄黄，脉滑。肾功：BUN8.03mmol/L，血肌酐103μmol/L，尿酸332μmol/L，中药处方：党参30g，生地黄15g，山茱萸10g，牡丹皮15g，茯苓15g，山药15g，黄芪15g，菟丝子15g，防风15g，女贞子12g，桑寄生15g，泽泻12g，川牛膝

9g，枸杞子15g。之后随访肾功能均正常。

按：患者年幼体型正常，无明显高尿酸饮食，现已有尿酸盐沉积于手指关节、肾功能受损，考虑患者存在先天代谢尿酸功能异常，幸患者服用非布司他片可将尿酸降至正常。治疗重点为将尿酸控制在正常低水平，加以中药祛风除湿药活血，将受损的肾脏脉络化瘀生新，促使尿酸盐沉积之浊毒排出体内。患者首诊，尿酸奇高，提高西药降尿酸剂量同时，加秦艽、威灵仙祛风湿将湿以化，加用利湿中药茯苓、猪苓、虎杖、泽泻、玉米须将湿以排，加川牛膝、鸡血藤活血通经促进湿浊顺利排出。患者合并关节红肿热痛，考虑患者痛风急性发作，若疼痛明显可加用解热镇痛药物改善症状，方中加用黄柏、苍术、牛膝、薏苡仁四妙丸组成，改善患者痛风症状，若患者无痛风症状可祛除此四味。加玄参为入肾经药物，可清肾热凉肾血解肾毒。二诊，患者血尿酸已降至正常，患者血肌酐偏高，中医治疗主要以化湿祛毒兼活血化瘀为主，方中加重祛风湿药：如加用海风藤、防己、五加皮、丝瓜络等祛风除湿，川芎、水蛭、川牛膝活血化瘀去腐生新，患者有外感症状，加柴胡解表、桔梗化痰止咳、另加绞股蓝可加强化痰之力，又入肾经，扶肾气。三诊患者肾功能基本恢复正常，以参芪地黄汤滋补肾气，加用女贞子。枸杞等入肾经之补益药物，桑寄生入肾经的祛湿药，加用牛膝等入肾经的活血化瘀药引血下行，加强滋养肾经脉络、加强肾经之逐瘀通经之力。患者肾功能终恢复正常，疗效颇佳。[173]

二、糖尿病肾病

◎ 案1

患者，女，78岁，2010年10月11日初诊。患者发现血糖高12年，水肿伴蛋白尿3余年，神昏，疲乏无力，腰膝酸软，体重倦怠，纳呆腹胀，面足浮肿，夜尿多，舌胖淡有瘀斑，边有齿印，苔白腻，脉沉细。血像Hb95g/L，尿蛋白（3+），24小时尿蛋白5.78g，凝血像Fib5.2g/L，Alb28g/L，肾功Crea189μmol/L，HbA1c7.5%。西医诊断：2型糖尿病，DN（中期）；中医诊断：消渴肾病，辨证为脾肾两虚兼痰湿致瘀证，治则以健脾补肾、消痰化湿，逐瘀通络为主，以参芪地黄汤加减。处方：党参30g，黄芪60g，白术15g，熟地黄30g，山药30g，茯苓30g，补骨脂20g，炮山甲10g，制水蛭3g，蚤休10g，熟大黄10g，黄蜀葵花3g。14剂，水煎服，每日1剂，早晚2次服用。

2010年12月12日二诊：患者以首诊方服用2月，神志清楚，乏力、浮肿、倦怠减轻，仍纳少，夜尿多，舌红苔白，脉细。血像Hb106g/L，尿蛋白（3+），24小时尿蛋白3.16g，凝血像Fib4.2g/L，Alb32g/L，肾功Crea115μmol/L。守上方加茯苓30g，山药20g，杜仲15g，桑螵蛸10g，益母草15g，以增强健脾补肾之功，14剂，水煎服，每日1剂，早晚2次服用。

2011年2月10日三诊：患者以二诊方为主间断服用2月，水肿基本消退，无倦怠乏力，纳可，夜尿减少，舌稍淡，无瘀斑，苔薄白，脉有力。血像Hb106g/L，尿蛋白2+，24小时尿蛋白1.05g，凝血像Fib2.8g/L，Alb38g/L，肾功Crea95μmol/L。

按： 郑老认为，消渴日久，肺脾肾三脏俱损，肺虚治节失司，水精宣发肃降失调；脾虚运化无权，水湿内停，日久生痰；肾虚气化、固摄无权，故出现浮肿、纳呆及蛋白尿。在补益肺脾肾三脏中，以补脾肾为要，故以加味参芪地黄汤益脾之气，养肾之阴。李东垣曾指出"肾元气之充足，皆由脾胃之气充盈，而后滋养元气"，故郑老还认为，脾肾同病，重在健脾以培育元气。方中重用黄芪，《本草求真》有云："黄芪为补气诸药之最"；气行则水行，脾健则湿去，故予党参、黄芪、白术、山药、茯苓等健脾行气，渗湿利水；气为血之帅，一则气虚则推动无力则血瘀，且血本为阴津，阴虚则血液黏稠，瘀阻肾络，二则水湿内停，久炼成痰，痰湿致瘀，故见气虚及痰湿致肾络瘀阻，故予炮山甲、水蛭、蚤休破血逐瘀通络；痰湿、瘀血日久均可热化，故予黄蜀葵花、蚤休、蝉花清热解毒，清利湿热，使热从小便而去；阴阳互根互用，孤阴不生，独阳不长，郑老指出，本病气阴虚日久均可致阳虚，使脏腑功能减退，又以脾肾阳虚为著，故用补骨脂温肾暖脾，使阴阳平衡协调；大黄为"大苦大寒性禀直遂长于下通"之品，《神农本草经》谓其："荡涤肠胃，推陈致新，同利水谷，调和化食，安和脏腑"，方中使用熟大黄避免因泻下无度而使脾胃受损，以达通腑泄浊之功。郑老治疗疾病慎思明辨，法古创新，博采众长，融会贯通，谨守病机，方因证变，药随方遣，终获良效。[174]

尚德俊 SHANG DEJUN

尚德俊，男，汉族，中共党员，1932年3月出生，山东中医药大学教授，山东省中医院外科主任、主任医师。1955年毕业于山东医学院。1956年选调天津市参加全国第一批西医离职系统学习中医班，以优异成绩结束三年的学习，被评为第一名优秀学员，获卫生部金质奖章和奖状。1959年8月起从事中医临床工作，全国老中医药专家学术经验继承工作指导老师，山东省名中医药专家。1962年调到山东中医学院附属医院工作。1978年以来，历任第五、六、七、八届全国政协委员，中国中西医结合学会周围血管疾病专业委员会副主任委员、主任委员，山东省卫生厅医学科学委员会委员，中华中医药学会山东分会常务理事及外科学会主任委员，中华医学会山东分会副主任委员等职。

杂病医案

一、闭塞性动脉硬化症

⊙ 案1

患者，男，61岁。因四肢发凉、怕冷，变紫色10年，以ASO来本院治疗。2005年11月24日初诊。10年前开始右手指发凉，怕冷，变紫色，冬季症状加重。5年前右足出现发凉、怕冷。1月前双手发凉、怕冷加重，右手指变紫色，麻木不适。双足发凉，行走200米有间歇性跛行。症见右手指呈紫色，冰凉，两侧桡动脉搏动消失；双足皮温低，皮肤干燥，汗毛脱失，胫后动脉搏动减弱。舌质红绛，苔白，无脉。中医诊断为脉痹。此为年老体衰，气虚血运无力，脉络不畅，阳气不达四末而发为本病。治以益气活血化瘀法，方用丹参通脉汤。药用丹参、赤芍、黄芪、桑寄生、当归、鸡血藤各30g，郁金、川芎、川牛膝各15g。水煎服，日1剂。中药渣煎汤温洗患肢。同时应用通脉安片、通塞脉片、654-Ⅱ片。

二诊：症见右手仍凉，手指已现红色。双足皮温仍低，皮肤干燥，汗毛稀疏，胫后动脉搏动减弱。舌质红绛，苔白，无脉。诸证为气血来复，脉络渐通之象。治以益气活血化瘀法，方用丹参通脉汤，水煎服，日1剂。中药渣煎汤温洗患肢。同时继用通脉安片、通塞脉片口服；丹参注射液20mL静脉滴注，每日1次。治疗3个月而愈。

按：本案初诊属气虚血瘀之证，治以益气活血化瘀法，方用尚老所创丹参通脉汤及中成药。复诊证候明显减轻，诸证渐除，效不更方，同时应用丹参注射液静脉滴注，以增强活血化瘀之力。体现了尚老整体辨证论治与药物静脉滴注相结合，内治疗法与外治疗法相结合，而活血化瘀疗法贯穿治疗始终的临床思辨特点。

⊙ 案2

患者，女，59岁。因双足发凉、麻木15年。以ASO来本院治疗。2005年11月10日初诊。15年前开始双足发凉，怕冷，近来加重，麻木不适，以左足拇趾麻木明显。症见双足皮色苍黄，皮肤干燥，汗毛稀疏，皮温低，双足背动脉、右胫后动脉搏动减弱，左胫后动脉搏动消失。舌质红绛，苔白，脉弦涩。中医诊断为脉痹。此为年老体衰，气虚血运无力，加之寒邪凝滞，脉络不畅，阳气不达四末，失于濡养而发为本病。治以温通活血法，方用阳和汤加味，处方：熟地黄、炙黄芪、鸡血藤各30g，党参、当归、干姜、赤芍、怀牛膝各15g，肉桂、白芥子、熟附子、炙甘草、鹿角霜（冲）各10g，地龙12g，麻黄6g。水煎服，日1剂。同时应用通脉安、四虫片，并以活血止痛散，煎汤趁热外洗患肢。

二诊：症见双足皮温较前升高，发凉减轻，麻木基本缓解。舌质红，苔白，脉弦涩。诸证为寒邪渐除，气血来复，脉络复通之象。仍治以温通活血法，方用阳和汤加味。水煎服，日1剂。同时应用通脉安、四虫片，并以活血止痛散温洗患肢。

三诊：症见双足疼痛减轻，麻木未完全缓解。舌质红，苔白，脉弦涩。仍治以温通活血法，方用阳和汤加味。水煎服，日1剂。同时口服通脉安、四虫片，并以活血止痛散温洗患肢。治疗4个月病症缓解。

按： 本案初诊诸证属气虚血瘀，寒邪凝滞之证，治以温通活血法，方用尚老所创阳和汤加味治之。同时应用中成药，并配合中药活血止痛散外洗，内外兼治。体现了尚老同病异治，辨病与辨证相结合，整体辨证与局部辨证相结合的临床思辨特点。

⊙ **案3**

患者，男，60岁。因左小腿疼痛8个月，右手疼痛半年，以ASO住院治疗。1981年5月11日初诊。8个月前左小腿胀痛，间歇性跛行，渐加重，患足不出汗，夜间静息痛。半年前，右前臂及手指发凉、疼痛，皮色变紫。症见双手足皮色紫绀，皮温低，泛红试验阳性，肢体位置试验阳性。左侧腘、胫后动脉搏动减弱，足背动脉搏动消失。舌质暗红，苔薄白，脉弦。中医诊断为脉痹。此为老年男性，嗜好烟酒，气血瘀滞，经络痹阻，血瘀于脉中，四末失于濡养而发病。治以活血化瘀、通络止痛，方用活血通脉饮Ⅱ号：丹参30g，赤芍60g，当归、川芎、鸡血藤、川牛膝各15g。水煎服，日1剂。同时服用通脉安片，以活血止痛。白花丹参注射液静脉滴注，以增强活血化瘀之力。复诊：用药后右手食指凉痛症状消失，仅中指麻木，轻度发凉怕冷，左下肢活动后酸胀感减轻，间歇性跛行距离为 500m，左足恢复汗出，肢体动脉搏动同前。舌质淡红，苔薄白，脉弦。诸证仍为血瘀之象，应用活血通脉饮Ⅱ号继服，白花丹参注射液静脉滴注。经过 3 个月治疗，患者右手麻、凉、疼痛等症状消失，左足发凉、怕冷症状显著减轻，病情显著好转出院。继续服用活血通脉饮Ⅱ号，以活血化瘀巩固疗效。

按： 该案为 ASO 营养障碍期病变，属于血瘀之证，治以活血化瘀、通络止痛，应用尚老所创活血通脉饮Ⅱ号，同时应用白花丹参注射液静脉滴注，以增强活血化瘀之力，取得临床显著好转之效。活血通脉饮Ⅱ号，治疗慢性肢体动脉闭塞性疾病（血瘀证）颇有疗效，如能随证加减，或与其他疗法相结合应用，则疗效更为显著。[175]

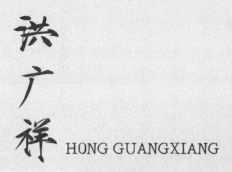

洪广祥

HONG GUANGXIANG

洪广祥，男，汉族，中共党员，1938年12月出生，江西中医药大学教授、主任中医师。1956年8月起从事中医临床工作，全国老中医药专家学术经验继承工作指导老师，江西省名中医。

1956年8月参加工作，从事中医药工作58年。第一、第四批全国老中医药专家学术经验继承工作指导老师，享受国务院政府特殊津贴专家。著名中医肺系病专家，创建了全国首个中医呼吸病研究所。

曾任江西中医学院（现江西中医药大学）副院长、党委书记。先后担任国家中医药管理局中医呼吸内科学术带头人、江西省科学技术进步奖评审委员会副主任委员、中华中医药学会理事及肺系病专业委员会第一副主任委员、江西省中医药学会副会长及内科学会主任委员、中华中医药学会科学进步奖评审专家等多个社会职务。其主要成就如下：

一、学术思想及传承

从医近60年来，洪广祥创造性地形成了自己独特的思想体系和临床风格，其代表性的创新学术思想和观点有："痰瘀伏肺"为哮喘发病的宿根；哮喘发病的"三因学说"；全程温法防治哮病；"治肺不远温"；"宗气不足"是慢性阻塞性肺病发生、发展的关键因素等。此外，他的临床经验也非常独到。如：补虚泻实为治疗慢阻肺的全程治则；"肺心病重在治肺，而不在治心"；"以补助攻，留人治病"治疗晚期肺癌;"肺系、胃系、肝的气机逆乱是慢性咳嗽的中心环节";宣散透热是外感发热的重要治法;"湿热余邪残未尽,肝郁脾肾气血虚是慢性肝炎的基本病机"等。依据上述学术观点及临床经验,他独创了许多颇有疗效的经验方。如蠲哮汤、益气温阳护卫汤、丹赤紫草汤、补元汤、复方参蛤片、蛭散胶囊、温肺煎、寒咳宁、清咽利窍汤、干咳宁、窍痒煎、咳喘固本冲剂等。

洪广祥先后培养了硕士、博士研究生 20 名,国家级中医高徒 4名。其弟子现都已相继成为业务骨干,其中三级医院院领导 3 名,博士生导师 2 名,省级名中医 2 名,国家级重点专科学科带头人 2 名,全国优秀中医临床人才 1 人,科主任 6 名。

二、论文论著、科研成果及获奖情况

先后发表论文 100 余篇,著有《中国现代百名中医临床家－洪广祥》等 6 部专著并参编 10 余部著作。获国家发明专利授权 3 项;国家三类中药新药证书 2 项(冬菀止咳颗粒、蠲哮片)。其中,蠲哮片获中国发明协会和香港国际华人发明博览会金奖,获国务院政府特殊津贴、国家科技进步三等奖等国家及省市奖励 12 项。

肺系疾病医案

一、哮喘过敏体质

⊙ 案1

患者，女，8岁，2001年9月1日初诊。患儿自幼有支气管哮喘史，近1年发作频繁，多次急诊静脉滴注解痉平喘及激素等药治疗。近1周夜间咳嗽明显，喘息喉中有声，鼻塞，晨起鼻痒、喷嚏时作，纳差，大便偏干结，2～3日1次。唇红如胭，舌质红暗，苔白黄稍腻，脉浮。查体双肺闻及少量哮鸣音。过敏原测定：总IgE235U/L，对尘螨、粉螨、屋尘过敏（+++）。西医诊断：支气管哮喘急性发作；中医诊断：哮病，热哮证。治法：宣肺透热、祛瘀抗敏、利气平喘，方用麻黄连翘赤小豆汤合蠲哮汤，处方：葶苈子10g，牡荆子8g，青皮8g，陈皮8g，鬼箭羽8g，生大黄4g，槟榔6g，生姜3片，生麻黄4g，连翘8g，赤小豆8g，杏仁8g，桑白皮8g，大枣4枚，生甘草3g。7剂，水煎，日1剂，分早晚两次温服。

2001年9月8日二诊：患儿喘息大减，咳嗽减轻，夜能安卧，守原方继进7剂，煎服同前。

2001年9月15日三诊：患儿咳喘基本缓解，饮食增，大便平，仍时感鼻痒、喷嚏，平素易感冒。唇红，舌质红暗，苔白黄，脉细。目前瘀热、气壅标象减缓，治以益气护卫固本为主、兼祛瘀透热御敏，方用益气护卫汤合丹赤紫汤加味，处方：生黄芪15g，白术8g，防风8g，仙茅6g，淫羊藿8g，桂枝8g，白芍8g，生姜3片，红枣4枚，炙甘草4g，牡丹皮8g，赤芍8g，紫草8g，蝉蜕6g，苍耳子6g。14剂，煎服同前。

2001年9月29日四诊：患儿咳喘未作，鼻痒喷嚏偶有。唇红略减，舌质偏红，苔白，脉细。继予上方加减调服半年，期间曾因咳嗽复作1次，改用射干麻黄汤加减治疗1周而缓解。2002年4月12日复查过敏原测定：总IgE73U/L，尘螨（＋）、腰果（±）。口唇偏红，舌质淡，苔白。此后患儿间断服药治疗近1年，哮喘未作。

按： 过敏性哮喘在儿童尤为常见，唇红如胭、舌质红暗的特征性表现很明显，洪老从"血分瘀热"关键病机着手，以麻黄连翘赤小豆汤、丹赤紫汤为主辨证合方治疗，临床疗效明显，患者临床症状消失，病情得以缓解，唇红、舌质红暗表现也减轻。蠲哮汤、益气护卫汤是洪老治疗哮喘的有效验方，前者由葶苈子、牡荆子、青皮、陈皮、卫矛、生大黄、槟榔、生姜组成，具有涤痰行瘀、利气平喘作用，用于发作期气机壅塞征象突出者，也可用于缓解期涤除痰瘀伏肺之宿根；后者由生黄芪、白术、防风、仙茅、淫羊藿、桂枝、白芍、生姜、红枣、炙甘草组成，具有益气护卫作用，用于缓解期气阳虚弱证。[176]

二、咳嗽

◎ 案 1

患者，女，63 岁，2019 年 2 月 11 日初诊。自述咳嗽 1 个月，遇寒或闻及特殊刺激性气味易诱发咳嗽。现症见：咳嗽，鼻塞无涕，咽红咽痒，口干不苦，夜间咳甚，盗汗，痰多（每天吐痰 10 余次）、色白，平素怯寒，易感冒，寐欠佳，纳可，二便平，舌红、苔薄白，脉浮。中医诊断：咳嗽（风寒犯肺证）。治法：疏风散寒，宣肺止咳。予以冬菀止咳汤加减，处方：射干 15g，麻黄、法半夏、辛夷花（包煎）、款冬花、紫菀、蝉蜕、桔梗各 10g，细辛、生姜各 3g，苍耳子、生甘草各 6g。7 剂，水煎服，每天 1 剂，早晚温服。

2019 年 2 月 20 日二诊：患者述咳嗽减半，痰量减少，近 2 天痰中带血，口干，无发热，夜间盗汗，二便平，舌红、苔薄白，脉浮。查体：咽稍红。治疗上守上方，去生姜，加芦根 15g。7 剂，水煎服，每天 1 剂，早晚温服。

2019 年 3 月 16 日三诊：患者述用药后症状明显好转，但仍稍有咳嗽，咽痒即咳，闻及刺激性气味咳甚，有痰滞感，不易咯出，咽不痛，口干不苦，稍鼻塞无流涕，有时感心烦及胸部隐痛，纳可，寐一般，二便平，舌红、苔白，脉浮。予首诊方治疗，7 剂，水煎服，每天 1 剂，早晚温服。

2019 年 3 月 23 日四诊：稍咳，无痰，闻及异味可诱发，夜间咳甚，有时胸闷，二便平，舌红、苔薄白，脉浮。守上方，加紫苏叶 15g。7 剂，水煎服，每天 1 剂，分早晚温服。

按：《景岳全书》云："六气皆令人咳，风寒为主。"程钟龄《医学心悟》指出："咳嗽之因，属风寒者，十居其九。"中医学认为，肺开窍于鼻，鼻为肺之门户，风寒袭肺，鼻先受之。据此理论，洪老自拟冬菀止咳汤，以达祛风散寒、宣肺止咳、肺鼻同治之效。本案患者遇寒易诱发咳嗽，易感冒，鼻塞，夜间咳甚，痰白，舌红、苔薄白，脉浮，显然因风寒侵袭肺卫，肺气郁闭，宣降失常所致。痰饮、风寒均为阴邪，痰饮宜温，风寒宜散，病位在肺，肺气郁闭是其标实。患者平素怯寒，气阳虚弱是其本虚。根据急则治其标的原则，故先疏风散寒，以宣肺止咳。冬菀止咳汤中麻黄、细辛温肺散寒解表，法半夏、生姜燥湿化痰、和胃降逆，辛夷花、苍耳子散寒解表、宣通鼻窍，款冬花、紫菀润肺下气、止咳化痰。患者咽红咽痒，予桔梗、蝉蜕、射干宣肺利咽消痰，生甘草清热解毒、调和诸药。全方体现了洪老"治肺不远温"的学术思想。患者二诊时咳嗽减半，因其痰中带血、口干、盗汗，考虑有内热，去辛温之生姜加甘寒之芦根以清热。三诊时诸症明显减轻，继予首方7剂服用。四诊时稍咳、胸闷，为气机阻滞，遂加用紫苏叶解表散寒兼理气舒郁。可见"有是证用是药"，辨证准确，用药方可无误。

◦ **案2**

患者，女，67岁，2019年11月13日初诊。主诉：季节性咳嗽10余年，再发10余天。现症见：咳嗽，咯黄痰、量少，晨起咳甚，每于冬春季易发，伴鼻塞流涕，转黄涕，鼻后滴漏感，口干口苦，无咽痒及咽痛，无明显畏寒，二便平，舌淡、有裂纹、苔白，脉细浮。查体：咽稍红，双肺呼吸音清晰，未闻及明显干湿啰音。辅助检查：支气管激发试验阳性。中医诊断：咳嗽变异性哮喘发作期（寒饮伏肺，郁而化热证）。治法：解表散寒，兼清里热。予小青龙汤加减治疗，处方：葶苈子、射干、地龙、枇杷叶各15g，法半夏、干姜、白芍、黄芩、辛夷花（包煎）各10g，炙麻黄、五味子、炙甘草、苍耳子各6g，细辛3g。7剂，水煎服，每天1剂，早晚温服。

2019年11月25日二诊：患者述用药后症状消失，少许清涕，稍咳，痰滞咽喉感，口干口苦，畏寒，腰酸，二便平，舌淡、苔白，脉细。查体：双肺呼吸音清晰，未闻及明显干湿啰音。诊断：咳嗽变异性哮喘（气阳虚弱证）。治法：益气护卫，扶正固本。予温阳益气护卫汤加减，处方：生黄芪、淫羊藿各15g，防风、白术、桂枝、白芍、仙茅、辛夷花（包煎）、紫苏叶各10g，炙甘草、苍耳子各6g。7剂，水煎服，每天1剂，早晚温服。

按：急则治其标，缓则治其本。患者发作期咳嗽，鼻塞流涕，为肺气宣发失常，肺气不利，风寒表邪郁于肌表；咯黄痰，流黄涕，寒邪郁而化热，故应解表散寒除邪，兼清里热。拟方小青龙汤加减。方中炙麻黄发汗散寒以解表邪，细辛、干姜温肺化饮，五味子敛肺止咳，白芍和养阴血，法半夏、枇杷叶降气化痰止咳，黄芩、射干、地龙清热化痰，苍耳子、辛夷花宣通鼻窍，炙甘草止咳兼益气和中。患者二诊时咳嗽、咯痰已有改善，但仍有口苦口干症状，辨证属哮喘缓解期，证属气阳虚弱。卫阳是抗感染，预防外邪入侵人体的第一道防线，是预防肺病发作的重要屏障，哮喘患者对于内外环境适应性调节能力差，其实质是卫阳虚弱。运用洪教授"全程温法治疗哮病"的学术思想，拟方温阳益气护卫汤加减。此方由玉屏风散、桂枝汤合二仙汤加减而来，共奏温阳益气、调和营卫、振奋真元之功效，元气升则卫气足，再以紫苏叶解表散寒行气，苍耳子、辛夷花宣通鼻窍。方随证立，法随证出，圆机活法者，证变方亦变。[177]

三、肺结核

◎ 案 1

患者，女，36 岁，1968 年 9 月 13 日初诊。3 年前曾诊断为右上肺浸润型肺结核，存在空洞，服用抗痨药物近 6 个月后终止服药。1 天前突然咯血，量约 500～600 mL，色鲜红，入院后仍咯血不止，最多一天量有数百毫升，伴低热盗汗，咳嗽气促，午后颧红，面色㿠白，便秘尿赤，舌淡暗而嫩，脉细数而弦，左关弦象明显。痰菌阴性。西医诊断：肺结核。中医诊断：肺痨；咯血；木火刑金，肺络损伤，气阴两虚证。治法：柔肝镇逆，泻火宁络，益气养阴。处方：生地黄 30 g，白芍 15 g，旋覆花 10 g，代赭石 30 g，制大黄 10 g，炒栀子 10 g，茜草炭 20 g，炒蒲黄 15 g，侧柏炭 20 g，旱莲草 30 g，西洋参 10 g，麦门冬 30 g，五味子 10 g，三七粉（另冲）6 g。7 剂，日 1 剂，水煎分 2 次服。服药后 7 天后患者咯血消失，诸症改善，原方合百合固金汤加减调理，而愈。

按：洪老认为肺痨咯血亦属于中医学中的咯血证，但与一般的咯血证有本质区别。肺痨患者易反复咯血，离经之血又易成瘀，瘀血不去，血不归经，又会加重咯血，且不利于结核病灶的吸收和空洞的愈合，所以"化瘀止血"法要贯穿止血用药的全过程。此外，洪老指出肺痨咯血的起因也不外乎"气"和"火"，故阴虚阳亢，气火上逆是其基本病机，滋阴降火，平冲降逆是其基本治法。本案患者3年前曾诊断为浸润型肺结核，服用抗痨药物近6个月后终止服药，未行复查以明确治疗效果。此次因咯血就诊，伴见盗汗、低热等症状，左关脉弦明显，应考虑肺结核未彻底治愈，此次卷土重来，证属木火刑金，肺络损伤，气阴两虚。患者咯血量较大，需谨防气随血脱危及生命，急则治其标，首选炭类止血药物，如茜草炭、侧柏炭，以收涩止血；然"化瘀止血"法要贯穿肺痨止血用药的全过程，故再加炒蒲黄、三七粉，以化瘀止血；四药配伍，一收一化，既达到了强化止血的效果，又去除了离经之血以防反复。患者低热盗汗，午后颧红，脉细数而弦，左关弦象明显，此为阴虚阳亢，气火上逆，故予旋覆花、代赭石、白芍以柔肝镇逆，大黄、炒栀子以泻火宁络，西洋参、麦门冬、五味子以益气养阴。待咯血停止后，继以原方合百合固金汤加减，一为巩固止血疗效，二为缓则治其本，杜绝后患，防止复发。[178]

四、支气管扩张

◉ 案1

患者，女，48岁，1992年4月16日初诊。主诉：反复咳嗽咳痰10余年。自诉患支气管扩张症，病情控制不佳。初诊时见形体消瘦，神疲乏力，咳嗽咳痰，每日咯痰量约100mL，伴见黄脓痰，约占痰量的1/3，无血痰，胸闷气憋，时有胸痛，平素怯寒肢冷，易自汗，面色暗滞，口唇紫暗，舌质暗红，苔白厚腻，脉虚、弦、滑，右关弦滑，右寸细滑。西医诊断：支气管扩张症；中医诊断：咳嗽，气阳虚弱、痰热瘀阻证。治以清泄肺热，涤痰行瘀。处方：生麻黄10g，杏仁10g，黄芩10g，生甘草10g，夏枯草20g，金荞麦根30g，桔梗30g，浙贝母15g，海蛤壳20g，瓜蒌壳15g，广郁金15g，生黄芪30g，白术15g。7剂，日1剂，水煎，早晚分服。

1992年4月23日二诊：患者诉痰易排出，胸闷憋气感减轻，黄脓痰如前。

嘱继续守方服用。14 剂，煎服法同前。

1992 年 5 月 7 日三诊：晨起及午后痰量较多，痰白质黏，黄脓痰量明显减少，无胸闷憋气感，苔白厚腻，舌质暗红，脉象虚弦滑。改用阳和汤合补中益气汤加减：生麻黄 10g，鹿角霜 20g，肉桂 6g，炮姜炭 10g，炒白芥子 10g，熟地黄 15g，生甘草 10g，生黄芪 30g，党参 30g，白术 15g，陈皮 10g，当归 10g，败酱草 15g，夏枯草 15g，桔梗 30g。7 剂，煎服法同前。

1992 年 5 月 14 日四诊：精神好转，体力增强，自汗消除，痰量减少，厚腻苔亦减少。守上方继服 1 个月。

1992 年 6 月 11 日五诊：黄痰已基本消失，每日痰量仅 10～20mL，无胸闷气憋，精神改善，食欲渐复，二便正常，舌质偏暗红，舌苔薄腻，面色、口唇已无暗滞现象，脉细滑，右关弦滑之象显著缓和。效不更方，继续按上方加减扶正固本，治疗持续近 2 年。随访期间未见咯血，病情稳定无复发。

按：该病例基本病机是本虚标实。初诊时标实证候突出，先予清化热痰方药，并伍黄芪、白术健脾益气，体现了"祛邪不伤正"的治则。二诊守方不动，仍予祛邪方药。三诊时阳虚痰瘀症状显露，果断施予阳和汤合补中益气汤。全方补虚泻实、攻补兼施。四诊疗效渐起，痰量明显减少，充分说明了方药的有效性。五诊时痰瘀症状缓解，食欲、精神改善，右关弦滑之象显著缓和。说明宗气渐复，脾胃健运，疾病得到初步遏制。但久病体虚，元气亏损，痰瘀宿根不易清除，治疗上重在补虚，兼顾痰瘀，缓图调治。故继续进阳和汤合补中益气汤加减以温阳宣通，补益肺脾。从本病案可看出洪老用药重视补益宗气，扶正固本，同时注意"清痰热""排痰"的方药运用，做到扶正不助邪，祛邪不伤正，减少了疾病的复发，值得进一步探讨和研究。[179]

五、哮喘

◎ 案 1

患者，男，26 岁，1998 年 3 月 6 日初诊。患者近日因受风寒，胸闷气喘，难以平卧，咳嗽咳痰，痰色白质黏，伴鼻塞，易出冷汗，四肢不温，口干欲饮水，唇、甲颜色暗紫，舌暗苔白腻，脉浮滑弦。既往有哮喘病史，听诊双肺布满哮鸣音。西医诊断：支气管哮喘。中医诊断：哮病，证属于风寒犯肺，痰瘀气阻，郁而化热。治法为温肺散寒，利气平喘，兼清郁热，选方小青龙汤合蠲哮汤加减。处方：麻黄10g，桂枝10g，细辛5g，干姜10g，法半夏10g，白芍10g，五味子10g，炙甘草10g，葶苈子15g，青皮10g，厚朴10g，杏仁10g，石膏30g。5剂，水煎，日服1剂，分2次温服。

1998年3月11日二诊：服1剂后症状改善大半，3剂后症状缓解。予以益气温阳护卫汤加茯苓15g，白术10g以扶正固本。后嘱患者继续坚持门诊口服中药治疗，以控制或减少哮喘发作，并以益气温阳护卫汤为主方调理数月，患者无特殊明显不适，期间未见哮喘发作，病情稳定。

按：本案洪老以全程温法治疗，患者得到了显著疗效。患者因受风寒而发病，及时选用温宣、温散、温化之力小青龙汤为主方治疗，针对痰瘀气阻，方中加葶苈子、青皮、厚朴以舒畅气机，以达到"治痰治瘀以治气为先"目的，同时用石膏以清解郁热，故全方以温法温药为主，同时将温宣、温散、温化、温通、温清之法并用，从而使症状迅速缓解。随之后面的治疗巩固中，重点关注到素体气阳虚弱和宿根痰瘀的因素，仍以温药为主线，结合患者的实际情况，将温补和温化之法结合，以控制或减少哮喘的日后发作。[176]

段富津 DUAN FUJIN

段富津，男，汉族，中共党员，1930 年 12 月出生，黑龙江中医药大学教授，博士研究生导师，博士后指导教师。1950 年 1 月起从事中医临床工作，全国老中医专家学术经验继承工作指导老师，黑龙江省名老中医，第二届国医大师，国家级重点学科方剂学学科创始人，国家级教学名师，全国老中医药专家学术经验继承工作指导老师。他一生为中医药事业发展作出卓越贡献，提出方剂药力判定公式，并坚持临床工作 60 余载，诊治了众多疑难病证，被誉为"一代方宗"。

儿科病医案

一、小儿疳证

⊙ 案 1

患者，女，6 岁，因"厌食"于 2010 年 8 月 28 日就诊于黑龙江中医药大学附属第一医院。现病史：患儿厌食、便秘、体瘦 3 年余。患儿平素精神欠佳，形体瘦小，腹大肢细，性急易怒，口臭溺黄，厌恶进食，时有腹胀腹痛，尤于受冷后腹痛加重。常手足心热，喜俯卧睡，喜饮奶食肉，大便干结如羊屎，3～4 日一行。舌尖红，苔中后部白腻，脉沉细数。既往史：无。辅助检查提示：肠系膜淋巴结肿大。诊断：疳证，疳积。处方：予中药自拟处方小儿温脾消积散（汤）。组方如下：白胡椒 6g，胡黄连 6g，红藤 8g，败酱草 8g，甘草 6g，鸡屎藤 15g。6 剂，水煎服，早中晚温服 80mL。医嘱：严格忌口一切奶制品、鸡蛋、肉类、冷饮、小食品 14 天，14 天后可缓缓增食肉蛋奶。

2010 年 9 月 2 日二诊：患儿服药 2 天后即大便通畅，主动索食，纳谷香。急躁易怒表现明显好转，未发腹痛，手温腹软。疳积转轻，嘱继续保持忌口至 14 天，同服健脾丸善后。

按： 本例为疳证，疳积。治疗选用段老自拟方小儿温脾消积散，药虽 6 味，然而力专效宏，效如桴鼓，是经典的治疗疳积虚实夹杂的方剂。患儿厌食、便秘，性急易怒，口臭溺黄，为胃肠积火典型表现；食滞伤脾，运化失司，气血生化无权，导致患儿精神欠佳，形体发育瘦小，同时邪结肠络，见慢性肠系膜淋巴结肿大；脾伤日久，虽然胃肠中有积火，然而正邪交争，阳气久耗，脾脏、肠腑阳气易亏，反而见畏寒喜温、遇冷腹痛的脾阳虚表现。食积有火、脾阳有亏、寒热错综是本病的基本病机。临床常可见到这种患者，治疗应通肠泻火，温脾消积。选用小儿温脾消积散，此方组方严谨，用药刚猛透彻，直击病所，胡黄连清虚热，除疳热，善治小儿疳积；鸡屎藤尤善消食化积，降胃肠浊气，虽较冷备，但实为治小儿积滞良药，两药共为君药；红藤、败酱草相须为用，清热解毒，消痈排脓，两药辛凉行滞，消积泻火，辅为臣药；白胡椒辛温，温中止痛，下气消痰，温助脾阳而不助火，虽为佐药，却是本方的点睛用药；甘草调和诸药，略补脾气，又且甘饴调味，为使药。六药同用，主次分明，章法严谨，共同发挥除疳泻火、温脾消积之功。本案治疗中特别需要指出的是，严格的清淡饮食，忌口一切奶制品、鸡蛋、肉类食品，是保证肠火清降、脾气缓复的必要保证，一般忌口2周为宜。段富津教授认为，疳证古今有别。当代小儿疳证之脾虚，不同于古代，已经极少有水谷失养所致，其来源多为过食甘腻、腑实日久、积火内蕴、耗气伤津所致。古代小儿病发疳证，多是因为古代生产力条件差等原因，导致患儿营养缺乏，不能满足生长发育的需求，而成"疳证"。正因如此，传统中医治疗小儿疳证多侧重补虚，如《小儿药证直诀·诸疳》所用安神丸、地黄丸、益黄散皆偏主补，后世常用资生健脾丸、肥儿丸、八珍汤等，调治思路亦多重用党参、白术、茯苓、甘草类补虚益气药。而当代儿童的生活环境不同于古代，丰富的肉类、奶制品，各种高能量食物随手可得。儿童生性喜食、贪食，正如《温病条辨》云："小儿初能饮食，见食即爱，不择粗精，不知满足。"而大部分家长对儿童的每日三餐多精心准备，不论儿童在非餐时间是否吃过食物，也不论其是否饥饿，三餐必不可少。《温病条辨·解儿难》言："疳者，……生于土虚，土虚生于饮食不节，饮食不节，生于父母之爱子，唯恐其儿之饥渴也。"这无疑又加重了小儿的食积脾虚，作为伤脾助火的病因，肥甘滋腻长期反复，日久渐至"疳证"，正所谓"甘为疳因"。为此，临证治疗时，段富津教授尤其强调患儿的忌口，适当的清肠泻火药配合严格的2周左右的忌口，杜绝摄入一切高能量食物，以求脾气缓缓得复，正是治病求本之法。[180]

心系疾病医案

一、不寐

◦ 案1

患者，男，28岁，2017年10月17日初诊。眠差1年余，多梦，易醒，伴胸闷气短，面部痤疮，饮酒或食辛辣后痤疮加重。纳可，二便调。舌红，苔花剥。脉弦细数。处方：竹茹15g，半夏15g，陈皮15g，茯苓20g，枳实15g，生薏苡仁30g，神曲20g，酸枣仁20g，柏子仁20g，蜜远志10g，炙甘草 10g, 石菖蒲 15g。14 剂, 水煎服, 日 1 剂。

二诊: 眠好转, 苔如前。上方加白鲜皮 15g。

三诊: 眠转佳。后以治疗痤疮为主。一月后回访, 睡眠已如常人。

按: 本案患者为胆胃不和, 痰热内扰证。胆、胃同属六腑, 二者皆以通为用, 胆为甲木, 胃为戊土, 木中邪盛, 则能乘土。虽谓不和, 然实邪在胆, 标逆在胃, 当以清胆中实邪为主, 理胃中气机为辅。《古今医统大全》云: "火炽痰郁致不寐者多矣。"火炽痰郁, 搅扰胆府, 胆邪犯胃, 致胆失宁谧, 胃失和降, 胆胃不和, 故见多梦、易醒; 肺胃升降失司, 而见胸闷气短。《丹溪心法》云: "有诸内者, 必形诸外。"痰热上蒸头面, 故见痤疮。舌红, 苔花剥, 脉弦细数等亦为胆胃不和, 痰热内扰之象。《证治要诀》云: "有痰在胆经, 神不归舍, 亦令人不寐……当以理痰气为第一要义。"治当化痰理气, 清胆和胃。方以《三因极一病证方论》之温胆汤加减。方中半夏化痰和胃, 善消脏腑痰湿, 为君药。竹茹甘淡微寒, 既助半夏化痰和胃, 又清解胆热, 《药品化义》言其"轻可去实, 凉能去热, 苦能降下, 为宁神开郁佳品……胆胃热痰之症, 悉能奏效", 为臣药。《丹溪心法》载: "善治痰者, 不治痰而治气。"故又以陈皮、枳实理气消痰; 茯苓、薏苡仁渗湿健脾, 以杜生痰之源; 酸枣仁、柏子仁宁心安神, 蜜远志祛痰安神, 与君臣药配伍, 寓标本兼治之义; 痰邪易于阻窍, 故以石菖蒲利胆窍, 并能化湿开胃, 豁痰安神, 《本草新编》谓其善治"痰浊蒙其清气, 而甲木之气郁而不伸者"; 神曲消食, 共为佐药。炙甘草益气和中, 调和诸药, 为使药。诸药合用, 使热除痰清, 胆胃宁和, 则睡眠自安。二诊时, 患者眠好转, 上方加白鲜皮除热胜湿。

⊙ **案 2**

患者, 女, 59 岁, 2017 年 11 月 21 日初诊。眠差一月余, 体型较瘦, 平素易惊悸, 善太息, 起夜后难以入睡, 纳可, 小便调, 近一月大便溏, 质黏。舌红, 苔少, 脉沉滑。处方: 熟地 20g, 五味子 15g, 炒山药 25g, 酸枣仁 20g, 柏子仁 20g, 枸杞子 20g, 石斛 20g, 茯神 20g, 菊花 15g, 枳壳 15g, 蜜远志 10g, 炙甘草 15g, 麦冬 20g, 白参 10g。7 剂, 水煎服, 日 1 剂。

2017 年 12 月 5 日二诊: 好转, 仍易惊悸。上方加生龙骨 40g, 炒麦芽 20g。一月后回访已痊愈。

按：本案患者为胆怯心虚，气阴两虚证。胆司中正，心主神明，气足则心气安逸，胆气不怯，方可决断思虑，此为心胆神合。气虚则心虚胆怯，发为不寐。故欲壮胆宁心，当以补益为先。《太平圣惠方·治心脏风虚惊悸诸方》云："心虚则多惊，胆虚则多恐。"心胆虚怯，故见眠差、惊悸、醒后难以入睡。患者便溏，脉沉滑，为气虚之象，舌红，苔少，又有阴虚之征。故治当补益壮胆，宁心安神，方以《医学入门》之仁熟散加减。[181]

肾系疾病医案

一、水肿

◦ 案 1

患者，女，44 岁，2017 年 3 月 3 日初诊。全身水肿 2 月余。刻诊：颜面手足水肿明显，按之凹陷即起，尿量少，晨起水肿加重，纳呆食少，大便每日 1 次，舌质淡，苔白，脉沉缓。辨为肺脾气虚、湿壅盛证，治宜补脾益肺、利水消肿。方用导水茯苓汤加减，处方：茯苓 25g，泽泻 20g，白术 15g，陈皮 15g，紫苏叶 10g，大腹皮 15g，砂仁 10g，炙甘草 10g，黄芪 25g，木瓜 15g。7 剂，每日 1 剂，水煎，早晚温服。

2017 年 3 月 10 日二诊：患者水肿减轻，晨起水肿不明显，胸前痛，舌质淡稍黯，苔白，脉沉缓。守方加益母草 15g，郁金 15g，川芎 15g，继服 7 剂。

2017 年 3 月 17 日三诊：患者晨起水肿消除，胸痛减轻，舌质淡，苔白，脉沉缓。守方继服 7 剂以巩固疗效。

按：本案属阳水，证乃肺脾气虚，水湿壅盛。肺气不足，宣降失和，有碍水液布散，脾气亏虚，运化失健，水湿内停，土不治水，故颜面及全身水肿、按之凹陷即起、尿少；又脾气为湿浊所困，脾胃运化失常，则食欲减退。治应益气健脾补肺、利水化湿消肿。方中重用黄芪、茯苓，黄芪归肺、脾二经，既补益肺脾之气，又能利水消肿，适于气虚水停、尿少浮肿者，茯苓味甘性平，善利水渗湿，健脾，是除湿圣药，二药相伍，共奏补肺脾、消水肿之效。白术健脾益气、燥湿利水，泽泻甘淡渗湿，利水作用较强，二者可增强健脾利水之效。紫苏叶善调气机，使气行通畅则水运复常，伍以大腹皮开宣肺气而利水消肿，可除水肿尿少。砂仁、木瓜化湿和胃，与陈皮相合，助脾胃运化之功。炙甘草和中益气，调和诸药。二诊时，水肿略消，但胸痛，舌淡黯，此为瘀血阻滞之征，故加郁金、川芎活血祛瘀、行气止痛，合益母草活血利尿消肿，既祛瘀血通血脉，使血不郁于胸中，又消水肿利小便。三诊时，水肿消，胸痛大减，遂守方继服7剂善后。

◎ **案2**

患者，男，36岁，2017年6月10日初诊。患者遍身皆肿，四肢明显，按之凹陷即起，面目亦肿，不能久立，易少气乏力，小便次数减少，纳可，大便每日一行，舌淡，苔白润，脉弦缓。证属脾气亏虚，水湿浸渍。治以益气健脾、化湿利水。处方：茯苓25g，泽泻20g，猪苓15g，阿胶（烊）15g，大腹皮15g，木瓜15g，陈皮15g，黄芪35g，白术15g，炙甘草10g。7剂，每日1剂，水煎服。

2017年6月17日二诊：身肿渐消，颜面及眼睑正常，偶见乏力少气，可久立，舌淡红，苔白，脉弦缓。守方加通草10g，改黄芪为40g。继服7剂。

2017年6月23日三诊：患者诸症明显好转，舌淡红，苔薄白，脉弦。守方去大腹皮，减猪苓为10g。继服7剂善后。

按：本案属阳水，为脾气亏虚、水湿浸渍之证。脾主四肢，脾虚失运，不能转输其津液，水湿内生自盛，水泛四肢，则身肿，四肢明显；又脾乃"仓廪之本，营之居也"（《素问·六节藏象论》篇），脾气虚弱则营卫气血化生乏源，致少气乏力，不可久立；脾虚散津归肺功能失司，故小便少；舌淡、苔白润为脾虚湿盛之征。本案治疗关键在脾，应健运脾土，补益脾气，化湿制水。方用茯苓、泽泻、猪苓分别渗上、中、下焦之湿；阿胶滋阴存液，防利水伤阴之弊；黄芪、白术、陈皮益气健脾利水；大腹皮、木瓜增强化湿利水之功；炙甘草健脾又调和诸药。二诊时，浮肿见效，面目如常，少有乏力，可久立，舌淡红苔白，脉弦缓，遂守方加通草以增强利水消肿之功；黄芪加量，重在补益脾气、通利水湿。三诊时，身肿大消，舌淡红，苔薄白，脉弦。故守方去大腹皮，猪苓减量。

◎ 案3

患者，女，23岁，2017年4月22日初诊。患者下肢浮肿3月余，慢性肾小球肾炎病史2年余。刻诊：下肢浮肿，腰痛，小便少，口渴欲饮，舌黯红有裂纹，苔白润，脉弦滑。尿常规示：蛋白＋、潜血＋＋。证属肾精不足，水湿内停，损伤血络。治以补肾填精、化湿利水、宁络止血。方拟六味地黄丸加味，处方：熟地黄20g，山药20g，山萸肉15g，茯苓15g，泽泻15g，牡丹皮15g，薏苡仁25g，白茅根30g，杜仲炭20g，阿胶（烊）15g，仙鹤草20g，芡实20g。7剂，每日1剂，水煎服。

2017年4月29日二诊：下肢浮肿略消，腰痛减轻，舌黯红，苔白，脉弦滑。守方加车前草15g，萆薢15g。继服7剂。

2017年5月6日三诊：下肢肿大减，腰痛不明显，舌黯红，苔薄白，脉弦滑。守方继服用7剂善后。

按：本案属阴水，病位在肾。肾藏精，肾精化生肾阴和肾阳。肾精充盈，可促进肾阴肾阳形成，则肾主水功能调节正常，水液输布畅达有序。本案乃久病及肾，肾精亏损，充养肾阳不足，失于气化，水湿内聚，泛溢肌肤，故见下肢浮肿；蒸化无权，膀胱不利，则小便少；肾精不足，腰府失养，不荣则痛，故腰痛；久病伤络，血不循经而外溢，则尿血；肾精虚损，化生肾阴不足，失于润泽，故口渴欲饮；苔白润、脉弦滑皆为水湿内停之征。段老秉承"治病必求于本"，抓住肾为水之根，治以补虚益肾、固本填精、化气利水、固摄止血。方中熟地黄补益肾精；山药补脾益肾，既补肾固精，又补脾以助后天生化之源；山萸肉、杜仲炭补益肝肾、温肾助阳；泽泻利湿泄浊，并防熟地黄滋腻之性；茯苓健脾渗湿，配山药补脾健运；牡丹皮清泄相火，兼制山萸肉温涩；薏苡仁甘淡利水、渗湿消肿；仙鹤草、白茅根补虚止血兼通利小便；阿胶质滋黏润，又为止血要药；芡实性平，补而不燥，同诸补益药共煎，助补肾祛湿之效。二诊时，患者下肢肿渐消，腰痛好转，舌黯红，苔白，守方加车前草、萆薢增强利尿消肿之力。三诊时，患者肿消，腰痛渐愈，舌黯红，苔薄白，脉弦滑，乃守方善后。[182]

杂病医案

一、瘾疹

患者，女，55岁，2003年12月2日初诊。荨麻疹反复发作7年余，曾多处寻医问药，效果不佳。现周身痒剧，疹块深红，搔之成片，按之灼手，得冷痒轻，口干咽痛，掌中热，平素嗜辣及煎炸之品，心烦善怒，大便可，小便赤，舌红苔薄，脉数。辨证为血热生风证。治宜凉血解毒、疏风止痒，方以自拟经验方凉血消斑汤加减。处方：生地黄25g，大青叶25g，玄参20g，牡丹皮15g，赤芍15g，当归15g，蒺藜20g，白鲜皮15g，蝉蜕15g，牛蒡子15g，苦参15g，生甘草15g。7剂，日1剂水煎服，早晚分服。忌食辛辣发物，清淡饮食。

2003年12月9日二诊：患者疹消痒轻，时发，咽痛去，烦怒减，二便可，舌红苔白，脉略数。上方去牛蒡子，加荆芥10g。继服7剂。

2003年12月16日三诊：患者痒止，诸症好转，舌由红转淡，脉略数。上方去荆芥，生地黄、大青叶分别减量至15g，继服7剂，随访1月未复发。

按：该患者久食辛辣煎炸之品，伤阴助热，一者胃肠积热，津枯血燥，化热生风，风动则痒，"热极生风而发"；二者热性升散，腠理固密失常，易感外邪，风胜则痒。热邪久羁，津枯血燥，故见口干咽燥；热蕴成毒，故咽痛；火热炎上，循经上扰心神，故心烦善怒；偏嗜辛香，热蕴脾胃，脾主四肢，故掌心发热。"内伤及劳役饮食不节，病手心热，手背不热"。疹色深红，舌红，脉数，皆为血热之象，故治当凉其血分之热、散其表腠之风。方中等量重用生地黄、大青叶，生地黄"内专凉血滋阴，外润皮肤荣泽"，故针对血热瘾疹段教授常首选生地黄为主要药；大青叶"清风退火，泻热除蒸，治瘟疫斑疹"，二药相须为用，凉血热，清火毒，使邪去正安，血脉得和。玄参"实火可泻，而虚火可补"，一者助生地黄养已伤之阴血，二者助大青叶泻血中之实热。牡丹皮、赤芍清热凉血兼行血之功，使全方凉血而不瘀遏。当归助生地黄养血活血，滋阴润燥。上六味重在治血，使凉血不留瘀，血行风自去。蝉蜕、牛蒡子、蒺藜疏风透热止痒，此外，牛蒡子亦可助大青叶、玄参解热毒郁结之咽喉不利。苦参、白鲜皮性苦寒，功专清热燥湿止痒。生甘草清热解毒，调和诸药。二诊时，咽不痛，故去牛蒡子。疹消痒轻，但仍偶发，"风在皮里膜外者，荆芥主之"。荆芥虽常被归类于发散风寒药，但其性平和，不分寒热，辛散之力又强于疏散风热之品，且善入血分，故配以荆芥尽散血中之风，正如《本草汇言·草部·芳草类》言："轻扬之剂，散风清血之药也。"三诊时，疹痒皆去，风邪已尽，故去荆芥。舌转淡，脉略数，血热清，余热存，故生地黄、大青叶减量，继服以巩固疗效。[183]

二、发热

⊙ 案1

患者，女，39岁，2018年4月17日初诊。初诊：发热十余日，体温徘徊于39～40℃，服退烧药后3～4小时内体温正常，过后仍发热，自觉目、鼻、口热烫，于黑龙江中医药大学附属第一医院予两日激素治疗后热退，停后复发热。伴恶寒，口渴咽干、咽痛，颈项僵痛，下肢酸重，大便溏。舌红苔黄略厚，脉滑略数。西医检查：抗O：549IU/mL；超敏C反应蛋白：41.10mg/L；淋巴细胞百分率：16.50%；中性粒细胞百分率：77.60%；血沉：51.00mm/小时。处方：杏仁15g，半夏15g，生薏苡仁30g，滑石30g，白豆蔻10g，通草10g，竹叶15g，蚕沙15g，姜黄15g，黄芩15g，连翘20g，甘草10g，生栀子15g，水煎服。服药4天后体温恢复正常，7天后诸症皆消。

按： 本例患者为湿热交蒸，充斥内外，蕴而化毒所致。湿邪郁于肌表，腠理滞涩，卫阳被遏，故发热；湿为阴邪，最易伤人阳气，故恶寒；湿性黏滞，胶着难解，而见发热缠绵难愈；太阴脾虚，运化水液受阻，津液不得上承，则咽干口渴；湿性黏滞，阻滞头项经络，此处津液不得输布，则头项僵痛；湿邪性属阴，有趋下之势，《素问·太阴阳明论》篇曰："伤于湿者，下先受之"，故下肢酸重；脾胃湿邪下注大肠，见大便溏泄；患者高热十余日而难退，且目、鼻、口热烫，咽痛，盖湿热相蒸，蕴而化毒，毒邪上壅所致。舌红苔黄略厚，脉滑略数等皆为湿热之象。治宜清热解毒，利湿通络，方以《温病条辨》之三仁汤加减。方中滑石清热利湿，又兼解表之功，《本草纲目》言其："上能利毛窍之腠，下能利精溺之窍。……故滑石上能发表，下利水道"，在表之湿热可发，在里之湿热可利，为君药。杏仁降中兼宣，宣利上焦之肺气；白蔻仁芳香化湿，调畅中焦之脾气；薏苡仁健脾利湿，导湿热由下焦而去，三仁合用，宣上、畅中、渗下并行。湿热蕴蒸，兼夹毒邪，故以连翘清热解毒，并能疏散风热；生栀子、黄芩清热燥湿，泻火解毒，与三仁共为臣药。佐以通草、竹叶甘淡渗利，助君药利湿以清热；半夏、蚕沙和胃化湿；姜黄活血行气，通络止痛，与蚕沙合用，可解颈项僵痛。甘草调和诸药，为使药。诸药合用，共奏清热解毒、利湿通络之功。辨证恰对病机，效如桴鼓。[184]

徐经世

XU JINGSHI

　　徐经世，男，安徽巢湖人，汉族，中共党员，1933年1月出生，安徽中医药大学第一附属医院主任医师、教授。1952年1月起从事中医临床工作，全国老中医药专家学术经验继承工作指导老师，安徽省国医名师。第二届"国医大师"，首届"安徽省国医名师"，首届中国中医科学院学部委员。

　　出生于中医世家，自幼深受家学熏陶，1952年起跟随祖父学医行医，为徐氏内科第三代传人。曾任中华中医药学会肝胆病专业委员会常务委员，安徽省中医药学会常务理事，安徽省中医药学会肝胆病专业委员会主任委员，安徽省委保健委员会资深专家，被遴选为第二、三、四、五、六批全国老中医药专家学术经验继承工作指导老师，第二、三、四批全国优秀中医临床人才研修项目指导老师，首批全国中医药传承博士后合作导师，享受安徽省政府特殊津贴专家。获中华中医药学会和中国民族医药学会"终身成就奖""中医药传承特别贡献奖"，被国家中医药管理局授予"全国老中医药专家学术经验继承工作优秀指导老师"称号。首届"中国好医生，中国好护士"称号获得者，获安徽省"十佳医生"称号，安徽省"五一"劳动奖章获得者。

　　徐老从事中医内科临床60余年，临证精思善悟，在肝胆病，风湿病，糖尿病，妇儿科病，感性肿瘤等多种疾病的诊治上富有成效。提出了"杂病因郁，治以安中""肝胆郁热，脾胃虚寒"病机理论和"越脚非风"等学术观点；研制出"扶正安中汤""消化复宁汤""迪喘舒儿"等多个特效专方。主持和指导国家级及省部级科研项目5项，获得安徽省科技进步三等奖2项，科技成果2项，出版《徐恕甫徐经世内科临证精华杏林拾穗——徐经世临证经验集粹安徽国医名师临证精粹》《徐经世医论医案撷菁》等临床专著。

肺系疾病医案

一、新冠肺炎

◎ 案1

患者，女，65岁。糖尿病及类风湿关节炎病史多年，因"咳嗽10天加重伴发热胸闷1周"入合肥市传染病医院住院治疗，经肺CT及核酸检测确诊新冠肺炎，且出现肝功能损害及呼吸衰竭而入ICU治疗。受安徽省卫健委委托，徐老在合肥传染病医院会诊该患者。刻诊：胸闷、咳少量黄痰、饮食情况较前稍好转、时有心慌、乏力，舌质紫暗、苔薄滑，考之患者历经数周，病势缠绵，病情逐渐加重，湿热久羁必然耗伤气阴，此时以中医四诊合参辨病"湿热疫"，证属气阴两伤、痰浊阻滞，予以益气养阴、清化痰浊之剂。处方：西洋参10g，麦冬15g，炙桔梗10g，瓜蒌皮12g，仙鹤草20g，川贝母10g，桔络20g，竹茹10g，芦根20g，炒桑叶10g，甘草5g。水煎服，1剂/天，2次/天；另鲜竹沥口服液10mL/次，3次/天。仅服三剂后患者诉咳嗽咳痰症状明显减轻，无胸闷。查体：神清，精神尚可，双肺呼吸音粗，可闻及少许湿罗音。目前鼻导管吸氧1L/分钟，指氧饱和度97%。患者病情稳定，转入普通病房继续治疗，后痊愈出院。本案患者历经数周，病势缠绵，逐渐加重，会诊之时已呈气阴两虚、痰浊阻滞的本虚标实之势，予生脉饮合贝母瓜蒌散、甘桔汤加减，是为扶正祛邪，标本兼顾之法。

二、肺结节的调治，不可见肺治肺

结节一症多由体检发现，近年来随人民生活水平提高，B超、CT检查已属寻常，患此症者甚众，如"肺结节、甲状腺结节、乳腺结节"层出不穷。病家多因担心恶变，惴惴不安后选择手术切除，术后多出现虚损之证而来中医求治。以"肺结节"为例，考之中医古籍中无此类记载，非"咳嗽、喘证、肺痈、肺痨"等病名能概括，陷于无证可辨之境地。病家术前多无显症，术后反现脏腑虚损证候，如咳喘、气短等，概由手术总属破坏性治疗所致。徐老考之本病，盖肺为五脏之华盖，位居于上，主司呼吸，是防御外邪之屏障，一旦失司，常见咳喘，此肺体受病，过去多见于结核，现在则易见结节及肺癌等实质性病理变化。

⊙ 案1

患者，女，59岁，因"肺结节术后1天"来诊。患者于去年九月份体检发现"肺结节"后于十月行手术治疗。术后出现气短咳嗽，咯白色粘痰，不思饮食，时伴呃逆，胃脘胀满，形体渐趋消瘦，大便不成形，日约3～6次，诊其脉细数，舌淡暗，苔根黄腻。考之本病，就结节本身而言，虽无病名，但总属"不通"范畴，其成因当责之痰浊瘀血。本案患者为手术之后，肺体受损，肺虽为贮痰之器，但脾为生痰之源，故不独见于肺。从五行制化之理分析，肺属金，脾属土为金之母，肾属水为金之子，肝属木，木易生火而刑金。故而中医对其治疗要从肺之本身考虑，又当着眼于脾肾及肝对肺的影响，对接诊患者要做细致的分析，有针对性的进行施治，疗效即可彰显，切不可见肺治肺。虑其病机为土虚金损，痰浊壅塞之征，予以健脾和胃，化痰理嗽。处方：北沙参15g，竹茹10g，橘络20g，炙桔梗10g，金沸草10g，川贝母10g，姜半夏12g，绿梅花20g，谷芽25g，芦根15g，甘草5g。每剂2煎，1剂/天，早晚分服。药后诸证显减，尤纳食渐增，体力恢复，前方加减继以为用，另口服三七粉2g，2次/天，酌情服用银耳、燕窝食疗，夏日则以鲜芦根煎水代茶饮，并嘱情绪保持乐观稳定。随访至今，病情稳定，未见进展。[185]

杂病医案

一、肝癌

⊙ 案1

患者，男，70岁，2015年6月23日初诊。主诉：乏力、纳差、失眠半年余。患者今年五月初肝脏彩超示：肝内占位（7.7cm×6.6cm），发现肝脏占位，在当地医院肝胆医院诊断为"肝癌"患者，未行手术，放化疗。既往有慢性肺气肿病史 10 余年。刻下证见：午后发热，为低热（37.2℃～38℃）。体重约下降十余斤，纳食不香，厌油腻，常恶心，便溏，失眠，无明显胁痛，晨起口干。舌红，苔薄，脉弦；西医诊断：肝癌；中医诊断：肝积（气阴两伤，肝郁瘀结证）；治法：益气养阴，调和肝胆；处方：北沙参 20g，石斛 15g，杭白芍 30g，杭麦冬 12g，青蒿 15g，醋鳖甲 30g，绿梅花 20g，白花蛇舌草 15g，竹茹 10g，酸枣仁 25g，水牛角 3g，谷芽 25g。10 剂，水煎服，每日 1 剂。

2015 年 7 月 7 日二诊：仍有下午低热，热前无畏寒，入夜无汗热退，纳谷不香，乏力，晨起刷牙恶心，睡眠一般，大便调和，夜尿多。舌暗红，苔薄腻，脉弦数，偶心慌。拟改用大补阴丸合二至青蒿鳖甲饮化裁，处方：炙龟板 15g，熟女贞 15g，旱莲草 15g，醋制鳖甲 30g，青蒿 15g，北沙参 20g，石斛 15g，竹茹 10g，绿梅花 20g，柴胡 10g，黄芩 10g，甘草 5g。10 剂，水煎服，每日 1 剂。另：羚羊颗粒 1 包（先煎），开水冲下。

2015 年 8 月 11 日三诊：药后体温略有下降，一般午后低热，时有干咳，咳甚则恶心、心慌、乏力，食欲差，便溏，日行 1 次，夜尿频多，舌暗红，苔薄腻，脉弦数。拟方继以调节，处方：北沙参 20g，熟女贞 15g，旱莲草 15g，柴胡 10g，黄芩 10g，15g，白薇 10g，石斛 15g，白花蛇舌草 15g，姜竹茹 10g，绿梅花 20g，醋制鳖甲 30g，炒川连 3g，甘草 5g。10 剂，水煎煮，每日 1 剂。

按：患者为老年男性，已属于肝癌晚期，肝癌的病因病机复杂难明，病程较长，难以痊愈。本病病位虽然在肝，但与脾胃、肾脏的功能密切相关，脾胃亏虚，气血生化无源，则心失所养，故睡眠一般，故治疗时应健脾益肾；肝主疏泄，治疗肝癌时应以疏肝解郁；肝癌因"癌毒"，常见化热之象，故适当使用清热解毒之药；肝主藏血，瘀血郁结，气机阻滞，故活血化瘀药品当慎用。徐经世教授认为本例患者属正气亏虚，气阴两伤，肝郁瘀结。以益气阴为主，佐以解郁化瘀。故予以北沙参、石斛、杭白芍、杭麦冬、醋鳖甲、炙龟板益气养阴；绿梅花、柴胡、羚羊角平肝止痛；女贞子、谷芽、旱莲草益气健脾，滋育肝肾；酸枣仁养心阴，益肝血，宁心安神；青蒿、水牛角、黄芩、白薇、炒川连清热解毒，白花蛇舌草清热解毒，利湿通淋；竹茹疏利肝胆；甘草清热解毒、调和诸药。方以扶正祛邪的治疗原则，活用"清热利湿、疏肝解郁、化痰散瘀、健脾补肾"四法，缓解病情，提高患者的生活质量，延长生命周期。徐老认为，肝癌患者宜适当忌口，应禁食辛香之品，防止辛香走窜，宜食清淡之品。[186]

二、糖尿病

○ 案1

患者年逾四旬，近1个月来自觉神疲少力，身重易倦，胸闷脘痞，口干不欲饮，二便尚调。曾就诊于当地某医院，查空腹血糖 10.3 mmol/L，餐后2小时血糖 15.4 mmol/L，糖化血红蛋白（HbA1C）8.6%，予"门冬胰岛素30早18U、晚14U皮下注射，联合二甲双胍 0.5g/次，3次/天"治疗。今为寻求中医治疗前来就诊。诊见患者形体肥胖，舌淡胖、苔白腻，脉滑。西医诊断：2型糖尿病；中医辨证：痰湿内盛、脾运不及证。治宜燥湿化痰、醒脾助运，拟二陈汤加减。处方：法半夏 15g，陈皮 10g，茯苓 10g，莱菔子 10g，建神曲 10g，焦山楂 10g，枳壳 15g。15剂。西医治疗同上。嘱患者饮食清淡适量，加强运动。

二诊：患者体力稍增，身重感显减，已无胸闷脘痞，口干症状亦不明显，血糖下降，门冬胰岛素减量至早14U，晚10U。方既对证，仍继前方加减化裁，服药1个月余，诸症全消，胰岛素已停用，血糖控制良好。

按： 徐老认为，本案患者并无明显口渴喜饮、消谷善饥和形体消瘦等症，结合患者的临床表现，可按肥胖病论治，患者素嗜肥甘厚腻乳酪之品，脾运不及，酿生痰湿，阻滞中焦，气机不畅，故而体胖身重乏力，所谓"肥人多痰多气虚"；痰湿阻遏胸阳胃脘，故胸闷脘痞；口干乃痰湿阻滞，气机受阻，津液不能上承于口所致，非热伤津液之口干渴喜饮可比。治疗上选用二陈汤化裁，祛已生之痰。方中法半夏辛温燥湿祛痰，用以为君；陈皮辛温利气、气顺痰降，为臣；茯苓甘淡渗湿，湿祛则痰无所生。不惟水饮不化为痰，饮食积滞，未能及时运化，形成食积，日久均可化生痰湿。故治疗上加用莱菔子、建神曲、焦山楂消食积化壅滞，并嘱节饮食，以杜生痰之源。可见徐老治疗糖尿病，并未囿于消渴病名及阴虚燥热之病机，而是忠于临床实际，实为辨证论治典范，可供临床借鉴。[187]

三、血小板减少性紫癜

⊙ 案 1

患者，女，46 岁，2013 年 8 月 23 日初诊。主诉：四肢出现瘀斑 1 年，加重 3 天。刻下症见：口苦，动易汗出时有盗汗，夜间流涎，夜眠浅梦多，行经后乳房胀痛明显，后背畏寒。舌质暗红，苔薄白，脉弦数。西医诊断：血小板减少性紫癜。中医诊断：血证（气阴两伤，冲任失调型）。治以养阴益气，调节冲任。处方：合欢皮 30g，淮小麦 50g，杭白芍 30g，石斛 15g，桂枝 6g，炒川连 3g，酸枣仁 25g，紫花地丁 15g，甘草 6g，熟女贞 15g，旋覆花 15g。10 剂，每日 1 剂，水煎服，分二次服。

2013 年 9 月 4 日二诊：患者自诉四肢瘀斑较前改善，口苦、盗汗、夜间流涎、夜眠浅梦多、乳房胀痛等症状也有所缓解，守上方继服 7 剂，以资固效。

2013 年 9 月 18 日三诊：诸症均轻，情绪不定时见瘀点，时有腰痛，舌苔白，舌质淡红，继续依据病情调整处方，上方加川断 15g，桑寄生 15g，使患者的病症逐渐好转。3 个月后电话随访状况良好，并嘱其勿食辛辣，注意饮食规律、生活调护，按时休息，适当锻炼。

按：徐老认为本例患者是冲任失调、气阴两伤所致，治以调节冲任为先。方中桂枝发汗解肌、温通经脉，杭白芍味酸收敛，滋阴养血、敛阴收汗，两者相配，一散一收，一阴一阳，一营一卫，一气一血，使里气和、表邪解，共奏调和营卫的功效。酸枣仁、淮小麦益气养阴、敛汗宁心，熟女贞、旱莲草滋阴益肾，紫花地丁泻热解毒，石斛滋阴清热，合欢皮安神解郁、活血消肿，甘草祛痰止咳、清热解毒，旋覆花可降气消痰。全方以调节冲任为主，桂枝配伍芍药加强调节冲任之功。[188]

四、脱发

⊙ 案 1

患者，女，21 岁，2013 年 4 月 2 日初诊。主诉：脱发 1 年，睡眠差多梦加重 3 天。刻诊症见：出现斑秃，心烦，痛经，经期怕冷、恶心，小便不调，双目干涩。舌紫暗、边有麻点，苔黄腻，脉细弦。西医诊断：脱发。中医诊断：斑秃（木郁不达，气血失调型）。治宜条达木郁，调和气血。处方：柴胡 10g，白芍 30g，桂枝 6g，茺蔚子 15g，菊花 15g，合欢皮 30g，蝉衣 6g，酸枣仁 30g，贯众炭 15g，制香附 20g，竹茹 10g，甘草 5g。7 剂，每日 1 剂，水煎服。

2013 年 4 月 10 日二诊：患者自诉服用药后，睡眠差多梦心烦等症状较前改善，守方加减，酸枣仁减至 15g，加首乌藤 20g，继服 7 剂，以观后效。半年后随访，脱发症状明显改善。

按：本病案平素工作压力大，木郁不达，气血失调，本案治疗特色是未用一味乌发之品，主方以逍遥散为基础加减，以条达木郁，调和气血。肝主疏泄，喜条达，因肝失条达、肝气郁结，郁证丛生，故治疗郁证以疏肝为先。方中白芍辛酸入血分，养血补肝，桂枝辛散入气分，疏肝行气，一散一收，桂枝得白芍，免疏肝太过耗伤营阴，白芍得桂枝，防补肝体致气机郁滞，二者皆入肝经，两药相伍，气血同治，以达疏肝养血、行气行血之效；蝉衣、柴胡、菊花、制香附疏肝解郁，条达木郁；贯众炭凉血止血，合欢皮安神、解郁、活血，茺蔚子活血行气；酸枣仁益气养阴；竹茹除烦、清肝热。[188]

郭诚杰

GUO CHENGJIE

郭诚杰，男，汉族，中共党员，1921年12月出生，陕西中医学院教授、主任医师。1949年9月起从事中医临床工作，全国老中医药专家学术经验继承工作指导老师，陕西省名老中医。

1937年参加工作，1946年跟师学习中医，1949年毕业于西安秦岭中医学校后开始行医，1953年陕西省中医进修学校中医专业毕业。中华中医药学会终身理事，中国针灸学会针灸临床分会第二届委员会顾问，第一批全国老中医药专家学术经验继承工作指导老师，第一批中医药传承博士后合作导师，享受国务院政府特殊津贴。2010年被联合国教育科学文化组织确定为"人类非物质文化遗产"——中国针灸代表传承人之一，1960年被授予"陕西省先进工作者"，1982年被评为"陕西省劳动模范"，2008年被陕西省人事厅、省卫生厅、省中医药管理局评为"陕西省名老中医"。

杂病医案

一、乳腺增生

◦ 案 1

患者，女，37 岁，教师，2010 年 5 月 10 日初诊。近 1 年时感双乳疼痛，尤以生气、劳累后加重，与经期无明显关系，当地医院诊断为"乳腺增生病"，服他莫昔芬片、乳癖消胶囊数月，无明显改善。近 1 个月感疼痛加剧，经前10 天即感疼痛，经后减轻，经行正常。刻下：精神可，面色红润，神色佳，舌淡红，苔白，脉弦。查：坐位双乳呈袋状对称，乳头、乳晕无异常，腹壁柔软，肋下未触及肝脾，双乳外上象限扪及 3.5cm×3.5cm×2.0cm 肿块、质软、压痛、边界清、活动可，腋下淋巴结不大。红外线示：双乳外上象限肿块处呈不规则灰色影，血管增粗增多，并有迂曲，符合双乳乳腺增生图形改变。诊断：乳腺增生病。辨证为乳癖（肝郁气滞型）。治宜疏肝理气、活血散结。处以乳乐方：当归 10g，白芍 10g，茯苓 10g，柴胡 9g，青皮 9g，醋延胡索9g，莪术 9g，昆布 15g，黄芪 15g，香附 9g，淫羊藿 15g。诸药研末，每次10g，每日 2 次，温水冲服。

2010 年 5 月 25 日二诊：服药半个月后，双乳疼痛显著减轻，双乳外上象限肿块变软、变小，气色佳。守方嘱继服半个月。

2010 年 6 月 10 日三诊：双乳疼痛消失，且未扪及肿块，余无异常。

按：临床上，情志不遂，肝气郁滞，横克脾土，内生水湿，聚而为痰，痰气互结，阻遏乳络，可见疼痛、成块；又乳房为胃脉所过，多气多血，其功能赖冲任二脉通利。本案患者值中年之际，因情志不调致肝气郁结，近期因经前阴血下注冲任，太冲脉盛，经行上逆，致气血瘀滞而加重病情。情志因素是本案反复发作的主要原因，治当疏肝理气、散结止痛、调摄冲任。郭老采用自拟乳乐方，其中柴胡为君，疏肝解郁，引气上行；白芍、当归、黄芪补气养血养阴，令肝气肝血得养；延胡索活血化瘀、理气止痛；淫羊藿调摄冲任，抑制雌激素；茯苓利水渗湿健脾；昆布、莪术消痰散结逐瘀；香附行气活血；青皮疏肝破气。诸药合用，使肝郁得解，痰湿得除，肿块即消。[189]

◎ 案 2

患者，女，35 岁，2009 年 5 月 10 日初诊。主诉：双乳肿块疼痛 2 年余。初时双乳时有刺痛，未注意，近 1 年来，自感双乳疼痛加剧，由以生气、经前 5 天疼痛较重，如针刺样，当地按乳腺炎诊治，给予肌注先锋 5 号及内服中药（不详），疗效不佳。伴心烦急躁易怒。宫颈糜烂。检查：精神未见异常，呈暗红面色，舌淡红，舌苔薄白且干。两侧乳房对称，乳头无凹陷，皮肤颜色正常，于坐位时两侧乳房外上象限可触及椭圆形包块，3.0cm×2.0cm，呈适中质地，边界较为模糊，稍见压痛，活动基本正常，触诊未发现明显异常。脉弦稍数。红外线检查：双乳外上象限腺体增粗、增强，分布紊乱，无明显强回声钙化点，符合双乳房乳腺增生图形改变。诊断：乳癖—肝郁气滞。治法：活血散结、理气止痛。乳乐冲剂 5 剂，3 次／天，1 袋／次。月经期间暂停服用。

2009 年 6 月 8 日二诊：患者经服乳乐冲剂 5 剂近 1 个月后，自感月经前双乳刺痛明显减轻，压之微痛，精神佳。嘱患者经前半月再服乳乐冲剂 3 包。

2009 年 6 月 25 日三诊：患者自述两侧乳房已没有痛感，触诊未发现包块，压之没有明显疼痛。此乃患者肝气疏泄有度，气血运行畅通，结块消失，病告痊愈。

按：郭老认为乳癖的主要病因是与肝有关，足厥阴肝经循行于乳旁、绕乳头、散布于胁肋，且根据藏象所说的肝主情志，最喜舒畅。如果因为情绪不调，盛怒伤肝，气机不能正常调节，横克脾土，失于运化，凝湿成痰，气血痰湿之浊邪壅塞乳络，经脉系统受阻则发病。本案发于 35 岁中年女性，因盛怒犯肝致肝气郁结而发为此病，肝气不舒则气血运行不畅结于乳络致两侧乳房刺痛不舒，又因气郁日久而化生为火邪，则临床症状为心烦急躁，容易生气，暗红面色，苔薄白且干。故郭老选择经过乳乐方实现散结、祛痛、理气、通络、疏肝与活血目的，实为"肝气得舒则郁火自灭，气血痰湿之邪随气得消"。方中香附、青皮、当归、柴胡可行气解郁；延胡索、郁金能理气止痛；莪术、昆布可化痰散结；淫羊藿能调理冲任；黄芪、白芍补气养阴，使肝气得舒，痰瘀消散，气血调和而获良效。[190]

二、男性乳腺发育症

◎ 案 1

患者，男，62 岁，2009 年 4 月 3 日初诊。主诉：双乳房疼痛伴肿块 2 月余。患者自诉平素易怒，情绪起伏较大，两月前与家人争吵后出现双乳疼痛并见肿块，心烦易怒，夜休差，某医院诊断为"男性乳腺发育症"，建议手术切除，遭家人拒绝。遂来就诊。检查：双乳隆起，乳晕呈紫黑色，乳晕下触及大小约 3.5cm×2.0cm 肿块，质较硬，按压痛剧，活动度尚可，腋下淋巴结未触及。面色淡黄，舌质暗，舌下有瘀斑瘀点，苔白，脉弦涩。诊断为男性乳腺发育症，中医辨证为乳疬（肝郁气滞兼血瘀型），治宜疏肝理气、活血散结。治疗：取甲乙两组主穴治疗。甲组穴为屋翳、乳根、合谷、太冲；乙组穴为肩井、膈俞、肝俞、丰隆（均为双侧），甲乙组穴位交替针刺。

4 月 15 日二诊：1 个疗程后，双乳疼痛基本消失，肿块减小至 2.5cm×1.0cm，乳晕色泽减轻，夜休好转，舌质淡，苔薄白，脉弦。继续上述针刺 2 个疗程。

5 月 15 日三诊：双乳肿块消失，乳晕色泽恢复正常，2009 年 8 月随访疗效稳固。

按：《读医随笔》云："凡病之气结、血凝、痰饮……皆与肝气之舒畅有关"，本例患者肝气素旺，舌见瘀点，脉象弦涩，症舌脉合参，为肝郁瘀血阻于乳络之气滞血瘀证，治宜疏肝理气、活血散结。屋翳、乳根为胃经穴，位居乳房局部，具有较好的畅通胃经乳部经气，散结止痛之效，即"治病者，先刺其病所从生者也"；肩井隶属胆经，以疏肝利胆、散结止痛见长；肝俞为肝之背俞，太冲为肝经原穴，二穴主治肝疾，善于疏肝理气、行气通络；合谷为手阳明原穴，以"上下同法"为据，取之疏通手足阳明经血气，又可激发阳明原气而疏畅三焦，散结软坚，促使乳块之消散；膈俞乃八会之一血会穴，擅长养血活血而化瘀；丰隆为胃经络穴，络系脾经，功在健脾除湿、化痰散结；诸穴合用，共奏疏肝理气、活血化瘀、散结止痛之效。[191]

三、乳腺导管内乳头状瘤

◎ 案1

患者，女，34岁，2004年4月13日初诊。平素烦躁易怒，常感心中烦闷，半年前因与邻居发生纠纷，心中愤愤不平，日久未解，3个月前右乳头溢液并逐渐加重，但无疼痛。经X线造影检查见1.5cm×1.5cm×1.0cm的椭圆形肿块，诊断为"乳腺导管内乳头状瘤"，建议手术切除。患者不同意手术故来诊。刻诊：右乳头溢液量多，色暗红，质稠，双乳晕处结节，口苦便干，心胸烦闷，夜寐欠安，多梦，舌质红，苔薄黄，脉弦细。诊断为乳衄（肝郁化火型），治以清肝扶脾，泻火止衄。以乳头消瘤汤化裁，处方：柴胡12g，郁金12g，漏芦15g，路路通12g，茯苓12g，当归10g，白术12g，白芍12g，党参15g，黄芪15g，山慈菇12g，重楼12g，甘草6g。每日1剂，水煎400mL，分两餐后温服。嘱患者放松心情，培养个人爱好，转移注意力，避免焦虑、抑郁等不良情绪。针刺以"三穴五点通调乳络针法"，主穴选择及刺法同前，配以太冲、侠溪行捻转泻法。每日1次，7次为1个疗程。

2004年4月20日二诊：右乳头溢液明显减少，烦躁、乳胀、胸闷等症状显著改善，夜寐仍差，入睡困难，纳可，小便赤，大便干，舌红苔黄，脉弦。在上方的基础上加牡丹皮10g，赤芍10g。7剂，服法同上，针刺治疗方案同前。

2004年4月27日三诊：右乳头溢液在挤压时方可溢出少量，双乳肿块明显消退，患者诉上述症状好转。继用前述针药并实施方案3个疗程巩固疗效，右乳溢液挤压未见溢出，双乳肿块消退，病愈。3个月后随访，未见复发。

按：肝主疏泄、调情志。本案患者有明确情志致病因素，以情志不遂，肝失疏泄，气郁化火，热伤血络为其病因病机，故以乳头血样溢液为主证，伴胸胁苦满，心烦易怒，舌红苔黄，脉弦等肝郁化火之象。郭老从肝脾辨证施治，以疏肝清肝为主，兼以扶土抑木，通络散结，同时适配以扶正抑制肿瘤。该病例谨遵本病辨治思路，标本兼顾，肝脾同治，对症对机据证权变，取得满意疗效。[192]

心系疾病医案

一、不寐

⊙ 案 1

患者，男，54岁，于2012年10月30日初诊。主诉：失眠11年，头晕3年。初诊：患者自述因长期在外打工，思想压力大，休息不好而致失眠，每晚9点入睡，凌晨1时醒，醒后无法入睡，起床后头晕，白天有乏困感，饮食尚可，小便次数多，大便略溏。在当地医院按"阴虚"治疗。查：面色苍白，两眼结膜红，舌体胖，舌质不红活，苔薄黄少津，脉弦数。据症为肝肾阴虚，兼有心脾两虚之不寐。治宜滋肝肾之阴，补益心脾。治疗：①针刺治疗取穴：甲组穴：印堂，双侧太溪、神门；乙组穴：双侧肝俞、肾俞、心俞。两组穴交替使用。留针30分钟，每日一次。②口服天王补心丹合归脾丸（浓缩丸），各10粒/次，3次/日。经服药及针刺治疗一周后，睡眠较前有所好转，头晕明显减轻，困乏感有所减轻，大便仍不成形，小便频数。查：舌体胖，舌质不红活，苔黄白相兼，脉弦数。针刺取穴调整为：甲组穴：四神聪、肝俞、肾俞、心俞；乙组穴：神庭、印堂、太溪、三阴交。两组穴交替使用。留针30分钟，每日一次；天王补心丹、归脾丸补阴益气，效果不明显，给予中药方剂治疗，白术、茯苓、薏苡仁健脾益气，酸枣仁养心安神，沙参滋阴，天麻、杭菊平肝气，川芎养血调气，主要合用，补气养血，安神定志。经上述治疗又10日后，睡眠时间明显延长至8小时，中间没有断续，并第二天工作精神饱满无困倦乏力感。临床治愈。

按：本案患者积劳成疾，忧思伤心脾，又年过半百，劳损无补肝肾亦损，肝脾心肾虚损之症明显。故补益肝肾心脾为正道。遵循经络脏腑并治及针药结合的思路，应用针刺结合方药治疗。神门为心经原穴，为郭老治疗失眠的主穴，取心俞、脾俞、三阴交穴补益心脾；太溪、肾俞穴补肝肾之阴；四神聪安神志。以上穴位针刺以调经络气血，另合中药健脾养心柔肝补肾，药味以调脏腑。多途并举，慢病逆转而复。[193]

唐祖宣

TANG ZUXUAN

唐祖宣，男，汉族，中共党员，1943 年 7 月出生，河南省邓州市中医院院长，主任医师。1958 年 3 月起从事中医临床工作，全国老中医药专家学术经验继承工作指导老师。

1958 年 3 月参加工作，1963 年 7 月河南省中医学徒出师。历任中华中医药学会理事，中华中医药学会外科分会顾问，中华中医药学会血栓病分会副主任委员，中国中西医结合学会周围血管病专业委员会常务委员，中华中医药学会河南分会常务理事。第一、第二批全国老中医药专家学术经验继承工作指导老师，享受国务院政府特殊津贴。1986、1987 年两次荣获全国卫生文明先进工作者称号；研究成果"温阳法治疗血栓闭塞性脉管炎"曾获河南省科技进步一等奖、河南省重大科技成果奖、中华中医药学会科学技术二等奖；1986 年被人事部授予"国家级有突出贡献的中青年专家"称号；1989 年被河南省委授予"河南省优秀共产党员"称号；1990 年被河南省委、省人民政府授予"河南省劳动模范"称号，并获省"五一"劳动奖章；1991 年享受国务院特殊津贴；2007 年被国家中医药管理局评为全国老中医药专家学术经验继承工作优秀指导老师；2008 年被河南省中医管理局授予"河南中医事业终身贡献奖"；2010 年被国务院授予全国先进工作者称号。

唐祖宣在半个世纪的临床与科研实践中，积累了丰富经验，对仲景典籍极为推崇，在总结前人精华的基础上不断创新，对温阳药物的运用具有独到见解，形成了自己独特的学术观点。他自上世纪

50 年代便开始对"脱疽"的治疗进行研究，1965 年他的治疗经验在《中医杂志》首发。他结合自己临床经验将周围血管病按照中医特点分型，并确立治则治法。常运用益气化瘀、温阳益气、清热解毒等法治疗血栓闭塞性脉管炎、静脉血栓形成、糖尿病性坏疽、动脉硬化闭塞症等疾病，疗效显著。他研制的治疗血栓病的国家三类新药"脉络疏通颗粒"销售国内外，年销售额达 8000 万以上。1965 年至今，他在《中医杂志》《中国中西医结合杂志》《中国医药学报》等省级以上学术期刊发表论文 106 篇，结合医疗、教学、科研，出版发行了《四肢血管病的研究与治疗》一书，并将中医经典著作《黄帝内经》《难经》《伤寒论》《金匮要略》等做了阐微与注释，出版学术著作 14 部。同时编著出版了《为了中医药事业》《我为中医五十年》《情满中医》等著作 22 部，计 3600 万字。唐祖宣坚持出门诊，日门诊量约 60 人。多次参加国际和国内学术会议进行学术交流。上世纪七十年代，他承担河南省西医离职学习中医班的教学任务，培养出 300 多位西学中人才；90 年代开始，筹办农村中医培训班，为基层培训中医人才。他言传身教、启迪后学，先后带徒 46 人，均已成为学科骨干。

自 1981 年以来，唐祖宣历任邓州市、南阳市人大代表，河南省第八届人大代表，第七届、九届、十届、十一届、十二届全国人大代表，30 余年的代表历程中提出议案、建议 889 件，其中有关中医药事业方面的 386 件，就中医药事业发展的重大事项致信中央领导 61 封。主要贡献有：助推国家中医药大政方针的制定；助推建立健全各级中医药管理机构；助推中医药立法进程；助推基层中医药事业的发展；发挥中医药在防治重大疫病中的作用；助推中医药教育、科研和传承工作。

杂病医案

一、皮肤干燥症

⊙ 案 1

患者，女，49 岁，2016 年 10 月 9 日初诊。主诉：皮肤干燥脱屑 10 余年，加重半个月。某医院曾诊断为皮肤干燥症，常年依赖外用保湿剂缓解皮肤干燥症状，近半个月皮肤干燥明显加重，触及干燥衣物有刺辣感，外用保湿剂效果不佳。刻诊：皮肤干燥无泽，面部、肩臂及下肢肌肤触之糙手，肤色偏黄，近期时干咳无痰，微恶寒，平素食欲欠佳，气短乏力，口干咽燥，大便稀，舌淡、苔薄白，脉浮细略紧。西医诊断：皮肤干燥症；中医诊断：皮肤索泽（脾肺气虚，外感凉燥）；治以健脾益气，散寒润燥。方以唐老自拟益气润肤汤合杏苏散加减，处方：黄芪 30g，茯苓 30g，菟丝子 30g，潞党参 20g，桂枝 6g，附片 6g，陈皮 10g，紫苏叶 15g，苦杏仁 10g，桔梗 12g，枳壳 10g，前胡 10g，姜半夏 10g，防风 10g，荆芥穗 10g，甘草 6g。7 剂，每日 1 剂，水煎分 2 次温服。

2016 年 10 月 16 日二诊：服药后微汗出，咳嗽渐愈，恶寒祛，大便成型，皮肤较前润泽，仍口干咽干，苔薄白，脉细，浮紧已去。初诊方去紫苏叶、苦杏仁、桔梗、枳壳、前胡、姜半夏，添蜜枇杷叶 10g，桑叶 10g，麦冬 10g，续予 10 剂，煎服法同上。

2016 年 10 月 26 日三诊：皮肤干燥无明显改善，仍口干咽燥，夜间为甚，详问诊，月经不调，量少，自觉与皮肤干燥关系不大，前诊有亲属在旁，羞于谈论，刻意隐瞒。详察干燥肌肤，见小腿及足踝内侧面尤盛，轻抓落屑如雪，细察舌脉，舌根少苔、苔薄白，尺脉沉细。二诊方加熟地黄 20g，山药 30g。山萸肉 20g，牡丹皮 10g，北五味子 10g。10 剂，煎服法同上。

2016 年 11 月 5 日四诊：皮肤干燥进一步减轻，肌肤色泽也较前红润，口干咽燥缓解。后以三诊方为底方调治约 3 个月，患者皮肤干燥症基本痊愈。现仍定期前来调理，皮肤干燥症未再复发。

按：本案患者平素肤色偏黄，症见食欲欠佳，气短乏力，大便稀等，是肺脾两虚之证。土不生金，肺气阴不足，气血津液不能输布肤表，故皮肤索泽。

肺虚卫外不固，入秋又外感凉燥，困遏肺卫，玄府闭塞，故皮肤干燥加重，伴干咳少痰、恶寒之症。遂予唐老益气润肤汤，健脾益气，培土生金，合杏苏散祛邪散寒，润燥止咳。二诊时咳嗽愈，恶寒去，脉浮紧去，知外感已去，中病即止，故去紫苏叶、前胡等宣肺祛邪，散寒止咳之品，但笔者临证思维惯性，效不更法，未遵唐老教导，详实问诊，亦未精研脏腑病位及其寒、热、虚、实邪正关系，仅凭口干咽燥，以为肺脏气津未复，添枇杷叶、桑叶、麦冬养津润肺，对症处理。三诊不效，方思患者平素脾肺两虚，肌肤干燥 10 余年，又入秋突然加重，非全由脾肺两虚，肺卫不固。盖女子七七之岁，任脉虚，天癸竭，精血不足，肺不受肾充养。详实问诊知女子月事不调，详察干燥肌肤，见小腿及足踝内侧面尤盛，舌根少苔、尺脉沉细，确信口干咽燥，乃肾水不足，金水不生所致。《辨证录》言："肾水足而肺金得养，子富而母自不贫也。且肺金之气，夜藏于肾，向因肾涸，力难迎肺金……肾见肺金之燥。"故三诊时化裁六味地黄汤滋肾养阴，四诊收效。外感易祛，内伤难调，诚如《温病条辨》言："治外感如将，兵贵神速……治内伤如相，坐镇从容。"故不敢贪功冒进，谨遵唐老临证辨治思路，治图缓功，前后调治 3 个月余，病情得以稳固。

二、脱疽

◎ 案 1

患者，男，59 岁，2019 年 3 月 13 日初诊。主诉：左足发凉疼痛伴间歇性跛行 2 年。刻诊：左足发凉疼痛伴间歇性跛行，跛行距离约 200 米。双下肢指甲增厚变形，毳毛稀疏，双足底皮色苍白，贝格氏征（+）。双下肢足背动脉及胫后动脉搏动消失。既往体健，有长期的吸烟史，否认有糖尿病、高血压病史。检查双下肢 PPG 示：双下肢末梢循环严重障碍。ABI 指数测定：左侧 0.37，右侧 0.23。实验室检查：总胆固醇 5.9 mmol/L，甘油三酯 2.5 mmol/L。CTA 检查：双下肢动脉可见多发点片状动脉硬化斑块，部分血管腔狭窄，胫骨中段下主干血管闭塞，可见有侧支部分代偿。患者不同意手术，要求药物治疗。形体消瘦，面色青黑，腰背痛，小便清长，舌质淡、苔薄白，脉沉迟细。西医诊断：闭塞性动脉硬化症。中医诊为脱疽。辨证属阳虚正亏、脉络瘀阻，治宜温阳益气、活血化瘀。处方：炮附片、干姜、党参、黄芪、甘草、当归、白芍、川牛膝各 30g，乳香、没药各 9g，红花 15g。3 剂，水煎取汁 400mL，早晚分服。以后在治疗期间，病情反复，炮附片的用量为 30～90g，用药 1 月，足部疼痛缓解，发凉明显减轻，可以行走 400 米。复查 PPG 示：双下肢循环中度障碍，ABI 指数测定：左侧 0.52，右侧 0.40，嘱其口服脉络疏通丸 3 月，巩固疗效。

按：《素问·厥论》云："阳气衰于下，则为寒厥。"因阳气虚微，正气不足，身体机能代谢活动衰退，抵抗力减弱，导致气血运行不畅，寒凝气滞，脉络不通，发为脱疽。血栓闭塞性脉管炎是外周血管疑难疾病，由于患者脏腑功能的特点不同，临床证候各异，有的表现为"寒痛"，有的表现为"热痛"。本例四肢发凉，脉搏沉细而迟，呈现一派阳虚之象，因阳气不能温煦四肢而成坏疽，治宜温阳益气、补肾健脾、活血化瘀。炮附片、桂枝、干姜温经散寒、消除沉寒痼冷，党参、黄芪、甘草补肾健脾，当归、红花、牛膝活血化瘀。药后四肢转温，耐寒力增强，脉从沉、细、迟向有力发展。在治疗过程中，由于病情反复，炮附片的用量不断增减。实践证明，炮附片可温阳镇痛，但需久煎，防止中毒。[194]

三、消渴脱疽（糖尿病性坏疽）

◦ 案 1

患者，女，65 岁，退休工人，2002 年 5 月 6 日初诊。主诉：口干渴，消瘦 9 年，足部坏疽一周。症见：1993 年患"非胰岛素依赖型糖尿病"，未能坚持用药，空腹血糖 15～17mmol/L，未规律治疗。一周前患者右足第 2～5 趾突起水疱，颜色紫黯，剧痛，入夜则灼热疼痛，难以入睡。在某医院以"脱疽"治疗（内服外敷药物不详），症状未能控制，于今日来我院治疗。检查：体温 37℃，脉搏 90 次／分，呼吸 19 次／分，血压 130/90mmHg。形体消瘦，精神不振，表情痛苦，面色微赤。右下肢肌肉刺瘦，弹性差，皮肤干燥脱屑，坏疽疼痛，呈湿性坏疽，颜色紫黯，有少量分泌物渗出。足背动脉、胫后动脉搏动消失。伴口干口渴，大便干，小便黄。舌质红，苔黄，舌底脉络迂曲，脉细数。辅助检查：血白细胞计数 12.0×10⁹/L，总胆固醇：17.0mmol/L，三酰甘油 1.61mmo1/L，空腹血糖 22mmo1/L，尿糖（++）。心电图检查：窦性心律。中医诊断：消渴脱疽。证属湿热毒盛型。西医诊断：糖尿病坏疽（DI 期一级）治宜：滋阴清热，解毒化瘀；处方：金银花 45g，玄参、当归、薏苡仁、白芍、麦冬、天花粉各 30g，桃仁 12g，苍术、黄柏、红花、甘草各 10g。医嘱：低糖低脂饮食，禁烟酒，慎起居。中药每日1 剂，水煎，日服 3 次。外科处理：以三黄酊外敷。

5 月 13 日二诊：患者神志清，精神可，纳食、睡眠较前好转，右足灼热疼痛不甚明显，坏疽疮面分泌物减少，颜色紫黯，余无改变。

5 月 23 日三诊：患者精神尚可，夜能眠 5 小时左右，坏疽灼胀剧痛已缓解，坏死组织分界线清，尤以第二趾为明显。

6 月 1 日四诊：右足灼痛基本消失，局部坏疽处无分泌物，界限分明，呈干性坏疽。由于患者体质较弱，其自然脱落，同时配合外科常规处理。

6 月 15 日五诊：患者精神状态较好，右足无约病、色泽正常，趾端里局限性、干性、萎缩性坏疽，无分泌物，舌质黯，苔黄，脉细。

7 月 10 日六诊：右足灼痛消失，色泽正常，趾端坏疽部分相继自然脱落，伤口愈合良好。实验室捡查：血白细胞计数 9.0×10⁹/L，总胆固醇：8，9mmol/L，三酰甘油 1.50mm/L，空腹血糖 8.5mmol/L，尿糖（++）。心电图检查：窦性心律。[195]

心系疾病医案

一、慢性心力衰竭

⊙ 案 1

患者，女，98 岁，2018 年 11 月 27 日初诊。主诉：既往有"高血压"病史 30 余年，口服"卡托普利片"控制；"冠心病"病史 20 余年，长期服用"拜阿司匹灵、复方丹参滴丸、阿托伐他汀钙片"等药物。1 个月前，患者因"慢性心力衰竭合并肺部感染"在南阳市某三甲医院住院，给予抗感染、强心利尿等措施治疗20余天，病情无明显缓解，仍继续加重，后经人介绍至我院就诊。就诊时症见：面色晦暗，烦躁不安，端坐呼吸，口唇发绀，喉中痰鸣，心悸，胸闷，喘息难卧，手足冰凉，出汗多，双下肢水肿，大便溏薄，小便少，舌暗，苔白滑，脉沉细结代。查体：T：36.2℃；P：126次/分钟；R：33次/分钟；BP：95/43mmHg；双肺可闻及湿性啰音及哮鸣音。心电图显示：房颤伴快心室率，ST段显著压低。心脏彩超显示：全心扩大，心包积液。BNP：5532Ng/L，白细胞：$15×10^9$/L，CK-MB：6.84Ng/mL，CTNI：1.2Ng/mL，MyO：77.3Ng/mL。给予吸氧、强心利尿等基础措施，症状仍无明显缓解，急予唐老心阳虚危证之经验方茯苓四逆汤加味，以振奋心阳，救逆固脱。处方：茯苓60g，人参15g，炮附子15g（先煎），炙甘草30g，干姜20g，黄芪100g，煅龙牡各30g，泽泻30g。急煎，频服，2剂/天。服药12小时后，尿量逐渐增多，手足转温，心悸、胸闷、呼吸困难改善，下肢水肿稍减，已能半卧，病情渐趋平稳。服药1天后：患者精神好转，口唇发绀缓解，咳嗽、气喘减轻，心悸、胸闷改善，水肿已消大半。查体：T：36.0℃；P：88次/分钟；R：26次/分钟；BP：105/55mmHg；双肺可闻及少量湿性啰音及哮鸣音。心电图显示：房颤，ST段中度压低。BNP：3824Ng/L。白细胞：$9.5×10^9$/L。上方加丹参15g，2剂，水煎服。配芪苈强心胶囊、三参益气养心丸（院内制剂）巩固疗效。入院第3天查房：患者精神可，在家人搀扶下已可在病房行走，咳嗽、气喘明显减轻，小便量可，饮食增加，生命体征平稳。守上方继服3剂。煎服方法：龙骨、牡蛎入汤剂一律先煎半小时。附子为大毒之物，唐老经验宽水先煎半小时到1小时，以口尝无麻辣感为度。三煎兑于一起，浓煎频服，则无中毒之忧。

按：本案属心衰之心阳虚危候，乃阴寒内盛、水饮凌心、亡阴亡阳之证，急宜回阳救逆、生脉固脱。以重剂茯苓四逆汤加味，采用频服法，每日服药2剂，病重药重，终获良效。[196]

眼科病医案

一、玻璃体混浊

◎ 案 1

患者，女，61岁，2019年4月22日初诊。主诉：视物模糊，眼前似有飞蚊飞动半月余。患者诉近半个月来视物模糊，眼前自觉有蚊虫飞动，挥之不去。腿沉乏力，易感冒，易汗出，冬季怕冷、夏季怕热，眠差、多梦易醒，纳可，二便调，舌质红、苔白，舌下络脉迂曲，关脉弦滑。眼球B超示：玻璃体中心探及大小不等星点状或条状中高回声，后运动活跃。西医诊断：玻璃体混浊；中医诊断：云雾移睛。辨证：坎阳不足，中气亏虚，肝郁不达。治法：温升坎阳，培补中气，疏肝养血通络。治以乌肝汤加减，处方：甘草10g，茯苓15g，人参10g，干姜15g，炮附片15g（先煎），制何首乌15g，桂枝15g，白芍15g，炒酸枣仁30g，酒萸肉15g，炒桃仁15g，丹参15g。7剂，每日1剂，水煎分早晚两次温服，禁食辛辣刺激之品。

2019年4月29日二诊：患者诉视物昏花显著好转，眼前飞蚊消失，腿沉乏力、怕冷减轻，汗出减少，睡眠改善，仍多梦，欲巩固治疗。舌质红、苔薄白，舌下络脉迂曲，关脉弦滑。处方以初诊方加牡丹皮15g，继服10剂，煎服法同前。2019年9月患者因眠差就诊，诉二诊治疗后视物正常，眼球B超复查玻璃体内可见少量星点状回声，后运动活跃。

按：患者诉近半个月来视物模糊，眼前自觉有蚊虫飞动，挥之不去，怕冷，易感冒，易汗出，提示卫阳不足，而卫阳根于肾阳，冬季阳气不足不能温煦肢体故怕冷，夏季阳气升发阴血相对不足故怕热，舌苔白，关脉弦滑，为脾气虚弱、不能运湿及肝郁之象。四诊合参，辨证为坎阳不足，中气虚弱，木郁不达。木得水之温则生，肝得血之温则用，今坎阳不足，木郁不升则化热，故舌红、怕冷；中气虚弱，化血无源，肝血亏虚，清阳上衰，肝开窍于目，目失所养，故见云雾移睛；阳气虚弱，阳虚则寒，不能温煦内脏和肌肤，故腿沉乏力、怕冷、易汗出、易感冒；舌苔白、关脉滑，提示中焦湿阻；患者年老体衰，气血亏虚，不能濡养心神，亦因中焦湿阻不能斡运，心阳上亢，阳不入阴，则眠差多梦。患者有脑梗死病史，舌下络脉迂曲，提示络脉瘀阻。

故治当温升坎阳，培补中气，疏肝养血通络。处方以黄芽汤崇阳培土泻湿，以炮附片补坎中真阳，以白芍、桂枝疏肝达木，以何首乌补益精血，以酸枣仁、山萸肉酸补肝肾，以桃仁、丹参活血化瘀。二诊在初诊方基础上加牡丹皮，与前方桂枝、白芍、茯苓、桃仁组成桂枝茯苓丸方，加大活血化瘀力度。纵观治疗全程，病脉证治合乎病机，故药到病减。古人治疗"云雾移睛"多从滋养肝肾入手，现代有研究者认为此病成因与脉络瘀结有着直接关系，并且混浊物乃湿浊之物。血得热则行、得寒则凝，故治脉络瘀结当从温化。唐老师指出，目不明古今治疗多以滋养肝肾为主，然阴不足者，实是坎阳不足，要阳中求阴。水中阳精不能上达，肾藏元阴元阳，不得偏颇，中气衰，脾土不升则木郁血病，目受血则能视，木郁血病则不能视。乌肝汤实为此而设，可为临床治疗玻璃体混浊提供借鉴。[197]

夏桂成

XIA GUICHENG

夏桂成，1931年7月出生，中国共产党党员，南京中医药大学教授，博士生导师，江苏省中医院主任中医师，全国老中医专家学术经验继承首批指导老师，江苏省名中医，享受国务院特殊津贴专家，第二届"国医大师"。

夏桂成教授，是我国著名的中医妇科学家，人称"送子观音"。从事临床工作近70年，独创"中医妇科调周理论体系"，在此基础上形成"夏桂成中医女性生殖节律创新理论及临床应用"获得江苏省科学技术进步一等奖，被业界称为当代中医妇科的"里程碑"，为发展中医学术做出了杰出贡献。近70来，他潜心中医药学理论研究和临床实践，创造性地运用奇偶数律、五行生克、五运六气以及现代医学、现代科学的成果，揭示了女性的周期节律、生殖节律，强调"未病"的调治，为中医药学的发展做出突出贡献；他以其独到的理论体系、丰富的临床经验服务广大患者，疗效甚佳，蜚声海内外，受到广大患者的信赖；他医德高尚、治学严谨、培养后学，是德艺双馨的一代医学大师。

妇科病医案

一、子宫内膜异位症不孕症

⊙ 案 1

患者，女，37 岁，2020 年 9 月 24 日初诊。因"左侧卵巢子宫内膜异位囊肿剥除术后 10 年，继发性不孕症 8 年"就诊。现病史：患者 2010 年因"左侧卵巢子宫内膜异位囊肿"在当地医院行"腹腔镜下左侧卵巢囊肿剥离成形术"，术中探查见：盆腔见膜样粘连，左侧卵巢囊性增大，直径 5cm，与周围组织疏松粘连，子宫内膜异位症生育评分：4 分。2012 年结婚，婚后性生活正常，男方精液常规正常，2012 年孕 50 天因"稽留流产"行"清宫术"，术后未避孕一直未再受孕。术后间断于外院门诊诊治，其间均未受孕。2020 年 7 月在贵州省人民医院生殖中心行 IVF-ET，未培育出可移植的囊胚。月经史：13 岁初潮，周期 24～26 天，经期 5 天，经量中等，经前乳胀，经色黯淡，经行腹痛，以第 2～3 天明显，需口服止痛药，伴有腰酸及小腹小坠感。末次月经：2020 年 8 月 26 日。妇科检查：子宫附件未触及明显异常。辅助检查：性激素（月经第 3 天）：E_2：162ng/L，T：1.41ng/dL，LH：5.61mIU/mL，FSH：11.26mIU/mL，AMH：0.83ng/mL；血查 CA125：正常。B 超：子宫腺肌病可能，双侧附件未见明显异常。刻下：月经周期第 30 天，月经即将来潮，纳可，寐差，入睡晚，梦多易醒，二便正常，舌偏红，苔薄腻，脉细弦。病机分析：心肾阳虚，子宫失于温煦，痰脂瘀滞，之所以带下量少，不易孕育，生成痰脂。西医诊断：不孕症；子宫内膜异位症。中医诊断：不孕症（心肾阳虚）。运用宁心补肾调周理论论治。患者即将月经来潮，按行经期论治，越鞠二陈汤合痛经汤加减。处方：制苍白术各 10g，制香附 10g，丹参 10g，赤芍 10g，广木香 9g，玄胡 12g，全蝎 6g，肉桂 5g，茯苓神各 10g，合欢皮 10g，钩藤 10g，炒五灵脂 10g，益母草 15g，炒川断 10g，泽兰叶 10g。5 剂。经后期以清心和胃汤。处方：钩藤 10g，莲子心 5g，炒丹皮 10g，青龙齿 10g，合欢皮 10g，炒枣仁 30g，茯苓神各 10g，太子参 15g，生炒白术各 10g，广木香 6g，广陈皮 6g，佛手 5g，甘松 6g，灵芝粉 6g，琥珀粉 3g，炒川断 10g。10 剂。

2020年10月8日二诊：lmp：09.24。刻下：月经周期第15天，BBT未上升，白带偏少，未见明显锦丝带下，纳可，夜寐一般，大便溏泻，入睡困难，睡眠浅，醒后难再入睡，舌质淡，苔薄腻，脉细弦。患者现基础体温单相，仍处于经后期，治法：清心健脾汤汤，稍佐助阳之品。处方：钩藤10g，莲子心5g，合欢皮10g，青龙齿10g，茯苓神10g，炒枣仁30g，党参15g，生炒白术12g，炒怀山药10g，广陈皮6g，广木香6g，砂仁3g，炒扁豆10g，莲子肉10g，炒川断10g，巴戟天6g，炒丹皮10g，灵芝粉6g，琥珀粉3g。5剂。经间期论治，补天五子种玉丹为主，再入调理心脾之品。处方：丹参10g，赤白芍10g，巴戟天9g，炒川断10g，炙鳖甲10g，巴戟天12g，紫石英10g，鹿角片6g，钩藤10g，莲子心5g，合欢皮10g，炒枣仁30g，灵芝粉6g，生炒白术12g，广木香6g，广陈皮6g，琥珀粉3g，制苍术10g。10剂。

2020年10月23日三诊：lmp：10.19。刻下：月经周期第5天，量中，暗红，痛经明显好转，腹痛不显，纳可，夜寐安，大便偏稀，舌质淡，苔薄腻，脉细濡。经后期论治：清心健脾汤。钩藤10g，莲子心5g，炒丹皮10g，青龙齿10g，合欢皮10g，茯苓神各10g，炒酸枣仁30g，党参15g，生炒白术12g，广木香6g，广陈皮6g，砂仁3g，川断10g，灵芝粉6g，炒怀山药10g，莲子肉10g，黄芪15g。9剂。

2020年11月13日四诊：lmp：11.10。刻下：正值经期，量中偏多，色暗红，纳可，夜寐安，大便不稀，矢气做胀，易疲劳，舌淡，苔薄腻，脉细弦。治法：经后期，归芍地黄汤+香砂六君。处方：丹参10g，白芍10g，炒怀山药10g，山萸肉9g，炒川断10g，炙龟板10g，熟怀牛膝10g，莲子心5g，茯苓神10g，太子参15g，生白术12g，广木香6g，广陈皮6g，灵芝粉6g，琥珀粉3g，砂仁3g，左牡蛎15g。9剂。

2020年12月11日五诊：lmp：11.10。刻下：停经32天，无阴道流血，无腹痛，腰酸不显，大便正常，舌淡红，苔白腻，脉细滑。辅助检查：怀孕三项：E_2：12.09ng/dl，HCG：90.11mIU/mL，P：31.39ng/dL。治法：健脾补肾，理气安胎。处方：太子参15g，生炒白术12g，炒怀山药10g，广陈皮6g，广木香6g，杜仲10g，寄生10g，菟丝子10g，巴戟天10g，鹿角霜10g，砂仁5g，茯苓神各10g，灵芝粉6g，蚕茧壳7枚。10剂。后一直予以补肾安胎，清心和胃论治，患者症情稳定。

按：该患者宿有癥瘕，病程日久，瘀结于胞宫，久病入络，胞络瘀阻，胞宫失于温煦，则经期腹痛，痛甚难忍，胞宫寒冷，因而不孕，病情复杂，治疗棘手。依据四诊所见，患者平素畏寒怕冷，腰腹部冷，经期腹痛，经色暗淡，肾阳虚于下；加之久而未孕，心绪不宁，烦躁易怒，夜不得寐，心火炎于上，属上热下寒之错综复杂病症，治当灵活运用补肾调周理论。患者初诊之时正值经期，经行不畅，小腹冷痛，拘紧不舒，焦虑不安，因而因势利导，治以活血化瘀，解痉止痛，辅以宁心安神，方以内异止痛汤加减。药用丹参、赤芍、炒五灵脂、泽兰叶、益母草化瘀，促进瘀浊顺利排泄；玄胡、全蝎解痉止痛；茯苓、茯神、合欢皮及钩藤之品宁心安神，心静则痛缓。正如《黄帝内经》所云"诸痛痒疮，皆属于心"，夏老认为，痛症与心之关系密切。方中肉桂，此药可补火助阳，散寒止痛，温经通脉，用之甚妙。二诊时患者进入经后期，阴长缓慢，治以归芍地黄汤加减，少佐助阳之品，如川断，寓阴中求阳之意。三诊时患者基础体温开始上升，进入经间期，但高温相处于较低水平，锦丝带下量少，提示阳长不足，加之大便溏泻，脾阳亦不足，治以补肾助阳，清心健脾。方选温肾健脾汤，方中川断、巴戟天、紫石英、菟丝子温肾助阳，亦有火中暖土之功；党参、白术、山药、茯苓健脾助阳；钩藤、莲子心、酸枣仁宁心安神；再入琥珀粉，此药入心肝经，既有镇静安神之功，又可活血散瘀。四诊时处于经前期，此期需补肾助阳，以达重阳水平，利于行经期重阳转阴，方中选用补肾助阳之品，如川断、巴戟天、肉桂、鹿角片，助力活血化瘀，控制疼痛。紫石英，填下焦，走肾及心包络，具有温肾暖宫之效。按此调治 2 个月经周期，患者即顺利受孕，实属不易，后 B 超提示宫内妊娠，见胎心搏动。[198]

二、输卵管性不孕

◎ 案 1

患者，女，37 岁，2017 年 10 月 9 日初诊。主诉：宫内节育器取出术后继发不孕1年余，男方精液常规检查正常。现病史：患者2015年12月宫内节育器取出术后未避孕至今未孕，月经初潮15岁，5～6天/30天，量中，色暗红，偶有血块，无经行腹痛，伴经行腰酸、经前乳胀。生育史：1-0-1-1。2017年6月24日于月经周期第3天查性激素示：睾酮（T）17.71ng/dL，雌二醇（E_2）<20ng/L，促黄体生成素（LH）：3.22mIU/mL，促卵泡生成素（FSH）8.54mIU/mL，泌乳素（PRL）3.42ng/mL。甲功三项示：促甲状腺激素（TSH）2.92μIU/mL，血清游离三碘甲状腺原氨酸（FT3）3.9pg/mL，游离甲状腺素（FT4）0.95pg/mL。2017年8月31日行超声引导下子宫输卵管造影：①左侧输卵管不通（远段阻塞可能）；②右侧输卵管不通（近段细弱，中远段阻塞可能）；③子宫肌层造影剂逆流；④子宫内膜息肉。末次月经：2017年9月23日，5天净，量中（较以往少），色暗红，少许血块，偶有经行腹痛，伴经前乳胀及经行腰酸。刻下：月经周期第17天，带下量少，色白，近两日带下呈锦丝状，BBT初升，少腹时作痛，偶有腰酸，纳可，夜寐多梦，二便调，舌质红，苔薄白，脉细弦。西医诊断：继发性不孕症；中医诊断：不孕症（肾虚血瘀证）。治从经间期，补肾促排、理气助孕、佐以通络。处方：鹿角片（先煎）10g，山萸肉10g，续断片10g，盐杜仲10g，菟丝子10g，紫丹参10g，炒白芍10g，山药10g，麸炒白术10g，佛手6g，炙黄芪10g，砂仁（后下）3g，莲子心5g，桑枝10g，丝瓜络10g，生山楂10g。10剂，日1剂，水煎，分早晚2次温服。

2017年10月24日二诊：患者于2017年10月23日月经来潮，量中，色暗红，夹血块，无经行腹痛，伴经前乳胀及经行腰酸。刻下：月经周期第2天，行经中，BBT下降至低温相，劳累时易腰酸，纳寐可，二便调，舌质红，苔薄白，脉细弦。治从经后期，滋阴养血、补肾通络。处方：醋鳖甲（先煎）10g，山药10g，山萸肉10g，金银花10g，茯苓10g，续断片10g，紫丹参10g，炒白芍10g，麸炒白术10g，蛤壳（先煎）20g，鸡内金10g，六一散（包煎）10g，黄芪20g，玄参10g，全当归10g，大血藤15g，王不留行10g，蜀羊泉30g，芥子10g。10剂，日1剂，水煎，分早晚2次温服。上方尽后继予服：醋鳖甲（先煎）10g，山药10g，山萸肉10g，南沙参10g，茯苓10g，续断片10g，紫丹参10g，炙黄芪10g，麸炒白术10g，蛤壳（先煎）20g，五灵脂（包煎）10g，菟丝子10g，制香附10g，王不留行10g，桂枝6g，柴胡6g。10剂，日1剂，水煎，分早晚2次温服。

2017年11月22日三诊：患者于2017年11月22日月经来潮，量中，色暗红，夹血块，轻微经行腹痛，伴经前乳胀及经行腰酸。刻下：月经周期第1天，行经中，乳胀已消，BBT下降至低温相，平素活动后腰酸明显，纳寐可，二便调，舌质红，苔薄白，脉细弦。治从行经期，化瘀通络、温经止痛。处方：制香附10g，延胡索10g，乌药10g，醋莪术10g，赤芍15g，全蝎3g，益母草15g，大血藤15g，吴茱萸3g，全当归10g，紫丹参10g，桃仁10g，红花12g，姜半夏6g，陈皮6g，王不留行10g，桂枝10g，牡丹皮10g。5剂，日1剂，水煎，分早晚2次温服。上方尽后继予服：醋鳖甲（先煎）10g，醋龟甲（先煎）10g，山药10g，山萸肉10g，南沙参10g，茯苓10g，续断片10g，紫丹参10g，炒白芍10g，麸炒白术10g，鸡内金10g，全当归10g，玄参10g，金银花10g，牡丹皮10g，大血藤15g，王不留行15g，六一散（包煎）10g。10剂，日1剂，水煎，分早晚2次温服。

2017年12月5日四诊：月经周期第十四天，带下偶呈拉丝状，BBT呈上升趋势，纳寐可，二便调，舌质红，苔薄白，脉细弦。治从经间期，补肾促排卵、佐以通络。处方：醋鳖甲（先煎）20g，菟丝子10g，山药10g，山萸肉10g，茯苓10g，续断片10g，紫丹参10g，炒白芍10g，麸炒白术10g，鸡内金10g，全当归10g，石楠叶10g，石菖蒲10g，楮实子10g，麸炒苍术10g，鹿角片（先煎）10g。5剂，日1剂，水煎，分早晚2次温服。后续治从经前期，补肾助阳、温胞助孕。处方：枸杞子10g，山萸肉10g，续断片10g，盐杜仲10g，菟丝子10g，紫丹参15g，炒白芍10g，山药10g，麸炒白术10g，佛手6g，炙黄芪30g，全当归10g，鹿角霜（先煎）10g，桑枝10g，莲子心5g。10剂，日1剂，水煎，分早晚2次温服。

2017年12月27日五诊：患者2017年12月22日见阴道少量流血，色淡红。BBT高相21天，小腹偶有胀感，纳食可，夜寐醒早，夜间自觉身热，小便调，大便偏稀，舌淡红，苔薄白，脉滑。查血清人绒毛膜促性腺激素（HCG）152.4mIU/mL，孕酮（P）16.70ng/mL，$E_2$187ng/L。遂以补肾养血、和胃安胎等法保胎至100天以收全功。

按：该患者宫内节育器取出术后继发不孕1年余，平素月经周期尚规律，但色暗红，夹血块，偶有经行腹痛，说明胞宫有瘀滞，加之经行腰酸，平素尚且腰酸隐隐，活动后腰酸加重，结合全身症状，属肾虚血瘀证。此治以瘀滞为标，肾虚为本，重在将补肾调周法与活血化瘀结合应用。以调周法为主，适当加入活血通络之品，如丝瓜络、红藤、王不留行等，调周法按四期论治，期间测量BBT以佐用药变更，周期各阶段治疗侧重不同，经后期滋阴养血，方中加入通络之品，经间期补肾与活血并举，经前期补肾养阳、宁心安神以助孕，经期活血化瘀顺势而为。临床在慢性输卵管炎反复发作之时，既要控制炎症和疼痛，化瘀通络、祛除外邪，又要补肾调周、扶助正气，调节免疫功能，两法合用，提高妊娠率。[199]

三、多囊卵巢综合征

⊙ 案 1

患者，女，21岁，学生，2017年8月21日初诊。主诉：月经稀发。既往月经紊乱，周期5～6/28～200天。月经史：初潮15岁，5～6/28～200天，量中，血块少，偶有痛经。婚育史：0-0-0-0。B超：双侧卵巢多囊样改变。LMP：2017年7月30日，量中，血块少许。现症：刻下第22天，BBT未测，白带不多，腰酸不著，夜寐安，大便尚调，余无不适。2017年8月1日南京中医药大学附属医院性激素：T：92.34ng/AL，E_2：47ng/L，LH：21.36mIU/mL，FSH：6.93mIU/mL，PRL：4.7ng/mL，舌红，苔腻，脉细弦。按经后中期论，方用滋肾生肝饮。处方：丹参10g，炒白芍10g，怀山药10g，山萸肉10g，炒川续断10g，怀牛膝10g，制鳖甲10g，茯苓、茯神各10g，钩藤10g，合欢皮10g，炒苍术、白术各10g，广陈皮6g，莲子心5g，荆芥6g，麦冬10g。共12剂。

2017年9月15日二诊：LMP：2017年7月30日，现症：刻下第46天，BBT未测，白带不多，腰酸不著，夜寐欠安，大便尚调，余无不适。经后中期论治，滋肾生肝饮加钩藤助阳，拟宁心滋阴助阳法。处方：丹参10g，炒白芍10g，山萸肉9g，茯苓、茯神各10g，钩藤（后下）10g，莲子心5g，合欢皮10g，炒枣仁15g，炒川续断10g，菟丝子10g，制龟甲10g，怀牛膝10g，广郁金 10g，滑石（包煎）8.5g，甘草 1.5g，炒苍术 10g。共 12 剂。

10 月 3 日三诊：LMP：2017 年 10 月 2 日，量少，现症：刻下第 2 天，腰酸隐隐，乳胀略有，面部痤疮，夜寐欠安，学业压力大，大便正常，舌红苔腻，脉细弦。按经期论治，方用越鞠丸加五味调经散加减，处方：炒苍术、白术各 10g，醋香附 10g，丹参 10g，赤芍 10g，广木香 9g，合欢皮 10g，炒川续断 10g，茯苓、茯神各 10g，益母草 15g，泽兰 10g，肉桂（后下）6g，川牛膝 10g，广陈皮 6g。共 7 剂。

10 月 20 日四诊：LMP：2017 年 10 月 2 日，量少，7 天净，现症：刻下第 19 天，白带略有，未见拉丝，面部痤疮，腰酸无，夜寐安，大便正常，舌红苔腻，脉细。经后中期，拟滋肾生肝饮合钩藤合香砂六君子汤，处方：丹参 10g，炒白芍 10g，山萸肉 9g，茯苓、茯神各 10g，炒川续断 10g，菟丝子 10g，生白术 10g，广木香 6g，滑石（包煎）8.5g，甘草 1.5g，钩藤 10g，合欢皮 10g，莲子心 5g，怀牛膝 10g，炒枣仁 15g，制苍术 10g，广郁金 10g。共 14 剂。

11 月 13 日五诊：LMP：2017 年 11 月 1 日，量中，色红，血块少许，痛经不著。现症：刻下第 13 天，面部痤疮较前改善，腰酸无，夜寐安，大便正常，舌红苔腻，脉细弦。按经后中期论治，滋肾生肝饮合越鞠丸合钩藤汤，处方：丹参 10g，赤芍、白芍各 10g，怀山药 10g，山萸肉 9g，钩藤（后下）10g，莲子心 5g，合欢皮 10g，炒川续断 10g，怀牛膝 10g，制鳖甲（先煎）10g，广郁金 10g，广陈皮 6g，炒荆芥 6g，滑石（包煎）8.5g，甘草（包煎）1.5g，炒苍术 10g。共 12 剂。

11 月 26 日六诊：LMP：2017 年 11 月 1 日，量中，色红，血块少许，痛经不著。现症：刻下第 26 天，乳房略胀，腰酸不著，白带偏少，上周见拉丝，夜寐欠安，易醒，晚睡，大便尚调，纳可，舌淡红苔腻，脉细弦。按经前后半期论治，方用毓麟珠合越鞠丸合钩藤，处方：丹参 10g，赤芍、白芍各 10g，山萸肉 9g，茯苓、茯神各 10g，炒川续断 10g，钩藤（后下）10g，莲子心 5g，炒酸枣仁 20g，合欢皮 10g，鹿血晶 1g，鹿茸 6g，制桂枝 9g，制香附 10g，滑石（包煎）8.5g，甘草 1.5g。共 7 剂。其后按以上周期疗法共调治 1 年余，月经周期规律，后 2019 年复查性激素：T：79.02ng/dL，E_2：54ng/L，LH：6.06mIU/mL，FSH：6.51mIU/mL，PRL：7.85ng/mL，P：0.32ng/mL。

按：该患者属PCOS，患者年纪尚轻，学业压力大，平素熬夜较多，久而久之肾阴亏损，生精乏源，故月经稀发；初诊、二诊时属经后中期，阴长运动处于静中有动时期，当滋阴结合促动，故选用滋肾生肝饮。加用钩藤宁心助阳，拟宁心滋肾助阳法，滋阴为主，佐以助阳，兼予清心安神；川续断、菟丝子此类助阳药的加入，以阳助阳，促进阳生阴长。三诊处于经期，故予五味调经散加越鞠丸，祛瘀生新的同时加入疏肝解郁之品，推动气机运动。所谓"留得一分旧瘀浊，影响一分新生机，也影响一分重阳转阴"；患者平素压力较大，面生痤疮，舌红苔腻，脉细弦，偏于心肝火旺之象，前人道"女子以肝为先天""经前以理气为先"，故后续诊疗重视疏解调畅肝气、滋阴宁神、清心调肝，同时嘱患者规律生活作息。医家李时珍云："妇人，阴类也，以血为主。"《景岳全书·妇人规》亦提到"妇人所重者在血，血能构精"，故经前期时，予毓麟珠益气养血，补肾益精，加入鹿血晶、鹿角片血中补阳，肝肾同补，更增助阳之功。以此调理数个周期，重建患者正常的月经周期。[200]

四、高催乳素血症性不孕症

⊙ 案1

患者，女，29岁，已婚，2019年12月12日初诊。主诉：未避孕1年余未孕，月经量少半年余。月经初潮14岁，5～6/28～30天，量中等，色红，夹血块，无痛经。患者自6个月前出现月经量少，约减少原经量一半，3天干净，月经周期如常。1个多月前在外院查月经周期第3天血LH3.75mIU/mL，FSH6.92mIU/mL，PRL38.67ng/mL，$E_2$20.24pg/L，T0.28ng/dL，盆腔B超子宫形态大小正常，双侧附件区未见异常。头部MRI示：垂体内未见异常信号。诊断高催乳素血症，原发性不孕症，未曾用药治疗。末次月经2019年11月27日。刻下：月经周期第16天，白带量少，面部痤疮，小腹不痛，腰略酸，手足发凉，口干不显，情绪急躁易怒，夜寐欠安（凌晨入睡），纳谷尚可，二便自调，平素无溢乳，舌尖红，苔薄腻，脉细弦。证属肾阳偏虚，心肝郁火，夹有血瘀。治补肾助阳，调肝活血，宁心安神。经前期予补肾助孕方为基础方加减。处方：炒白芍10g，山茱萸10g，山药10g，菟丝子10g，鹿角片10g，莲子心5g，川牛膝10g，川芎10g，茯苓10g，醋柴胡6g，紫石英10g，合欢皮10g，炮姜5g，生麦芽30g，泽兰叶15g。14剂，水煎服，每日1剂，早晚分服，嘱患者月经来潮停服。按此疗法于经前期服药14剂，连续用药治疗3个月经周期后，患者月经量恢复正常，腰酸及手足发凉明显好转，复查催乳素降至正常范围。治疗第4个月患者即受孕，停经7周后超声检查见胎心。

按：催乳素水平升高分生理性和病理性，生理性升高主要有怀孕、哺乳以及应激反应等；病理性升高常见于泌乳素瘤、药物以及特发性因素。该患者未避孕1年余未孕，虽月经周期正常，但月经量减少，血催乳素升高，头部MRI未见垂体微腺瘤，临床属高催乳素血症性不孕，其最大原因在于心肝气郁，气火上炎，心气不得下降，胞脉阻塞，经血排泄不畅，故见月经量减少；肝经郁火，火扰心神，故急躁易怒，夜寐欠安；心肝气郁，窒闭阳气，引起肾阳不足，故患者出现腰略酸，手足发凉。因此治疗需补肾助阳，调心疏肝，以补肾助孕方加减，该方为治疗肾阳偏虚，伴有心肝气郁的基础方，方中菟丝子、鹿角片补肾中之阳，山药、白芍、山茱萸等补养肾阴，含有阴中求阳之意，在此基础上加入宁心疏肝和胃之品，如柴胡升阳解郁抒发肝气，紫石英、合欢皮、莲子心等宁心安神。随证化裁用药3个月患者经量恢复正常，第4个月妊娠，疗效显著。[201]

五、崩漏

◎ 案 1

患者，女，17岁，南京高三学生，2019年12月2日初诊，因"月经淋漓不尽3年伴尿急尿频尿痛1年"就诊。患者因中考出现月经淋漓不尽，间断口服避孕药止血，伴尿频尿急尿痛反复发作1年，发即于当地行抗感染治疗。末次月经2019年11月21日，10天净（撤优思明），量中，血块少许，无痛经。现周期第12天，近来学习压力大，易紧张，夜寐晚，多梦，尿频尿痛时作，腰酸，大便干稀不调，舌红苔腻脉细弦。西医诊断：异常子宫出血，尿路感染。中医诊断：崩漏，淋证。证属心火亢盛，肾阴亏虚，中土不运。按调周治疗，经后期论治：清心健脾，养血补肾，予清心健脾汤合归芍地黄汤加减。处方：钩藤10g，莲子心5g，黄连3g，炒酸枣仁15g，茯苓、茯神各10g，合欢皮10g，党参15g，炒白术12g，广木香6g，炒怀山药10g，山萸肉9g，炒白芍10g，菟丝子10g，炮姜5g，炒牡丹皮10g，灵芝粉（吞服）6g，琥珀粉（吞服）6g。12剂，每日1剂，水煎，早晚分服。

2019年12月16日二诊：周期第1天，经量少，小腹坠胀，腰酸，仍寐晚，尿频尿痛时作，口干，头面部油脂多，食后腹胀，大便干，舌尖红苔腻，脉细弦。证属心火上炎，心肾不交，脾失运化，湿热并重，按行经期治疗：活血调经，清心安神，健脾祛湿，五味调经散合钩藤汤、导赤散加减，处方：炒当归10g，赤芍、白芍各10g，炒五灵脂10g，泽兰叶10g，泽泻10g，茺蔚子15g，川牛膝10g，肉桂（后下）3g，台乌药6g，广木香10g，钩藤（后下）10g，琥珀粉（吞服）6g，茯苓、茯神各10g，生地10g，木通6g。嘱服药7剂后转为经后期论治：养血补肾，清心健脾，拟二至地黄汤合清心安神利湿之品。处方：女贞子12g，墨旱莲12g，生地黄10g，菟丝子12g，山萸肉10g，炒怀山药15g，制苍术、白术各12g，广陈皮10g，钩藤（后下）10g，莲子心5g，茯苓、茯神各12g，灯心草6g，广郁金10g，六一散（包煎）10g。7剂，每日1剂，水煎，早晚分服。

2019年12月30日三诊：本周期月经7天净，现周期第15天，BBT未升高，见少量白带，头面部油脂减少，尿频仍作，尿痛尿急不著，腰酸偶作，便秘，舌红苔白腻，脉细弦。患者未排卵，按经后中期论治，实现重阴：予滋肾生肝饮合钩藤汤、滋肾汤，处方：炒白芍12g，炒怀山药15g，山萸肉10g，生地10g，生白术10g，广木香10g，炒荆芥10g，钩藤（后下）10g，莲子心5g，炒枣仁15g，灵芝粉（吞服）6g，琥珀粉（吞服）6g，灯心草3g，甘草梢5g，知母6g，炒黄柏9g，肉桂（后下）5g，生黄芪10g。10剂，每日1剂，水煎，早晚分服。继续结合调周治心疗法，此后月经周期维持在30天左右，7天净，尿道症状大为好转，继续按前法调治。

按：患者高三学生，学习压力大，精神紧张，夜寐不足，心火偏旺，肾水亏虚，心肾不济，热扰冲任血海，而致月经经来无期，淋漓不止。舌红，多梦，腰酸，头面部油脂分泌多，皆为心神妄动肾精不固的表现。心火下移小肠故尿频尿急尿痛时作；心火上炎，中土失于温煦，脾失运化，故腹胀肠鸣，大便异常，苔腻。此崩漏病位在心脾肾，从心肾交济立法，一方面恢复阴阳消长的动态平衡；另一方面宁心安神，肾脏才能发挥藏精敛阴之效。夏老重视睡眠质量在疾病中的作用，因心神妄动必泄其精，安神即可敛精，故治疗以心为主，调周为基，使用清心健脾汤、钩藤汤等清心安神方联合归芍地黄汤、二至地黄汤等调周方，实现补肾调周，清心安神之效。治心贯穿整个月经周期，宁心安神，肾气自实，脾气健运。[202]

晁恩祥
CHAO ENXIANG

晁恩祥，1935 年 7 月出生，河北唐山人。国医大师，中日友好医院中医呼吸内科专业首席专家；全国第三、四、五批老中医专家学术经验继承工作指导老师；全国中医内科肺系病学科带头人之一。

兼任中华中医药学会理事，中华中医药学会急诊分会主任委员，肺系病专业委员会主任委员，世界中医药联合会呼吸病专业委员会会长；中国中医科学院学委会委员，浙江名老中医研究院研究员、学术委员，中华及北京医学会医疗事故鉴定专家，国家食品药品监督管理局药物审评专家；中国中医科学院中医临床基础医学研究所科技咨询委员会委员，首都中医药养生首席指导专家；《中医杂志》《中医急症杂志》《北京中医》《中药新药临床药理杂志》等 8 种中医药杂志的编委及主编。

肺系疾病医案

一、放射性肺损伤

◎ 案 1

患者，男，70 岁，主因"右肺鳞癌 4 个月，发热、咳嗽 1 个月，加重 1 周"于 2019 年 8 月 6 日初诊。患者 4 个月前确诊右肺鳞癌后曾行放化疗，1 个月前出现间断发热，体温最高 38.6℃，咳嗽，胸部 CT 提示 RILI，予口服泼尼松片 30mg/ 天治疗。1 周前患者受凉后咳嗽加重，痰黄、量多不易咳出，伴发憋气短，活动后加重，乏力明显，舌质红，苔白微腻，脉细数。西医诊断：RILI；中医诊断：肺痈，痰热阻肺、肺气失宣证。治以清肺化痰、宣肺止咳，予千金苇茎汤加味，处方：芦根 25g，桃仁 10g，冬瓜子 15g，薏苡仁 15g，桔梗 12g，黄芩 12g，金荞麦 25g，鱼腥草 25g，橘红 15g，前胡 12g，浙贝母 12g，白茅根 25g，金银花 15g，连翘 12g，炙杷叶 15g，生甘草 10g。14 剂，水煎，1 剂 / 天，分 2 次口服。继续服用泼尼松片 30mg/ 天。

2019 年 8 月 20 二诊：患者服药后体温降至正常，咳嗽、咳痰明显减轻，食欲差，乏力明显，伴便秘，舌质红，苔薄白，脉沉细。上方去前胡、白茅根、金银花、连翘，加砂仁 6g，焦麦芽 15g，紫菀 25g，火麻仁 15g。20 剂，每周服 5 剂，煎法同前，每日分 2 次口服。泼尼松片减量至 15mg/ 天，此后每周减 5mg，直至停药。

2019 年 9 月 18 日三诊：患者服药后仍发憋气短，动则喘甚，食欲、乏力减轻，便秘好转，失眠，舌质红，苔薄白，脉沉细。辨证属于气阴亏虚、肺失宣降；治以养阴益气、降气平喘、润肠安神法，处方：太子参 15g，麦冬 15g，五味子 10g，黄精 15g，山茱萸 10g，苏子 10g，地龙 10g，白果 10g，丹参 10g，金荞麦 25g，焦麦芽 10g，薏苡仁 15g，紫菀 15g，炒枣仁 25g，生甘草 10g。20 剂，煎服法同二诊。停用激素体温未再升高，病情稳定，复查胸部 CT 炎症明显好转。经过 2 月余的中医治疗，患者病情稳定，症状明显好转，患者生活质量得到提高，每天可步行 1 ～ 2km，随访至今病情稳定。

按：该患者为老年男性，素体虚弱，放化疗后热毒损伤肺络，气阴亏虚，加之感受外邪，致肺内蕴热、痰浊阻肺。治疗过程中患者食欲减退、便秘、乏力明显，晁老加用砂仁、焦麦芽健脾和胃，培土以生金；便秘重用紫菀化痰止咳通便，火麻仁润肠通便，病情稳定后以养阴益气、调补肺肾为主，太子参、麦冬、五味子、黄精、山茱萸养阴益气，地龙、白果、五味子降气平喘。[203]

二、慢性阻塞性肺疾病稳定期

◎ 案1

患者，男，57岁，主因"活动后气喘2年余"于2010年7月30日初诊。患者2年前无明显诱因出现活动后气喘，偶有咳嗽，曾在外院就诊，查胸部X线片示双肺肺气肿，肺功能示重度阻塞性通气障碍（FEV1/FVC48.5，FEV1占预计值39.1%），舒张试验（-），明确诊断为COPD，曾服用金水宝胶囊1年多，效果不显，患者自觉气短，逐渐加重，爬2楼即气喘，受凉后症状加重，伴咳嗽，咳痰。刻下症见：活动气喘，偶有咳嗽，晨起咳少量痰，无咽痒不适，受凉后症状加重，无心悸，纳可，二便调。舌淡红，苔薄白，脉弦。西医诊断：COPD。中医诊断：喘证；辨证为气阴不足、气机不畅。治法：养阴益气、宣肺平喘。处方：太子参15g，麦冬15g，五味子10g，山茱萸10g，黄精15g，苏子10g，苏叶10g，地龙10g，蝉蜕8g，浙贝母10g，白果10g，淫羊藿10g，生甘草10g，白芍10g。7剂，1剂/天，水煎服。后患者自行原方继服3周。

2010年8月31日二诊：患者服药症状减轻，可爬4楼，气短减轻，无咳嗽，晨起痰少色黑，稍胸闷憋气，纳可，眠佳，二便调，鼻塞，流涕，喷嚏，舌质淡红，苔薄白，脉沉细。治法：益气养阴、纳气平喘。处方：一诊方去淫羊藿、白芍，加紫菀15g，杏仁10g，炙麻黄8g，炙枇杷叶10g。7剂，煎服法同前。后患者自行二诊方继服。

2010年10月8日三诊：气短较前缓解，爬楼梯至4~5层，晨起咳少量黑痰，偶有咳嗽、憋气，但憋气感轻微，纳可，眠佳，二便调。舌红，苔薄白，脉弦。治法：益气养阴、纳气平喘。处方：二诊方去浙贝母，加橘红

15g。7剂，煎服法同前。后患者自行三诊方继服。

2010年11月19日四诊：偶有气短，爬4～5层气短不明显，偶有咳嗽、憋气，晨起少量痰，纳可，眠可，二便调。舌淡红，苔薄白，脉弦。复查肺功能较前有改善（FEV1/FVC53.2，FEV1占预计值50.6%）。治法：补益肺肾、纳气平喘。处方：三诊方加枸杞子10g。7剂，煎服法同前。后因患者诸症好转，气短及活动耐量均有明显改善，嘱其停药。[204]

三、胸膜肺弹力纤维增生症

⊙ 案1

患者，男，67岁，2018年11月30日初诊。主诉：间断咳嗽气短2年，加重1月。现病史：2年前因咳嗽气短就诊于中医友好医院西医呼吸科，行病理检查，诊断为PPFE。2017年4月西医开始激素治疗，起始剂量40mg/天，因激素治疗1年多，未见明显效果，后改用文思瑞治疗，2周后出现皮肤过敏而停药，ANA1：80，其他自身抗体、抗ENA抗体阴性，血常规、肝肾功能、血糖、糖化血红蛋白正常。目前口服醋酸泼尼松片，5mg/次，1次/天；复方甲氧那明胶囊，2粒/次，2次/天；乙酰半胱氨酸胶囊，0.2g/次，3次/天。平素咳嗽咳痰，近1个月咳嗽加重。辅助检查：2017年4月5日中日友好医院CT示双肺间质性肺炎，双侧胸膜腔少量积液并胸膜增厚，纵隔多发较大淋巴结。与2017年2月17日变化不著。2018年11月16日中日友好医院查肺功能：限制性通气功能障碍，弥散量减低，支气管舒张试验阴性。FEV158.3，FEV1/FVC92.98%。2018年11月16日中日友好医院复查CT：双肺间质性炎症，上肺为著，较2017年8月7日进展，考虑PPFE可能性大，双侧胸腔少量积液，并胸膜增厚。2018月11月23日中日友好医院查TIgE408IU/mL，γ球蛋白25.80%，IgG1920mg/dL，ANA1：80。抗心磷脂抗体15PL/mL，ANA1：80。刻下症见：晨起及睡前咳嗽较多，咳白或黑黏或稀痰，气短，活动后明显，上3层楼气短明显，时有口干恶寒，纳可，寐欠佳，小便调，大便干。舌淡红，苔黄略腻，左脉浮，右脉微弦。西医诊断：特发性PPFE。中医辨证：气阴不足、气机不畅。治法：养阴益气、降气平喘。处方：太子参15g，麦冬15g，黄精15g，五味子10g，山茱萸10g，紫苏子10g，白果10g，地龙10g，杏仁10g，紫菀12g，鱼腥草25g，桑白皮12g，黄芩12g，浙贝母12g，生甘草10g。14剂，水煎服，2次/天。

2019年1月30日二诊：患者遇冷遇热易咳，咳白泡沫黏痰，不易咳出，气短，上3楼或平路300米喘甚，时有口干恶风，纳欠佳，易饥，受凉则胀，寐可，小便调，大便干。查体：舌淡红，苔黄腻，右脉微弦，左脉沉。辅助检查：2019年1月21日外院胸部CT报告示双肺间质性肺炎、肺气肿、慢性支气管炎；双侧胸腔积液。经中日友好医院呼吸科及放射科医生阅片：与2018年11月16日CT比较没有明显变化。治法：养阴益气、降气化痰。处方：太子参15g，麦冬15g，黄精15g，五味子10g，山茱萸10g，紫苏子10g，白果10g，地龙10g，杏仁10g，紫菀15g，鱼腥草25g，金荞麦25g，前胡12g，浙贝母12g，生甘草10g。35剂，水煎服，2次/天。

2019年3月1日三诊：活动后喘、气虚不纳，遇冷遇热易咳，白色泡沫痰，恶风，易感冒，纳差，受凉易腹胀，寐可，小便调，大便时干。查体：舌淡红，苔黄腻，脉弦。治法：养阴益气、宣肺止咳。处方：太子参15g，麦冬15g，黄精15g，五味子10g，山茱萸10g，白果10g，生黄芪20g，防风10g，生白术10g，枇杷叶15g，紫苏叶10g，玫瑰花15g，橘红15g，杏仁10g，金荞麦25g，厚朴12g，浙贝母12g，生甘草10g。35剂水煎服，2次/天。

2019年5月24日四诊：服药后咳嗽明显减轻。现症见：乏力、疲劳，活动后加重，易感冒，食欲可，小腹怕冷，脚凉，大便时干，眠可。舌淡，苔黄腻，脉弦。SpO$_2$93%。处方：太子参25g，麦冬15g，黄精15g，五味子10g，山茱萸10g，白果10g，生黄芪25g，小茴香10g，紫菀25g，肉苁蓉15g，枇杷叶15g，紫苏叶10g，橘红15g，杏仁10g，桂枝10g，白芍10g，玫瑰花15g，莱菔子10g，浙贝母12g，生甘草10g。35剂，水煎服，2次/天。

2019年8月30日五诊：患者服上方后，目前症状平稳，乏力、疲劳较前减轻一半，活动或阴天时加重，出汗多，体质较前好转，近3个月感冒3次，咳嗽咳痰症状未加重。时有活动后喘憋，可爬3层楼。怕冷，时有腹胀，纳可，大便不干，2日一行，夜眠可。舌红，苔黄略腻，脉沉细数。辅助检查：

2019 年 8 月 24 日当地医院肺 CT 示双肺间质性肺炎。双侧胸膜肥厚。双侧胸腔少量积液。冠脉走行区钙化。肝右叶点状钙化灶。经中日友好医院呼吸科及协和医院呼吸科阅片，并请中日友好医院放射科医生阅片：与 2018 年 11 月 16 日比较 CT 肺野透亮度增高，间质性改变明显好转。2019 年 8 月 20 日中日友好医院肺功能：限制性通气功能障碍，弥散量减低，支气管舒张试验阴性。FEV161.3，FEV1/FVC80.18%。治法：养阴益气、宣肺降气、固表敛汗。处方：太子参 25g，麦冬 15g，五味子 10g，黄精 15g，山茱萸 10g，苏子 10g，白果 10g，地龙 10g，牛蒡子 15g，黄芪 12g，金荞麦 25g，鱼腥草 25g，生黄芪 15g，防风 12g，生白术 10g，浮小麦 30g，葛根 25g，生甘草 10g。30 剂，2 次 / 天。患者治疗前后胸 CT 的影像对比见图 1，可见双上肺间质性改变好转。[205]

四、乙型流感重症肺炎

⊙ 案 1

患者，男，59 岁，既往脑胶质瘤术后、硬膜下出血术后、甲状腺癌术后。因"发热 2 天"于 2018 年 1 月 14 日入院。患者入院 1 天前外出受凉后出现咳嗽、咳痰，随后发热 Tmax42℃，无关节疼痛、乏力，无胸闷，无腹痛腹泻，无尿频尿急，无皮疹，于中日友好医院急诊查胸片示两肺纹理粗重。甲流、乙型流感咽拭子快速检测结果阴性，血常规大致正常，遂收入院进一步明确诊治。入院后经予常规抗炎、补液、退热等对症治疗，病情未见好转，仍反复高热，1 月 16 日出现急性呼吸窘迫，氧饱和度 < 90%，胸片示双下肺大片渗出样改变。吸痰吸出大量痰液及部分食物残渣。

1 月 17 日患者仍持续高热，嗜睡，HR133 次 / 分钟。R35 次 / 分钟，血气分析（FiO$_2$80%）示：PCO$_2$35mmHg，PO$_2$71mmHg，肝酶升高，肢体水肿，当晚转入 EICU，诊断重症肺炎、ARDS 等，并行气管插管呼吸机辅助通气及对症支持治疗，予头孢哌酮舒巴坦、阿奇霉素、磷酸奥司他韦广谱抗炎抗病毒治疗。

1 月 18 日血气分析（FiO$_2$50%）示：pH7.37，PCO$_2$79.4mmHg，PO$_2$99mmHg，

1月19日患者仍持续发热并出现腹泻，呼吸机支持力度逐渐增加，胸部CT示：双肺大片状实变影，内含气管征，双侧胸腔积液。支气管肺泡灌洗液（BLAF）回报：乙型流感病毒核酸检测阳性。舌红，脉数。1月20日晁老了解患者病情后，考虑中医诊断：温病，辨证：邪毒炽盛，气血两燔，热伤气阴。治以清肺化痰，透邪解毒，佐以扶正。处方：金银花15g，连翘15g，黄芩15g，鱼腥草25g，金荞麦25g，栀子10g，青蒿15g，生石膏40g，白茅根25g，知母12g，黄连8g，太子参15g，麦冬15g，生甘草10g。2剂，水煎服，当日患者开始服用晁老汤药。

1月21日晨起患者体温降至36.1℃，停用冰毯，全天最高体温37.2℃，呼吸机支持力度降低，血气分析（FiO$_2$40%）示：pH7.46，PCO$_2$36.2mmHg，PO$_2$114mmHg。1月22日下午患者成功脱机拔管，咳白痰，腹泻减轻，腹胀仍有，肝酶仍未恢复正常。舌红，少苔，脉细。晁老了解病情后辨证为：余热未尽，气阴两伤。治以益气养阴，凉血透热。处方：太子参15g，麦冬15g，五味子8g，茵陈15g，黄精15g，山茱萸12g，金银花12g，连翘15g，黄芩12g，金荞麦20g，牡丹皮10g，香附12g，青蒿15g，白茅根25g，生甘草8g。2剂，水煎服。

1月23日患者BALF培养示：耐碳青霉烯铜绿假单胞菌阳性，改为头孢他定抗炎，继用磷酸奥司他韦抗病毒。全天体温36.3℃～37.1℃。1月25日转出EICU回到普通病房。患者无发热，咳痰白黏不易咳出，腹胀减轻，仍腹泻，舌红，苔白厚，脉弦。晁老继续调整汤药，处方：太子参15g，麦冬15g，五味子8g，青蒿15g，黄精15g，山茱萸12g，金银花15g，连翘15g，黄芩15g，金荞麦25g，苍术12g，橘红15g，炒山药15g，佩兰15g，生甘草8g。5剂，水煎服。

1月31日胸部CT回报示：右肺上叶及双下肺实变病灶较1月18日胸片好转，双侧少许胸腔积液。患者体温稳定，感染得到控制停用抗生素，于2月2日出院。

2月14日患者出院后回访，神清状可，仍咳嗽阵作，咽痒甚，咳白色透明痰，已无腹泻，仍便溏。舌淡红，苔薄白，脉弦。辨证：风邪恋肺，脾虚湿困，痰浊内阻。治以疏风止咳，健脾化痰。处方：紫苏叶10g，枇杷叶15g，黄芩12g，蝉蜕10g，鱼腥草30g，金荞麦30g，太子参15g，浙贝母12g，桔梗 10g，橘红 15g，白茅根 25g，佩兰 15g，黄连 10g，苍术 12g，牛蒡子 15g，荷叶 15g，生甘草 10g。7 剂，水煎服。服药后患者咽痒减轻，咳痰明显减少，大便 1 日 1 行，成形，恢复正常生活。[206]

禤国维

XUAN GUOWEI

禤国维，男，汉族，中共党员，1937年11月出生，广东佛山人，广州中医药大学首席教授、主任医师。1963年8月起从事中医临床工作，全国老中医专家学术经验继承工作指导老师，广东省名中医。

博士研究生导师，享受国务院特殊津贴，是人事部、卫生部、国家中医药管理局确定的第二批继承工作的老中医专家，曾任广东省中医院副院长兼皮肤科主任，广州中医药大学第二临床医学院副院长，获得"国医大师"、南粤楷模、和谐中国十佳健康卫士、全国优秀教师、全国中医药杰出贡献奖等荣誉。任中华中医药学会皮肤科分会顾问，广东省中医药学会名誉会长等。是当代中医皮肤病学大家，被称为"皮肤圣手"。

皮肤科疾病医案

一、银屑病

⊙ **案 1**

患者，男，36 岁，2020 年 4 月 28 日初诊。患者因"全身弥漫性红斑鳞屑伴瘙痒 5 年余，加重半年"来诊。自述 5 年前无明显诱因下躯干部出现红斑、丘疹，上覆有肥厚鳞屑，于当地多家医院治疗，诊断为"寻常型银屑病"，曾予阿维 A、赛庚啶、扑尔敏等药物治疗，疗效欠佳。半年前皮损逐渐泛发全身，于外院诊断为"红皮病型银屑病"，予地奈德乳膏、卡泊三醇软膏外用等处理，自述用药时症状可缓解，停药则易反复，每天有大量鳞屑脱落。现为寻求中医治疗，遂至广东省中医院皮肤科门诊就诊。检查可见患者全身皮肤红肿，上覆有银白色的肥厚鳞屑，皮损面积占体表面积约 93%，瘙痒明显，指甲肥厚变形，束发征（+），诉口苦口干，纳眠差，小便调，大便干。舌红苔黄腻脉弦滑。诊断：红皮病型银屑病，白疕（血热瘀滞）；治应清热凉血，祛瘀解毒。处方：乌梅 15 g，莪术 10 g，红条紫草 15 g，土茯苓 20 g，石上柏 15 g，生地 20 g，水牛角（先煎）20 g，赤芍 15 g，牡丹皮 15 g，防风 15 g，白花蛇舌草 15 g，九节茶 20 g，甘草 10 g，当归 15 g，白术 20 g，合欢皮 20 g。共 14 剂，日 1 剂，同时配合银屑灵片（院内制剂）口服，消炎止痒霜（院内制剂）、糠松莫米松乳膏外涂患处，金粟兰酊（院内制剂）擦头，茶菊脂溢性外洗液（院内制剂）洗头。

2020 年 5 月 13 日二诊：诉服药后皮损面积未见明显缩小，但瘙痒较前减轻，口苦口干，少许咽痛，检查可见咽喉轻微充血红肿，纳眠一般，小便调，大便干。遂于前方中加入牛蒡子 15 g，射干 10 g 以清热解毒利咽，余治疗基本同前。

2020 年 6 月 22 三诊：服药 1 月余后全身皮肤红肿程度较前减轻，皮损面积较前有所缩小，但近期进食辛辣之物后出现反复瘙痒，咽痛好转，纳可眠一般，二便可。中药于首诊方中加入地肤子 15 g，同时予祛风止痒片口服。

2020 年 7 月 27 日四诊：全身皮肤红肿程度明显减轻，皮损面积较前缩小，瘙痒缓解，指甲肥厚情况较前稍有改善，偶有口苦口干，大便稍干。中药于首诊方加入红花、鸡血藤各 15 g 以加强活血养血之功，余治疗同前。

2020 年 8 月 31 日五诊：皮损面积明显缩小，鳞屑变薄，偶伴少许瘙痒，无口苦口干，纳可眠差，诉近期梦多易醒，二便调。中药于首诊方加酸枣仁10g，茯神15g以养心安神。1个月后复诊，全身皮损面积较前明显缩小，红斑变淡，已无明显瘙痒，已能安然入睡，考虑病情趋于稳定，嘱患者定期门诊复诊。

按：本案患者为中年男性，诉因工作原因长期晚睡，且压力较大，肝喜条达而恶抑郁，长期情志不畅导致气机壅滞，久则郁而化火，火毒伏于营分而见红斑鳞屑，热毒耗伤阴血，故而瘙痒、口苦口干、纳眠差、大便干、舌红苔黄腻脉弦滑均为血热之象。诊断为红皮病型银屑病，白疕（血热瘀滞）；治应清热凉血，祛瘀解毒；方选银屑病基本方加减，同时配合银屑灵片口服加强清热解毒止痒之功，药膏外涂患处治疗。本方中生地、当归、赤芍共为君药，养血活血，使营血恢复而周流无阻，肌肤得养而病自愈；紫草凉血解毒，莪术破血散结，水牛角、丹皮清热凉血，共为臣药；防风祛风止痒，白花蛇舌草、九节茶、石上柏、土茯苓清热凉血解毒，乌梅生津润燥，白术润肠通便，合欢皮解郁安神，共为佐药；甘草调和诸药为使药。

银屑灵片是由禤老多年临床经验而来，由生地黄、赤芍、当归、莪术、土茯苓、紫草、乌梅等药物的有效成分精制而成。临床中禤老常与银屑病基本方汤药配合服用，嘱患者早晚服用中药水煎剂，中午口服银屑灵片，从而最大限度保证药效浓度，充分发挥药物疗效。消炎止痒霜由苦参、徐长卿、薄荷、冰片等药组成，止痒效佳，对于需要使用激素药膏的瘙痒性皮肤病，禤老一般多与消炎止痒霜混合使用，一来缓解瘙痒，二来可以适当减轻激素药膏的副作用；金粟兰酊为金粟兰的酒精提取物，具有抗菌消炎、抗病毒、增强免疫之效，茶菊脂溢性外洗液具有去屑止痒之功，多用于头皮瘙痒性疾病。二诊时皮损较前好转，唯诉咽喉疼痛，考虑火热之邪上攻咽喉所致，加入牛蒡子及射干清热解毒利咽。三诊患者病情继续好转，但不慎进食辛辣之物后瘙痒不适，考虑岭南地区多湿多热的特性，遂加入地肤子清热利湿止痒，文献表明其具有抗炎、抗过敏、抗瘙痒作用，同时予祛风止痒片口服加强止痒之功。四诊皮损继续好转，考虑久病致虚致瘀，加入红花、鸡血藤活血养血，《本草便读》云"凡藤蔓之属，皆可通经入络，盖藤者缠绕蔓延，犹如网络，纵横交错，无所不至，其形如络脉"，此处用鸡血藤亦有取其四通八达之义，使药力能达全身肌表腠理，通络搜风。五诊诉睡眠较差，考虑久病血虚而致心神失养，加入酸枣仁和茯神养血宁心安神。1个月后复诊，皮损大有好转，睡眠亦好转，病情趋于稳定，嘱定期复诊。[207]

二、系统性硬皮病

◎ 案 1

患者，女，62岁，因"全身皮肤硬化7年"于2013年10月2日就诊：全身皮肤弥漫性硬化，颜面部、前臂及胸腹部皮肤呈蜡样光泽，触之坚硬、难以捏起，局部可见色素减退及脱失，面具脸，鹰嘴鼻，有 RAyNAUd 现象。病变皮肤处感麻木紧绷、逢寒加重，平素恶风怕冷，手足不温，乏力易困，纳可，眠一般，夜尿多，大便调，舌淡暗苔白腻，脉沉细。西医诊断为硬皮病，中医诊断为皮痹（气血不足，寒瘀凝结）；治以温阳补血，散寒通络为主。处方：黄芪40g，当归、徐长卿、薄盖灵芝各15g，熟地、丹参、鸡血藤、积雪草各20g，白芥子、炙麻黄各5g，甘草、鹿角胶（烊服）各10g。1剂/天，水煎服。

二诊：恶风怕冷不显，上肢及腹部皮肤紧绷感较前缓解，大便稀、黏腻，夜尿次数减少，舌淡暗苔白厚腻，脉沉细。前方基础上去防风，加白术10g，茯苓15g。

三诊：全身皮肤逐渐变软，纳眠可，二便调，继续巩固治疗。

按：本案主要病机为气血不足于内，寒瘀凝结于外。病性本虚标实。故辨证为气血不足，寒凝血瘀，治以补益气血，散寒通络。当归补血汤和阳和汤化裁，增入活血散结之品。二诊畏寒怕冷明显减轻，则气血渐充，寒邪欲去；大便稀黏腻而夜尿次数减少，此湿邪欲去，从后阴走也，故去防风之祛风，加白术、茯苓之专一逐湿也。[208]

三、带状疱疹后神经痛

◎ 案 1

患者，女，70岁，2017年3月1日初诊。主诉：左侧小腿色素沉着伴疼痛 4 月余。患者既往有带状疱疹病史，外院治疗后皮疹消退，仍有疼痛，自服普瑞巴林胶囊无效，遂寻求中医治疗。刻下症见：患者神清，精神疲倦，左侧小腿色素沉着伴疼痛，纳可，眠差，二便调。舌淡红，苔薄白，脉弦细。西医诊断：带状疱疹后神经痛。中医诊断：蛇丹愈后痛（气滞血瘀证）。治法：行气祛瘀，通络止痛。处方：薏苡仁 20g，白芍 20g，郁金 15g，延胡索 20g，三七粉（冲服）3g，徐长卿 20g，鸡内金 20g，醋没药 10g，薄盖灵芝 15g，诃子 10g，牛蒡子 15g，珍珠母（先煎）30g，甘草 10g。14 剂，日 1 剂，水煎服。另予金粟兰酊外搽，日 3 次。嘱患者注意休息，避免熬夜，保持心情舒畅。

2017 年 3 月 15 日二诊：患者精神好转，诉疼痛减轻明显，睡眠改善。舌淡红，苔薄白，脉弦细。在上方基础上，去三七粉、没药、珍珠母。7 剂，日 1 剂，水煎服。

2017 年 3 月 22 日三诊：患者精神尚可，偶感少许疼痛，眠一般。上方不变，继服 7 剂，日 1 剂，水煎服，巩固疗效。

2017 年 3 月 27 日四诊：患者精神可，已无明显疼痛，眠一般。上方中去牛蒡子，加入太子参 15g，百合 15g，麦冬 15g。14 剂，日 1 剂，水煎服。嘱患者服药后可不必再诊。

按：患者老年体弱，带状疱疹治疗后，遗留神经痛，疼痛难忍，影响睡眠，更加重了正气的亏损，严重影响患者生活和情绪。在治疗上，应急以行气祛瘀、通络止痛为主，同时注意扶助正气。禤老师选用薏苡仁、白芍、郁金、延胡索、三七、徐长卿、鸡内金、醋没药、薄盖灵芝为主方，起到缓急止痛、补益正气的效果。神经痛因带状疱疹而起，带状疱疹初起常表现为湿热蕴毒证，所以在方中配以诃子、牛蒡子清热解毒，以防湿热毒邪乘虚再犯，同时以珍珠母安神助眠，甘草调和诸药，并配合金粟兰酊外用止痛。二诊时患者症状已有很明显改善，证明药证相符。此时患者疼痛减轻，可以去三七、没药等止痛药；睡眠改善，可以去珍珠母。三诊时患者已偶感疼痛，效不更方，巩固疗效。四诊时患者已无明显疼痛，此时邪气已弱，当补益正气，所以去掉方中牛蒡子，以防清热太过伤正，加入太子参益气健脾、养阴生津，加入百合养阴安神，麦冬养阴清心，辅助睡眠。患者经过 1 月余的治疗，神经痛基本消失，此时禤老师强调，患者病后正气更加亏虚，当培补正气，以防邪气再犯。[209]

四、外阴硬化性苔藓

◎ 案 1

患者，女，47 岁，2018 年 4 月 10 日初诊。患者 5 个月前外阴大阴唇内侧见红斑糜烂，自觉剧烈瘙痒刺痛，曾多方就医，反复抗真菌、抗过敏、抗感染治疗无效。后行皮肤组织病理学检查示：表皮角化过度，未见毛囊角栓，棘层萎缩变薄，局灶性基底细胞液化变性；真皮浅层水肿，胶原纤维均质化，可见淋巴细胞浸润。结合临床诊断为外阴硬化性苔藓，予外用氢化可的松软膏、口服甘草酸苷片等治疗，效果欠佳，皮损面积逐渐扩大，遂至广东省中医院皮肤科就诊。刻下：患者外阴皮肤潮红、糜烂，局部可见色素脱失斑，并伴少许萎缩变薄，自觉患处瘙痒难忍，少量黄白带，口苦，纳眠差，小便短赤，大便干结，舌红，苔黄腻，脉弦滑而数。查体：外阴局部红肿、糜烂，少许渗出，大阴唇内侧见色素减退斑片，皮肤少许萎缩变薄。西医诊断：外阴硬化性苔藓；中医诊断：阴疮（肝经湿热）。治以清热疏肝，祛湿解毒止痒。处方：白花蛇舌草、赤芍、生地黄、石上柏、徐长卿、莪术各 15g，北沙参、土茯苓、玄参、肿节风各 20g，乌梅、紫草、甘草各 10g。共 14 剂，日服 1 剂，早晚分服，配合紫草油（广东省中医院院内制剂）外擦，每天 1 ~ 2 次。嘱患者保持心情舒畅，忌辛辣刺激食物。

2018 年 4 月 22 日二诊：患者外阴红肿减轻，自觉瘙痒刺痛较前缓解，白带较前减少，大便偏稀，1 天 3 次，余症基本同前。查体：外阴轻度红肿，糜烂面缩小，未见明显渗出，大阴唇内侧见萎缩性白斑。处方：前方去紫草，加薏苡仁 20g，百合 15g，芡实 20g。继服 14 剂，余治疗同前。

2018 年 5 月 13 日三诊：患者自觉瘙痒可忍受，白带正常，二便调。查体：外阴轻度潮红，未见明显糜烂，无渗出，大阴唇内侧白斑面积无明显扩大。处方：前方基础上，白花蛇舌草、徐长卿、百合加至 20g。配合飞扬洗剂熏洗，继续紫草油外擦。患者服药后无不适，连续治疗 3 个月后外阴白斑面积逐渐缩小，仅月经后时有少许瘙痒。嘱定期门诊复诊。

按：本案患者为绝经期女性，平素情志不畅，肝气郁结，郁而化火，则心烦少寐，口苦；且肝郁辱土，以致食欲不振；脾虚生湿，湿性趋下，导致湿热下注，故见外阴潮红、糜烂、渗出、瘙痒。该患者病程处于疾病早期阶段，辨证属肝经湿热证。禤老以清热疏肝、利湿解毒止痒为法，佐以健脾、安神，临床疗效显著。二诊时患者症状好转，大便偏稀，考虑与部分药味偏苦寒有关，故在前方基础上去紫草，加薏苡仁、芡实以健脾除湿止泻；乌梅加量以增强"去死肌，蚀恶肉"之力；加百合行宁心安神之效。三诊患者外阴红肿、糜烂等症状明显改善，仍有瘙痒不适，故白花蛇舌草、徐长卿加量以除湿止痒。白花蛇舌草抗炎抗菌，增强免疫力；徐长卿可抗炎抗过敏，临床常用于湿疹、荨麻疹等多种皮肤病。患者连续用药3个月症状基本消失后自行停药。考虑该病长久难愈、肝肾阴精耗损、无法充分濡养皮肤所致，故此阶段仍需嘱定期门诊复诊，治疗以补益肝肾、除湿止痒为主。[210]

五、湿疹

⊙ 案 1

患者，女，48岁，2018年6月6日初诊。主诉：全身多处出现红色丘疹伴瘙痒6个月。现病史：患者6个月前全身多处出现红斑、丘疹，伴瘙痒、糜烂、渗出，当时未予重视，于社区门诊诊疗（具体诊疗经过不详），效果欠佳，皮疹无明显消退，瘙痒剧烈。刻下：神清，精神可，全身散在红斑、丘疹，伴瘙痒、糜烂，皮损处有抓痕、脱屑、渗出，纳寐一般，舌质红，苔黄腻，脉弦滑。西医诊断：湿疹。中医诊断：湿疮（风湿热郁证）。治宜清热利湿，祛风止痒。予皮肤解毒汤加减，处方：北沙参15g，土茯苓15g，乌梅15g，薏苡仁20g，防风15g，苦参10g，地肤子15g，甘草10g，生地黄15g，鱼腥草15g，紫苏叶15g，蝉蜕15g，蒲公英15g，萆薢15g。每日1剂，水煎取汁300mL，分早、晚2次口服，共14剂。其他药物治疗：消炎止痒乳膏（广东省中医院制剂，粤药制字Z20070164），每日2次外用；糠酸莫米松乳膏（上海先灵葆雅制药有限公司，国药准字H19991418）每日2次外用；消风止痒颗粒（国药集团宜宾制药有限责任公司，国药准字Z20054779）2袋，每日

3次口服；依巴斯汀片（杭州澳医保灵药业有限公司，国药准字H20040503）10mg，每日1次口服；盐酸西替利嗪口服液（北京韩美药品有限公司，国药准字H20093320）10mL，每晚1次口服。2周为1个疗程，共2个疗程。

2018年6月27日二诊：服药后改善，皮肤瘙痒及皮损明显减轻，面颊部可见浅红色斑，余无其他不适。初诊方去蒲公英，加柴胡15g。续服14剂。

2018年7月25日三诊：服药后病情继续好转，皮损减轻，二诊方去柴胡，改银柴胡15g，续服7剂。余治疗同前，并根据症状改善情况逐步停西药。随访2个月，患者基本痊愈，目前生活质量不受影响。

按：禤老认为，"金曰从革"，从革即肺主皮肤之义，以皮肤解毒汤运脾化湿，兼顾祛风止痒。本例患者湿疹日久，病情较重，病机主要为湿热毒邪蕴结，禤老认为治疗上应首先解毒，解毒后湿热之邪亦可随之而解，同时兼顾健脾祛湿，祛邪兼扶正，达到祛风止痒作用，方用皮肤解毒汤加减。方中北沙参、土茯苓、薏苡仁、甘草解毒为主，且前三者兼具健脾祛湿之功，可治其本；防风、紫苏叶、蝉蜕祛风止痒；生地黄清热凉血；苦参清热燥湿，祛风止痒；地肤子除湿止痒；蒲公英、鱼腥草清热燥湿解毒；乌梅敛肺生津；萆薢祛风利湿。全方重在解毒，不仅解外感之毒，还可以解内毒。同时适当配合外用药以辅助治疗，以加强局部止痒消炎的作用，减少患者搔抓，阻断恶性循环。久病必虚，苦寒之品易伤脾胃，祛邪之余勿忘扶正，患者二诊时病情好转，故去蒲公英，加柴胡以升脾之阳气，助气血生化之源，调畅气机，使郁结之气得散。三诊病情继续好转，皮损减轻，逐渐减少苦寒之药，改用银柴胡。银柴胡味甘微寒，为清热药中的清虚热药，可祛风清热，以使正气复而邪气自去。[211]

第三章　第三届国医大师学验

王世民
WANG SHIMIN

　　王世民，男，汉族，中共党员，1935年7月出生，山西中医学院主任医师，教授，硕士研究生导师，为第三届国医大师，国务院政府特殊津贴专家，王世民国医大师传承工作室首席指导老师，山西省名中医，山西省中医药管理局高级顾问、教学委员会主任委员，1962年11月起从事中医临床工作，深耕杏林60余载，临证经验颇丰，尤擅长治疗男科疾病。王世民教授强调"有是证，立是法，用是方"，勤求古训，善用古方与时方。

男科病医案

一、早泄

⊙ 案 1

患者，男，32 岁，已婚，2016 年 6 月 22 日初诊。主诉：性生活困难，早泄 6 个月。患者自诉平素工作劳心耗神，思虑过多，近几个月来有健忘、精神紧张等症状，并且睡眠质量差，入睡困难，睡后易惊醒，伴腰背酸困，小便清长、次数增加，大便日行 1 次，排出无力。自诉大学时曾有手淫史。舌淡苔白，脉沉细，左脉尤甚。诊断：早泄；证型：心肾不交，心肾两虚证；治法：调补心肾，涩精止遗；方药：桑螵蛸散加减。处方：桑螵蛸 10g、沙苑子 10g、莲子肉 10g、远志 10g、生龙骨 15g、生牡蛎 15g、石菖蒲 10g、党参 10g、当归 10g、炒杜仲 10g、益智仁 10g、乌药 6g、山萸肉 10g、五味子 10g、炙甘草 6g。7 剂，水煎服，早晚分两次温服，嘱患者服药期间禁房事，戒烟酒，畅情志，调作息，忌食生冷油腻刺激性食物，并嘱其择导引术、八段锦或太极拳勤加练习，以条达通畅人体气机。

2016 年 6 月 29 日二诊：患者腰困较前稍缓解，白天小便次数较前减少，夜尿次数减少；排便通畅，日行 1 次。遵医嘱未行房事，舌淡苔白，脉沉细，情况大体如前，守方继进。患者小便不利，自觉排尿不畅，虚象明显，仍觉腰膝酸软，腰背部自觉发凉。上方加制首乌 10g、路路通 10g、鹿角胶 10g。5 剂，煎服方法同前，嘱患者可适当行房事，不可太过。

2016 年 7 月 13 日三诊：患者仍有早泄，但状况较前好转，性生活可达 2 次 / 周，每次 2 分钟左右。睡眠质量仍差，夜间易醒，辗转难眠，白天精神状态欠佳，易疲乏，无力。舌淡，少苔，脉沉细。上方加龙眼肉 15g、柏子仁 10g、酸枣仁 10g、茯神 10g、巴戟天 10g、仙茅 10g、淫羊藿 15g、雄蚕蛾 10g。14 剂，煎服方法同前。

按：该患者 32 岁，正值壮年，本该阳气壮盛，肾精充足，肾阳司开阖有度，却出现早泄伴多梦易醒、腰背酸困等一派虚象。究其原因，概因其肾虚命门火衰之故也。王老分析其因，为患者年少时频频手淫或婚后不知节制，房劳过度，损耗肾精。精能生气，亦能载气，精亏日久损伤阳气，气虚日久可进一步发展为阳虚；又因患者工作性质为文职，长期劳心，耗伤心神，心主神明，神机失用。《灵枢·本神》言："所以任物者谓之心。"君相不能相交，肾藏泄失职而致早泄。心火亢盛于上，则出现不寐、多梦、易醒等症状；肾阳无以温煦，则出现早泄伴腰膝酸软、小便清长或小便不利等症状。上述症候表现为典型的心肾不交证，治以调补心肾、涩精止遗，方用桑螵蛸散加减。方中桑螵蛸为君药，其味甘、咸、涩，性平，入肝、肾经，温补肾阳、固精止遗。《神农本草经》曰："主伤中、疝瘕、阴痿，益精生子，女子血闭腰痛，通五淋，利小便水道。"党参、杜仲、龙骨、牡蛎为臣药。党参性甘温，和胃补中；杜仲补肾而性平和、温而不燥，且久服不助热上火；龙骨潜阳收敛，其能收敛滑脱之肾精；牡蛎平肝潜阳、镇惊安神、收敛固涩，龙骨、牡蛎常为对药，共同发挥潜阳安神、收敛固精之效。沙苑子、莲子肉、山萸肉、五味子既能补肾又能涩精，标本兼顾；远志安神定志，通肾气上达于心；石菖蒲开心窍，益心志；当归活血补血，补心脾之血虚；益智仁、乌药取缩泉丸之意，温肾祛寒、缩尿止遗，改善患者小便清长、频数之症。

二诊时患者夜寐不安、小便不利、腰膝酸软，加制首乌以养血安神；路路通以利水通经、祛风活络；鹿角胶为血肉有情之品，以温补肾阳、益精养血。

三诊时因其心脾血虚之证候表现，遂以龙眼肉、柏子仁、酸枣仁养血安神。茯神归心、肾经，宁心安神，使心气下达于肾，同时以巴戟天、仙茅、淫羊藿、雄蚕蛾温肾壮阳。

◎ 案2

患者，男，62岁，已婚，2015年8月24日初诊。主诉：早泄2年余。患者早泄，伴勃起困难，无其他基础性疾病，血压、血脂均正常，饮食可，二便调，睡眠可。自诉辅助检查无异常，否认原发性高血压、糖尿病、冠心病等慢性疾病，否认过敏史。舌质偏黯红，苔薄白；脉右弦而有力，左弦细。诊断：早泄；证型：肝肾亏虚证；治法：滋补肝肾，固本培元；方药：六味地黄汤合二仙汤加减。处方：制首乌10g，山药10g，山萸肉15g，茯苓12g，泽泻10g，牡丹皮10g，巴戟天10g，仙茅10g，淫羊藿15g，补骨脂10g，枸杞子

10g，怀牛膝 10g。7 剂，水煎服，早晚分两次温服。[212]

二、良性前列腺增生症

○ 案 1

患者，男，70 岁，2016 年 6 月 29 日初诊。主诉：尿频、尿急 8 年余，加重 1 个月。8 年前无明显诱因出现尿频、尿急，初时未予重视及治疗，休息后缓解，劳累后加重，平素自行休息后缓解，未曾服药治疗。1 年前曾因外感后上述症状加重，于当地社区医院行抗生素治疗（具药物不详），症状有所缓解；此后适逢外感、劳累后易复发尿频、尿急且体伴随尿等待、尿线变细、夜尿频数等诸多不适症状。否认原发性高血压、冠心病、糖尿病等慢性病史，否认肝炎、结核等传染病史，否认过敏史。2016 年 6 月 13 日山西省太原市中心医院行泌尿系彩色超声示：左肾轻度积水，右肾肾盂分离，膀胱小房小梁增生，膀胱三角区右前方囊性结节；前列腺增生伴结节，前列腺大小 5.8cm×5.3cm×4.5cm，结节大小 2.9cm×1.9cm。刻下症见：尿频、尿急伴尿线变细，排尿时尿道烧灼样感觉，尿量少，尿色淡黄，夜尿频繁，每夜 4～5 次，因受频繁起夜影响，夜寐欠佳，入睡困难，纳食可，大便稀，不成形，每日 1 次，无畏寒、怕冷等症状，不喜生冷食物。舌黯红，舌尖红，舌前部少苔，舌根部苔薄黄稍腻，脉沉弦有力。西医诊断：BPH。中医诊断：精癃（肝肾阴虚，气滞血瘀证）。治则：滋阴固精，理气化瘀。予三核汤加减。处方：橘核 20g，山楂核 20g，荔枝核 20g，益智 12g，沙苑子 10g，覆盆子 12g，生牡蛎 20g，五味子 10g，鬼箭羽 20g，盐黄柏 10g，水红花子 12g，土鳖虫 10g，王不留行 10g，连翘 20g，竹叶 3g。日 1 剂，水煎 2 次取汁 300mL，分早、晚 2 次口服。共 7 剂。并嘱患者调畅情志，清淡饮食，戒烟酒，忌久坐。同时辅助中医养生调摄之气功、八段锦、太极拳等，调整身体呼吸吐纳，恢复全身气机之正常升降出入。

2016 年 7 月 6 日二诊：患者自诉尿频、尿急症状较前稍缓解，排尿时烧灼感明显减轻，夜尿 2～3 次，纳食可，睡眠状况较前有所改善，舌质黯红，苔薄黄，脉弦涩。初诊方加皂角刺 10g。共 7 剂。并嘱咐患者坚持健康生活方式，勤加锻炼，舒畅情志。

2016年7月14日三诊：患者自诉排尿时烧灼感消失，尿急症状较前明显缓解，尿频，尿色清，坚持八段锦锻炼，睡眠质量显著提升，但久站易腰困，伴双足跟疼痛，大便偏稀，舌质黯红，苔白，舌根部少苔，脉弦涩。二诊方去生牡蛎、盐黄柏、连翘、竹叶，加鹿角胶（烊化）10g，仙茅10g，淫羊藿10g，牛膝10g，炒山药20g，炒白术15g。共14剂。

2016年8月3日四诊：患者诉尿频、尿急等症状显著改善，夜尿减少至1～2次，寐可，纳食可，大便可，舌质淡红，苔薄黄稍腻，脉弦。三诊方去仙茅、淫羊藿，加熟地黄10g。共14剂。本例患者病程长，难求速效，日后此病症如若再犯，可先守方，继服四诊方7剂，不愈我科随诊。6个月后电话随访，患者服完14剂中药巩固治疗后未再复发。

按： 本例患者年逾古稀，以尿频、尿急就诊，结合辅助检查，可诊断为BPH。王世民教授观其年事已高，肾阳不足，命门火衰，肾阳蒸化无力，气化无权，则易出现尿液排泄不畅之癃闭；排尿不畅，苦疾病日久，则肝气郁滞，疏泄失司，气滞蕴久化热则出现尿频、尿急、尿色黄、尿道烧灼感；起夜频繁，睡眠不佳，年老本易因气血生化无源而致心神难安失眠，现夜寐差，虚阳亢盛，阴液难养，加重气血耗伤，且因气机升降失司而致全身脉道不通，形成虚实夹杂之证。精室位于下焦，各种致病毒邪（气滞、血瘀）瘀阻难散，则易因内外合而为病，且久病入络，兼夹其他病邪则进一步加剧瘀阻之势，终成肾虚血瘀，导致前列腺发生器质性病变，尿道变窄尿线变细。先天虚损，后天脾胃功能亦弱，气血生化无源，中焦升降失职，水谷精微无法上升输布全身，不升反降，易发泄泻，故患者大便稀，不喜生冷食物。观其舌脉，舌中部候脾胃，脾胃虚弱则无苔，下焦水湿瘀久化热，其舌根部苔薄黄稍腻。方用三核汤，以橘核、山楂核、荔枝核行气散结，散寒止痛；益智、沙苑子、覆盆子以暖肾固精缩尿；五味子、生牡蛎固涩缩尿，改善夜尿频繁症状，同时兼以镇静安神；鬼箭羽、水红花子、土鳖虫、王不留行利湿通淋，活血化瘀；盐黄柏入肾经同时清热燥湿；连翘、竹叶佐使清心，且防止诸药过热。

二诊诸症好转，守方继进，辅以辛、温之皂角刺，加大利水行气、消肿托毒之功。三诊患者肾虚症状明显，腰膝痠软伴足跟疼痛，去清热泻火之品，加鹿角胶、仙茅、淫羊藿、牛膝，填补肾精，益肾壮阳；同时辅以炒山药、炒白术健脾燥湿，以实大便。四诊时患者诸症好转，观其舌苔黄偏腻，有生湿助热之象，遂去壮肾阳之仙茅、淫羊藿，加熟地黄滋肾阴且不助火。留得一分津液，便留得一分生机，所谓"阴中求阳"，理气利湿同时需固精缩尿，滋补肾阴。并嘱患者保持情志畅快，辅助八段锦等体育锻炼，能有效改善患者失眠等症状，缓解焦虑、抑郁等负面情绪，以达事半功倍之效。[213]

三、慢性前列腺炎

◎ 案 1

患者，男，45 岁，太原人，2019 年 9 月 11 日初诊。以"尿频，尿急，尿不尽 2 个月，加重 4 天"为主诉就诊。4 天前聚餐时饮酒过量，上述症状加重。自述半年前开始出现盆腔部反复胀痛，会阴、小腹及睾丸自觉隐痛坠胀不适感，伴有排尿后疼痛，小便色黄。初诊时尿频，尿急，伴见尿后余沥不尽，排尿后伴有胀痛，情绪低落，焦虑紧张，两胁胀痛，偶有尿道滴白，夜尿 5～6 次，腰部酸痛，双足后跟酸痛，感盆腔部胀痛，勃起无力，性生活后阴茎痛，阴囊潮湿，神疲乏力，四肢冷，大便稀，不成形，无发热，寐佳，胃纳可，舌苔白腻，脉弦细。否认其他慢性病史，否认过敏史。阴囊及前列腺 B 超示：前列腺体积 4.9cm×4.0cm×3.2cm。直肠指检：前列腺增大。前列腺液检查：白细胞 28 个 /HP；卵磷脂小体（+/HP）。西医诊断：慢性前列腺炎。中医诊断：精浊（气滞血瘀证）。治法：疏肝理气，活血止痛。治以三核汤加减。处方：山楂核 20g，橘核 20g，荔枝核 20g，川楝子 10g，鬼箭羽 20g，延胡索 10g，小茴香 10g，益智仁 10g，乌药 3g，木香 10g，蛇床子 10g，盐黄柏 10g，秦皮 10g，土鳖虫 10g，水红花子 10g，蜈蚣 2 条，滑石 12g，生甘草 10g。14 剂，每日 1 剂，水煎，分 2 次温服，并嘱患者保持情志舒畅，忌烟酒，减少久坐，积极进行八段锦、太极拳等体育锻炼。

2019 年 8 月 7 日二诊：服上药 14 剂后，患者自述尿频，排尿后胀痛稍缓解，盆腔部胀痛较前减轻，两胁胀痛、神疲乏力、四肢发冷、尿道滴白及阴囊潮湿等症状消失，夜尿次数减少（3～4 次 / 晚），勃起无力，寐佳，大便可，纳可。舌偏红，苔薄白腻，脉弦。上方去盐黄柏、秦皮、白术，加鹿角胶（烊化）10g，肉苁蓉10g，嘱患者继服14剂，煎服法同前。

2019年8月21日三诊：服上药后，患者诉仍勃起无力，性生活后阴茎痛、尿频、尿急、尿不尽、尿痛等症状明显缓解，会阴及小腹区域无不适感，夜尿1～2次/晚，大便可，胃纳可，夜寐佳，舌淡红，苔薄白，脉弦。复查前列腺液镜检结果正常。续前方去水红花子、滑石、生甘草，加淫羊藿10g。14剂，煎服法同前。

2019年9月4日四诊：患者自述服上药后，勃起功能明显改善，性交后无疼痛，无其他特殊不适症状，大便可，纳可，寐安，舌淡红，苔薄白，脉弦。守前方，14剂，巩固疗效。

按：患者因尿频、尿急、尿痛、尿后余沥不尽前来就诊，结合辅助检查，诊断为慢性前列腺炎。患者情绪低落，焦虑紧张，有明确的饮酒后加重病因，结合患者临床症状及舌脉，可辨证为气滞血瘀，湿热瘀阻证。紧张、焦躁、抑郁等精神及心理因素是该患者发病的重要因素，不通则痛。急则治标，缓则治本，治疗以理气活血止痛为先，正本清源为辅。在选用三核汤治疗慢性前列腺炎时，应意识到前列腺以畅通疏利为用，活血化瘀、清热利湿的组方思路应贯穿始终。二诊时患者阴囊潮湿症状消失，该患者为阴虚之体，形体消瘦，恐伤及阴液，故去盐黄柏和秦皮；患者勃起无力症状无明显改善，故加鹿角胶和肉苁蓉以温肾助阳。三诊时患者各种症状已明显改善，但仍有勃起无力，性生活后阴茎痛，去水红花子、滑石、生甘草，加淫羊藿温阳补肾，以改善勃起功能障碍和性交痛。[214]

王

烈 WANG LIE

　　王烈，男，汉族，中共党员，1930年10月出生，长春中医药大学附属医院主任医师、教授。1961年5月起从事中医临床工作，享受国务院政府特殊津贴专家，全国老中医药专家学术经验继承工作指导老师，吉林省名中医。

　　中医儿科学专家，吉林省中医药终身教授，享受国务院政府特殊津贴，全国第一至六批名老中医药专家学术经验继承工作指导老师，兼任世界中医药联合会儿科学会名誉会长、中华中医药学会儿科分会名誉会长、中国民族医药学会儿科分会名誉会长等职。从事中医儿科学临床、教学、科研工作60余载，擅长治疗儿科疾病，尤以哮喘防治为专长，人称吉林"小儿王"。发表学术论文200余篇，编著出版婴童系列丛书18部，获多项科学进步奖，获吉林省劳动模范等称号。

儿科病医案

一、儿童抽动障碍

⊙ 案1

患者，男，7岁，2020年5月23日因"注意力不集中2年"就诊。家长诉患儿2年前无明显诱因出现注意力不集中，曾就诊于长春市某医院，诊断为儿童抽动障碍，给予中药汤剂口服，未见明显好转。现症见：注意力不集中，多动，不自主频繁眨眼，耸肩，努嘴，急躁易怒，口唇干裂，无咳嗽咳痰，纳差，夜寐欠安，小便黄，大便干燥，3日一行。体格检查：生命体征平稳，神清面红，精神一般，体型偏瘦，查体合作，对答切题，双肺听诊呼吸音清，未闻及干湿性啰音，心、腹未见异常，神经系统检查示生理反射存在，病理反射未引出；舌红少津、苔薄白，脉缓。西医诊断：儿童抽动障碍。中医诊断：妄为证，心肝火旺证。予抽动灵加减治疗。处方：龙骨25g，牡蛎25g，天麻5g，钩藤20g，生地黄20g，白芍25g，僵蚕20g，石菖蒲20g，紫草5g，远志20g，青黛（包煎）3g，甘草5g。4剂，水煎，2日1剂，每日3次，口服。嘱患儿家长注重日常调护，忌甜辣咸凉及肥甘厚味之品，减少电子设备使用时间及频率，关注患儿心理活动，并辅以"动而解对策"心理疏导。

2020年5月30日二诊：患儿注意力不集中、多动有所改善，不自主眨眼、耸肩的程度及频率较前均明显减轻，患儿仍努嘴，时清嗓，纳可，夜寐尚可，二便正常，每日一行，舌红、苔薄白，脉细数。予安脑饮。处方：银杏叶5g，石菖蒲20g，白芍10g，淫羊藿10g，珍珠母20g，僵蚕20g，茯神20g，酸枣仁10g，合欢皮10g，灵芝6g，胡荽（自备）30g。7剂，用法同前。嘱患儿家长多鼓励，少责骂，调情志，勿过劳，继续配合"动而解对策"辅助治疗。

2020年6月14日三诊：患儿诸症皆见好转，偶有注意力欠集中表现，时有心绪不宁，不欲饮食，夜寐欠安，二便正常，舌红偏干、苔薄白，脉弦细。二诊方加熟地黄20g，龙眼肉25g。7剂，用法同前。

2020年6月28日四诊：患儿注意力不集中明显好转，努嘴、眨眼、耸肩基本消失，纳差，夜寐欠安，二便正常，舌红、苔薄白，脉缓。处方：女贞子 20 g，枸杞子 20 g，牡蛎 25 g，珍珠母 25 g，首乌藤 20 g，黄精 20 g，白芍 20 g，琥珀 2 g，银杏叶 8 g，胡荽（自备）30 g。7 剂，用法同前。家长继续按照"动而解对策"精心护理。定期于王教授门诊复诊，继续予中药补益肝肾、调理脾胃。

按：《黄帝内经》云："诸风掉眩，皆属于肝。"肝风内动，心肝火旺，风火相煽，则见抽动诸症；阴液亏耗，津液不布，虚火内灼，则口唇干裂；阴亏血少，肠腑不荣，故大便干结难解。初诊时患儿处于发作期，证属心肝火旺，治以清肝泻火、滋阴潜阳。王老以自拟方剂抽动灵加减，方中龙骨"益肾镇惊，生肌敛疮"（《本草纲目》），牡蛎平肝潜阳、重镇安神，二药配伍，滋阴潜阳、镇静安神，共为君药；天麻息风止痉、祛风通络，钩藤息风止痉、清热平肝，《名医别录》载钩藤"主小儿寒热，十二惊痫"，僵蚕疏风清热、息风解痉、化痰散结，三药共为臣药；生地黄清热凉血、养阴生津，白芍养血敛阴、柔肝疏筋，石菖蒲开窍豁痰、醒神益智、化湿开胃，远志宁心安神、交通心肾，共为佐药；青黛凉血泻火定惊，惊定则心气自通，紫草清肝凉血、泻火伐阳，甘草缓和药性，顾护脾胃，共为使药。

二诊时患儿诸症缓解，此时脏气羸弱，肾之精气亏虚，脑髓失充，元阴不足，阴阳失调。处于疾病缓解期，故治以补益肝肾、安神养脑。久病多瘀，瘀阻脑络，络脉失养，心失所主，故用银杏叶活血养心，石菖蒲开窍豁痰、宁心醒神益智，《本草纲目》载其"治客忤癫痫"，二药共为君药；白芍、淫羊藿相合，补益肝肾、强筋健骨，珍珠母平肝潜阳、镇静安神定惊，与僵蚕合用，共奏息风解痉、安神定惊之功，以上 4 味共为臣药；茯神开心益智、安魂魄、养精神、补心助神，酸枣仁宁心志、益肝胆、补中气、养心安神，合欢皮安五脏、利心志、益心平神，灵芝益心气、增智慧、补气安神、补肺益肾，共为佐药；胡荽开心利窍、补脑充髓，《上医本草》载胡荽"治五脏，补不足，通心窍"，为使药。三诊时患儿诸症皆见好转，但时有心绪不宁、不欲饮食、夜寐欠安症状，此时患儿心脾两虚，胃不和则卧不安，故在二诊方的基础上加熟地黄、龙眼肉，重在补益心脾，濡养经脉，经脉得阴液濡润，则心有所主，肝有所养，诸症自消。四诊时患儿病情明显好转，但因病程较长，患儿脾胃运化功能受损，故见纳食较差。《小儿药证直诀》曰："脾胃虚衰，四肢不举，诸邪遂生。"《医学衷中参西录》记载："下焦阴分虚损，不能与上焦阳分相维系，其心中之君火恒至浮越妄动，以至心悸亢进。"肝肾阴虚，虚热内扰，心神不宁，故见夜寐欠安。故治以滋肾养阴、健脾宁心。患儿久病体虚，肾精亏损，女贞子补肝肾、清虚热、明目，枸杞子补益肝肾、润肺明目，二药配伍，平补肝肾，则阴从阳长，水至风息，共为君药；珍珠母、牡蛎平肝潜阳、镇静安神，白芍柔肝敛阴，首乌藤养心安神、祛风通络，4味同用，共作臣药；黄精补气养阴、健脾润肺益肾，现代药理学研究显示，黄精及其提取物可以改善脑血管损伤后的症状，从而恢复脑功能，琥珀安心定神、活血化瘀，二药共为佐药；银杏叶活血养心，胡荽补充脑髓，二者为使药。诸药合用，共奏滋养肾阴、健脾宁心之效。[215]

二、小儿肺系疾病

◎ 案 1

患者，男，6 岁，2018 年 9 月 21 日初诊。主诉：咳嗽 7 天，喘息 5 天，喉中哮鸣 2 天。现病史：患儿来诊前 7 天出现咳嗽，呈阵发性连声咳，有痰，5 天前出现喘息、气促，无紫绀，2 天前夜间出现喉中哮鸣。现症：咳嗽，喘息，气促，喉中哮鸣，胃纳差，夜寐可，大便干，日 1 行，小便可。既往史：既往有过敏性鼻炎病史，有哮喘病史。查体：神清，面白，唇淡，舌质淡，苔薄白，脉缓。诊断：鼻哮；支气管哮喘发作期。处方：全蝎 2g，细辛 1g，紫苏子 20g，地龙 20g，杏仁 5g，前胡 20g，白屈菜 10g，黄芩 20g，白鲜皮 20g，射干 20g，川芎 20g。4 剂，水煎服，2 日 1 剂。

2018 年 9 月 30 日二诊：咳嗽、喘息减轻，予细辛 1g，蔓荆子 10g，地龙 20g，黄芩 20g，杏仁 5g，川贝母 5g，白屈菜 6g，清半夏 10g。4 剂，服法同上。

2018 年 10 月 8 日三诊：诸症好转，大便干，予细辛 2g，鹅不食草 20g，牛蒡子 10g，辛夷 8g，苍耳子 8g，白芷 20g，葛根 20g，牡丹皮 20g，藿香 20g，川芎 20g，紫草 4g，薄荷 10g，鱼腥草 20g，枳实 20g，决明子 10g。4 剂，服法同上。

2018 年 10 月 16 日四诊：患儿着凉后咳嗽增多，有痰，气喘加重，喉中吼声，咳嗽，鼻塞、流涕。予全蝎 2g，紫苏子 2g，细辛 1g，地龙 20g，射干 20g，川芎 20g，前胡 20g，黄芩 20，白屈菜 10g，白鲜皮 20g，杏仁 5g。4 剂，服法同上。

2018 年 10 月 24 日五诊：咳嗽减轻，有痰，喘息好转，喉中仍有吼声。予全蝎 2g，紫苏子 20g，侧柏叶 15g，麻黄 4g，地龙 20g，射干 20g，川芎 20g，前胡 20g，黄芩 20g，白屈菜 10g，白鲜皮 20g，杏仁 5g。4 剂，服法同上。

2018 年 11 月 2 日六诊：诸症好转，咳嗽次数不多，痰少，无明显喘息。予天冬 20g，紫苏子 20g，瓜蒌 20g，桂枝 20g，清半夏 6g，川贝母 3g，橘红 20g，茯苓 20g，地龙 15g。4 剂，服法同上。

2018 年 11 月 11 七诊：仍有少许咳嗽，痰少，余无殊。天冬 20g，麦冬 20g，地骨皮 20g，桑白皮 20g，款冬花 20g，旋覆花 20g，沙参 20g，太子参 5g，知母 10g，浙贝母 3g，紫苏子 20g，炒芥子 5g。4 剂，服法同上。

2021 年 11 月 19 日八诊：患儿无明显症状，补肾健脾善后。予黄芪 20g，黄芩 8g，玉竹 20g，大枣 10g，佛手 10g，百合 20g，白术 15g。此方服 1 月诸症平稳。

按： 患儿既往有过敏性鼻炎和哮喘史，结合病史及症状，王老将其诊断为鼻哮。在治疗初期，患儿咳嗽、喘息，予宣发肺气、化痰除风法治疗，用药如细辛、紫苏子、前胡、杏仁等。又考虑患儿哮喘日久，气伤血瘀，予全蝎、地龙等活血化瘀祛风。三诊后患者咳嗽、喘息症状好转，又因不慎外感风寒而症状加重，继续予前法治疗后患儿诸症好转，哮喘进入稳定期，此后予补益脾肾之法善后。此案例中，治疗外风引起的支气管哮喘以祛外风为主，但仍兼顾内外同治，以活血祛瘀法祛除内风，内外同治，取得良效。[216]

三、小儿咳嗽变异性哮喘

⊙ 案 1

患者，男，3 岁，2019 年 12 月 13 日初诊。主诉：干咳 4 个月。4 个月前患儿出现干咳不止，后每因闻刺激性气味、运动后加重，曾就诊于当地某医院，诊断为"支气管肺炎"，给予静脉滴注抗生素并配合口服中药汤剂等药物治疗（具体用药、用量不详），未见明显好转。刻诊：晨起、夜间阵发性干咳，无痰，伴鼻塞、流涕，鼻痒，无气促、喘息、纳差，夜寐欠安，大便干，1～2日一行，小便黄，舌红、苔薄白，脉数。查体：精神状态尚可，咽部无充血，双肺听诊呼吸音略粗，未闻及干湿性啰音；心音有力，节律规整，未闻及病理性杂音；腹部无异常。血常规检查示 WBC11.96×10^9/L，N49.94%，L40.04%，EOS8.65%，余未见异常。超敏 C 反应蛋白＜0.50mg/L。支原体抗体及衣原体抗体阴性。西医诊断：咳嗽变异性哮喘。中医诊断：哮咳（风热袭肺证）。治以疏风清肺，解痉止咳。泻肺方加减：黄芩 15g，锦灯笼 15g，白屈菜 10g，枇杷叶 15g，川贝母 4g，百部 15g，清半夏 8g，瓜蒌 15g，辛夷 6g，白芷 6g。4 剂，水煎，2 日 1 剂，分 3 次温服。

2019 年 12 月 20 日二诊：咳嗽好转，鼻塞、流涕减少，痰多，舌淡红、苔薄白，脉微数。一诊方加冬瓜子 15g，橘红 15g。4 剂，用法同上。

2019 年 12 月 27 日三诊：晨起偶有清嗓，余症状消失，纳可，二便正常，脉缓。二诊方去橘红、瓜蒌、冬瓜子、辛夷、白芷，加蝉蜕 10g，桔梗 10g。4 剂，用法同上。后期服用王老验方防哮方、固哮方巩固治疗，随访 2 个月未再复发。

按：本案患儿慢性咳嗽日久，伴有鼻塞、流涕等症状，口服抗生素、化痰药物未见明显疗效，符合 CVA 诊断，中医属"哮咳"。肺为华盖，主气，司呼吸，亦为娇脏，故外邪侵袭，肺先受损，肃降功能失常，气机上逆而咳。治以疏风清肺，解痉止咳。一诊方黄芩清热泻火解毒，配伍白屈菜增强清肺解痉镇咳之功，锦灯笼解毒清热、利咽，配伍枇杷叶清肺止咳降逆，川贝母、百部均具有润肺止咳之功，泻肺而不伤肺，清半夏、瓜蒌合用清热涤痰，加强清热泻肺之力。风性上扬，善行而数变，患儿除咳嗽外，常有鼻痒、鼻塞症状，在原方基础上加辛夷、白芷祛风通窍。二诊时患儿虽咳嗽明显减轻，但痰多，故在一诊方基础上加冬瓜子、橘红以化痰止咳。三诊时患儿偶清嗓，无痰，故去橘红、瓜蒌、冬瓜子、辛夷、白芷，加蝉蜕、桔梗以宣肺利咽。针对病因病机辨证用药，中病而止，故而取效。[217]

韦贵康

WEI GUIKANG

　　韦贵康，男，汉族，中共党员，1938年10月出生，广西壮族自治区宾阳县人。现任广西中医学院教授、主任医师、硕士与博士研究生导师，广西中医学院骨伤科研究所所长，中华中医药学会理事，中华中医药学会骨伤科分会第二届理事会副理事长，《中国骨伤》杂志第五届编辑委员会委员，《中国中医骨伤科杂志》副主编，《中医正骨》杂志第二届编辑委员会副主任委员、副主编，世界中医骨伤科联合会常务副主席，广西壮族自治区政协常委，广西壮族自治区政协医药卫生委员会主任，广西科协副主席，广西中医骨伤科学会主任委员，广西国际手法医学协会理事长等职。广西中医学院第二附属医院（广西中西医结合医院）院长，广西中医学院院长，《广西中医药》杂志主编，他从事中医骨伤科教学、医疗和科研工作近40年。

骨科病医案

一、膝骨性关节炎

⊙ **案 1**

患者，女，56 岁，2008 年 10 月初诊。患双膝骨性关节炎。放射学（DR）报告示：双膝软组织稍肿胀，关节间隙变窄，骨间棘稍变尖。诊断为：双膝骨性关节炎（Ahlback Ⅱ）。韦老诊查病人：双膝肿胀，酸胀疼痛 1 周未到外院就诊，晨僵屈伸不利，遇寒则痛剧，局部畏寒，怕冷，舌苔薄白，脉沉紧。辨证为风寒湿阻。治则：祛风散寒，除湿通络。治拟祛风散寒，除湿通络。处方：麻黄 10g，桂枝 10g，红花 10g，当归 10g，苍术 10g，白术 15g，黄柏 10g，薏苡仁 10g，白芷 10g，细辛 3g，桃仁 10g，赤芍 8g，甘草 6g。每日 1 剂，水煎服，配合手法掌揉法于股四头肌和膝关节内外侧副韧带，继用拇指揉或按法于血海、内外膝眼、阳陵泉、阴陵泉、足三里穴，以酸沉胀为度，充分放松膝部肌肉韧带。连服 7 剂后，辅以手法肿胀消退，疼痛症状明显缓解，连服两周痛疼症状完全消失。

按：韦老对早期膝骨性关节炎采用中医辨证论治，经方治疗膝骨性关节炎，配合手法推拿治疗取得较好的临床疗效。

⊙ **案 2**

患者，女，68 岁，2010 年 6 月患左膝骨性关节炎 5 年余，左膝屈曲挛缩畸形不能行走 2 年，疼痛，肌肉萎缩，来我院就诊。诊断为：双膝骨性关节炎（Ahlback Ⅳ）。患者曾多次到外院诊治，疗效不显，症状越来越重，2 年前不能行走。DR 报告示：左膝关节间隙消失，骨赘增生，左膝关节内翻畸形。韦教授接诊后认为单纯的中医药保守治疗已无法解决患者临床症状，也无法让患者行走，建议患者住院行膝关节表面置换手术以重建膝关节解剖形态，可以让患者行走。患者住院期间在予以完善各项术前检查及准备工作后，请内科会诊处理内科疾病的情况下，手术组完成膝关节表面置换手术。同时围手术期韦教授辨证后采用中医药防治并发症，改善全身情况，提高患者的术后康复能力，以提高患者的生活质量。患者症见：左膝屈曲畸形，屈伸受限，形赢消瘦，腰膝酸软，伴纳呆，舌淡苔薄，脉细涩。辨证属气滞血瘀、脾肾两亏，治以活血祛瘀，补益脾肾，通痹止痛。处方：秦艽8g，川芎10g，桃仁12g，红花10g，甘草6g，羌活8g，没药8g，当归10g，五灵脂6g，香附6g，牛膝10g，杜仲10g，党参10g，白术10g，茯苓10g，制附子10g，黄芪50g，地龙10g。术前5天开始服药，术后随症加减服药3周，术后第二天在医生和护士帮助下开始主动股四头肌等长舒缩锻炼，踝关节矢状面的屈伸活动，下肢的直腿抬高锻炼，同时进行小腿、大腿部位滚法、拿捏法、拍击法等推拿手法治疗。患者术后2周正常下地行走500米，无并发症发生，术后1月患者正常行走，无疼痛不适症状。

按：韦老对中、晚期膝骨性关节炎结合现代医学对本病的认识，认识到单纯的中医药已无法解决膝骨性关节炎的症状，需要采用外科手段重建膝关节功能，但是中医药能在围手术期起到很好防治并发症作用，能提高临床疗效。[218]

二、颈椎刺激椎动脉系统眩晕

◎ 案1

患者，男，40岁，2010年11月3日初诊。反复眩晕、失眠多年。自诉多年来反复出现眩晕，伴颈肩不适，血压152/88mmHg。轻度升高，近1周来因开会与伏案工作症状增多，上述症状加重。辅助检查：颈椎正侧位、开口位提示：颈椎生理曲度稍变直，寰枢关节间隙左宽右窄，寰齿间隙左2mm，右4mm，颈椎中线轻度弯曲，以颈椎5/6为甚，局部钩椎关节间隙不等宽，未见明显骨质增生。诊断：颈性血压异常。治疗：颈部分筋理筋，放松颈项部肌群，然后行颈椎整复手法，中部以角度复位法调节第5、6颈椎，上段以旋转复位法调节寰枢椎。再予点揉韦氏奇穴孔上、颏下、耳后（双）、颈侧（双）各30下，揉按斜方肌、肩胛提肌等肌肉群1分钟，轻度敲击双肩各3下，推双侧胁肋部各5下。隔天治疗1次，治疗3次后患者症状基本消失，血压130/84mmHg。眩晕，颈肩不适及失眠症状未见复发。

按：由于颈椎刺激椎动脉系统而出现的眩晕，与第一、二、五颈椎关系密切，尤其是钩椎关节的增生或移位关系最大。通过颈椎关节手法整复后，配合韦氏奇穴按压治疗，效果更佳。[219]

杂病医案

一、肺癌骨转移

⊙ 案1

患者，男，76岁，2003年11月初诊。患左上肺腺癌，纵隔淋巴结转移，腰骶部骨转移，G2T2M1，ⅢB期。外院已予多西紫杉醇联合顺铂化疗4个周期，在外院因疼痛每天注射2次杜冷丁，每次注射后疼痛缓解2～3小时后疼痛继续。就诊时，腰骶部疼痛难忍，难以躺卧2周，口燥咽干，偶有咳嗽，无痰，食欲不振，不能入睡，大便秘结。体征：消瘦，少气懒言，表情痛苦，舌淡红、苔少，脉细数。证属脾肾两亏，痰瘀互结。治拟健脾益肾，活血化瘀，益气散结。处方：党参12g，白术12g，茯苓12g，山药12g，甘草6g，白扁豆12g，当归15g，川芎15g，白芍15g，生地黄15g，莲子10g，薏苡仁10g，桔梗6g，黄芪80g，蜈蚣2条、巴戟天10g，肉苁蓉10g，石斛10g，炮附子8g，五味子10g，肉桂3g，麦门冬10g，石菖蒲10g，远志10g，大枣10g，柴胡10g，枳壳10g，元胡10g。每日1剂，水煎服。连服3剂后，疼痛症状明显缓解，能躺卧，食欲改善，睡眠改善，大便能解，继续服用，服用半月后患者疼痛基本消失，腰骶部稍有不适，夜寐安，精神好转，患者出院门诊治疗，门诊继续服上药化裁，病情稳定，门诊服药一年半后，因肺部感染入院治疗，半月后病故。

⊙ 案2

患者，女，65岁，2005年6月10日因肺癌骨转移来我院住院治疗。患者于2004年1月无明显诱因出现咳嗽，咳白色泡沫痰，伴胸闷胸痛，胸背部、腰背部、左下肢疼痛，疼痛严重时难以入眠，在我院呼吸内科就诊，经X线、病理检查、胸部CT、全身核素骨扫描检查，诊断为肺腺癌，伴胸椎、腰椎、骨盆、左下肢等处转移，G2T2M1，Ⅲ B 期，确诊后转肿瘤科进行化疗，方案为"MFV"，共化疗 6 周，症状有所缓解，咳嗽、疼痛稍有减轻。病情稳定后因多发性骨转移并有骶尾部巨大褥疮转入骨科住院治疗，予以姑息性治疗：营养支持，每天予以美菲康口服 30mg，3 次 / 天，疼痛加重时每天予以 100mg 杜冷丁肌注。请韦老会诊。主症：胸闷，胸痛，胸背部、腰背部疼痛，气短，偶有咳嗽，无痰，口燥咽干，食欲不振，不能入睡，大便秘结。查体：消瘦，面色苍白无华，少气懒言，表情痛苦，舌淡红、苔少，脉细涩，骶尾部可见 1 个 12cm×8cm 且深及骨膜之褥疮，创面湿润，肉芽暗红，大量脓苔。血常规：HB7.8×10^9g/L，TP52.6g/L。韦贵康教授辨证为脾肾两亏，气滞血瘀，痰瘀互结；治以健脾益肾，行气活血化瘀，益气散结。

处方：党参 12g，白术 12g，茯苓 12g，山药 12g，甘草 6g，白扁豆 12g，当归 15g，川芎 15g，白芍 15g，生地黄 15g，莲子 10g，薏苡仁 10g，桔梗 6g，黄芪 70g，蜈蚣 2 条、巴戟天 10g，肉苁蓉 10g，石斛 10g，炮附子 8g，五味子 8g，肉桂 3g，麦门冬 10g，石菖蒲 10g，远志 10g，大枣 10g，柴胡 10g，枳壳 10g，元胡 10g。每日 1 剂，水煎服。连服 5 剂后，疼痛症状明显缓解，食欲改善，睡眠改善，大便能解，继续服用，服用半月后患者疼痛基本消失，停用美菲康，骶尾部褥疮逐渐干燥缩小，肉芽鲜红，创面未见脓苔，夜寐安，精神好转，4 周后骶尾部褥疮缩小为 5cm×4cm，创面干燥，肉芽鲜红。血常规：HB10.8×10^9g/L，TP68.8g/L。完善术前评估，患者能耐受手术，在连硬外麻下行骶尾部褥疮皮瓣推移手术消灭创面，手术成功，术后抗炎换药，术后第 2 天继续原方化裁内服治疗，2 周后伤口愈合正常拆线。出院门诊继续原方内服治疗，随诊 2 年，病情稳定。[220]

卢 芳 LU FANG

卢 芳，男，汉族，中共党员，1939年6月出生，哈尔滨市中医医院主任医师。1961年8月起从事中医临床工作，全国老中医药专家学术经验继承工作指导老师，黑龙江省名中医。

现任黑龙江中医药学会名誉会长，历任哈尔滨市中医院院长、黑龙江省中医药管理局副局长。第一、二、三、四、五、六批全国老中医药专家学术经验继承工作指导老师，中华中医药学会（三、四届）理事，中华中医药学会糖尿病专业委员会副主任委员，中华中医药学会男科专业委员会副主任委员，中华中医药学会科学技术奖评审专家库专家，中国中医药学会糖尿病医疗中心主任委员，中华全国中医学会老年医学会消渴病专业委员会副主任委员，黑龙江省中医药学会会长，1979年被评为"黑龙江省优秀教师"，1992年国务院授予终生享受国务院特殊津贴，1993年被黑龙江省中医药管理局授予"黑龙江省首批名中医"，1993年被黑龙江省卫生厅授予"卫生系统归国人员科技进步三等奖"，2007年国家中医药管理局授予"全国首届中医药传承优秀教师奖"，2014年国家中医药管理局批准"卢芳老中医药专家学术传承工作室"成立。2017年荣获"国医大师"称号。

代表著作：《中医诊治内分泌代谢病》《内科辨病与辨证》《三叉神经痛与中医疗法》《卢芳临床思维》《黑龙江名中医》《糖尿病中文文献索引》《国医大师卢芳学术经验集》《四季五脏小经方》。

皮肤科疾病医案

一、湿热血瘀型银屑病关节炎

⊙ 案 1

患者，女性，46 岁，2017 年 8 月 12 日初诊。因"反复全身鳞屑样皮疹伴多关节疼痛 5 年，加重 2 月"就诊，自述 5 年前无明显诱因出现双下肢红疹，呈鳞屑样，未予重视，后皮疹逐渐增多，遍及全身，未有明显瘙痒不适，并伴双手指、足趾关节肿胀疼痛，当地医院诊断为"银屑病关节炎"，给予口服乐松缓解关节疼痛，间断外涂药膏（具体药物不详）治疗，症状时轻时重。2 月前症状加重，全身出现多发散在的银屑样皮疹，下肢皮疹融合成片状，伴有瘙痒，皮疹色红，局部有渗出，双手指、足趾关节肿胀疼痛、压痛，活动不利，伴皮温升高，饮食尚可，睡眠可，二便正常。舌质暗红，苔黄腻，脉弦滑。查体：双手指、双足趾关节肿胀、压痛（＋），局部发热。下肢皮疹融合成片状，局部有渗出，实验室检查：ESR82mm/ 小时，RF16IU/mL，CRP55mg/L。中医辨病辨证为湿热血瘀型银屑病关节炎，治以清热利湿通络，凉血活血化瘀。给予自拟方抑免汤加减：生地黄 30g，连翘 20g，赤芍 15g，牡丹皮 15g，虎杖 15g，土大黄 10g，黄芩 15g，徐长卿 15g，忍冬藤 20g，络石藤 20g，白鲜皮 15g。14 剂，日 1 剂水煎服，分早晚饭后温服。服药期间嘱患者清淡饮食，忌食辛辣刺激之物，不宜外涂激素药膏。

2017 年 8 月 26 日二诊：患者双手指、足趾关节红肿热痛缓解，全身银屑样皮疹与之前相比消退，颜色变淡，无明显瘙痒，皮疹渗出减少，偶感乏力，在前方基础上去白鲜皮，加党参 15g，玉竹 10g。14 剂水煎服。

2017 年 9 月 9 日三诊：双腿及他处皮疹基本消失，无新发皮疹，无瘙痒，关节症状明显改善，无肿热，活动亦转灵活，去忍冬藤、络石藤，加生麦芽 30g，谷芽 30g，鸡内金 30g，7 剂水煎服。

2017 年 9 月 16 日四诊：患者病情基本稳定，继续予原方随症加减，巩固治疗。[221]

二、湿热血瘀型银屑病经验

⊙ 案1

患者，男，67岁，2016年10月30日就诊。主诉：关节型银屑病病史30余年，加重5年余。患者30年前无明显诱因出现头部红斑疹，脱屑，瘙痒无渗出，未予重视。后皮疹逐渐增多，发展至胸腹四肢，瘙痒难耐，并有远端指间关节疼痛，多次至哈尔滨市及北京市医院就诊，诊断为"关节型银屑病"，予糖皮质激素口服，维A酸、他克莫司外涂，症状有所缓解，但易反复。5年前因吃海鲜过敏后，皮疹进一步增多，瘙痒加剧，关节疼痛，一直口服西药维持治疗，病情控制不佳。近日为求中医系统治疗，遂来卢老处就诊。既往患有高血压病、2型糖尿病、高脂血症病史，海鲜过敏史。四诊：头皮、躯干、四肢可见点片状浸润肥厚斑块，上覆白色鳞屑，手指疼痛、套叠及短缩畸形，舌质黯、苔黄腻，脉濡数，略涩。西医诊断：关节型银屑病（残毁性关节炎型）；中医诊断：白疕，湿热血瘀证。治法：清热利湿，活血化瘀，兼以通络。予抑免汤加减。处方：生地10g，连翘30g，牡丹皮20g，赤芍20g，土大黄10g，徐长卿25g，虎杖30g，黄芩15g，土黄芪20g，青风藤50g，海桐皮20g。7剂，每日1剂，水煎，早晚饭后温服，嘱饮食清淡、忌辛辣刺激。

2016年11月6日二诊：患者头皮、躯干、四肢皮疹色变淡，部分消退，浸润变薄，鳞屑渐少，关节疼痛缓减，瘙痒减轻。上方加合欢皮30g，继服14剂。

2016年11月21日三诊：患者头皮、胸背四肢皮疹色变浅，基本消退，无浸润，无鳞屑，偶感瘙痒，感寒后关节疼痛。加防己15g，继服14剂。

2016年12月5日四诊：患者头皮、躯干、四肢皮疹基本消退，浸润、鳞屑已无，最近10天，关节未痛。为巩固疗效，上方加鸡内金20g，生麦芽20g，谷芽20g，威灵仙20g，白芥子20g。10剂为水丸，每次9g，早中晚3次，饭后服用。

按：此例患者中西医辗转诊治多年，疗效欠佳，最后求治于卢老处。刻诊，一者该患者舌质黯、苔黄腻，脉濡数，略涩，舌脉符合湿热血瘀；二者，久病入络，久病必瘀，此患者病程已达30年之久，必有血瘀；三者，服用激素等刚燥之品，易裹湿而成湿热。以此详之，湿热血瘀已定，用抑免汤加减。

前后治疗一月余，病情基本稳定。该病属痼疾，为防其复发，用水丸巩固，其药力持久，节省药材，便于服用和携带。此类疾病从湿热血瘀论治，用抑免汤疗效可靠，但关键在于辨证辨病。[222]

三、湿热浸淫型湿疹的经验

⊙ 案 1

2016 年 5 月卢芳老师接诊一男性患者，患者近 1 个月心烦焦虑，四肢躯干见红色丘疹，大小不一，密集成片，瘙痒不休，食辛辣之品后加重，曾西医治疗但仍反复发作，故来求治。查体可见四肢躯干红色丘疹，局部有渗出，部分有暗红结痂，舌质紫暗，舌红，苔薄黄，脉滑数。西医诊断：湿疹；中医诊断：湿疮－湿热浸淫型。治以祛风除湿，清热解毒。

处方：①去湿止痒汤加减：土黄芪 30g，生地 20g，连翘 20g，虎杖 20g，土大黄 20g，牡丹皮 20g，赤芍 20g，甘草 10g，7 付，日 1 剂水煎取汁 300mL 早晚分服；②麻黄洗剂加减：麻黄 10g，荆芥 25g，防风 20g，艾叶 15g，川椒 15g，芒硝 50g，冰片 5g。水煎取汁 1000mL，患部浸泡擦涂，可每日数次。1 周后患者再诊四肢躯干红色丘疹减少，局部有渗出，部分暗红结痂，瘙痒减轻，大便秘结，舌质紫暗，舌红，苔薄黄，脉滑数。上方虎杖改 10g，加羚羊角丝 2g（单煎），7 副，日 1 剂水煎取汁 300mL 早晚分服，湿疹洗剂继续使用。1 周后，患者皮肤红色丘疹，瘙痒症状好转，继续口服汤药及湿疹洗剂 1 周以巩固治疗。

按：本患者辨证为湿热浸淫型湿疹，初诊方中以土黄芪为君，活血通脉而托疮毒；生地、连翘为臣，生地清解血分热毒，兼能养阴生津而不伤正，生地能提高淋巴细胞 DNA 和蛋白质合成，对活性淋巴细胞的白细胞介素 –2（IL-2）的产生有增强作用，使低下的细胞免疫功能增强，能保护由激素或免疫抑制剂引起的免疫抑制；连翘善清热解毒，诸痛痒疮疡皆心火，为十二经疮家圣药，二者相伍，助土黄芪祛邪兼能扶正，气血两清以散痒疮。又臣以虎杖、土大黄，助清热解毒，使热毒从二便得以下泄，现代研究表明土大黄根中所含的大黄素、大黄酚、大黄素甲醚等游离蒽醌类成分具有抗菌活性，对甲型链球菌、肺炎球菌、流感杆菌及卡他球菌有不同程度的抑制作用。又佐以丹皮、赤芍，二者相须为用，清热凉血，活血散瘀，助君臣之药祛血分之热，凉散血分之瘀，现代药理研究牡丹皮皮主要含丹皮酚等化学成分，具有抗菌消炎、抗过敏、增强免疫力等多种药理作用；甘草清热解毒，调和诸药为使药，诸药共奏清热凉血解毒散瘀之功效。

再诊方中加羚羊角丝，此药平肝熄风，凉血散血解毒，《本草再新》曰："去瘀疮血，生新血，降火下气，止渴除烦。"多用痈肿疮毒血热毒盛者，选用本品清热凉血解毒。在临床中卢老对于久治不愈顽固的湿疹加入羚羊角丝均取得良好疗效。洗剂中麻黄辛散温通，温宣肺气、开发腠理、助水气宣化而行水祛湿，麻黄具有抗过敏及免疫抑制作用，伪麻黄碱能抑制过敏介质的释放。荆芥解表散风透疹，消疮，止血，配伍防风同用，既退寒热，又消痈肿。防风祛风解表、胜湿止痛、解痉、止痒，解表以祛风为长，既能散风寒，又能发散风热，现代研究防风有抑制 DNCB 所导致的迟发型超敏反应的作用。艾叶外治皮肤瘙痒脱皮，具有抗菌、增强网状上皮细胞的吞噬等作用。川椒除湿杀虫止痒，可用于疥疮、皮肤瘙痒起水疱丘疹。芒硝外用解毒消肿，现代药理证实芒硝可以抑制皮肤毛细血管通透性的增高，从而减轻局部充血肿胀而缓解湿疹症状。冰片外用可促进其他药物的透皮吸收，同时具有的抗菌消炎作用。诸药共奏祛风除湿止痒之效。卢老以口服中药配合洗剂治疗湿热浸淫型湿疹疗效甚佳，彰显中医治疗本病的优势，同时依据中医"异病同治"的理论，对于属湿热浸淫型各类皮肤病也可使用此方药酌情加减，这也为中医中药治疗湿疹及皮肤病探索出一条可喜之路。

肺系疾病医案

一、重用麻黄治疗实喘型慢性阻塞性肺疾病

◎ 案 1

患者，男，45 岁，2018 年 7 月 7 日初诊。主诉：咳嗽，咳痰 10 年，加重 3 天。现症：咳嗽，咳痰，痰色黄，胸闷，气短，时有喘促，舌体胖大齿痕，

舌苔黄腻。既往慢性阻塞性肺疾病病史。查体：T：36.5℃，慢性病容，听诊双肺底干啰音，心脏听诊未见异常。辅助检查：血常规：白细胞 $12.5 \times 10^9/L$。胸片：肺纹理增强，间质性改变，肺气肿。西医诊断：慢性阻塞性肺疾病；中医诊断：肺胀痰热郁肺证。治法：清热化痰，降气平喘。方药：止喘汤加减。炙麻黄 15 g，杏仁 20 g，葶苈子 20 g，白前 20 g，紫苏子 20 g，白芥子 20 g，木蝴蝶 20 g，半夏 15 g，桑白皮 15 g，厚朴 15 g。7 剂，1 剂 / 天水煎，300 mL 早晚分服。

2018 年 7 月 14 日二诊：咳嗽，咳痰减轻，无胸闷气短。守上方去厚朴，继服 7 剂。

2018 年 7 月 21 日三诊：咳嗽，咳痰偶作，听诊双肺未闻及啰音，上药加补气纳肾药人参 5 g，蛤蚧 5 g，黄芪 50 g，党参 30 g。随访 2 月未再复发。

按： COPD 病机复杂，辨证是关键，卢老对该病首先提出听诊辨虚实，听诊时患者有干啰音为实喘，听诊时患者无干啰音为虚喘。"本虚标实、虚实夹杂"是该病的基本病机。卢老临床中抓住痰热瘀壅虚这 5 个关键环节仔细进行辨证治疗。根据"感邪时偏于标实，平时偏于本虚"的不同，有侧重的选用扶正与祛邪的不同治则。对于实喘型慢性阻塞性肺疾病临床确立宣降肺气，化痰平喘的治疗原则，并自拟止喘汤重用炙麻黄治疗此病，疾病恢复期酌加补气纳肾药，防止复发。临床上取得较好效果。[223]

杂病医案

一、痛风经验

◇ **案1**

患者，男，47 岁，2019 年 8 月 10 日初诊。主诉：间断右膝盖及足跖趾关节肿痛 4 年余，加重 1 周。现病史：右膝盖及右足第一跖趾关节肿痛，痛处红肿明显，且夜间疼痛较重，右手腕部肿痛，肩关节时有疼痛，曾口服秋水仙碱 1 片 / 次，3 次 / 日，疗效明显。1 周前饮酒并食用大量海鲜后症状复发，服用秋水仙碱乏效，遂前来就诊。现纳差，胃脘胀满不舒，易困倦乏力，睡眠尚可，小便色黄，大便时干时稀，一二日一行，气味臭秽。舌质暗，舌上有点刺，色红，苔黄腻，脉濡数。平素身体健康状况良好，有饮酒史10余年。辅助检查：血尿酸：688μmol/L。西医诊断：痛风性关节炎。中医诊断：痹证（湿热蕴结、痰瘀互阻证）；治宜清热利湿、祛痰化瘀。处方：黄柏20g，苍术20g，胆南星15g，桂枝15g，威灵仙20g，龙胆草20g，神曲20g，虎杖25g，厚朴30g，川芎40g，桃仁20g，红花10g，地龙10g，络石藤15g，忍冬藤15g。共14剂，水煎服，每日1剂，早晚分服。

2019年8月24日二诊：服用上方14剂后，关节红肿疼痛处明显减轻，夜间已无关节疼痛症状，尚感胃脘胀满，小便色淡黄，大便略稀，一日3～4次，舌质不紫，舌上点刺颜色变淡，苔白腻，脉濡。原方去地龙，加芡实15g，茯苓30g，继服14剂。2周后症状均消失，嘱其避风寒、调饮食、畅情志以防复发。

按： 该患者为中年男性，主因"间断右膝盖及足跖趾关节肿痛4年余，加重1周"前来就诊。湿热之邪滞留局部关节，故关节红肿疼痛明显，且夜间疼痛较重；病程较长，舌质暗，说明瘀血阻络；脾虚不运，痰浊阻滞中焦，则纳差，胃脘胀满不舒，易困倦乏力。四诊合参，辨为湿热蕴结、痰瘀互阻证。治疗选用丹溪痛风方与四藤二龙汤化裁。方中黄柏、苍术、龙胆草、虎杖、川芎、威灵仙、络石藤、忍冬藤清热利湿、通络止痛；厚朴、神曲、胆南星燥湿化痰、行气除满；桃仁、红花、地龙活血祛瘀；桂枝通行一身阳气。全方既可清利湿热又可祛除痰浊瘀血之邪，全身经络畅通则痹痛自除。患者自述服用1周后关节疼痛症状明显缓解，夜间已无关节疼痛症状，且无困倦乏力症状，复诊时舌质不紫，舌上点刺颜色变淡，故去地龙，使地龙之效点到即止。仍有胃脘胀满，大便稀，加芡实、茯苓助脾运湿、行气除胀。三诊时患者症状均无，故嘱患者注意饮食，预防复发。[224]

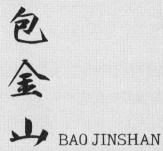

包金山 BAO JINSHAN

    包金山，男，蒙古族，中共党员，1939年6月出生，内蒙古民族大学附属医院主任医师。1963年7月起从事蒙医临床工作，享受国务院政府特殊津贴专家，全国老中医药专家学术经验继承工作指导老师，内蒙古自治区名老蒙医。

学术精要

　　包金山出生在内蒙古科尔沁草原的包氏蒙医整骨世家，为第四代传人，从小跟随叔父学习祖传蒙医整骨术，是国家级非物质文化遗产传承人、享受首届国务院特殊津贴的优秀专家，内蒙古自治区名老蒙医、通辽市蒙医整骨医院创建人，曾担任内蒙古民族大学附属医院主任医师、中华蒙医药学名誉副会长、蒙医骨伤科学会主任委员和《蒙医病症诊断疗效标准》审定委员会专家、中国医学百科全书蒙医分卷编委、高等院校蒙医药统编教材编委等。包金山教授从事蒙医整骨临床 50 余年，使一直以言传身教而无文字记载的祖传蒙医整骨术得以系统化、理论化、科学化，创立了以"三诊""六则""九结合"为精髓的中国蒙医整骨学，创新了蒙医整骨治疗手法，填补了蒙医整骨研究史上的诸多空白。

　　包金山教授主持完成的"中国蒙古族奇特医术正骨疗法"和"祖传秘方旭日图乌日勒"研制等 16 项科研成果在国内外获奖，"单人相推法"等 6 项新技术发展了传统蒙医整骨术，编写出版了《祖传整骨》（蒙古文版）、《中国蒙医整骨学》《科尔沁包氏整骨术》等 8 部著作，在《综合整骨》《中国中医骨伤科》《中华医学史》等国内外刊物上发表学术论文 60 多篇，先后荣获内蒙古自治区科技进步三等奖 2 项、内蒙古自然科学银奖 1 项、首届乌兰夫科技铜奖 1 项以及华佗奖、伊希巴拉朱尔奖等奖项。

尼

玛 NI MA

尼 玛，男，藏族，1933 年 12 月出生，青海省藏医院主任医师。1954 年 1 月起从事藏医临床工作，全国老中医药专家学术经验继承工作指导老师，青海省名医。

曾师从著名藏医诺果日却智，至今从事中藏医药工作 60 余载。1983 年，尼玛带头创办了青海省藏医院，并担任青海省藏医院第一任领导。他带领同事们首次试制成功了青海省首批藏药名贵药品——"七十味珍珠丸"，并成功加工炮制了濒临失传的藏药金、银、铜、铁、水银等，成为青海首批知名藏医药专家。

尼玛如痴如醉地爱他的事业、爱他的患者，把全部心血都抛洒在服务患者上。60 岁后曾两次推迟退休，两次被青海省藏医院返聘，一干又是 20 年。至今，他仍坚持在临床一线，诊治患者近 20 万人次。

在藏药炮制研发方面，尼玛对采药、鉴别、筛选、配料、投料、加工制作、品种鉴定等都十分精通，是目前国内藏药传统炮制技术的名老专家、老行家。

为了研发更多更好的藏药制剂产品，他亲自带队先后走遍了平均海拔 4000 米以上的巴颜喀拉山、祁连山、大坂山等 10 余座大山，走访了甘肃拉朴楞寺、瞿檀寺等寺院，采集藏药药材，研究藏药炮制工艺，生产出了一批批高效藏药制剂药品。

60 年来，尼玛不但教导医生、学徒们时刻注重医德，自己更是身体力行，对来自农牧区、经济条件差、在西宁无亲无友投宿的患者，腾出自家的房间让他们住，并给予他们力所能及的帮助和治疗。

1994 年 8 月被青海省人民政府授予"青海省优秀专家"；2002 年被省卫生厅评为青海省名中医；2009 年 6 月被中华中医药学会授予"中华中医药学会成就奖"；2012 年 5 月被中国健康教育中心授予"我最喜爱的健康卫士"；2012 年 6 月被中国非物质文化遗产保护中心授予"首批中华非物质文化遗产传承人薪传奖"。

一、科研成果

在藏药炮制研发方面，尼玛对采药、鉴别、筛选、配料、投料、加工制作、品种鉴定等都十分精通，是目前国内藏药传统炮制技术的名老专家、老行家，并成功加工炮制多种濒临失传藏药。他主持研发的藏药"七十味珍珠丸""赛太"制备工艺和藏药"阿如拉"诃子配制技术 3 个传统藏医药项目，被列为国家级非物质文化遗产保护项目。

为了研发更多更好的藏药制剂产品，他亲自带队先后走遍了平均海拔 4000 米以上的巴颜喀拉山、祁连山、大坂山等 10 余座大山，走访了甘肃拉朴楞寺、瞿檀寺等寺院，采集藏药药材，研究藏药炮制工艺，生产出了一批批高效藏药制剂药品。

二、出版论著

为了更好地研发藏医药，他以科学的方法，总结传统临床经验，从长远的发展角度分析研究藏医藏药，先后参与编撰了《藏医药浴对风湿性关节炎的免疫调整作用研究》《中国医学百科全书·藏医学》《青海省藏药标准》《全国中等藏医教材》《藏医临床札记》《藏医药选编》《全国藏医中专教材》《藏医大专教材》等，在藏医药界颇有影响力和较高的临床科研运用价值。作为我国迄今规模最大的藏医药文献《藏医药大典》的首席顾问，为了更好地研发藏医药，尼玛先后主笔、口授、编撰的著作、教材、技术标准、规范等有 100 部（篇）以上，如今在藏医药界颇有影响力和较高的临床科研运用价值。

杂病医案

一、神经性自汗、盗汗

⊙ 案 1

患者，男，58 岁。主诉：盗汗 3 年余。患者 3 年前开始颈、胸、背部汗出甚，无定期，出汗前感觉闷热、发烫，但触觉冰凉，伴心急、烦躁、手足心发热、眠差、多梦，大、小便正常，舌质红、苔白，脉粗而缓。既往有颈椎增生，否认心脏病史、结核病史。诊断：神经性盗汗。病机分析：颈椎病引起气滞血瘀、脉络瘀阻致自主神经功能紊乱，导致自汗、盗汗发生。给予哲西疗法治疗，取哲西药物涂擦颈部至腰椎处。治疗 5 天后患者诸症缓解，精神状态良好，睡眠可，脉和缓有力，舌质淡红、苔薄白。

⊙ 案 2

患者，男，45 岁。主诉：自汗、盗汗 10 个月，加重 9 天。刻下症：稍微活动，汗出加重，全身汗出，夜间为重，伴困乏无力、眠差、精神差、手足心发热、视力模糊，偶尔出现四肢及后背部神经刺痛、四肢麻木、记忆力下降，舌红、舌乳头成鲜红色，舌苔薄白，脉细数。患者 1 年前因高血压病引起脑出血。患者及家属无糖尿病、高脂血症等慢性疾病及传染病史；家族有高血压病病史。CT 检查显示：后脑出现高密度影，考虑为脑出血灶。血细胞分析、免疫功能、红细胞沉降率（血沉）、肝功能、肾功能、心功能及甲状腺功能均正常，血糖和血脂正常。无肺结核病、冠心病、脂肪肝、类风湿关节炎及慢性关节炎等疾病。诊断：神经性汗症。病机分析：脑出血损害周围神经功能，导致功能紊乱而出现汗出加重，全身汗出，夜间为重，伴困乏无力等症状。给予哲西疗法治疗，取哲西药物涂擦全身，每日 2 次。治疗 2 天后，患者自汗、盗汗减轻，睡眠质量提高，神经刺痛消失。治疗 5 天后，患者活动后出汗、夜间盗汗缓解，精神状态良好。治疗 8 天后，患者症状完全缓解，偶有四肢麻木感。

⊙ 案 3

患者，女，63 岁。主诉：盗汗 1 年余。刻下症：无规律性闷热，自汗，夜间盗汗较重，无睡意，伴无力、头晕、心急、心慌、胸闷、局部神经钝痛或刺痛。既往史：2016 年患者腹及背部出现带状疱疹，经中西医结合治疗 3 个月后皮肤表面疮伤完全愈合，但带状疱疹后遗神经痛逐渐加重，此后 2 年使用各类治疗方法，后遗神经痛稍缓解，但出现不明原因的自汗、盗汗，活动、进食或阴冷天时症状加重。肝功能、肾功能、电解质、心功能均正常，血沉和 C– 反应蛋白稍高。无传染病、高血压病、糖尿病病史。诊断：神经性自汗、盗汗。病机分析：病毒和炎症引起周围神经功能损害，导致功能紊乱。给予哲西疗法治疗，取哲西药物涂擦全身，以带状疱疹部位为主，每日 2 次。治疗 3 天后电话随访，患者自述无力、头晕缓解，自汗、盗汗、心慌、胸闷减轻，仅活动和进食时有自汗、盗汗现象。治疗 5 天后，患者偶尔出汗，局部神经钝痛或刺痛症状缓解。为缓解神经痛，在哲西药物中加藏药西群（外用止痛药）10g，每日 1 次。治疗 8 天后随访，患者自述诸症缓解。[225]

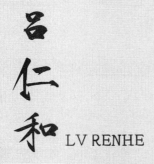

吕仁和　LV RENHE

　　吕仁和，男，汉族，中共党员，1934年9月出生，北京中医药大学东直门医院主任医师、教授。1962年10月起从事中医临床工作，享受国务院政府特殊津贴专家，全国老中医药专家学术经验继承工作指导老师，首都国医名师。

　　师承秦伯未，研读经典。扎根在经典的理论基础，强调研读经典，尤其是《黄帝内经》，注重经典与临床的结合。临床非常严谨的逻辑思维能力和开阔的视野，具有严谨，精益求精，敬业的职业素养。提出糖尿病"脾瘅""消渴""消瘅"中医分期辨治思想。"洋为中用，中西汇通"，擅于吸收新知识和新成果，兼收并蓄，融合新知。糖尿病"二五八"方案中口服降糖药和应用胰岛素两项治疗措施；融合现代肾病病理学和中医症瘕积聚理论，提出"微型癥瘕"理论假说。

肾系疾病医案

一、应用猪苓分期论治慢性肾脏病

◎ 案 1

患者，男，35 岁，2014 年 12 月 19 日初诊。患者主因"发现血肌酐升高9 个月"来诊。患者 2014 年 3 月体检时发现血肌酐升高，尿蛋白、尿潜血阳性，当时血肌酐 420μmol/L，遂就诊于 301 医院，诊断为"慢性肾功能衰竭"，口服中成药百令胶囊、尿毒清等治疗，血肌酐波动在 470μmol/L 左右，尿蛋白 1+。2014 年 12 月复查肾功示：血肌酐 637.1μmol/L，尿素氮 11.33mmol/L，尿酸 490.46μmol/L。尿常规：尿蛋白 3+，潜血（－）。刻下症：乏力，倦怠，双下肢水肿，眠差梦多，腰痛腿沉，纳可，恶心，反酸，尿液有泡沫，夜尿 3次，大便成形，1～2 次 / 天，舌淡胖大边齿痕，苔白腻，脉沉。既往高血压病史 8 年，右肾结石病史 4 年，脂肪肝病史 6 月。诊断：慢性肾功能不全，肾性贫血，高尿酸血症，高血压，右肾结石，脂肪肝。处方：生黄芪 60g，红景天 20g，灵芝 30g，当归 10g，丹参 30g，牡丹皮 30g，赤芍 30g，猪苓 30g，水红花子 10g，茵陈 30g，炒山栀 10g，鳖甲 30g，土鳖虫 10g，鸡内金 15g。每日 1 剂，共 14 剂，水煎早晚分服。

二诊、三诊、四诊时患者症状逐步缓解，血肌酐由 564.9μmol/L 降至458.3μmol/L，在初诊方基础上加威灵仙 20g，川牛膝 30g，海金沙 20g，续服。

2015 年 3 月 3 日五诊：患者诉乏力、腰痛等诸症均减轻，已无双下肢水肿，大便通畅，每日 2～3 次，小便泡沫多。舌淡苔白腻，脉沉滑。辅助检查：尿素氮 9.54mmol/L、血肌酐 397.7μmol/L、尿酸 506.87μmol/L。中药处方予四诊方加土茯苓 30g，太子参 30g。共 14 剂，服法同前。

按：该患者初诊时属于慢性肾脏病分期的中期（虚劳期），患者为中年男性，但正虚邪实均较突出，乏力倦怠、腰酸为虚象，水肿、反酸、胖大齿痕舌及白腻苔均为有形病理产物停滞于内的实证。治疗上祛邪扶正标本兼顾。吕老大量黄芪配伍当归合成当归补血汤益气补血，灵芝和红景天对药调和阴阳，益气养血，改善心肺功能，增强免疫力，四药为病体补养充足正气以助祛邪；另一方面，患者水肿明显，结合舌脉，考虑存在水湿困阻脾肾，用猪苓利水渗湿，而因患者正气不足亦较明显，肌酐已接近CKD3期临界值，故用猪苓提高免疫，帮助降低肌酐水平，保护肾脏。此外，基于"微型癥瘕"理论，吕老用"三丹"即牡丹皮、丹参、赤芍清热活血化瘀，以鳖甲、土鳖虫通肾络、散结消癥，以水红花子活血方能解毒利湿；瘀久必有化热，故以茵陈、炒山栀清热解毒利湿。患者素有结石病史，予以鸡内金化坚消石。

二、三、四诊患者肌酐水平逐渐降低，至五诊，肌酐已降近200μmol/L，水肿消失，余症大减。但血尿酸未见降低，故加威灵仙、海金沙、土茯苓祛风湿、利湿通淋解毒，现代药理研究表明三药均有降尿酸的作用。[226]

二、膜性肾病

◦ 案1

患者，女，60岁，2013年5月3日初诊。患者自2013年2月出现颜面及双下肢水肿，行肾穿刺，诊断为"膜性肾病（Ⅱ期）"，予氨氯地平、缬沙坦、阿托伐他汀钙片及利尿药对症治疗，水肿有所减轻，但仍有气短乏力、腰酸畏寒、口干、泡沫尿、夜尿2～3次，大便调，纳寐可。因患者拒绝激素治疗，故来吕老门诊就诊。查体：面色晦暗，双下肢轻度水肿，舌淡暗、边有齿痕、苔薄白，脉弦细。2013年4月17日查尿常规：尿蛋白3+、潜血2+；血生化：白蛋白27.2g/L、甘油三酯3.74mmol/L，胆固醇6.56mmol/L；24小时尿蛋白定量6.3g。西医诊断：Ⅱ期膜性肾病、肾病综合征。中医诊断：水肿病（气血亏虚、湿瘀互阻）。治拟益气养血、化瘀利水。处方：生黄芪60g，当归10g，川芎15g，泽兰30g，猪苓30g，茯苓30g，刘寄奴10g，丹参30g，补骨脂10g，刺猬皮10g，茵陈30g，羌活30g。14剂。水煎服，日1剂。嘱避免劳累、感染，保持情绪稳定。

2013年5月20日二诊：尿中泡沫明显减少，腰酸好转，仍气短乏力、善太息、口干、纳寐可，夜尿2～3次，大便调。舌淡暗、苔白腻，脉沉细。复查尿常规：尿蛋白2+、潜血2+；24小时尿蛋白定量3.73g；血生化：白蛋白25.7g/L、甘油三酯3.02mmol/L、胆固醇6.01mmol/L。上方加川牛膝30g，继续服用。

2013年6月17日三诊：尿中泡沫减少，仍腰酸脊痛、善太息。舌淡红、苔薄黄，脉沉。处方调整为：生黄芪60g，当归10g，川牛膝30g，猪苓30g，茯苓30g，泽兰30g，水红花子10g，乌梢蛇10g，全蝎10g，僵蚕10g，蝉衣10g，白花蛇舌草30g。水煎服，日1剂。

2013年8月23日四诊：服上方加减65剂，腰脊酸痛明显减轻，仍有乏力，易疲劳，复查24小时尿蛋白定量2.07g，甘油三酯1.97mmol/L。上方中加入太子参30g，萆草30g，倒扣草15g，狗脊10g。水煎服，日1剂。后患者间断服用上方，于2014年3月11日复查24小时尿蛋白定量0.06g。

按：吕老认为Ⅰ-Ⅱ期膜性肾病，无论是否联用激素或免疫抑制剂，中药均有其显著效用。此案为Ⅱ期膜性肾病，按照"虚、损、劳、衰"进行分期，病情尚属虚损期，若积极治疗，病情可得有效控制。本案初发属脾肾气虚，水湿停运，气血不足，脾气失运，湿热内生，阻滞肾络，封藏失司，精微外泄，可见蛋白尿；气虚血瘀，络脉气化失常，则见水肿。水之制在脾，水之主在肾，治疗当大补气血、活血利水。方中黄芪、当归补益气血，猪苓、茯苓利水消肿；水肿日久必致血瘀，若要利水勿忘活血，血不行则为水，故佐用泽兰活血利水，川芎、丹参活血行血，刘寄奴活血破瘀；佐以补骨脂补肾填精、敛精固涩，茵陈清热利湿，羌活以祛风散寒止痛，且可启膀胱经，助行水消水。

二诊：水饮之邪已去除，加用牛膝以补肾益气。三诊，湿热之邪已去大半，去茵陈、泽兰、川芎、丹参、羌活等，加用水红花子以活血利湿、白花蛇舌草清热利湿。考虑膜性肾病病情顽固，病邪潜伏于内，湿热夹杂瘀毒混处络中，不易根除，加用蝉衣、僵蚕、全蝎、乌梢蛇等虫类药物以搜剔逐邪，消癥散结，直达病所。正如清代吴鞠通说："以食血之虫，飞者走络中气血，走者走络中血分，可谓无微不入，无坚不破。"四诊，考虑湿浊瘀血之邪，易耗伤正气，故加用太子参、萆草、狗脊以补肾益气，祛除深伏湿热之邪。总之，本案的治疗用药既有针对本病的特效药对（萆草、倒扣草），又有本虚邪实的辨证用药，同时应用了疾病分期分度的理念，体现了吕老治疗膜性肾病分期辨证论治的思想。[227]

三、从肝论治慢性肾脏病

⊙ 案 1

患者，男，26 岁，2015 年 11 月 10 日初诊。患者 2013 年 10 月于"泌尿系感染"后发现，尿潜血 3+，尿红细胞变形率 70% ～ 80%，于军区总医院输液治疗后（具体不详），尿频尿急症状缓解。但此后多次查尿潜血 2+ ～ 3+，尿蛋白 1+ ～ 2+，未予重视。2015 年 3 月，因腰痛乏力，于当地医院就诊，查血肌酐 137μmol/L、尿酸 437μmol/L；尿常规：尿潜血 3+，尿蛋白 1+，予海昆肾喜等药物治疗后血肌酐降至正常。症见：倦怠乏力，腰背酸痛，肢体困重，偶有胸闷气短，眼干，口干，时有头晕，纳可，眠差，小便多泡沫，大便 1 ～ 2 日一行，成形不干。自 2015 年 3 月诊断高血压。辅助检查：2015 年 11 月 1 日：尿常规：尿蛋白 1+，尿潜血 3+；生化：肌酐 86.3μmol/L、尿酸 438.6μmol/L、甘油三酯 2.69mmol/L、低密度脂蛋白 1.47mmol/L；肾小球滤过率 64.87mL/ 分钟。

诊断：西医诊断：慢性肾小球肾炎、肾性高血压、高尿酸血症。中医诊断：慢肾风（湿热血瘀）。拟清热利湿活血化瘀之法，处方：茵陈 30g，炒山栀 10g，丹参 60g，牡丹皮 20g，赤芍 20g，山药 10g，猪苓 30g，白花蛇舌草 30g。14 剂水煎服，1 剂 / 天。

2015 年 12 月 11 日二诊：诉腰酸乏力减轻，仍有口干、眼干、时有头晕。近 2 月时有晨起干呕反酸，夜寐多梦，大便时干时稀。复查：尿常规：尿蛋白 1+，尿潜血 3+；肾小球滤过率（左侧）38.7mL/ 分钟、（右侧）45.2mL/ 分钟。于上方中加陈皮 10g，淡豆豉 30g。14 剂水煎服，1 剂 / 天。患者自行服上方月余，轻微腰部酸沉，口干，食冷则易腹泻。复查 24 小时尿蛋白定量 113mg；尿常规：尿蛋白 —，尿潜血 2+。继于上方加木香 10g，黄连 10g。此后患者沿用上方加减，病情稳定，尿蛋白阴性～ 1+，潜血 1+ ～ 2+，血肌酐正常，双肾肾小球滤过率大于 80mL/ 分钟。

⊙ 案 2

患者，男，24 岁，2015 年 5 月 22 日初诊。其 2015 年 2 月体检时发现"尿蛋白、尿潜血"，与当地省人民医院复查：尿蛋白 3+，尿潜血 3+，血肌酐

120μmol/L，24 小时尿蛋白定量 4.5g，行肾穿刺活检提示 "IgA 肾病 Lee 氏Ⅳ级"，予醋酸泼尼松片 60mg/ 天，服药 1 周后，查血白细胞 30×10⁹/L，故改为 30mg/ 日，并予金水宝、雷公藤多苷治疗。平素规律用药，5 月 1 日复查尿蛋白 2+、潜血 3+、血肌酐 121.5μmol/L。症见：神疲乏力，眼睑浮肿，无腰膝酸痛，无肢体浮肿，时有咳嗽咯痰，食欲旺盛，眠欠佳，多梦，小便有泡沫。夜尿 1 次，大便 1 次 / 天，成形不干。既往乙型肝炎病史 10 余年。轻度脂肪肝病史。查体：形体肥胖，面色红，面部痤疮。舌淡，有齿痕，苔黄厚腻，脉弦滑数。肾穿病理结果：足突部分融合，系膜基质轻度增生，系膜区和系膜旁区可见块状电子致密物沉积。2015 年 5 月 1 日 24 小时尿蛋白定量 4.02g。

诊断：西医诊断：① IgA 肾病；②慢性乙型肝炎。中医诊断：慢肾风（湿热血瘀水停）。拟以清热利湿活血利水之法。处方：茵陈 30g、炒山栀 10g、丹参 60g、川芎 10g、灵芝 30g、红景天 20g、猪苓 30g、萆草 30g、红花 10g、水红花子 10g、倒扣草 30g、白花蛇舌草 30g。28 剂水煎服，1 剂 / 天。

二诊：服上方 28 剂，自述乏力明显减轻，仍有双眼睑浮肿，时有咳嗽，无肢体水肿，睡眠改善，纳可，二便调。舌黯红，苔薄黄腻，脉滑数。复查：尿常规：尿蛋白 2+，尿潜血 3+；生化：肌酐 124μmol/L、尿酸 341μmol/L、甘油三酯 2.6mmol/L、胆固醇 7.69mmol/L、低密度脂蛋白 4.97mmol/L、谷丙转氨酶 81IU/L、谷氨酰转肽酶 176IU/L。于上方中加入黄芪、当归益气养血，处方：黄芪 60g、当归 15g、茵陈 30g、炒山栀 15g、柴胡 15g、白芍 20g、丹参 30g、灵芝 30g、红景天 20g、水红花子 10g。继予 28 剂水煎服，1 剂 / 天。

三诊：患者乏力、眼睑浮肿均好转，复查 24 小时尿蛋白定量 586mg；尿常规：尿蛋白 1+，尿潜血 2+；生化：尿素氮 4.93mmol/L、血肌酐 83μmol/L、尿酸 367μmol/L、谷丙转氨酶 62IU/L。此后以上方加减用药 8 个月，24 小时尿蛋白定量波动于 350～500mg/ 天左右，尿素氮、肌酐均在正常范围。2016 年 2 月底，因过年期间劳累，时有心烦，间断腰酸腰痛，无明显乏力，纳可多梦，大便成形不干，日 1～2 行。舌黯淡，边有齿痕，苔白腻，脉弦数。复查：尿常规：尿蛋白 1+，尿潜血 2+；24 小时尿蛋白定量 929.2mg。处方：茵陈 30g、炒山栀 10g、丹参 60g、五味子 10g、枸杞子 10g、女贞子 30g、灵芝 30g，红景天 15g，黄芪 60g，当归 15g，猪苓 30g，白花蛇舌草 30g。14剂水煎服，1 剂/天。此后患者未及时就诊，自行守方 60 剂服用。

2016 年 5 月中旬四诊：尿常规：尿蛋白 1+，尿潜血 2+；24 小时尿蛋白定量 620.9mg；血肌酐 56.1μmol/L、尿酸 418μmol/L、谷丙转氨酶 45IU/L。此后上方加减用药，患者尿蛋白定量再次稳定于 300 ～ 500mg/ 天。按两则医案，吕老均从肝论治，但各有侧重不同。一则为青年男性，主要从肝经湿热论治，肾脏病早期正气尚存，邪气已盛，湿、热、瘀等多方面因素胶结，邪热壅滞三焦，形成微型癥瘕，致使肾络受损，出现血尿、蛋白尿等表现，治疗时针对邪实着力，方中以茵陈、栀子为君药，茵陈清利湿热、栀子清泻三焦火邪，二者合用清透湿热之邪，使湿热从小便去，佐以牡丹皮、丹参、赤芍凉肝凉血活血，加入猪苓、白花蛇舌草加强清热利湿之效，辅以山药顾护脾肾之本，使邪去而不伤正。在现代药理研究中，茵陈、栀子的利胆保肝作用为大家所认可，此外，茵陈、栀子均有一定的免疫调节及抗炎的作用，针对慢性肾脏病的免疫机制发挥作用。另一则医案亦为青年男性，亦是从肝论治，但用药辨证更为灵活，并不拘于某一病机，或清利湿热，或舒肝调气，或养肝补肝，审时而动，遣方用药更为灵活。该患者不同于前者的是在 IgA 肾病同时还患有慢性乙型肝炎。初诊时，亦以茵陈、栀子清利湿热为主，并加入红景天、灵芝扶助正气，红花、水红花子活血化瘀。服药后症状稍减，考虑其肝病日久，正气受损明显，肝经气血不通，则于方中加黄芪、当归益气养血，扶正固本，亦加入柴胡、白芍取小柴胡之意，调理气机，使气血调畅，病邪易祛，病情得以控制。逾年因劳累病情反复，此次用药，既有祛湿热、化瘀血、养气血，更加入枸杞子、五味子、女贞子滋肾养肝。其治疗全程正所谓"补肾即所以补肝""泻肝即所以泻肾"。[228]

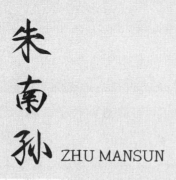

朱南孙

ZHU MANSUN

朱南孙，女，汉族，中共党员，1921年1月出生，上海中医药大学附属岳阳中西医结合医院主任医师。1942年8月起从事中医临床工作，享受国务院政府特殊津贴专家，全国老中医药专家学术经验继承工作指导老师，上海市名中医。

全国第一、二届老中医药专家学术经验继承工作指导老师，上海市名中医，上海中医药大学终身教授，主任医师，享受国务院特殊津贴，上海市非物质文化遗产"朱氏妇科疗法"代表性传承人，曾获全国及上海市"三八红旗手""劳动模范"等荣誉称号，获中国最美女医师终身荣誉奖，2020年当选首批中国中医科学院学部委员。其祖父朱南山、父亲朱小南教授是我国著名的中医妇科学家、教育家。

朱氏妇科是近代中医一大流派，由朱南山教授肇始于上世纪初，医名鼎盛，传承至今已百年有余。朱氏不仅治学术、创名流，还兴学校、传文脉，1935年朱南山及其子朱小南、朱鹤皋先生在沪创设新中国医学院，延聘名师，阐授道业，挽中医人脉于狂澜，立国学砥柱于中流，至今中医界前辈巨子，多有列于门墙。其子朱小南先生继承父业，将脉论体系汇入朱氏妇科，尤其对奇经用药整编归类，言前人所未言，有《奇经八脉妇科临证间的具体应用》《朱小南医案、医话、医论》等著述。建国后，朱小南先生响应国家号召，毅然关掉私人诊所，携长女朱南孙加入了上海市公费医疗第五门诊部，创建了当时上海第一个独立建制的中医妇科。从祖父朱南山、父亲朱小南，再到朱南孙，她身负两代名医的学术积淀，在妇科疾病诊治中自成一派。作为朱氏妇科第三代传人，她禀承家学，博览群书，博采众长，衷中参西，临诊圆机活法在握，辨证论治进退有序。

朱南孙教授建立了临床疗效显著的妇科疑难病诊治理论体系和治疗方法，更善于总结发挥流派学术思想，使朱氏妇科薪火相传、枝繁叶茂。她熟读经典，通晓现代医理，临证思维活跃，触类旁通，在前辈的学术中，又汇入李东垣的脾胃学、朱丹溪的滋阴降火说、张景岳的温阳益肾论及唐容川、王清任的活血化瘀法，并揉和进陈自明、傅青主等临床大师的精髓，融为一炉。

朱南孙教授精于临床，善于总结，她将妇科治法的运用精炼为"从、合、守、变"四个方面，以四法为原则，燮理阴阳，贯穿辨证施治。至晚年医术尤为精湛，创立了"动静观"，提出了"审动静偏向而使之复于平衡"观点。朱南孙教授形成了一系列宝贵的经验方，临床疗效显著，其中治疗痛经的代表方加味没竭片已于今年完成科研成果签约转化落地，后续也有大量的经验方通过现代科学方法进行了系统地研究，相信能在不久的将来完成科研成果转化，造福更多病患。

朱南孙教授善于推陈出新，先后主编专著、发表论文50余部，并带领朱氏妇科完成各级课题100余项，推广新技术5项，获国家知识产权2项及各科技奖励10余项。在朱南孙教授的引领下，岳阳医院妇科先后成为全国中医妇科医疗协作中心、国家中医药管理局"十五""十一五""十二五"全国中医重点专科建设、卫生部"十二五"国家中医临床重点专科、上海市医学重点学科、上海市重点学科、上海教委重点学科，确立了岳阳医院在上海市乃至全国中医妇科界的学术地位，使朱氏妇科成为全国工作室建设的成功典范，大力发展了朱氏妇科，同时推动了朱氏妇科与兄弟流派的交流，弘扬了中医文化。

妇科病医案

一、白崩

◎ 案 1

患者，44 岁，2004 年 11 月 5 日初诊。经前及经后阴道流水样物 2 年。自 2002 年 10 月起每于经前 5 天及经后 2～3 天，带下如崩，色白质稀如水，无异味。甚时 1 日需换 10 片卫生巾。伴月经量少，3 天净，神疲乏力，腰酸，尿频。曾于外院行宫腔镜检查，未见异常。末次月经：2004 年 11 月 2 日。脉沉细，舌淡暗、胖大，苔薄腻。朱老师辨证认为属脾肾气虚，带脉不固，治拟健脾益肾固带。方药：党参 15g，黄芪 15g，金樱子 12g，芡实 12g，莲须 12g，桑螵蛸 12g，桑寄生 12g，椿根皮 12g，鸡冠花 12g，地榆 12g，白果（去壳打碎）10g。12 剂。

2004 年 12 月 3 日二诊：患者昨日经转，量少，色暗。此次经前未见异常水样物，仍感尿频，自汗，脉细弦浮带数，舌淡暗，苔薄腻。证治同前，上方加蒲黄炭（包）15g，五灵脂（包）15g，12 剂。

2005 年 7 月 1 日三诊：患者经上次调治后停药，白崩半年未作，由于最近劳累，近两个月复发，经前及经后带下如崩，质稀如水。神疲腰酸，尿频，大便不实。末次月经：2005 年 6 月 19 日，量少，3 天净。脉沉细，舌淡暗，苔薄腻。同法调治后白崩至今未发。

按：白崩属带下之甚，临床不甚多见。《诸病源候论》云："白崩者，是劳伤胞络，而气极所为。"患者带下如崩，质清稀如水，无异味，伴神疲乏力，腰酸，尿频，脉沉细，舌淡暗胖大，苔薄腻，是脾肾不足，阳气虚衰，带脉不固所致。盖脾气主升，肾主闭藏，脾虚则不能运化水湿，致水湿内留。肾气虚则封藏失司，不能固气摄精而下泄，因此治予温脾益肾，补气固脱，一投即中，获效甚捷。

二、卵巢内膜囊肿

⊙ 案1

患者，49岁，2004年3月6日初诊。卵巢内膜囊肿剥离术后（9个月）复发。平素月经规律，去年6月因痛经进行性加重，行双侧卵巢内膜囊肿剥离术，术后未用药物治疗。近两个月又感经行腹痛，月经量中等。当月复查B超提示：右侧卵巢内膜囊肿复发44mm×35mm大小。末次月经：2004年2月26日，5天净。脉弦数，舌暗红，苔腻。朱老师认为此证乃宿瘀留滞、瘕聚胞脉所致，治用平肝清热，化瘀消癥法。处方：生牡蛎30g，夏枯草15g，铁刺苓15g，茜草15g，旱莲草15g，五灵脂（包）15g，鬼箭羽15g，大蓟、小蓟（各）12g，生蒲黄（包）15g，紫草30g。7剂。

二诊、三诊：患者无特殊不适，仍以原方加减治疗。

2004年5月14日四诊：末次月经：2004年5月7日，经水过期20天转，量中无不适，未净。今（治疗3个月后）复查B超：包块31mm×29mm×30mm，较前减小。脉弦，舌偏红，苔薄黄腻。证属肝旺血热，瘀阻胞脉，聚以成癥。同法再进。处方：生牡蛎30g，夏枯草15g，茜草15g，刘寄奴15g，白花蛇舌草30g，紫草30g，黄药子12g，铁刺苓15g，生蒲黄（包）15g，血竭9g，花蕊石30g。12剂。

2004年8月20日五诊：7月30日经转（周期近3个月），量中，7天净，经后倦怠，夜寐欠安，口苦咽干，偶有头晕。今（治疗6个月后）复查B超：包块24mm×18mm×20mm。脉弦迟，舌暗尖红苔腻。治宗原法。经此法调治后，患者经期逐渐延长，经量也随之减少，后出现烘热汗出、口干、便坚等更年期症状，再予以对症调理。2005年6月17日复查B超：囊肿消失。月经至今已半年未行。

按：卵巢内膜囊肿是子宫内膜异位证的一种病变，属中医"癥瘕"范畴。其病因如清代陈自明所云"妇人经水痞塞不通或产后余瘀未净"，血瘀于内而成瘀成积。经行腹痛及疼痛进行性加重是本病的主要特点。本患者已近更年期，月经规律，囊肿剥离术后复发，每于经期及期中下腹部疼痛，虽手术剥离，但仍有高复发率。朱老师根据辨证，结合患者体质情况，治疗以"攻"为主，平肝清热，化瘀消癥。方中生蒲黄、五灵脂、茜草、铁刺苓、大蓟、小蓟、血竭、花蕊石活血化瘀，软坚消痞；夏枯草、紫草、白花蛇舌草消瘤防癌断经，经水断则瘤自消。经治后患者疼痛消失，月经周期逐渐延长，经量减少，最终达到痛止瘤消经断，同时用药对症调理，使患者能够得以顺利度过更年期。

三、痛经

◎ 案1

患者，24 岁，未婚。2005 年 2 月 6 日初诊。经行腹痛 10 余年。患者平素恣食冷饮，13 岁月经初潮即出现经行腹痛，6/28 天，量中等。第 1、2 天小腹正中疼痛较甚，常伴恶心呕吐，有较大膜样血块，不易捻碎，块下痛减，得温则舒，虽经治疗，未见好转。末次月经：2005 年 1 月 28 日，症状同前。平素纳可，二便调，舌淡暗，有齿印，苔腻，脉弦细数。证属寒凝瘀滞，冲任不足，气机受阻，治拟活血化瘀，温理冲任。处方：生蒲黄 15g，五灵脂 12g，乌药 9g，延胡索 6g，青皮 6g，生山楂 12g，三棱 12g，莪术 12g，小茴香 6g，炙乳药、炙没药（各）3g，血竭 9g。7 剂。

2005 年 3 月 1 日二诊：药后于 2005 年 2 月 22 日经转，提前 6 天，疼痛较前大减，无呕吐，无膜样物，小血块较多（碎末样），舌脉同前。治宗原法，化瘀散膜。予原方 12 剂（月经中期 3 ～ 4 日开始服）。同法调治 3 个月经周期，痛经已愈，至今未发。

按：本例属"膜样痛经"。膜样痛经又称"膜性痛经"，以其行经腹痛，直至子宫内膜呈大片或整个内膜随经血排出，疼痛始缓则得名，《竹林女科》即有"经来不止，下物如牛膜片"的描述。本例辨证属寒凝经脉。患者平素贪食寒凉，寒凝经脉，不通则痛，得温则舒。临床应用化膜汤为主随症加减治疗，仿《医宗金鉴》夺命散（血竭、没药）治疗胞衣不下立意，以血竭散瘀化膜、消积定痛为君；失笑散（蒲黄、五灵脂）活血化瘀止痛为臣；生山楂、三棱、莪术善散瘀行滞；青皮疏肝破气，又可化瘀；乌药、小茴香温宫暖胞。

四、闭经

⊙ 案1

患者，20岁，未婚。2004年9月24日初诊。14岁月经初潮，经期提前，量少，每转绵延日久方净。至2002年8月起月经停闭，曾行人工周期治疗1年余，停药后再度闭经，目前人工周期治疗中，末次月经：2004年9月13日，量中，经后腰酸不适，大便干，2～3天一行。脉细软，舌淡红，苔黄腻，有齿印。辨证属肝肾阴虚，冲任失调，治拟滋养肝肾。方药：当归15g，生地黄、熟地黄各12g，川芎6g，赤芍药、白芍药各9g，制黄精12g，肉苁蓉12g，巴戟天12g，淫羊藿12g，菟丝子12g，覆盆子12g，川断12g，川牛膝6g。12剂。

二诊、三诊守法守方治疗。末次月经：2004年10月13日（注射黄体酮后）。之后停止人工周期治疗。

2004年11月5日四诊：服上药后，患者时有乳胀，时有带下，基础体温有双相，脉弦细，舌淡暗，苔薄腻。证治同前，原方加大剂量，加泽兰叶12g，益母草15g，12剂。上药服后，经水于2004年11月8日（提前5天）转，量中，无不适。仍守此法治疗，患者近半年月经按月来潮，基础体温双相，唯高温相时间较短。

按：患者20岁，天癸已至，但肾气未充，加之读书考试等易致精神紧张，寝食欠安，故易耗伤气血，使肝肾不足，冲任血虚，治以补肾益气养血为主。菟丝子、覆盆子、巴戟天、淫羊藿、川断等滋养肝肾，填补精血；当归、地黄、川芎、芍药、川牛膝养血活血，引血下行。患者服药后有带下增多及乳胀感，提示证情好转，精血充盈。四诊酌加泽兰、益母草活血催经，补而通之。月经提前5天转，量中无不适。按此法调治，未注射黄体酮而经转已半年。基础体温由单相转为不典型双相（黄体期短），月经准期而转。[229]

五、调经助孕

⊙ 案1

患者，女，28 岁，2014 年 7 月 4 日初诊。主诉：未避孕 3 年未孕。28～30 天行经 1 次，每次 6～7 天，经量少，色黯红，有血块，痛经不显，无经前乳胀。但经前时寒时热，基础体温双相不典型。2014 年 1 月 16 日子宫输卵管道影检查：双测输卵管通而欠畅。末次月经：2014 年 6 月 24 日，6 天净。上次月经：2014 年 5 月 22 日，6 天净。近日自觉乏力，胃纳平，夜寐安，二便调。察其舌脉，舌淡苔薄，边有瘀斑，脉细涩。辨病为不孕症，辨证属气血亏虚、肝肾不足兼有冲任气滞，治拟益气养血，补肾疏肝，疏利冲任。处方：黄芪 18g，当归 18g，赤白芍各 9g，鸡血藤 18g，巴戟天 9g，肉苁蓉 9g，女贞子 9g，桑椹子 9g，细生地黄 12g，广郁金 9g，络石藤 18g，伸筋草 18g。14 剂。

2014 年 7 月 24 日二诊：末次月经：7 月 20 日，时值经期，乏力较前好转，经量已增，色红，未诉血块，无腹痛。经前乳胀，余无不适。舌淡红苔薄，脉细弦。治拟温肾填精、调理冲任，予黄芪 9g，当归 18g，赤白芍各 9g，鸡血藤 18g，女贞子 9g，桑椹子 9g，巴戟天 9g，鹿角片 9g，石楠叶 9g，石菖蒲 9g，广郁金 9g，制香附 9g。14 剂。

2014 年 8 月 15 日三诊：末次月经：7 月 20 日，5 日净。药后经转如期，量较前已增显，期中见拉丝样白带。舌淡红苔薄黄，脉细弦。治拟益气养血通络、调理冲任。方药如下：生黄芪 12g，党沙参各 9g，全当归 12g，赤白芍各 9g，鸡血藤 15g，巴戟天 9g，肉苁蓉 9g，女贞子 9g，桑椹子 9g，络石藤 18g，伸筋草 18g，广郁金 12g。14 剂。

2014 年 8 月 29 日四诊：末次月经：7 月 20 日。今晨早孕检测（＋），刻下：头晕，乳胀，带下量较多，胃纳平，寐欠安，二便正常。舌淡，苔薄，脉细滑。处方：黄芪 18g，女贞子 9g，桑椹 9g，川续断 12g，川杜仲 12g，焦白术 9g，菟丝子 9g，牡丹皮 9g，淡黄芩 9g，苎麻根 30g，淡竹茹 12g，何首乌藤 18g。7 剂。

按：不孕一病，病因多途，该患者结婚 3 年未孕，平素基础体温双相不典型，输卵管通而欠畅，属肝肾亏耗，气血亏虚之体，辨证当属肝肾不足兼以冲任气滞，络道不通。本患者属虚实夹杂，故治疗上应兼顾虚瘀并存之体，调补气血，补肾调冲通络。初诊时患者气血亏虚，肝肾不足，治拟益气养血，疏肝益肾为主，故以四物汤加补养肝肾之品为底方，先重在调体。待气血肝肾充足，再以调经为主。

二诊时，患者乏力等症明显减轻，故根据月经周期规律随证加减，四物汤是为"妇科第一大方"，旨在补血活血，使得营血虚而受补，补而不滞，酌加女贞子、桑椹子、巴戟天、肉苁蓉补肾之阴阳，阴阳并用，旨在"阴中求阳，阳中求阴"。排卵期前后用石菖蒲、石楠叶温肾壮阳以促排卵，且可以增加兴奋性。经前期益肾养血活血以健黄体，患者既往输卵管通而不畅，理应治以通络为主，但疾病日久，体虚为先，故治拟益气养血，以党参、黄芪补益元气，与络石藤、伸筋草等疏肝理气、通络之药配伍，意在增加通络之功以助孕。诸药配伍使气血足则血脉调畅，阴阳平衡则受孕有望。患者受孕后，因阴血需下注胞胎，气易逆上，若生火证，可引起"胎漏""胎动不安"。《竹林寺女科》有云："胎气宜清不宜热"，故遣方用药中加入黄芩、苎麻根清热安胎，配伍何首乌藤共奏清热平肝，养心宁神之效。胎气宜静，寐安神宁，肝得濡养，则气血顺和，胎可自安。不孕症患者，在临床诊疗过程中，不仅需要医者四诊合参、准确辨证，用药精巧，更需要患者保持良好情绪，病人神志自得，则病将去大半，劳逸结合，定能胎稳母健。[230]

六、多囊卵巢综合征

◦ 案 1

笔者师朱老从其法，应用于临诊之中，验之颇有疗效。曾治一女，19岁，自13岁初潮起月经周期就多迟后。常45～60天一行，近2年来发展到3～5个月经停不行。用复方黄体酮尚可催行。西医B超提示双侧卵巢偏大，囊性结构。生化测定：FSH6.81，LH14.10，T57，西医诊断为多囊卵巢综合征。刻下形胖倦怠乏力，懒动腰酸，舌微红苔薄白，脉沉偏细稍见弦。室女肾气不足，天癸未充，后天气血又缺乏充养资培之续，故冲脉难以蕴育益盛。精血不能旺于血海，肝藏血而稍有蓄积又不足以供其青春生发之体，如此先天蕴化不足，后天资济匮乏，血海日耗而渐枯，则周期渐后乃至闭经。治以益肝肾，助天癸，补气血，促冲脉。以期激发蕴化、勃发，推动之生理过程，血海盈满，应时而溢泄。处方：仙灵牌 30g，巴戟天 154g，肉苁蓉 15g，山茱萸 10g，菟丝子 15g，杜仲 15g，女贞子 15g，枸杞子 10g，桑椹子 15g，山药 15g，旱莲草 15g，当归 10g，生地黄、熟地黄各 15g，川芎 6g，党参 12g，生黄芪 15g，川楝子 10g。12 剂。并嘱其测基础体温。

2 周再诊，基础体温趋升，自觉乳胀，带下觉润，大便原干现已畅通。于上方去川楝子、旱莲草，加青皮 10g，香附 10g，以增其促动之力。嘱服 7 剂。

三诊以疏通为主，促其经水来潮。益母草 30g，泽兰 10g，红花 10g，莪术 10g，香附 10g，杜仲 12g，山药 15g，艾叶 6g，当归 10g，川芎 6g，路路通 10g，苏噜子 10g，川牛膝 10g。7 剂。药后 5 剂经行，量正常。经后再以首诊之方，补肝肾并佐益气阴，10 剂用后，在方中加白术 10g，黄精 12g，莪术 20g，皂角刺 12g，党参增至 15g，黄芪增至 30g，以增加益气通络助排卵之功效。服 12 剂后，再用疏通促经为主之方。如此交替遣方用药，共治疗 7 个月，前 3 个月经水多在 40 天一行，以后经水则按月届时而行。B 超复查，子宫附件均正常大小，未提示卵巢囊性结构。遂以乌鸡白凤丸、补中益气丸中成药缓图善后，以资疗效。[231]

伍炳彩

WU BINGCAI

伍炳彩，男，汉族，中共党员，1940年8月出生，江西中医药大学主任医师、教授。1966年7月起从事中医临床工作，全国老中医药专家学术经验继承工作指导老师、江西省名中医。

江西省保健委员会专家组成员、江西省新药评审委员、南昌市医学会医疗事故技术鉴定专家组成员、江西中医药大学中医临床基础学科负责人、南昌市中医学会副秘书长等。

伍炳彩自幼立志学医、以医术扶危救厄为己任。1961年考入江西中医学院，毕业后留校任教，师承著名医家姚荷生教授，潜心钻研，深得经典医著奥旨，课余时间长期坚持临床实践，因而医术日精，医名鹊起。60年代末，他下放到吉安农村工作时，还不会治疗钩虫病（中医病名为"黄胖"）。看着病人受疾病的折磨，他发誓一定要找到办法。他遍查中医书刊杂志和浩如烟海的古代文献，终于在宋代的医书中找到了治疗钩虫病的关键药——"绿矾"，疗效达百分之百。

2017年6月29日，人力资源社会保障部、国家卫生计生委和国家中医药管理局授予伍炳彩"国医大师"荣誉称号，享受省部级先进工作者和劳动模范待遇。

临床力倡辨证论治，擅长中医内科杂病，对气管炎、哮喘、心率失常、肝炎、胆囊炎、胃病、神经官能症、肾炎及疑难发热等有较好的疗效。迄今，他已发表学术论文28篇，出版专著2部，参编著作5部，主持省级课题4项。

伍教授十分重视本学科中青年教师的培养。他亲自制订培养计划，从备课、讲课，到临床、科研等各方面对中青年教师进行悉心指导，经常在系里开展学术讲座，组织学术讨论，使中青年教师的整体教学水平以及教师的综合素质大幅提高。1996 年以来，本学科组共发表学术论文 77 篇（其中，国家级刊物 26 篇），出版学术专著 30 部，承担科研项目 11 项。1997 年度，他所在的金匮教研室被评为院先进集体。他领衔的中医临床基础学科和南京中医药大学中医临床基础学科协作，共建国家中医药管理局重点学科。伍炳彩先生常强调学习和运用中医的三个原则：一是辨证论证原则。二是坚信中医理论的原则。三是理论联系实际的原则。他从事中医教学、临床、科研工作近 40 年，对仲景学说的研究有较高的造诣，尤其是运用于临床辨证论治，治疗内科疑难杂病，经验丰富，疗效卓著，屡起沉疴，深受广大患者信赖。伍老认为，疑难杂病的病机常为寒热虚实错杂，治疗若同时顾及，药物之间又相互牵制，寒温相掣，升降失司，效难如意。他根据《伤寒论》与《金匮要略》的理论，提出杂病当分清轻重缓急、抓住主要矛盾，采取分步治疗（如先表后里，先清后补，先补脾胃等）的方法；此外，他对仲景脉学亦作了相当深入的研究，联系临床实际，有自己独到的见解。

肺系疾病医案

一、治外感咳嗽

◦ 案 1

患者，女，36 岁，工人，2004 年 6 月初诊。自述咳嗽已半月，经抗炎、化痰止咳对症治疗 1 周后无明显好转，故求伍老诊治。症见咳嗽频频，痰浓色黄，易咯出，伴发热，咽喉干痒，胸闷胸痛，夜难安卧，口渴欲饮，舌质红、苔黄，寸脉浮稍数。查体：T：37.8℃，咽充血，扁桃体无肿大，双肺呼吸音粗。胸部 X 线摄片提示：双下肺纹理增多。中医诊断为咳嗽，辨证为痰热壅肺，肺失宣降。选用麻杏石甘汤、止嗽散合千金苇茎汤加钩藤、薄荷。处方：炙麻黄 5g，苦杏仁、桔梗、白前、紫菀、百部、钩藤、桃仁各 10g，生石膏（先煎）、冬瓜仁、薏苡仁、芦根各 15g，薄荷（后下）、荆芥、陈皮、炙甘草各 6g。5 剂，每天 1 剂，水煎服。

二诊：患者诉发热退，咳嗽明显好转，痰量减少，色不黄，无胸闷胸痛，口不渴，偶有咽痒，舌质红、苔薄黄，脉滑。守上方加浙贝母 15g，枇杷叶 10g，继服 5 剂后痊愈。

按：秦昌遇《症因脉治》曰："伤热咳嗽之症，咽喉干痛，面赤潮热，夜卧不宁，吐痰黄浊，或带血腥臭，烦躁喘咳，每咳自汗。此即痰饮门热痰嗽。"患者咳嗽半月，伴痰浓色黄，发热，胸闷胸痛，咽干，舌质红、苔黄，寸脉浮稍数等症，是典型的痰热壅肺型咳嗽。肺为娇脏，不耐寒热，故治宜宣肺清热，化痰止咳。方中麻黄、桔梗宣通肺气；钩藤、薄荷、荆芥、石膏、芦根疏风清热；冬瓜仁、薏苡仁清热祛湿；苦杏仁、白前、紫菀、百部、陈皮化痰止咳；桃仁化瘀生新，甘草止咳兼调和诸药，全方使肺气宣通，痰热消退，故疗效颇佳。

◦ 案 2

患者，男，43 岁，南昌人，个体户，平素喜欢饮酒，2005 年 12 月 27 日初诊。自诉咳嗽 3 月余，屡服西药不效，西医拟诊为"咳嗽变异性哮喘"，今转伍老诊治。现诊症见：咳嗽喘急，痰黄而黏，咯而不爽，入夜病情加剧，不能平卧，伴有四肢酸困，胸闷脘痞，纳差，口干不欲饮，小便黄短，舌质红、苔黄滑而腻，脉弦滑。胸部 X 线摄片提示：双肺未见明显异常。辨为湿热痹阻三焦，肺气不利。治宜宣通肺气，调畅三焦，清热化湿。方用甘露消毒丹加减，处方：苦杏仁、藿香、石菖蒲、黄芩、桔梗、连翘、射干各 10 g，浙贝母、薏苡仁、滑石各 15 g，茵陈 12 g，通草、白豆蔻（后下）、薄荷（后下）各 6 g。5 剂，每天 1 剂，水煎服。

二诊：咳嗽有所减轻，夜能平卧，纳可，小便正常，偶有胸闷，舌苔稍退，脉弦。守上方加郁金、枇杷叶各 10 g，续服 7 剂，咳嗽完全消失，随访半年，未见复发。

按：《素问·生气通天论》云："秋伤于湿，上逆而咳。"古人早就认识到外感湿邪也能导致咳嗽。该患者平素嗜酒，容易酿湿生热，复感外邪，内外相合，邪留气分，三焦不利，引起肺失宣肃而生咳嗽。患者咳嗽痰黏，四肢酸困，胸闷脘痞，口干不欲饮，小便黄短，苔黄滑而腻，脉弦滑等都是湿热弥散三焦之症，故治疗宜分消湿热，宣肺止咳。方中取苦杏仁、桔梗、射干、浙贝母开宣肺气，清利咽喉；白豆蔻、薏苡仁、藿香、石菖蒲醒脾燥湿；黄芩、滑石、通草、茵陈清热利湿，使湿从小便去；连翘、薄荷透热解表。诸药合用，可使湿热去，三焦通畅，咳嗽自止。[232]

二、麻杏石甘汤治疗咳嗽

◎ 案 1

患者，女，未婚，1992 年 8 月出生。2016 年 10 月 21 日初诊。主诉：反复咳嗽半年。现病史：患者今年 3 月感冒后出现咳嗽咳痰，一直迁延不愈。咳嗽夜间尤甚，咳白色稀痰，量不多，无鼻塞流涕，无口苦、口黏，怕冷，咽干，咽痛，咽痒，无头晕头痛，纳食欠佳，食欲不振，胸闷，咳而胸痛，无胸闷心慌，易疲劳，夜寐尚可，梦多，大便成形，日一行，小便平。舌质红，苔薄白，脉沉、寸浮。处方：炙麻黄 5 g，杏仁 10 g，生石膏 10 g（先煎），甘草 6 g，桔梗 10 g，荆芥 10 g，紫菀 10 g，陈皮 6 g，百部 10 g，白前 10 g，生薏苡仁 10 g，冬瓜子 10 g，桃仁 6 g，芦根 10 g，桑叶 10 g，北沙参 15 g，（川）贝母 3g。10 剂。水煎服。

2016 年 11 月 2 日二诊：服药后咳嗽大减。因近两天天气变化受冷感冒，咳嗽又发。咳嗽咳痰，痰黄黏、易咯出，量不多，怕冷，胸闷心慌，咳而胸痛，咽痒，纳食、睡眠尚可，手足偏凉，大便偏黏，日一次，小便平。舌质淡，舌体偏胖，苔薄黄，脉沉稍弦、寸旺。方药：①守上方，再进 10 剂；②固本健身膏，常服。药后咳愈。

按：患者虽感冒已半年，但脉仍寸浮，身怕冷，表证仍在。咳嗽为肺气不宣所致，咽痒为风邪上犯所致，咽痛为郁热上攻所致，怕冷为寒邪束表，卫气不宣，不能温养肌肤所致。因患者出现胸痛，故合《千金》苇茎汤；因患者来诊时为秋季，咽干为燥邪伤肺，故加桑叶、沙参、（川）贝母润燥。二诊时患者咳嗽再发，脉证相似，遂继予上方。因患者多发外感，考虑素体虚弱，故以固本健身膏内服。固本健身膏为伍炳彩教授经验方，功效主要以"补气健脾"为主，用在此处是取其培土生金之效。此外，伍老经常询问咳嗽患者是否出现声音嘶哑。若患者有声音嘶哑并有外感表现者，伍老常选用此方作为基础方加减。伍老认为声嘶大多数是寒包火的一种表现，正如《温病条辨·下焦病篇》第四十八条所述："喘咳息促，吐稀涎，脉洪数，右大于左。喉哑，是为热饮，麻杏石甘汤主之。"姚荷生教授在《中医内科学评讲》中也评讲到失音在外感风寒如寒包火一证中多见。[233]

脾系疾病医案

一、从肝论治泄泻

◎ 案 1

患者，女，52 岁，2014 年 11 月 21 日初诊。自诉反复泄泻半年余，近两月体重下降 5kg，现每日泄泻 2 ～ 3 次，每因情绪紧张或抑郁恼怒而发，泄泻前伴肠鸣音亢进、腹痛，大便势急呈喷射状，纳食可，腹部怕冷，口不黏，夜寐可，小便平，舌红苔薄黄，脉沉细弦寸旺。胃肠镜示：慢性浅表性胃炎，慢性结肠炎。曾在他处服中药未见效。辨证：肝气乘脾夹热。

方用丹栀逍遥散加浮小麦。处方：牡丹皮、柴胡、当归、白芍、云茯苓各10g，焦栀仁、炙甘草各6g，白术12g，生姜1片，薄荷3g（后下），大枣3枚，浮小麦15g。10剂。每日1剂，水煎服，日服2次。配合口服逍遥丸，8粒/次，3次/日。服药后泄泻减半，大便日行1～2次，质偏稀，稍成形，便前稍腹痛。原方汤剂再服15剂，逍遥丸照前同服。服药后泄泻止，大便日行1次，成形，便前无腹痛，解畅。嘱原方汤剂再服10剂以巩固疗效，逍遥丸坚持长期服用，并嘱其适寒温，畅情志。

⊙ 案2

患者，男，40岁。2014年3月27日初诊。大便日行3～5次，无腹痛，大便急胀伴肛门灼热，大便带血，色鲜红、点滴而出，舌淡苔白厚，脉弦寸浮。西医诊断：溃疡性结肠炎，直肠多发息肉。中医辨证：肝脾不和，湿热阻滞。投以四逆散合香连丸去豆蔻加槐花、侧柏叶、炒荆芥。

处方：柴胡、白芍、炒枳壳、槐花、侧柏叶、炒荆芥各10g，炙甘草5g，广木香、黄连各6g。7剂。每日1剂，水煎服。服药后大便仍日行3～5次，大便急胀稍缓解，仍伴肛门灼热，带少量鲜血点滴而出，舌淡苔白厚，脉弦稍减。守方再服10剂。服药后大便日行1～2次，便黄软，尚成形，无便血，大便稍急胀，肛门灼热减，舌淡苔白稍厚，脉稍弦寸浮，后服逍遥散善后。

⊙ 案3

患者，男，45岁，2016年8月11日初诊。大便难解，日行4～5次，先干后稀，挂厕，里急后重伴肛门灼热感，便前腹胀腹痛，前额疼痛，纳可，无嗳气、反酸，晨起口干，小便频，舌红苔薄白边有齿痕，脉稍弦寸浮。辨证：肝脾不和，协热下利。方选痛泻要方合四逆散合葛根芩连汤。

处方：防风、白术、陈皮、柴胡、白芍、炒枳实、葛根、黄芩各10g，炙甘草、黄连各6g。15剂。每日1剂，水煎服。服药后大便急胀感次数减少，肛门灼热感好转，大便日行3～4次，大便稀溏不成形，便前腹胀，大便时伴胃胀，小便频多，易疲劳，前额时有胀痛，舌质淡红苔薄边有齿痕，脉弦寸旺。守上方加滑石粉10g（包煎）、薤白10g。10剂。服药后大便日行1～2

次，大便成形，便前无腹痛，肛门灼热感减，前额疼痛消失，小便频，舌红苔薄白边有齿痕，脉稍弦寸旺。上方去葛根芩连汤，服10剂诸症悉减，二便正常。嘱上方再服10剂，至今未发。

◎ 案4

患者，男，57岁，2014年10月29日初诊。自诉2014年1月行直肠癌手术后出现大便失禁至今，现大便日解5～6次，成形，无肛门灼热，无便血，无腹痛腹胀，纳食可，食后无所苦，脾气急躁易怒，夜寐可，双下肢轻度水肿，舌红苔薄白，脉沉欠流利、右弦两寸尺旺。辨证：肝木犯脾，脾阳不足。方选乌梅丸原方，以党参易人参。处方：乌梅12g，桂枝、西党参、当归、黄柏各10g，制附子先煎、干姜、黄连各6g，细辛、川椒各3g。15剂。日1剂，水煎服。服药后大便失禁明显改善，能控制排便。大便日行2次，成形、质软，易怒减，舌红苔薄白，脉弦寸浮。服丹栀逍遥散加山药善后。[234]

肝系疾病医案

一、从肝论治水肿

◎ 案1

患者，女，45岁，1990年9月12日初诊。自诉患肾炎多年，现全身水肿半年余，头面部先肿，后肿及全身，但肿势不甚，晨起颜面肿，午后脚肿，纳食尚可，面色萎黄，精神一般，大便软，小便短少、色黄，无灼热，不浑浊，舌淡红、苔薄白，脉细弦。尿蛋白（+++）。曾在外院治疗无效，而延伍教授诊治。先后用发汗利尿等法治疗近3月，水肿及蛋白尿均无好转，后思其面色萎黄，脉弦细，浮肿不甚，辨证为血虚水湿内停，用当归芍药散原方。处方：当归、泽泻、白术、茯苓各10g，白芍15g，川芎6g。每天1剂，水煎服。服药7剂，水肿略减，尿蛋白减为（++）。原方再服7剂，水肿又减，尿蛋白减为（+）。继服7剂，水肿全消，尿蛋白阴性。为巩固疗效，嘱原方再服1月，至今未复发。

○ 案 2

患者，男，50 岁，1995 年 11 月 3 日初诊。患者原有肝炎病史，近来发现下肢浮肿，按之凹陷，逐渐向上蔓延，但腹不肿，纳可，食后腹不胀，胁肋时感隐痛，口苦，眼怕光，小便黄短，灼热，大便偏干，舌红、苔黄，脉弦。B超示肝脾轻度肿大，未见腹水。辨证为肝经湿热下注。投以龙胆泻肝汤原方。处方：栀子、黄芩、柴胡、生地黄、车前子（布包）、泽泻、当归各 10g，龙胆草、木通、甘草各 6g。每天 1 剂，水煎服。服药 5 剂后下肢浮肿减轻，口苦减轻，眼睛怕光好转，苔黄减退，脉弦略减。守方再服 7 剂，下肢浮肿全消。后服逍遥散善后。

○ 案 3

患者，女，30 岁，1984 年 10 月 1 日初诊。近半年来下肢浮肿，按之凹陷，化验小便无异常，月经延期，量少、色淡红，并伴四肢冷，痛甚呕吐，腹部怕冷，关节疼痛，舌淡、苔白，脉细弦。曾服中药治疗无效。辨证为肝血不足，风湿内停，兼有内寒。方用当归四逆加吴茱萸生姜汤。处方：当归、白芍、桂枝各 10g，细辛、木通各 3g，甘草 5g，大枣 5 枚，吴茱萸 6g，生姜 3 片。嘱经行腹痛时每天 1 剂，水煎，连服 5 剂。2 次月经来潮时各服 5 剂，不但痛经、呕吐除，下肢浮肿亦消。[235]

肾系疾病医案

一、慢性肾小球肾炎

○ 案 1

患者，女，22 岁，2007 年 12 月 20 日初诊。主诉颜面浮肿 1 月余，加重伴恶风 1 周。症见颜面先肿，眼睑肿甚，难以张目，咽喉痛，一身肌肉酸痛，伴恶寒无汗、鼻塞流清涕、口渴欲冷饮、小便黄浊、舌质红、苔薄黄、脉浮。尿常规检查示白蛋白（+++），潜血（++），血压 150/90mmHg，诊断慢性肾炎急性发作。拟越婢汤加味：生麻黄、荆芥、防风各 10g，生石膏、茯苓皮、葫芦壳各 15 g，防己 9 g，炙甘草 6 g，生姜 3 片，大枣 5 枚。3 剂水煎服，嘱药后避风寒。

12 月 24 日二诊：浮肿明显消退，肌肉酸痛、咽喉痛明显好转，舌红苔白，脉寸浮尺沉，守方 7 剂。

2008 年 1 月 2 日三诊：浮肿基本消退，小便黄好转，舌质淡红，苔薄白，脉寸浮。尿常规复查示尿蛋白（-），潜血（-），血压 135/80 mmHg。

按： 伍炳彩认为本病例起病急，以颜面浮肿为主且脉浮，故辨为太阳表证。患者既有恶寒无汗、鼻塞流清涕、一身肌肉酸痛的风寒表证，又有咽喉痛、口渴、舌质红的里热证，因此辨证属外寒内热证，方用《伤寒论》越婢汤外散风寒、内清里热，加用荆芥、防风加强解表，茯苓皮、葫芦壳利水，取得了良好的临床疗效。

⊙ 案 2

患者，男，28 岁，2007 年 10 月 20 日初诊。患慢性肾炎 6 年余，2004 年确诊为 IgA 肾病，经缬沙坦等治疗病情尚稳定。1 周前因雨淋而出现发热恶寒、眼睑水肿。症见稍恶寒不发热，眼睑浮肿，食欲差，恶心心烦，口干口苦，大便偏稀色黄，每日二行，小便稍黄，舌质淡红，苔白腻，脉弦稍滑。尿常规示白蛋白（+++），潜血（++），肾功能正常。故拟小柴胡汤合五苓散加减：柴胡、茯苓、薏苡仁各 15 g，姜半夏、黄芩、党参、猪苓、泽泻、白术各 10 g，桂枝、炙甘草各 6 g，生姜 3 片，大枣 3 枚，5 剂水煎服，西药缬沙坦治疗不变。10 月 25 日二诊：患者眼睑浮肿消失，食欲好转。

按： 该患者 IgA 肾病多年，今感冒后病情复发。伍炳彩认为患者有心烦、食欲差、口苦等表现，病位在少阳，属少阳枢机不利、三焦决渎失职证，故给予小柴胡汤和解少阳枢机，患者有眼睑浮肿、大便稀，合用五苓散利水消肿，并有利小便以实大便之意，再加薏苡仁健脾渗湿。

⊙ 案 3

患者，女，32 岁，已婚，2006 年 4 月 13 日初诊。5 年前被诊断为"慢性肾炎"，病情控制不佳。2 周前感冒后出现发热恶寒、咽喉疼痛、食欲不振、呕吐恶心、腹胀、头昏、双下肢浮肿、口干、大便干结每日一行，小便黄赤较平时明显减少，舌质红，苔黄腻，脉沉弦滑。血压 155/95mmHg，尿常规示白蛋白（++++），潜血（++），肌酐 153μmol/L，尿素氮 8.3mmol/L。故拟己椒苈黄丸加味：防己、车前子、大腹皮各 15g，葶苈子、生大黄各 10g，白茅根 20g，川椒目、生甘草各 6g。连用 14 剂。

4 月 28 日二诊：腹胀消失，下肢轻度浮肿、乏力、便偏稀。上方大黄减为 6g，加党参 15g，继服 7 剂，下肢浮肿消失，白蛋白（-），潜血（-），肌酐 105μmol/L，尿素氮 5.3mmol/L，血压 135/80mmHg。

按：本例患者慢性肾炎多年，此次因外感诱发，表邪不解，化热内传阳明，出现腹胀、口干、大便干结、舌质红、苔黄腻等阳明胃肠热结表现，故辨证属阳明热炽、水湿内停证。脾胃同居中焦，二者脏腑相连，燥湿相济，升降相因。阳明燥热内结必然影响太阴脾的运化和升清功能，故患者兼有食欲不振、头昏等表现。治疗之初以攻邪为要，故初诊拟己椒苈黄丸加大腹皮、白茅根、车前子泻热逐水。二诊患者出现乏力、便稀症状，考虑邪去正伤，故减少大黄用量，加党参益气健脾。前后治疗 1 月余，患者临床症状基本消失，检验指标正常。

◎ 案 4

患者，女，45 岁，2008 年 11 月 10 日初诊。患者半年前因双下肢轻度浮肿，诊断为"慢性肾小球肾炎"，经治好转。近半月因劳累再次出现浮肿，下肢尤甚，按之如泥，乏力明显，腰酸不适，大便溏稀，每日三行，小便短少，舌质淡胖大边有齿痕，脉沉弱。尿常规示白蛋白（++++），潜血（-），血压 150/90mmHg。伍老拟茯苓导水汤加减：茯苓、白术、泽泻、陈皮、大腹皮、杜仲各 15g，木香、苏梗、猪苓、桑白皮、木瓜各 10g，槟榔 6g，薏苡仁 30g。7 剂水煎服。

11 月 17 日二诊：患者浮肿明显减轻，大便溏稀好转，仍感疲劳乏力，上方加益母草、泽兰各 15g，7 剂水煎服，共服 14 剂。12 月 3 日四诊：患者无明显不适，复查尿常规示白蛋白（-），潜血（-），血压 130/78mmHg。

按：患者起病半年，此次因劳累后发作，初诊见身面皆肿，伴有疲劳乏力、大便稀溏等太阴脾虚的证候，结合舌脉认为病位在太阴，辨证属太阴脾虚水停证，治拟茯苓导水汤加薏苡仁益气健脾利水，患者有腰酸不适症状，故加杜仲补肾强筋骨。《金匮要略·水气病脉证并治》曰："经为血，血不利则为水"，故二诊加益母草、泽兰活血利水。该患者经茯苓导水汤加味治疗1月余，症状消失，尿常规恢复正常，疗效满意。

◎ 案5

患者，女，26岁，2010年9月12日初诊。患者1年前曾出现水肿、蛋白尿，诊断为"慢性肾炎"，经中西治疗效果不理想。症见眼睑浮肿，精神稍差，腰酸痛，心烦口干，手足心热，失眠多梦，小便稍黄，有灼热感，舌红少苔，脉细数。尿常规示白蛋白（++++），潜血（++），血压130/80mmHg。故拟猪苓汤合滋肾丸加减：茯苓、泽泻、金樱子、芡实、白茅根各15g，猪苓、滑石（包煎）、阿胶（烊化）、知母、益母草、黄柏各10g，肉桂3g（后下），蝉蜕6g。前后加减服用28剂，失眠、手足心热好转，查尿常规正常。

按：患者初诊症见心烦、口干、手足心热、失眠多梦、舌红少苔、脉细数等。伍炳彩认为病位在少阴，为少阴热化，辨证属少阴阴虚、水热互结证，治拟猪苓汤合滋肾丸加白茅根滋阴利水清热，患者眼睑浮肿故加蝉蜕祛风以消肿，尿蛋白明显加金樱子、芡实收敛固涩，另加益母草活血利水。

◎ 案6

患者，男，50岁，2011年3月15日初诊：IgA肾病病史15年，经中西药治疗效果均不理想，年前出现肾功能异常。症见神疲乏力明显，怕冷，食欲稍差，偶有恶心，纳后脘胀，心烦，眠差，夜尿晚3～4行，大便偏干每日一行，舌质暗红，苔白厚腻，脉沉涩。肌酐238μmol/L，尿素氮7.3mmol/L，尿酸468μmol/L。尿常规示白蛋白（+++），潜血（++）。故拟真武汤合桃核承气汤加减：茯苓、白术、肉苁蓉、丹参、金樱子、益智仁各15g，白芍、制附片、桃仁、桂枝、生大黄各10g，黄芪30g，生姜6片，炙甘草6g。7剂水煎服。按上方加减治疗2月余，肾功能恢复正常，尿蛋白转阴，继续以健脾益肾方巩固。

按：患者IgA肾病多年，3年前出现肾功能异常，此类患者往往本虚标实，初诊症见精神差、疲劳乏力明显、怕冷、夜尿多，属气耗阳伤的本虚表现，上腹胀，大便干结，心烦，舌质暗红，苔白厚腻，为气虚不化、浊瘀毒内蕴所致，与厥阴病寒热错杂、虚实并见的病机相符，故伍炳彩认为病位在厥阴，辨证属阳衰浊瘀互结证，治拟真武汤合桃核承气汤益气温阳、化瘀泻浊通便，加黄芪益气补虚，肉苁蓉温肾阳通便；尿蛋白明显加金樱子、益智仁收敛固涩。经真武汤合桃核承气汤加减治疗 2 月余，症状基本消失，肾功能恢复正常。[236]

刘嘉湘

LIU JIAXIANG

刘嘉湘，男，汉族，中共党员，1934年6月出生，福建福州人，教授、龙华医院终身教授、主任医师、博士生及博士后导师、国家中医临床研究（恶性肿瘤）基地首席专家。1962年毕业于上海中医学院，曾任全国中医肿瘤专科医疗中心主任、上海市中医肿瘤临床医学中心主任、世界中医药学会联合会肿瘤专业委员会副会长、中华中医药学会肿瘤分会名誉主任委员、中国中西医结合学会肿瘤专业委员会副主任委员、上海市中医肿瘤学会主任委员等职。1995年被评为上海市首届名中医，2017年被评为第三届国医大师。

杂病医案

一、辨治乳腺癌术后

◎ 案1

患者，女，51岁，2009年12月23日初诊。主诉：乳腺浸润性导管癌Ⅲ期，术后7年余。病史：患者于2002年4月体检时发现乳腺癌，在杭州邵逸夫医院行左乳癌手术切除，术后病理报告：浸润性导管癌，雌激素受体ER（＋），孕激素受体（PR）、人表皮生长因子受体（her-2）不详。术后化疗5次，放疗28次。既往口服三苯氧胺4年6月余，后停服。现症见：情绪易怒，头晕头痛，胃纳欠馨，大便不实，日行1次，夜寐欠安，脉细弦，苔薄质暗红。西医诊断：左乳浸润性导管癌Ⅲ期；中医诊断：乳岩，肝郁气滞痰结。治则：疏肝理气，化痰散结。处方：柴胡9g，白芍12g，牡丹皮6g，栀子9g，酸枣仁15g，合欢皮15g，丹参9g，薄荷叶（后下）6g，生白术9g，怀山药15g，淮小麦30g，甘草6g，大枣9g，珍珠母30g，葛根15g，鸡内金12g，石见穿30g，山慈菇15g。14剂，每日1剂，水煎，分早晚饭后服。按时服药，诸症改善，二诊、三诊、四诊于普通门诊抄方。患者其后间断至当地医院配药治疗，均以此方为基础辨证加减。

2011年5月18日五诊：情绪改善，夜寐欠安，脉细，苔薄，质暗，有瘀斑。再予前方出入：柴胡9g，白芍15g，制香附9g，川楝子9g，石见穿30g，山慈菇15g，天冬15g，酸枣仁30g，合欢皮15g，珍珠母30g，生牡蛎（先煎）30g，夏枯草12g，淮小麦30g，甘草6g，大枣15g，鸡内金15g。14剂，煎服同前。此后定期复诊，以此方为基本方稍作加减。随访至2018年11月，定期复查，病情稳定。

按：女子以肝为先天，肝主疏泄，畅达气机，气行则血行，肝失条达而致气机运行不畅，经络痞塞，血瘀、痰毒聚于乳房，继而形成肿块。刘老予疏肝化痰散结之法进行调治以冀肝木得舒，痰瘀得化。柴胡为厥阴之报使，疏肝解郁，使肝气得以条达；白芍酸苦微寒，养血敛阴，柔肝缓急；白芍与柴胡同用，补肝体而助肝用；木郁则土衰，故以白术、甘草健脾益气；牡丹皮以清血中之伏火，栀子善清肝热，并导热下行；加薄荷少许，疏散肝郁之气，透达肝经郁热，加丹参活血凉血，安心宁神；见肝之病知肝传脾，当先实脾，案中见脾气亏虚，大便不实之象，予以怀山药补脾，胃纳欠馨予鸡内金健胃，大枣补脾益气；石见穿、山慈菇清热解毒，软坚散结；夜寐欠安加酸枣仁、合欢皮、珍珠母安神助眠，淮小麦养心安神解郁；葛根滋润筋脉解头疼。诸药合用，疏肝理气，健脾化痰散结。另外进行心理疏导，嘱患者注意保持良好的心态，五诊后肝郁气滞之症已见大愈。自刘老治疗以来，既有效地控制了肿瘤的发生和进展，又实质性地改善了各种不适症状。

◦ 案2

患者，女，65岁，2015年6月10日初诊。主诉：甲状腺癌、乳腺癌、肺癌术后近2年伴流涕、咳嗽1周。病史：患者2年内先后诊断为甲状腺癌，乳腺癌，肺癌，均行手术治疗，因担心肿瘤继发或进展，故寻求中医药治疗。现症见：外感后流涕，咳嗽，胃脘不舒，便溏，纳眠可，舌质暗，苔白腻，有瘀斑，脉细。西医诊断：甲状腺癌，乳腺癌，肺癌。中医诊断：乳岩，脾虚痰湿，癌毒未清。治法：健脾化痰，散结解毒。处方：黄芪30g，白术9g，陈皮9g，姜半夏9g，防风9g，佛手9g，石上柏30g，石见穿30g，白花蛇舌草30g，生薏苡仁30g，怀山药15g，桔梗9g，紫苏叶9g，大腹皮15g，紫菀15g，鸡内金15g。14剂，每日1剂，水煎，分早晚饭后服。

2015年6月24日二诊：流涕、咳嗽症状消失，胃脘不舒改善，舌质暗，苔薄白，脉细。原方去防风、桔梗、紫苏叶、紫菀，加象贝母12g，山慈菇15g。14剂，每日1剂，水煎，分早晚饭后服。

2015年7月22日三诊：患者胃脘不适、嗳气改善，偶有吞酸，大便欠畅，夜寐梦多，舌质淡红，每日1剂，水煎，分早晚饭后服。苔薄白，脉细。原方加旋覆花（包煎）12g，白芍15g，柴胡9g，枳实9g，煅龙骨（先煎）30g，煅牡蛎（先煎）30g，甘草6g，大枣15g。14剂，煎服法同前。

2015年8月19日四诊：药后合度，胃脘不适、嗳气明显改善，无吞酸，夜寐尚可，梦较前减少，纳食改善，二便调，脉细，苔薄白，质淡红。上方去旋覆花、象贝母，加法半夏9g，八月札12g，怀山药15g，生薏苡仁30g，淮小麦30g。14剂，煎服法同前。

按：脾胃为后天之本，患者胃脘不适，纳食减少，水谷摄入不足则精微化生乏源，脾失健运，湿邪内生，积聚成痰，阻滞乳络。患者初诊因有外感，表里同病刘老以六君子汤为基础方健脾化痰，黄芪、白术、陈皮、姜半夏、生薏苡仁旨在健脾益气，化痰除湿；表证以防风祛风解表；桔梗、紫苏叶、紫菀止咳祛痰；佛手和胃止痛，燥湿化痰；大腹皮行气宽中；怀山药补脾健胃；鸡内金健胃消食；石上柏、石见穿、白花蛇舌草清热解毒、化痰散结。后复诊表证既除，咳嗽痊愈，故去除解表、化痰止咳之药。患者自2013年2年内先后诊断为甲状腺癌、乳腺癌、肺癌，乃肿瘤易发体质，然坚持中药治疗至2019年，复查未见再发肿瘤或进展。

○ 案3

患者，女，69岁，2016年7月21日初诊。主诉：卵巢癌术后近3年，伴乳腺癌转移近2年。患者体检时发现卵巢恶性肿瘤，于2013年11月12日在外院行全子宫＋双附件切除＋大网膜切除术，术后病理回报：右卵巢低分化腺癌，浸润性低分化腺癌。术后化疗8次。2014年11月发现乳腺癌，复发转移，又行化疗2次，腹腔内化疗2次。2015年5月16日查糖类抗原125（CA125）>5000U/mL，癌胚抗原153（CA153）>300U/mL，细胞角蛋白19片断（CYFRA21-1）254.5ng/mL。2015年5月22日在外院行介入治疗1次，2016年6月2日查血红蛋白（Hb）84g/L。现症见：神疲乏力，消瘦，指甲色紫，质偏暗苔薄，脉细。西医诊断：右卵巢低分化腺癌（乳腺转移）；中医诊断：乳岩，气血两虚，癌毒瘀滞。治法：益气养血，软坚化瘀。处方：黄芪30g，生地黄12g，熟地黄12g，当归9g，赤芍药12g，白芍药12g，天冬15g，女贞子9g，石见穿30g，夏枯草12g，山慈菇15g，益母草15g，黄柏9g，知母12g，山萸肉9g，淫羊藿9g。14剂，每日1剂，水煎，分早晚饭后服。患者以后在普通门诊配药治疗，均以此方为基础辨证加减。

2016年11月2日二诊：Hb恢复至102g/L，病情稳定。刻下症见：神疲乏力改善，胃纳欠香，夜寐欠酣，畏寒，大便溏，舌质暗，有瘀斑，苔白，脉细。处方：黄芪30g，生白术9g，茯苓15g，生地黄15g，白芍15g，当归9g，女贞子12g，枸杞子15g，天冬15g，石见穿30g，山慈菇15g，怀山药15g，生薏苡仁30g，酸枣仁30g，合欢皮15g，柴胡9g，制香附9g，枳实9g，菟丝子（包煎）15g，淫羊藿15g，淮小麦30g，甘草6g，大枣15g，鸡内金15g，珍珠母30g。14剂，煎服法同前。

按： 该患者自2013年患癌后历经手术、化疗、介入治疗手段，损伤人体正气，目前化疗后骨髓抑制，血红蛋白偏低，神疲乏力，四诊辨证属气血两虚证。方用八珍汤益气生血，方中生黄芪、生白术、茯苓健脾益气和中，生地黄、白芍、当归养血和血，益母草活血调经，使得补气之中兼行气，补血之中重和血，从而使补气而不滞气，补血而不滞血；女贞子、枸杞子滋肝阴，柴胡、制香附疏肝行气，肝主疏泄、主藏血，肝脏得养则气机通畅，藏泻得宜；天冬归肺、肾、胃经，养肺胃之阴，肺主一身之气，助心行血；大枣、甘草、生薏苡仁、枳实、鸡内金健脾益胃和中，使气血生化有源；怀山药归脾、肾经，山萸肉、菟丝子、淫羊藿入肝、肾经，意在补益肾精，肾主骨生髓藏精，肾精充则气血生化有根；淮小麦、酸枣仁、合欢皮、珍珠母归肝、心经，旨在宁心安神，心神得养，心主血脉，则气血运行通畅；石见穿、山慈菇、夏枯草化痰散结消肿。乳岩晚期气血亏虚，五脏俱虚，此时治疗不可拘泥于一脏一腑，而应五脏兼顾，使气血生化有源，并于滋补之中并用理气和胃之品，遣方用药之中统筹兼并，主次明晰，治则明确。患者多发转移肿瘤病史多年，虽然历经手术、化疗、介入治疗，正气大伤，但是从服用刘老中药后血红蛋白恢复正常值，病情稳定，这正是刘老对肿瘤的独到认识以及遣方用药精深的全面体现。

◎ **案4**

患者，女，62岁，2015年7月22日初诊。主诉：右乳浸润性导管癌Ⅲ期术后2年余。病史：患者于2013年5月28日在外院就诊时发现乳腺癌，行右乳癌切除术，术后病理回报：浸润性导管癌，ER（＋），PR（＋）。2013年7月2日在外院行右乳癌改良根治术，病理未见肿瘤残留灶，术后化疗5周期，目前口服依西美坦内分泌治疗。现症见：双侧胁下绷紧感，头晕，口干，盗汗，腰部酸困，纳食一般，夜寐欠安，二便调。脉弦细尺弱，苔净质红。西医诊断：右乳浸润性导管癌Ⅲ期；中医诊断：乳岩，肝肾亏虚，癌毒瘀结。治法：滋补肝肾，散结除毒。处方：菊花9g，枸杞子15g，女贞子9g，墨旱莲15g，生地黄15g，熟地黄12g，怀山药15g，牡丹皮6g，茯苓15g，石见穿30g，白英15g，山慈菇15g，泽泻15g，川楝子9g，白芍

12g，柴胡 9g，枳实 9g，煅龙骨（先煎）30g，煅牡蛎（先煎）30g。14 剂，每日 1 剂，水煎，分早晚饭后服。服药效佳，故一直在肿瘤门诊继服，诸症好转，病情平稳。

按： 患者辨证属肝肾亏虚之证，因疾病早期，癌毒未深入，刘老用六味地黄丸合一贯煎化裁滋补肝肾为本。方中以生地黄、熟地黄、枸杞子、女贞子、墨旱莲补益肝肾，煅龙骨、煅牡蛎平肝潜阳，枳实消积化痰，山慈菇、石见穿散结消肿。刘老临证能洞悉乳岩发病原因，调药疏方，自能息息与病机相关。患者虽经手术、反复化疗耗竭肝肾。此时强攻邪气会致素体亏虚更甚，病久不治。患者服药 2 周后肝肾亏虚诸症状较前改善明显，药用得当，力起沉疴，效如桴鼓。此后患者门诊一直随访中药治疗，复查肿瘤相关指标及检查，结果显示肿瘤病情平稳，未见进展。

⊙ 案 5

患者，女，60 岁，2018 年 8 月 14 日初诊。主诉：右乳浸润导管癌 Ⅲ 期术后 6 年余。病史：患者于 2012 年 8 月外院行右乳癌根治术，病理报告：浸润性导管癌，ER（＋），PR（－），Her-2（－）。术后化疗 8 次，2013 年 7 月 8 日查 B 超报告：左锁骨上实质结节 12mm×5mm，随访。胸部 CT：右乳术后改变，两肺未见明显异常。现症见：化疗后，胃纳欠馨，神疲乏力，畏寒，胸部疼痛，腰部酸困，夜寐安，大便溏，每日 5～7 次，脉沉细，苔薄质暗红，舌体胖。西医诊断：右乳浸润性导管癌 Ⅲ 期；中医诊断：乳岩，脾肾阳虚，痰毒内结。治法：健脾温肾，化痰软坚。处方：黄芪 30g，党参 9g，炒白术 9g，茯苓 15g，川石斛 15g，熟附子 9g，黄连 6g，木香 9g，白芍 12g，石见穿 30g，山慈菇 15g，炮姜炭 9g，赤石脂 30g，禹余粮 30g，菟丝子（包煎）15g，甘草 6g，方儿茶 9g，焦山楂 9g，焦神曲 9g，鸡内金 15g。14 剂，每日 1 剂，水煎，分早晚饭后服。

二诊、三诊于普通门诊抄方。

2018 年 10 月 15 日四诊：无畏寒，胸部疼痛减轻，现寐欠安，尿频，易感冒，口干，腰酸，神疲乏力，脉细尺弱，苔薄质红。处方：生黄芪 30g，生地黄 15g，熟地黄 15g，山萸肉 12g，怀山药 30g，牡丹皮 6g，天冬 15g，石见穿 30g，茯苓 15g，女贞子 9g，山慈菇 15g，酸枣仁 24g，合欢皮 30g，珍珠母 30g，菟丝子（包煎）15g，枸杞子 15g，淫羊藿 9g，知母 12g，黄柏 9g，仙茅 9g，鸡内金 12g。14 剂，煎服法同前。

按：乳癌早期多为邪实正虚，正虚以脾虚为主，邪实与气机阻滞和痰瘀互结有关。张景岳谓"凡脾肾不足及虚弱失调之人，多有积聚之病"。强攻癌毒会致素体亏虚更甚，病久不治。该患者辨证属脾肾阳虚证型用药以附子理中丸结合右归丸化裁以健脾温肾，方用生黄芪、党参、炒白术、茯苓健脾补气；熟附子、炮姜炭、菟丝子温补肾阳；焦山楂、焦神曲、鸡内金健脾益胃；石见穿、山慈菇散结化痰；甘草引药入脾并调和诸药。患者一直坚持服药。随访至 2019 年，病情稳定。[237]

二、胃癌术后

⊙ 案 1

患者，女，62 岁，2018 年 4 月 25 日初诊。患者 2013 年 1 月 17 日于外院行胃癌全切术，术后病理提示：浸润溃疡型，2cm×2cm×0.8cm，印戒细胞癌及腺癌，低分化，浸润浆膜下层，神经侵犯（＋），脉管（－），R（－），癌结节（－），LN4/32（＋）。术后接受化疗、中药（外院）等综合治疗 5 年余。2018 年 1 月 16 日查 PET-CT 提示：胃癌治疗后，未见明显氟脱氧葡萄糖（FDG）代谢异常。为求中医药治疗至刘教授门诊就诊。刻下：纳后胃脘作胀，无疼痛；易汗出，寐安，二便调；舌质暗红，舌体胖，舌苔净，脉细。中医辨证：气阴两虚，脾虚气滞；治法：益胃生津，健脾行气。处方：太子参 9g，生白术 9g，茯苓 15g，北沙参 15g，麦冬 9g，白芍 12g，八月札 15g，枳实 9g，莱菔子 9g，生薏苡仁 30g，怀山药 15g，红藤 15g，野葡萄藤 30g，山慈菇 15g，黄连 6g，紫苏叶 9g，菝葜 30g，半枝莲 30g，薜荔果 15g，生山楂 12g，鸡内金 15g，壁虎 6g，甘草 6g。28 剂。每日 1 剂，水煎，早晚分服。患者其后于外院配药治疗，间断复查肿瘤指标、胃镜等未见明显复发转移。

2018 年 11 月 7 日二诊：主诉腰膝酸软、背痛，无腹胀、腹痛，纳可，寐安，二便调；舌质红，舌体胖，舌苔净，脉细。中医辨证：气阴两虚，肾精亏虚；治法：益气养阴，健脾补肾。4月25日方加桑寄生15g，狗脊15g。28剂。患者其后规律随访于门诊，未见复发转移，生活质量良好。

按： 结合患者病史、症状、舌脉，四诊合参，辨为气阴两虚、脾虚气滞之证，治以益气养阴、健脾行气，选方四君子汤合益胃汤加减。全方以益气滋阴健脾药为主，补气、理气药为伍，佐以野葡萄藤、山慈菇、菝葜、半枝莲、壁虎、黄连等清热解毒、抗肿瘤之品，共奏益气养阴、祛邪治癌之效。患者年老肾精亏虚，渐现腰膝酸软等症状，辨证施治，酌情加入桑寄生、狗脊补肾壮腰膝。

○ 案2

患者，男，50岁，2012年6月13日初诊。患者胃癌腹腔多发淋巴结转移，于2010年行手术治疗，术后化疗（希罗达、奥铂）10余次（具体不详）。为求中医药治疗，至刘教授门诊就诊。刻诊：胃纳差，腹胀；舌质淡红，舌体胖，舌苔净，脉弦滑。中医辨证：脾虚气滞；治法：益气健脾。处方：太子参9g，生白术9g，茯苓15g，生薏苡仁30g，怀山药15g，川石斛12g，八月札12g，红藤15g，野葡萄藤30g，菝葜30g，鸡内金9g，鸡血藤30g，大枣9g，半枝莲30g。14剂。每日1剂，水煎，早晚分服。患者其后间断至当地医院配药治疗，均以此方为基础辨证加减。

2013年11月27日二诊：主诉皮肤干燥，无腹痛腹泻、无潮热盗汗；舌质红，舌苔净，脉细。中医辨证：阴虚内热；治法：滋阴清热。处方：北沙参15g，麦冬15g，生地黄15g，川石斛12g，八月札12g，白芍12g，红藤15g，野葡萄藤30g，藤梨根30g，黄连6g，山慈菇15g，半枝莲30g，鸡内金12g。14剂。药后定期复诊，并以此方为基加减治疗。2015年4月8日在外院复查CT提示：胃癌术后改变，未见明显复发迹象。

2018年8月8日三诊：患者胃癌术后8年，药后合度，无明显不适症状；舌质淡红，舌体胖，舌苔薄，脉细。中医辨证：气阴两伤；治法：益胃生津，健脾消积。处方：太子参9g，生白术9g，川石斛15g，北沙参15g，麦冬9g，白芍15g，八月札15g，红藤15g，野葡萄藤30g，藤梨根30g，黄连6g，山慈菇15g，半枝莲30g，鸡内金15g，生山楂9g，大枣15g。14剂。患者其后规律随访于门诊，无明显不适，未见复发转移，生活质量良好。

按：本案患者年老、术后，不可峻补峻泄。患者气虚为主证时，四君子汤主之，以太子参为君药平补气阴；生白术、茯苓、怀山药、生薏苡仁健脾益气，石斛生津，鸡血藤养血，鸡内金等健脾消食，共为臣药；佐以八月札、菝葜、半枝莲、野葡萄藤、红藤行气降逆、清热解毒抗肿瘤。患者阴虚为主证时，益胃汤主之，以北沙参、麦冬、川石斛益胃生津，生地黄、白芍滋阴养血，山楂、鸡内金健脾消积；考虑患者腹腔多发淋巴结转移，需预防复发及进一步转移，故在扶正健脾消积的基础上佐以清热解毒抗肿瘤之品，如野葡萄藤、藤梨根、半枝莲和山慈菇等。[238]

三、肝癌

◎ 案1

患者，男，40岁，2010年8月18日以"肝癌切除术后近2年"为主诉就诊。2010年8月16日肝功能检查显示，总胆红素38.8μmol/L，直接胆红素9.7μmol/L，间接胆红素29.1μmol/L，丙氨酸氨基转移酶186U/L，天门冬氨酸氨基转移酶62U/L，γ-谷氨酰基转肽酶91U/L，甲胎蛋白（AFP）18.29ng/mL。刻诊：纳差，夜寐安，乏力，口干，舌红、苔薄，脉小弦数。辨证：少阳不利，阴虚邪结。治宜和解少阳，滋阴散结。处方：柴胡9g，黄芩9g，北沙参30g，麦冬15g，川石斛12g，枸杞子12g，女贞子9g，白芍9g，八月札15g，绿萼梅9g，蛇六谷30g，重楼15g，龙葵15g，夏枯草12g，生薏苡仁30g，岩柏30g，茵陈15g，垂盆草30g，碧玉散30g，鸡内金9g，炒谷芽30g，炒麦芽30g，生山楂9g。14剂，日1剂，水煎取汁400mL，早晚分服。

2014年8月13日二诊：患者纳谷欠馨，舌质暗红、苔薄，脉弦滑。处方：柴胡9g，黄芩9g，太子参9g，生白术9g，茯苓15g，白芍12g，枸杞子15g，八月札12g，绿萼梅9g，女贞子12g，旱莲草15g，蛇六谷30g，山慈菇15g，岩柏30g，白花蛇舌草30g，生牡蛎30g，夏枯草12g，干蟾皮9g，炙鳖甲15g，金钱草30g，怀山药15g，天冬15g，鸡内金15g，生山楂15g，大枣15g。14剂，煎服法同上。

2017年9月13日三诊：患者肝癌术后9年，长期中药治疗，现无明显不适，舌暗红、苔薄，脉弦滑。处方：柴胡9g，黄芩9g，太子参9g，生白术9g，茯苓15g，白芍12g，枸杞子15g，八月札12g，绿萼梅9g，女贞子12g，蛇六谷30g，山慈菇15g，岩柏30g，白花蛇舌草30g，夏枯草12g，干蟾皮9g，炙鳖甲30g，生牡蛎30g，天冬15g，怀山药15g，金钱草15g，白鲜皮15g，鸡内金15g。14剂，煎服法同上。诊治期间患者定期复查，病情稳定。

按：少阳枢机不利在肝癌的发生发展中有着很重要的地位。本医案中，邪在少阳，故刘师治疗上将和解少阳贯穿始终，方用小柴胡汤加减，以达疏利少阳气机之功。柴胡为疏利少阳第一要药，《神农本草经》言其有"推陈致新"之功，柴胡、黄芩配伍，一散一清，恰入少阳，使少阳之邪得解。"肝体阴而用阳"，刘老在治疗肝癌时，始终注重疏通气血，本医案中使用八月札、绿萼梅疏肝理气，白芍养血柔肝，以调达肝性。《素问·刺法论》曰"正气存内，邪不可干；邪之所凑，其气必虚"。癌病的发生必有正气的亏损，故治疗上刘师以太子参、白术、茯苓扶助正气，以奋起抗邪；合柴胡尚能转动少阳枢机，使脾气得运。明代李中梓《医宗必读·积聚》把攻、补两大治法与癌病病程初、中、末有机结合，指出治积不能急于求成，可以"屡攻屡补，以平为期"。故在扶正同时，配伍岩柏、山慈菇、蛇六谷、白花蛇舌草等抗肿瘤药，以消散癌肿。同时加用山楂、鸡内金、谷麦芽、大枣等健脾和胃之品，以防诸药碍胃。刘老一直以和解少阳为基础治法，患者定期复查，病情稳定，精神状态良好，其无进展生存期长达9年。

◎ 案2

患者，男，55岁，2018年2月7日以"肝癌术后10月余"为主诉就诊。患者2017年4月2日在上海东方肝胆医院行肝癌（肝右叶肝细胞癌）切除术，术后未行放化疗。2017年12月4日长海医院超声复查：肝区回声增粗，胆结石。2018年1月3日本院复查AFP2.16ng/mL。刻诊：舌质红、苔薄黄，脉小弦滑。辨属少阳不疏，湿毒结聚。治宜疏利少阳，利湿散结。处方：柴胡9g，白芍12g，黄芩9g，八月札12g，陈皮9g，制半夏9g，岩柏30g，白花蛇舌草30g，薏苡仁30g，怀山药15g，半枝莲30g，木馒头15g，生山楂9g，鸡内金 15g，甘草 6g，大枣 15g。14 剂，日 1 剂，水煎取汁 400 mL，早晚分服。2018 年 5 月 9 日诊，夜寐欠安，脉弦细，舌质淡红、苔薄白。初诊方加太子参 9g，生白术 9g，酸枣仁 30g。14 剂，煎服法同上。

2018 年 8 月 1 日二诊：肝癌术后 16 月余，现无不适，脉细弦，舌质红、苔薄白腻。原方加泽兰叶 9g。14 剂，煎服法同上。

2018 年 11 月 7 日三诊：肝癌术后一年半，中药治疗至今，现无明显不适，脉小滑，舌质红、苔薄白腻。原方加金钱草 30g。14 剂，煎服法同上。患者坚持服中药治疗，病情稳定。

按：少阳枢机调节人体各脏腑器官的正常功能活动。本案少阳枢机不利，肝病及脾，故病程中有脉弦，苔腻。人体阴阳的出入消长有赖于少阳气机的调节，少阳枢机不利，气机出入失常，故病程中时见夜寐欠安。刘师辨证施治时，始终以小柴胡汤为主方，疏利少阳气机。[239]

许润三

XU RUNSAN

　　许润三，男，汉族，中共党员，1926 年 10 月出生，中日友好医院主任医师。1949 年 7 月起从事中医临床工作，享受国务院政府特殊津贴专家，全国老中医药专家学术经验继承工作指导老师，首都国医名师。

　　许润三是全国著名老中医，在中医妇科界享有很高的知名度。从医 65 年，始终坚持全心全意为患者解除痛楚，医德高尚，医风朴实，潜心医道，参合各家经验，精于脉理，详于辨证，擅用经方。对中医内科、妇科病有丰富经验。尤其对妇科疾病，如输卵管阻塞性不孕症、子宫内膜异位症、盆腔炎、子宫肌瘤、功能性子宫出血、闭经、更年期综合征等疾病的治疗颇有专长。

　　许润三 1990 年被国家人事部、卫生部、中医药管理局遴选为全国五百名老中医药专家，享受国务院颁发的政府特殊津贴，特别是许润三教授的学术思想的继承挖掘工作有幸成为国家十五攻关的第一批中标课题，培养出数名热爱中医妇科事业的学生及徒弟，为科室可持续发展作出了重要贡献。

　　许润三自开院来到中日友好医院中医妇科，他就像一面旗帜，一方面，为中医妇科学科的发展呕心沥血，使之成为一个颇具中医特色和优势的科室，得到了医院、患者和社会的认可；另一方面因名医带来的巨大的患者效应，造福了无数患者。

　　许润三教授多年来不断总结自己的临床经验，曾主编或参编《中医妇产科学》等学术专著 10 余部，发表学术论文 60 余篇，其中多篇论文在国内外获奖。

首先许润三教授治疗妇科病注重肝脾肾三脏，尤以重视从肾论治。他认为，尽管妇科经带胎产等特有疾病是通过冲、任、督、带，尤其是冲任二脉直接或间接的损伤表现出来，但冲任督带的功能，实质上是肝脾肾三脏功能的体现。因此，补肾、调肝、健脾应是妇科病治疗大法。

他重视中医，但不排斥西医，主张中西医结合，他在临床实践中不断发掘和研究二者之间的内在联系，寻找结合点，以进一步印证中医理论的正确性，并为指导临床治疗开辟更广泛的途径。

他认为中西医两大学科各有所长，应互相取长补短，辨证与辨病相结合。他认为西医诊断注重局部病变，而中医诊断注重全身影响；西医治疗偏重共性，较少考虑个体差异，相同的病用同一类药，治疗规范化、程序化。而中医治疗偏重个性，量体裁衣，每个人用一份药。因此辨证与辨病的结合实际上也就是整体与局部、个性与共性的结合，既全面又有重点，可避免治疗的片面性，提高治愈率。

他认为对于中医来讲，应尽可能多地了解和掌握西医学知识，这是时代的需要，将原属西医学的辨病指标转化为具有中医特色的辨证指标，不仅可提高辨证的客观性和准确性，而且还给传统的辨证思维方式以新的思路。临床可根据患者的具体情况，灵活应用"证病结合"，或"无证从病、无病从证"及"舍证从病、舍病从证"等取舍方法，沟通两者对疾病本质的认识，进而达到提高疗效的目的。

妇科病医案

一、补肾调肝法治滑胎

⊙ 案1

患者，女，30岁，2019年2月22日初诊。主诉：近2年反复流产2次。病史：患者于2017年因孕8周胚胎停止发育行清宫术，2018年9月孕11周因胎停育清宫。既往月经规律，5/28～30天，量中、色红、无痛经，末次月经2019年2月4日。平素易腰酸、手脚凉，纳眠可，二便调，舌暗红、苔薄白、脉细。西医诊断：反复妊娠丢失。中医诊断：滑胎，肾虚肝郁证。治以补肾温阳、疏肝解郁，方用调冲方加减：山茱萸10g，紫河车10g，鹿茸片3g（另煎）、柴胡10g，当归10g，川芎10g，穿山甲9g，香附10g，益母草10g。水煎服，日1剂，早晚分服。建议完善相关检查。

2019年3月8日二诊：末次月经2019年3月4日，4天干净、量偏少、色红、痛经（±）、腰酸、饮食二便可、多梦易醒。舌暗红、苔薄白、脉细。2019年3月6日查性激素均在正常范围。配偶精液常规A级精子24.95%。诊断同前，上方加女贞子、旱莲草各20g。此后以补肾调肝为基本治法，随证加减。

2019年4月26日三诊：末次月经2019年4月26日，量中、色红、痛经（+）、腰痛酸。纳食可、大便调、尿频、睡眠欠佳。舌淡红、苔薄白、脉细滑。方药：菟丝子50g，山茱萸10g，紫河车10g，鹿茸片3g（另煎），柴胡10g，当归20g，川芎15g，丹参30g，鸡血藤30g 穿山甲9g，月季花10g。服药3个月余后试孕。

2019年9月6日四诊：末次月经2019年7月21日，孕6周+6天。现腰酸、小腹坠胀、阴道偶有少量褐色分泌物、偶有恶心、气短。纳眠可、二便调、舌淡红、苔白、脉细。2019年8月27日查血T-βHCG4765mIU/L；8月30日 T-βHCG12925.47mIU/L，PRO35.729nmol/L；9月6日 T-βHCG45674.15mIU/L，PRO31.104nmol/L。诊断为胎漏，治以补肾固冲，养血止痛：桑寄生10g，川断10g，菟丝子50g，阿胶10g（烊化），白芍30g，生甘草20g，鹿茸腊片5g（另煎），太子参15g，砂仁3g（后下），仙鹤草30g，苎麻根10g。

2019年9月27日五诊：腰酸、小腹胀气、恶心、气短、无腹痛及阴道出血。纳食可、多梦易醒、二便调、舌暗红、苔白腻、脉细滑。2019 年 9 月 16 日 B 超：子宫后位，宫体大小 6.5cm×6.5cm×5.6cm。肌层回声不均，前壁可见低回声结节，直径约 1.3cm。胎心搏动可见。诊治同前，方药：桑寄生 10g，川断 10g，菟丝子 50g，当归 6g，白芍 10g，鹿茸腊片 10g（另煎）、太子参 15g，陈皮 10g，竹茹 10g，生姜 3 片。患者服此方至孕 12 周 +，胎儿发育正常。2020 年 5 月电话随访，足月顺产一子，母子体健。

按：患者平素手脚凉、易腰酸，加之两次堕胎，情志抑郁，睡眠欠佳，辨为肾虚肝郁证。肾气不足，冲任失固，故而数堕胎。孕前以调冲方加减，补肾温阳、疏肝解郁以治其本；又不忘注重气机，在补益药中加入行滞活血之品，其中，穿山甲入肝经，性善走窜，可引药入血、通达气血、畅行胞脉；同时以解郁安神、活血化瘀之月季花调畅情志。孕后患者胎动不安，脉细滑，为肾气不足所致，以寿胎丸为基础，补脾益肾以固冲安胎。其中鹿茸腊片为血肉有情之品，温补肾阳效果甚佳。加入陈皮、竹茹，可降冲逆之气，和胃止呕。此外，当归虽然有人提出其"走而不守"，孕期使用会增加出血量，但许教授结合多年临床经验，认为药物用量是关键，孕前调经用量在 10g，养血行血、补而不滞；孕后阴道出血，用量在 6g 却可养血止血，归其所归。[240]

二、高危型 HPV 持续感染

◎ 案 1

患者，女，35 岁，2015 年 10 月 14 日初诊。主诉：发现高危型 HPV 持续感染 2 年余，伴白带增多 1 年。现病史：患者 2 年前因体检发现高危型 HPV 感染，HPV52，56，59，68 均阳性；细胞病理学（TCT）提示：中度炎症，未见上皮内瘤变。西医大夫告知 HPV 感染部分患者可在感染半年到两年后自行转阴，患者未予特殊治疗。半年后复查 HPV52 转阴，HPV56，59，68 仍阳性，TCT 结果同上。之后患者开始间断使用保妇康栓加辛复宁栓阴道塞药治疗，一年后复查 HPV56，58，59 阳性；TCT 提示：鳞状上皮内低度病变。阴道镜活检病理报告：（宫颈 12。）慢性宫颈炎，散在急性炎。（ECC）粘液中可见破碎宫颈管粘液柱状上皮。IHC（2点）：p16（−），Ki-67鳞状上皮副基底层（＋）。患者现症见：白带增多1年余，色黄，质稠，无异味，偶有阴部瘙痒，腰酸，伴乏力嗜睡，纳眠可，二便调，舌质稍红，苔薄黄腻，脉沉细弦。妇检见宫颈轻度糜烂，子宫附件未触及明显异常，白带清洁度检查：Ⅱ度，未见滴虫霉菌。平素月经规律13岁初潮，7/28～30天，量中，色红，偶有血块，无痛经，LMP：2015年10月6日。g2P1，2012年顺产1男婴。中医诊断：带下病（湿热瘀滞证）；西医诊断：宫颈上皮内瘤变Ⅰ级。予以益气活血化瘀为主，兼以凉血清热解毒利湿。方用益气清毒方加减：黄芪60g，当归10g，三七粉3g（冲服），桑叶15g，紫草15g，土茯苓15g，蚤休15g，白花蛇舌草30g，生薏米20g，苦参20g，半枝莲20g，川断30g，寄生20g。7剂，中药水煎服，早晚温服各1次。嘱患者药渣可再煎一次熏洗外阴。

二诊：患者自觉白带量明显减少，无外阴瘙痒感，浑身自觉轻松许多，腰酸也有减轻，仍有乏力、气短，舌质红，苔薄黄，脉沉细弦。上方去苦参，继服上方14剂。

三诊：LMP：2015年11月5日，量可，色鲜，无血块。患者自觉乏力、腰酸等症已明细好转，无明显不适，近日睡眠稍差，眠浅易醒。舌质红，苔薄黄，脉沉细弦。上方去川断、寄生，加酸枣仁15g，夜交藤20g养心安神。临床随证稍有加减，患者坚持服药半年后，复查HPV转阴，TCT提示：未见上皮内瘤变。

按：本患者发现高危型HPV感染两年余，伴白带量多，色黄质稠，腰酸乏力嗜睡等症，舌质红，苔黄腻，脉沉细。结合患者病史，病程2年余较长，本病的病机为脾气亏虚为主，湿热毒邪瘀阻冲任胞脉，肝肾受损，带脉失约。故治疗上重在益气扶正为主，湿热毒邪久稽，损伤血脉、肝肾，导致瘀血留驻，肝肾亏虚，故治以活血化瘀，补肝肾，凉血清热解毒利湿驱邪外出。带下好转后，即去苦寒伤胃的苦参，以顾护脾胃。继续服益气清毒方半年旨在扶正与驱邪并举，正所谓"正气存内，邪不可干"，本患者高危型HPV长期感染，有明显的正气不足之象，故治疗过程中一直坚持重用黄芪扶正驱邪。另外，本病极易反复感染，故治疗的同时应当叮嘱患者注意性生活卫生，注意饮食清淡，注意休息，加强锻炼增强体质，提高自身免疫力等。[241]

三、崩漏

◎ 案1

患者，女，44岁，2019年2月1日初诊。主诉：月经紊乱3年，阴道不规则出血半月。患者既往月经规律，3年前无明显诱因开始出现月经紊乱，经期延长，量时多时少，数日不止。曾行宫腔镜下诊刮术（未见病理，具体不详）。术后仍月经淋漓不尽。末次月经2019年1月18日，量中，色暗，无痛经，持续至今半月未止。刻下症见：出血仍较多，色暗红，不伴明显腰酸、腹痛，面色萎黄，疲倦乏力，纳眠可，舌淡黯，苔薄白，脉细。中医诊断：崩漏，证属气虚失摄、冲任不固，治以补气摄血、固摄冲任，予加味当归补血汤加减。处方：生黄芪60g，当归25g，三七粉3g，桑叶30g，山萸肉15g，水牛角粉50g。7剂，水煎服，每日1剂，早晚分服。

2019年2月22日二诊：患者诉初诊服药后阴道出血止，2019年2月13日行"胸腔镜下肺部肿物剔除术"，术后当晚再次阴道出血，量较多，2月16日起自行服用原方，出血量初见减少，至今日又增多、色暗、无血块，现气短、乏力、腰酸、纳可、眠一般、大便不顺畅（日一行）、舌淡黯、苔薄白、脉沉细略滑。因服用原方出血量不见减少，反有渐多之势，脉象虽沉细但滑而有力，故考虑现阶段为血热妄行证，应以清热凉血、固经止血为要，更方以犀角地黄汤加减，处方：水牛角粉50g，生地30g，白芍30g，丹皮10g，金银花30g，藕节炭30g，荆芥炭10g。7剂，水煎服，每日1剂，早晚分服。

2019年3月1日三诊：诉服上方2付后，阴道出血止。现仍乏力、气短，晨起腰酸、纳可、眠差、舌淡红、苔薄白、脉细。现阶段出血已止，应注重固本善后，调理恢复，治以补益肝肾、调经治本，处方：柴胡10g，当归10g，白芍10g，山萸肉10g，紫河车10g，鹿茸片3g，沙苑子30g，川断30g，西红花2g，香附10g，益母草20g。14副，水煎服，每日1剂，早晚分服。2个月后电话随访，患者诉未再出现异常出血。

按：患者首诊时阴道出血淋漓不尽半月，血量较多，面色无华，脉细，一派气虚失摄、冲任不固之象。有形之血不能速生，无形之气所当急固，予加味当归补血汤补气固冲摄血为主，辅以水牛角粉清血中之热、凉血止血，山萸肉味酸而涩、补益肝肾，又兼收敛固涩，共奏塞流之效。

二诊时考虑患者出血日久，耗伤阴津，阴虚火旺，迫血妄行，脉沉细略滑，为血热之征象，治以养阴清热、凉血止血，更方为犀角地黄汤，辅以藕节炭、荆芥炭收敛止血，虑其出血时间较长，加用金银花清热解毒，预防感染。三诊时，患者阴道出血止，继以调整月经周期、恢复排卵为主，治宜滋补肝肾、调经固本。方中柴胡、当归、白芍疏肝理气、养血和血，紫河车、鹿茸片血肉有情之品，补肾阳、益精血，调节卵巢功能，更辅以山萸肉、沙苑子、川续断滋补肝肾、益精养血，益母草、西红花活血调经、祛瘀生新，全方共奏补肝肾、调冲任、固本澄源之佳效。[242]

李业甫

LI YEFU

李业甫，男，回族，中共党员，1934 年 12 月出生，安徽省中西医结合医院主任医师、教授。1959 年 7 月起从事中医临床工作，享受国务院政府特殊津贴专家，全国老中医药专家学术经验继承工作指导老师，安徽省国医名师。

李业甫教授自 1959 年起先后求学于合肥医士学校、上海中医推拿学校、安徽中医学院夜大及安徽省卫生厅举办的"国术推拿"学习班、卫生部主办的"全国中西医结合治疗骨关节损伤学习班"。学习期间，跟随中医推拿界各流派名家系统全面地学习各派手法，吸取了众流派的宝贵经验，尤其通过求学于一指禅推拿学派传人朱春霆等名师，奠定了推拿学术基础。在安徽中医药大学第一附属医院（安徽省中医院）工作期间，本着"古为今用，西为中用，兼收并蓄、去杂存精"的精神，在研习了各推拿流派手法的基础上，总结出一套具有个人特色的推拿手法，首创"李氏牵引推拿复位法"治疗腰椎间盘突出症及"李氏定位旋转复位法"治疗颈椎病。

李业甫教授著述颇丰，发表医学论文 40 余篇，其中"定位旋转复位法治疗 250 例不同类型颈椎病"临床研究成果获省级优秀论文一等奖，1986 年被评为合肥市先进科技工作者并出席三届代表大会；"牵引推拿复位法治疗 1455 例腰椎间盘突出症作用机理研究成果"1988 年荣获省级优秀论文二等奖，其临床研究成果荣获安徽省首届科学大会奖。编制电教录像带 4 部，其中《中医推拿手法荟萃》于 1997 年获省高等学校优秀教材成果二等奖；《自我保健穴位推拿》

科教电影片，1993年中央文化部对外联络处译成英语、法语、德语、俄语、西班牙语、日语、阿拉伯语对外交流。《自学家庭推拿法》电教录像带，由香港麦燕琼健康有限公司摄制，在港澳、东南亚地区办班学习。撰写出版推拿医学专著30余部。其中《中国推拿手法学》和《中国推拿治疗学》1989年被评为安徽省高等学校优秀教材成果二等奖；《自我保健穴位推拿》于1995年荣获安徽省第三届优秀科普作品二等奖。

骨科病医案

一、腰椎间盘突出症

◉ 案 1

患者，81 岁，2018 年 1 月 3 日初诊于安徽中医药大学第三附属医院。患者 6 年前劳累后出现腰部疼痛，外院诊断为：腰椎间盘突出症。多次治疗，但症状反复出现。现腰部疼痛加重，伴双腿麻木。外院建议手术。患者要求保守治疗，遂就诊于李老门诊。查体：腰椎平直，稍外向左侧弯。腰部肌肉僵硬，L2-S1 椎体及两旁压痛（＋），叩击痛（＋），挺腹实验（＋），直腿抬高左 70°，右 55°，加强实验（＋）。膝腱反射正常。病理征（－），饮食、二便可，舌质暗，苔薄白，脉涩。西医诊断为：L3-L4，L4-L5 腰椎间盘突出；L2 压缩性骨折。中医诊断：腰痛病，辨证为气滞血瘀型。治以疏筋活络、活血止痛、松解粘连、回纳髓核。手法以一指禅推法、滚法、按法、揉法、拿法理筋法为主。取穴：以足太阳膀胱经、督脉为主，取有关夹脊穴、阿是穴、肾俞、大肠俞、腰阳关、环跳、委中、承山等。采取牵引床及脊柱矫正牵引法。治疗 1 个疗程后，患者腰痛及双侧下肢放射痛明显缓解，腰椎活动功能改善。治疗 2 个疗程后，临床症状完全消失。[243]

◉ 案 2

患者，女，61 岁，于 2019 年 6 月 11 日初诊于安徽省中西医结合医院。患者 5 年前长期劳作后出现左侧腰腿痛，疼痛发作时弯腰翻身不能，当时无尿频、尿急、尿痛症状，卧床休息后可缓解，未予以重视。5 年间患者多次出现左侧腰腿痛，发作后在附近医院就诊，予行针灸推拿等治疗，不适症状减轻。1 年前，患者劳累后上述症状再次加重伴左下肢痛麻，后就诊于金寨县人民医院，行腰椎 MRI 示："L3～L4、L4～L5、L5～S1 椎间盘突出，腰椎前后缘均可见增生"，诊断为：腰椎间盘突出症，予针灸、口服"芬必得"等治疗，不适主诉减轻。2 个月前，患者在劳累后，再次出现腰部疼痛症状，加重伴左下肢痛麻，休息后症状不能缓解，严重影响日常生活，为求进一步诊治，遂就诊于李老门诊。专科检查：腰椎前屈 35°，伸展 25°，侧屈 30°，旋转 40°，腰部椎旁肌肉紧张，左梨状肌紧张，L3～L4、L4～L5、L5～S1棘突间及椎旁压痛（＋），"4"字试验右（＋），左（＋），腰椎叩击痛（＋），双跟臀试验（＋），直腿抬高试验左40°（＋），右70°（－），挺腹试验（＋），膝反射、跟腱反射存在，巴彬斯基征未引出。饮食、二便可，舌质暗，苔薄白，脉涩。西医诊断为：L1～2、L3～4、L4～5腰椎间盘突出。辨病辨证为瘀血型腰痛。治疗总则为疏筋活络止痛，加强活血化瘀。推拿手法以一指禅推法为主，结合扳法和牵引复位法，辅以其他松解类手法。推拿部位主要循足少阳胆经、督脉为主。经治疗10次后，患者左侧腰腿痛较前大为减轻，腰椎活动范围显著扩大。治疗20次后，患者无不适症状，体检阴性。

◎ 案3

患者，女，41岁，突发腰痛伴左下肢麻木9天。患者9天前无明显诱因下突然出现腰部疼痛，伴有左下肢麻木，站立及行走时腰痛加重，卧位时疼痛稍缓解。发病后在附近医院治疗（甘露醇＋地塞米松静脉滴注），无明显好转。后于我院门诊行腰椎磁共振检查示：L5S1椎间盘突出，压迫硬膜囊及左侧神经根。现为求进一步治疗，遂来我院就诊，门诊拟"腰椎间盘突出症"收治入院。病程中神清，无头痛，无恶心、呕吐，无昏迷、意识障碍，无腹痛，体温正常，饮食、睡眠可，二便调，无体重明显下降。专科检查：腰部无明显红肿、窦道，腰部生理弧度存在，腰部叩击痛阴性，左小腿后外侧浅感觉减退，L5S1左侧深压痛阳性，直腿抬高试验右70°，左40°，加强试验阳性，挺腹试验阳性。末梢血运及运动正常。舌质暗红，苔薄白，脉弦。辅助检查：2019年5月14日，我院腰椎磁共振检查示：L5S1椎间盘突出，压迫硬膜囊及左侧神经根。2017年行"经椎间孔镜髓核摘除术"。患者既往腰部有手术史。辨病为腰痛，证属气滞血瘀。推拿总的治疗原则活血行气，疏筋通络。推拿手法以一指禅推法、按法，揉法，结合扳法，中间加以两次腰椎推拿牵引复位法，术毕辅以松解类手法放松肌肉，经治疗1个疗程后，腰痛明显好转，左下肢仍有麻木。治疗2个疗程，不适症状基本消失。[244]

二、颈椎李氏定位旋转复位法

◦ **案 1**

患者，女，47 岁，2018 年 6 月 30 日初诊。主诉：反复头晕颈僵 10 年余加重伴恶心呕吐一天。患者 10 年因工作劳累致头晕颈僵，于外院就诊多次，颅脑 MRI 检查正常，反复发作。刻下：头晕，恶心呕吐，颈僵，舌质淡红，苔薄白，脉沉细。颈椎正侧位张口位片示：齿状突稍左偏，颈椎退行性改变。西医诊断：①颈椎病；②颈椎环齿关节半脱位。治则予以补益肝肾、舒经通络、理筋整复。中医诊断：眩晕病；辨证：肝肾阴虚证。处方：①颈椎牵引治疗；②推拿治疗；③普通拔罐治疗。上述治疗，均隔日 1 次，10 次 1 个疗程。④颈椎旋转复位法：具体操作同上文。完毕后，再以头颈拔伸法，理筋压平，拿按，搓拍作结束手法操作。该操作 1 周 1 次，3 次为 1 个疗程。第一次治疗结束后，患者诸证俱轻。

二诊：2018 年 7 月 18 日经治 1 个疗程后复诊，头晕症状完全消失，颈椎活动自如，神清，精神可，颈软，无恶心呕吐，神经系统检查未见明显异常。嘱患者避免长久低头，注意调整体位，不宜高枕，重视保暖。随访 3 月未复发。

按：李老指出，本病的性质为本虚标实，以肝肾阴虚为本，眩晕呕吐为标，景岳全书中有曰："眩晕一证，虚者居其八九，而兼火兼痰者，不过十中一二耳"，指出"无虚不能作眩"。基本病机为先天禀赋不足，长期工作用颈失度，筋脉劳损，关节偏错，日久累伤肝肾，肝肾阴虚，而致髓海空虚，肝风内动，发为眩晕。此时循足太阳膀胱经，足少阳胆经，以松解手法为主，如㨰法、揉法、一指禅推法，拿法等，可通经活络，补益肝肾；再施以李氏旋转定位扳法，可以奏理筋整复，通利关节之效。眩晕患者治愈后，尚需注意保养调护，配合头颈自我推拿，可有效巩固疗效。

◦ **案 2**

患者，男，87 岁，2018 年 12 月 14 日就诊。主诉：颈僵痛伴行走不稳 4 年余。患者 4 年前在无明显诱因下出现颈部僵痛，渐渐行走不稳，多方求医，效果不佳，为求诊治，遂来诊。刻下：颈僵痛，行走不稳，纳可，寐安，便秘，尿频，舌紫暗，苔白腻，脉弦紧。平素身体一般，有糖尿病病史十余年，服药血糖控制良好，有高血压病史 20 余年，口服药物，血压控制良好，有冠心病病史 5 年余，长期服药治疗，病情稳定，有前列腺炎病史 2 年余。外院颈椎 MRI 示：C4-5、C5-6、C6-7 椎间盘突出，部分节段颈髓受压；颈椎退行性变。颈椎正侧位张口位片（2018 年 12 月 14 日，编号 48254）示：颈椎退行性变。西医诊断：脊髓型颈椎病。中医诊断：项痹；辨证：气滞血瘀证。治则予以疏经通络、活血化瘀，理筋整复。处方：①颈椎牵引治疗；②颈椎推拿；③普通拔罐治疗。上述治疗，隔日一次（颈椎旋转复位法除外），10 次 1 个疗程。④颈椎李氏旋转定位复位法：具体操作同前文，完毕后，再以头颈拔伸法，理筋压平，拿按，搓拍作结束手法操作。该操作 1 周 1 次，3 次为 1 个疗程。

二诊：2019 年 1 月 2 日经治 1 个疗程后复诊，患者颈部症状缓解，查体神志清楚，步入诊室，舌紫暗，苔白腻，脉弦紧。纳可，寐安，便秘及尿频亦有改善。

三诊：2019 年 1 月 21 日经治 2 个疗程后复诊，患者颈僵痛完全消失，行走正常，纳可，寐安，便秘及尿频改善，舌紫暗，苔白腻，脉弦紧。患者及其家人非常满意，回家休息，安心过节。嘱其避风寒、畅情志，坚持自我保健推拿。随访三月，未见复发。

按：该患者年近九旬，年老体衰，素体较弱，病多复杂，病机多样，本虚标实，肾虚为本，血瘀为标，病情缠绵，累经颇多。李教授指出，该患者治疗手法以补益肝肾为主，操作要轻柔，牵引治疗从小量开始，旋转定位复位手法应该在充分推拿放松之后，手法要轻柔娴熟，以小角度小幅度手法复位。[245]

李佃贵

LI DIANGUI

　　李佃贵，教授、主任医师，博士生导师。全国劳动模范，享受国务院政府特殊津贴，第三届国医大师，全国著名脾胃病专家，河北省首届十二大名中医。现河北省中医院名誉院长、河北省胃肠病研究所所长。国家卫计委临床重点专科（脾胃病科）主任，国家中医药管理局浊毒证（慢性胃炎）重点研究室主任，国家中医药管理局重点专科（脾胃病科）、重点学科（中医脾胃病学）主任。

脾胃系统疾病医案

一、慢性萎缩性胃炎兼银屑病

⊙ 案 1

患者，男，39 岁，就诊时间：2009 年 10 月 12 日。主诉：胃脘胀满 1 年。现病史：患者 1 年前开始出现胃脘胀满，在本院门诊做胃镜示：慢性萎缩性胃炎，十二指肠球炎。曾与中药口服，症状时轻时重。现症：胃脘胀满，进食后加重，嗳气频频，口苦，纳差，寐差多梦，大便 2～3 日 1 次，黏腻不爽，双上臂、面颊部可见密布斑疹，色红有脓点，舌黯红，苔黄厚腻，脉弦滑。自述银屑病史 10 余年，曾内服外用多种药物均未效。证属浊毒内蕴，胃气上逆，治以化浊解毒，和胃降逆，予化浊解毒方加减，处方：藿香 12g，佩兰 9g，生薏仁 15g，茵陈 15g，白花蛇舌草 15g，黄连 15g，蒲公英 12g，云苓 15g，白术 9g，菖蒲 12g，郁金 12g，广木香 9g，香附 15g。水煎服日 1 剂。14 副后，胃脘胀满、嗳气明显减轻，患者惊喜发现，双臂及面颊部皮疹减轻，且无新生皮疹。李老在原方基础上加：五加皮 15g，地骨皮 12g，丹皮 9g，白鲜皮 9g。加减治疗 2 个月，皮疹基本消失，随访半年未复发。

按：本例患者慢性萎缩性胃炎伴银屑病，其发病与浊毒密切相关。李老认为浊毒既是一种致病因素，同时也是一种病理产物。因此浊毒内蕴脾胃，可见胃脘胀满等症，浊毒蕴结皮肤可见皮疹、脓点，选用生薏仁、佩兰、茵陈化浊，白花蛇舌草、蒲公英、黄连清热解毒，同时配以五加皮、地骨皮、丹皮、白鲜皮，寓"以皮治皮"之意，使浊毒之邪从皮而出，给邪以出入，从而达到邪去正安的目的。

二、慢性萎缩性胃炎伴反复口腔溃疡

⊙ 案 1

患者，男，56 岁，就诊时间：2009 年 4 月 18 日。主诉：胃脘胀痛 5 年，加重 10 天。患者慢性萎缩性胃炎病史 5 年，在本院做胃镜是慢性萎缩性胃炎，病理示黏膜中度炎症。就诊时症状：胃脘胀满、疼痛，嗳气，口干苦，唇舌反复溃疡，经年不断，舌痛，大便干结，2～4日1次，舌黯红，苔黄厚腻，脉弦滑。证属浊毒内蕴，熏蒸口舌，治以化浊解毒，生肌敛疮。予化浊解毒方加减：藿香12g，佩兰9g，生薏苡仁15g，茵陈15g，白花蛇舌草15g，黄连15g，蒲公英12g，云苓15g，白术9g，冬凌草12g，儿茶9g，玄参15g，青黛3g。日1剂。1周后胃脘胀痛明显减轻，唇舌溃疡较前表浅，无新生溃疡。按上方加减治疗1个月，胃胀基本不明显，溃疡消失。随访半年未复发。嘱其清淡饮食。

按： 慢性萎缩性胃炎多因饮食不节损伤脾胃，致脾失健运，湿浊内生，日久郁热蕴毒，浊毒内蕴于里而见胃脘胀痛、嗳气等症状。胃经"起于鼻翼两侧……而下鼻外侧，进入上齿龈内，回出环绕口唇，向下交汇颌唇沟承浆处"。浊毒之邪，循经上扰而见口腔溃疡反复发作，经久不愈。李老运用化浊解毒方清化脾胃湿浊热毒，使浊毒去，脾胃调。李老师每遇浊毒内蕴所致口腔溃疡必加冬凌草、儿茶、玄参、青黛等药。冬凌草《现代中药学大辞典》记载，冬凌草苦甘微寒，有清热解毒、活血止痛作用。李老师认为冬凌草具有解热、降燥、润喉作用，对于口舌生疮、上焦火热均有较好治疗作用。儿茶《医学入门》"消血、治一切疮毒"，《本草正》"降火生津，清痰涎咳嗽，治口疮喉痹"，元参、青黛有清热解毒凉血作用，《岭南采药录》记载可"涤疮及痄腮"。在化浊解毒基础上加用上述药物，使多年痼疾得愈。

三、慢性萎缩性胃炎伴糖尿病

◎ 案1

患者，男，58岁，2008年7月9日。主诉：间断胃脘胀满堵闷10年，加重3天。就诊时症状：胃脘胀满堵闷，嗳气连连，口干口苦明显，无食欲，周身乏力，大便黏腻不爽，每日2～3次，小便黄，面色晦黯，舌黯红苔黄腻，脉弦滑。患者2009年在本院做胃镜示慢性萎缩性胃炎，病理示胃窦黏膜中度肠上皮化生，胃体小弯黏膜轻度不典型增生，其后间断予中药治疗。2型糖尿病史5年，每日予胰岛素皮下注射，早、中、晚各2、14、12U。李老据患者症状辨证为浊毒内蕴，瘀血阻络，治以化浊解毒，活血化瘀，予化浊解毒方加减：藿香12g，佩兰9g，生薏苡仁15g，茵陈15g，白花蛇舌草15g，黄连15g，蒲公英12g，云苓15g，白术9g，山甲珠9g，川芎9g，全蝎9g，蜈蚣2条，三七粉（冲）2g，冬凌草12g，壁虎6g。治疗1个月时，患者胃脘症状不明显，且明显感觉乏力减轻，血糖平稳下降，将胰岛素用量逐渐减少，以上方为基础治疗半年，患者胃脘无症状，停用胰岛素。

按： 糖尿病属中医"消渴"范畴，历代医家认为消渴主要病因为饮食不节、情志失调、劳欲过度，阴虚燥热为其主要病机。李老在此基础上结合自己多年临床经验认为，浊毒既为消渴的致病因素，同时亦为消渴的病理产物。消渴病人因饮食、情志、劳欲致使脾失健运，湿浊内生，日久郁热而成浊毒，与以上3种同时为消渴的致病因素；同时浊毒蕴结体内，不能正常排出体外，可使体内形成脂毒、糖毒，从而产生高血脂高血糖等病证。李老师用化浊解毒法尤其对山甲珠、蜈蚣、全蝎、壁虎等虫类药物的应用，可以达到以毒攻毒的作用，使体内浊毒尽快排出，恢复机体正常状态。

四、慢性萎缩性胃炎伴抑郁症

◦ 案1

患者，女，45岁，间断胃脘胀痛5年，加重半年。现病史：患者5年前开始出现胃脘胀痛，曾作胃镜示慢性萎缩性胃炎，半年前症状加重，在本院门诊做胃镜示慢性萎缩性胃炎，病理：肠上皮化生（中度）。其母因胃癌去世，逐渐伴烦躁，焦虑易激惹。曾诊断为抑郁症。就诊时症状：胃脘胀痛，生气后加重，嗳气，反酸，口干口臭，纳差，烦躁，寐差，大便日1次，艰涩难出，舌黯红苔黄厚腻，脉弦细滑。症属浊毒内蕴，瘀血阻络，治以化浊解毒活血化瘀，予化浊解毒方加减，处方：藿香12g，佩兰9g，生薏苡仁15g，茵陈15g，白花蛇舌草15g，黄连15g，蒲公英12g，云苓15g，白术9g，五加皮15g，合欢皮15g，龙胆草9g，生龙骨15g，生牡蛎15g，栀子12g，豆豉6g。14剂，日1剂。服药后胃脘胀满减轻，心烦寐差明显好转，仍有嗳气，在上方基础上加菖蒲20g，郁金12g，守方治疗3个月，诸症悉除。随访3个月未发。

按：脾胃在情志发病过程中至关重要，不仅直接调摄情志，还可通过经络气血影响其他脏腑，以达到对情志的作用。慢性萎缩性胃炎患者常因饮食、情志等因素，使脾失健运，湿浊内生，日久郁热蕴毒，浊毒内蕴而见诸症。浊毒内蕴胃腑胃失和降而见胃脘胀满、疼痛，浊毒内蕴肠道而见大便黏腻不爽，浊毒淫侵，上扰心神，神失调摄而见烦躁、易激惹、寐差等症状。朱丹溪曾提出"气郁""血郁""痰郁""火郁""湿郁""食郁"等六郁观点，李老认为慢性萎缩性胃炎伴抑郁症的发病与浊毒致病有关，临床上采用化浊解毒为大法，每多用化浊解毒药物的同时配合刺五加、合欢皮、生龙骨、生牡蛎等镇静敛神，亦即《注解伤寒论》中"龙骨、牡蛎，收敛神气而镇惊。"[246]

五、溃疡性结肠炎

∘ **案1**

患者，女，52岁，2018年4月8日初诊。患者主诉"腹痛、腹泻3年余，加重5天"。患者于3年前无明显诱因出现间断性腹痛腹泻，偶有胁肋部胀痛，便后缓解，未予重视，自行口服药物治疗（具体不详），症状时轻时重。5天前患者因生气致腹痛、腹泻加重，自行口服药物未见明显好转，为求系统诊治，遂就诊于我科门诊。患者自述发病以来体重减少16kg左右。行结肠镜检查示：结肠黏膜轻度充血水肿，有多发性小溃疡，病变呈弥漫性分布。考虑UC。刻见：腹痛，腹泻，7～9次/天，质稀，大便带血，时有黏液，伴里急后重，口干口苦，倦怠乏力，纳呆，寐欠安，小便黄。舌质暗红，苔黄腻，脉弦滑数，既往体健。查体：腹平坦，无胃肠型及蠕动波，轻压痛，无腹肌紧张及反跳痛，肝脾肋缘下未触及。中医诊断为"泄泻"，并分析，患者浊毒留滞，热盛肉腐，损伤肠络，黏液随大便而下。大肠传导失司，气滞不畅故见腹胀下坠，辨证为浊毒内蕴、肝脾不调。

李老认为治疗当化浊解毒、疏肝健脾，处方：白头翁10g，黄芩10g，香附15g，当归15g，炒白芍15g，枳壳10g，柴胡15g，凤尾草15g，飞扬草15g，炒白术12g，山药10g，陈皮15g，乌梅8g，地榆15g，石榴皮12g，仙鹤草15g，炙甘草6g。上药共煎400mL，分早晚2次饭后温服，共7剂，并嘱禁食生冷油腻之物。

二诊：服药1周后，患者精神较佳，虽仍有腹泻，但每日次数总体减少，且腹痛稍有缓解，偶有胁肋部胀痛。纳寐尚可，大便较稀，日行3次。舌红苔黄腻，脉弦滑。原方加苏梗10g，厚朴15g，黄连15、广木香9g。水煎400mL，共14剂，早晚饭后温服。

三诊：服药第3周，患者自觉情绪较前稳定，腹痛、腹泻均有缓解，胁肋部胀痛减轻。纳寐可，大便日行2～3次，质偏稀，成形。舌红苔黄，脉弦滑。上方加党参20g，清半夏6g，生薏苡仁20g。水煎400mL，共14剂，早晚饭后温服。以此方为基础随症加减服药治疗3个月，患者精神可，无腹痛，大便1～2次/天，纳寐可，随访半年症状未再复发。

按： 该患者泄泻尚在初期，浊毒内蕴，肝郁气滞，气血郁结肠中，同时伴有脾虚症状，故化浊解毒的同时，应兼顾肝脾，疏肝健脾，培补正气，药用香附、柴胡等疏肝理气，白术、白芍、山药健脾益气，凤尾草、飞扬草清热利湿、消炎止痛，当归、白芍缓肝止痛，地榆、石榴皮止血解毒，仙鹤草收敛止痢、止血，乌梅止泻防正气耗损太过，甘草调和诸药。7剂后，正气稍有来复，除化浊解毒总则外，宜以祛邪为主，方中黄连、木香清热祛湿、清肠止泻，继续配以疏肝健脾之药。再用14剂，泄泻缓解，正能胜邪，应长期扶正祛邪，标本兼顾，故以化浊解毒、清肠止泻、养肝和胃为治则，随患者症候变化加减方药。经综合调理，患者症状缓解，病情改善。[247]

六、胆汁反流性胃炎

⊙ 案1

患者，女，30岁，2013年10月14日初诊。主诉：间断胃脘隐痛1年余，加重1周。患者于1年前无明显诱因出现胃疼，伴右胁及后背不适，偶有嗳气。于1月前在石家庄市某医院查电子胃镜示：慢性非萎缩性胃炎（胆汁反流型）。病理诊断：胃窦大弯及小弯：黏膜中度慢性炎症。患者未予重视，后病情时有反复，自服元胡止痛片等药物，效果欠佳，遂来门诊就诊。

现主症：胃脘胀痛，夜间尤甚，伴反酸、嗳气，并见右胁及后背不适，面部痤疮。纳呆，寐欠安，多梦，大便不成形，便质黏，每天一行。舌暗红、苔薄黄稍腻，脉弦滑。

西医诊断：胆汁反流性胃炎。治法：养肝和胃，化浊解毒。中医诊断：胃脘痛，证型属肝胃不和，浊毒内蕴。处方：醋香附、醋青皮、柴胡、茵陈、金钱草、石菖蒲、炒莱菔子、鸡内金、延胡索各15g，黄芩、黄连、紫苏梗、竹茹、郁金、知母、白芷各12g，黄柏、焦麦芽、焦山楂、焦神曲各10g，清半夏、川牛膝各9g，甘草6g。

2周后复诊：诸症好转。仍时有胃脘胀痛，牵及两胁及右肩背，偶嗳气，晨起口干口苦。纳稍增，夜寐欠安，大便不成形，便质黏，每天一行，尿黄。舌暗红、苔薄黄腻，脉弦细滑。守原方去郁金、石菖蒲，加赤芍、紫花地丁、地骨皮各15g，牡丹皮12g，龙胆草10g。

1月后三诊：药后胃脘、后背疼及反酸减轻，面部痤疮较前好转，月经延迟5天，夹有血块。纳一般，寐欠安，易醒，大便偏稀，每天一行。舌暗红、苔薄黄腻，脉弦细滑。守原方去金钱草，加紫草、浙贝母各15g。继服1月后症状基本消失，饥饿时疼痛明显，偶有反酸、嗳气，月经延迟，经血色暗，手脚冰凉。纳可，夜寐可，大便时干时稀，每天一行。舌暗红、苔薄黄。守原方加瓜蒌、桑白皮各15g。嘱患者坚持用药。于2014年6月21日复查电子胃镜，示：慢性浅表性胃炎。嘱患者继续口服中药，随访4月，症状未复发。

按：本例病程较短，患者因情志不畅、饮食不节致肝郁气滞，肝气横逆犯脾，脾胃运化失司，湿浊内生，故症见胃脘部疼痛，嗳气，口干口苦，纳呆，大便不成形，便质黏，苔薄黄稍腻，脉弦滑等浊毒内蕴之证。肝胃气郁，气郁日久致血瘀，胃络瘀阻，故症见手脚冰凉，月经延迟等瘀血内阻，气血不通之证。治疗以养肝和胃，化浊解毒为主，配合行气活血止痛。方中用茵陈、黄芩、黄连化浊解毒，醋香附、紫苏梗、醋青皮、柴胡疏肝理气，共为君药；以黄柏、金钱草、竹茹、清半夏、郁金、石菖蒲、知母为臣药，加强清热利湿之功；佐以川牛膝引火下行；延胡索、白芷理气、活血、止痛；焦麦芽、焦山楂、焦神曲、炒莱菔子、鸡内金健脾消食；甘草调和诸药。后根据患者病情变化，在化浊解毒、疏肝理气的基础上，适时加减方药。如：月经延迟，经血夹有血块，加用赤芍、紫花地丁、紫草等以活血化瘀。本病在治疗的同时，还应配合个人生活方式的调整，如加强体育锻炼、饮食规律、起居有节等。[248]

杂病医案

一、糖尿病

◎ 案 1

患者，女，58 岁，2010 年 8 月 5 日初诊。主因口干 2 年余，加重 3 个月就诊。患者 2 年前体检时发现空腹血糖 8.7mmol/L，查葡萄糖耐量 + 胰岛素释放试验，诊断为 "2 型糖尿病"。患者现口干，口中异味，神疲乏力，身体困重，纳差，腰膝酸软，胸闷，寐差，气短，消瘦，小便混浊，大便黏腻不爽，有排不尽感，1～2 天 1 次，舌紫暗苔黄腻，脉弦细滑。查血糖示：空腹血糖 9.8mmol/L，餐后血糖 15.9mmol/L；尿常规示：尿糖（+++）、蛋白质（+）；肝、肾功能未见异常。西医诊断：糖尿病（2 型）；中医诊断：消渴（浊毒内蕴，脾肾两虚）。治宜化浊解毒，补脾益肾，处方：茵陈 15g，生地 20g，黄连 15g，佩兰 10g，大黄 9g，枳实 15g，厚朴 15g，藿香 15g，紫蔻 15g，苍术 15g，当归 15g，牡丹皮 12g，仙鹤草 15g，五味子 15g，全蝎 9g，茯苓 15g，车前子 15g，砂仁 15g。7 剂水煎服，每日 1 剂，分早晚温服。服药后，口干减轻，纳好转，小便混浊减轻，大便较前好转，但仍黏腻不爽，2 天 1 行，仍身体困重腰膝酸软，乏力，夜欠安，舌红苔黄厚腻，弦细滑。表明患者体内浊毒虽有祛除，但仍有余邪尚存，因此在上方基础上加黄芩 15g，炒莱菔子 15g，以清热解毒、化浊消滞；合欢皮、花各 15g，夜交藤 15g 宁心安神，药后口干明显减轻，纳明显好转，夜安，小便混浊减轻，大便可，1 天 1 行，舌红苔黄腻，弦细滑。

三诊时患者口干基本消失，纳可，腰膝酸软已不明显，仍神疲乏力，寐可，小便色清，大便质可，舌红苔黄腻，脉弦细滑。以本方为主，随证加减，连续调治 4 个月。诸症基本消失。综上所述，李教授治疗糖尿病将化浊解毒大法贯穿治疗的始终，排出或消散体内浊毒，促进机体新陈代谢，使浊毒去，气血畅，积郁解，痰火消，脾运复健，胃复和降，肝气调达，浊毒无所生，人体紊乱的内环境归于平衡，徐徐图之，效果显著。[249]

二、灼口综合征

⊙ 案 1

患者，女，56 岁，2020 年 5 月 14 日初诊。舌部灼热疼痛 1 月余。患者 1 月余前因生气后出现舌部灼热疼痛，伴舌麻，胃脘胀满，口干口苦，纳少，寐可，大便日 1 次，质干，舌质紫暗，舌苔黄腻，脉弦细滑。西医诊断：灼口综合征。中医诊断：舌痛症；辨证为肝气郁结，浊毒内蕴。治则：疏肝理气，化浊解毒。处方：百合 12g，乌药 12g，川芎 9g，白术 6g，茵陈 15g，黄连 12g，黄芩 12g，苦参 12g，半枝莲 15g，白花蛇舌草 15g，鸡骨草 15g，郁金 12g，石斛 12g，龙胆草 12g，牡丹皮 12g，儿茶 9g，生石膏 20g，柴胡 12g，焦槟榔 12g，焦山楂 12g，佩兰 9g，水蛭 9g，蛇莓 12g，寒水石 20g。共 14 剂，1 剂 / 天，水煎取汁 300mL，早晚分服。嘱饮食均衡，多食新鲜蔬菜水果，保持心情愉悦，生活起居规律，注意口腔清洁。

2020 年 6 月 1 日二诊：间断舌部灼热疼痛，以舌两侧及舌尖甚，舌麻基本消失，胃胀好转，口干口苦，纳寐可，大便日 1 行，质软，质黏，舌质红，舌苔根部黄腻，脉沉弦细。于上方去寒水石、生石膏、焦槟榔、焦山楂、水蛭、蛇莓、佩兰，加半夏 9g，枳实 12g，藿香 12g。共 30 剂，煎服法同前。

2020 年 7 月 2 日三诊：偶有舌部灼热感，胃胀消失，夜间口干口苦，纳寐可，大便日 1 行，质可，舌质红，苔根部薄黄腻，脉沉弦细。于上方去半夏。共 30 剂，煎服法同前。2 个月后电话随访，诉舌痛消失。

按：患者平素饮食不节，加上情志刺激，损伤脾胃，脾胃运化失职，致水停、湿聚、痰凝、血瘀、毒蕴，终成浊毒之邪，浊毒既是病理产物，又是致病因素，浊毒阻于舌络，见舌体灼热疼痛、舌麻，肝气横逆犯胃，则胃胀，肝胆相表里，胆汁上溢，则见口干口苦，胃失受纳，则纳少，浊毒伤及气阴，津亏不能润养肠道，则大便干结，观其舌脉均为肝气郁结，浊毒内蕴证，治宜疏肝理气，化浊解毒，以灼口方为基本方进行加减。配伍生石膏、寒水石、蛇莓清热泻火，除烦止渴，佩兰芳香化湿，醒脾开胃，柴胡疏解肝郁，焦槟榔、焦山楂健胃消食，行气散瘀，加水蛭活血散瘀，通络止痛。诸药共用，共奏疏肝理气，化浊解毒之效，临床疗效显著。二诊时，患者诸症均有好转，故去寒水石、生石膏、水蛭、蛇莓。纳食恢复可，故去焦槟榔、焦山楂；藿香长于化湿和胃，故去佩兰，加以藿香芳香化湿，醒脾开胃。患者胃胀仍存，故加半夏、枳实宽中下气，降逆除满。三诊时患者诸症基本消失，故守方继续服用，半夏辛温燥烈，有伤阴助火之弊，故予去之。[250]

杨春波

YANG CHUNBO

杨春波，男，汉族，中国国民党革命委员会党员，第三届国医大师，1934 年出生，从事中医药工作 60 余年，福建省脾胃病重点专科学术带头人，福建中医药大学附属第二人民医院主任医师，全国老中医药专家学术经验继承工作指导老师。他精于脾胃、发热性等疾病的诊治，创新研究脾胃湿热理论，在国内率先开展脾胃湿热理论的临床调查和现代研究，研究成果被广泛引用。

他提出"大脾胃"的概念，强调在承袭古训的基础上，用现代医学丰富中医理论。坐诊时以心交心，引导患者聊出更多信息，对病情全面研判。他倡议成立了福建中医药学会传承研究分会，主张通过学术活动推动名老中医对行医经验进行梳理总结。

相理国，医治病，道不同，理相通。"杨春波出生于中医世家，年幼时，祖父因治愈当时莆田县官吏母亲的顽疾而获赠了"医同良相"的大横匾。"以往，人们都把中医的脾胃概念理解成了一个小概念，而实际上，中医上的脾胃概念是一个特别大的概念。它的外延非常宽，很多病的治疗，比如肝炎，都需要首先从脾胃上开始论证。"杨春波十分强调中西医的概念区分，但他更看重的是在承袭古训之上，充分利用现代医学来丰富、创新中医理论，用中医的理论和思维去认识西医、诊治现代生活环境中的病症。

脾胃系统疾病医案

一、慢性萎缩性胃炎

⊙ 案 1

患者，女，44 岁，2020 年 4 月 24 日初诊。反复胃脘胀闷 7 年余，再发 3 天。曾口服西药及中成药治疗，症状未见明显缓解。4 月前曾于外院行胃镜检查示：慢性萎缩性胃炎（C-2 型）；病理：（胃窦小弯）全层胃窦型黏膜重度慢性萎缩性炎，肠化 2+。3 天前因贪食酒肉瓜果，胃脘胀闷不适复作。刻下症见：胃脘闷胀，时作嗳气，气味酸腐，劳倦及餐后加重，得嗳气后觉舒，口干苦，胸闷，心慌，咽痛、咽干，少痰，纳差，欠知饥，喜冷饮，寐差，需口服艾司唑仑片助眠，小便短黄，大便欠畅，质软，7～8 天一行。舌暗红边有齿痕，苔黄腻干，脉细缓，重按无力。平素工作压力大，性急易怒，善太息，四肢沉重，周身乏力，头晕，畏冷。月经后期，色暗质可量中，但夹大量血块，经期小腹冷痛，且平素带下色白质稠量多。四诊合参，辨证为脾虚湿热、食滞内停，兼气滞、血瘀。治法：健脾益气、消食和胃，佐以清化、调气、疏络。处方：绞股蓝 12g，玉竹 10g，白扁豆 12g，黄连 3g，琥珀 6g，麦芽 15g，稻芽 15g，建曲 12g，炒山楂 12g，茯苓 15g，枳壳 10g，赤芍 10g，丹参 10g，砂仁 4.5g（后入），茵陈 10g，萹蓄草 12g，马勃 4.5g，炙甘草 3g。7 剂，水煎服，1 剂/天。另予枳术宽中胶囊，一次 3 粒，3 次/天；保和丸，一次 2 丸，2 次/天，饭前半小时化服；嘱其饮食忌生冷油腻之品。

2020 年 4 月 30 日二诊：药后咽痛、咽干若失，胃脘胀闷、头晕较前稍减轻，知饥、纳增，小便调，大便 2 日一行，排便仍觉费力；昨日因劳累而头晕复作，且伴气短，余症如前。舌暗红边有齿痕，苔黄腻，脉细缓，重按无力。时值经期第 3 天。治以益气健脾、清瘀安神。处方：绞股蓝 15g，白扁豆 12g，黄连 3g，琥珀 6g，茯苓 15g，枳壳 10g，赤芍 10g，丹参 10g，砂仁 4.5g（后入），葛根 10g，黄芪 10g，合欢皮 15g，炙甘草 3g。续服 14 剂，并嘱续服枳术宽中胶囊，一次 3 粒，次数改为 2 次/天。保和丸药量减半，一次 1 丸，2 次/天。

2020 年 5 月 19 日三诊：已无明显胸闷、心慌，脘闷、嗳气续减，食欲较前转佳，但仍有头晕气短，肢乏困重，畏冷，夜眠 5 小时，大便 2 ～ 3 日一行，不畅感稍减，小便稍黄。舌暗红边有齿痕，苔黄稍腻，脉细无力。治以益气健脾，清化安神，调气疏络。守上方去丹参、合欢皮，加首乌藤 20g，茵陈 10g，黄芪加量为 12g，续予 14 剂。续服枳术宽中胶囊，一次 3 粒，2 次 / 天。

2020 年 6 月 10 日四诊：嗳气、脘闷若失，知饥能食，头晕气短较前减轻，但仍偶有胸闷，有肢体沉重，周身乏力，畏冷之症，口干苦，稍烦躁，排便较前顺畅，夜寐转佳，服中药后可睡 7 ～ 8 小时。舌暗红边有浅齿印，苔白腻披黄，脉细无力。续前法，守上方去首乌藤、茵陈，加合欢皮 15g，丹参 10g，佩兰 12g，薏苡仁 10g。续予 14 剂。此后随症加减，前后共调治近半年。后于 2020 年 10 月 16 日复查胃镜：慢性萎缩性胃炎（C-1 型）；病理：（胃窦小弯）全层胃窦型黏膜轻度慢性萎缩性炎。

按： 本案为胃痞、便秘、不寐等多病兼夹，且证兼虚实两端，主要为脾虚、阴伤、湿热、食积、气滞、络瘀等相互错杂，症状纷繁多样，涉及范围广，上至头面诸窍，下至二阴，同时伴有四肢困重、周身疲乏，故杨老强调临证时需当抓核心病机，在此基础上兼顾次要病机。患者年过六七，三阳脉衰，阳明胃气渐亏，脾胃虚弱；加之近期饮食失节，食滞内停，致脾胃纳运失职，中焦气机壅滞，故脘痞纳差、嗳气酸腐。脾失健运，水反为湿，谷反为滞，湿滞久蕴，易酿生湿热。湿热上蒸、下注，故见口干苦、咽中干痛、大便软而欠畅、小溲短黄；湿热蕴郁，困遏脾机，久则因实致虚，损阴伤阳，耗伤气血，则清阳不得充实四肢百骸，故见头晕、周身疲乏、四肢沉重、畏冷。《素问·病能论》篇："阳明者胃脉也，胃者六腑之海，其气亦下行，阳明逆不得从其道，故不得卧也"，脾胃虚弱，饮食积滞，湿热氤氲，上扰心神，故见夜卧不安。结合月经史及舌脉，可辨证为脾胃气阴不足、湿热瘀阻，兼食滞、气郁。病在脾胃，属虚实夹杂。然当前食滞凸显，且食滞久蕴亦可加重脾虚及湿热程度，故当标本并治，治宜健脾益气，养阴清化，和胃消食，佐调气、疏络。方以绞股蓝、玉竹为君，性寒、味甘，二药相伍，补脾气而益胃阴，益气而不助热，养阴却不生湿，以治本虚。此二药为杨老常用对药，尤宜于脾胃气阴亏虚兼湿热者。扁豆甘温，黄连苦寒，功可健脾清化；重用山楂、谷麦芽、建曲，消食滞而和胃安中，六药共为臣药，以除标实。佐以茯苓健脾渗化，砂仁理气芳化，助君臣药健脾除湿。枳壳行气消痞，赤芍、丹参散瘀疏络，三药气血并调，心肝同治；琥珀入心、肝经，安神助眠且活血化瘀。茵陈、萹蓄清热利湿，釜底抽薪，引湿热邪气从小便而去，以消湿热上蒸之势。马勃清肺利咽以治咽痛。使以炙甘草，调和诸药。初诊察其病程长、兼症多，故佐枳术宽中胶囊、保和丸行气开胃消滞以增其效，续予养胃补气养阴、清瘀安神，佐开胃消食方药以治本。

二诊：见患者食欲明显改善，故以首诊方去麦芽、稻芽、建曲、山楂等开胃消食之品；口苦、咽痛、咽干好转，故去茵陈、萹蓄、马勃。胃脘闷胀稍减，食欲较前改善，舌苔转润，然因劳累而头晕、气短复作，察其舌脉，考虑气虚显著，故暂去玉竹，而酌增绞股蓝用量，更益以葛根、黄芪，益气升清；患者夜寐差，喜叹息，为肝郁不舒、心神不宁，加合欢皮解郁安神。

三诊：脘痞嗳气续减，但寐差、头晕、气短等仍存，察其舌脉，仍属脾胃气虚、湿热中阻之证，考虑病重药轻，应守方加减：已无胸闷心慌，暂去丹参；年过六七之数，肝血渐亏，神魂失养，非仅肝郁一端，故易合欢皮为首乌藤，养血安神；小便稍黄，恐湿热复炽，复加茵陈清利湿热；气虚仍著，黄芪加量以增强健脾益气之力。

四诊：脘闷、嗳气、头晕较前明显减轻，夜寐明显改善，稍烦躁，胸闷，肢乏、气短、畏冷等；见黄腻苔渐退，已转白腻，此为脾虚湿困，清阳不布所致，故予以三诊处方，仍加丹参伍枳壳以理气通络，并加佩兰、薏苡仁化湿解表、健脾渗利。后复查见慢性萎缩性胃炎胃镜下好转，胃黏膜病理活检提示萎缩、肠化级别逆转。

◎ 案 2

患者，女，62 岁，2020 年 5 月 12 日初诊。反复中上腹胀痛 3 年余，再发伴加重 2 天。2020 年 3 月 24 日本院胃镜：慢性萎缩性胃炎（C-2 型），病理：（胃窦大弯）全层胃窦型黏膜重度慢性萎缩性炎，肠化 3+。曾服中西药治疗（具体不详），疗效不佳。平素性急易怒，时有烘热，头痛，耳鸣，神疲肢倦。2 天前郁怒后中上腹痛复作并加重。刻下症见：胃脘胀痛，不知饥，纳少，喜嗳气，口臭，口干苦，夜寐差，大便秘结，4～5 天 1 次，肠鸣辘辘，小便可。舌红稍暗，苔薄黄腻，六部脉细，左弦右缓。治法：益气养阴、清化散瘀、潜阳安神，佐运脾开胃。处方：黄芪15g，黄精15g，白扁豆12g，黄连3g，茵陈10g，稻芽15g，麦芽15g，龙骨10g（先煎），牡蛎10g（先煎），砂仁5g（后入），茯苓15g，琥珀6g，合欢皮15g，山楂15g，建曲12g，枳壳10g，丹参10g，炙甘草3g。7剂，水煎服，1剂/天。加予保和丸，一次2丸，2次/天，饭前半小时化服。

2020年5月19日二诊：药后胃脘痛、嗳气减轻，稍知饥，纳增；仍口干苦，烘热，夜寐易醒、多梦，胸闷，喜叹气。大便质干，小便黄。舌光质粗暗红，苔薄黄腻干。脉细弦迟。治法：养阴益肾、清化散瘀、潜阳安神，佐运脾开胃。守上方去建曲、茯苓、砂仁、枳壳、龙骨、黄芪，加党参15g，菟丝子10g，黄柏15g，泽泻10g。续予10剂。

2020年6月2日三诊：胃脘胀痛较上诊减轻大半，纳可，烘热稍减，耳鸣，夜寐好转，服药后可睡5小时，大便质干、不易排，小便黄。舌光质粗暗红，苔薄黄腻干。脉细弦迟。治法：养阴益肾、清化散瘀、潜阳安神。守上方去山楂、麦芽、稻芽，加瓜蒌20g。续予10剂。

2020年6月17日四诊：偶进食不慎出现胃脘胀痛，纳尚可，烘热、耳鸣均减轻，夜寐好转，大便质干、通畅，小便黄。舌光质粗暗红，苔薄黄。脉细弦迟。治法：养阴益肾、清化散瘀。守上方去牡蛎、合欢皮。续服10剂。此后随证加减，予以巩固治疗一月余，诸症告瘥。2020年8月25日复查胃镜：慢性萎缩性胃炎（C-1型），病理：（胃窦大弯）全层胃窦型黏膜轻度慢性萎缩性炎，肠化1+。

按：结合患者病程、症状、舌脉及胃镜检查，考虑本案属虚中夹实，即素体脾虚兼湿热内蕴，复因遇情志不遂，出现肝胃不和之证。"脾胃者，仓廪之官，五味出焉"，饮食水谷在体内的转输，需依赖脾胃纳运功能的正常履职。若脾胃虚弱，纳运失职，致湿邪内生，郁而化热，加之该患者年已过七七之数，肝肾阴血渐亏，阴虚火旺，肝阳偏亢，故平素性急易怒，时有烘热，头痛，耳鸣，神疲肢倦；复遇情志不遂，木郁而土壅，则中焦痞结更甚，故见胃脘胀痛、不知饥、纳差、口干苦而臭等症。大肠传导化物还需仰赖肝血肾阴濡润、脾气推动、胃气通降等作用，而患者年已六旬，肝肾不足，肠道失濡，加之情志不遂，木郁土壅，复有湿热氤氲，则肠腑气滞更重，故大便秘结不畅。观其舌脉，舌红稍暗，苔薄黄腻，六部脉细，左弦右缓，此为气虚湿热兼肝郁、血瘀、肾虚之象。治以益气养阴，清化散瘀，潜阳安神，佐运脾开胃。方中黄芪、黄精为君，功擅益气养阴，健脾益肾。扁豆、黄连、茵陈健脾清化，麦芽、稻芽运脾开胃，龙骨、牡蛎潜阳安神，四药共为臣药。佐以砂仁苦温、茯苓甘淡，加强臣药祛湿之力，使"湿去热孤"；琥珀重镇潜阳，合欢皮疏肝解郁，二药相伍，既平亢逆之肝阳，又解肝经之气郁，加强安神之功；山楂、神曲和胃消食，又可健脾、散瘀；枳壳、丹参调气疏络、养血活血，以行胃络瘀滞。炙甘草为使，调和诸药。

二诊，胃脘胀痛减轻，纳增、知饥，结合舌脉，考虑湿热渐消，脾肾不足显露，故在前方基础上去建曲、茯苓、砂仁、枳壳、龙骨，易黄芪为党参质润健脾，菟丝子温肾助阳、阳中求阴，黄柏清肾之虚热，泽泻宣泄肾浊，使诸药补而不滞。三诊，患者胃口改善，守上方去山楂、麦芽、稻芽；粪质干，小便黄，加瓜蒌理气润燥、滑肠通便，续服 10 剂。四诊，见夜寐等症较前减轻，守方去镇心安神之牡蛎、宁心安神之合欢皮。此后随症化裁，守正固本，以图全功。[251]

二、慢性泄泻

◎ 案 1

患者，女，51 岁，2019 年 2 月 15 日初诊。反复大便溏薄 4 个月，肠镜示"慢性结肠炎"，曾服中药治疗，疗效不佳。刻下：大便稀溏、日行三四次，每于晨起、情绪紧张、饭中或饭后即作，便前下腹闷痛、肠鸣，便后痛减觉舒，右胁痛，脘腹胀闷，餐后加重，疲乏，心烦易怒，口干苦，不知饥，纳少，眠差、每晚仅睡 4 小时，小便调，舌淡黯，苔白腻而微黄，脉左弦右缓。辨证属肝脾不调、脾虚湿盛，兼郁热、血瘀。治法：健脾渗湿、调和肝脾、清解郁热。处方：党参 15g，茯苓 15g，白扁豆 12g，白术 9g，陈皮 6g，赤芍 9g，防风 3g，黄连 3g，焦山楂 9g，炒麦芽、炒谷芽各 15g，仙鹤草 30g，地榆炭 12g，砂仁 4.5g。7 剂，每日 1 剂，水煎，早晚分服。

2019 年 2 月 22 日二诊：大便偶可成形、日行二三次，便前下腹闷痛减轻，脘腹胀闷、右胁痛、疲乏减轻，但复觉中脘嘈杂不舒，食欲转佳，但夜寐如前，余如前。守方去白扁豆、白术、地榆炭，加龙骨（先煎）15g，牡蛎（先煎）15g，琥珀4.5g。继服7剂。

2019年3月1日三诊：大便基本成形、质地稍软、日行二三次，便前下腹闷痛、脘腹部胀闷、嘈杂明显减轻，仍口干口苦，自觉心烦不甚以往，精神可，疲乏减轻，纳可，夜寐稍有改善，脉左弦（紧张度较前有所减轻）右缓，余同前。守方去黄连、陈皮，加黄芩4.5g，佩兰10g。继服7剂。

2019年3月8日四诊：大便基本正常、日行二三次，已无明显便前腹痛、脘痞、嘈杂，口干苦大为减轻，偶遇琐事仍有心烦急躁，但可较快自我平复，夜寐有5～6小时，醒后可缓缓入睡，舌淡红黯，苔白而微腻，脉左细右缓。守上方继服7剂后，诸症基本消失，舌淡红黯，苔白而微腻，脉细缓。予参苓白术散善后。

按：本案患者乃肝脾不调、脾虚湿盛，兼有郁热、血瘀，其病在大肠，而涉肝脾两脏，以脾胃气虚为本，肝郁、湿盛、郁热、血瘀为标。脾虚肝郁，湿邪内盛，故见泄泻脘闷、胁腹作痛、疲乏纳少等；肝郁化火，上扰心神，故心烦易怒、口干苦、夜寐不宁；舌淡红黯、苔白腻微黄、脉象左弦右缓，为脾虚肝郁、湿邪内盛，兼有郁热、血瘀之佐证。故治疗首重健脾，实土以御木乘，疏肝、柔肝次之，再遣祛湿清热、运脾消导、敛肠止泻之品对症治疗。方中党参、茯苓、白术、白扁豆，取参苓白术散之意，益气健脾、祛湿安神，共为君药；合痛泻要方，以陈皮理气燥湿，赤芍柔肝活血、防风疏肝、醒脾、胜湿，还可升发清阳，三者既助君药健脾祛湿之功，又调肝活血以兼顾肝"体阴用阳"特性，为臣药；黄连清热燥湿，焦山楂、炒麦芽、炒谷芽消导、疏肝、活血，仙鹤草、地榆炭清肠止泻，六药联用以治标，共为佐药；砂仁化湿和中，为使。

二诊时，诸症缓解，大便质地改善，但夜寐如前，复有中脘嘈杂等，遂守方暂去地榆炭、白扁豆，加琥珀镇心安神，龙骨、牡蛎平肝潜阳、重镇安神，且制酸和胃。

三诊时，嘈杂减、寐转佳，但仍口干口苦，虑其口干应为脾虚湿盛、津不上承，口苦为肝胆郁热，故易陈皮为佩兰以治口味异常，易黄连为黄芩以清肝胆郁热。四诊时，诸症续减，故守方巩固后，予参苓白术散善后，扶正健脾，清退余湿。

◦ 案 2

患者，女，60 岁，2020 年 4 月 17 日初诊。反复便溏 3 年余。刻下：大便溏软、2～4 次/天，伴中脘痛，口干，畏冷，时有烘热，知饥欲食，寐差多梦，小溲短赤涩痛，舌淡红黯，苔黄腻干，脉左弦、右细缓。辨证为湿热内蕴。治法：清化湿热、调气疏络，兼宁心安神、泻热通淋。处方：茵陈 12g，白扁豆 12g，黄连 3g，茯苓 10g，木瓜 10g，豆蔻 4.5g，仙鹤草 20g，地榆炭 15g，川芎 10g，煅龙骨（先煎）15g，煅牡蛎（先煎）15g，琥珀 6g，泽泻 10g，炒白芍 10g，炙甘草 3g。7 剂，每日 1 剂，水煎，早晚温服。

2020 年 4 月 24 日二诊：大便溏、每日 1 次，自诉复诊前两日贪食荤腥食物后偶发中脘胀痛，不知饥，无口干口苦，寐转佳，小便淋沥涩痛改善，舌稍红，苔黄腻，脉左弦、右细缓。复查尿常规示：白细胞 2+，潜血 +。急则治标，治以清化理气、消食疏络为主。处方：茵陈 10g，白扁豆 12g，茯苓 15g，黄连 3g，枳壳 10g，砂仁 4.5g，焦山楂 12g，麦芽、谷芽各 15g，泽泻 10g，蒲黄 10g，炒白芍 10g，炙甘草 3g。继服 7 剂。

2020 年 5 月 8 日三诊：便溏明显缓解、1～2 次/天，脘痛改善，无口干口苦，但觉畏冷、烘热，腰酸，纳可，小便好转，夜尿 3～4 次，寐安，舌淡红黯，苔薄黄、根黄腻，脉左弦、右细缓。治宜健脾益肾、清化湿热。处方：黄精 15g，茯苓 15g，白术 10g，菟丝子 10g，茵陈 10g，砂仁 4.5g，黄连 3g，仙鹤草 15g，地榆炭 15g，枳壳 10g，泽泻 10g，蒲黄 10g，炒白芍 10g，炙甘草 3g。继服 10 剂。

2020 年 5 月 18 日四诊：大便基本正常、唯质地偏软，中脘胀痛若失，腰酸、畏冷、烘热明显减轻，小便短赤涩痛续减，夜尿 2～3 次，纳可寐安，舌淡红黯，苔薄黄，脉左弦、右细缓。守方继服 7 剂后，以参苓白术散巩固善后。

按：本案患者以"反复便溏 3 年余"为主诉，主证属湿热内蕴、脾肾不足。脾胃亏虚，运化失权，升降失调，清浊不分，湿热蕴肠，故大便溏；湿热中阻，胃失和降，故见中脘闷痛；湿热内蕴，津不上承，故口干；湿热蕴结下焦，故小便短赤涩痛；肾之阴阳两虚，阳虚则寒，阴虚则热，故畏冷、烘热并存；湿热上扰心神，故寐差多梦；舌淡红黯、苔黄腻干、脉左弦右细缓，为湿热内蕴，兼夹血瘀、气滞之征象。总之，本案虽有脾肾虚损，但湿热上扰心神、下注膀胱，故治宜理脾清化、调气疏络为先，待湿热消退，改健脾益肾之法以图全功。初诊方中茵陈清利湿热、黄连苦寒燥湿，共奏理脾清化之功，同为君药；白扁豆、茯苓健脾渗湿，豆蔻化湿行气，木瓜和胃祛湿，俱为臣药；仙鹤草、地榆炭清肠止泻，煅龙骨、煅牡蛎、琥珀重镇安神，川芎为"血中气药"，功可理气活血，泽泻泄热通淋，共为佐药。炒白芍之用，其意一为合炙甘草为芍药甘草汤，酸甘化阴，既可止痛，又防前药耗气伤阴；二为合川芎、泽泻、茯苓，有"当归芍药散"之意，功可养血柔肝、健脾利湿、通淋止痛。

二诊时，患者泄泻频次减少，小便淋沥涩痛改善，但于饮食不慎后出现中脘胀痛、不知饥等症，结合舌脉，辨为湿热内蕴，兼食滞内停、气机阻滞，故治以清化理气、消食疏络为主。因夜寐转佳、便溏次数减少，故去龙骨、牡蛎、琥珀、仙鹤草、地榆炭等，加焦山楂、麦芽、谷芽消食和胃，枳壳理气宽中，易川芎为蒲黄散瘀通淋，易豆蔻为砂仁化湿开胃。

三诊时，诸症明显改善，唯大便溏软，苔由厚转薄，而畏冷、烘热、腰酸等脾肾不足转为主要矛盾，说明湿热渐消，病势已缓，故以治本为主，培补脾肾。方中君以黄精、白术、茯苓、菟丝子健脾益肾；臣以茵陈、砂仁、黄连清化湿热而退余邪；佐以仙鹤草、地榆炭、泽泻、蒲黄分消湿热于前后二阴，予湿热邪气出路，枳壳理气消胀；使以炒白芍、甘草，酸甘化阴、调和诸药。四诊时效不更方，再进 7 剂后以参苓白术散善后巩固。[252]

三、胃下垂

◎ 案 1

患者，女，47 岁，2019 年 11 月 1 日初诊。反复左下腹胀闷 1 年余。刻诊：左下腹胀闷不适，胀甚则痛，矢气则舒，稍畏寒，知饥欲食，寐可，大便成形细小、一日一行，小便黄，舌淡红黯，苔薄稍腻干，脉细无力。平素饮食无节，已绝经。外院胃肠钡餐透视示"慢性胃炎，胃下垂"。证候分析：患者，女，年近五十，肾气衰，天癸尽，故脉细无力；因饮食失节，脾气损伤，中气不足，故见脏器下垂、胀满不适；脾虚不能温润肌肉，故见畏寒；脾胃虚弱，气机升降失调，气机阻滞，不通则痛，故见胀痛、矢气则舒；脾失健运，津液输布失衡，内湿而生，苔稍腻乃脾湿之象；湿蕴日久，热必从生，故见小便黄、舌干。

辨证：脾肾不足、湿热阻滞。治宜健脾益肾、清化调气为主。处方：党参15g，白术10g，黄芪10g，菟丝子10g，黄连3g，茵陈10g，砂仁4.5g，枳壳10g，炙甘草3g。10剂，每日1剂，水煎，早晚分服。尿频、色黄，夜尿1次，舌脉同前。乃湿热交阻日久，气血运行不畅。属脾肾不足、湿热瘀阻证，治宜健脾益肾、清热化瘀。改方：党参15g，白术10g，黄芪10g，菟丝子10g，黄连3g，萹蓄10g，砂仁4.5g，枳壳10g，赤芍10g，当归6g，炙甘草3g。继服14剂后，诸症好转。

◎ 案2

患者，女，66岁，2019年11月22日初诊，反复胃脘部不适20余年。现病史：常胃脘胀闷、多食则加剧，伴嗳气，纳差，平素易发口腔溃疡，口臭，易疲乏，健忘，偶有心悸，燥热汗出，小便正常，大便干，夜寐不佳，舌质黯，苔薄黄腻，脉细有力。曾行胃肠钡餐透视示"胃下垂"。已绝经。证候分析：患者年过六旬，脏腑渐衰，脾肾不足，脏器失举，脾气不运，故见疲乏；饮食不下，浊气在上，故见胃脘胀闷、嗳气、食多加剧；脾胃功能失调，湿热内生，蕴蒸胃腑，则发口疮、口中异味；舌质黯、苔黄腻，乃湿热瘀阻之象；久病忧思伤神，心阳浮越，故夜不能寐；心血暗耗，心阴不足，则见心悸燥热；髓海失养，故见健忘。

辨证：脾肾不足、湿热瘀阻、心阳浮越。治宜健脾益肾、清化散瘀、潜阳安神。处方：绞股蓝15g，白扁豆12g，茯苓15g，砂仁4.5g，菟丝子10g，黄连3g，赤芍10g，丹参10g，枳壳10g，龙骨（先煎）12g，牡蛎（先煎）12g，琥珀5g，合欢皮15g，炙甘草3g。10剂，每日1剂，水煎，早晚分服。

2019年12月2日二诊：胃脘胀闷好转，易饥纳差，近期多食燥热之品，舌质黯、尖红，苔薄黄腻少干，脉细有力。治以健脾益肾、清热散瘀、潜阳安神。处方：白扁豆12g，茯苓15g，砂仁4.5g，菟丝子10g，黄连3g，茵陈10g，栀子15g，赤芍10g，丹参10g，枳壳10g，龙骨（先煎）12g，牡蛎（先煎）12g，琥珀5g，合欢皮15g。继服10剂善后。

⊙ 案3

患者，女，35岁，2019年12月27日初诊。反复中上腹胀闷1年余。外院胃肠钡餐透视示"慢性胃炎，胃下垂"。刻下：中上腹闷胀不适，时感胸闷，口干喜热饮，情绪急躁易怒，畏冷，知饥纳少，大便时溏、每日一行，小便调，夜寐尚安，舌淡红，苔薄黄腻，脉细无力。证候分析：患者饮食过燥，损伤脾胃，脾胃气虚，加之情志不遂，肝郁克木，气机不畅，故而腹部胀闷不通、纳差；脾胃机能不足，阳气内郁，湿热内生，外则肌肉不能温煦，内则湿热不能外攘，故见畏冷而喜热饮；舌苔薄黄腻，为湿热蕴蒸之象；脉细无力为虚象。

辨证为脾气不足、湿热阻滞。治宜健脾益气、清热化湿、行气为主。处方：党参15g，苍术6g，白扁豆12g，黄连3g，佩兰9g，厚朴9g，枳壳12g，瓜蒌15g。每日1剂，水煎，早晚分服。服7剂后，腹胀闷消，纳增，诸症好转。[253]

四、反流性食管炎

⊙ 案1

患者，男，40岁。2013年9月11日初诊。主诉：反、烧心1年余。现病史：患者1年前因喜食辛辣之物，出现渐进性反酸、胸骨后烧灼感，偶感胃脘部胀闷不舒，行胃镜检查，示：反流性食管炎A级。在此期间曾服用奥美拉唑、吗丁啉等药物，服药后反酸等症状有所缓解，但停药后易复发。辰下：反酸，胸骨后烧灼感，时时欲呕，偶感胃脘胀闷，知饥纳可，心烦失眠，大便日行一次，质地干硬，小便正常。舌淡红、苔黄腻少干，脉细缓。

西医诊断：反流性食管炎；中医诊断：食管瘅，主证为脾胃湿热、热扰心神、胃失和降，治以清化湿热、重镇安神、降逆和胃。方药：茵陈10g，生扁豆12g，黄连3g，生苡仁15g，茯苓15g，厚朴6g，佩兰9g，白豆蔻4.5g，赤芍10g，龙骨15g，牡蛎15g，琥珀4.5g，半夏10g，干竹茹10g，瓜蒌30g。21剂，水煎服，日1剂。

2013年10月8日二诊：服上方21剂药后反酸、胸骨后灼烧感有所缓解，仍感胃脘胀闷不舒，效不更方，续连服 14 剂，并配合中成药复方陈香胃片理气除胀。同时嘱其禁忌辛、辣等滋腻之品。一个月后随访，反酸、胸骨后灼烧感、胃胀闷皆消，纳寐尚可。

按： 该患者喜食辛辣之物，导致湿热内蕴脾胃，中焦气机升降失调，气逆于上，则见反酸、胸骨后烧灼感，时时欲呕；气机阻滞，则出现胃脘胀闷不舒；湿热上扰心神，故心烦失眠；大便干结、口干苦，舌淡红，苔黄腻少干皆为湿热之征。杨老从其证，治以清化湿热为主，兼以重镇安神、降逆和胃，方拟清化饮加减。茵陈、生扁豆、佩兰叶、白豆蔻、生苡仁清化湿热，厚朴行气除满，赤芍活血通络，琥珀、龙牡重镇安神，半夏、干竹茹降逆止呕，茯苓健脾安神，瓜蒌润肠通便。复诊时，患者反酸、胸骨烧灼感有所缓解，表明湿热渐化，但胃脘仍胀闷不舒，考虑脾胃"烂谷""运化"功能尚未恢复，食物停滞脾胃，导致中焦气机阻滞。故续予上方清化饮加减以清化湿热，湿热得化，脾胃才能纳运正常。同时，配合复方陈香胃片中成药理气消胀，并嘱咐患者注意饮食禁忌。一月后随诊，患者诸症皆消。

◎ 案 2

患者，女，63 岁，2014 年 4 月 12 日初诊。主诉：反复胸骨后烧灼样疼痛 10 年余，再发 1 月。现病史：患者 10 年前无明显诱因出现胸骨后灼烧样疼痛，偶有反酸，于外院行电子胃镜检查提示"反流性食管炎"，10 年间断服用抑酸药治疗，症状稍有改善但易反复。1 月前胸骨后烧灼样疼痛再发。辰下：胸骨后烧灼感，泛酸，胸闷不舒，口干苦，纳差，寐差，梦多，活动后心慌，大便干，2 日一行，夜尿 2 次。形瘦，舌淡暗，苔薄黄，脉细迟。西医诊断：反流性食管炎。中医诊断：食管瘅，辨证为脾虚气滞、湿热瘀阻，治以健脾理气、清化散瘀，兼安神通便。处方：党参 15g，生白术 10g，生黄芪 9g，茯苓 15g，黄连 3g，枳壳 9g，砂仁 4.5g，茵陈 10g，半夏 9g，瓜蒌 30g，鸡血藤 12g，赤芍 9g，龙骨 9g，牡蛎 9g，琥珀 4.5g。7 剂，水煎服，日 1 剂。

2014 年 4 月 19 日二诊：胸骨后烧灼感明显减轻，偶泛酸，时感头晕，口干微苦，周身烘热汗出，知饥纳可，大便干硬难排，夜尿 4 次，夜寐欠佳，梦多。舌质淡红，苔少根腻，脉细缓。四诊合参，证属肾虚阳浮、痰瘀互结。治以补肾潜阳、化痰散瘀，兼润肠通便。处方：黄精15g，龙骨9g，牡蛎9g，琥珀4.5g，怀牛膝9g，茯苓15g，半夏9g，赤芍10g，生白术12g，大黄4.5g，火麻仁20g，枳壳9g，炙甘草3g。21剂，水煎服，日1剂。三诊（2014年5月10日）：诸症减轻，大便日一行，质软，寐安。予复方陈香胃片、麻仁丸巩固治疗。

按：该患者已有反流性食管炎10年病史，其病位虽在食管，但其本仍在脾胃。因病程较长，脾胃渐虚，纳运不及，故见纳差，疲乏；脾失健运，聚湿日久化热，循肺经而上，故见胸骨后灼烧样疼痛，泛酸，胸闷不舒；湿热上扰心神，心神浮越，可见寐差，梦多；舌淡暗，苔薄黄，脉细迟均为脾虚气滞、湿热瘀阻之征象。故治以健脾理气、清化散瘀通便为主。方中党参、生白术、生黄芪、茯苓健脾益气，砂仁醒脾和胃，枳壳宽中行气，赤芍、鸡血藤活血化瘀，茵陈、黄连清泄里热，半夏、瓜蒌通便散结，并予龙骨、牡蛎、琥珀重镇安神。全方补中寓疏，使补而不滞，寓清于补，标本兼治。

二诊时，患者烧灼感明显减轻，知饥纳可，提示治疗后脾虚改善，肝气疏泄正常，瘀热已除。此时出现周身烘热汗出、夜尿频等肾虚阳浮症状，故当前治疗应注重补肾填精、重镇潜阳，予上方去党参、生黄芪，加黄精、怀牛膝，续予龙骨、牡蛎潜镇浮阳；瘀热已除，故去鸡血藤、黄连、茵陈；患者现已无诉胸闷不适，故予去瓜蒌；大便较前难排，予火麻仁、白术及少量大黄加强润肠通便。三诊时，患者诸症减轻，为防止疾病复发，故予复方陈香胃片、麻仁丸巩固治疗。[254]

邹燕勤

ZOU YANQIN

邹燕勤，女，汉族，中共党员，1933年4月出生。江苏省中医院主任医师、教授。1962年2月起从事中医临床工作，享受国务院政府特殊津贴专家，全国老中医药专家学术经验继承工作指导老师，江苏省国医名师。

擅治中医肾系疾病，如急、慢性肾小球肾炎，IgA肾病，肾病综合症，尿路感染，家、慢性肾盂肾炎，间质性肾炎，肾衰竭，多囊肾，糖尿病肾病，高血压肾病损害，过敏性紫癜性肾炎，急、慢性肾功能衰竭等疾病，并对其有独到的见解和较好疗效，已达到国内中医界领先水平。

邹燕勤，初为教师，后随父学医，在中医肾病专业领域承上启下、创新发展，系统创立了邹氏中医肾病学术体系。

如今，邹燕勤年过八旬，仍坚持出诊和教学。对待病人，她轻声慢语、耐心细致，既掌握病患信息，又宽慰病人情绪，有时还做医疗知识的科普；对待学生，她倾囊相授、毫无保留。她不但坚持学习，把握前沿，还注重因材施教，几十年来培养出两代学科带头人。

在江苏省中医院的名医堂里，86岁的国医大师邹燕勤总是柔声细语、气定神闲，好像轻描淡写间便对病症有了应对之策，看似简单柔和的方子却带来意料之外的变化。

肾系疾病医案

一、局灶节段性肾小球硬化

◦ 案1

患者，男，33岁，2017年5月4日初诊。患者2015年9月查血肌酐125μmol/L。2017年3月肌酐升至259μmol/L，尿蛋白定量（2～4）g/24小时，伴镜下血尿，无低蛋白血症，行肾穿刺活检病理为FSGS（细胞型）。患者既往有高血压、高血脂病史，口服降压药，血压控制稳定。患者面色晦暗，时有腰酸痛，咽痛，晨起刷牙恶心，纳寐尚可，大便日行2～3次，时不成形，小便调，无夜尿，舌质淡红，边有齿痕，苔薄黄腻，脉弦。辨证为脾胃气虚、胃气上逆、瘀浊内蕴。治以健脾助运、和胃降逆、益肾和络、泄浊解毒。

处方：太子参15g，生黄芪30g，炒白术10g，炒薏苡仁30g，炒山药20g，炒芡实20g，法半夏6g，陈皮10g，姜竹茹10g，丹参20g，赤芍15g，川续断15g，槲寄生15g，茵陈30g，土茯苓30g，生蒲黄（包）30g，绞股蓝20g，五灵脂（包）30g，制大黄6g，车前子（包）30g。水煎服，日1剂，分2次服用。服14剂后复诊，尿蛋白变化不明显，二诊前方中加入僵蚕20g，牛蒡子15g，黄蜀葵花30g，石韦20g。增强清利化湿、降蛋白尿的作用。

三诊后大便日行2～3次，逐步将制大黄加量至20～30g，土茯苓加量至50g，增强泻浊解毒之力。服药3个月后，患者精神状态逐渐好转，面色转华，复查24小时尿蛋白定量0.428g/24小时，血肌酐214μmol/L。后逐渐减少泄浊解毒药物，先后加茯苓30g，茯神30g，炒扁豆20g，萹蓄20g，玉米须30g，女贞子20g，枸杞子20g，紫苏叶30g，白花蛇舌草30g，半枝莲30g健脾补肾、淡渗利湿。治疗10个月后，患者24小时尿蛋白定量0.160g/24小时，舌苔渐化，湿浊渐去，血肌酐下降至172μmol/L。

按：本案患者以蛋白尿升高为主要表现，伴高血压、高血脂。邹老辨为脾胃气虚，胃气上逆，瘀浊内蕴。脾胃功能失职，气机升降失常，患者晨起刷牙出现恶心，邹老在健脾扶正的基础上，加用法半夏、陈皮、竹茹，取温胆汤之意理气化痰，兼顾扶正祛邪。患者病程日久，但瘀血症状并不明显，邹老选用丹参、赤芍、生蒲黄、五灵脂化瘀和络，川续断、桑寄生补益肾元，并加茵陈、土茯苓、绞股蓝、制大黄化浊降脂、利水渗湿，给邪出路。前期病程中邪实较甚，邹老守方守法并逐步加强泻浊解毒之力，使患者体内湿热瘀浊渐化。后期病程中邪实渐去，邹老改用茯苓、茯神、白扁豆、萹蓄、玉米须等平和之品淡渗利湿，兼能健脾，扶助正气；并加以女贞子、枸杞子补益肾阴，以防利水伤阴之弊；紫苏叶行气醒脾、宣畅气机；白花蛇舌草、半枝莲巩固清利解毒之效。在疾病诊治的不同阶段，邹老明辨虚实标本主次，攻补兼施，取得了良好的治疗效果。[255]

二、过敏性紫癜性肾炎

◎ 案 1

患者，女，29岁，初诊：2019年5月2日。既往过敏性紫癜、HSPN病史5年余，未经系统诊疗。近查尿常规示：隐血++++，蛋白++。现症见：近日进食"榴莲过敏"，颜面皮肤红疹，身体其他部分无皮疹，双下肢无水肿，纳可，寐安，二便调，舌边尖红，苔薄黄，脉细。邹教授认为患者处于疾病的急性期，热毒蕴结血分，治以清热凉血解表，处方如下：丹参15g，牡丹皮15g，赤芍15g，水牛角15g，蒲公英20g，紫花地丁20g，地肤子20g，白鲜皮20g，白茅根30g，仙鹤草30g，僵蚕20g，牛蒡子15g，防风6g，蝉蜕6g，乌梢蛇10g，太子参15g，炒白术10g，茯苓神30g，黄蜀葵花30g，生薏苡仁30g，石韦30g，生甘草6g。14剂，每日1剂，水煎服，分两次温服。

2019年7月25日二诊：6月18日于外院查肾功能：尿素氮6.4mmol/L，血肌酐91μmol/L，尿酸354μmol/L；尿常规：隐血++，蛋白++。刻下：皮肤紫癜消失，其余未诉明显不适，纳可，寐安，二便调。舌质淡红，苔黄，脉细。邹教授考虑皮肤紫癜已消失，热毒已退，治以补肾凉血，拟方仍以牡丹皮、丹参、赤芍、水牛角为主药，原方去蒲公英、紫花地丁等苦寒清热之品，加女贞子20g，墨旱莲15g以补肾阴，续断15g，桑寄生15g补益肾元；疾病缓解期虽热毒已消，但余热仍在，故血尿迁延不愈，去地肤子、白鲜皮、防风、蝉蜕、乌稍蛇等解表祛风之药，加芥菜花 20g，槐花 15g，藕节炭 15g，血余炭 15g 以凉血止血。其后患者尿常规隐血波动在 + ～ ++，蛋白 – ～ /–，继服数剂以巩固疗效。

按：患者初诊时 HSPN 的病史已 5 年余，久病入络必瘀，故邹老将活血化瘀之法贯穿始终，多用丹参、牡丹皮、赤芍、水牛角，活血凉血散瘀。在首诊中因接触过敏源导致急性发作，邹教授认为此时治疗应去除过敏原，以清热凉血为主，首方用蒲公英、紫花地丁，清血分之热，解郁遏之毒。二诊时患者皮肤紫癜已消失，结合舌苔脉象，邹教授考虑为疾病的缓解期，阴血亏虚，内生虚热，治疗的关键在于补肾凉血，不投以苦寒清热之品，转用平补肾阴之药，予女贞子、墨旱莲，补肾之阴精，使肾精得充，阴血得旺。方中用续断、桑寄生，补益肾元，补中有行，调畅血脉，有助于疾病的恢复。病程中合并血尿、蛋白尿，邹教授喜用白茅根配仙鹤草以凉血止血，僵蚕配牛蒡子以疏风通络。整个诊疗过程以活血化瘀之法贯穿，分期论治，急性期以清热之品居多，恢复期以补肾之药为重，体现了邹教授论治 HSPN，以治血为主，分期论治的学术思想。

○ 案 2

患者，女，29 岁，2016 年 12 月 28 日初诊。现病史：患者 10 年前无明显诱因出现双下肢紫癜，查尿常规提示蛋白尿。2015 年至军区总医院行肾穿刺，活检病理提示：HSPN（系膜增生型），曾口服强的松及雷公藤治疗。后长期于我院服中药治疗，尿蛋白 + ～ ++。2016 年 11 月 25 日查尿常规提示：隐血 +++，蛋白 +；肝肾功能正常。2016 年 12 月 2 日因胚胎停育行清宫术。刻下：行经中，小腹胀，偶有尿频尿急，腰痛间作，咽红，无皮肤紫癜，无双下肢水肿，纳可，夜寐安，夜尿 1 次，大便日行 1 次，成形。苔薄黄，脉细。邹教授认为疾病日久，肾气亏虚，以补肾凉血为治疗大法，兼以行气，处方：女贞子 20g，墨旱莲 20g，生黄芪 20g，太子参 15g，牡丹皮 15g，赤芍 15g，水牛角 15g，枳壳 10g，佛手 10g，乌药 6g，白茅根 30g，仙鹤草 30g，制僵蚕 20g，牛蒡子 15g，蝉蜕 6g，全蝎 3g，黄蜀葵花 15g，石韦 15g，车前子 15g，猫爪草 10g，鸭跖草 20g，益智仁 10g，大枣 10g，生甘草 5g。14 剂，每日 1 剂，水煎服，分两次温服。

2017年2月8日二诊：复查尿常规示：隐血++，蛋白+。刻下：小腹胀较前好转，偶有矢气，咽红，时有晨起眼睑浮肿，无双下肢水肿，无皮肤紫癜，纳可，夜寐欠安，二便调。苔薄黄，脉细。邹教授分析腹胀较前好转，隐血较前减少，无明显不适，但眠少寐差，分析患者因孕子不得，情志不畅，嘱注意休息，调畅情志，以补肾凉血之法治疗，原方去鸭跖草、益智仁，辨证加茯神30g，合欢花30g，合欢皮30g以解郁安神。14剂，每日1剂，水煎服，分两次温服。

2017年4月4日三诊：查尿常规提示：隐血++，蛋白−。刻下：偶有小腹不适，自觉心慌、气短，纳可，睡眠较前好转，余无不适。苔薄黄，脉细。邹教授认为此时病情稳定，宗补肾凉血之大法，原方去牡丹皮、赤芍、乌药、黄蜀葵花、石韦、车前草、猫爪草、大枣，加续断15g，桑寄生15g以固肾气，辅以白术15g，薏苡仁30g，茯苓30g健脾助运，以资先天；血尿反复不消，加芥菜花20g，景天三七15g以加强活血凉血止血之力；尿蛋白转阴，去全蝎等小毒药物，以防克伐正气，继以僵蚕15g，牛蒡子15g，蝉蜕6g祛风通络以固肾。其后患者以原方加减治疗1年余，定期查尿常规示蛋白均为阴性，隐血波动在+～++，余无明显不适。

按：本例患者病程亦长，曾使用激素治疗，加之既往手术史，伤及先天肾气，后天失于调养，脾肾虚损，脏腑功能虚弱，故疾病迁延不愈。邹教授在本例患者的治疗中以补肾凉血为治疗大法，更强调补肾气，方中始终不离女贞子、墨旱莲，养阴而不滋腻，更加续断、桑寄生以补益肾元，维护肾气，同时注重益肾实脾，方中加甘平之品，如生黄芪、太子参、白术、茯苓、薏苡仁等，益气养阴而无壅塞滞腻之嫌，脾脏健运，气行血运则活血化瘀有效，血尿自止，蛋白可消，疾病向愈。此外，邹教授在遣方用药的同时关注患者的情志调节，用茯神、合欢花、合欢皮等理气解郁安神，患者睡眠安和，心情舒畅，有助于气血运行，气血冲和，有利于HSPN的治疗以及疾病的长期稳定。邹教授认为该例患者处于HSPN的缓解期，在治血的同时，注重补肾，同时不忘健脾，全方用药平和，配伍得当，活血而不破血伤正，滋阴而不滋腻碍脾，补气而不温燥伤阴。[256]

三、慢性肾脏病

⊙ 案1

患者，男，63岁，南京人，2019年11月20日初诊。2014年5月自觉腰酸乏力，于当地医院检查发现肾功能不全，未坚持治疗。既往有"慢性肾炎"病史20年，"高血压病"病史5年。2019年11月13日泌尿系B超提示"左肾92mm×38mm×37mm，右肾93mm×38mm×37mm，双肾慢性肾损害改变"，肾功能检查示"尿素氮28.7mmol/L，肌酐786μmol/L，尿酸521μmol/L"，其他检查"血红蛋白108g/L，尿蛋白2+"。刻下：腰酸乏力，时感头晕，面色少华，口不干，纳少，夜寐安，大便稍干、每日1次，小便尚可，舌淡红、舌下络脉迂曲，苔薄白微腻，脉细弦。西医诊断：慢性肾脏病5期—慢性肾炎–肾性贫血、高血压病，高尿酸血症。嘱优质低蛋白、低盐、低嘌呤饮食，以控制血压、降尿酸、改善贫血、纠酸治疗。中医辨证属肾虚湿瘀。治法：益肾健脾、和络泄浊。处方：续断15g，槲寄生15g，制狗脊15g，太子参20g，黄芪30g，麸炒白术10g，制苍术10g，薏苡仁30g，菟丝子15g，制何首乌15g，赤芍15g，丹参20g，川芎10g，红花10g，土茯苓30g，积雪草30g，六月雪30g，制大黄10g，炒麦芽2g，炒稻芽20g。14剂，每日1剂，水煎，早晚分服。嘱防寒保暖，忌辛辣刺激及发物，避免肾毒性药物。

2019年12月4日二诊：时感头晕，腰酸乏力减轻，纳食转佳，大便质软、每日2次，舌淡红，苔薄白，脉弦细。复查肾功能示：尿素氮22.7mmol/L，肌酐769μmol/L，尿酸501μmol/L。西药同前。中医守方去炒麦芽、炒稻芽，加夏枯草、天麻、钩藤（后下）各15g，继服14剂。

2019年12月18日三诊：头晕改善，腰酸乏力不显，纳寐可，大便质软、每日2次，舌脉同前。复查肾功能示：尿素氮20.7mmol/L，肌酐469μmol/L，尿酸401μmol/L。西药同前。中医守方继服14剂，后门诊定期随诊。

按：本案患者有慢性肾炎病史20年，发现高血压病病史5年，初诊表现为腰酸乏力、纳少、时有头晕、舌淡红、苔薄白微腻、舌下络脉迂曲、脉细弦，辅助检查提示血肌酐高、血尿酸高、血压高、轻度贫血、双肾缩小，西医诊断为"慢性肾脏病5期—慢性肾炎—肾性贫血，高血压病，高尿酸血症"，中医辨证为肾虚湿瘀，治当益肾健脾、和络泄浊。方中续断、槲寄生、烫狗脊、菟丝子、制何首乌、太子参、黄芪、麸炒白术益肾健脾，加炒麦芽、炒稻芽健脾助运以恢复胃纳，赤芍、丹参、川芎、红花和络祛瘀，制苍术、薏苡仁、土茯苓、积雪草、六月雪、制大黄化湿泄浊。

二诊时，患者腰酸乏力改善，胃纳转佳，但头晕仍在，乃肝阳偏亢，故继续益肾健脾、和络泄浊，佐以平肝，遂守方去炒麦芽、炒稻芽，加夏枯草、天麻、钩藤以清热平肝。

三诊时，患者诸症改善，复查肾功能明显好转，故守方续服善后。本案患者肾功能得到明显改善，延缓了进入终末期透析时间。[257]

四、慢性肾功能衰竭

◎ 案1

患者，女，48岁，2018年8月8日初诊。患者发现肾功能不全13年，一直口服中药、尿毒清治疗。既往病史：痛风。来诊时，面色晦暗，恶心纳差，夜尿2次、夹尿沫，久立后腰酸，苔黄、舌质淡，脉细。2018年8月7日辅检示：血常规：血红蛋白85g/L；血生化：尿素32.75mmol/L，血肌酐467.4μmol/L，钾4.07mmol/L，二氧化碳结合率18.8mmol/L，尿酸672.6μmol/L。

辨证：脾肾亏损、瘀浊内聚。治以健脾和胃、补气养血、和络泻浊法。处方：黄芪30g，炒白术10g，薏苡仁30g，茯苓30g，茯神30g，全当归15g，赤芍15g，枸杞子20g，骨碎补10g，续断15g，槲寄生15g，炒谷芽、麦芽各20g，山药20g，茵陈30g，土茯苓50g，丹参20g，积雪草30g，五灵脂（包煎）30g，白花蛇舌草30g，红枣10g，甘草5g，车前子（包煎）30g，煅磁石（先煎）30g，党参20g，红花10g。水煎服，日1剂，早晚温服。通过近5个月治疗，病情逐步好转，服药至2019年1月，血肌酐由467.4μmol/L降至178.2μmol/L，面色晦暗、纳差、腰酸等不适也逐步缓解。

按：本例患者以恶心纳差症状最为明显，实乃因虚致实，浊毒蕴于中焦，中焦脾胃升降失常，胃气上逆所致。辨证为脾肾亏损、瘀浊内聚。治以健脾和胃助运为先，兼顾补肾益气养血，佐以祛邪泻浊之法。此案体现了治肾不拘泥于肾，注重脾肾同治，对于脾胃症状严重，表现为恶心纳差、甚则呕吐者，应抓住脾胃，通过调理后天脾胃之气，使脾升胃降，以达养先天肾气之目的，再以平淡轻灵之品泻浊解毒，从而获效。[258]

沈宝藩

SHEN BAOFAN

  沈宝藩，男，汉族，中共党员，1935年7月出生，新疆维吾尔自治区中医医院主任医师、教授。1961年9月起从事中医临床工作，受国务院政府特殊津贴专家，全国老中医药专家学术经验继承工作指导老师，新疆维吾尔自治区中医民族医名医。

  系新疆维吾尔自治区中医医院内科教授、主任医师、首席专家。全国突发公共事件中医药应急专家委员会委员，担任第二至四批全国老中医药专家学术经验继承工作指导老师。

  擅长运用中、西医两法诊治内科多种疾病，尤其对老年心脑血管疾病的诊疗积累了丰富经验。提倡注意辨病和辨证相结合，促进临床诊疗水平提高；善用中西医各自治法之长，提高临床疗效；治疗用药中西医结合创新补缺，研制开发新制剂，提高临床疗效；提出老年心脑血管疾病的治疗应将痰瘀同治法贯穿治程的始终。

  其首创研制的"平肝脉通片""补气脉通片""化痰脉通片""宁心通痹胶囊""定痫汤""益智治呆方""降脂方"等制剂和验方，临床应用疗效显著，采用维吾尔药材配制的"西红花康复液"获得国药准字。

  主要编著有《沈宝藩临证经验集》《沈宝藩临证治验辑要》等；发表"沈宝藩教授治疗脑血管疾病方药研究"等40余篇论文。

心系疾病医案

一、失眠

○ 案 1

患者，女，32 岁，2017 年 8 月 5 日初诊。诉近一年来失眠，经常彻夜难眠，曾前往药店自购朱砂安神丸、甜梦口服液等，疗效差。近一周失眠明显加重，有时夜间入睡 2～3 小时后就醒，醒后很难再次入睡，心烦常作、五心烦热，心慌心悸，口干口渴，头痛头晕，听力下降，耳鸣，腰膝酸软，月经量少，经期短，饮食可，舌暗红，脉细稍数。辨证：心肾阴虚，虚热内扰，心神不安。治法：滋养心肾，宁心安神。处方：知母 10g，生地 10g，黄柏 10g，熟地 10g，白芍 13g，山茱萸 13g，首乌藤 13g，当归 10g，丹参 13g，丹皮 10g，酸枣仁 10g，柏子仁 13g，五味子 6g，牡蛎 30g，龙骨 30g。7 剂，水煎分服，日 1 剂。

二诊：服用中药后，自觉心中烦热清，五心已无灼热感，心慌宁，耳鸣减，睡眠有改善，已不需服用安眠药，亦能入睡 3～4 小时，但是服中药后感胃胀，原方去丹皮，加陈皮 6g，茯苓 13g。随访：上方又服 14 余剂后，每晚入睡 5 小时，精神亦较前改善，也无胃脘不适，月经量较前改善。

按：尤在泾云"阴不足者阳必上亢而内燔，欲阳之降必滋其阴"。心属火，肾属水，水升火降，则阴阳平衡，神安而能寐。若肾水不足，则心火独亢，神扰而失眠。此患者为阴虚内热失眠证。故本例以滋肾阴、清虚热并用，标本兼顾之治则，取滋补肾阴、养心安神法，养心汤加用滋阴清热之生地、山萸肉、熟地、白芍、丹皮知母、黄柏，因所取方药和病机相和而获临床较好疗效。

○ 案 2

患者，男，40 岁，2017 年 9 月 6 日初诊。患者为程序员，熬夜加班，饮食不规律，近 1 年来失眠，常口服安定后才能入眠 3～4 小时，晨起精神萎靡，心悸不适，头晕不适，记忆力下降，食欲差，大便溏，每日 1～2 次，舌暗淡、舌体胖大，脉细。辨证：患者劳倦思虑日久，耗伤心脾，营阴亏虚，脾失运化，心神失养。治法：党参 10g，茯苓 13g，炒白术 10g，莲子肉 15g，当归 10g，丹参 13g，首乌藤 13g，川芎 10g，酸枣仁 10g，五味子 6g，龙骨 30g，牡蛎 30g，砂仁 6g，山楂 13g。14 剂，水煎分服，日 1 剂。

二诊：上方中药服用两周后，食欲增加，大便每日 1 次，便成形，不需服用安眠药能睡眠 4～5 小时。随访：2 周后患者精神较前明显改善，饮食好，睡眠已正常。

按：张景岳曰："劳倦思虑太过者，必致血液消之，神魂无主，所以不寐。"此患者思虑劳倦，日久，心脾两虚，脾失运化，心失所养而致健忘、失眠，治疗应重在益气健脾，促助生化气血。故取养心汤养心血、安心神，则健脾运化力度不足，故同时配以益气健脾之药，患者服用中药后饮食较前明显增加，大便成形，每日 1 次，气血生化功能正常，心神得以滋养，失眠等症自然消除。

⊙ 案 3

患者，女，54 岁，2018 年初诊。患者近一月来无明显诱因出现失眠，入睡困难，寐后易醒，不易再入睡，头晕、脑鸣，胃胀返酸，口苦，舌质暗红、苔腻，脉滑。辨证：痰热内扰心神，脾胃不和。治法：清化痰热，和中安神。处方：枳实 9g，竹茹 6g，茯苓 13g，陈皮 6g，炒栀子 6g，莱菔子 15g，川芎 6g，红花 10g，当归 13g，丝瓜络 10g，麦芽 13g，代赭石 15g。7 剂，水煎分服，每日 1 剂。

二诊：服中药 1 周后失眠改善，能入眠，但仍梦多，胃中返酸之症有减，大便仍欠通畅，舌暗红，苔较腻，脉弦滑。守法原方加海蛤壳 15g，龙齿 30g。三诊随访：上方服药 1 周后，每晚入睡 5～6 小时，返酸等症均除，嘱继服 14 剂调治。[259]

二、冠心病支架术后

⊙ 案 1

患者，男，74 岁，2018 年因急性心肌梗死，行冠脉造影术后植入支架两枚。术后时感胸闷心慌，气短，乏力，纳可，寐安，二便正常。查舌质暗淡，苔较腻，脉细。处方：当归 15g，丹参 15g，红花 15g，川芎 13g，黄芪 15g，葛根 15g，菖蒲 10g，远志 10g，茯苓 13g，瓜蒌 15g，薤白 10g，郁金 13g，陈皮 10g，丝瓜络 10g。7 剂，水煎服，每日 1 剂。服用 1 周后，胸闷心慌减轻，无胸痛，活动后感气短，舌质暗淡，苔薄腻，脉细。上方黄芪改为 20g 加强益气，继续口服 14 剂。服用 2 周后，患者胸闷心慌症状明显减轻，气短等症状明显减轻，以此方为基础方继续调理 3 月。另嘱口服补气脉通片每日 3 次，每次 5 片，诸症皆改善。

按： 冠心病冠脉内支架植入后，常常血管损伤后内膜平滑肌细胞增生。有文献报道：冠脉 PCI 术后半年至一年再狭窄率高达 15%～30%，部分患者仍有心绞痛症状频繁发生，且气血亏虚症状改善也不太明显。现代医学为预防再狭窄，对每个患者术后都联用了扩冠、抗凝、调脂固斑等药物治疗，但此类药物对患者原有或术后的气血亏虚证候的改善是无效的。PCI 术后以气血为本、痰瘀互结为其标的病机，沈师创制了具有益气养血、祛瘀化痰通络之功效的养心通络汤。结合患者舌脉，患者痰湿之象更为明显，故原方中加入石菖蒲、远志、茯苓、丝瓜络、陈皮，加强宽胸理气和胃。经治疗患者胸闷心慌症状改善，但仍有气短，故黄芪予以加量为 20g。服用 14 剂药后，气短症状改善。这和冠心病 PCI+支架植入术后出现"术后必伤气"一致。"气为血之帅"，气虚则摄血无力，PCI 术的"破血"导致耗气伤血，益气养血通络是很有必要的。因此，冠脉支架术后患者及早采用中医药标本兼治，益气养血、祛瘀化痰通络，这对提高 PCI+冠脉支架植入术的成功率、防治术后支架内再狭窄是十分必要的。

◎ 案 2

患者，男，68 岁，患者于十余年前劳累后出现胸闷心慌，前往昌吉人民医院就诊，诊断为急性心肌梗死，急诊行冠脉造影术后植入支架一枚。术后坚持口服西药治疗，病情时有反复，近 1 周时感胸闷，伴气短乏力，偶有心前区疼痛，纳可，寐欠安，小便正常，大便稍干，舌质暗淡，苔薄腻，脉细。沈师处方：当归 15g，丹参 15g，红花 15g，川芎 13g，瓜蒌 15g，薤白 10g，郁金 13g，元胡 13g，炒枣仁 15g，柏子仁 15g，厚朴 10g，桔梗 10g，茯苓 13g，炙甘草 10g。7 剂，水煎服，每日 1 剂。服用 1 周后，胸闷心慌减轻，无心前区疼痛，时感乏力、口干，汗出多，夜寐仍欠安，大便已正常，每日一行，舌质暗淡，苔薄腻，脉细。上方去厚朴，加太子参、葛根各15g，加强益气养阴。续服7剂。1周后，患者胸闷心慌症状明显减轻，乏力等症状明显减轻，前方去炙甘草，加入首乌藤13g。续服21剂。

三诊：患者诸症皆平，以此方为基础方继续调理6月。另嘱口服补气脉通片每日3次，每次5片。患者于当地继续口服此方调理，病情平稳。

按：冠脉支架术后中医当属"胸痹"范畴，患者术后出现胸闷症状，符合"术后必虚，术后必有瘀"之机理。患者年近七旬，年老体弱，术后痰瘀痹阻心阳，阻滞心脉，故而胸闷不适，乏力、口干、大便偏干等气阴耗伤的表现。因此，养心通络方中加入元胡、厚朴、郁金理气，正如沈老常言"治痰不行气非治也"。复诊时患者仍有口干乏力、脉细的表现，故加太子参、葛根加强补气养阴。加入茯苓健脾理气，枣仁、柏子仁、首乌藤养心安神通络。经治疗，患者诸症减轻，获得较好疗效。[260]

三、老年高血压病

⊙ 案1

患者，女，62岁，2012年4月10日初诊。初诊：患者时感头晕、乏力8年。头晕明显，下肢无力，走路不稳，汗多，失眠。在外院测血压：血压偏高（具体不详）。曾服用西药及中成药，药效不佳。察其：舌质暗淡，苔满厚腻，诊脉弦细。诊其为：眩晕（脑动脉硬化症、高血压病）。此为风痰上扰，阻滞肌肤、痰瘀阻滞，津液疏布失调，滞津外泄而出现多汗、头晕、下肢无力、走路不稳、汗多、失眠。治法：化痰熄风通络。方拟半夏白术天麻汤加减。处方：天麻10g，炒白术9g，茯苓10g，法夏9g，石菖蒲9g，远志9g，莱菔子15g，川芎9g，丹参13g，红花9g，郁金9g，枳实9g，陈皮6g，泽泻13g，牛膝10g。水煎服，日1剂。

复诊：服药7剂，头晕减轻，走路平稳、出汗减少。效不更方，续服7剂偶有头晕，已能安眠，多汗腿困腿软，走路不稳诸症已除。

按：脑动脉硬化症伴有高血压病Ⅱ期者，从痰从瘀论治，对于风痰瘀阻滞型者确有良效。本患者用半夏白术天麻汤加减有息风化痰通络的作用，并加用行气化痰降浊之莱菔子、枳实；活血行气之丹参、红花、郁金、川芎；以及化痰宁心神之石菖蒲、远志；壮骨通络之牛膝。同时并用化痰脉通片加强疗效。用后头晕、行走不稳之症减轻，出汗减少。随之加强化痰息风之僵蚕，症状皆消。此案对多汗症者并非取止汗敛汗之药，而是用燥湿化痰调气之法，使气机调畅，痰湿得化，津液得以输布而达到汗止之功效。

○ 案2

患者，女，68岁，2006年6月15日初诊。初诊：患者患眩晕10年。口渴一月。眩晕、头痛、心前区不适，口干口渴，但不欲饮、溏便，乏力，睡眠可，三消症状不明显，二便正常。在外院就诊给予欣然等降压药，但仍感周身不适。察其：舌质暗红，苔薄腻，诊为细脉。诊其为：风痰上扰，心脉瘀阻眩晕（高血压病）。此为：风痰上扰，清窍不利，痰浊瘀阻胸阳，脉络不畅。故见眩晕、头痛、心前区不适、溏泻、口干不欲饮等证候。治法：平肝镇肝通络。方拟天麻钩藤饮化裁。处方：天麻9g，钩藤13g，珍珠母30g，石决明30g，茯苓13g，生薏苡仁30g，生山药13g，沙参13g，红花9g，川芎9g，陈皮6g，麦芽13g，元胡9g，郁金9g，生龙牡各30g。水煎服，日一剂。

复诊：服药7剂，头痛，头晕减，但大便日作3-4次，无脓血黏液，仅为溏稀便，便前腹痛，无腹胀。效不更方，方药略有增减，连服20余剂，痛泄愈而头晕、腰困诸症均已减轻。

按：本患者为高血压Ⅱ期，属于既有风阳上扰也有脾虚泄泻者，从风从痰从虚论治，用天麻钩藤汤加痛泻药方有平肝健脾宁心通络的作用。方中钩藤息风止疼、平肝潜阳祛风通络，以息肝风；石决明既平肝潜阳又清肝火；生龙牡平肝潜镇；茯苓、生苡仁、生山药、陈皮健脾益气；川芎、红花活血通络；元胡、郁金行气活血宽胸；沙参养肝兼益脾肾。佐以平肝脉通片。经服7剂后头晕、头痛大减，但大便日行3-4次，便前腹痛，泻则痛减，为肝强脾弱之证。前方去沙参、珍珠母、郁金，加痛浑药方之品炒白芍、生白术、防风。随之痛泄证除。后以化痰息风之半夏白术天麻汤加虫类药以改善脾虚，痰浊风动上扰之症。本例治疗体现了法随证变，标本缓急不同，施治不同的灵活辨证用药思路。[261]

张志远

ZHANG ZHIYUAN

　　张志远，男，汉族，无党派人士，1920年7月出生，山东中医药大学教授。1944年1月起从事中医临床工作，享受国务院政府特殊津贴专家，山东名老中医。

心系疾病医案

一、不寐

◦ 案 1

1996 年，张老曾诊一男性，眠差 1 月余，加重 1 周。入眠难，恶梦多，心烦气躁，易着急。纳少，口气重，腹胀。大便干结难解，小便调。舌暗红，苔黄厚燥，脉弦数。西医诊断：失眠症；中医诊断：不寐（热积扰神证）；需通腑清热、安神潜阳。张老给予大承气汤加味：枳壳 15g，厚朴 15g，大黄 10g，玄明粉 10g，栀子 30g，牡蛎（先煎）60g，龙骨（先煎）30g。日 1 剂，水煎，分 4 次服。连饮 2 剂，排便 5 次，诸症渐好转。后嘱减量善后，最终痊愈。

按：张老并未拘泥于单纯的眠差症状，而是关注患者的整体状况。其一，患者大便干结难解，又舌苔厚燥，是阳明热盛、化燥伤阴的表现，当急需通便，清热以存阴。其二，大便不通，浊气停滞不下，上犯清明，扰动心神，患者心烦、入眠难，应及时去除此病因。综合两方面考虑，张老选择大承气汤为主方，以玄明粉替代芒硝，增强缓泻之功，加入牡蛎、龙骨镇静潜阳，栀子清泻三焦火邪，全方标本兼顾，消积攻下、清热安神。此案患者饱受痛苦，并出现阴伤的症状，故先生当机立断，敢于大量用药，辅以后期的调理善后，患者便转危为安。由此可见，临床诊疗不应拘泥于单纯病名的概念，应注重整体观念，遣方用药不可优柔寡断，要稳妥速决，使患者免除长时痛苦。[262]

脾胃系统疾病医案

一、慢性阑尾炎

◦ 案 1

患者，男，19 岁，2005 年 9 月初诊。主诉：间歇性右下腹疼痛 3 个月。现病史：患者 3 个月前无明显诱因出现右下腹隐痛，喜按，得热则减，遇寒加重，蜷卧，手足不温，大便溏，小便清长，舌淡苔白，尺脉沉弦无力。西医诊断：慢性阑尾炎；中医诊断：肠痈。辨证为虚寒型，治以温补、行气活血之法。处方：附子20g，桂枝15g，白芍15g，延胡索10g，干姜10g，醋乳香6g，醋没药6g，吴茱萸10g。7剂，日1剂，水煎，分3次服。二诊时症状减轻，效不更方，继服14剂，煎服法同前，痊愈。

按：慢性阑尾炎是外科常见疾病，是阑尾急性炎症消退后留下的阑尾慢性炎症疾病，西医治疗以手术为主，再配合抗生素治疗。中医治疗有诸多优势，可以避免手术治疗损伤正气，服用汤剂即可达到治疗目的。在中医古籍中有许多对该病的记载，如《金匮要略·疮痈肠痈浸淫病脉证并治》专篇论述，对肠痈的辨证施治做了充分的阐述："肠痈之为病，其身甲错，腹皮急，按之濡，如肿状，腹无积聚，身无热，脉数，此为肠内有痈脓。"该患者主要是由于瘀滞、脓毒溃散所致，疾病日久伤及机体阳气，虽为炎症，但辨证却属于虚寒型，因此中医治疗以温里散寒为主，兼以行气活血、化瘀止痛。该病治疗若随西医盲目使用抗生素则易损伤人体阳气，恐难药到病除，且便溏、蜷卧、手足不温的症状会加重，后果不堪设想。

张老运用《伤寒论》中桂枝附子汤加减治疗该病，方中附子辛、甘，热，温壮阳气、驱逐寒湿；干姜辛、热，温中散寒、回阳通脉，与附子配伍温里散寒之力较强；吴茱萸味辛、苦，性热，散寒止痛、助阳止泻；桂枝辛、甘，温，能温通经脉、助阳化气；四药合用，能温里散寒、温通经脉而止痛。病久机体气血运行不畅，再辅以白芍、延胡索、醋乳香、醋没药活血行气止痛，且附子兼有甘味，甘味药能缓，还有具有缓急止痛之用，能加强白芍、延胡索、醋乳香、醋没药活血行气止痛的作用。诸药合用，共奏温里散寒、行气活血止痛之效。慢性阑尾炎虽然为慢性炎症，病史长，但药证相对，亦7剂药而效，继服14剂终得痊愈。[263]

肺系疾病医案

一、慢性咽炎

◎ 案1

患者，女，32岁，2009年4月初诊。主诉：咽部疼痛感、异物感4年。现病史：患者常登台演艺，平素用嗓过度，咽部疼痛、堵闷感，咽部暗红，耐寒热，纳眠可，二便调，舌红苔白稍厚，脉弦而滑。西医诊断：慢性咽炎；中医诊断：梅核气；证属痰气郁结型，治以化痰软坚散结兼清热，处方：海藻30g，昆布30g，橄榄核30g，浙贝母10g，紫苏梗10g，金荞麦10g，半夏曲10g，绿萼梅10g，海蛤粉10g，木蝴蝶6g，山豆根10g，射干10g，蒺藜败酱草30g。7剂，日1剂，水煎，分3次服，患者反馈效果良好。

按：中医认为慢性咽炎属"慢喉痹""梅核气"范畴。常由于津液不足、虚火旺盛、痰凝气滞所致。临床表现为咽部不适感，如异物感、瘙痒感、灼热感、干燥感、刺激感及疼痛感。综合分析，该患者咽中堵闷感是由于痰气凝结而致，故张老主用行气化痰散结、配以清热解毒利咽的药物来治疗。方中海藻、昆布两药性寒，味苦、咸，能软坚散结、消痰；半夏曲、浙贝母、海蛤粉化痰散结，五药合用化痰散结疗效显著。橄榄核、绿萼梅、紫苏梗具有行气兼化痰的功效。化痰散结、行气两类药物合用对于上述慢性咽炎咽部异物感者疗效显著。患者咽部暗红、舌红为有一定内热的表现，所以加入清热利咽的木蝴蝶、山豆根、射干、蒺藜败酱草、金荞麦以清除内热、清利咽喉。该患者病史4年，为慢性炎症，气滞、痰凝、内热交织，病情复杂。但张老辨证精准，将大量化痰散结行气药与适量清热利咽药相结合，药证相对，故起效迅速，疗效甚佳。[263]

骨科病医案

一、类风湿性关节炎

◎ 案1

患者，男，58岁，2011年1月初诊。主诉：双膝关节红肿、行走困难伴疼痛8个月。现病史：患者8个月前无明显诱因出现双膝关节红肿、疼痛伴行走困难，不耐寒热，曾服用中西药物（具体不详），效果较差。纳眠可，二便调，舌暗红，苔白稍黄，脉涩稍数。西医诊断：类风湿性关节炎；中医诊断：鹤膝风，辨证为风寒湿痹（兼内热）型；治以祛风散寒、活血止痛兼清热之法，予桂枝汤加减：桂枝20g，麻黄10g，独活20g，汉防己15g，白芍60g，薏苡仁60g，生姜15片。10剂，日1剂，水煎，分3次服。10天后病情大减，将量缩减一半，又饮15天基本治愈。

按： 该病可发生于任何年龄，严重威胁着患者的健康。类风湿性关节炎属中医痹证范畴，《素问·痹论篇第四十三》曰："风寒湿三气杂至，合而为痹也。其风气胜者为行痹，寒气胜者为痛痹，湿气胜者为着痹也"。《济生方·痹》言："皆因体虚，腠理空疏，受风寒湿气而成痹也"。说明外邪入侵、正气虚弱与该病的形成有密切关系。人体营卫失调，感受风、寒、湿、热之邪气，内生痰浊、瘀血、毒热、正邪相争，使经络、肌肤、血脉、筋骨、关节及脏腑气血运行闭阻不畅，出现肢体疼痛、肿胀、酸楚、麻木、重着、僵直、变形及关节屈伸不利、活动受限等症状，甚则累及脏腑。故从痹论治时，应着手于活血通络、祛风除湿、疏筋止痛。该案患者辨证属风寒湿痹兼内热型。张老用辛温散寒、祛风除湿兼清热的方法治疗本病，投以桂枝汤加减。方中麻黄、桂枝、生姜味辛，性温，辛味，能散能行，促进风寒之邪消散，双膝关节红肿为寒邪日久郁而化热，辛味药开腠解表又能给在里的热邪外泄的通道。独活、汉防己祛风散寒止痛，白芍能祛风除湿，治疗风湿骨痛。薏苡仁甘淡、微寒，能除痹排脓，治疗风湿身痛、筋急拘挛，针对关节的红肿效果较好。全方共奏发散风寒、通络止痛、清解内热之效，使风寒得散，筋脉得通，内热得解，方证吻合，诸症自愈。[263]

妇科病医案

一、慢性盆腔炎病

◎ 案 1

患者，女，28 岁，2012 年 6 月初诊。主诉：少腹部坠胀 3 个月。现病史：患者 3 个月前无明显诱因出现少腹部坠胀，得热则舒，无隐痛现象，月经周期 45 天，经期 7～10 天，经色暗，量少，痛经，白带增多，3 年未孕，经某院检查后诊断为慢性盆腔炎，盆腔积液，双侧输卵管阻塞。纳眠可，二便调。舌质紫暗，脉涩。为求进一步治疗求诊于张老。

西医诊断：慢性盆腔炎；中医诊断：痛经；辨证为气滞血瘀，治以行气活血、散瘀破结之法，处方：丹参 15g，红花 10g，大黄 2g，王不留行 20g，细辛 3g，益母草 15g，醋乳香 10g，醋没药 10g，香附 10g，三棱 10g，莪术 10g，泽兰 15g，路路通 10g。15 剂，日 1 剂，水煎，分 3 次服。药后症状消失。停止用药，翌年冬季产一婴儿。

按：该患者病程长，舌质紫暗，脉涩，双侧输卵管阻塞，气滞血瘀较重，张老运用丹参、红花、大黄、王不留行、醋乳香、醋没药、三棱、莪术此类具有行气活血、破结散瘀的药物来消除瘀血、包块及双侧输卵管阻塞，泽兰、香附、益母草、路路通主利水兼以行气活血消除盆腔积液，细辛其味辛，性温，辛味能散能行，能行气活血利水，辅助泽兰、香附、益母草等活血利水药，促进瘀血与盆腔积液的消除，张老认为治疗慢性炎症不忌温性药物。诸药合用，共奏行气活血、破瘀散结之功，药随证出，疗效甚佳。[263]

二、崩漏

◎ 案 1

1968 年张老在禹城诊一少女，月经数月不至，来则 30 天不停，淋漓不断，血色鲜红，西医诊断为功能性子宫出血，病史迁延 2 年；患者体型较胖，面容萎黄，平素喜食辛辣油腻，头晕，易汗出，心烦少寐，身重困倦，大便黏腻，小便黄，舌红苔黄腻，脉滑数。因屡用活血化瘀类中药治疗无效，患者父亲要求切勿再予四物汤加减药，以免拖延病情。处以白头翁汤原方，处方：白头翁45g，黄连15g，秦皮10g，黄柏10g，水煎，分3次服，日1剂。3剂后，出血便止。继予当归15g，生地黄10g，地榆10g，牡丹皮10g，龟甲10g，艾叶8g，紫石英8g。服药7剂，月经周期恢复，经量正常。

按：青春期肾气初盛，精气未充，肾阴不足，易出现阴虚火旺，扰动血室导致崩漏。青春期崩漏，阴虚血热者多见，往往兼夹血瘀，使热瘀交争，经血不净。此案为湿热蕴结之崩漏，张老投以白头翁汤调理，疗效立竿见影，为清热凉血和收敛的作用。此案患者平素过食辛辣油腻，损伤脾胃，酿生湿热；湿热蕴结胞宫，湿性黏腻与血相结，导致经血淋漓不断。热扰心胸，乃烦躁少寐；热邪内积，破邪外出，乃易汗出；舌红苔黄腻，脉洪数此皆湿热之象。

张老在治疗时辨证施治，清湿热、凉血止血。重点以白头翁、黄连为君，黄柏、秦皮次之；白头翁配伍黄连清热解毒、凉血止血；秦皮苦寒涩，具有收涩之性，涩以固脱，与祛瘀生新之白头翁相辅相成。患者病情迁延两年，气血俱虚，张老综合调理，补血活血、清热滋阴且固护阳气。以当归补血活血；牡丹皮、生地黄、地榆相须为用，清热凉血、活血祛瘀，清热之中有散血之功，兼具养阴之力；龟甲育阴潜阳，固摄冲任；加入温热之艾叶、紫石英，温经止血，矫正寒凉过伤之弊以固护阳气。患者热入胞宫，湿热之邪困阻冲任胞宫而漏下不止，张老投以苦寒之白头翁汤，澄源治本、凉血止血，血热清则崩漏止。

◎ 案2

1972年张老于曲阜师范学院诊一中年教师，月经数月一潮，来而不止，经前乳房与下腹部胀痛，胸胁不舒，已有2年病史，伴有严重贫血。就诊时月经量多，血色紫红有血块，面色萎黄，性情急躁，胸胁胀满，心烦易怒，大便秘结，小便黄，舌红苔薄黄，脉弦数。白头翁汤去秦皮，加阿胶、人参。处方：白头翁30g，黄连10g，黄柏10g，人参10g，阿胶10g（烊化）。日1剂，水煎分3次服；服药2周，下血停止。善后调理改为当归10g，白芍10g，川芎10g，生地黄10g，阿胶10g（烊化），继续巩固。继续治疗1个月后，月经周期逐渐恢复，未复发。

按：此患者崩漏日久，贫血严重，宜先行止血。张老仍以凉血止血为主，先清化瘀血，后补气养血，清热为本兼顾血虚，标本兼顾。该患者因情志起病，肝经与胞宫、冲任二脉相贯通。足厥阴肝经"循股阴，入毛中，过阴器，抵小腹"，交会任脉，联络胞宫，对胞宫的生理功能起到重要的调节作用。《医学衷中参西录》中记载："血崩之证，多有因其人暴怒，肝气郁结，不能上达，而转下冲肾关，致经血随之下注者，故其病俗亦名之曰气冲。"精神刺激，情志不畅，肝失条达不能疏泄，肝郁化火热伤冲任，冲任二脉功能改变，气乱血无所统，从而发生月经紊乱状态。

患者性情急躁，胸胁胀满，心烦易怒，此乃肝火旺；经血紫红有血块，属热灼血分，煎熬成块；白头翁为君，内服治多种出血，佐以黄连、黄柏清热凉血，祛瘀生新；李时珍言："秦皮色青，气寒，味苦，性涩"，去秦皮之苦涩，用之过早，恐留热邪不去；后期调养以补益冲任为主，四物汤补血和血、养血调经，将熟地黄换作生地黄，补血凉血、滋阴生津，促进气血化生。该患者愤怒伤肝，肝郁化火，火热蕴于下焦，则崩漏不止，正所谓肝不藏血于宫，宫不能传血于海，故致崩中漏下。患者血热为本，血虚为标，白头翁汤清热治本，四物汤养血调经，补气血、复正气，标本兼治，恢复月经周期。

◎ **案3**

1970年，张老在新泰遇一护士，月经无规律约1年，数月一潮，来则外溢不止。开始内崩，而后漏下不止，通过清宫手术治疗后仍然反复，西医欲用雄激素对抗阻断月经，患者要求改诊中医。前来就诊时，月经淋漓，血色深，头晕面赤，口干，渴喜冷饮，舌红，苔薄黄，脉洪数，自述1年前有经期淋雨后感冒经历。张老予以白头翁汤加味，处方：白头翁30g，秦皮15g，黄连10g，黄柏10g，阿胶20g（烊化），甘草10g，水煎分3次服，日1剂。8剂后，崩漏即止，乃换成四物汤加阿胶，继续饮之，半年后归于正常，月经按月下行，不及1周便停。

按：《金匮要略》中白头翁加甘草阿胶汤调理产后热利阴伤，效果显著，张老临床用于治疗妇女血热崩漏效果亦明显。患者经期淋雨，感受外邪，郁而化热，血热内蕴，损伤冲任，迫血妄行；津液内耗，乃口干、渴喜冷饮；舌红，苔薄黄，脉洪数，皆为热象。"热者清之"，扬其沸奔之势，遏止外溢之流。张老指出白头翁、秦皮清热凉血亦能促进子宫回缩，与其收敛之性有关；苦寒之黄连、黄柏泄火坚阴，共为佐药，清血中伏火；甘草益气；阿胶味甘性平，血肉有情之品，主女子下血，能清化虚热、补血安神。全方寓滋阴敛血于清热凉血之中，使热除血止。综合调理，双向调节，补不恋邪、攻不伤正。

四物汤加阿胶善后调理，熟地黄、白芍滋阴补血，静而不动；当归、川芎具有调补作用，补中有行，补而不滞，有补血、活血、调经之效，加入阿胶补血滋阴。血热崩漏日久必伤阴，方以白头翁加甘草阿胶汤，寒以清热，苦以燥湿，阿胶滋阴，甘草缓急，整体调理，故有良效。

◎ **案 4**

1980 年张老于历城诊一青年女子，月经数月一潮，来则 20 天不止，开始大下如崩，10 天后转为淋漓不尽，贫血。予西药无效，改用激素治疗，迫使月经停潮。患者怕影响生育，转求中医。前来就诊时，出血量多、势急，血色深红，排出经血觉热，质稠，面色苍白，手足心热，平时渴喜冷饮，口干怕热，易焦躁，大便干，小便黄，舌红苔黄腻，脉洪数有力。张老给予白头翁加甘草阿胶汤，组成：白头翁 40g，黄连 10g，黄柏 10g，秦皮 10g，阿胶 20g（烊化）、甘草 10g，日 1 剂，水煎，分 3 次饮下。7 剂后，出血即止。善后预防复发，改方生地黄 10g，白芍 10g，当归 10g，川芎 10g，阿胶 15g（烊化）。以巩固之。1 年后，来信反馈，已经治愈。

按：张老认为该患者素体阳气偏盛，阳热内伏冲任，冲任失调进而引起崩漏。该患者崩漏日久，出血量大，耗伤气血，白头翁加甘草阿胶汤祛邪与扶正兼俱，白头翁、黄连、黄柏味苦性寒，以祛邪热，秦皮味苦性寒而涩固下焦，阿胶滋阴补血兼以护正，白头翁配伍秦皮，一治血，一治气，相辅相成，清热凉血止血，善于调理崩漏下血兼有热邪者。另外，张老强调黄连、黄柏、秦皮苦寒能伐生生之气，易引起大便干结，量勿过多。善后予以四物汤加阿胶，补血而不滞血，和血而不伤血，生地黄、白芍、阿胶三药合用，滋阴养血。《素问·调经论》曰"阳盛则外热"，患者渴喜冷饮，怕热易烦躁，舌红苔黄腻，脉洪数等皆为热象。素体阳盛，感邪易从热化火，治宜抑阳扶阴，张老予白头翁加甘草阿胶汤治疗阳盛血热妄行之崩漏，热者清之，兼以滋阴，标本兼顾，效果明显。[264]

张

磊 ZHANG LEI

  张 磊，男，汉族，中共党员，1928 年 10 月出生，河南中医药大学第三附属医院主任医师。1947 年 1 月起从事中医临床工作，全国老中医药专家学术经验继承工作指导老师，河南中医事业终身成就奖获得者。

  张磊，历任河南中医学院教研室主任，教务处副处长、处长，曾任河南省卫生厅副厅长，第十一届人大代表，河南中医学会会长，中药学会会长，《河南中医》编委，河南省中药新药评审委员会委员。2017 年荣获"感动中原"年度教育人物及十大年度人物；2017 年被评为第三届国医大师，2019 年被评为"中国好医生"月度人物；第二批全国老中医药专家学术经验继承工作指导老师。张磊教授长期从事临床及教育教学工作，近 70 年的行医生涯中，他在认真学习经典著作，广采众家之长的基础上，不囿门户之见、勤于临床实践、不断创新，以"动、和、平"的学术思想、"辨证思维六要"的临证思维模式和独具特色的"临证八法"，丰富和发展了中医学内科杂病辨证论治理论和临床实践。同时，张磊教授情系国医，注重中医药事业的传承发展，他在 1983 年到 1988 年任河南省卫生厅副厅长期间，主抓中医工作，积极推动县级中医院的建设与发展，制定"盖庙请神"计划，在各县建立中医院，引进优秀中医药人才，有效提升了基层百姓的健康保障水平。2009 年，倡议"院校教育＋师承教育"相结合的中医药人才培养模式，积极推动河南中医药大学（原河南中医学院）设立"仲景学术传承班""中药传承班"和"平乐正骨传承班"，并亲自临床带教，培养中医药传承人才，为中医药学的传承与发展续写了瑰丽篇章。如今，张磊教授虽已 90 岁高龄，仍坚持每周三个半天的门诊，患者挂不上号，便到他家中求诊，家就成为医院之外的"第二诊室"。他常说，"学无止境、医无止境，干到老学到老，学到老干到老。小车不倒只管推，争取看到一百岁"。

杂病医案

一、糖尿病

⊙ 案1

患者，女，62岁，已婚。于2015年3月11日首次就诊。主诉：口渴八年余，头晕伴双下肢水肿2年，加重1个月。患者自2006年8月出现口渴，饮水较多的症状，于当地县人民医院就诊，诊断为2型糖尿病，后续几年常口服二甲双胍缓释片。2014年9月患者出现头晕乏力，双下肢水肿，再次于当地县人民医院就诊，血压：164/108mmHg，检查示：尿微量白蛋白185mg/L，空腹血糖9.7mmol/L。诊断为1.2型糖尿病；2.高血压2级；3.糖尿病肾病（临床蛋白尿期），给予胰岛素控制血糖治疗，平常少有血糖监测（治疗经过及用药剂量不详）。2015年2月感头晕乏力，双下肢水肿加重。为求进一步治疗，随来就诊。测血压：170/105mmHg，当日相关检查示：尿常规：尿微量白蛋212mg/L，肾功能：血尿素氮19.3mmol/L，血肌酐165μmol/L，尿酸430μmol/L，空腹血糖10.23mmol/L，糖化血红蛋白7.8%。刻下见证：面色微黑，口渴，双下肢水肿，周身乏力，怕冷，夜间烦渴加重，盗汗，口干，不苦。纳差，夜寐多梦，大便偏干，小便略黄，舌红暗，苔白，脉沉细略数。

西医诊断：（1）2型糖尿病；（2）高血压2级；（3）糖尿病肾病（临床蛋白尿期），张老师辨证为浊阻下焦之证。治以清热利尿，生津益肾。处方：白茅根30g，冬瓜仁30g，生薏苡仁30g，桃仁10g，连翘10g，赤小豆30g，滑石30g，怀牛膝10g，干地龙10g，琥珀3g，冬葵子15g，茯苓10g，苍术15g，桂枝10g，生甘草6g。10剂，水煎服，每日一剂，早晚温服。

3月20日二诊：患者服上药后头晕乏力，怕冷，水肿，口渴均有减轻，纳可，偶有盗汗，纳差，睡眠好转，大便偶有便溏，小便平，舌淡红偏暗，苔白。脉沉细。复查肾功能：血尿素氮11.7mmol/L；血肌酐140μmol/L；尿酸403μmol/L。空腹血糖7.53mmol/L，糖化血红蛋白7.1%，尿微量白蛋白123mg/L，上方去连翘，滑石，加炒白术15g，干姜10g。10剂，水煎服，每日一剂，早晚温服。

4月1日三诊：患者稍感乏力，夜间偶有口渴，水肿盗汗已愈，纳眠可，二便调，舌淡红，苔白，脉沉缓。复查肾功能：血尿素氮 10.2 mmol/L；血肌酐 119 μmol/L；尿酸 374 μmol/L。空腹血糖 5.5 mmol/L，糖化血红蛋白 6.4%，尿微量白蛋白 20mg/L，给以山前汤炒白术 15g，生白术 15g，炒山楂 15g，生山楂 15g，生车前子 15g，炒车前子 15g（山前汤为张老师自拟方，常用于机体气血阴阳与脏腑功能紊乱之久病。方中之药生熟并用，尊燮理阴阳之法）。嘱患者注意合理饮食，控制血糖。两月后随访，患者已无明显身体不适。

按：该患者为老年女性，因患糖尿病八年余，浊邪下注于肾，肾阳气化乏力，浊瘀久蕴化热，耗伤肾阴，最终导致阴阳具损。《医贯·消渴论》言："盖因命门火衰，不能蒸腐水谷，水谷之气，不能熏蒸上润乎肺，如釜底无薪，锅盖干燥，故渴。"肾主行水失常，肾阳不能蒸腾气化，温煦水液，则津液运行输布失常，故患者口渴，双下肢水肿。肾阳不温煦四肢与脾土，故患者怕冷乏力纳差。浊瘀久蕴化热，肾阴受损，故患者虚热蒸腾，则小便黄浊，虚热上扰则失眠多梦。

患者舌红暗，面微黑，为浊邪久蕴成瘀之象。此如吉春玲所认为，阴损日久伤阳，以至阴阳两虚，脾肾受累，水液运行失调，浊邪内蕴，阻络伤肾。故治疗以化肾中浊邪为主，并兼以健脾。张老师首诊用白茅根，冬瓜仁，赤小豆，滑石，栀子，连翘，六药共清肾中尿浊之热。茯苓与苍术以健脾运，且燥脾生津。冬葵子与与生薏苡仁二药清肾中久瘀之热。干地龙与琥珀通肾中之瘀浊。怀牛膝引诸药入肾，又可补肾清浊。桂枝温阳化气，既助真火以生真阴，又使肾阳蒸腾，气化得力。正如梁晓春认为，糖尿病肾病虽为脾肾不足，然病久酿生瘀血与浊毒，故张老师治疗本病加以化瘀通浊、清热解毒之品。

二诊患者症状减轻，仍怕冷纳差，故张老师增炒白术与干姜二药，一则温阳，二则燥脾健脾以助脾运得健，则津液化生有源，且利水消肿。三诊，患者基本已愈，仍有乏力，夜间偶有口渴，故张老师给以山前汤治疗，白术与山药以健脾益气生津，山楂配以车前子化浊降脂利尿。[265]

脾胃系统疾病医案

一、慢性胆囊炎

⊙ 案 1

患者，女，44 岁，2013 年 5 月 10 日初诊。主诉：反复右胁部胀痛 2 年余。患者 2 年前无明显诱因出现右胁胀痛，曾自行服用西药、中成药及中药汤剂（具体不详），病情时好时差。现症：右胁部胀痛，睡眠差，早醒，情绪不佳，易焦虑，头晕，左侧耳鸣，乏力，易感疲劳，纳可，小便正常，大便干，月经后期，舌质暗红，苔黄、稍厚腻，脉沉滞。辅助检查示：①胆结石；②幽门螺杆菌（＋）；③乳腺增生；④总胆红素及间接胆红素增高。西医诊断：①慢性胆囊炎；②胆结石。中医诊断：①胁痛；②胆石症。中医辨证：肝郁化火证。治则：疏肝解郁，清泻郁热。方予丹栀逍遥散加减，处方：柴胡、当归、茯苓、制香附、浙贝母、牡丹皮、栀子各 10g，生白芍、蒲公英、山楂炭各 15g，红花、甘草各 6g，薄荷（后下）3g。7 剂，1 剂 / 天，水煎服。

2013 年 8 月 23 日二诊：症状有改善，仍易抑郁，月经基本正常，但经前胁胀痛明显，经期小腹胀痛、双下肢痛、右胁连及后背胀痛，头晕、耳鸣减轻，偶有胃脘痛，纳可，睡眠如前，无口干苦，心悸，面部黄斑、色暗，二便正常，舌质暗，苔黄、厚腻，脉细滞。处方 1：柴胡、当归、茯苓、制香附、桑叶、竹茹、丝瓜络、知母、牡丹皮、栀子各 10g，黄柏、香橼、甘草各 6g，生白芍、蒲公英 15g，薄荷（后下）3g。20 剂，非经期服用。处方 2：醋延胡索、山楂炭、炙甘草各 15g，当归、制香附各 10g，生白芍 30g。5 剂，经期服用。

2014 年 3 月 5 日三诊：右胁疼痛基本消失，仍有抑郁、焦虑感，偶感乏力疲倦，时有泛酸，纳可，睡眠较前好转，二便调，舌质淡红，苔白、稍厚，脉细滞。辅助检查示：幽门螺杆菌阴性，肝功能正常。处方：柴胡、当归、茯苓、制香附、牡丹皮、栀子 10g，生白芍 15g，百合 30g，甘草 6g，薄荷（后下）3g。继服 20 剂。

2018 年 5 月 11 日四诊：诸症基本消失，稍有抑郁、焦虑感，偶有乏力、多梦，余无不适。三诊方再服 10 剂，随访 3 个月，病情稳定。

按：患者以右胁部胀痛为主症，平素因琐事而易导致情绪不稳，长期情志不舒导致肝失疏泄，气机不畅，肝气郁结，形成气郁，气滞则易致胸胁部胀痛；滞于右胁部，发为右胁胀痛；滞于胸部，发为乳房胀痛；滞于少腹，则少腹胀痛、经行不畅、痛经。气郁日久而化火，热扰动心神，可见心烦、失眠、多梦；热易伤津，可见大便干、舌苔黄。肝木郁而犯脾土，脾失健运，气血生化不足，可见头晕、乏力、耳鸣、易感疲劳、脉沉滞等。

张老遵"木郁则达之，遂其曲直之性"之宗旨，以丹栀逍遥散条达肝木，调养营血，培补中土，兼清郁热，以遂肝木条达之性。该方具有疏肝健脾、清散郁热的功效，实属"和"法之用。肝木疏通条达，气机通畅，郁滞渐消，肝木既达，脾土得以复健，气血有生化之源，气血可复，则诸症悉除，疗效显著。[266]

二、慢性萎缩性胃炎

⊙ 案 1

患者，女，61 岁，2018 年 3 月 5 日初诊。主诉：间断胃脘胀痛 3 年余。现病史：患者 3 年前无明显诱因出现胃脘胀痛，饮食后腹胀加重，情绪波动时胀痛明显，并伴有胸闷、胁肋不适，曾自购中、西成药及间断服用中药汤剂（具体不详），症状时好时差。为进一步治疗，前来就诊。症见：胃脘胀痛，生气时加重，并伴胸闷、胁肋不适，食后偶有嗳气、反酸，晨起口干苦，口有异味，心烦，易生气，眠浅易醒，夜尿频、每日 2～3 次，大便每日 1 次、偏干，舌质红，苔黄稍腻，脉弦数。

2018 年 3 月 1 日胃镜检查示：萎缩性胃炎。内镜取材病理活检报告示：胃窦轻度肠化生，轻度萎缩，Hp（－）。西医诊断：慢性萎缩性胃炎。中医诊断：胃脘痛，证属肝脾两郁夹热。治宜疏肝健脾，清热散郁。处方：柴胡、白芍、炒枳实、炒苍术、制香附、栀子、炒麦芽、炒神曲、竹叶各 10g，防风、羌活 3g，草果、甘草片 6g，决明子、蒲公英 15g。共 10 剂，1 天 1 剂，水煎服。

2018 年 3 月 28 日二诊：患者服完 10 剂后自觉症状有改善，自购 10 剂继续服用，现仍觉胸闷、胁肋不适、易生气、睡眠差，其余诸症较前减轻，舌质红，苔黄稍腻，脉弦滑。守原方，加炒川楝子、醋延胡索10g，15剂，继续进行巩固治疗。

2018年5月9日三诊：服药后症状较前好转，现情绪可，仍时有胃脘胀痛、嗳气，但次数较前减少，无胸闷、胁肋不适，无口干口苦，睡眠差，二便调，舌质红，苔薄黄，脉弦。二诊方去川楝子、延胡索、竹叶、蒲公英、决明子，加夜交藤30g。20剂，继续服用。

2018年7月16日四诊：服药后患者诸症基本消失，偶有胃脘胀痛，余无不适。三诊方去夜交藤，再服15剂，嘱复查胃镜。2018年8月17日胃镜检查示：胃窦非肠化型萎缩。随诊3个月，病情稳定。

按：患者以胃脘胀痛为主诉，但常于情绪波动及饮食后症状加重，平时易生气，此为情志不舒、气机郁滞所致。情志不畅，肝失疏泄，气机不畅，肝气郁结，形成气郁；气郁而化热、化火，可成火郁，火热扰动心神，则见心烦、急躁、失眠、口干苦；肝郁而犯脾土，肝脾不调，脾土健运失司，宿食停聚，而成痰郁、食郁，从而更不利于中焦气机通畅，脾之健运不易恢复。张磊教授遵《黄帝内经》"木郁达之，火郁发之，土郁夺之"之理法而组达郁汤，以疏肝木之郁、平脾土之郁，发两者之郁火。达郁汤疏达肝脾、清散郁热，实为"和"法之体现；肝木既畅达，气畅而郁消，郁消热亦除；肝木郁解，不犯脾土，脾土健运得复，痰浊宿食可消，痰郁、食郁得化，中焦气机通畅，故胃脘胀痛等诸症可除，收效甚佳。[267]

肝系疾病经验

一、自身免疫性肝病

⊙ 案1

患者，女，74岁，2010年4月2日以"全身乏力一年余"为主诉前来就诊。现病史：患者1年前体检发现肝功异常，谷丙转氨酶（ALT）239U/L、谷草转氨酶（AST）256U/L、总胆红素（TBil）72μmol/L、碱性磷酸酶（ALP）

132U/L、γ谷氨酸转肽酶226U/L、总胆汁酸27.8μmol/L、以"自身免疫性肝炎伴肝硬化"在某三甲医院住院治疗半年余，住院期间全身乏力，出院后给予泼尼松口服控制肝炎至今。现症见：身目黄染，胁肋部憋闷，全身郁胀，下肢水肿尤甚，口干、口苦、口腔见散在小水泡，多饮，头懵，目昏流泪，纳可，眠一般，大便可，小便黄；舌淡暗，苔白厚腻，脉沉滞。

西医诊断：自身免疫性肝炎伴硬化。中医诊断：黄疸，臌胀（水瘀互结证）。治以利水化瘀、解毒凉血。给予涤浊活瘀汤加味：白茅根30g，车前草30g，冬瓜子30g，生薏苡仁30g，桃仁10g，大黄3g，延胡索15g，郁金20g，茵陈30g，栀子10g。15剂，日1剂，水煎早晚分服，嘱咐泼尼松减量。

2010年4月21日二诊：症见体内郁热，烦躁，耳鸣，夜间加重，夜寐欠安，纳一般，小便可，大便干；舌质红，苔薄黄，脉细。治以养肝阴、化肝瘀之法，给予增液汤加减：生地黄15g，麦冬20g，玄参30g，冬瓜子30g，生薏苡仁30g，郁金15g，延胡索10g，益母草30g，赤芍15g，生麦芽15g，土鳖虫6g，败酱草30g，板蓝根30g，生甘草6g。15剂，煎服法同前。

2010年5月30日三诊：症见手足肿胀、色暗，口干多饮，纳眠可，小便频，大便可；舌质暗，苔薄白，脉沉滞有力。治疗给予利下活瘀方加减：炒王不留行30g，木香10g，木贼草10g，车前子30g，土茯苓30g，冬瓜子30g，生薏苡仁30g，桃仁10g，制半夏10g，陈皮10g，益母草30g，泽泻10g，生甘草3g。25剂，煎服法同前。

2010年7月15日四诊：症见手足肿胀缓解。现症见口干苦，多饮而不解渴，夜眠差，焦虑易醒，双臂瘙痒，斑疹隐隐。舌质红，苔薄白，脉沉滞。证属热毒入营，以清营汤加减：连翘15g，莲子心3g，麦冬15g，竹叶10g，玄参30g，牡丹皮10g，赤芍15g，桃仁10g，生地黄30g，栀子10g，败酱草30g，板蓝根30g，车前草30g，生甘草6g。20剂，煎服法同前。

2010年8月15日五诊：症见胁肋部闷胀、隐痛，晨起口干苦，偶见烦躁，纳可，小便黄，大便调，舌红舌下脉络瘀暗，苔黄，脉弦细。证属阴虚血瘀，方用一贯煎：北沙参30g，生地黄30g，麦冬15g，当归身15g，枸杞子12g，川楝子6g，酒黄连4g，天花粉10g，赤芍15g，牡丹皮10g，郁金20g，生甘草6g。25剂，煎服法同前。复查肝功ALT52U/L、AST39U/L、TBil23μmol/L、ALP120U/L、γ-谷氨酸转肽酶74U/L、总胆汁酸7.8μmol/L。

泼尼松已停用，至今仍间断口服中药，病情基本稳定。

按：患者确诊为自身免疫性肝炎伴肝硬化，肝功异常，来诊时病情较重，正虚邪实，气滞、水停、血瘀相兼为患。《血证论》云："病血者未尝不病水，病水者亦未尝不病血也"，治以利水化瘀，凉血解毒，用大黄、牡丹皮攻下化瘀，白茅根、车前草分销湿热，选用当归、生地黄、赤芍养肝体、助肝用、活肝血。邪毒较盛则入败酱草、板蓝根解毒攻邪，入营则用连翘、玄参透营转气。《灵枢·小针解》曰："菀陈则除之，去血脉也。"去瘀血时酌情加入通络之品，以增其效。疾病后期尤应注意顾护肝阴，用沙参、麦冬、天花粉以治之。[268]

张
震 ZHANG ZHEN

张 震，男，汉族，中共党员，1928 年 11 月出生，云南省中医中药研究院主任医师、研究员。1959 年 4 月起从事中医临床工作，享受国务院政府特殊津贴专家，全国老中医药专家学术经验继承工作指导老师，云南省荣誉名中医。

1954 年毕业于云南大学医学院 6 年制医疗系，大学本科；1959 年 7 月毕业于成都中医学院（现成都中医药大学）三年制西学中班。1954 年参加工作，1959 年 7 月起从事中医药临床、科研、教学工作，已 60 余年。

他创建了云岭中医疏调学派，倡导疏调气机为中医药内治大法之一，强调"欲求临床疗效的提高，无忘对患者气机之疏调"的宗旨。在维护肝的正常疏泄功能的同时辅以健脾补肾，以保持人体气机的条畅运行，协调气血阴阳的协调与平衡，促使病体恢复生理常态，而非单纯疏肝解郁。

他创制的"疏调气机汤"经临床化裁使用于诸多病种取得了良好的临床疗效。他十分重视扶持人体先后天之本，善用调补脾肾之法，促使慢性顽固性疾病恢复好转。日常应诊，门庭若市。

1983 年被评为云南省劳动模范。

1988 年获云南省有突出贡献的优秀专业技术人才光荣称号。

1992 年获国务院颁发的政府特殊津贴。

1996 年被评为云南省荣誉名中医。

曾任：

云南省中医中药研究所（现研究院）第一任所长；

《云南中医药杂志》首任主编；

曾历任：

国家自然科学基金委员会第三届中医学与中药学学科评审组成员；

原卫生部第三届药品审评委员会委员；

第一届国家中药品种保护审评委员会委员；中华全国中医药学会中医理论研究委员会委员；

中国中西医结合学会理事及中医外语专业委员会委员。

先后发表学术论文八十余篇，出版医学著作10部（亲自撰写专著3部，主编并撰写总论和部分内容4部，参与撰写3部）。

主持省级课题3项，参与国家自然科学基金课题3项，获云南省科技进步二等奖1项、省科技进步三等奖2项。

2017年6月29日，人力资源社会保障部、国家卫生计生委和国家中医药管理局授予张震"国医大师"荣誉称号，享受省部级先进工作者和劳动模范待遇。

2019年9月，获人力资源社会保障部、国家卫生健康委、国家中医药局颁发的"全国中医药杰出贡献奖"。

杂病医案

一、甲状腺结节

⊙ 案 1

患者，男，36岁，2015年5月18日初诊。主诉：体检发现左侧甲状腺结节1周。病史：患者于1周前单位体检甲状腺超声发现左侧甲状腺一低回声结节，大小约2.0cm×2.5cm，类圆形，边界清，质地中等，与周围组织分界清楚，实质回声欠均匀。CDFI示实质未见明显异常血量信号。双侧颈部扫描未见明显异常肿大淋巴结回声，左侧甲状腺结节TI-RADS3类。无疼痛及吞咽困难，无发热、畏寒，无声嘶、无多食、易饥、多汗，双手无震颤，无情绪异常，无多饮、多食、体重减轻。查出至今未予任何治疗及处理。近日患者自觉偶感吞咽费力，现患者经人介绍前来诊治。

查体：一般情况可，既往身体良好，未患过严重的急慢性疾病。近期以来无头晕、心悸，无胸闷、胸痛，无腹痛、腹胀、腹泻，精神、胃纳、睡眠可，大小便如常，体重无明显改变。

望闻问切：患者神志清楚，检查合作，颈部两侧，皮肤黏膜无黄染瘀斑。左侧可轻微触及一类圆形肿块，质地柔软，表面光滑边界清楚，无触痛，可随吞咽上下移动。甲功及其余实验室检查无异常。无痒痛、声音嘶哑、憋气、吞咽困难等症状。患者自诉平素喜食辛辣，因工作原因情绪波动大，二便正常，舌红苔白腻，脉弦数。辨证分析：肝主疏泄，主调畅气机，气机条畅则脏腑功能协调，气血津液输布正常。若长期情志不畅，气机郁滞，则肝失条达，气血瘀滞，津液不能正常循行输布，痰湿凝结痰气壅于颈前，痰瘀互结日久结而成块，则为瘿病。

诊断：西医病名诊断：甲状腺结节。中医病证诊断：瘿瘤（肝郁气滞，痰瘀互结证）。治法：疏肝健脾，化瘀祛痰，软坚散结。方药：张老在自创"疏条气机汤"的基础根据患者症状酌情加减治疗。患者服药后病情稳定，疗效较好。柴胡10g，赤芍12g，香附10g，郁金15g，丹参10g，白芍12g，茯苓15g，佛手10g，白术10g，煅牡蛎20g，薏苡仁30g，三棱10g，莪术10g，夏枯草10g，浙贝母12g，怀山药20g，生甘草6g。3剂，水煎服，每日3次，两日 1 剂。调护：调节情绪，合理起居，饮食清淡，忌食肥甘厚味之品。

2015 年 5 月 25 日二诊：服上方 3 剂后，心情较前舒畅，舌淡红、苔薄白，脉和缓有力。患者偶觉口干，予上方加南沙参 15g，薏苡仁由首方 30g 调整 20g，余同前，继续服药 3 剂。

2015 年 6 月 8 日三诊：口干有所好转，情绪有所改善，但觉偶感乏力倦怠，舌常，苔薄白，脉细。饮食睡眠可，二便正常。予上方加黄芪 15g，余不变，嘱患者继续服药 6 剂后行彩超复查。

2015 年 7 月 13 日四诊：彩超示双侧甲状腺未见异常。患者未感觉任何不适，舌淡苔薄白，纳可，二便正常。嘱患者定期复查，调节情绪，合理起居，饮食清淡，忌食肥甘厚味之品。予首方祛三棱、莪术、夏枯草，薏苡仁调整为 20g，香附调整为 15g，加党参 15g，3 剂以巩固疗效。[269]

二、痤疮

⊙ 案 1

患者，女，33 岁，于 2015 年 5 月 18 日初诊。主诉：面部粉刺、丘疹 2 个月余。现症见：面部、额头散在性粉刺、丘疹，以两面部为甚，平素易便秘，尿黄，舌淡红，脉弦数。病史：患者平素喜食膏粱厚味，于 2 月前过食辛辣，面部、额头出现散在性粉刺、丘疹，丘疹色红，以两面部为甚，伴痒痛、口干、便秘、尿黄，舌淡红、苔薄黄，脉弦数，情绪起伏后丘疹加重。至今未予任何治疗及处理。

西医诊断：痤疮。中医诊断：粉刺（肺经风热证）。治以清肺泻热、凉血消风，方选自拟方加减：荆芥 12g，防风 10g，桑白皮 15g，射干 6g，薄荷 6g，蝉蜕 6g，蒲公英 12g，王不留行 10g，砂仁 6g，香附 10g，郁金 10g，炒麦芽 20g，葛根 20g，薏苡仁 30g，白花蛇舌草 30g，丹参 20g，浙贝母 15g。3 剂，水煎服，每天 1 剂，并施以外部调护，注意尽量减少化妆品的外用，保持面部清洁及防晒。

两周后复诊，可见患者面部丘疹颜色由初诊鲜红转暗，仍便秘，口干口苦，舌红苔黄腻，脉弦。治以清热解毒，予上方基础加白鲜皮 15g，4 剂，水煎服，每天1剂，2周后复诊，患者面部丘疹基本消失，仅遗留少许暗红色色素沉着。嘱患者续服前方1周，并注意饮食及日常调护。

按： 患者素体阳热偏盛，喜食膏粱厚味或辛辣之品，脾胃运化失常，湿热内生蕴于肠胃，痰湿较重，加之情志不畅，肝失疏泄，郁而化热，损伤冲任，日久气血郁滞，瘀血与痰湿交阻，蕴热化火，上熏面部胸背肌肤所致。[270]

三、胸痹心痛

◎ 案1

患者，女，62岁，2010年3月31日初诊。既往有"稳定型心绞痛"病史，刻下症见：心前区刺痛，疼痛发作时持续约2分钟，每周约2次，可自行缓解，活动及劳累后易发，背部及四肢冷，时感乏力，纳尚可，眠差，入睡困难，二便调。舌淡红、苔薄白，舌底脉络迂曲，脉细。处方：柴胡、薤白、血竭、水蛭、莪术各10g，白芍、枳壳、淫羊藿、桂枝、首乌藤、合欢皮、灯盏花各15g，丹参、川芎、香附、延胡索、太子参各20g，制附片、黄芪各50g，百合、酸枣仁各30g，薄荷、甘草各6g。3剂，水煎服，温水浸泡30分钟，头煎40分钟，煎煮至35分钟时每剂加白酒3mL，二三煎各煎煮30分钟，饭后1小时温服，每日3次，2日1剂。

4月7日二诊：发作时少许疼痛，肢端冷缓解，眠差改善，仍觉乏力。舌淡红、苔薄白，脉细。守上方加山茱萸15g，继予3剂，煎服法同前。

4月14日三诊：服药1周来未发作，乏力减，背部及四肢端渐暖，眠尚可。舌淡红、苔薄白，脉细。继予上方3剂巩固治疗，煎服法同前。3月后随访未见发作。

按： 本病见刺痛，为血瘀之证；见畏寒，背部及四肢冷为寒证，加之症见神疲乏力，为阳虚证；见乏力为气虚证。结合患者疼痛为心前区，伴见眠差，定位在心。基础证候即为血瘀、阳虚、气虚，病位指征为心，具体证候即为心血瘀阻、阳气两虚。故本病诊为胸痹心痛之心血瘀阻、阳气两虚证。病性为本虚标实，本虚之中，以阳虚明显；标实之下，又以血瘀为主。治以疏调益气，温阳通脉，方以疏调汤为基础，减茯苓、白术、山药，易枳实为枳壳，增宽胸豁痰之功。加制附片、桂枝温心阳通脉；黄芪、太子参益气扶正；薤白通阳开痹；血竭、水蛭、莪术破血逐瘀；灯盏花活血化瘀；眠差以百合、酸枣仁养心安神，首乌藤、合欢皮引阳入阴；以延胡索配伍香附可增理气止痛之功；加白酒可融化血竭，并能增温阳通脉之效。

二诊患者症状缓解但仍觉乏力，效不更方，遂加山茱萸收敛元气。三诊时患者未见症状发作，故守方善后。以两台三三构型规律为指导使得辨证准确，疏调气机提高疗效从而获效。[271]

四、失眠

⊙ 案1

患者，男，32岁，于2015年6月8日初诊。3年前因成立公司后压力较大出现失眠，期间间断服用安眠药，症状反复。症见：入睡困难，易醒，睡眠时间每晚总计约一至二小时，焦虑及紧张后加剧整夜难眠，纳可，二便调，舌淡红、苔薄白，脉弦微数。证属肝郁气滞，治以疏肝理气安神为法。予"疏调安神汤"为基础酌情加减治疗。处方：柴胡10g，赤芍10g，茯神15g，薄荷6g，香附15g，郁金15g，佛手6g，酸枣仁20g，合欢花10g，夜交藤15g，白芍10g，丹参15g，生甘草6g，炙远志10g，五味子10g，白术10g。3剂，水煎服，每日3次，2日1剂。

2015年6月15日二诊：服上方3剂后，可入睡，夜间仍易醒，情绪有所缓解，舌脉同前，予上方基础上予龙骨12g，牡蛎12g。嘱患者服药6剂。

2015年6月29日三诊：睡眠有所好转，偶汗出乏力，腰酸不适，舌常，苔薄白，脉细。予上方基础上予浮小麦30g益气固表止汗，牛膝15g，补肝肾、强筋骨，嘱患者服药6剂。

按：本案患者3年前因成立公司后压力较大，出现失眠，乃肝失疏泄，气机失调，肝主谋虑喜条达，气机调畅，则心情开朗夜卧得寐，肝失疏泄，气机不畅，则情志抑郁。若数谋不决，或情志不畅则肝气郁结，气枢不转则内扰神魂而致不寐。治宜从疏肝理气、解郁安神的角度改善睡眠。[272]

周岱翰

ZHOU DAIHAN

周岱翰,男,汉族,中国农工民主党党员,1941年5月出生,广州中医药大学第一附属医院主任医师。1966年9月起从事中医临床工作,享受国务院政府特殊津贴专家,全国老中医药专家学术经验继承工作指导老师,广东省名中医。

周岱翰,我国著名中医肿瘤学家,是国内较早从事中医药治癌、中西医结合抗肿瘤临床研究和开创中医肿瘤教育的学者。现为第三届国医大师,广州中医药大学首席教授、肿瘤研究所所长,广东中医药研究促进会会长。

周岱翰教授是现代中医肿瘤学学科奠基者之一,拓展中肿瘤四诊,提出肿瘤辨证施治规范始于《伤寒杂病论》,其六经、八法为进入临床之绳墨深化辨证论治;分为"辨人、辨病、辨证"三层次;师古不泥,首倡肿瘤放射治疗所致的"放射病"按"热毒"论,拓展了温病学说的内涵;开展中药"直肠滴注""外敷"等创新肿瘤外治法;探索证候客观化、标准化,制定"实体瘤的中医肿瘤疗效评定标准",并在国内推广应用得到验证。

基于肺癌基础研究与临床实践,创"益气除痰"治疗大法及系列方药,拓展"扶脾即所以保肺"之说,研制国内第一个肺癌中成药鹤蟾片;先后主持国家"八五"攻关项目"中医药治疗非小细胞肺癌""十五"攻关项目"提高肺癌中位生存期的临床研究"及"十一五"科技支撑计划"老年非小细胞肺癌中医药综合治疗方案"的研究,系列成果显示患者在生存期、生存质量等方面临床受益显著。

主持国家自然科学基金课题"构建脾虚痰湿型肺癌肿瘤相关消减 eDNA 文库及基因表达谱"和"肺癌脾虚痰湿证的特征性蛋白质表达的研究",则从蛋白质水平深入探索肺癌"证"的本质及分子分型研究;提出辨证论治选药可作为表观遗传调控剂治疗癌症的新观点。编写《中医肿瘤食疗学》《临床中医肿瘤学》《中医肿瘤学》等 8 部专著。

癌症医案

一、肺癌

◎ 案 1

患者，男，55 岁，2015 年 6 月初诊。2015 年 1 月 23 日在外院行 PET-CT 提示：左肺上叶癌，病理提示：腺癌，EGFR（－）。患者及家属不同意手术治疗。行三程 TP 方案化疗（多西他赛 130mg+ 洛铂 50mg），2015 年 6 月不愿继续化疗遂前来门诊部就诊。刻下：患者精神一般，稍显疲乏，咳嗽咳痰，痰色为白黄，活动后气促，胃纳一般，二便调，眠差。舌质淡红苔白腻，脉象沉滑。结合症状及舌脉，辨为肺积病，证属脾虚痰湿型。以健脾化痰除湿为治法，处方星夏健脾饮加减，组成：天南星（先煎）、全瓜蒌、浙贝母、枳壳各15g，薏苡仁、党参各 30g，茯苓、猪苓、白术各 20g，半夏（先煎）、桔梗、厚朴、炙甘草各 10g，壁虎 5g。7 剂，每日 1 剂，水煎服。

二诊时患者咳痰减少，腹胀已消，寐差，去厚朴加夜交藤；三诊时患者精神可，睡眠改善，咳嗽咳痰显减，去全瓜蒌、猪苓、壁虎，加用陈皮、白芥子行气化痰。经定期中医药治疗后目前状态良好，可正常生活及劳作，KPS>80 分，病情保持稳定超过 5 年。

按：本案例为晚期非小细胞肺癌患者，经过基因检测明确为 EGFR 阴性，在化疗 3 个治程后拒绝继续治疗而选择中医药化疗。就诊时以形体肥胖、咳嗽痰多、疲乏、活动后气促、纳食一般、寐差等症状为主要表现，辨病为肺积，辨证为脾虚痰湿，周教授认为，患者由于脾肺气亏虚，见少气懒言；脾失于运化，纳呆消瘦，腹胀便溏，上犯于肺故见咳嗽痰多，痰质稀薄。脾失运化，痰浊渐生，贮存于肺，肺失宣降，气机不利故气短。治疗应以健脾燥湿，理气化痰，拟方星夏健脾饮加减，一诊时考虑患者时有腹胀，加厚朴、枳壳行气消胀；二诊患者咳痰减少，腹胀已消，寐差，去厚朴加夜交藤安神助眠；三诊时患者精神可，睡眠改善，咳嗽咳痰减少，去全瓜蒌、猪苓，恐病久伤正不耐攻伐，去壁虎，加用陈皮、白芥子行气化痰。方中党参、白术、生天南星、生半夏健脾消积为君药；壁虎、浙贝母化痰散结；茯苓、薏苡仁渗湿除痰为臣药；全瓜蒌、猪苓宽胸散结以利水之上源为佐；桔梗开宣肺气为使。

全方扶正、除痰、散结兼用，攻补并举。治疗后患者症状明显好转。其后根据辨证进行加减治疗，患者生活质量佳，随访 5 年仍存活。本案辨证论治，平衡局部与整体，体现中医药在晚期肺癌综合治疗中"带瘤生存"的理念。[273]

二、胰腺癌

⊙ 案 1

患者，女，70 岁，2015 年 10 月 10 日初诊。主诉：纳差伴消瘦 1 个月。2011 年患者因体检发现胰头占位并主胰管重度梗阻性扩张，糖类抗原 199（CA199）、癌胚抗原（CEA）均未见异常。患者拒绝进一步抗肿瘤治疗，定期复查胰腺占位，大小均同前。2015 年 4 月因上腹部疼痛查 CA199 示 75.08U/mL，8 月查 PET-CT：胰头占位，病变包绕门脉主干及肠系膜上动脉。

2015 年 9 月于外院行姑息性手术减瘤治疗，术后病理示：胰腺低分化腺癌。因纳差伴消瘦就诊，症见：面色萎黄，神疲消瘦，腹部术口周围疼痛，口干、口淡，纳眠差，大便初硬后溏，小便调。舌黯，苔白，脉细弦。

西医诊断：胰头低分化腺癌术后。中医诊断：癥积，证型：肝盛脾虚。治宜清肝健脾、化瘀消癥。用下瘀血汤合六君子汤加减，处方：土鳖虫 6g，白英 20g，半枝莲 30g，溪黄草 20g，大黄 10g，关黄柏 15g，熟党参 30g，紫河车 15g，鸡内金 15g，法半夏 15g，茯苓 20g，甘草 6g。30 剂，每日 1 剂，水煎服，1 次服完，不需复煎。并嘱其日常多进食鱼胶、牛奶、鸡蛋血肉有情之品补益精血。

2015 年 11 月 23 日二诊：胃纳较前改善，食后易腹胀，仍觉乏力，头晕，口淡，舌黯，苔白，脉细弦。仍以下瘀血汤为主方合小柴胡汤加减，上方去白英、紫河车、鸡内金，加柴胡 15g，莪术 20g，黄芩 15g。并嘱患者煎药时加入生姜 3 片，大枣 4 枚。共 30 剂，日 1 剂，水煎 1 次温服。

2016 年 1 月 13 日三诊：虽时有腹胀，次数较前减少，体力、胃纳较前改善。"效不更方"，继续予前法随证加减，去柴胡、黄芩、茯苓，加钩藤 15g，蛇莓 20g，红豆杉 3g。30 剂。煎服法同前。

四诊、五诊、六诊：患者腹胀时反复，体质量维持，体力、胃纳均较前改善，舌淡黯，苔白，脉弦滑。辨证仍属肝盛脾虚，仍以清肝健脾、化瘀消癥为法，下瘀血汤为主方并送服小金丸、化癥回生口服液、金匮肾气片。后诊仍以下瘀血汤为主方加减。复诊（2017年1月3日）：患者体健，体质量较初次就诊增加3kg，一般情况可，守方加减治疗。末次随诊时患者已带瘤生存2年余，随诊。

按：胰腺癌的病机特点为"痞、满、燥、实、闭"，与胃、十二指肠、胆相关，治疗强调"以通为用"。四诊合参，本病当属中医学"癥积"范畴，证属"肝盛脾虚证"。缘患者平素情志不调，肝失疏泄，肝气郁滞，津液不得输布，则见口干、口淡；气滞血瘀，"不通则痛"，则见腹部术口疼痛。木旺克土，肝盛乘脾，脾虚无以运化水谷，人不得充养，故见面色萎黄，神疲消瘦，纳差，大便初硬后溏。舌黯苔白，脉细弦为肝盛脾虚证。患者虚实夹杂，邪不去则正不安，予用下瘀血汤为主方；攻补兼施，固护胃气，合用六君子汤。其中土鳖虫走窜通络，攻毒散结；大黄通腑泄浊；溪黄草、关黄柏清热利湿；白英、半枝莲清热解毒；熟党参、茯苓健脾益气；紫河车益气养血；鸡内金健脾胃、化瘀消积；法半夏化痰祛湿；甘草调和诸药。

二诊辨证仍为肝盛脾虚，脾虚较前稍改善，仍以下瘀血汤为主方，改六君子汤为小柴胡汤以调和肝脾，去白英、紫河车、鸡内金，加柴胡、黄芩清肝疏肝，莪术增强活血之效，生姜、大枣调和营卫。

三诊：脾虚症状改善明显，效不更方。

四诊后患者正气渐复，予加用小金丸、化癥回生口服液辅助攻邪，金匮肾气片温补肾阳。如此配伍，攻补兼施，扶正抑瘤。既针对胰腺癌强调"以通为用"的病机特点，又结合肝盛脾虚的证型，把扶正和抑瘤有机结合，充分发挥了辨证与辨病相结合的优势。[274]

三、鼻咽癌

◎ 案1

患者，男，49岁，2019年4月27日初诊。主诉：发现颈部肿物1月余。病史：患者2019年3月无明显诱因下出现左侧颈部肿物，到我院门诊就诊，

2019 年 4 月 12 日行左侧颈部肿大淋巴结穿刺活检术，病理提示：转移性低分化癌。2019 年 4 月 19 日 PET/CT 提示：①鼻咽右侧壁条片状局灶性代谢病灶，考虑鼻咽癌可能，病灶累及右侧翼突及右侧蝶骨大翼；②双侧颈部及左侧锁骨区多发肿大淋巴结影，糖代谢增高，考虑为淋巴结转移。2019 年 4 月 22 日鼻咽镜：鼻咽隆起（右）；病理提示："鼻咽"非角化性未分化癌。初诊症见：患者咳嗽，晨起明显，痰黄至粘稠，无带血丝，无耳鸣，无鼻塞流涕，无嗅觉减退，无头晕头痛，纳可，眠一般，二便调，舌红苔白腻，脉弦细，左侧颈前可触及一个肿大淋巴结，大小约为 1.0cm×1.0cm，质硬，边界不清。

西医诊断：鼻咽非角化性未分化癌伴颈部多发淋巴结转移（T3N2M0，ⅢB 期）。中医诊断：失荣，气郁痰结证。治以行气化痰，解郁散结为法。处方：昆布 20g，海藻 20g，北柴胡 10g，郁金 15g，青皮 10g，浙贝母 15g，法半夏 10g，石上柏 15g，半枝莲 20g，山慈菇 20g，南方红豆杉 3g。7 剂，水煎服，早晚一服。

2019 年 5 月 14 日二诊：患者 5 月 11 日行顺铂 40mgvdd1-d3+ 多西他赛 120mgvdd1+ 氟尿嘧啶 3.5gciv46 小时化疗。化疗期间食欲不振，大便秘结，偶有咳嗽，痰少，无血丝，无耳鸣耳聋、鼻塞流涕、嗅觉减退等不适，舌淡，苔白，脉滑。辨为痰湿内阻证，治以理气化痰，健脾开胃为法，处方：北柴胡 20g，黄芩 15g，法半夏 20g，炒山楂 10g，鸡内金 10g，炒稻芽 30g，麸炒枳实 15g，半枝莲 30g，火麻仁 15g，甘草 10g。14 剂，水煎服，早晚一服。后行 4 程化疗，期间继续以理气化痰、健脾开胃为法，随证加减。

2019 年 10 月 23 日三诊：患者 2019 年 9 月 4 日放疗并配合白蛋白结合型紫杉醇化疗，症见：口干、喉周疼痛明显，口腔溃疡，咽喉壁分泌物明显减少，吞咽困难，无鼻塞流涕、嗅觉减退、头晕头痛等不适，舌淡红，苔少，脉细。辨为气阴两虚证，治以益气养阴为法。处方：当归 10g，天花粉 15g，生地黄 15g，玄参 15g，黑枣 15g，白芍 15g，炙甘草 10g，女贞子 15g，熟党参 20g，五味子 10g，麦冬 15g，生石膏 60g。14 剂，水煎服，早晚一服。配合六神丸解毒消癥止痛。经治疗，患者症状好转，后继续以化痰散结、益气养阴为法，随证加减。

患者规律复诊至今，2021 年 6 月 24 日鼻咽、颅底 MR 平扫＋增强提示：符合鼻咽癌并颈部淋巴结转移治疗后表现，鼻咽左侧咽隐窝稍变浅，双侧咽后间隙、双颈及左侧锁骨上窝淋巴结消失。相关抗原五项未见异常，患者生活质量较好。

按： 首诊时，患者气郁痰结症状明显，总的病机为肝气郁结，痰结内生，治疗当以行气化痰，解郁散结为法，方中柴胡、郁金、青皮疏肝行气解郁，海藻、昆布、山慈菇、半枝莲化痰软坚散结，法半夏燥湿化痰，浙贝母化痰止咳，配合清热解毒抗癌之石上柏、南方红豆杉。二诊时，患者因化疗胃纳不佳，大便秘结，处方在疏肝行气化痰基础上，加强健脾消食开胃，配合火麻仁润肠通便。

2019年10月复诊时患者已接受放射治疗，射线为燥热火毒之邪，首先伤阴，阴津受损，治疗以益气养阴为法。方中玄参、麦冬、生地黄养阴生津，天花粉生津止渴，石膏除烦止渴，当归补血活血，芍药养血，黑枣、炙甘草、熟党参益气健脾，五味子益气生津、补肾宁心，女贞子滋补肝肾，另配合解毒消癥止痛之中成药六神丸，治疗患者口腔溃疡、口周疼痛等症状。患者经中医辨证治疗配合放化疗后，鼻咽及颈部肿大淋巴结消失，放化疗毒副反应轻，生活质量好。

◎ 案2

患者，男，43岁，2019年6月12日初诊。主诉：右侧面颊部不适5月余。病史：患者2019年1月出现右侧面颊部麻木不适，上颚溃疡，2月出现右面颊及右眼眶下部刺痛或痒痛，上颚流出咸味分泌物，随后出现右上唇胀痛，长时间右侧卧位可出现右眼眶周围浮肿。2019年6月9日于我院行鼻咽＋颅底MRI平扫＋增强提示：右侧蝶窦–鼻咽顶后壁肿块，累及中颅窝、海绵窦及鼻咽顶后壁，考虑恶性肿瘤可能性大。病理穿刺活检：（鼻咽）非角化性未分化癌。初诊症见：患者咳嗽咳痰，痰黄，右面颊部麻木不适，右鼻翼旁压痛，无鼻塞流涕、视物模糊、耳聋耳鸣、胸闷胸痛等不适，纳眠可，二便调。舌暗红，苔黄腻，脉滑。

西医诊断：鼻咽非角化性未分化癌（T4N0M0，ⅣA期）。中医诊断：失荣，肺热痰凝证。治以清肺化痰散结。处方：山慈菇15g，浙贝母20g，生半夏15g（先煎1小时），生南星15g（先煎1小时），桃仁15g，赤芍30g，全蝎10g，僵蚕15g，广升麻15g，甘草10g。7剂，水煎服，早晚一服。

2019年6月26日、7月12日、8月6日患者行DFP方案化疗，具体用法：艾素140mgvdd1+氟尿嘧啶针0.5givd1+氟尿嘧啶针4.0gciv46小时+顺铂50mgvdd1-2+顺铂40mgvdd3，同时配合尼妥珠单抗注射液200mgvdd1。2019年9月5日、9月20日行放射治疗。

2019年9月25日就诊时见：右面颊部麻木不适，右鼻翼旁压痛，右耳道淡黄色分泌物，咽部可见大片淡黄色溃疡，吞咽疼痛、困难，无鼻塞流涕、头晕头痛、视物模糊、耳聋耳鸣、胸闷胸痛等不适，纳差，眠一般，大便量少，小便色黄。舌红绛，苔黄，脉数。辨证为火毒炽盛证，治以清热解毒，化痰散结。处方：黄芩10g，黄柏10g，山慈菇10g，半枝莲30g，西洋参15g，黄芪30g，龟甲20g，枳实15g，砂仁10g，桔梗20g，甘草20g。14剂，水煎服，早晚一服。经治疗后，患者症状好转，予清热解毒、化痰散结法，随证加减。

患者规律复诊至今，2019～2020年期间复查鼻咽+颅底MRI均提示较前好转，2020年10月13日我院MRI：符合鼻咽癌治疗后改变，整体较前好转，右侧颞叶受压程度较前减轻。相关抗原七项未见异常。随访至今，诸症好转，患者生活质量较好。

按： 首诊时，患者症状属"肺热痰凝证"之表现，总体病机为痰热内生，壅遏肺气，治疗当以清肺化痰散结为法，方中山慈菇清热解毒，生半夏、生南星、浙贝母、僵蚕化痰散结，全蝎攻毒散结，桃仁、赤芍活血化瘀，升麻清热解毒，甘草清热解毒、调和诸药。

二诊时，患者经放化疗，射线为燥热火毒之邪，经治疗，患者总体呈"热毒阴伤"诸症，火毒炽盛，阴津受损，治以清热解毒，化痰散结，兼顾益气养阴。方中黄芩、黄柏、山慈菇、半枝莲清热化痰散结，黄芪、西洋参补气养阴，龟甲滋阴清热、软坚散结，枳实理气消积化痰，砂仁行气开胃，桔梗清热宣肺，甘草清热解毒、调和诸药。患者经中医辨证治疗配合放化疗后，病灶较前好转，诸症缓解，生活质量良好。[275]

四、胃癌

患者，男，45岁，2016年8月30日初诊。主诉：胃癌术后5年，触及右上腹肿物4日。患者5年前因胃恶性肿瘤行手术治疗，并行6个疗程化疗。后定期复查肿瘤指标及胃镜检查，均无明显异常。4日前患者触及右上腹肿物，质硬，到当地医院行腹部彩超：肝内多发实质性占位病变，较大约78mm×49mm。上腹部计算机断层扫描（CT）：肝右叶占位性病变，大小约134.1mm×77.2mm×112.6mm，并腹膜后淋巴结转移，50mm×18mm，考虑恶性肿瘤可能（胆管囊腺胆管囊癌或胆管细胞癌），8月26日行肝肿物活检术，病理：腺癌，已转移可能性大，未行免疫组化。建议患者入院进一步治疗，患者惧怕静脉化疗，遂拟定门诊中药配合口服卡培他滨的方案。初诊刻下症见：患者上腹胀满闷不适，影响食欲，无疼痛，无咳嗽胸痛，无厌食油腻及饭后饱胀感，睡眠一般，二便调，舌淡红，苔薄白，脉细。辨证：痰湿结聚证。治法及处方：健脾化痰，解毒散结。处方：法半夏15g，党参20g，白术15g，茯苓20g，白芍15g，红豆杉6g，冬凌草20g，佛手15g，藤梨根15g，厚朴15g，莱菔子15g，甘草6g。共7剂，并服用卡培他滨1盒，每次3粒，每日2次。服14日，停7日。并嘱患者少食多餐，以粥代饭。

9月20日二诊：服药后自觉腹胀减轻，夜寐差，梦多，遂在前方中去佛手、厚朴、莱菔子，加用柴胡10g，枳壳15g，以加强行气作用；加用柏子仁15g，夜交藤20g以安神助眠。

10月11日三诊：患者第2疗程口服卡培他滨，恶心欲呕，胃纳较前差，舌淡胖，有齿痕，大便烂，脉细，遂加用藿香15g化湿，竹茹10g降逆止呕。

11月1日四诊：患者症状、舌脉同前，病情稳定，加入土鳖虫6g，蜈蚣3条。至2017年3月10日，患者神清，精神较前好转，无明显腹胀，纳眠可，二便调。复查腹部CT，提示：肝S5、6段见葫芦状及类圆形低密度影，边界清楚，较大者约71mm×51mm，肝S5段见团片状稍低密度影，边界欠清，范围约52mm×116mm，肝胃间隙及肠系膜见多个肿大淋巴结影，较大约24mm×18mm。相关抗原无升高。

按：胃癌的病机总属本虚标实，病位在脾胃，此例系胃癌合并肝转移患者，故治疗以六君子汤为主，益气健脾。首诊时患者诉腹胀不适，方用六君子汤加减，药性多走而不守：方中佛手疏肝理气，和中化痰，药性柔和，兼治肝脾；厚朴行气消积，燥湿除满，莱菔子消食导滞，降气化痰。再酌加解毒消肿之冬凌草、藤梨根。全方紧扣患者目前胃气虚，但局部有邪毒聚集之状的病机特点，治法上有补有疏，补而不滞，肝脾同调。同时嘱患者少食多餐，以求减轻脾胃运化压力，以粥代饭以保护胃气。

二诊时，患者诉腹胀减轻，但眠差梦多，因患者胃癌已累及肝脏，肝之疏泄与藏血功能受到影响，从而导致"肝不藏魂"，魂不安守，故夜寐不安。予以柴胡引药入肝经，柏子仁、夜交藤宁心安神助眠。三诊时，患者湿邪困脾症状明显，故治以化湿和胃，加用藿香15g，用药轻灵，又无伤阴之虞。竹茹和胃降逆止呕，且兼顾心胆。四诊时，患者病情稳定，考虑癌毒病久根深于内，遂加虫药以搜痰逐瘀，加强控制肿瘤治疗。至2017年3月10日，据患者临床症状、相关抗原检查及CT片提示，中医药联合口服化疗药在控制肿瘤进展、减少化疗毒副反应、提高生活质量方面有明显效果。四诊的拟方用药，药证合拍，体现了周教授鼓舞患者胃气，整体辨证，药食同治的观点，故疗效较好。[276]

五、宫颈癌

◎ 案1

患者，女，50岁，2013年7月23日初诊。阴道异常分泌物5月余。患者2013年2月出现阴道异常分泌物、量少色黄，伴接触性出血，当地诊所抗感染治疗无效。6月30日外院行妇科超声检查发现宫颈低回声区，范围约48mm×33mm，内部回声均匀，性质待查；7月3日行宫颈组织病理检查，诊断为宫颈鳞癌。得知病情，患者心情抑郁，常嗳气，胁胀，胃纳减少，失眠。舌淡红，苔白腻，脉弦。西医诊断：宫颈癌。中医诊断：癥瘕（肝郁气滞）；治以见疏肝健脾，活血散结。处方：柴胡15g，白芍15g，茯苓20g，当归15g，桃仁15g，浙贝母15g，土鳖虫6g，法半夏15g，醋莪术10g，熟党参30g。14剂，水煎服。

2013年8月7日二诊：阴道分泌物减少；盆腔核磁共振成像（MR）示肿物累及阴道上2/3段，考虑宫颈癌ⅡC期，存在手术禁忌，外院行同期放化疗。近1周大便次数多，伴黏液血便、肛门灼热疼痛、坠胀，舌质红，苔黄腻，脉滑。中医诊断：癥瘕（湿热蕴结）；治以清热利湿。处方：芍药15g，当归

10g，黄连 6g，甘草 6g，大黄 9g，黄芩 15g，木香 10g（后下），槟榔 15g，党参 30g，桃仁 15g。14 剂，水煎服。

2013 年 8 月 23 日三诊：患者精神气色较前好，诉阴道无分泌物，大便次数明显减少，日 4-5 次，仍为黄色稀便，无排不尽感，便后肛门坠胀感明显缓解，舌质红，苔黄，脉滑。辨证方药同前，7 剂后患者大便明显减少，每日 2～3 次，便质时成形，时呈糊状，无肛门坠胀感。2013 年 10 月 10 日外院复查全腹＋盆腔 MR 增强扫描提示病灶缩小，未见转移。患者中医药治疗以健脾补肾为主，随症加减，食疗以健脾祛湿为主。随访至今 4a，肿瘤病灶稳定，未见复发转移，患者生活正常，能参加正常工作。

按：首诊时患者肝郁症状明显，总的病机以肝郁脾虚，痰湿与瘀血互结冲任，宜"疏其血气，令其条达而至平和"，拟方逍遥散加减，配合解毒消肿散结辨病治疗。以柴胡、白芍一解肝郁，一养肝血，补肝体而助肝用，当归为血中气药，既养肝血，助柴、芍补肝之体，又能活血化瘀。茯苓、党参健脾益气，防肝病犯脾，寓扶土制木之意；浙贝、半夏燥湿化痰散结，桃仁、莪术、土鳖虫破血化瘀消癥。诸药合用，共奏疏肝解郁，活血化瘀祛湿之效。二诊患者同期放化疗期间，湿与火毒交结，湿热下注，湿热邪毒熏灼肠络，故见腹泻、便血、肛门灼热坠胀。方选芍药汤加减。以黄芩、黄连功擅清热燥湿，为君药。芍药、当归、木香、槟榔为臣：芍药养血和营、缓急止痛，当归养血活血，配合一诊方中桃仁以活血化瘀，体现了"行血则便脓自愈"之义，且顾护阴血；木香、槟榔行气导滞，"调气则后重自除"。大黄苦寒，泻下通腑，导湿热积滞从大便而去，体现"通因通用"之法；泻下耗气，仍重用党参以固守中气，兼顾气阴两伤之虑。[277]

周学文

ZHOU XUEWEN

周学文，男，汉族，中共党员，1938年1月出生，辽宁中医药大学附属医院主任医师。1965年8月起从事中医临床工作，享受国务院政府特殊津贴专家，全国老中医药专家学术经验继承工作指导老师，辽宁省名中医。

50年来一直工作在临床、科研、教学第一线。先后担任辽宁中医药大学学术委员会副主任委员、临床试验专家委员会主任委员，是中医内科学博士点、脾胃病重点学科创建人和学术带头人。

周学文教授先后担任国家食品药品监督管理局药审委员会委员、主任委员，中国中医药学会内科学会、脾胃病学会、中国中药临床药理学会副主任委员；现仍被聘为中华中医药学会脾胃病分会名誉主任委员和《世界华人消化杂志》副总编。先后主持国家科技部863、973等10多项重大临休研究项目，对溃疡病、萎缩性胃炎、慢性肝损伤等多种疾病有深入系统的研究，并多次获省部科技进步奖项；在国家核心期刊发表60多篇重要论文；主编《实用中医消化病学》等多部临床著作。同时也是国家卫生部和SDA颁布的《中药新药临床指导原则》主要起草人之一；国家卫生部、SDA药审委员、主任委员。多年来，主持数百个中药新药、进口药及中药保护品种的技术审查，至今仍在参与中药新药的发展工作，为中医药的发展呕心沥血。

从1986年至今已培养中医硕士、博士、博士后80余名，并培养了一批中青年学术骨干及临床高徒，其中有的已独立承担国家、省级以上课题的研究工作，有的也已成为主任医师、教授、博士生导师。虽年逾古稀，现仍担任博士后导师及国家中医药管理局中医药继承工作指导老师而传道授业，为中医药的发展及中医药人才的培养做出了突出的贡献。

杂病医案

一、失眠

⊙ 案 1

患者，女，29 岁，2013 年 11 月 12 日初诊。主诉：睡眠欠佳半年。现病史：患者半年前因工作压力大出现睡眠不佳，每晚睡眠不足 4 小时，夜寐差，多梦易醒，伴有头晕、心悸等症状，已严重影响正常生活，为求诊治遂来本院门诊。现症：精神不振，头晕目眩，面色少华，神疲乏力，四肢倦怠，食少，便溏，经血量少，色淡，周期不规律，末次月经在 3 个月前，舌淡白，苔薄黄，脉弦细。中医诊断：不寐（心脾两虚证），治法治则：补益心脾，养血安神。处方：黄芪 10g，当归 10g，益母草 10g，柏子仁 10g，熟地 10g，白芍 10g，夜交藤 10g，合欢花 10g，茯苓 10g，神曲 10g，阿胶（烊化）5g，甘草 6g，6 剂水煎服，2 日 1 剂，早晚两次分服。嘱患者消除紧张情绪，保持精神舒畅。适当体育锻炼，如晚饭后散步。

2013 年 12 月 25 日二诊：患者自诉每晚可睡 6 ～ 7 小时，头晕减轻，食欲增加，面色较之前红润，舌淡红，苔薄黄，脉弦。原方继服 6 剂。

按：本案乃因思虑劳倦太过，损伤心脾而致失眠，治疗当以补益心脾，养血安神。方中黄芪益气健脾，以增气血生化之源，当归、熟地、阿胶滋阴养血，白芍养肝柔肝；夜交藤，合欢花，柏子仁养心安神；茯苓一则健脾补中，助黄芪益气之功，二则与夜交藤，合欢花，柏子仁相伍，共奏宁心安神之效，益母草，当归活血调经，佐以神曲醒脾运脾，消食和胃又防滋腻太过，甘草助黄芪健脾补气，与白芍酸甘化阴以养营血，又可调和诸药，共奏益气养血，宁心安神之功。《素问·上古天真论》曰"恬淡虚无，真气从之，精神内守，病安从来"，因此在此方基础上进行积极的心理调适，保持平和心情，反而能较好入睡，二诊病情好转，面色红润，故原方继服 6 服后愈。

⊙ 案 2

患者，男，43 岁，2014 年 1 月 16 日初诊。主诉：入睡困难 2 年，加重伴腰痛 1 个月。病史：患者诉自 2 年前搬家后出现入睡困难，心情烦躁，头痛，严重时彻夜不眠，未系统治疗，1个月前上述症状加重，伴有腰痛，为求中医诊治来我门诊。现症：入睡困难，腰痛，烦躁，头痛，耳鸣，五心烦热，盗汗，咽干。二便调，舌红，苔白，脉弦滑。

中医诊断：不寐（心肾不交证），治法治则：交通心肾，处方：黄连3g，阿胶（烊化）5g，茯苓10g，神曲10g，柏子仁10g，淡竹叶10g，黄柏10g，夜交藤10g，合欢花10g，白芍10g，甘草6g，浮小麦10g，大枣10g。6剂，水煎服，2日1剂，早晚两次分服。嘱患者进行适当锻炼，睡前热水洗脚，揉按涌泉穴至足心发热。

2014年1月29日二诊：患者自诉服药后，可睡3～4小时，仍有耳鸣，心烦，腰痛症状，舌红少苔，脉弦滑，上方加熟地10g，山药5g，山茱萸5g，肉桂5g。6剂水煎服，2日1剂，早晚两次分服。

2014年2月12日三诊：患者自诉每晚可睡5～6小时，耳鸣，心烦，腰痛症状明显减轻。舌淡红，苔薄白，脉弦滑，上方6剂继服。

按： 本案患者入睡困难，严重彻夜不眠，乃因心火未下移于肾而独炎于上，肾阴不足，不能上交于心所致。治以交通心肾。方中阿胶、白芍养血敛阴，黄连，淡竹叶清心泻火，防心火过亢而不交于肾，四位药使心肾交通，阴阳协调；大枣，浮小麦，甘草共奏养心阴，益心气，养血安神之功，夜交藤，合欢花，柏子仁养心安神，茯苓宁心安神；黄柏泻相火，退虚热；白芍又能养肝柔肝，神曲消食和胃，以防滋腻碍胃。

二诊时患者睡眠时间延长，说明原方奏效，仍有耳鸣，心烦，腰痛症状，加入熟地、山药、山茱萸滋阴补肾，肉桂引火归原，使心火不至过亢，与原方共奏交通心肾，宁心安神之功。涌泉穴是肾经之原穴，揉按可以补肾健腰，益智等功效。另外，适当体育锻炼和体力活动能够增强体质，促进睡眠质量改善。

◎ 案3

患者，女，65岁，初诊日期2013年8月20日。主诉：失眠20余年，加重伴右侧肢体无力1月。病史：患者20余年前出现入睡困难，夜梦多，睡而不酣，容易醒，醒后不易入睡，曾四处求医，未见好转，1周前上症加重，伴有右侧肢体无力，为求中医诊治来本院门诊，既往糖尿病、高血压病史10余年。现症：心烦失眠，右侧肢体无力，胸闷脘痞，反酸嗳气，伴口苦，头重，目眩，舌红，苔黄腻，脉弦滑。

中医诊断：不寐（痰热扰心证）治则治法：清热化痰，养心除烦，处方：银柴胡 10g，胡黄连 g，淡竹叶 5g，淡豆豉 10g，夜交藤 10g，合欢花 10g，茯苓 10g，神曲 10g，竹茹 10g，天麻 10g，钩藤 10g，柏子仁 10g，生甘草 6g。6 剂，水煎服，2 日 1 剂，早晚 2 次分服。嘱清淡饮食，晚餐不宜过饱，戒烟戒酒，不饮浓茶咖啡。

2013 年 9 月 2 日二诊：患者诉入睡容易，夜梦减少，仍有右侧肢体无力，故加陈皮 10g，半夏 10g，枳实 10g，6 剂，水煎服，2 日 1 剂，早晚两次分服。

2013 年 9 月 14 日三诊：患者自诉睡眠质量明显提高，予上方继服 6 剂。

按：本案因宿食积滞，日久积湿生痰，痰热上扰，导致失眠心烦，多梦等症状，患者既往高血压、糖尿病病史多年，素体肝肾阴虚，肝阳偏亢，舌红苔黄脉弦滑为痰热、阴虚火旺之象。方中淡竹叶、竹茹、淡豆豉可清热除烦；夜交藤、合欢花、柏子仁、茯苓养心安神；天麻、钩藤平抑肝阳，息风止痉；银柴胡、胡黄连退虚热；神曲消食和胃，以防滋腻碍胃；甘草调和诸药。

二诊患者睡眠症状好转，仍有肢体无力症状，因患者素体痰湿较重，原方基础上加陈皮、半夏、枳实以加强理气健脾，燥湿化痰之功，脾主肌肉，脾运则肌肉有力，故右侧肢体无力症状改善。效不更方，三诊患者诉睡眠质量明显提高，原方继服 6 剂。[278]

二、复发性胃息肉

◎ 案 1

患者，男，60 岁，2010 年 7 月 16 日初诊。主诉：胃脘胀痛反复发作 5 年余，加重 1 个月。现症见：胃脘胀痛，两胁胀痛，嗳气，自觉胸闷，喜长叹息，嗳气或排气后则症状稍缓解，生气后则症状可明显加重，舌质红，苔薄白，脉弦。既往史：胃底多发息肉高频电凝切除术 3 次。电子胃镜示：慢性浅表—萎缩性胃炎，胃多发息肉。3 枚较大行胃息肉高频电凝切除（4 枚较小息肉未切除）。病理诊断：胃底增生性息肉，黏膜组织中度慢性炎。西医诊断：

胃息肉。中医诊断：胃脘痛（肝胃气滞证）。慢性浅表性萎缩性胃炎。治法：健脾益气，行气化瘀，祛痰攻毒。处方：党参25g，炙黄芪25g，木香10g，陈皮15g，三棱15g，莪术15g，牡蛎30g，白僵蚕10g，白芥子10g，海浮石30g，瓦楞子30g，夏枯草15g，土茯苓30g，龟板15g，鳖甲15g。服用半个月后。

二诊：患者胃胀好转，仍有嗳气，舌质红，苔薄白，脉弦。上方加降香10g，旋覆花30g以降逆。继续服用半个月后。

三诊：无临床不适症状，舌质红，苔薄白，脉稍弦。继续服用一诊方2个月。共服药3个月后复查胃镜：慢性萎缩性胃炎，胃息肉消失。随访3年，每年复查一次胃镜，息肉均未复发。[279]

三、溃疡性结肠炎

◎ 案1

患者，女，42岁，2013年11月24日初诊。主诉：脓血便反复发作1年余。初诊：1年前无明显原因出现大便带血，大便呈黏液脓血样，4～5次/天，里急后重，伴有下腹痛，泻后痛减，纳可，寐可，小便调。曾服用艾迪莎、思连康等药物治疗，略有缓解。查：腹平软，肝脾未触及，左下腹轻微压痛，无反跳痛。舌质暗红，苔黄腻，脉滑略数。电子结肠镜：距肛门30cm以下可见黏膜充血、水肿，呈颗粒样，表面覆有脓性分泌物，血管纹理不清，部分可见黏膜糜烂、浅溃疡及出血点。肠镜诊断：溃疡性结肠炎。四诊合参，本证属水湿内停，郁久化热，湿热蕴肠，肠络受损，血腐肉败，所致之便血，本病在大肠，属实证。

中医诊断：便血，肠道湿热型。治宜清热祛湿，收敛止血。处方：黄芪10g，黄连6g，黄柏10g，地榆炭10g，侧柏炭10g，槐花10g，仙鹤草10g，陈皮10g，防风10g，白芍10g，三七3g，苦参6g，生甘草6g。水煎服，1剂/天，连服1月。

二诊：服药证减，大便时脓血明显减少，咽干，无明显腹痛。舌红，苔薄白，脉弦细。药用：前方加白及10g，白花蛇舌草10g，砂仁10g。

按：UC 临床常以腹痛、腹泻、排黏液脓血便为主要临床表现，属中医"便血""泄泻""久痢""肠风"等范畴。患者腹痛、腹泻，排黏液血便，为湿热下迫大肠之象，湿性黏腻，阻遏气机，则腹痛绵绵，里急后重，缠绵不愈。我们认为湿热蕴结肠道是本病的症结所在，因此在治疗上以清热祛湿，收敛止血为治疗原则。由黄芪、黄柏、黄连、生甘草、地榆炭、侧柏炭、槐花、仙鹤草、陈皮、防风、白芍、三七、苦参等药物组成，其中黄芪，益气养元，健脾利湿；黄柏、黄连，清解下焦湿热；苦参，清热燥湿，清解胃肠郁热；三七，活血化瘀，止血定痛的功效；陈皮、防风，化湿止泻；白芍、甘草，酸甘化阴，缓急疼痛；地榆炭、槐花、仙鹤草，凉血止血；白芍，敛阴和营，缓急止痛；甘草，益气缓急，和解诸药。诸药相合，共奏清解肠道湿热，收敛止血止泻之功。陈皮、防风、白芍，疏肝和胃止痛。二诊病情好转，大便略成形，仍有少量脓血，咽干，无明显腹痛。加用白及，敛疮生肌，《本经》："白及主痈肿恶疮败疽，伤阴死肌，胃中邪气"。白花蛇舌草，清热解毒，去肠间余热。砂仁，宣气化湿，调畅气机。[280]

四、胆汁反流性胃炎

○ 案 1

患者，女，50 岁，2009 年 3 月 4 日初诊。主诉：胃中灼热、胀满不适反复 1 年，加重半月。1 年前无明显诱因出现胃中灼热、胀满，进食后加重，间断服用吗丁啉，仍时有反复，3 月前在某省人民医院检查胃镜示：胆汁反流性胃炎，幽门螺杆菌（－）。半月前生气后上症反复，自用吗丁啉治疗无好转来诊。诊见：胃脘灼热胀满不适，时伴有胃痛，进食后加重，口苦，嗳气，自觉身体困重，乏力，脐下自觉有一包块，食纳尚可，小便正常，大便略干，舌红、苔黄腻，脉弦滑。腹部彩超检查：未见异常。诊为胃痞之肝胃郁热证，病情系由情志不畅，肝气郁滞，胆汁疏泄失常，上逆犯胃，损伤胃络而致。治以疏肝泻热、利胆和胃为法。处方：柴胡、青皮、川楝子、延胡索、浙贝母、海螵蛸、苍术、厚朴、当归、白芍、莱菔子各 10g，苦参、黄连各 6g。3 剂，每2 天 1 剂，水煎服。嘱畅情志，生气勿进食。

3月11日二诊：胃脘灼热胀满明显减轻，无胃痛，口苦，大便略干，舌红、苔黄，脉弦略滑。初见疗效，仍有腑气不通，前方加瓜蒌10g以承顺胃气下行。6剂，用法同前。

3月23日三诊：胃脘灼热胀满不明显，多食后有加重，脐下无自觉包块，无胃痛及口苦，二便调，仍身体困重，乏力，舌红、苔白，脉略弦滑。肝郁已解，脾虚未复，酌加益气健脾消食之品。处方：黄芪、浙贝母、海螵蛸、白及、苍术、厚朴、砂仁（后下）、白豆蔻、鸡内金、焦三仙、莱菔子、茯苓、白术各10g，苦参、胡黄连、甘草各6g。9剂，用法同前。

4月10日四诊：服药后诸症减轻，继服前方9剂。复查X线胃肠钡剂透视：未见异常。随访至今未见复发。

按：本例初诊肝郁湿热之象明显，故用柴胡、青皮疏肝解郁；川楝子、延胡索泻热止痛；黄连、苦参清热利湿而利胆；浙贝母、海螵蛸解郁泄热、收湿敛疮而和胃；当归、白芍柔肝而理脾；苍术、厚朴、莱菔子行气除满而承顺胃气下行。二诊诸症减轻，唯腑气不通，故加瓜蒌润肠通便以承顺胃气下行，胃气下降则胆气不逆。三诊肝郁解，湿热之邪衰其大半，故柴胡、青皮中病即止，并去当归、白芍、川楝子、延胡索，加黄芪、白术、甘草补脾益气以治发病之源；白及、砂仁、白豆蔻、鸡内金、焦三仙护膜消食而和胃；茯苓利湿；胡黄连清余热以善后。四诊效不更方，以图愈病。

⊙ 案2

患者，男，43岁，2008年12月5日初诊。主诉：胃痛反复发作1年。1年前每于食生冷后胃中隐痛时作，后又出现腹泻，身体日渐消瘦，在当地服中药治疗效果不明显而慕名来诊。诊见：胃脘部隐隐作痛，痛时喜按，轻微烧心，泛酸苦水，不思食，大便溏薄，略觉腹痛，小便正常，手脚欠温，面色无华，形体消瘦，舌淡、苔白，脉沉濡。胃肠X线钡剂透视：胆汁反流性胃炎、胃窦炎、肠易激综合征。诊为胃脘痛之脾胃虚弱证。此为饮食不节，损伤脾胃，中气不足，气机升降失司，胆汁上逆犯胃，脾虚湿胜所致。治以健脾益气为主，辅以渗湿止泻。处方：黄芪、茯苓、白术、陈皮、防风、白芍、浙贝母、海螵蛸、扁豆、木香各10g，干姜5g，太子参、胡黄连、甘草各6g。3剂，每2天1剂，水煎服。

12月12日二诊：胃痛缓解，食纳渐佳，轻微烧心，泛酸苦水，便溏，手足渐温，舌脉同前。初见成效，但仍有泛酸苦水，是胆邪犯胃表现，故加苦参6g以清胆和胃。6剂，用法同前。

12月24日三诊：期间曾饮酒1次，胃中略有灼热，觉脘腹胀满，无烧心、泛酸苦水，食纳尚可，大便不稀，手足常温，面色略有光泽，脉濡。加白豆蔻、香橼各10g行气除胀以取气行湿化之意。12剂，用法同前。后体重增加，诸症消失未再反复。

按：本例由饮食不节，损伤脾胃致中气不足，气机升降失司，胆邪逆胃，脾虚湿胜所致。初诊方中黄芪、太子参、白术补脾益气；茯苓、扁豆渗湿健脾；陈皮、防风、白芍柔肝理脾，祛湿止泻；浙贝母、海螵蛸护膜和胃；木香、胡黄连厚肠止利；甘草、干姜辛甘化阳，以复中焦阳气，中焦阳气得振，则四肢得温，甘草之剂量大于干姜，旨在既扶脾阳又不伤营阴，正如《伤寒心悟》中所说"甘草之量大于干姜，旨在复脾胃之阳"，与参术相合亦有理中汤之意。用胡黄连而不用黄连，嫌黄连苦寒太过；辅以芍药甘草汤酸甘化阴，以防温燥之品耗伤阴液。二诊胃痛缓解，食纳渐佳，手足渐温，说明脾胃阳气渐复，轻微烧心，泛酸苦水是胆火犯胃表现，依据胆汁反流性胃炎"胆邪逆胃，胃络损伤"之病机特点，治疗辅以清胆和胃之品苦参，并抑制胆汁反流。苦参虽苦寒，但在大队益气味甘药物中，亦无害胃之弊，《名医别录》云："养肝胆气，安五脏……平胃气，令人嗜食。"三诊时患者饮食不节，因饮酒致胃中略有灼热感，略觉脘腹胀满，但无胃痛，无烧心、泛酸苦水，食纳尚可，大便已不稀，因酒性湿热，阻滞气机，致脘腹胀满，但毕竟脾胃虚寒为本，故治疗应慎用清利湿热之品，增用行气除胀之品白豆蔻、香橼以行气化湿，以取气行湿化之意，并嘱勿饮酒。

⊙ **案3**

患者，女，30岁，2008年12月5日初诊。主诉：胃脘胀满不适半年余。半年前因工作原因，出现胃脘胀满不适，未予重视，病情亦无好转而求治中医。诊见：胃脘胀满，嗳气频频，食少纳呆，时有恶心吐苦，无胃痛，舌红、苔薄白、脉弦。现值经期，月经正常。胃肠X线钡剂透视：胆汁反流性胃炎、胃动力不足。诊为胃痞之肝胃不和证，此为典型肝郁挟胆犯胃所致。治以疏肝利胆和胃。处方：柴胡、青皮、竹茹、浙贝母、海螵蛸、苍术、厚朴、茯苓、砂仁、白豆蔻、鸡内金、焦三仙各10g，胡黄连6g。3剂，每2天1剂，水煎服。嘱畅情志。

12月12日二诊：胃脘胀满减轻，无嗳气，食纳渐佳，口苦，舌淡、苔薄白，脉略弦。肝郁渐解，前方去青皮、胡黄连、竹茹，加苦参6g，香橼、当归、白芍各10g以利胆和胃、养血柔肝。9剂，用法同前。

12月31日三诊：服药症减，继服前方6剂。后诸症消失而停药。

按：本例为典型肝胃不和证，病由郁起，故初诊用柴胡、青皮疏肝解郁以治病求本；胡黄连、竹茹、浙贝母、海螵蛸清热除湿利胆、和胃护膜降逆；苍术、厚朴、茯苓消胀除满、行气除湿；砂仁、白豆蔻、鸡内金、焦三仙消食和胃以助运化。二诊胃脘胀满减轻，无嗳气，食纳渐佳，口苦，舌淡、苔薄白，脉略弦，此肝郁渐解，故去青皮、胡黄连、竹茹，加苦参泻热，香橼理气和胃；考虑肝体阴而用阳，且经期刚过，血海不足，故加当归、白芍养血而柔肝。三诊效不更方而病愈。[281]

周信有

ZHOU XINYOU

　　周信有，男，汉族，中共党员，中国民主同盟盟员，1921 年 3 月出生，甘肃中医药大学教授。1941 年 11 月起从事中医临床工作。享受国务院政府特殊津贴专家，全国老中医药专家学术经验继承工作指导老师，甘肃省名中医。

　　周信有，山东牟平人，甘肃中医药大学教授，第三届国医大师，中华中医药学会终身理事，第一批、第二批全国老中医药专家学术经验继承工作指导老师，首届甘肃省名中医。2010 年入选全国名老中医药传承工作建设项目专家，2015 年荣获甘肃中医药大学"特殊贡献奖"。从事中医医、教、研事业 80 余年，先后出版了《内经类要》《内经精义》《周信有临床经验辑要》等著作。

肾系疾病医案

一、慢性肾小球肾炎

⊙ 案 1

患者，男，47 岁，2005 年 8 月 5 日初诊。自诉慢性肾小球肾炎 1 年余。刻下症见颜面、下肢浮肿，体乏无力，腰膝酸软，口渴、纳差，双侧肾区有轻微叩击痛，舌红，苔薄白，脉沉细弦。尿常规：尿蛋白（+++），白细胞（1～2），潜血（++）。处方：熟地黄 20g，生山药 20g，山茱萸 20g，党参 20g，炒白术 15g，黄芪 20g，怀牛膝 8g，丹参 20g，泽泻 20g，车前子 20g，猪苓 20，茯苓 20g，补骨脂 20g，益母草 20g。6 剂，水煎服，日 1 剂。另服生水蛭粉 5g（早、晚冲服）。

2005 年 8 月 11 日二诊：6 剂后诸症大减，再以上方为基础，连续随证调服汤药 30 剂，诸症悉除，病愈，尿检正常。

按：本例患者脾肾两虚，水液不归正化，泛溢肌肤，则见颜面、下肢浮肿；脾胃虚弱，中焦运化无力，则见纳差，体乏无力；肾虚精亏，骨骼失养，则见腰膝酸软，双肾区轻微叩击痛；精微不固则见蛋白尿；湿热瘀血互阻损伤脉络，血溢脉外随尿而出，则血尿生成；阴虚津伤，则见口渴；舌红，苔薄白，脉沉细弦均为气阴两虚之征。治宜利水祛瘀，益肺脾之气，滋肾之阴。方用参芪地黄汤，健脾补肾，益气固摄，加用白术、怀牛膝培补脾肾，利尿通淋；补骨脂补肾固精；丹参、益母草益气活血化瘀，车前子、猪苓利水渗湿，诸药合用，共奏益气养阴，利水祛瘀之功，标本同治，邪去正安。[282]

二、前列腺增生

⊙ 案 1

患者，男，74 岁，2006 年 5 月 27 日初诊。自述近五六年来，尿频尿急，排尿无力，夜尿增多，且排尿时滴沥难尽，近来逐渐加重，并伴腰膝酸痛乏力、耳鸣、记忆力下降、会阴部及少腹部坠胀不适等症。B 超示：前列腺增生。

曾在多处治疗，效果不佳，故来我处就诊，查舌质淡暗，苔薄黄，脉沉弱。综其脉症，乃肝肾亏虚，气化不利，痰湿内阻，气滞血瘀，水道被阻。治以补益肝肾，理气疏肝，活血祛瘀，消结利水之法。处方：淫羊藿20g，仙茅20g，女贞子20g，金毛狗脊15g，怀牛膝15g，香附9g，川楝子9g，延胡索20g，肉桂6g，王不留行15g，制鳖甲30g，桃仁9g，赤芍20g，丹参20g，三棱9g，莪术9g，车前子（包煎）15g，泽泻15g，冬葵子15g。水煎服，1剂/天，分3次服用。1周后，排尿困难大减，夜尿减为2～3次，精神转佳，腰痛耳鸣消失，上方加减继服。2个月后，诸症消失，B超复查：前列腺正常。按元·王履在《医经溯洄集·小便原委论》中从气水关系说明了"水滞"之病机，云："膀胱者，州都之官，津液藏焉，气化则能出矣，且水者气之子，气者水之母，气行则水行，气滞则水滞"。

按：本案患者年逾七旬，肾气虚亏，气化无力故致排尿困难、腰膝酸软诸症。方中以淫羊藿、仙茅、女贞子、金毛狗脊、怀牛膝补益肝肾；香附、川楝子、延胡索疏肝理气，行气止痛；肉桂补命门之火；王不留行、桃仁、赤芍、丹参活血祛瘀；三棱、莪术、制鳖甲消积散结；冬葵子、车前子、泽泻祛湿利水。诸药合用，使肾气得温，肝气得调，膀胱开合有度，湿化瘀消，故病症得愈。

◎ **案2**

患者，男，60岁，1996年12月28日初诊。半年来小便点滴不畅，尿急、尿频、尿痛，B超检查诊为：前列腺炎伴前列腺I度肥大，尿检有脓细胞。来诊时自述时欲小便而排尿不畅，小便短赤灼热，小腹胀满疼痛，会阴部、阴囊部疼痛不适，性欲减退，口苦，舌质紫暗，苔根黄腻，脉涩。中医辨证属湿热蕴积膀胱，络充血逆，经脉瘀阻，腺体增生，形成包块。治宜清热解毒，行气止痛，化瘀散结，通利水道。处方：柴胡9g，黄柏9g，赤芍20g，丹参20g，王不留行20g，香附9g，川楝子20g，益母草20g，竹叶9g，木通9g，泽泻9g，石韦20g，三棱9g，莪术9g，败酱草20g。水煎服。服上方药7剂自感排尿较前通畅，疼痛减轻。原方加夏枯草20g，继服20剂，诸症消失。B超示：前列腺肥大减半。化验尿常规正常。为巩固疗效，嘱其继服药10余剂。

按：该患者气滞血瘀、湿热下注之证均较为明显，故治疗时活血化瘀，理气疏肝，清热利湿并用。方用气滞血瘀型和湿热下注型两个基本方之合方，收效显著。[283]

肝系疾病医案

一、慢性乙型病毒性肝炎

◎ 案 1

患者，女，40岁，2005年4月18日初诊。2年前体检发现"乙肝"，出现疲乏无力、身体逐渐消瘦、面色萎黄、右侧胁肋部胀、厌油腻之物、烦热、失眠多梦、目赤、腹泻等，到当地卫生院治疗后病情依旧。查：HBsAg+，HBeAg+，HBcAb+，总胆红素（TBiL 化学法）49.9 μmol/L，丙氨酸氨基转移酶（ALT）79卡门氏单位，麝香草酚浊度8.2u。B超示：脾大（中度），胆囊息肉，腹水（大量），肝弥漫性病变。胃镜示：浅表性胃炎。

西医诊断：慢性乙型病毒性肝炎，肝硬化，胆囊息肉，脾脏肿大（中度），浅表性胃炎。中医诊断：黄疸，胁痛。辨证：湿毒蕴结，肝胆瘀滞。治以解毒化湿、疏肝健脾。处方：虎杖20g，茵陈20g，板蓝根20g，半枝莲20g，土茯苓20g，贯众20g，苦参20g，黄柏9g，女贞子20g，五味子20g，黄芪20g，赤芍20g，丹参20g，莪术20g，延胡索20g，麸炒枳实20g，三七粉（冲服）5g。21剂，每日1剂，水煎，每次200mL，分早晚2次温服。

2005年8月20日二诊：油腻感、烦热、失眠多梦消失，乏力好转，仍食欲不佳，腹泻加重，舌红，苔黄腻而厚，脉弦细。查：HBsAg+，HBeAb+，HBcAb+，ALT23卡门氏单位。B超示：脾大（轻度），胆囊息肉，腹水（少量）。此药物欲清除病毒，但患者体虚，加之药物寒凉，故守方加麸炒白术20g，仙鹤草20g，砂仁（后下）9g，制附片（先煎）9g，川楝子6g，水蛭粉（冲服）3g。以增强温胃健脾、调达肝气作用。

2005年12月20日三诊：上方间断服用3个月后，患者偶有疲乏感，余无异常。复查：HBsAg-，HBsAb+，HBeAg-，HBeAb+，HBcAb-。B超示：

肝胆、脾肾未见异常。胃镜示：浅表性胃炎。守方易制附片为干姜9g，加香附12g，淫羊藿20g，泽泻15g，猪苓20g，茯苓20g，桂枝10g。继服14剂，感冒时禁服，同时配合服用逍遥丸。

按： 本案患者初诊已为湿热毒邪侵袭、虚瘀互结的复杂局面，故治疗一方面以虎杖、茵陈、板蓝根、半枝莲等清热解毒，苦参、黄柏等燥湿，以"急则治其标"；另一方面以黄芪、赤芍、丹参等补虚化瘀，女贞子、五味子诸药直接保护肝脏，尤其莪术"治一切气，开胃，消食，通月经，消瘀血，止扑损痛下血，及内损恶血等"（《日华子本草》），既化瘀通络，又可治疗肝病引起的食欲不振。二诊时，加麸炒白术、仙鹤草、砂仁、制附片等，既温脾益肾，又祛邪而不伤正，体现"见肝之病，知肝传脾，当先实脾"。三诊时加入淫羊藿、桂枝，使阴阳平衡协调。另外，周老对脾虚者常用焦三仙，肾阴虚者加狗脊、生地黄、枸杞子等；若出现牙龈出血等血证，酌以阿胶、白及等；若出现腹水，则重用鳖甲以软坚散结、滋阴潜阳。总之，临证应遵"谨察阴阳之所在，以平为期"，邪正兼顾，虚实并举，最终达祛邪安正目的。[284]

二、病毒性肝硬化

◦ **案1**

患者，男，32岁，2015年8月10日初诊。主诉：两胁疼痛，肝脾肿大5年。患者于15年前诊断为病毒性乙型肝炎、早期肝硬化，曾多次出现腹水、吐血。2015年3月因大量吐血和腹水住院治疗3个月，病情未见明显好转。彩色B超检查结果：肝脏弥漫性病变，肝、脾肿大，腹水。检验报告：丙氨酸氨基转移酶（ALT）460U/L，门冬氨酸氨基转移酶（AST）385U/L，总蛋白（TP）59g/L，白蛋白（ALB）16g/L，球蛋白（GLB）43g/L，总胆红素（TBiL）24μmol/L。刻诊：疲乏，两胁疼痛，肝脾肿大，右胁触痛，腹胀腹水，腹大如鼓，全身浮肿，纳差，面色黧黑，牙龈出血，小便不利，舌质暗淡、苔黄腻，脉弦细。西医诊断为肝硬化失代偿期。中医辨证为虚瘀交错、脾肾两虚、水津不化、水邪潴留，治宜培补脾肾、祛瘀化癥、利水消肿。处方：北柴胡9g，茵陈20g，丹参20g，莪术12g，党参15g，麸炒白术20g，炙黄芪

20g，淫羊藿 20g，仙茅 20g，仙鹤草 20g，女贞子 20g，醋鳖甲 30g，五味子 15g，大腹皮 20g，猪苓 20g，茯苓 20g，泽泻 20g，白茅根 20g。30 剂，每日 1 剂，水煎服。另水蛭粉 5g，分 2 次冲服；三七粉 3g，分 2 次冲服。上方稍施加减，连续服用 3 个月，腹胀、腹水消除，肝功能已接近正常，ALT38U/L，AST35U/L，TP66g/L，ALB40g/L，GLB26g/L，TBiL20μmol/L。效不更方，守方施治 1 年，2016 年 8 月 14 日检查显示，除乙肝表面抗原滴度为弱阳性外，肝功能指标恢复正常，脾肿大已回缩。

按：肝为风木之脏，因有相火内寄，体阴用阳，其性刚，主动主升。"喜条达恶抑郁"治疗上应当顺其性，采用疏肝之法因势利导。正如《医学衷中参西录》所言："有谓肝于五行属木，木性原善条达，所以治肝之法当以散为补，散者即升发条达之也。"故方中用柴胡顺其肝性，疏肝解郁，调达气机；肝木横逆犯脾易致脾虚，故见疲乏、纳食不佳等症，方中予以党参、麸炒白术、炙黄芪、茯苓等益气健脾，扶正培本。脾肾两虚，水液内停，津液不归正化，故见腹胀腹水、全身浮肿、小便不利等症，方中予以党参、炒白术、炙黄芪、茯苓等健脾化湿，加猪苓、泽泻，增强利水祛湿之效。久病必虚，久病必瘀，故见面色黧黑、牙龈出血等血瘀之证，故用丹参、莪术、水蛭、三七等以活血祛瘀，消坚破积，加鳖甲一味，增强软坚散结之功。淫羊藿、仙茅补肾助阳。女贞子、五味子滋补肝肾。全方共奏培补脾肾、祛瘀化癥、利水消肿之功。[285]

脾胃系统疾病医案

一、消化性溃疡

◎ 案 1

患者，男，35 岁。2003 年被确诊为艾滋病，2008 年 12 月 5 日初诊。腹泻一年余，时轻时重，时感乏力。泄时常伴腹痛，近日因外出饮食不适（多为寒凉、甜食及高脂肪食物）腹泻又肠鸣，腹痛 1 日 4 到 5 次，大便呈黏腻状，肛门时有坠胀感，晨起有恶心欲呕的感觉，舌质淡苔腻微黄脉沉。自诉服用蒙脱石散、四神丸及在当地医院数次汤药治疗，效不显，经人介绍特来吾师处就诊。检查见胃部及左下腹有压痛未触及包块彩超检查无异常，肠镜因患者惧怕而未作，暂时诊断为艾滋病合慢性结肠炎。吾师当即指出："呕而肠鸣，心下痞者，半夏泻心汤主之。"

中医诊断：腹泻寒热错杂型。治宜平调寒热，升清降浊。方选半夏泻心汤加减。处方：法半夏 15g，黄芩 30g，干姜 16g，黄连 10g，党参 30g，炒山药 15g，麦芽 20g，党参 20g，广木香 20g，佛手 10g，砂仁 6g，防风 15g，炙甘草 6g，生姜 15g，大枣 5枚。日 1剂，水煎服，早晚分服。服药期间禁食生冷油腻滑利之物。服药 5剂后，大便基本成形 1日 1到 2次，肠鸣腹痛基本消失，但仍感乏力。去生姜黄连改为 5g，再服 5剂，乏力感减轻，余诸症消失。舌稍淡，苔薄白，脉细缓。考虑到患者的病情及平素时有腹泻症状，嘱其服用补中益气丸 3个月调理，以助固本。

按：本例患者素体感受艾滋病病毒，一年来时有腹泻，再观其后期脉象可知素体气虚有寒夹湿，这也是艾滋病患者常见的症型，病毒入侵肺脾，脾胃中伤，本已虚弱，再加饮食不节，肥甘厚腻更助湿生热，寒热错杂，正中半夏泻心汤病机，苔腻微黄，清浊不分，再加生麦芽、广木香、佛手、防风、砂仁疏肝理气（周老平时喜用生麦芽来求生发之气），化湿助脾，炒山药平补脾肾，而收全功。全方辨证精细，立法严谨，纵观全方平调寒热，护脾顾肾又时时不忘清浊之气的调理，清浊得分，阴阳得调，终而达到了较好的治疗效果。[286]

段亚亭

DUAN YATING

段亚亭，男，汉族，中共党员，1928 年 3 月出生，重庆市中医院主任医师。1950 年 3 月起从事中医临床工作，全国老中医药专家学术经验继承工作指导老师，重庆市名老中医。

1948 年，段亚亭成为豫皖苏军区医务专科学校首届医学生，1956 年考入成都中医学院，毕业后分配到重庆市中医院工作，先后任重庆市卫生局中医科科长、重庆市中医院院长、重庆市针灸推拿研究所所长。1985 年获"重庆市名中医"称号，2017 年建成全国名老中医药专家段亚亭传承工作室，2017 年国家授予"国医大师"称号，2018 年被聘为重庆市"首席医学专家"，2019 年荣获全国中医药杰出贡献奖。此外，段亚亭曾任重庆市政协委员、四川省中医学会常务理事兼妇科专业委员会副主任委员、四川省中医管理学会副主任委员、重庆市中医药学会副会长和常务理事、重庆市针灸学会会长、重庆市中医药基金会副会长等职务，任《实用中医药》杂志副主编，《中医临床与保健》《四川中医》《安徽中医》编委等。

妇科病医案

一、崩漏

○案 1

患者，女，42 岁，2021 年 4 月 26 日初诊。月经紊乱 1 年多，阴道不规则流血 16 天。14 岁初潮，平素月经规律，周期 28～30 天，经期 5～7 天。近 1 年月经紊乱，周期 23～40 多天不等，经期 10～20 天，量时多时少，色深红，每次均需服用止血药，阴道流血才能停止。末次月经 2021 年 3 月 4 日。2021 年 4 月 10 日阴道出现流血，量时多时少，色深红，至今未尽。平素喜食辛辣肥甘之品，神疲体倦，脘腹胀闷，纳呆，大便稀，舌红苔黄腻，脉滑数。孕 2 产 1。妇科彩超提示子宫附件未见明显异常。血常规提示 Hb106g/L。血HCG 阴性。中医诊断为崩漏，辨证为湿热证。治以益气健脾，清热除湿、化瘀止血。予以段氏除湿方加减。处方：广藿香 15g，佩兰 15g，厚朴 10g，炒苍术 15g，炒白术 15g，生薏苡仁 30g，党参 15g，茯苓 15g，泽泻 15g，仙鹤草 30g，茜草 30g，海螵蛸 30g，地榆炭 20g，升麻 15g，甘草 10g。5 剂，水煎服，每日 1 剂，分 3 次温服。二诊服药后阴道流血逐渐减少，3 天后阴道流血完全停止。神疲体倦、脘腹胀闷、纳呆较前好转，大便正常，舌红苔微黄腻，脉弦滑。在原方基础上减去仙鹤草、茜草、海螵蛸、地榆炭，再服 6 剂。三诊，服药后诸症缓解。[287]

二、月经过少

○案 1

患者，女，28 岁，2017 年 9 月 1 日初诊。2 年前人工流产术后月经量较前明显减少，5 天干净，前两天每日 2 个卫生巾，湿透大半，后 3 天每日 1 个护垫，平素四肢冰凉，经前乳房胀痛，经期小腹冷、腰背酸胀，伴有轻度痛经、少量血块。既往健康状况良好，人工流产 1 次，无其他手术史，无其他疾病，无过敏史。性格较内向，易生气，余无特殊。12 岁初潮，经期 4～5 天，周期 29～32 天，末次月经为 2017 年 8 月 20 日。无特殊家族史。查体示形体偏瘦，舌暗红有瘀点、苔薄白，脉沉弦。2017 年 8 月 18 日辅助检查示尿 HCG阴性，性激素全项未见明显异常。妇科彩超未见明显异常，子宫内膜 8mm。西医诊断为月经失调，中医诊断为月经过少（肾虚兼气滞血瘀证）。治以补肾调经、行气活血为法，方用补血汤加减。处方：晒参 15g，黄芪 30g，当归20g，熟地 15g，黄精 20g，制何首乌 30g，枸杞子 15g，枣皮 15g，菟丝子15g，女贞子 30g，香附 15g，郁金 15g，莪术 10g，红花 10g，水蛭 3g，淫羊藿 15g，巴戟天 15g，炙甘草 6g。15 剂，水煎，日 1 剂，分 3 次服。嘱暂时避孕，忌辛辣、油腻、寒凉食物。

2017 年 10 月 8 日二诊：服药后，2017 年 9 月 19 日月经来潮，月经量较前稍增多，血块减少，乳房胀痛、腰膝酸软症状明显减轻。辨证同前，效不更方，嘱月经干净后继续口服中药 15 剂，注意适量运动，保持心情舒畅。

2017 年 12 月 10 日三诊：近 2 个月经量明显增多，基本达到既往正常经量，月经周期正常，经期未诉特殊不适，嘱停药。[288]

三、多囊卵巢综合征

◦ 案 1

患者，女，24 岁，2020 年 06 月 13 日就诊。月经稀发 3 年，近 3 年伴体重增加 10kg，初潮 14 岁，月经周期 1～6 个月，经期 5～7 天，量少、色淡红，无明显血块，月经第 1 天轻微下腹胀痛，经前无明显乳房胀痛，末次月经为 2020 年 3 月 22 日。既往曾间断口服达因 - 35 治疗半年。否认性生活。症见面部痤疮，疲倦乏力，偶喉中有痰，喜食甜品，大便黏厕，舌淡苔白厚腻，脉滑。2020 年 3 月 25 日检查经期女性激素 6 项：FSH3.47mIU/mL、LH11.23mIU/mL、P0.25ng/mL、T0.71ng/mL、$E_2$28.00pg/mL、PRL21.52ng/mL。空腹胰岛素 126.6pmol/L，3 小时胰岛素 487.1pmol/L。妇科经腹部彩超示双侧卵巢多囊样改变，子宫内膜 6mm。中医诊断为月经后期（脾虚痰湿证），西医诊断为多囊卵巢综合征、胰岛素抵抗。治以健脾化痰，祛湿调经。处方：党参30g，黄芪 30g，山药 30g，茯苓 15g，白术 20g，神曲 15g，香附 15g，苍术

30g，山楂 30g，陈皮 15g，泽泻 20g，法半夏 15g，熟地 20g，巴戟天 20g，当归 15g，川芎 15g。共 10 剂，日 1 剂，水煎分 3 次温服。并给予二甲双胍 0.5g，bid，饭中服。配合穴位埋线，并嘱少食甜食，多运动，少熬夜，规律生活。

2020 年 6 月 23 日二诊：2 天前月经来潮、量少，无明显痛经。面部痤疮及疲倦感明显好转，体重较前降低 1.5kg，舌淡红，苔薄腻脉滑。上方去神曲、泽泻，加桃仁 10g，红花 12g。共 10 剂，日 1 剂，水煎分 3 次温服。继续给予二甲双胍 0.5g，bid、饭中服，嘱月经干净后继续穴位埋线治疗。

2020 年 8 月 28 日三诊：近 2 个月月经基本正常来潮，经期复查激素及胰岛素，FSH6.20mIU/mL、LH7.05mIU/mL、P0.35ng/mL、T0.57ng/mL、E$_2$38.00pg/mL、PRL34.52ng/mL。空腹胰岛素 106.7pmol/L，3 小时胰岛素 221.1pmol/L。[289]

男科病医案

一、阳痿早泄

○ 案 1

患者，男，24 岁，已婚，2018 年 10 月 28 日初诊。主诉：阳痿、早泄伴小便频急 8 个月。8 个月前因嗜食辛辣刺激后出现小便频急灼热，随后出现临房时举而不坚或不举，且有早泄，自服三金片等未见明显缓解，后于他医处服药治疗（多为补肾壮阳之品），亦疗效不显。刻诊：阳痿、早泄、尿频急灼热，小便色黄。口干苦，不欲饮，身重乏力，白天嗜睡，然夜寐不安，纳呆，头昏，腰酸痛甚，大便黏滞，肛门灼热。舌红、苔黄腻，脉细滑数。辨证为湿热下注，治宜清热化湿为主，方用佩兰汤化裁：藿香 10g，佩兰 15g，黄芩 10g，黄连 6g，白术 15g，苍术 10g，泽泻 15g，车前子（布包）20g，千里光 30g，独活 15g，狗脊 30g，杜仲 20g，川续断 15g，鸡血藤 30g，木瓜 15g，威灵仙 30g。6 剂，水煎服，每天 1 剂，分 3 次服用。

11 月 4 日二诊：患者诉服药后，腰酸痛、口干苦、纳呆、困重、小便频急灼热等症状明显好转，尚未同房，自觉从晨勃判断性功能有所好转。舌苔已退，稍见白腻，脉细滑数。辨证为肾虚兼夹湿浊，治宜清化与补益并施，方用除湿汤化裁：藿香10g，佩兰15g，苍术15g，白术15g，陈皮10g，茯苓15g，瞿麦20g，扁蓄15g，海金沙（包）15g，木通10g，泽泻15g，淫羊藿30g，巴戟天30g，菟丝子30g，桑螵蛸15g，芡实15g，蜈蚣2条，牡蛎（先煎）30g，九香虫10g。6剂，水煎服，每天1剂，分3次服用。

11月11日三诊：患者诸症好转，腰酸不痛，稍畏寒肢冷，食纳可，已无困重，小便频急灼热消失，晨勃明显。舌淡胖、苔薄白，脉细滑。辨证为肾阳亏虚，治宜补肾壮阳、填精补髓，处方：熟地黄15g，山茱萸15g，菟丝子20g，枸杞子15g，淫羊藿20g，仙茅20g，肉桂（后下）5g，巴戟天25g，蛇床子15g，鹿角片10g，木香6g。6剂，水煎服，每天1剂，分3次服用。

11月18日四诊：患者服药期间同房两次，阳痿早泄明显好转，腰酸好转，已不畏寒肢冷。舌脉如前。嘱控制性生活次数，心理情绪压力放缓。继服上方6剂。

按：患者首诊以湿热下注为主，方用段老的佩兰汤化裁以清热化湿，针对小便频急灼热予以清利，针对腰酸痛的主症用强筋骨、壮腰膝、通经络、止痹痛的药物，并非针对阳痿早泄以补肾填精为主，而是清化湿热为先。二诊时湿热大退，正虚为主，邪实为次，故攻补兼施，方用段老除湿汤化裁以清化湿浊、补益肾阳。三诊时湿浊基本退完，邪去而肾阳虚冷为显，故以段老补肾阳方为主治疗。扶正祛邪，先后主次分明，故得良效。[290]

柴嵩岩
CHAI SONGYAN

柴嵩岩，1929 年 10 月出生，当代著名中医妇科学家，第三届国医大师，北京中医医院主任医师，博士生导师，全国老中医药专家学术经验继承工作指导老师，第二届"首都国医名师"，国务院突出贡献专家，享受国务院政府特殊津贴。她曾获第十七届宋庆龄樟树奖，成为设奖 25 年来，125 位获奖者中首位中医药界获奖者。

柴嵩岩是新中国培养的唯一一批"中学西"专家之一，她学贯中西，首创"妇科三论"思维，完善"肾之四最"理论，形成"二阳致病"学说，善用"补肺启肾"治法，是中医妇科舌诊第一人。

妇科病医案

一、崩漏

⊙ 案 1

患者，女，46 岁，2014 年 11 月 4 日初诊。患者阴道不规则出血 6 月余。现病史：13 岁初潮，周期 26 ～ 28 天，经期 4 ～ 5 天，量中。常年从事体力劳动。近年来月经先期或月行两次，经量渐少。6 个月前月经来潮后淋漓不止，色红，伴小血块。自服止血药无效。刻下见阴道出血淋漓不净，色黯红，量少，无腹痛，伴心烦失眠，潮热盗汗，腰酸乏力，足跟疼痛，纳可便调，面色萎黄，口唇色淡。舌黯红少苔，脉细滑数略大。G3P2。2010 年诊断子宫肌瘤。2014 年 10 月化验检查：血 HGB88g/L；FSH26.63mIU/mL；LH12.60mIU/mL；E$_2$23ng/mL。B 超检查：子宫大小 5.8cm×5.2cm×4.7cm；子宫内膜 0.6cm。子宫肌层内可见多个低回声结节，边界清晰，向外生长，最大者 3.3cm×2.6cm。西医诊断：围绝经期异常子宫出血，多发性子宫肌瘤（浆膜下），继发贫血。中医诊断：崩漏，癥瘕，虚劳。中医辨证：阴虚火旺，热扰血海。立法：滋阴清热，固冲止血。方药：滋阴清热止血方加减：生牡蛎 15g，寒水石 3g，茜草炭 10g，丹参 10g，墨旱莲 12g，女贞子 15g，白芍 10g，浮小麦 10g，莲子心 3g，侧柏炭 10g，仙鹤草 10g，大小蓟 10g。14 剂。

2014 年 11 月 18 日二诊：药后阴道出血减少，潮热盗汗明显好转。仍感腰酸乏力，足跟痛。舌黯红，脉沉细滑。方药：北沙参 15g，生牡蛎 15g，苦丁茶 3g，黄柏 5g，地骨皮 10g，女贞子 15g，墨旱莲 12g，阿胶珠 10g，白芍 10g，白术 10g，仙鹤草 12g，茜草炭 10g，三七粉 3g（分冲）。14 剂。

2014 年 12 月 2 日三诊：阴道出血止，腰酸、足跟疼痛缓解，精神体力改善。舌肥黯，脉细滑。方药：北沙参 12g，知母 10g，地骨皮 10g，金银花 10g，墨旱莲 10g，熟地黄 10g，乌梅 5g，荷叶 10g，白芍 10g，莲须 6g，莲子心 3g，百合 10g，侧柏炭 10g。20 剂。[291]

二、崩漏致不孕

◉ 案1

患者，女，34岁，已婚，2016年9月3日初诊。患者15岁初潮、量中，7天/23天，无痛经。2014年6月生化妊娠后月经愆期，7天/40～50天。2015年10月因阴道不规则出血于当地医院诊刮，病理示"内膜单纯性增生，伴局灶复杂性增生趋势"，2016年1月病理会诊为"子宫内膜单纯性增生"，以氯米芬促排3个周期，未见排卵。月经2016年4月19-26日。2016年6月15日出现不规则少量出血。2016年7月2日血量多，似月经量。2016年7月11日服炔雌醇环丙孕酮片，2016年7月13日血止。2016年7月31日停炔雌醇环丙孕酮片。2016年8月5日撤退性出血。2016年8月15血止。刻下：双下肢浮肿，纳可，眠差梦多，大便干、每日1次，舌淡黯，舌体胖、边有齿痕，脉细滑。既往史：结婚10年，2006年8月剖腹产一活婴、体健。2010年9月人工流产1次，2014年6月生化妊娠1次，未避孕未孕2年。否认过敏史。

2016年7月11日查激素：黄体生成素13.06IU/L，卵泡生成素33.65IU/L，雌二醇20.28pg/mL，睾酮0.17ng/mL，泌乳素161.9μIU/mL，抗缪勒管激素0.01ng/mL。2016年8月24日子宫B超示：6.3cm×6.7cm×5.3cm，内膜厚0.7cm，回声欠均，肌层回声不均。左卵巢未显示明显异常，右卵巢大小2.7cm×1.6cm，子宫腺肌症不排除。西医诊断：异常子宫出血，卵巢储备功能下降，不孕。

中医诊断：崩漏，不孕，辨证为脾肾两虚，兼有瘀血。治以补肾健脾、固冲止血。处方：菟丝子15g，覆盆子10g，白术10g，太子参12g，益母草10g，阿胶珠12g，白芍10g，椿皮5g，莲须5g，牡蛎（先煎）20g，茜草炭10g，大蓟、小蓟各15g，侧柏炭12g，三七粉（冲）3g。20剂，每日1剂，水煎服。

2016年10月22日二诊：末次月经2016年9月11日，行经7天，量、色、质均可，基础体温上升25天。舌淡，脉弦滑。2016年10月10日，查血人绒毛膜促性腺激素1180nmol/L。2016年10月13日血人绒毛膜促性腺激素4639nmol/L，孕酮25.35ng/mL。处方：覆盆子15g，白术20g，菟丝子 15g，侧柏炭 15g，茯苓 10g，荷叶 10g，芦根 12g，苎麻根 10g，陈皮 5g，青蒿 6g，莲须 6g。继服 14 剂。2016 年 10 月 27 日 B 超示：胎囊 3.7cm×3.5cm×1.4cm，胎芽 0.9cm，可见胎心。2016 年 11 月 2 日复查血人绒毛膜促性腺激素 167721nmol/L，孕酮 40.55ng/mL。2016 年 11 月 19 日，停经 70 天，血人绒毛膜促性腺激素 273000.0nmol/L，孕酮 51.79ng/mL。基础体温稳定。

按： 本案为无排卵性异常子宫出血，与子宫内膜增生有关。本病多见于 35 岁以上妇女，一般分为 3 类，即单纯性、复合性及不典型增生。大部分患者其内膜增生是单纯性的，即可逆的病理改变，通过治疗可恢复或保持良性状态，但也有少数转向炎症或恶变，一般绝经期及绝经后恶变可能性大。子宫内膜增生主要表现为不规则阴道出血、闭经，或闭经后出现出血不止，甚至不孕，西医常以止血为主，或通过宫腔镜诊断性刮宫治疗。

本案患者多次妊娠而损伤脾肾。肾为天癸之源，冲任之本，肾气不足，天癸枯竭，冲任不固，不能按月满溢，故月经愆期；脾主统血，脾虚不能固摄经血，故见崩漏；肾主生殖，主藏精，精由父母禀赋物质和水谷精微合成，肾气受损，则肾精不足，生殖之精亏损，故致不孕；肾主水，肾虚则水不能运行，故见下肢浮肿；离经之血聚而成瘀，则舌黯；瘀血积久化热，上扰心神，故眠差梦多；舌淡黯，舌体胖、边有齿痕，脉细滑，乃脾肾两虚而略有瘀血之象。总之，本案病性虚实夹杂，病位在脾肾、冲任。故治以补肾健脾、固冲止血为法。患者初诊时已不出血，平缓可治本，故以调经为主，补肾健脾。

柴老认为，肾为冲任之本，肾气足则冲任充盈，月事可下。健脾宜补而不腻，在补血方中佐以健脾，脾主运化，既能治本，又利药物吸收，还能防止补药滋腻太过。固冲止血是防止再次出血。方中以菟丝子、覆盆子为君药，补肾养阴。菟丝子味辛、甘，性平，归肝、肾、脾经，具有补益肝肾、安胎、明目作用；覆盆子味甘、酸，性温，入肝、肾、膀胱经，有益肾固精、养肝作用。菟丝子偏温补；覆盆子偏补阴，因其味酸，有固肾作用。两药同用可补肾阴肾阳，且覆盆子可固肾护冲，温而不燥。白术、太子参、阿胶珠为臣，健脾益气养血。白术味甘、苦，性温，归脾、胃经，有健脾益气、利水、安胎作用。白术归脾经，药性走下，既可健脾，又能消肿。太子参味甘、微苦，归肺、脾经，功效健脾益气、生津润肺。

柴老认为，肺朝百脉，主一身之气，气血运行都有赖于肺之调理，调经时佐以补肺之太子参，可通过肺宣发肃降而调节五脏六腑之气血以补养冲任血海胞宫。阿胶珠是通过炒制而降低阿胶滋腻之性，且不影响其补血养阴效用，以达补而不腻之功。另外，阿胶珠可直接粉碎入汤剂煎煮，不需加热烊化，方便熬制。佐药为牡蛎、侧柏炭、大蓟、小蓟、椿皮、茜草炭、莲须、白芍，固冲止血、清热柔肝。牡蛎味咸，性微寒，归肝、胆、肾经，具有平肝潜阳、重镇安神、软坚散结、收敛固涩功效。牡蛎为水族之品，归肾经，故可清热止血、养阴固肾气。侧柏炭味苦，性寒，归肺、肝、脾经，功效凉血止血、化痰止咳。侧柏炭止血但不涩血，为敛而不涩之品，且颜色为黑，可入肾，有补肾功效。大蓟味甘、苦，性凉，归心、肝经，有凉血止血、消肿化瘀功效，小蓟味甘、苦，性凉，归心、肝经，可凉血止血、化瘀消肿，方中用来凉血止血祛瘀，且止血而不留瘀。茜草味苦，性寒，入肝经，能降泄、清热，入血分，功效凉血止血，对各种出血，如吐血、崩漏、外伤出血等都适用，柴老常以茜草炭凉血止血、化瘀通经。椿皮味苦、涩，性寒，归肝、胃、大肠经，功效清热燥湿、收涩止血、止带、止泻。椿皮归肝经，女子以肝为先天，故用椿皮止血收敛。莲须味甘、涩，性平，归心、肾经，有固肾涩精、止带止下、清热安神作用。《本经逢原》认为莲须有补肾养阴、定魂安魄之效。本案用其清热止血、清心安神，且清而不寒。白芍味苦、酸，性凉，既平肝止痛、养血调经、敛阴止汗、养肝柔肝，又可活血止血。白芍柔肝可防肝木克脾土，从而达到健脾作用。三七粉、益母草为反佐药，活血祛瘀，以防止血药太过收敛，止血而不涩血。三七粉味甘、微苦，性温，归肝、胃经，功效散瘀止血、消肿定痛。三七具有止血不留瘀、祛瘀不伤正的优点。益母草味辛、苦，性微寒，入心、肝经，辛散苦泄，微寒清热，有活血祛瘀功效。《本草纲目》谓其"行血养血，行血而不伤新血，养血而不滞瘀血，诚为血家之圣药也"，可见益母草为调月经之要药，血家圣药，可行血养血活血。本案用益母草活血止血、利水消肿。总之，本案充分体现柴老治疗思想，辨证丝丝入扣，用药灵活多样，故收效良好，值得临床借鉴。[292]

三、减肥所致闭经

⊙ 案1

患者，女，20岁，未婚，否认性生活史，身高163cm，体质量45kg，体重指数（BMI）：16.9。初诊时间：2016年8月8日。主诉：节食减肥后月经未行1年余，患者13岁初潮，既往月经规律，6/30天，量中。2015年5月，节食减肥1月，减质量10kg，而后月经停闭，现无明显带下，纳差，眠可，二便调。2015年12月1日，性激素6项：卵泡刺激素（FSH）：4.96IU/L，LH：0.86IU/L，E₂：40.45pg/mL，泌乳素（PRL）：5.59ng/mL，体温（T）：0.19ng/mL，孕酮（P）＜0.5ng/mL；2016年8月3日，B超：子宫：4.3cm×4.2cm×2.6cm，内膜：0.4cm，双附件未见明显异常；BBT单相稳定。舌暗，苔薄黄，脉沉细。

处方：北沙参15g，当归10g，百合10g，黄精10g，远志5g，生甘草5g，菊花10g，桔梗10g，益智仁6g，鸡内金6g，川芎5g，菟丝子15g。方药20副，水煎两次服。

2016年9月15日二诊：月经未潮，BBT单相，舌暗红，脉沉细滑。处方：阿胶珠12g，桔梗10g，浙贝10g，川续断15g，益智仁10g，玉竹10g，夏枯草10g，砂仁3g，女贞子15g，补骨脂10g，当归10g，川芎5g，茯苓10g。方药20剂，水煎两次服。

三诊至五诊以上述补肾滋阴养血方加减，五诊时自诉有少量带下，BBT有双相趋势，嘱继续监测BBT，复查激素及B超。

2017年4月10日六诊：自诉4月2日起有少量阴道出血，持续4天，量中，色红。BBT不典型双相。辅助检查：2017年4月5日，女性激素6项：FSH：6.45U/L，LH：5.36U/L，E₂：34.43pg/mL，PRL：7.45ng/mL，T：46.79ng/dL，P＜0.5ng/mL，2017年4月9日B超子宫：4.3cm×4.2cm×2.6cm，内膜：0.7cm，双附件未见明显异常。现体质量48kg，舌暗苔黄，脉细滑。处方：生牡蛎10g，地骨皮10g，炒白芍10g，茵陈蒿10g，扁豆10g，荷叶10g，枸杞子15g，川续断15g，阿胶珠10g，桔梗10g，浙贝母10g，菊花10g。方药20剂，水煎两次服。至2017年12月随访，患者诉已停药3个月，月经周期规律，似节食减肥前。该患者因减肥导致月经未行，形体偏瘦，食欲不振。

患者初诊性激素 6 项结果提示 LH 低，而 PRL 正常。B 超结果提示患者子宫大小正常，内膜偏薄。平素基本无带下，加之内膜薄，这均提示患者目前无规律排卵。这些均符合因减肥所致闭经的症状及体征，排除其他因素，考虑因减肥引起的功能性下丘脑性闭经。初诊患者舌暗，苔薄黄，脉沉细，结合症状，辨证为肾阴亏虚，气血不足证，首诊方以北沙参、百合补肺气启肾气，黄精、菟丝子、当归、益智仁、远志补气养血滋肾，桔梗、川芎引药通达上下，菊花清热疏肝，鸡内金健胃增进食欲，生草调和诸药。

二诊患者舌暗红，脉沉细，已具有滑象，证明血海正在充盈，已不似初诊无血可动，处方思路正确，继续以补肾滋阴养血方药加减，至五诊时自诉已有少量带下，虽 BBT 有双相趋势，但不明显，柴嵩岩教授判断患者可能已有排卵趋势，嘱其下次复诊前复查激素及 B 超，六诊月经来潮，性激素 6 项提示患者激素水平已恢复正常，BBT 呈不典型双相提示患者已有排卵。因患者已有排卵，以生牡蛎、浙贝母滋阴，枸杞子、川续断、阿胶珠益肾填精，炒白芍、扁豆健脾益气，茵陈蒿、荷叶、菊花清热化浊，解舌苔之热象。[293]

四、卵巢储备功能低下

◎ 案 1

患者，女，已婚，27 岁，2013 年 11 月 16 日初诊。主诉：未避孕未孕 1 年。现病史：患者初潮 14 岁，既往月经 5 ～ 6/30 天，量中等，无痛经。结婚 2 年，解除避孕后 1 年，至今未孕，间断服用中药，未见明显效果，LMP：10 月 23 日，PMP：9 月 26 日。现腰酸，易疲劳。纳可，大便通。舌淡，脉弦滑。G0P0，青霉素过敏。辅助检查：2013 年 8 月 5 日女性激素测定：FSH：17.7IU/L，LH：4.03IU/L，E_2：30pmol/L，2013 年 10 月女性激素测定：FSH：14.5IU/L，LH：3.21IU/L，E_2：153pmol/L。2013 年 8 月 B 超检查：子宫 4.5cm×4.1cm×3.2cm，内膜 0.8cm，双附件无异常。处方：太子参 15g，阿胶珠 12g，茯苓 10g，白术 10g，续断 15g，当归 10g，川芎 5g，山药 15g，郁金 5g，钩藤 10g，绿萼梅 6g，枸杞子 15g，杜仲 10g，蛇床子 3g。7 剂。

2013 年 12 月 28 日二诊：PMP：11 月 20 日，LMP：12 月 21 日，经前

BBT 近典型双相。舌淡，左脉细滑，右脉沉滑。处方：柴胡 3g，白术 10g，郁金 6g，茯苓 10g，泽兰 10g，枸杞 15g，龙眼肉 12g，三棱 10g，阿胶珠 12g，夏枯草 10g，茜草 12g，川芎 5g，荷叶 10g，月季花 6g，杜仲 10g。20 剂。

2014 年 1 月 25 日三诊：PMP：12 月 21 日，LMP：1 月 17 日，经前 BBT 不典型双相，经量中等。舌淡，脉细滑。太子参 12g，阿胶珠 12g，白术 10g，川断 15g，枸杞子 15g，月季花 6g，茯苓 10g，川芎 5g，当归 10g，瞿麦 6g，香附 10g，女贞子 15g，龙眼肉 12g，菟丝子 15g，百合 12g。7 剂。

2014 年 2 月 22 日四诊：LMP：1 月 17 日，现 BBT 上升后稳定。2014 年 12 月 20 日查 HCG：4901.00μg/L，P＞40.0ng/mL。舌淡，脉沉滑。处方：枸杞子 15g，黄芩炭 6g，苎麻根 10g，旱莲草 10g，百合 12g，山药 15g，白术 10g，茯苓 10g，椿皮 5g，大蓟 15g，小蓟 15g，覆盆子 15g，菟丝子 20g。14 剂。

2014 年 3 月 8 日五诊：LMP：1 月 17 日，BBT 上升后稳定。2 月 27 日查：HCG：33016.00μg/L，P＞40.0ng/mL。舌淡红，脉沉滑。枸杞子 15g，白术 10g，苎麻根 6g，茯苓 10g，菟丝子 15g，黄芩炭 6g，荷叶 10g，百合 12g，太子参 10g，莲子心 3g，覆盆子 15g。14 剂。

2014 年 3 月 22 日六诊：孕 9 周。BBT 略下降，无腹痛及阴道出血。3 月 21 日查 HCG＞200000μg/L，P：43.34ng/mL，E_2：2353.0pg/mL。3 月 21 日 B 超：早孕活胎。舌淡暗，脉沉滑。覆盆子 15g，莲须 5g，白术 10g，山药 15g，菟丝子 15g，茯苓 10g，苎麻根 10g，枸杞子 15g，椿皮 5g，百合 12g，大蓟 10g，小蓟 10g。14 剂。

按：患者未避孕未孕 1 年，诊断为原发不孕，证属中医不孕，根据患者的女性激素结果显示 FSH 偏高，提示患者 DOR，无法促卵排出，故导致不孕。患者 1 年未孕，长久不孕，难免肝气郁结，肝主疏泄，若肝气郁结，不能调畅气机，冲任失调，患者素体肾阴不足，再遇肝气郁结，出现排卵功能障碍，导致不孕。腰酸，容易疲劳，为肾阴不足的表现，舌淡，脉弦滑，亦为肾亏肝郁，阴血亏损之象，治以滋阴养血，疏肝解郁。首诊中以枸杞子为君，性质温和，滋补肝肾，补益肾阳，臣以杜仲、续断、蛇床子、阿胶珠、当归、杜仲、太子参、山药、白术、续断等辅助君药，蛇床子助肾阳，阿胶珠、当归益养阴血，太子参、山药、白术健脾益气，化生气血，绿萼梅性平而无燥性，芳香行气且不伤阴，与郁金同为佐药，疏肝解郁，行气活血，钩藤清热平肝，川芎可引诸药入血海，全方奏滋阴养血，疏肝解郁之功；二诊时患者BBT近典型双相，说明有排卵，治疗有效，肝郁缓解，继以补为主，茯苓、白术、龙眼肉健脾益气，杜仲走下，温肾助阳，阿胶珠养血，加以茜草活血化瘀，疏通经脉，柴胡、月季花、夏枯草疏肝解郁，泽兰、荷叶健脾利湿，防补药过于滋腻；三诊效不更方；四诊时患者BBT上升后稳定，证实妊娠，以枸杞子、菟丝子、覆盆子为君，补肾益精，固摄冲任，茯苓、山药为臣，健脾益气，以后天养先天，生化气血以化精，以起安胎之效，黄芩炭、苎麻根、旱莲草清热固冲，椿皮利水渗湿，百合养阴血，补肺启肾，大小蓟凉血，防止出血。五、六诊继以上方治疗，全方共奏补肾固冲、清热安胎之功。随访得知，患者2014年10月顺产一男婴。[294]

儿科病医案

一、小儿性早熟

◎ 案1

患者，女，9岁，2017年2月3日初诊。患者7岁时乳房发育，偶有触痛，可触及结节样硬结，月经未来潮，纳可，眠差，入睡困难，大便每日1～2次，小便可。平素喜食鸡翅。既往史：既往体健，否认传染病。过敏史：否认食药过敏史。查体：身高143cm，乳房已发育。辅助检查：骨龄11.9岁。B超示：子宫大小2.1cm×1.7cm×2.3cm，左卵巢1.9cm×1.4cm，右卵巢3.0cm×1.8cm。乳腺B超示：左侧厚1.0cm，右侧厚0.9cm。舌脉：舌黯，苔白干，脉沉滑。处方：牡蛎（先煎）10g，莲须5g，白术6g，寒水石3g，地骨皮6g，墨旱莲6g，莲子心3g，白芍5g，桑寄生10g，青蒿5g。20剂，每日1剂，水煎服。

2017年4月1日二诊：乳核明显缩小，乳房触痛明显减轻，近期感冒。舌红，苔白，脉沉弦滑稍数。忌食柴胡制剂。处方：牡蛎（先煎）10g，白芍

6g，荷叶5g，莲子心3g，侧柏炭6g，莲须5g，寒水石3g，芦根10g，青蒿5g，乌梅5g。继服20剂。

2017年5月27日三诊：乳房硬结稍软，无触痛，纳可，便调，舌红，苔薄白，脉细数。处方：牡蛎（先煎）10g，荷叶5g，佩兰3g，茵陈6g，莲子心3g，地骨皮6g，青蒿5g，白茅根10g，侧柏炭6g，乌梅5g。继服20剂善后。4个月后随访，患者身高148cm，乳房未触及明显硬结，嘱其平素注重饮食，忌食鸡翅。

按：询问病史得知，本案患儿喜食鸡翅，营养过剩，精血过早充盛，冲任血海提前满溢，性征提前出现，乳房发育，且可触及结节样硬结。血海提早充盈，内蕴生热，致肾阴不足，相火上扰心神，故见眠差、入睡困难；舌黯、苔白干、脉沉滑，属肾阴不足，相火妄动。治以滋肾阴、降相火为主。方中牡蛎益阴潜阳、酸涩固肾；莲子心清心、胃之火；桑寄生补益肝肾；白术健脾；寒水石苦寒走下，泄降相火；青蒿、地骨皮滋阴清热；白芍敛阴养血。全方共奏补肾益精、滋阴降火之功。二诊时，患儿感冒，此时应忌用柴胡之品，"其气于时为春，于五行为木"，其升阳之性可启动肾阳，导致相火妄动不安，乳房发育更甚。三诊时虽沿用滋阴清热之法，但已不用寒水石等苦寒收涩之品，加以白茅根清下焦浮热，佐以佩兰、茵陈化湿，以防过度滋腻。治疗后，患儿几近治愈。[295]

梅国强 MEI GUOQIANG

梅国强，男，汉族，中共党员，1939年3月出生，湖北中医药大学主任医师、教授。1964年6月起从事中医临床工作，享受国务院政府特殊津贴专家，全国老中医药专家学术经验继承工作指导老师，湖北中医大师。国医大师。

曾任中华中医药学会常务理事、中华中医药学会仲景专业委员会顾问、湖北省中医药学会副理事长、湖北省中医药学会仲景专业委员会主任委员、《中医杂志》编委、湖北省科协常委、湖北省《伤寒论》重点学科带头人、第三、第四批全国老中医药专家学术经验继承工作指导老师。先后被评为湖北省有突出贡献的中青年专家、湖北省名中医、湖北中医大师，被中华中医药学会授予首届中医药传承"特别贡献奖"，获中华国际医学交流基金会颁发的"林宗扬医学教育奖"，被中国科学技术协会授予"全国优秀科技工作者"荣誉称号，入录《当代中国中医名人志》和《当代中国科技名人成就大辞典》。

主编全国规划教材及专著10余部，其中21世纪课程教材《伤寒论讲义》，获首届全国高等学校医药教材优秀奖。长期从事《伤寒论》的临床、教学及科研工作，潜心研究经方，临证善用六经辨证，结合卫气营血、三焦辨证，活用经方、兼用时方，以辨治心血管系统、消化系统疾病及妇、儿各科常见病及疑难病。

肺系疾病医案

一、咳喘

○ 案1

患者，女，49岁，门诊号：20588，2016年4月5日第1次就诊。主诉：咳嗽4月余，咯吐清涎，偶有黄痰，不易咯出，时有胸闷和胸痛，伴有疲劳乏力，体力活动后气喘。2016年3月6日武汉市肺科医院胸部CT提示：左肺下叶小结节影，不排除肿瘤性病变，少量双侧胸腔积液，胸膜增厚。大便每日2次以上，成形或不成形，舌苔白略厚、舌质绛，脉缓，末次月经4月5日。中医诊断：咳嗽。辨证为肺失宣降、痰热壅肺，予仿麻杏石甘汤合小陷胸汤加减治疗。处方：生麻黄10g，炒杏仁10g，法半夏10g，全瓜蒌10g，黄连10g，枳实20g，浙贝母20g，桔梗10g，百部10g，前胡10g，紫菀10g，款冬花10g，白英20g，败酱草20g，半枝莲30g，白花蛇舌草30g，蒲公英30g，紫花地丁30g。共14剂。用法：水煎服，150mL/次，每日3次，餐后半小时服用。

2016年4月17日二诊：咳嗽较前减轻，白痰，胸闷减轻，胸痛消失，仍旧乏力；胸部B超提示：双侧少量胸腔积液消失，妇科B超提示：子宫肌瘤；食欲正常，大小便正常，夜间睡眠易醒，舌苔白略厚、质绛，脉缓。在上方基础上加红景天20g，龙葵15g，共21剂，用法同前。

2016年5月15日三诊：咳嗽较上次减轻，咳白稠痰，时有白稀痰，但较前易咯出，偶尔胸闷，自觉胸骨后气管不适，疲倦乏力好转，末次月经4月25日，月经7日干净，伴有腰部酸胀，乳房胀痛，舌质舌苔同前，脉缓。守4月17日方，共21剂，用法同前。

2016年6月5日四诊：咳嗽较上次明显减少，偶尔有少许绿痰，余无明显不适，舌苔白略厚、质正常，脉缓。守4月17日方加壁虎10g，共21剂，用法同前。

2016年7月10日五诊：2019年7月10日武汉市肺科医院复查胸部CT提示：左肺下叶靠近胸膜下结节，考虑为感染性肉芽肿，咳嗽甚少，舌苔薄白、质绛，脉缓。麻黄10g，杏仁10g，法半夏10g，全瓜蒌10g，黄连10g，枳实 20g，土茯苓 30g，土大黄 20g，土贝母 10g，土牛膝 10g，浙贝母 20g，桔梗 10g，半枝莲 30g，白花蛇舌草 30g，白英 20g，龙葵 15g，醋三棱 10g，醋莪术 10g。30 剂，用法同前。2016 年 9 月 25 日第 6 次就诊，患者诉偶尔咳嗽，伴有少许绿痰，时有短暂胸痛，活动后不喘，食欲尚可，大小便正常，苔白略厚、质正常，脉缓。法半夏 10g，全瓜蒌 10g，黄连 10g，枳实 20g，土茯苓 30g，土大黄 20g，土贝母 10g，土牛膝 10g，浙贝母 20g，桔梗 10g，半枝莲 30g，白花蛇舌草 30g，白英 20g，龙葵 15g，醋三棱 10g，醋莪术 10g，野菊花 10g，板蓝根 10g，30 剂，巩固治疗，用法同前。

按：梅老治咳喘病喜用生麻黄，无论新久，只要无汗，恒用三拗汤加减，认为麻黄为最佳宣肺药物；若患者有恶风和汗出的临床症状，则用桂枝加厚朴杏子汤加减。此患者使用如麻黄、杏仁、白英和败酱草，仿麻杏石甘汤之义，石膏寒凉质重，多用如鱼腥草、白英、败酱草等轻清之品代替，是治上焦如羽，非轻不举之义。

梅老所用"小陷胸加枳实汤"出自《温病条辨》，其主治为"阳明暑温，水结在胸，身热面赤，头晕，不恶寒，但恶热，渴欲凉饮，饮不解渴，得水则呕，按之胸下痛，小便短，大便闭，舌上黄滑苔"，是由吴鞠通引用《伤寒论》中的小陷胸汤加枳实一味而成；其将小陷胸汤主治病证，归纳为 3 类：①痰（湿）热阻肺之咳喘诸病；②痰（湿）热中阻之脾胃诸病；③痰（湿）热和瘀血互结之冠心病等。梅教授还拓展了叶天士《外感温热篇》"白苔绛底，湿遏热伏"舌象理论的应用范围，将本是应用于外感温病的舌象用于指导内伤杂病的辨治。

患者胸部 CT 提示：左肺下叶小结节影，不排除肿瘤性病变，梅教授临证时常言：现代医学 CT、MRI 和 PET/CT，可视为中医四诊之延伸；《金匮要略心典》曰："痞坚之下，必有伏阳"，咯吐清涎，偶有黄痰，不易咯出，时有胸闷和胸痛，结合舌苔白略厚、质绛，提示肺部有伏热，肺为贮痰之器，故予浙贝母、桔梗、百部、前胡、紫菀、款冬花、白英和败酱草等加强清热化痰。四土汤（土贝母、土牛膝、土大黄、土茯苓）是梅教授经验方，此处用之，考虑痰热互结，日久成毒，其具有清热利湿解毒、凉血活血止血、消肿散结和泄浊通淋的功效，常用于湿热邪毒、痰瘀互结之无名疮毒、肿瘤、艾滋病等沉疴痼疾。《医学衷中参西录》"若论耗散气血，香附尤甚于三棱、莪术；若论消磨癥瘕，十倍香附亦不及三棱、莪术也"，三棱和莪术是梅教授临证常用对药，用于癥瘕等病症。

⊙ 案2

患者，男，82岁，2016年4月20日初诊。反复咳喘多年，复发月余，腹泻20天。目前咳嗽白稠痰量多，尚易咯出，气喘不能平卧，背部汗出，微恶风，不发热，腹泻稀水便，日行6～7次，肛门窘迫，里急后重，兼有少许黏液丝，下肢浮肿，饮食欠佳，脉弦数，舌苔淡黄而厚、质绛。

中医诊断：咳嗽。辨证为：肺热咳喘下利，拟用葛根芩连汤加减治疗。处方：葛根15g，黄连10g，黄芩10g，炙甘草6g，浙贝母10g，桔梗10g，百部10g，前胡10g，紫菀10g，款冬花10g，白英20g，败酱草20g，鱼腥草30g，紫苏子10g，葶苈子10g，广木香10g，砂仁10g，肉豆蔻10g。7剂，水煎服，150mL/次，每日3次，饭后半小时服用。

2016年4月29日二诊：患者诉咳嗽白痰好转，气喘、浮肿减轻，可高枕平卧，汗出恶风消失，溏便日行4～5次，无黏液丝，里急后重略轻，浮肿，脉弦数，舌苔黄而厚、质绛。是病情减轻，而病机未变。因其浮肿未减，必增强化气行水功效，以复水精四布之常，第三至五次就诊于原方基础上加入五苓散（常用量）。

2016年6月24日六诊：二诊之方共服35剂，咳嗽甚轻，少许白痰，仅活动后微喘，可平卧，精神饮食好转，溏便日行3～4次，有时不成形，无里急后重，浮肿明显减轻，脉弦缓，舌苔薄白，质绛。此时肺热及其移热于肠，已去十分之六七，在老年体弱者，不可继进苦寒，故改为化气行水，宣肺化痰，祛湿止利之法。拟用五苓散合香连丸加减，处方：猪苓10g，茯苓30g，泽泻10g，焦白术10g，桂枝10g，麻黄10g，浙贝母10g，桔梗10g，黄连10g，广木香10g，砂仁10g，肉豆蔻10g，草果仁10g，焦三仙各10g，鸡内金10g，赤石脂10g。用法同前。

2016年8月9日七诊：已服此方21剂，咳喘不明显，浮肿消失，大便日行2～3次，微溏，脉弦缓，苔白薄。再予上方7剂，其后未来门诊。

按：《伤寒论》第34条："太阳病，桂枝证，医反下之，利遂不止，脉促者，表未解也；喘而汗出者，葛根黄芩黄连汤主之"。梅老认为"脉促"提示里热已盛。《素问·至真要大论》曰"诸呕吐酸，暴注下迫，皆属于热"；《伤寒论·平脉法》曰"脉来数，时一止，名曰促，脉阳盛则促"；成无己的《注解伤寒论》注本条云"……促为阳盛，虽下利而脉促者，知表未解也"，由是言之，葛根芩连汤以治热利为主，人所共知，而本方亦可治肺热咳喘，《伤寒论》原文有"喘而汗出"四字，已肇热邪上逆犯肺之端，故热邪犯肺之咳喘，或肺移热于肠之咳喘下利，可酌情用之，治宜宣肺清热化痰，苦寒坚阴止利。

此例龙钟多病，似乎虚象，而致虚之由，在于邪实，考其发病过程，咳喘在前，腹泻在后，痰白稠量多，背部汗出，舌苔黄厚、质绛，证属痰热犯肺，痰阻气道，热邪蒸迫，是必气喘。肺为水之上源，而其通调水道，下输膀胱功能受累，则水精难以四布，五经难以并行，故下肢浮肿；因老年汗出，毛孔疏松，故微恶风，然非主症；肺移热于大肠，其传导太过，故有下利诸症。梅老认为拓展葛根芩连汤的运用范围用于治疗杂病，当以脏腑经络整体恒动观为基石。[7]

◎ 案3

患者，63岁，女，门诊号：16953，2016年1月29日初诊。主诉：反复咳嗽，咳痰多年，活动后气短，刻下症见咳痰色白质稠，胃胀痛，嗳气，反酸，胸骨后有灼热感，口干口苦，头昏头胀，颈项强痛，大便每日2次，不成形，小便正常，舌苔白厚、质红绛而紫暗，脉缓。辨证为少阳枢机不利、痰热阻滞于上中二焦（肺胃）、清阳不升、浊阴不降、瘀血阻络所致，法当和解少阳，清热化痰活血通络，方拟柴胡陷胸汤（小柴胡汤合小陷胸汤）加减治之。处方：柴胡10g，黄芩10g，法半夏10g，全瓜蒌10g，黄连10g，枳实25g，吴茱萸6g，海螵蛸15g，煅瓦楞子20g，延胡索15g，郁金10g，炒川楝子10g，片姜黄10g，九香虫10g，当归10g，川芎10g，浙贝母20g，桔梗10g。7剂，用法：水煎服，150mL/次，每日3次，餐后半小时服用。

2016年3月4日二诊：咳嗽、咳痰好转，白痰减少，头昏胀、头痛，心慌、胸闷、气短，血压：150/70mmHg（1mmHg≈0.133kPa），反酸减轻，嗳气、胃部隐痛，睡眠质量不佳，舌苔白厚、质正常，脉弦缓。柴胡10g，黄芩

10g，法半夏 15g，陈皮 10g，茯苓 50g，黄连 10g，吴茱萸 6g，石菖蒲 10g，远志 10g，郁金 10g，炒栀子 10g，淡豆豉 10g，当归 10g，川芎 10g，土鳖虫 10g，苏木 10g，生蒲黄 10g，五灵脂 10g，蜈蚣 2 条，全蝎 10g。7 剂，用法同前。

2016 年 3 月 23 日三诊：咳嗽、咳痰较上次进一步减轻，头昏脑胀，颈项酸涨，腰部酸胀，嗳气、反酸、胃胀，伴有胸骨后灼热感，睡眠不安，舌苔白厚，舌质红绛，脉数。守上方加天麻 10g，14 剂，用法同前。

2016 年 8 月 10 日四诊：左侧胸部外伤，深呼吸时疼痛加重，咳嗽咸痰，咽痒，伴有异物感，胃胀、反酸、偶尔嗳气，颈项强痛，头昏而胀，舌苔白厚，舌质绛，脉弦数。柴胡 10g，黄芩 10g，法半夏 10g，全瓜蒌 10g，黄连 10g，枳实 25g，吴茱萸 6g，海螵蛸 15g，浙贝母 20g，桔梗 10g，百部 10g，前胡 10g，白英 20g，败酱草 20g，土鳖虫 10g，苏木 10g，刘寄奴 25g，徐长卿 25g。14 剂，用法同前。

2016 年 9 月 9 日五诊：左侧胸痛减轻，偶尔咳嗽，但仍为咸痰，颈项强痛，并有热感，嗳气、反酸不明显，胃胀减轻，时有头昏，血压：138/60mmHg，腰部胀感，舌苔白厚，舌质绛色，脉弦缓。柴胡 10g，黄芩 10g，法半夏 10g，全瓜蒌 10g，黄连 10g，枳实 20g，吴茱萸 6g，海螵蛸 15g，浙贝母 20g，桔梗 10g，白英 20g，败酱草 20g，刘寄奴 25g，徐长卿 25g，土鳖虫 10g，苏木 10g，天麻 10g，钩藤 30g，煅龙骨 30g，煅牡蛎 30g，泽泻 10g。14 剂，用法同前。

2016 年 12 月 14 日六诊：患者诉咳嗽、咳痰消失，偶尔胸痛，颈项强痛、头痛，时有嗳气、反胃，食欲正常，大小便正常，舌苔白厚，舌质正常，脉弦数。守上方加羌活 10g，丹参 30g，14 剂，用法同前。

按：本例患者素有痰热阻肺之咳嗽，兼见胃部胀痛、头昏头胀和少阳枢机不利之症，少阳主胸胁。《素问·咳论》说"五脏六腑皆令人咳，非独肺也"，又云"五脏之久咳，乃移于六腑……久咳不已，则三焦受之，三焦咳状，咳而腹满，不欲饮食。此皆聚于胃，关于肺，使人多涕唾而面浮肿气逆"，此段内容与本例患者症状极为相似；《灵枢·口问》云："上气不足，脑为之不满，耳为之苦鸣，头为之苦倾，目为之眩。"对于久咳《黄帝内经》没有给出具体方剂，唐容川《血证论》云："兹有一方，可以统治肺胃者，则莫如小柴胡汤……至寅时流入肺经，加莱菔子；痰凝气滞者，加栝蒌霜、旋覆花、杏仁、桔梗、射干、川贝母……盖小柴胡能通水津，散郁火，升清降浊，左宜右有，加减合法，则曲尽其妙。"痰热阻肺导致上气不足，而出现头昏头胀，故临证当以和解少阳，清热化痰治之。《伤寒论》曰："小结胸病，正在心下，按之则痛，脉浮滑者，小陷胸汤主之。"对小陷胸汤的运用，梅教授不局限于"心下"，也拓展运用于痰热互结于中上二焦，认为何秀山提出"少阳结胸"的观点发人智慧，在《加减柴胡陷胸汤临证思辨录》中指出具备："咳嗽、胸闷、胸痛、胁痛；胃脘或剑突（偏右偏左）痞结疼痛或兼胸胁疼痛；少阳或阳明所过之处酸楚疼痛；脉弦缓数等；舌红或绛苔白薄或白厚或黄薄黄厚等即可使用本方。"根据"久病入络"理论，除用当归、川芎、苏木和丹参等活血化瘀之类外，亦常用土鳖虫、地龙、蜈蚣和全蝎等虫类药物以加强活血通络之功。梅教授在湿热或痰热证中常以牡蛎配伍泽泻二药合用增强化饮散结的功效。[296]

杂病医案

一、慢性湿疹

◎ 案1

患者，男，38岁，2019年2月19日初诊。主诉：全身反复皮疹伴瘙痒2年余。患者近2年多来全身反复皮疹发作，伴剧烈瘙痒，尤以阴囊及肛周部为甚，每遇骤寒骤热即明显加重，苦不堪言。曾多方诊治，均诊断为"慢性湿疹"，并予多种抗过敏西药、中成药等口服，未获良效，病情时有反复。诊见：患者躯干、四肢、阴囊、肛周等部位均有大片散在或密集分布的淡红斑、小丘疹，伴有大量抓痕、血痂，局部皮肤显著浸润，伴见渗液，阴囊、肛周部位皮损轻度肥厚、干燥，瘙痒剧烈，患者情绪异常激动，烦躁不安。伴口苦，咽干，入睡较为困难，神疲乏力，纳差，小便偏黄，大便干燥，偶见呈羊粪样改变。舌质淡红，舌体胖大，舌边有明显齿痕，苔黄厚腻，脉弦细数。西医诊断：慢性湿疹。中医诊断：湿疮。辨证：风寒束表，肝胆湿热内蕴，兼有瘀滞。治拟祛风散寒，清热除湿，兼消瘀滞。方用麻黄桂枝各半汤合龙胆泻肝汤加减。处方：薏苡仁40g，炒车前子20g，土茯苓15g，炒白术12g，生白芍、大枣、黄柏、炒苍术、陈皮、生地黄、泽泻、当归、川芎、牡丹皮、地肤子、木香各10g，麻黄9g，桂枝、防风、青皮、龙胆草、生栀子、黄芩、独活各6g，甘草、刺蒺藜各5g。7剂，水煎服，每天1剂，水煎取汁300mL，分2次服用。

2019年2月27日二诊：患者述服药后，咽干、口苦均稍减轻，瘙痒症状稍缓解，夜寐稍安，大便干燥减轻，舌脉同前。原方刺蒺藜加至9g，独活加至10g，继服10剂，每天1剂，煎服法同前。

2019年3月9日三诊：患者口苦、咽干、瘙痒等症状明显减轻，就诊时能较平和述说病情，食欲增加，入睡困难明显缓解，精神好转，胃脘部偶有轻度胀闷不适之感，舌脉同前。上方中炒白术加至20g，加厚朴10g，继服14剂，每天1剂，煎服法同前。

2019年3月22日四诊：诸症明显减轻，皮疹基本消退，局部偶感轻度瘙痒，大便转稀，舌质淡红，舌边仍有少许齿痕，苔薄白，脉滑数。上方中去生白芍、生地黄，加丝瓜络15g，炒车前子加至30g，继服5剂，每天1剂，煎服法同前。其后随访1年余，患者除局部偶有轻微痒感外，未见其他明显不适。

按：本案患者因素体脾气虚弱而功能失健，湿邪内生，蕴久而化热。又兼外有风寒之邪侵袭困于肌表，郁而不得散，致使表阳被遏，腠理开合失常，里热不能正常透达于肌腠，当散而不得散，致肝胆气机运行不畅，内热更甚，故患者情绪激动，烦躁不安。机体表里气机本相呼应，然表气不顺，则里气不畅，水液运化失常更甚，聚而为湿则致病。遇骤寒则郁闭加重，遇骤热则里热益重，故瘙痒益甚。本案辨证属风寒束表，肝胆湿热内蕴，兼有瘀滞，方中麻黄苦辛性温，能开人体肌腠而散寒，以助发越阳气；桂枝、防风之辛温助麻黄宣发卫阳之气；黄柏苦寒合炒苍术之苦温而燥湿；炒苍术、陈皮相合可燥湿芳化；炒白术、木香、大枣、甘草健补脾胃而运湿；车前子、薏苡仁、泽泻、土茯苓淡渗利湿，因势利导；内热较盛，故投大苦大寒之龙胆草，佐以苦寒泄热之黄芩、生栀子，苦酸微寒能敛阴而除肝热之生白芍，以助除肝胆之热；地肤子、刺蒺藜、川芎、独活祛风透表而止痒；病势迁延日久，且长期大便干燥，恐伤阴动血，故加入当归、生地黄补血养阴，以资化源。皮损肥厚为有瘀滞之象，恐内生瘀血结块，投苦甘微寒之牡丹皮，合苦温之青皮、辛温之当归，共奏活血消瘀散结之功。

二诊时患者瘙痒仍较重，故加大刺蒺藜、独活用量，以加强方中祛风透表、除湿止痒之功；三诊时患者除胃脘部偶有轻度胀痛感外，诸症均大为缓解。此时，恐方中所用之药太过苦寒，久服易伤及脾胃，故增加炒白术用量，补气燥湿以复脾运，且加用厚朴燥湿下气以消除胀满；四诊时患者大便已稀，恐滋腻太过，故去生地黄，加大车前子用量，取其利小便以实大便之功，又恐久病入络，则加入甘平之丝瓜络通络活血，以除瘀滞。如此寒温同用，相反相成，则风寒皆去，里热得清，内湿得化，气机通畅，表里自和，病归平复。[297]

二、长期低热

⊙ 案 1

患者，男，45 岁，2019 年 8 月 28 日初诊。2019 年 7 月 16 日确诊为胰腺癌，29 日化疗，后发热，体温升高至 38.8℃，伴恶寒，服"美林"汗出热退。现低热（37.3℃～38.0℃）微恶风，面部、巩膜黄染，上腹痛不明显，不咳，时心慌，食欲差，时恶心，精神差，乏力，尿黄，夜尿多，大便正常，苔灰黄略厚，舌质绛，脉濡数。诊断：胰腺癌化疗后器质性低热。辨证：少阳枢机不利兼湿热弥漫三焦证。治法：和解枢机，清利湿热，分消走泄。基础方：小柴胡汤合蒿芩清胆汤加减。处方：柴胡 20g，黄芩 10g，法半夏 10g，陈皮 10g，茯苓 30g，枳实 20g，青蒿 30g，青黛、滑石、甘草各 10g，通草 10g，芦根 15g，藿香 10g，佩兰 10g，茵陈 30g，土茯苓 30g，半枝莲 30g，白花蛇舌草 30g。7 剂，水煎，日 1 剂，分 3 次温服。

2019 年 9 月 4 日二诊：近日体温最高 37.6℃，不伴恶寒，口干饮不多，乏力，食欲差，不咳，大便 1～2 次 / 天，不成形，尿黄，苔白略厚，脉缓。基于初诊方，去土茯苓，加淡竹叶 10g，焦麦芽、焦山楂、焦神曲各 10g，鸡内金 10g，制鳖甲 10g。7 剂，煎服法同前。患者服药 4 剂后电话告知热退病愈。

按： 患者化疗后出现发热，属器质性原因。退烧药治疗后迁延成低热，汗出津伤仍低热，之后不宜再强行发汗使大汗淋漓，病程迁延邪有向里传变趋势，低热、恶心、纳差符合邪入少阳半表半里枢机不利证候，故用和法更妥，《伤寒论》第266条："太阳病不解，转入少阳者。……干呕不能食……与小柴胡汤"。所论即此。患者时恶心、纳差、尿黄，结合舌苔，可辨为湿热弥漫三焦，治以小柴胡汤合蒿芩清胆汤，加芦根、通草渗湿泄热，茵陈、土茯苓清热利湿退黄，半枝莲、白花蛇舌草清热解毒抗肿瘤。二诊，患者体温有所下降，食欲仍差，加鳖甲寓"青蒿鳖甲散"意，清透营、血分热；加焦三仙、鸡内金健脾开胃消食。

◎ 案2

患者，女，32岁，2020年12月23日初诊。因不明原因低热4月余，排查并排除新型冠状病毒感染肺炎后入院治疗，出院仍发热。现清晨、午后发热，最高37.6℃，21：00后自行热退，无汗，口干饮水多，恶心，纳可，大便日两次，不成形，小便正常。舌苔白略厚，质红，脉缓。诊断：功能性低热。辨证：太阳蓄水证。治法：通阳化气，利水渗湿。基础方：五苓散加减。处方：猪苓10g，泽泻10g，茯苓30g，焦白术10g，桂枝10g，藿香10g，佩兰10g，陈皮10g，法半夏10g，芦根15g，滑石10g，广木香10g，砂仁10g。7剂，水煎，日1剂，分3次温服。

2020年12月29日二诊：服药后体温逐渐恢复正常，最高37.3℃，出现口腔溃疡1枚，脉缓，苔白略厚，质正常。基于初诊方，加薄荷10g，煅牡蛎10g，北沙参10g。7剂，煎服法同前。

按： 患者不明原因低热4月余，口渴饮水多，"微热消渴者，五苓散主之"，舍主要病机而重新厘定，以五苓散为主方。恶心，舌苔白略厚，质红，提示体内湿盛热伏，加藿香、佩兰芳香化湿祛舌苔；陈皮、法半夏理气燥湿和中；芦根、滑石渗湿泄热。大便不成形，加木香、砂仁温中行气、燥湿止泻。二诊，患者体温逐渐恢复正常，效不更方，但出现口腔溃疡1枚，用初诊方加薄荷宣畅气机、北沙参清热生津、煅牡蛎镇摄潜日。[298]

心系疾病医案

一、扩张型心肌病

⊙ 案 1

患者，男，60岁，2013年11月16日初诊。主诉：胸闷、胸痛反复发作8年，呈进行性加重。刻诊症见：心悸、胸闷、气短，胸痛阵发，数秒则止，活动后则诸症加重，双肩痛，微咳无痰，食欲不振，二便正常，面唇紫绀，脉弦数，舌苔中根部白厚，舌质紫暗。2013年11月9日心脏彩色超声提示：全心扩大[左心房前后径5.1cm，左心室（舒张末期/收缩末期）9.0cm/8.4cm，右心房5.5cm，右心室4.3cm]，室间隔、左室壁运动幅度明显减低，二尖瓣重度反流，主动脉瓣中度反流，三尖瓣中/重度反流。西医诊断：扩张型心肌病，慢性心力衰竭，心功能三级；中医诊断：胸痹（痰瘀互结证）。处方：法半夏10g，全瓜蒌10g，黄连10g，枳实20g，石菖蒲10g，远志10g，郁金10g，当归10g，川芎10g，土鳖10g，红花10g，三棱10g，莪术10g，葶苈子15g，半枝莲30g，白花蛇舌草30g。7剂，每日1剂，水煎分早晚两次口服。

2013年11月23日二诊：心悸、胸闷减轻，胸痛未发，面唇紫绀好转，饮食有所增加，外出缓慢活动时心慌、胸闷等症状较轻，仍有气短，汗出较多，脉数，苔白略厚，质绛。处方以初诊方加红景天20g，黄芪30g，浮小麦50g。14剂，每日1剂，水煎分早晚两次口服。

2013年12月7日三诊：心悸、胸闷、气短均减轻，汗出减少，面唇紫绀减轻，乏力，颈肩痛以左侧为甚，大便三四日一行，脉缓，苔白略厚。处方以二诊方去浮小麦，枳实加至25g，加刘寄奴25g，徐长卿25g，火麻仁15g，虎杖25g。14剂，每日1剂，水煎分早晚两次口服。

2014年1月4日四诊：心悸、胸闷不明显，偶尔因活动而微有气短，休息片刻自止，胸痛未发，汗出减少。2014年1月3日复查心脏超声示：左心房扩大、左心室明显扩大（左心房前后径5.1cm，左心室（舒张末期/收缩末期）8.6/7.0cm，右心房、右心室正常），室间隔、左室壁运动幅度明显减低，二尖瓣轻/中度反流，主动脉瓣中度反流，三尖瓣中度反流。其后仍以小陷胸汤为主，据上方随症加减，如胸闷症状不明显者去葶苈子，大便通畅减火麻仁、虎杖，自汗多加浮小麦、荷叶、丝瓜络，肩痛明显加全蝎，断续服药至2014年4月19日复诊，诉日常生活中心悸、胸闷症状不明显，无胸痛，无汗出，生活质量明显改善。

按： 梅老辨治扩张型心肌病，首先以四诊合参，辨证选方。《灵枢·经脉篇》云"手少阴气绝则脉不通，脉不通则血不流……故其面黑如漆柴"，面唇紫绀虽不至于"黑如漆柴"，《医林改错》曰"元气既虚，不能达于血管，血管无气必停留而瘀"，亦为瘀血之象，综观其脉症，是痰瘀结于胸中。小陷胸汤证虽曰"小结胸病，正在心下，按之则痛"，梅老师指出，将其用于中上二焦证属痰热者，不论心、肺、胃，均可取效，故以小陷胸汤加味，是谨守病机。其次，结合心脏生理病理特点，强调病邪兼夹，重视器质病变，灵活加减用药。方中用枳实为《温病条辨》小陷胸加枳实汤意，当归、川芎、土鳖、红花、郁金行气活血，石菖蒲、远志化痰，乃重视病邪兼夹；制三棱、制莪术破血行气消积，半枝莲、白花蛇舌草解毒散瘀，乃虑其久病入络；用葶苈子取其强心的药理作用。

二诊时心悸、胸闷减轻，胸痛未发，面唇紫绀好转，饮食增加，可外出缓慢活动，说明其病情好转，脉数，苔白略厚，质绛，而病机未变，故仍守原方加减。因气短较明显，用黄芪、红景天补其正气，是寓补于攻；汗出较多，则用浮小麦以收敛止汗。

三诊时心悸、胸闷、气短均减轻，汗出减少，面唇紫绀减轻，乏力，颈肩痛以左侧为甚，大便三四日一行，故加刘寄奴、徐长卿活血止痛；枳实加量以行气，另加火麻仁、虎杖以通便。2014年1月3日心脏超声较前有明显改善，由全心扩大变为左心扩大，二尖瓣、三尖瓣反流程度均有减轻。其后复诊多在此方基础上随症加减。患者前后断续服药5个月余，胸闷症状不明显，生活质量明显改善，疗效满意。

此案仍须指出两点：其一，对于器质性病变，多为邪气蓄积日久所致，痰饮、瘀血，以及蕴结日久化生毒邪，胶结更甚，导致脉络损伤，形质改变。若运用中医药治疗得当，可恢复其部分功能，甚至可部分逆转器质性改变。其二，冰冻三尺非一日之寒，化冰一角，亦非一日之功。对于此类病证，病邪痼结，其病程必长，故治疗过程亦很漫长，若投方得效，病机不变的前提下，当效不更方，持之以恒。[299]

葛琳仪 GE LINYI

葛琳仪，女，1933年出生，国医大师，主任中医师，国务院特殊津贴专家，全国中医药杰出贡献奖获得者，全国老中医药专家学术经验继承指导老师，浙江省首批国医名师，浙江省首届"医师终身荣誉"获得者。曾先后任浙江省中医院院长、浙江中医学院（现浙江中医药大学）院长、浙江省名中医研究院院长、浙江省老教授协会副会长、浙江省中医药学会副会长、中华全国中医药学会理事、中华中医药学会内科分会理事、浙江省中医药高级职称评定委员会主任、浙江中医学院学术委员会、学位评定委员会主任、浙江省保健委员会专家组成员等职。

葛琳仪1962年毕业于上海中医学院，初期师从浙江省名医吴士元，后又师从现代著名中医临床学家杨继荪，是杨氏内科流派的主要传承人之一，继承、发扬了杨氏内科"谨严求实、术精德高"的流派特色。临证60年，治学严谨，博采众长，学验俱丰，形成了葛氏"三位合一，多元思辨""以补为守，善用清和""谨守病机，正本清源"以及"用药简练、衷中参西"等独特的学术思想和临证特色；临床上以擅治肺系病、脾胃病、老年病、疑难杂症而著称。

脾胃系统疾病医案

一、慢性胃炎

⊙ 案1

患者，男性，43岁，公司职员，2019年9月3日初诊。胃脘部胀痛不适6个月余，平素急躁易怒，口苦口干，剑突下有烧灼感，食后饱胀，伴嗳气反酸，无恶心呕吐，无胸闷气急等不适，小便正常，大便溏稀，每日1～2次，舌苔薄白，舌边红，脉弦数。内镜结果提示慢性萎缩性胃炎，中医诊断为胃脘痛，证属肝胃郁热，治宜疏肝泻火，理气健脾。拟方：生白芍15g，玫瑰花6g，佛手、黄芩各9g，蒲公英15g，娑罗子9g，乌药15g，豆蔻（后下）6g，浙贝母、海螵蛸各9g，六神曲、炒扁豆、首乌藤、炒枣仁、枳壳、厚朴各15g，龙齿（先煎）、珍珠母（先煎）各30g，陈皮9g。共7剂，水煎2次，取汁400mL，早晚分服。

9月30日二诊：服药后胃脘不适好转，大便成形，饥饿即感乏力，夜寐欠安，舌质淡红苔薄白，脉细。原方加茯苓、太子参各15g。

10月14日三诊：药后患者诸症减轻，夜寐安，继续服药1个月巩固疗效，症状控制佳，6个月后电话随访未见复发。

按：《临证指南医案》谓："盖肝为起病之源，胃为传病之所"。本案患者平素性情暴躁，木旺土郁，胃气壅滞则胃脘胀痛，胃失和降则酸水上泛，症见反酸烧心。气机不畅、脾失运化，则水反为湿，谷反为滞，见食后饱胀、大便溏稀等症。故治拟疏肝泻火，理气健脾，药选玫瑰花、佛手疏理肝气而无辛燥走窜之弊；黄芩、厚朴辛开苦降，除湿降火，清气得升，浊气亦降，气机调畅；浙贝母能"解上焦肺胃之火"，常与海螵蛸合用，取乌贝散之意制酸止痛；白芍养血柔肝，缓急止痛；豆蔻化湿除痞，白扁豆补脾止泻；全方寒热并用，补消合剂，和其阴阳，调其升降。二诊患者气滞火郁稍解，脾虚未复，夜寐欠安，加太子参扶正培土，茯苓渗湿宁心。三诊患者气虚缓解，夜寐安，原方续服1个月则诸症皆消。[300]

心系疾病医案

一、失眠

◎ 案 1

患者，男，35 岁，2019 年 8 月 28 日初诊。患者自诉夜寐不佳 4 月，服用艾司唑仑 1mg 后夜寐一般，可睡 6 小时，不服用无法入睡，早醒，醒后难寐，近来口甜，工作压力大，大便稀溏，夜尿多，一夜 2～3 次，舌淡红苔薄白腻，脉缓。处方：柴胡、陈皮、姜半夏各 9g，郁金、香附、紫苏梗各 10g，北秫米、茯苓、厚朴、炒枣仁、太子参、柏子仁各 15g，炒白术、草果仁各 12g，夜交藤、炒米仁、珍珠母、青龙齿各 30g，共 7 剂，日 1 剂，水煎服，早晚餐后服用。

二诊：患者诉药后夜寐不佳、早醒好转，现服用艾司唑仑 0.5mg 助眠，口干口甜好转，时有流涎，舌淡红、苔薄白，脉缓。处方：守方 14 剂，去草果仁，加山药 15g，日一剂，水煎服，早晚分服。方药尽，夜寐可，诸症平。

按：本案患者系青年男性，由于工作压力大，情志失调，焦虑伤肝，肝失疏泄所致失眠。《金匮要略》有言"见肝之病，知肝传脾，当先实脾"，肝气乘脾，脾气虚则见便溏。脾为生痰之源，脾气虚则津液代谢失常，故生痰湿，则见口中泛甜，夜尿多，苔薄腻。结合患者症状及舌脉，治当疏肝气，健脾气，佐以宁心平肝。拟柴胡舒肝散合四君子汤加减。炒枣仁、夜交藤、柏子仁、珍珠母、青龙齿交通阴阳，养心安神。草果合用厚朴燥湿行气。

◎ 案 2

患者，女，51 岁，2019 年 8 月 14 日初诊。患者夜寐不安半年余，难入睡，胃脘部不适，口气重，吃寒凉温热食物后易胃痛腹泻，无嗳气反酸，大便干硬，1～2 天 / 次，时有头晕头胀，舌红苔薄白，脉细。处方：生白芍、袋罗子、太子参、厚朴、枳壳、茯苓、柏子仁、蒲公英、炒枣仁各 15g，炒白术 12g，玫瑰花、木香 6g，黄芩、佛手 10g，夜交藤、炒米仁、紫贝齿、珍珠母各 30g，陈皮 9g。共 14 剂，日 1 剂，水煎服，早晚饭后半小时服用。嘱患者不可食之过饱，以七分为宜。

二诊：患者诉药后夜寐好转，胃胀腹泻好转，口臭好转，偶有心下烧心感，舌淡红苔薄白腻，脉细。处方：守方14剂，去枣仁以及陈皮，加煅瓦楞子30g，海螵蛸15g，浙贝10g，日1剂，水煎服，早晚饭后半小时服用。药后诸证皆平。

按：本案患者为中老年女性，因饮食不节，食入过多，气滞脾胃所致失眠。患者饮食不节日久，损伤脾胃，脾胃运化功能受损，受寒凉温热之气则胃气不降，脾气反流于下，发为腹泻胃痛。四诊合参，治当降胃气，健脾气，佐以宁心安神。生白芍、佛手、娑罗子、玫瑰花和胃疏肝行气，木香、枳壳理气止痛，黄芩、蒲公英通滞清利，四君子汤健脾益气，并佐以炒枣仁等安神之品。二诊患者有反酸症状，合用海贝散及煅瓦楞制酸。[301]

◎ 案2

患者，女，46岁，2017年6月5日因"反复失眠3年余，加重1周"就诊。患者3年来反复失眠，夜寐不宁、易醒，间断服用安眠药控制。1周前因郁怒不解失眠再发，3天来昼夜少寐，每日仅1～2小时，伴烦躁易怒，头目昏胀，夜间尤甚，胸腹胀满，曾服"舒乐安定"无效。刻下情绪激动，烦躁不安，诉胃脘胀满、嗳气频作，大便偏干，舌黯、苔白腻，脉弦滑有力。西医诊断：慢性失眠，中医诊断：不寐（肝气郁结、痰瘀内阻证），治以疏肝宁神、兼以豁痰化瘀，方选癫狂梦醒汤加减：桃仁20g，通草5g，柴胡9g，郁金10g，香附10g，姜半夏9g，石菖蒲9g，炒酸枣仁15g，首乌藤15g，柏子仁15g，珍珠母（先煎）30g，青龙齿（先煎）30g，厚朴12g，鸡内金9g，生山楂12g，炒稻芽30g，生甘草6g。14剂，日1剂，水煎温服。

2017年6月19日二诊：患者诉前药后夜寐稍好转，目前每夜睡眠3～4小时，大便较前畅，苔仍厚腻，脉弦滑。予原方去炒酸枣仁、首乌藤、珍珠母，加煅青礞石（先煎）15g，胆南星6g，陈皮9g。14剂，日1剂，水煎温服。续服14剂后，夜寐如常，偶有胃胀不适，加以理气和胃，调养而愈。

按：患者中年女性，素有不寐，近日因郁怒不解，症见寐劣，烦躁，胃胀，便干，舌黯、苔白腻，脉弦滑有力；证属肝气郁结，痰瘀内阻，治以疏肝理气，豁痰化瘀，宁心安神；方选癫狂梦醒汤加减，方中桃仁活血化瘀；柴胡、香附、郁金疏肝理气；石菖蒲、姜半夏化痰开窍；炒酸枣仁、首乌藤、柏子仁养心安神；珍珠母、青龙齿潜阳安神；厚朴、鸡内金、生山楂、炒稻芽消食和胃；生甘草调和诸药。二诊，患者夜寐改善，安神助眠之药不可久用，去首乌藤、炒酸枣仁等；而舌苔仍厚腻，考虑顽痰内阻，遂加煅青礞石、胆南星、陈皮攻逐痰邪，使久病停聚于体内的气、痰、瘀之邪消散；标本同治，阴阳交合则寐安。[302]

肺系疾病医案

一、肺结节

⊙ 案 1

患者，女，59 岁，退休职员。患者就诊 1 个月前体检时胸部 CT 显示两肺小结节，其中右肺磨玻璃样结节。平素晨起常有咳嗽痰黄，鼻塞不畅，时有胃脘部胀满不适，嗳气得舒，二便尚调，舌淡，舌根苔薄黄腻，脉细。既往有"慢性萎缩性胃炎伴糜烂"及"慢性鼻炎"病史。诊断：肺结节。中医辨证痰热瘀结证，治以"清化"为主。处方：银花 9g，连翘 15g，黄芩 9g，蒲公英 15g，前胡、桔梗、杏仁、浙贝、辛夷、鹅不食草各 9g，当归、丹参各 12g，柴胡、郁金、香附各 9g，娑罗子、苏梗各 12g，炒米仁 30g，陈皮 9g。14 剂，每天 1 剂，水煎服。

二诊：患者药后咳嗽咳痰明显好转，鼻塞较前通畅，胃脘作胀仍有，舌淡，舌根苔薄黄腻，脉细。拟原方出入，前方去前胡、桔梗、鹅不食草、炒米仁，加鱼腥草 15g，莪术 9g，乌药 15g，豆蔻 6g，姜半夏 9g，再予 14 剂，煎服法同前。药后患者诉已无明显咳嗽咳痰，鼻塞及胃脘胀满不适较前明显改善，唯饮食过饱时有胀满感。此后原方出入，再服药 4 个月余后复诊，诸症已十去八九，复查肺部 CT 示：左肺上叶小结节，建议年度随访；右肺下叶少许纤维灶。

按：患者因肺部磨玻璃样结节就诊，初诊症见晨起咳嗽痰黄，伴有鼻塞及胃脘胀满不适。葛老以银花、连翘、黄芩、蒲公英等清泄肺热，前胡、桔梗、杏仁、浙贝等宣降肺气、化痰散结；辛夷、鹅不食草宣通鼻窍；当归、丹参活血化瘀；柴胡、郁金、香附取柴胡疏肝散之意，疏肝理气，以助肺气宣发肃降有序；娑罗子、苏梗行气宽中；炒米仁、陈皮健脾祛湿化痰。

二诊时，患者咳嗽咳痰及鼻塞改善，故去前胡、桔梗、鹅不食草，加鱼腥草、莪术、姜半夏三味，加强清泄肺热、破血逐瘀、燥湿化痰之力。胃脘作胀仍有，故加乌药、豆蔻以行气和胃、化湿消痞。肺结节乃慢性病变，难以速效，故此后以原意出入调理，始终以"清化"为法，终得右肺结节消散。[303]

杂病医案

一、无汗症

◦ 案 1

患者，女，32 岁，因"全身无汗 3 月余"于 2020 年 6 月 5 日初诊。患者曾辗转就诊于多家医院，无法明确诊断，因患者情绪日益烦躁，西医拟按焦虑症处理，患者内心极为抗拒，转而求助中医治疗。患者诉 3 月余前无诱因出现全身无汗，即使剧烈运动后也几无汗出，烦躁不安，夜寐欠佳，纳差，大便不爽，小便调。舌尖红、苔白腻微黄，脉濡数。中医诊断：无汗症，证属湿热遏表、湿重于热。治拟化湿清热，宁心安神。处方：半夏、藿香、佩兰、黄芩、豆豉、柏子仁各 9g，厚朴、蒲公英、枳壳、夜交藤、炒枣仁各 15g，茯苓、草果各 12g，栀子、木香、陈皮各 6g。7 剂。水煎服，每日 1 剂，分早晚温服。

2020 年 6 月 12 日二诊：服药后但头面部汗出，烦躁不安缓解，夜寐改善，食欲、大便基本同前。舌脉大致同前。原方去黄芩、黄连、蒲公英，加大黄 6g，焦山楂 9g，焦神曲 30g，炒谷芽 30g。7 剂。

2020 年 6 月 19 日三诊：服药后感全身微汗出，纳可，大便爽利，但四肢酸痛。舌质淡红、苔白微黄，脉滑。原方去大黄，加桑枝 15g。7 剂。

2020 年 6 月 26 日四诊：服药后四肢酸痛缓解，余症消除。嘱患者清淡饮食、适当运动调养，不必服药。

按：葛老认为，无汗症多见于外感风寒表实证，风寒束表，腠理闭塞。本例患者乃由湿热遏表，湿重于热，犹"水包住火"，腠理闭合失常，津液不能化汗外达。热被湿郁，心神被扰，故烦躁、失眠。湿邪弥漫三焦，中焦纳运失常，腑气不畅，故纳差、大便不爽。治疗上予化湿清热为主，配合健脾助运治疗，酌加安神之品，冀湿散汗出、热透神宁。一诊后患者但头汗出，《伤寒论》曰"但头汗出，身无汗，剂颈而还，小便不利，渴饮水浆者，此为瘀热在里，身必发黄，茵陈蒿汤主之"，此例患者非小便不利而是大便不爽，但湿热病机相同，故加大黄通腑泻热利湿后遍身微汗而解，盖得汗解非独麻桂辛温发汗。三诊汗出而解后四肢酸痛，盖因邪从外散，四肢经脉气血运行不畅，不通则痛，予桑枝通利关节引药攻邪而解。[304]

二、逸病

⊙ 案 1

患者，男，65 岁。房缺修补术后，病退在家休养 2 年，自觉极度乏力，时有头晕，基本以在家卧床休息为主，偶外出散步，情绪低落，目糊，手足麻木。以主诉"乏力 2 年"于 2019 年 5 月 23 日初诊，其子陪同而来，形体偏瘦，胃纳差，二便尚可，寐劣。舌淡红苔薄腻，脉细。西医诊断：疲劳综合征。中医诊断：逸病。四诊合参：肝郁脾虚，气血亏虚，治拟疏肝健脾、益气通络，予以补中益气汤加减。处方：党参 15g，茯苓 12g，白术 12g，熟地黄 15g，白芍 12g，当归 12g，川芎 12g，柴胡 10g，蜜黄芪 15g，升麻 10g，醋香附 10g，郁金 10g，丹参 12g，炒枣仁 15g，枸杞子 12g，制玉竹 12g，陈皮 10g，炒僵蚕 10g，炒谷芽 30g。14 剂，日 1 剂，水煎分 2 次温服。同时辅以心里治疗，反复告知患者及其家属患者无大碍，给予十足信心，同时强调恢复工作的重要性，先告知家人给予适当家务活，如每天买菜、洗碗等基本生活锻炼，同时要求半个月后汇报执行情况。

2019 年 6 月 6 日二诊：症状缓解，乏力明显好转，纳可，二便尚调，寐转安，仍手足麻木，舌脉同前。原方加鸡血藤 10g，桑枝 10g。14 剂，日 1 剂，水煎分 2 次服。

6 月 20 日三诊：乏力好转，走路时略有麻木，偶有目糊，原方改党参 30g，蜜黄芪 30g，炒僵蚕 16g，加防风 10g，黄精 15g。续进半月，诸症基本缓解。

按：此患者因病虚成逸，术后久卧伤气，脾胃之气不足，气血生化乏源，出现乏力、纳差，中气不足，明显，加之情绪低落，肝气郁滞，土虚木贼，脾胃功能进一步减弱，气血日减，血虚筋脉失养，血虚生风，故患者手足麻木，时有头晕，舌淡红、苔薄腻，脉细。证属气血不足，肝郁脾虚。故予调补脾胃、养血调肝、疏筋活络之法，补中益气汤加减，患者肝体用并治，中气得补，同时予以心理疏导、生活功能锻炼，每日适当体力活动，气血流通，重塑生活信念，寻找自身价值，疾病得以缓解。[305]

◎ 案2

患者，男，42岁。车祸后言语肢体不利2年，内心自卑，常悲伤欲哭，胆小易惊，沉默少言，时有耳鸣，神疲乏力，头晕，脱发，基本在家坐卧，夫妻之间无交流。以主诉"言语及肢体不利2年"于2019年6月14日初诊，其妻陪同而来，形体中等，胃纳差，便秘，小便可，寐劣。舌红苔薄黄，脉细弦。西医诊断：抑郁状态。中医诊断：逸病。四诊合参：肝郁脾虚，治拟疏肝健脾，予以清疏之法。处方：淮小麦15g，蜜甘草6g，大枣15g，柴胡6g，枳壳10g，茯苓12g，当归15g，生白术6g，甘草6g，娑罗子10g，赤芍10g，郁金10g，丹参15g，鸡血藤15g，炒枣仁15g。共14剂，日1剂，水煎分2次温服。同时予以心里辅导，了解其梦想是重返工作岗位，在诊治过程中反复告知患者愿望可以实现，重塑信心，考虑患者平素在家以坐卧为主，故在初期制定家务劳动，同时要求夫妻每日见面时交流拥抱。

2019年6月20日二诊：精神明显好转，颜面光泽、妻子心情亦有好转，纳可，二便尚调，寐转安，仍头晕，舌脉同前，原方加防风10g，天麻10g，7剂，日1剂，水煎分2次服。同时调整运动，加每天2次运动，小区散步，每次半小时，晨起及睡前朗读半小时。

2019年6月27日三诊：诸症进一步缓解。

按：此患者外伤后心灵受创，情志抑郁，久病坐卧为主，心胆气虚，脾胃之气不足，出现内心自卑，常悲伤欲哭，胆小易惊，沉默少言诸证，中气不足，清阳不升，气血生化乏源，故出现乏力、纳差，清阳不升则出现头晕耳鸣，浊阴不降则出现便秘，患者内心愧疚，给家庭带来麻烦，愧对妻子，鲜少交流，进一步导致情绪低落，肝之疏泄失常，脾之运化无力，治疗上形神共治，给予制定锻炼方案，并要求促进夫妻交流，确立重返岗位目标，肝脾同调，予逍遥散加减健脾疏肝，行血祛瘀，寓行于补。[305]

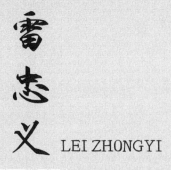

雷忠义 LEI ZHONGYI

　　雷忠义，男，汉族，1934 年 9 月出生。中共党员，陕西省中医医院主任医师。1954 年 8 月起从事中医临床工作，全国老中医药专家学术经验继承工作指导老师，陕西省名老中医，国家级、省级名老中医师带徒导师。历任中国中西医结合学会心血管专业委员会委员、《实用中西医结合杂志》编委、陕西省中医及中西医结合学术委员会委员、省中医药学会心血管与活血化瘀专业委员会副主委、省老年医学会常委，现兼任老科协医学会常务理事、《陕西中医研究》编委、陕西省老科协高评委等职。

心系疾病医案

一、胸痹心痛

◎ 案1

患者，男，65岁，离退休人员，以"间断胸闷、胸痛10月余，再发1周"为主诉入院。入院症见：胸闷、胸痛，头晕，口干、口苦，五心烦热，寐差，大便干结，小便调。舌暗红，苔黄腻，脉弦滑。查体：BP150/80mmHg，P71次/分，一般状态可，腹型肥胖，双肺呼吸音清，未闻及干湿性啰音。心音可，律齐，HR71次/分，各瓣膜听诊区未闻及病理性杂音。腹软，无压痛及反跳痛，肝脾肋下未触及，双下肢无凹陷性水肿。辅助检查：心电图示：窦性心律，Ⅱ、Ⅲ、aVF，V1-V3T波低平倒置，V4-V6T波倒置。心脏彩超示：室间隔正常高值，左室前壁运动幅度减低。二尖瓣、三尖瓣少量返流。既往"高血压病"病史20余年，最高达180/110mmHg，目前口服"厄贝沙坦片、硝苯地平控释片"，血压控制不详。"2型糖尿病"病史10余年，目前皮下注射门冬胰岛素注射液及口服达格列净控制血糖，血糖控制不佳，空腹血糖波动在8～11mmol/L。于5年前在"西京医院"行PCI术，植入支架2枚（具体不详）。

诊断：西医诊断：①冠状动脉粥样硬化性心脏病不稳定性心绞痛PCI术后心功能Ⅱ级，②高血压病3级（极高危），③2型糖尿病。中医诊断：胸痹心痛（痰瘀毒互结）。治疗上以化痰宣痹、活血化瘀、清热解毒为法，方选丹曲方加减。处方：丹参30g，红曲6g，三七粉3g（冲服），赤芍10g，川芎10g，瓜蒌30g，薤白10g，葛根20g，黄连10g，法半夏9g，鬼箭羽20g，栀子10g，天麻10g，酸枣仁30g。7剂，水煎服，日1剂。

二诊：患者胸闷、胸痛明显减轻，无明显头晕，大便干结明显改善，仍口干，烦热，寐欠佳多梦，舌暗红、苔薄黄腻，脉弦。监测血压、血糖平稳。上方去瓜蒌、天麻加瓜蒌皮30g，远志10g，百合15g。14剂，水煎服，日1剂。

三诊：患者诉偶有胸闷不适，口干、烦热减轻，睡眠改善，舌暗、苔薄白，脉弦。上方加减续服2周后诸症明显改善，病情平稳。

按：老年男性，症见胸闷痛，五心烦热，大便干结，舌暗红，苔黄腻，脉弦滑。患者嗜食肥甘厚味，酿湿生痰，脾失健运，致气虚血运不畅，停滞而成瘀血，痰瘀互结，痹阻胸阳，致胸闷，不通则痛致胸痛，痰瘀日久化热成毒，耗伤气血，致久病不愈，反复发作，急性加重。本病证属痰瘀毒互结证，在活血化痰基础上，加用清热解毒、凉血活血之品治疗，诸症明显改善。国医大师雷忠义经过长期临床观察发现，痰瘀毒互结证为胸痹心痛病例中的常见类型，尤以病情反复、迁延不愈、急性冠脉综合征的患者中多见，治疗以丹曲方加减，疗效显著。[306]

二、冠心病

◎ 案 1

患者，女，67 岁，2015 年 4 月 22 日初诊。主诉：胸闷、气短反复发作 10 年，加重 1 月。患者近十年来反复出现胸闷、气短，每于劳累后加重，休息可缓解，平时自服丹参滴丸等药物，病情尚属稳定，1 年前胸闷气短渐加重，经 323 医院冠脉 CT 诊断为冠心病，心电图提示：T 波低平。近 1 月来胸闷、气短明显，有时心前区疼痛，伴头晕，眼睑浮肿，下肢水肿，有时夜间心前区疼痛，心烦寐差。患者有高血压病史 10 余年。舌质暗红，舌苔白腻，脉弦滑。中医诊断：胸痹（气阴两虚，痰瘀互结）。治法：益气养阴，化痰活血。处方：养心活血汤化裁。方药如下：党参 15g，麦冬 15g，五味子 10g，丹参 30g，陈皮 15g，三七粉 3g（冲），泽泻 18g，桂枝 8g，瓜蒌皮 24g，薤白 15g，天麻 15g，钩藤 20g，黄连 10g，炒枣仁 30g，茯神 15g。6 剂，水煎服，每日 1 剂。

4 月 29 日二诊：症状缓解，于活动后气短加重，心前区痛未作，有时于黎明前发生左肩胛区隐痛，晨起双手拘急，双下肢轻度水肿，纳可，口淡而无味，大便每日 1 次，初干后软。脉沉细涩，舌质淡暗，苔厚腻。拟上方加炙黄芪 30g，瓜蒌皮增至 30g。7 剂水煎服，每日 1 剂。

5 月 6 日三诊：服药后症缓，有时胸闷气短，乏力，晨起双手拘紧，双下肢轻度浮肿，睡眠改善。舌质黯，苔白腻，脉沉细。效不更方，6 剂，水煎服，每日 1 剂。

5月13日四诊：胸闷气短心慌诸症皆减，水肿消除，唯活动后稍感气短，睡眠可，双手拘急感减轻。舌质暗红，有齿痕，苔白腻。脉沉细。暂停服汤药，给予中成药配合芪参益气滴丸、丹蒌片巩固治疗。[307]

⊙ 案 2

患者，男，59 岁，2019 年 3 月 13 日初诊。主诉：胸闷间断发作 14 年，加重 6 个月。患者 14 年前劳累后自觉心慌、胸闷、气短，未予重视。2015 年 4 月 9 日，因突发心房颤动，在当地医院住院治疗后病情有所好转。此后间断服用倍他乐克、参松养心胶囊、丹参滴丸等药物，近 6 个月来，自觉心慌、胸闷、气短症状加重。刻下症见：心慌、胸闷、气短间断发作，每次持续约 3 分钟，伴有心前区灼热感，偶有睡眠时因胸部憋闷导致眠醒，二便调，舌暗、苔黄腻，脉滑。查心电图结果示：Ⅱ、Ⅲ、aVF 导联 T 波低平，ST 段压低。西医诊断：冠心病；稳定型心绞痛；心律失常（阵发性心房颤动）。中医诊断：胸痹（痰瘀互结证）；治法：益气养阴、活血化瘀、祛痰通络；予养心活血汤加减，处方：党参 18g，麦冬 15g，五味子 10g，丹参 30g，陈皮 10g，三七粉 3g（冲服），佛手 15g，黄连 10g，莪术 15g，赤芍 18g，川芎 15g，炙黄芪 30g，瓜蒌皮 18g，薤白 24g。14 剂，每日 1 剂，水煎分早晚两次口服。

2019 年 3 月 27 日二诊：患者服上药后，心慌、胸闷、气短等症状明显缓解，未再发生睡眠时胸部憋闷导致眠醒现象，舌暗淡、苔微黄腻，脉滑。效不更方，上方继 7 剂后心慌、胸闷症状消失。随防至 2019 年 9 月，患者心慌、胸闷症状未复发，心电图结果无异常。

按： 冠心病多发于中老年人，多因脏腑虚损，气血阴阳失调或气滞、血瘀、痰浊、寒凝等因素使脉络瘀阻不通。临床治疗常通补兼施，标本兼治。发作频繁者，应"急则治其标"，多用通络止痛之法，调气活血，化痰宣痹，通阳散结。病情稳定时，则"缓则治其本"，多用扶正固本之法，温阳益气，滋阴养血。临床应根据病情辨证施治，灵活运用通补之法，使温而不燥，滋而不腻，活血而不破血，畅达血脉，恢复脏腑功能，从而解除病痛。

本例患者心慌、胸闷、气短反复发作 14 年余，病程日久，脏气亏虚，心气不足，无力行血，脉络不通，胸阳不展，故见心慌、胸闷、气短；脉络不通，痰瘀阻滞，日久郁而化热，故见心前区灼热感；舌暗、苔黄腻，脉滑均为痰瘀互结之征。故雷老师治以益气养阴、活血化瘀、祛痰通络之法。方用养心活血汤加减，以党参、麦冬、五味子、丹参、陈皮、三七粉益气活血通脉，方中易人参为作用力量较缓和的党参，配以黄芪增强益气之功，莪术、赤芍、川芎增强活血化瘀之力，佛手、瓜蒌皮燥湿化痰、理气止痛，薤白通阳散结、行气导滞，黄连清热燥湿、泻火解毒。诸药合用，既益气养阴以扶正，又活血化瘀、祛痰通络、清热燥湿以治标，标本兼顾，效果显著。二诊时效不更方，上方继服以巩固疗效至心慌、胸闷症状消失。[308]

三、心衰病

◎ 案1

患者，女，81岁，2018年12月5日就诊。主诉：劳力性气短、乏力3年，加重伴头晕1月。患者现感气短、乏力，以活动后为甚。伴胸闷、头晕，下肢水肿。偶有左侧胸痛不适，持续约3～5分钟，经休息或含服速效救心丸症状可缓解。胃脘部及手足发凉，食纳及夜休可。小便正常，大便2～3次/天。舌红，苔白厚腻，脉弦。既往有高血压病史2年，血压最高180/90mmHg，服用马来酸左旋氨氯地平5mg，每日一次，血压控制尚可。西医诊断：①冠心病不稳定性心绞痛心功能三级；②高血压病3级。中医诊断：心衰病阳虚水停证；治予益气温阳、活血利水。雷老处方如下：人参10g，麦冬16g，五味子10g，丹参30g，陈皮12g，三七粉3g（冲服），黑附片10g（先煎），黄芪50g，瓜蒌皮20g，薤白20g，茯苓24g，葶苈子30g，补骨脂15g，川芎15g，葛根30g，僵蚕18g，赤芍18g，土元10g。

按：本例患者为慢性充血性心力衰竭，证属阳虚水停。治以益气温阳、活血利水。方中以人参大补元气、补脾益肺、养心安神，附子补火助阳为君。黄芪益气行水，葶苈子泻肺利水，茯苓健脾利水宁心，丹参活血祛瘀，薤白通阳散结为臣。佐以瓜蒌开胸通痹，陈皮理气健脾，补骨脂补肾壮阳，麦冬养心安神，五味子补益心肾，三七活血止痛，赤芍散瘀止痛，川芎行气活血，葛根升阳，僵蚕化痰散结，土元通络止痛。诸药相合，共奏益气温阳、活血利水之功效。[309]

廖品正

LIAO PINZHENG

廖品正，女，汉族，中共党员，1938年10月出生，成都中医药大学教授。1964年8月起从事中医临床工作，享受国务院政府特殊津贴专家，四川省名中医。

廖品正教授五十余年来长期坚持在临床和教学第一线。是成都中医药大学附属医院教授、全国首位中医眼科博士生导师、国务院学位委员会学科评议组成员。四川省首批学术和技术带头人、四川省首届名中医、四川省首届十大名中医等荣誉。

临床方面，她善于运用中医理论指导辨证，治疗眼内外各种疾病。她坚持"洋为中用"，积极吸收先进科技理论，引进现代仪器设备，丰富和提高中医眼科诊疗技术。她认为内眼精细脆弱，易虚易实，其发病每每虚实挟杂，既不宜单纯滋补，又不可一味攻伐，因而遣方用药应力求补不滞涩，攻不伤正，寒不凝敛，热不伤阴动血，行不耗气，止不留瘀。以之指导治疗内眼疾病，尤其是眼底病变，而对一些眼科难治之症能取得满意的疗果。

科研和教学方面，先后完成了国家"九五"攻关、"十五"攻关和"八六三"计划等近十项部省级重大科研项目，并已完成"优糖明"（又称"芪明颗粒"）和"新优糖明"两个中药复方新药的开发研究与成果转让。其中，她任课题负责人的国家"九五"攻关项目获二零零一年四川省科技进步一等奖，并由国家科技部、国家发展计划委员会等四部委评为"九五"国家重点科技攻关计划先进个人。作为国家级重点学科"中医五官科学"的学术带头人，培养了大批硕、博士研究生，建设了国家级重点学科和部省级的重点实验室与临床基地。先后主编了全国中医本科、大专、中专的中医眼科和中医五官科统编教材七部、主审一部。主编高等中医的眼科教学、研究参考书三部。作为副主编、编委编写《中华大典·医学分典》《中医大辞典》《中西医结合糖尿病学》等著作六部。

眼科病医案

一、青盲临床医案

⊙ 案1

患者，女，16岁，2019年6月4日初诊。主诉：右眼外伤后视物不见3个月。就诊前3个月右眼受外伤，于外院诊断为"右眼玻璃体积血、视网膜脱离"，在表麻下行"右眼玻璃体切除＋复杂视网膜脱离修复＋黄斑前膜术＋黄斑裂孔封闭术＋硅油填充术"，术后视力未提高；视力：OD：远0.02，OS：远1.2；眼压：OD：15mmHg，OS：16mmHg。眼底检查：右眼视盘界清、色苍白。中医四诊：纳眠可、二便调，月经后期、经行1周、量少，舌黯苔白腻，脉细数。西医诊断：右眼球钝挫伤、玻切网脱术后、硅油填充眼、视神经萎缩。中医诊断：青盲（气滞血瘀、肝肾两亏）。治疗方案：银杏叶片（每片含总黄酮苷9.6mg），每次2片，每日3次；麝香0.01g，早、中餐后冲服；处方：黄芪20g，当归10g，红花10g，桃仁10g，赤芍15g，生地黄10g，酒川芎10g，地龙10g，枸杞子15g，灵芝15g，炒楮实子15g，酒女贞子5g，昆布10g，牡蛎25g，路路通15g，夏枯草15g。每日1剂，水煎服。

二诊：诉服药时有右眼微痛及腹痛现象。视力：OD：远0.06，OS：远1.2；眼压：OD：15mmHg，OS：16mmHg。右眼视盘界清、色稍苍白。效果明显，治疗原则不变。治疗：原治疗方案的中药方稍作化裁：黄芪10g，当归5g，红花5g，桃仁10g，赤芍15g，生地黄10g，酒川芎10g，地龙5g，枸杞子15g，灵芝15g，炒楮实子10g，酒女贞子10g，陈皮5g，牡蛎15g，路路通10g，菊花10g，夏枯草10g。余不变，另予鱼腥草滴眼液滴眼，每次3～4滴，每天3次。二诊后患者每2周随诊一次，经治2个月，视力逐渐提高，OD：远0.3，OS：远1.2，因患者要赴外地求学，长期带药治疗，病情稳定。

按：本患者因外伤致右眼受伤，视力几乎全无，经西医手术治疗，视力仍无改善。廖老根据患者临床表现，四诊合参，辨为气滞血瘀、肝肾两亏而不能濡养眼目。患者虽经手术，局部供血仍未能改善，出现右眼视力几乎无视力，但检查仍有一定的光感，说明中医可以治疗。初诊患者视力由0.02升至0.06，说明辨治准确有效，故守法守方，二诊时患者诉眼胀痛及腹痛，廖老认为是活血化瘀药物起作用导致，予减轻药量缓解不适感，随后患者复诊诉未再出现上述不适，经行气、活血化瘀、补肝益肾的治疗，视力逐步提高而奏效。

青盲之疾不论中医还是西医，治疗都非常棘手，廖老认为治疗青盲必须先探讨其病因病机，根据四诊资料，详细辨证，确定治疗大法，重视局部与整体的辨证统一，强调处方用药升降平衡、阴阳和抟，重视内服中药的同时综合运用针灸等外治法，只有这样才能取得治疗青盲的临床佳效。[310]

二、目痒经验

⊙ 案 1

患者，女，27 岁，目痒难忍 6 年余，久治不愈。初诊时检查眼部无明显异常，纳眠可、二便调，舌淡苔薄、脉细，全身无证可辨。廖老认为，该患者目痒久治不愈，滴用各种消炎滴眼液日久，局部炎症表现已不明显，且内服清热疏风中药时间较长，全身已无热象可寻，此种顽痒以风邪为重，治疗宜予辛温发散，祛风止痒为主，另外风邪致痒，久治不效者，已伤血分，亦当采用"治风先治血，血行风自灭"的治疗方法。处方使用八味大发散加四物汤祛风散寒、养血通络，初以 5 剂，明显好转，守方 1 个月，患者眼症基本消失。[311]

三、慢性闭角型青光眼

⊙ 案 1

患者，女，生于 1952 年 9 月。曾于 2014 年在外院诊断为"左眼慢性闭角型青光眼"。2015 年 9 月 25 日以"左眼视物遮挡感，偶有胀痛"为主诉于廖品正教授门诊首诊，症见：全身未见明显异常，纳可，多梦，便溏，口苦，舌红润苔薄，脉细缓。专科检查：右眼视力 1.0-2，左眼视力 0.6，双眼结膜（-），角膜（-），前房略浅，晶体略混浊，玻璃体（-），小瞳孔下可见双眼视盘界清色可，右眼 C/D≈0.4，左眼 C/D≈0.5，A/V 正常，视网膜未见出血及渗出，黄斑中心凹光反射可见。眼压：右眼：27.2 mmHg，左眼 28.0mm–Hg，2015 年 9 月 22 日视野检查示：右眼 MS：17.7，MD：9.8，sLV：4.6；左眼 MS：11.5，MD：15.9，sLV：8.1。

诊断为：双眼闭角型青光眼。当属中医学"黑风内障"范畴。综合全身症状及舌脉表现，辨证为肝郁兼脾虚湿困证，患者自诉多梦，治以健脾利湿，疏肝解郁，宁心安神。方药：菊花（后下）10g，桑白皮 15g，黄连 3g，茯苓 15g，白术 15g，猪苓 15g，泽泻 15g，薏苡仁 20g，陈皮 10g，酸枣仁 20g，合欢皮 20g，牡蛎（先煎）25g，龙骨（先煎）25g，枸杞 20g，炒麦芽 20g，灵芝 10g。4 剂，水煎服，1 剂 /1.5 天，3 次 / 天。西药：拉坦前列素滴眼液 1 支，滴双眼，3 次 / 天；布林佐胺滴眼液 1 支，滴双眼，2 次 / 天；银杏叶片（达纳康）40mg×5 盒，40mg/ 次，3 次 / 天；甲钴胺片 0.5mg×4 盒，0.5mg/ 次，3 次 / 天。

2015 年 9 月 30 日二诊：患者自诉左眼仍有视物遮挡感，眼胀明显好转。症见：双眼胀减，近期血压偏低，便溏，口苦，睡中仍多梦，舌脉同前。专科检查：双眼视力、前节、眼底同前。眼压：右眼：11.1 mmHg，左眼：10.7 mmHg。辨证基本同前，前方去菊花、桑白皮、合欢皮、麦芽，加丹参 20g，黄芪 20g，建曲 15g。改黄连 6g，龙骨 30g，牡蛎 30g，薏苡仁 30g，陈皮 15g，灵芝 20g。6 剂，水煎服，1 剂 /1.5 天，3 次 / 天。西药同前。

2015 年 11 月 4 日三诊：患者自诉左眼视物遮挡感较之前变小，现无眼胀。症见：全身症状及舌脉同前。专科检查：双眼视力、前节、眼底同前。眼压：右眼：13 mmHg，左眼：15 mmHg。视野检查示：右眼 MS：23.6，MD：3.8，sLV：2.4；左眼 MS：15.7，MD：11.7，sLV：6.6。辨证基本同前，前方去酸枣仁，加黄芩 10g，首乌藤 30g，菟丝子 10g，改黄连 3g。8 剂，水煎服，1 剂 /1.5 天，3 次 / 天。西药同前。

2016 年 2 月 25 日四诊：患者自诉头目偶有胀感，梦多，夜尿 1～2 次，上月行妇科手术，术后小便胀，外院查小便常规有隐血。专科检查：右眼视力：1.0，左眼视力：0.8，双眼结膜（－），角膜（－），前房略浅，晶体略混浊，玻璃体（－），小瞳孔下可见双眼视盘界清色可，右眼 C/D≈0.4，左眼 C/D≈0.5，A/V 正常，视网膜未见出血及渗出，黄斑中心凹光反射可见。眼压：右眼 15.6 mmHg，左眼 14.9 mmHg，2016 年 2 月 5 日视野检查示：右眼 MS：25.5，MD：1.9，sLV：2.5；左眼 MS：15.1，MD：12.4，sLV：6.7。辨证基本同前，前方去丹参、建曲，加芡实 15g，远志 15g，黄柏 10g，改菟丝子 15g。8 剂，水煎服，1 剂 /1.5 天，3 次 / 天。生三七（最细粉）60g，1g/ 天，3 次 / 天，冲服。西药同前。[312]

熊继柏

XIONG JIBAI

　　熊继柏，男，汉族，中共党员，1942年8月出生，湖南中医药大学主任医师、教授。1956年6月起从事中医临床工作，全国老中医药专家学术经验继承工作指导老师，湖南省名中医。广州中医药大学博士生导师，香港浸会大学荣誉教授，湖南中医药大学第一附属医院特聘中医学术顾问。历任湖南中医药大学内经教研室主任，中医经典古籍教研室主任，学术委员会委员，并任中国中医学会内经专业委员会委员，内经教学委员会委员。

肝系疾病医案

一、臌胀

◎ 案 1

患者，男，45岁，2005年1月5日初诊。主诉：腹胀、水肿2个月。现病史：在某医院住院2个月，诊断为肝硬化。刻诊：腹部膨大，目睛微黄，小便量少而黄，口苦，面色淡黄而晦。查体：腹部按之尚柔软，未扪及肿块。叩诊腹部呈移动性浊音，按之如囊裹水，状如蛙腹。双下肢水肿较甚，按之不起。舌红、苔薄黄腻，脉弦细数。西医诊断：肝硬化。中医诊断：臌胀，湿热蕴结证。治法：清热利湿，利水消肿。予以茵陈四苓散合五皮饮加减治疗。处方：茵陈30g，茯苓30g，猪苓15g，泽泻15g，炒白术10g，茯苓皮20g，大腹皮10g，桑白皮15g，生姜皮6g，陈皮10g，厚朴15g，栀子10g，牡丹皮10g，赤小豆30g。10剂，每天1剂，水煎，分2次服用。另予熊胆粉6g装胶囊10个，每天吞服1个。

1月16日二诊：患者腹部胀大较前好转，叩之仍有腹水，双下肢水肿明显减轻，目黄已减，舌红、苔薄黄腻，脉弦细数。治以清热利湿，行气利水。予中满分消丸加味治疗。处方：党参10g，鸡骨草15g，炒白术10g，茯苓30g，猪苓15g，泽泻15g，陈皮10g，甘草6g，厚朴15g，枳实10g，黄连3g，黄芩6g，片姜黄10g，知母10g，砂仁10g，茯苓皮30g，大腹皮10g，五加皮10g，干姜2g。5剂，每天1剂，煎服法同前。另予熊胆粉6g装胶囊10个，每天吞服1个。

1月22日三诊：腹胀进一步减轻，下肢水肿基本好转，二便正常，舌红、苔薄黄腻，脉弦细数。仍以清热除湿、行气利水为法，原方继服15剂以巩固疗效。

按：该案臌胀而见下肢肿，小便黄，舌红、苔黄腻，脉象弦数，为湿热蕴结所致。故以清热利水为法，佐以行气化湿之药，气行则水随之化，使肿胀消除。茵陈四苓散方中茵陈清热利湿，猪苓、茯苓、泽泻淡渗利湿，白术健脾燥湿。五皮饮中茯苓皮甘淡，实脾土而利水；生姜皮辛散，宣胃阳而散水；大腹皮辛温，行气宽胀，利水退肿；陈皮利气调中，醒脾化湿，令气行则水行，脾健而防水之堤自固；配桑白皮泻肺以清水源，源清流自洁。加用熊胆粉装胶囊吞服，因其苦寒，入心、肝、胆经，常在肝胆疾病、皮肤外科疾病中使用，以增强清热解毒之效，又可免除患者饱受胆粉之苦、入口之难。

二诊患者水肿好转，说明辨证思路正确，此时在去标的同时应治本。患者舌红、苔黄腻，脉数，一派火热之象，故在利水的同时加入清热之品，改用中满分消丸清利湿热。与原方相比，该方中党参、炒白术均可健脾行气，鸡骨草清热解毒，黄连、黄芩分清上中焦湿热，厚朴、枳实、砂仁行气除胀，少量干姜辛散，全方配伍精准，遣方用药均有法可依，有理可寻，故三诊见症状迅速好转。[313]

杂病医案

一、颤证

◎ 案 1

患者，男，50 岁。2018 年 10 月 30 日初诊。主诉：头摇动、手足颤抖 7 年。患者诉自 2011 年起出现手、足不自主颤抖，以双手为甚，持物及情绪紧张时有加重，偶可见头部动摇，期间曾多次于外院就诊，查颅脑 MRI 未见明显异常，西医诊断为"特发性震颤"，患者症状逐渐进展，平素影响日常生活，故特来寻求中医治疗。现症见：发作性头摇动、手足颤抖，不能自我控制，伴眩晕，口干，少寐，舌淡红，苔薄黄，脉细。中医诊断：颤证。辨证为阴血不足、血虚风动证。治以养血息风定振，方选定振丸方合天麻止痉散方加酸枣仁。处方：黄芪 30g，炒白术 10g，防风 10g，当归 10g，白芍 20g，熟地黄 10g，生地黄 10g，川芎 6g，天麻 20g，僵蚕 30g，全蝎 5g，地龙 10g，蜈蚣 1.5g（去头足），荆芥 10g，威灵仙 10g，酸枣仁 30g，炙甘草 8g。20 剂，水煎服，每日 1 剂，分 2 次温服。

2018 年 11 月 18 日二诊：诸症显减，舌脉同前，效不更方，再进 20 剂。

2018 年 12 月 8 日三诊：诉头摇动、手足颤抖大减，眩晕、口干、少寐已愈，但又见上肢厥冷，颈胀，肩背痛。诊见舌淡红，苔薄白，脉细。予定振丸合葛根姜黄散方加桂枝。处方：黄芪30g，炒白术10g，防风10g，当归10g，白芍20g，熟地黄10g，川芎10g，僵蚕15g，全蝎6g，地龙10g，威灵仙10g，葛根30g，片姜黄15g，桂枝5g，羌活10g，甘草6g。20剂，水煎服，每日1剂，分2次温服。

2019年1月4日四诊：诉肢厥、颈胀、肩背痛已愈，仅于劳累后出现轻微头摇及手足颤抖。诊见舌淡红，苔薄白，脉细。仍予定振丸原方20剂，水煎服，每日1剂，分2次温服。1个月后电话随访，患者诉手足颤抖已愈，生活完全自理。

按：《医碥》曰："老年战振，定振丸。"此案患者年老久病，且具有眩晕、口干、寐少、脉细等特点，乃阴血不足之象。阴血不足则筋脉失养，虚风内动而发颤抖，血虚不能濡养清窍、心神则出现眩晕、少寐等现象，故取定振丸养血息风定振。定振丸出自《证治准绳》，该方具有养血柔筋、息风止痉之效。方中重用黄芪，取"补血先补气"之效，含有四物汤、玉屏风散，四物汤补血养血，玉屏风散益气祛风，另有荆芥、威灵仙加强祛风之效。一诊患者除有手足颤抖外，兼有少寐，故取定振丸方合天麻止痉散方加酸枣仁，定振丸养血息风，天麻止痉散加强其祛风止痉之效，加用酸枣仁养心安神。二诊患者症状显减，处方显效，继续运用。三诊患者颤抖症状明显好转，出现颈胀、肩背痛伴有上肢厥冷，此时加用熊教授经验方葛根姜黄散，专治颈肩部胀痛，疏通经络，合并上肢厥冷，则加用桂枝温通经络。四诊患者症状明显改善，继服20剂巩固疗效。[314]

二、中风

◎ 案1

患者，男，78岁，2006年1月3日初诊。家属诉其于2004年突发言语不利，肢体乏力，诊断为"脑梗死"，住院数次，效均不显。现症见：神识欠清，口中痰涎，双下肢乏力，行走不能，言语謇涩，时遗尿。舌苔白腻，脉细滑。中医诊断：中风病。辨证：痰阻脑络肝肾亏虚。治法：化痰散浊，补养肝肾。

方用：涤痰汤合地黄饮子。处方：石菖蒲 30g，肉苁蓉 20g，天麻、山茱萸、茯苓、巴戟天、法半夏各 15g，人参、远志、地龙、石斛、熟地黄、陈皮、枳实各 10g，胆南星、五味子、制白附子、全蝎、甘草各 6g。10 剂，水煎服。另：鲜竹沥 5 盒，早晚各服 1 支。

2006 年 2 月 5 日二诊：服上方后患者神识转清，自诉双下肢乏力好转，可尝试下地行走，言语表达较前明显清晰，仍遗尿，纳寐可，舌苔白腻，脉细滑。中医辨证当属痰阻脑络兼肝肾亏虚。但患者遗尿无明显好转，此乃肾虚重所致，治疗以化痰散浊为法，加强补益肾气，拟原方加味：肉苁蓉 30g，巴戟天、山茱萸、石菖蒲各 20g，麦冬、远志、法半夏各 15g，茯苓、石斛、熟地黄、竹茹、陈皮、炒鹿筋、小海马各 10g，枳实 8g，胆南星、五味子、黑附片、甘草各 6g。15 剂，水煎服。

2006 年 2 月 22 日三诊：患者诉现双腿行走有力，言语清晰，遗尿好转，舌苔薄白滑，脉细滑。拟原方再进 15 剂。

2006 年 3 月 10 日四诊：患者说话清晰，可下地行走，遗尿已止，舌苔薄白，脉细滑。原方再进 20 剂，善后收功，并嘱患者适当锻炼，合理休息，少食寒凉之品，不适随诊。

按：本案患者神识欠清，痰涎壅盛，言语謇涩，苔白腻，脉细滑，为痰浊之象，且患者以肢体乏力为主，故方选涤痰汤，化痰以开窍通络。但患者病程日久，年老体虚，为肝肾不足，其乏力、遗尿、脉细皆为佐证。故辨证为痰阻脑络兼肝肾亏虚，且患者言语不利症状较重，《医宗金鉴·杂病心法要诀》云"风痱、偏枯、喑痱，三病皆属外中，而有微甚浅深之别也……甚者不能言，志乱神昏，则为喑痱"。本案患者之言语謇涩按症状而言亦属中风之喑痱，当以地黄饮子专治喑痱，这与其肝肾亏虚证治不谋而合。此方中石菖蒲、法半夏、陈皮、胆南星、制白附子、茯苓、竹沥功主祛痰，肉苁蓉、山茱萸、巴戟天、人参、熟地黄、石斛补益肝肾，全蝎、地龙活血通络，五味子酸收滋肾，石菖蒲、远志醒脑开窍，枳实调理气机，甘草调和诸药。

二诊时患者诸症较前好转，反佐辨证准确，但遗尿同前，表明其肝肾亏损较重，故予前方基础上加强补益之功。炒鹿筋可生精益髓，大补肾阳，此患者有下肢乏力难以行走，《新修本草》谓之"主劳损续绝"。小海马、黑附片皆为补益肝肾良品，配合原方补益药物肉苁蓉、巴戟天、山茱萸、熟地黄之属，方使虚证得消。再诊时患者诸症大减，痰涎清，脑窍开，脉络通，故药不更方，原方调轻剂量善后收工，疾病得愈，预后良好。[315]

三、腰疼

◎ **案 1**

患者，男，55 岁，海南人。因腰痛 2 年余就诊，初诊：2015 年 7 月 18 日，腰痛 2 年余，晨起时加重，双下肢畏冷，时有脚部挛急，头身困重，纳寐可，口干，小便黄。舌紫苔黄腻，脉细。查腰椎 MRI 提示有腰椎管狭窄。西医诊断：腰椎管狭窄症。中医诊断：腰痛。辨证：气滞夹湿热瘀阻。治法：清热利湿、活血止痛。主方：四妙散合通气散加减。用药：苍术 8g，黄柏 8g，川牛膝 20g，薏苡仁 20g，杜仲 15g，延胡索 10g，桃仁 10g，小茴香 10g，木瓜 15g，汉防己 6g。30 剂，水煎服，分两次温服。

2015 年 11 月 28 日二诊：患者服用 30 剂中药后，停服 3 个月。为巩固疗效，前来复诊。自诉腰痛较前减轻，下肢畏冷有所缓解，纳寐可，二便调。舌边舌底紫暗，苔黄腻，脉细。继续前方加当归尾 10g，红花 6g，秦艽 10g，草薢 15g，五加皮 10g。连服 30 剂，水煎服。

按：患者以腰痛为主诉，伴见下肢畏冷，通常考虑阳虚腰痛，此案不然。熊教授认为，临床上四肢末端畏冷有两种情况，一是经络阻滞，气血运行不畅，不达四末；二是气血之源匮乏，脾胃生化失司，不荣四末，本病属于前一种。头身困重，苔黄腻，口干，小便黄，属湿热困阻，湿热阻滞下焦，日久则生瘀，故舌紫；因此湿热、瘀血阻滞，不达下肢，而生气滞，气血运行不达下肢，则下肢畏冷。治宜四妙散合通气散加减。

本方以四妙散为主方，苍术燥湿，黄柏清热祛湿，薏苡仁利水除湿，川牛膝补肝肾疏筋通络，木瓜助牛膝活络之功，防己助薏苡仁除水湿，杜仲强腰膝，延胡索专于止痛，桃仁活血理气，小茴香温络止痛。30 剂后，患者症状明显减轻，瘀血仍存，继前方加当归尾，红花助活血，秦艽、五加皮、草薢加强祛风湿。

⊙ 案 2

患者，男，52 岁，湖南岳阳人。因反复腰痛 7 年就诊。初诊：2017 年 7 月 31 日。症见：腰痛，夜尿每晚 3～4 次，全身乏力，精神疲乏，自汗，牙龈出血，寐差，心烦，手足心热。舌苔黄腻，脉细数。既往有慢性肾病多年，外院检查显示：蛋白尿（++），尿潜血弱阳性，血肌酐 184 μmol/L。

西医诊断：①慢性肾炎；②慢性肾功能不全 2 期。中医诊断：腰痛。辨证：气阴两虚兼虚热伤络。治法：滋阴清热兼益气。主方：知柏地黄丸加减。处方：西洋参 6 g，黄芪 20 g，熟地黄 10 g，山药 15 g，茯苓 15 g，泽泻 10 g，牡丹皮 10 g，山茱萸 10 g，知母 10 g，黄柏 10 g，杜仲 15 g，牛膝 15 g，天麻 15 g，菟丝子 15 g。30 剂，水煎服，分两次温服。

2017 年 10 月 28 日二诊：患者服药后症状有所好转，仍夜尿多，腰部闷痛，面色淡黄，精神状态欠佳。舌苔薄黄，脉弦细数。治疗：防己黄芪汤合知柏地黄丸加减。前方加黄芪 30 g，炒白术 10 g，防己 6 g，玉米须 10 g，覆盆子 20 g。30 剂。

按：本病为肾病引起的腰痛，以全身乏力为主要伴随症，且自汗、脉细，此为气虚；但牙龈出血，舌苔黄腻提示热象。慢性肾病分两种情况，一种是以湿为主，表现为面浮肢肿；一种是以热为主，表现为小便黄。此病以热象为主，然疾病日久，势必伤及肾阴，阴虚生热，虚热已成。选知柏地黄丸加减，知柏地黄丸出自《症因脉治》，由六味地黄丸加知母、黄柏组方，主治阴虚火旺所致的骨蒸潮热、虚烦盗汗、腰膝酸软。知母、黄柏清虚火，三补、三泻固肾阴，西洋参、黄芪补气阴，杜仲、牛膝壮腰膝，菟丝子补肝肾缩尿，天麻防血压高。共奏滋阴清热益气之功。临床上遇到疾病症状多的情况下，熊教授组方遵循辨证切合选原方、复杂疾病用合方的原则，这样才能达到症状缓解的效果。

⊙ 案 3

患者，女，76 岁。湖南株洲人。因腰痛、左下肢疼痛、麻木就诊。就诊时间：2017 年 10 月 8 日。症见：腰部疼痛，左下肢疼痛、麻木，左下肢浮肿，头重口干，舌边紫，舌苔薄黄，脉弦细数。腰椎 MRI 提示有"腰椎间盘突出"。西医诊断：腰椎间盘突出症。中医诊断：腰痛。辨证：湿热瘀阻经络。

治法：清利湿热、活血止痛。主方：身痛逐瘀汤加减。处方：黄芪 20g，苍术 5g，黄柏 6g，牛膝 20g，地龙 10g，独活 10g，秦艽 10g，香附 10g，当归 10g，川芎 6g，乳香 8g，没药 8g，桃仁 10g，红花 5g，蜈蚣 1 条，木瓜 15g，汉防己 6g，茯苓皮 15g，五加皮 10g，水蛭粉 5g，甘草 6g。30 剂，水煎服，分两次温服。

按：本病以腰痛、左下肢疼痛为主症，结合西医学知识，可初步考虑"腰椎间盘突出症"所致的"继发性坐骨神经痛"。坐骨神经痛是坐骨神经分布的区域反复放射样、烧灼样疼痛的一类神经系统疾病，多见于腰椎间盘突出症。湿热困阻，上犯头目则头重口干、舌苔黄腻。同时，舌边紫，证实瘀血内存，瘀血阻滞经络则腰痛、左下肢疼痛、麻木。治宜清利湿热、活血止痛，以身痛逐瘀汤为主方，合加味二妙散清热祛湿止痛，黄芪补气助血行，更有虫类药物搜剔经络、专于活血逐瘀。身痛逐瘀汤出自《医林改错·卷下》，王清任云："凡肩痛、臂痛、腰疼、腿疼，或周身疼痛，总名痹症……古方颇多，如古方治之不效，用身痛逐瘀汤。[316]"

脾胃系统疾病医案

一、泄泻

◎ 案 1

患者，54 岁。腹胀腹泻 2 月余，大便 4～5 次/天，不成形，无黏液脓血及里急后重，伴肠鸣，左下腹胀痛，口苦，精神可，夜寐尚可，纳食欠佳，苔薄白，脉弦细。近期体查：肛门部多发低回声结节，考虑肿大淋巴结。辨证：脾虚气滞，治法：健脾理气，祛湿除胀，香砂六君子汤加减，处方：人参 15g，炒白术 10g，厚朴 30g，茯苓 20g，陈皮 10g，法半夏 10g，广木香 6g，砂仁（后下）10g，黄连 5g，神曲 10g，车前子（包煎），10g 甘草 6g。15 剂，1 剂/天，水煮 400mL，200mL/次，早晚温服。

按：患者腹泻日久，脾胃损伤，脾胃为气机升降之枢纽，脾不健运，胃失受纳，脾胃气机升降受到影响，气机阻滞，则见患者饮食欠佳，腹部胀满而痛，故而选方为香砂六君子汤补益脾胃，行气除胀。方中人参性味甘温补益脾胃之气；白术健脾益气，燥湿利水，佐以甘淡之茯苓渗湿利水，益脾和胃，助脾胃运化水湿；砂仁、陈皮、厚朴、木香理气运脾除胀，再加用车前子渗湿利尿，利小便以实大便。诸药合用则可祛泄泻之湿邪，恢复脾胃运化之功能。

◎ 案2

患者，7岁。患儿日食瓜果甚多，偶患泄泻，泄下稀水兼夹稠黏臭秽之物，泄而不爽，日下十余次。并见腹胀腹痛，发热口渴等症。患儿精神萎靡，饮食少进。察其舌苔黄腻、脉数。余思此时恰值炎暑当令，患儿必感暑热，故其发热口渴；过食生冷瓜果，冷湿克伐肠胃，故见腹痛腹胀。暑湿相合，升降失序，清浊不分而为泄泻。乃用苦寒以清热，淡渗以利湿。辨证：湿热内阻，治法：清热解暑，化湿止泻，葛根芩连汤合四苓散加减，处方：葛根12g，黄芩6g，黄连3g，茯苓12g，焦白术10g，泽泻6g，猪苓6g，建曲10g，甘草3g。服药2剂，1剂/天，水煮400mL，200mL/次，早晚温服，泄止病愈。

按：暑湿暴泄，多属实证。治须清热利湿，去其邪气，邪气去则泄可止，清热止泄莫若葛根芩连汤，方中芩连苦寒清热而厚肠胃，葛根升津透热，甘草和益胃气，故仲景以此方治邪热下利。渗湿止泄必须利小便，《儒门事亲》云"凡治湿皆可以利小溲为主"，取四苓散利小便者，利其水湿之邪也。小便既利，则清浊分大便复常。[317]

薛伯寿

XUE BOSHOU

　　薛伯寿，男，汉族，1936年出生，江苏泰兴人，中国中医科学院广安门医院主任医师。1963年以优秀成绩毕业于上海中医学院（现上海中医药大学），为当代杰出中医学家蒲辅周入室弟子。受国务院政府特殊津贴专家，全国老中医药专家学术经验继承工作指导老师，首都国医名师。

　　曾负责蒲辅周名家研究室建设，为北京市科技重大项目、"十二五"国家科技支撑计划等十余项课题作指导。曾参与中医药防治传染性疾病相关工作，《"非典"辨治八法及方药》获"北京中医药抗击SARS优秀科研论文"二等奖。

杂病医案

一、低热

◦ 案1

患者,女,20岁,初诊日期:2016年7月15日。主诉:低热2个月余。发病无明显诱因,每日晨起开始出现低热,体温(下简以T),约37℃大约2小时左右热退,午睡后又开始低热,一直持续到下午5点热退,体温最高37.5℃,晚上不发热。伴有头晕,乏力,汗出,头痛,易感冒,纳差,偶有胃痛,睡眠差,易醒,烦躁易怒,二便调。有慢性胃炎史。患慢性肾炎18年,目前症情平稳。曾有不当减肥史,平素学习压力大。月经周期准,量可,痛经。舌质淡红,苔薄白。诊断:西医:功能性低热。中医:内伤发热。辨证为肝脾不调,治法:调和肝脾,以小柴胡汤加味。处方:柴胡15g,黄芩9g,法半夏9g,党参9g,紫苏叶8g,香附8g,陈皮8g,茯苓10g,炙甘草8g,生姜4片,大枣20g(掰),川芎15g,蔓荆子8g。14剂。

2016年8月16日二诊:诉服上药14剂后体温降至36.3℃～36.5℃,诸症减轻。2天前在河边游玩后咳嗽,今日出现发热,体温37.8℃,畏寒畏风,自觉头晕加重,咽稍痒,时有胃痛,舌边尖红,苔薄黄腻。薄荷8g(后),桔梗10g,连翘12g,黄芩10g,柴胡12g,法半夏9g,太子参10g,生甘草10g,蝉衣5g,白茅根15g,赤芍10g,生黄芪15g,防风6g,女贞子10g。14剂。

2017年7月4日三诊:诉上次共服药21剂,低热消失。

按:平素肝气怫郁,见发热,化火横逆犯胃克脾,故见烦躁易怒胃痛,肝火上逆见头痛,首诊以小柴胡汤和解枢机,二诊时因兼挟外感风热故以小柴胡合银翘散,因势利导,从内伤及外感两方面下手,抓住病机变化,给邪气以出路,故效。

◦ 案2

患者,女,22岁,2016年11月29日初诊。近一周受凉后出现低热,体温37.2℃左右,稍畏寒,低热以午后明显,咽痒轻咳少痰,全身乏力,头昏沉，口干，无耳鸣，无口苦，情绪不稳，纳可，二便可，睡眠尚可。此次外感正值经期，月经周期 35 天，带经 6 天。经前有小腹冷痛。有抑郁症史，目前服西药治疗。舌尖红，苔白根厚偏黄。血常规，WBC9.83×10⁹/L，甲功 T31.04nmol/L（1.54～3.08），rT30.275nmol/L，TPO–Ab50.17IU/L（正常＜40%）。诊断：西医：功能性低热，甲状腺功能减退，辨证为肝脾不调。中医：发热（热入血室）。治法：调和肝脾，以小柴胡汤加味。处方：柴胡 12g，黄芩 9g，法半夏 9g，太子参 10g，紫苏叶 8g，制香附 10g，陈皮 8g，炙甘草 8g，茯苓 10g，炒枳壳 8g，赤芍 8g，蝉衣 5g，生姜 3 片，大枣 20g（劈）。7 剂。

2016 年 12 月 6 日二诊：诉枕部沉重不适、疼痛，咬牙能缓解，体温有所降低，情绪好转，已不觉明显发热，经期已过，白带不多。本周体温 37℃～37.1℃，昨日曾降到 36.8℃，睡眠可，无咽痛，头脑较前清醒，眼干涩，舌淡红苔薄白。效不更方，上法继进，加石斛 12g，7 剂。

2016 年 12 月 13 日三诊：药后体温波动在 37℃左右，未超过 37.3℃，咳嗽咽痒，咯白沫痰，咳甚则恶心，无明显寒热。前天外出受凉，昨日又开始发热，体温 37.8℃，恶寒发热乏力，咳嗽咯白沫痰，咽痛咽痒，血常规 9.35×10⁹/L，GRA78.5%（正常 40%～60%），输液治疗及口服退热药后汗出，今日体温 36.2℃，口干欲饮，唇红，舌尖红，苔薄白，脉细。内伤复外感，小柴胡合银翘散加味。柴胡 12g，黄芩 8g，法半夏 8g，太子参 10g，紫苏叶 8g，香附 8g，陈皮 8g，生甘草 8g，薄荷 8g 后下，桔梗 8g，牛蒡子 8g，连翘 12g，生姜 3 片（自备），大枣 20g（劈），炒栀子 8g，炒神曲 15g。14 剂。

2016 年 12 月 27 日四诊：服药后低热消失，咽痛已去，经行腹痛，有血块，持续 7～8 天，手足心多汗，情绪低落，大便日一次，质黏，眠差，纳差，身懒乏力，舌淡胖苔白腻，脉细。柴胡 12g，黄芩 8g，法半夏 8g，太子参 10g，紫苏叶 8g，香附 8g，陈皮 8g，茯苓 10g，百合 15g，炒枣仁 18g，川芎 10g，知母 10g，炙甘草 10g，生姜 4 片（自备），大枣 30g（劈），浮小麦 30g。14 剂。该患者 2017 年 6 月因他症就诊，诉上方服 14 剂后低热消失。

按：初诊似为"热入血室"证。病机为太阳邪热乘虚（经期）由表入里，内陷血室，侵入少阳，与血搏结，心神被扰，少阳经气不利，枢机不运，瘀血与邪热相搏，血室瘀阻，气血不通，正邪相争，故经期发热，为小柴胡汤变证。三诊时外感邪气身热旋起，经用小柴胡合银翘散治疗，四诊脾虚症状明显，故方中酌加健脾之药，待脾阳升清则身热自除。

◎ 案3

患者，女，24岁，2016年12月6日初诊。主诉：低热4个月。患者4个月前无明显诱因出现周身不适，测体温37.3℃～37.6℃，发热不恶寒，无汗，体温自午后2点开始升高，约至晚7～8点热退，体温在37℃左右。曾在外院做各种检查均未见异常，诊断为发热原因待查，功能性低热待除外。刻下症：后背、脊柱酸痛，颈肩痛，皮肤痛，关节痛，均以微痛为主，咽中有异物感，夜眠梦多，食纳尚可，大便稍干，自发热以来消瘦2.5～3kg，月经周期准，末次月经2016年11月3日，带3～4天，血块多，腹痛，偏头痛，无恶心，平素白带量多，色白，无异味。舌质暗，有瘀斑，苔薄黄，脉细滑。太少合病，葛根汤合小柴胡汤化裁。葛根18g，桂枝10g，白芍12g，炙甘草10g，炙麻黄6g，柴胡15g，黄芩10g，法半夏9g，当归12g，炒枳壳8g，炒栀子10g，淡豆豉15g，茯苓12g，生姜4片（自备），大枣30g（劈）。14剂。

2016年12月20日二诊：药后晨起体温37.2℃，至早9点体温正常。午后2点体温37.5℃，至晚7点时体温正常，肩背酸痛及手心潮热较前减轻，无汗，怕热，心烦，夜间口稍干，无盗汗，纳可，食后胃胀，偶有泛酸，大便不成形2次/天，此次月经量少，白带多，色白无异味，失眠时次日发热。舌尖红，苔白，脉弦细。葛根18g，桂枝10g，白芍12g，炙甘草10g，生姜4片（自备），大枣30g（劈），炙麻黄6g，炒杏仁9g，薏苡仁15g，柴胡15g，炒枳壳8g，赤芍10g，黄芩10g，法半夏9g，茯苓12g。14剂。

2017年1月17日三诊：上药服7剂时体温平稳，至1月12日无明显诱因出现心悸汗出，晨起体温37.2～37.4℃，胃脘不适，常腹胀，嗳气，泛酸，胃灼热，大便如常，无咽痛，咽喉有异物感、心烦程度减轻，舌质暗有瘀点，苔黄腻。柴胡15g，黄芩10g，法半夏9g，党参10g，全瓜蒌30g，黄连8g，紫苏叶8g，制香附10g，陈皮8g，茯苓10g，生甘草10g，生姜4片（自备），炒神曲15g，大枣20g（劈）。28剂。

2017年2月14日四诊：体温已正常，肩背酸痛，睡眠差，多梦，偶有泛酸胸闷痛，大便可，昨日睡眠不好，今晨体温37.3℃，月经量少，色红，经前小腹冷痛。舌质暗有瘀点，苔薄白。上方去瓜蒌、黄连，加桔梗10g，荆芥穗8g，炒枣仁15g，14剂。

2017年2月28日五诊：药后发热不定时，多于午后出现，体温最高达37.4℃，间断发热，后背皮肤痛，关节不适，肩背酸痛减轻，发热频率减低，胸闷痛未作。时有泛酸，干呕，睡眠差，入睡难，多梦，喉中仍有痰，此次月经时未腹痛，纳可，二便调。舌淡红，苔白。柴胡15g，黄芩10g，法半夏9g，党参8g，葛根18g，桂枝10g，白芍12g，炙甘草10g，生姜4片（自备），大枣30g（劈），炒枳壳10g，茯苓10g，紫苏叶6g，当归10g，黄连6g。14剂。

2017年3月28日六诊：上药服28剂，体温未超过37.5℃，体温在37.2℃以上时感小腿发酸，后背心、脊柱处热痛。肩颈酸痛，咽部仍有异物感，纳可，泛酸胃灼热已去。早醒多梦，醒后不易入睡，近2个月经偏少，带2～3天，血块量多，无腰腹痛。白带多黏稠无异味。舌淡暗有瘀点，脉细滑。柴胡15g，黄芩10g，法半夏9g，党参8g，葛根18g，桂枝10g，白芍12g，炙甘草10g，生姜4片（自备），大枣30g，炙麻黄8g，炒杏仁9g，薏苡仁12g，防风8g，连翘12g，薄荷8g（后），桔梗10g。14剂。

2017年4月11日七诊：近两周体温在37.1℃以下，肩背酸痛消失，无汗出，咽部仍有异物感，偶尔泛酸，无呃逆，无胃胀，无咽痛咽痒，现仍睡眠差，入睡可梦多，纳可二便调。偶有头痛，颞侧痛。上方加全蝎4g，14剂。

2017年4月26日八诊：近两周三天体温在37.0℃，其余均超过37℃，最高37.4℃，（可能是排卵期），月经4月22日来潮，周身疼痛已去，无汗出，咽部仍有异物感但程度减轻，入睡可，夜间醒数次，多梦，时手足心热，经期第1天有轻度头痛，月经色正常，量稍多，痛经程度减轻，血块较多，纳可，二便调，舌淡暗边齿痕苔薄白，脉细滑。上法不变，去炒杏仁、薏苡仁、薄荷、桔梗。14剂。

2017年5月9日九诊：近两周体温正常，在37℃以下，周身疼痛未作，活动后微汗出，咽部异物感减轻，仍早醒多梦，晨起鼻涕中带血丝，无鼻塞，纳可二便调，月经基本正常，舌胖尖边略红，苔白略厚。小柴胡汤原方合黄芪赤凤汤加女贞子 12 g，炒枣仁 12 g，14 剂善后。[318]

心系疾病医案

一、失眠

◎ 案 1

患者，女，60 岁，2018 年 7 月 17 日初诊。主诉：失眠 4 年。现病史：患者 4 年前因工作繁忙，出现入睡困难，约需 1 小时才能入睡，每晚睡眠 4～5 小时。刻下症见：失眠，早醒，每日睡前口服酒石酸唑吡坦片 5 mg 助眠，仍半夜易醒，醒后难寐，多梦，自觉身热，上半身有汗，受凉、饱食、紧张后则觉胃胀，纳可，大便溏，一日一行，小便调。舌质略红胖大有齿痕、苔白，脉弦滑。处方：百合 15 g，知母 10 g，黄精 15 g，炒酸枣仁 20 g，茯苓 15 g，川芎 10 g，石菖蒲 8 g，远志 6 g，柏子仁 10 g，龟甲 20 g（先煎），珍珠母 20 g（先煎），麸炒白术 12 g，泽泻 18 g，乌药 8 g，佛手 10 g。30 剂，每日 1 剂，水煎分早晚两次口服。

2018 年 10 月 16 日二诊：上方服 30 剂，睡眠转佳，可安睡，基本未服安眠药。停药后稍有反复，入睡可，但凌晨三四时难再入眠。遂又服药 12 剂至今。现睡眠转佳，身热、汗出等症消失，后半夜多梦，时有心悸，纳可，大便成形，饱食、紧张后胃胀消失，受凉后胃胀不适较前减轻，畏寒。舌淡红胖大、舌边尖有齿痕、苔薄白，脉弦滑。守初诊方去麸炒白术、乌药，柏子仁加至 12 g，加甘草 10 g，浮小麦 20 g，大枣 20 g，生姜 15 g。14 剂，每日 1 剂，水煎分早晚两次口服。服用上方 14 剂后，入睡可，夜间未再醒，每晚可安睡 6～7 小时。

按：患者系女性知识分子，工作压力大，耗伤肝血、心神，辨证属虚实夹杂之证，治以调补、调和、清调三法合用，以调补为主。方用百合知母汤合黄精丹、酸枣仁汤、孔圣枕中丹、百合乌药汤加减，其中百合知母汤、孔圣枕中丹均可调整情绪，黄精丹补脑，酸枣仁汤助眠。方中百合、知母养阴清热，黄精补精填髓，补益五脏；酸枣仁、柏子仁、远志、石菖蒲、茯苓等补肝养心化痰、健脾安神，龟甲、珍珠母养阴潜阳；乌药、佛手、泽泻、白术行气健脾利湿，调和脾胃。治疗后睡眠大为改善，但因患者工作强度持续不减，故停药复发，仍需继续服药。二诊时因大便已成形，饱食、紧张后胃胀消失，受凉后胃胀不适较前减轻，可见脾胃虚寒之证已经得到改善，故去麸炒白术、乌药，将柏子仁加量以增加养心安神之功，同时合甘麦大枣汤以增缓肝养心安神之力。[319]

儿科病医案

一、小儿病毒性脑炎

⊙ 案1

患者，8岁，因发热伴头痛3天，于2016年7月22日就诊于吉林大学白求恩第一医院儿科急诊。入院查体：项强（++），脑膜刺激征（+）。以"脑膜炎"收入院；入院时发热，持续不退，服用退烧药布洛芬、对乙酰氨基酚不效，体温在38.5～39.5℃之间，头痛、呕吐，呕吐物为胃内容物及涎沫，面色萎黄，形体瘦弱，精神疲惫，不欲饮食，乏力思卧，小便尚可，大便时秘，舌红苔中根部略白腻，舌尖有毛刺，脉弦数。入院查血常规基本正常，脑脊液常规：蛋白0.48g/L；白细胞136×10^6/L，单核0.44，多核0.56；衣原体抗体（+）。诊为：病毒性脑炎；入院予：甘露醇135mL，3次/天静滴以降颅压；脑苷肌肽、磷酸肌酸钠静滴以营养神经；阿奇霉素、单磷酸阿糖腺苷静滴抗感染；予热毒宁静点以清热解毒及其它对症支持治疗。经治2天，患儿仍高热不退，体温波动在38.5～39.8℃之间，院内所有西药退烧药均不能使体温降至正常。患儿一般情况越来越差，几不进食，昏昏欲睡，无奈求助于恩师薛伯寿老先生。

薛老诊后考虑时值盛夏，暑热夹湿为患，治以辛凉宣透，清热祛暑，佐以解毒凉血，以新加香薷饮、升降散、连苏饮、六一散合犀角地黄汤化裁，处方：金银花15g，连翘10g，香薷6g，厚朴6g，扁豆花8g，蝉蜕5g，僵蚕

8g，大黄5g，姜黄6g，生地黄15g，赤芍8g，牡丹皮8g，黄连5g，苏叶5g，羚羊角粉0.9g（冲服），玄参10g，白茅根15g，六一散8g（包煎）。水煎，分3次服。片仔癀3g，分4天口服，2次/天。服药当晚，患儿遍身汗出、身凉、脉静，体温降至正常，6小时后再次升至39.0℃，再予上药水煎服，体温恢复正常，头痛缓解，项强（+），呼吸和缓，面色红润，精神转佳，未呕吐，略有恶心，能少量进食，大便1次，色量质正常。复查血常规正常。甘露醇静点改为2次/天。服药3剂尽，未再发热，头痛消失，纳食增加，因患儿拒绝服汤药，故停服。继续营养支持对症治疗12天。查项强（-），复查脑脊液基本正常，一般情况好转出院。

按：该患儿发病时正值长夏，大暑前后，暑湿当令，"先夏至日为病温，后夏至日为病暑"，患儿高热，头痛、呕吐，当诊为暑温。患儿未见咳嗽、胸闷、恶寒等肺卫之证，起病即高热、头痛、舌红点刺为气分之证，无谵语、神昏、斑疹、衄血，舌亦不绛，故未见营血分之证。"治暑者，需知其挟湿为多"，故予新加香薷饮、六一散、白茅根清热祛暑除湿，并有上下分消之势；患儿舌起芒刺，高热不退，并有项强，有热入营血及动风之势，故合用犀角地黄汤凉血解毒，犀角，以羚羊角代，其味咸，性寒，入肝，散血解毒，熄风止痉，"既善清里，又善解表"，患儿高热项强，用之颇为对症，既可防热邪深入，又断抽搐反张于未然；黄连、苏叶，为连苏饮，薛雪《湿热论》谓"湿热证，呕恶不止，昼夜不瘥，欲死者，肺胃不和，胃热移肺，肺不受邪也。宜用川连三四分，苏叶三五分，两味煎汤，呷下即止"。该患儿暑热挟湿，呕恶不食，用川连去湿热，以苏叶通调肺胃之气，也使全方气机灵动不滞；关于升降散，蒲辅周老先生曾云："治疗急性病，尤其急性传染病，要研究杨栗山的《伤寒瘟疫条辨》，余治瘟疫多灵活运用杨氏瘟疫十五方，而升降散为其总方"。杨氏云"僵蚕、蝉蜕，升阳中之清阳；姜黄，大黄降阴中之浊阴，一升一降，内外通和，而杂气直流毒顿消矣"。僵蚕味辛苦气薄，能辟一切怫郁之邪气，驱风痰，散风毒，解疮肿之药也，善治一切风痰相火之疾。蝉蜕气寒无毒，味咸甘，祛风胜湿，清热解毒，《药性论》云其"主治小儿浑身壮热，惊痫，兼能止渴"。姜黄驱邪伐恶，建功辟疫。大黄味苦，性寒无毒，上下通行，既能泻火，又能通经，既能解毒，又能除湿，《日华子》曰其：通宣一切气，调血脉。[320]

眼科病医案

一、幻视

⊙ 案 1

患者，男，60岁，2019年6月28日初诊。主诉：幻视2周。患者2周前因长期工作劳累、精神压力大出现幻觉，白天幻见一高大络腮胡外国人立于身前10m，且闭目亦见，自感惊恐万分，稍闻声响则心惊胆怯，不敢出门，无法与他人交流，自恐不久于人世，惶惶不可终日。血尿便常规、肝肾功能、风湿常规等实验室检查及心脏超声、头颅核磁等检查均未见明显异常。患者既往体健，善交际，无精神病史，无家族史，平素不嗜烟酒，无重金属接触史。刻诊：幻视，失眠，难以入睡，若不服药则整宿难眠，服用佐匹克隆片7.5mg后每晚仅睡眠2小时，且眠浅易醒，醒后再难入睡，噩梦纷纭，白天焦虑急躁，易惊易惕，自觉恐惧，胸闷心悸，少气懒言，乏力疲倦，手部颤抖，前臂发凉，腰酸困痛，精神差，无胸痛，无头晕，无恶心呕吐，无耳鸣，纳可，二便正常，舌质红略胖有裂纹、苔薄黄。治以滋水养肝，养心安神。处方：百合15g，知母10g，生地黄18g，川芎10g，炒酸枣仁25g，茯苓15g，甘草10g，浮小麦30g，丹参15g，五味子8g，黄精15g，石菖蒲8g，远志6g，柏子仁12g，龟甲20g（先煎），全瓜蒌15g。14剂，每日1剂，水煎分早中晚3次口服。

2019年7月13日二诊：服药1剂后幻视有所缓解，自行停服佐匹克隆片。服3剂后幻视未再出现，睡眠明显好转，每晚可睡眠4～6小时，胸闷症状明显减轻，恐惧感渐消，心情转佳。面部潮红，偶有心悸，时有胸闷憋气，前臂发凉，手部轻微颤抖，激动时颤抖明显，纳可，二便正常，舌胖有细小裂纹、苔薄黄中部剥苔，脉沉弱。处方守初诊方，增生地黄至20g，甘草至12g，加郁金10g，竹叶10g，连翘12g，珍珠粉0.9g（分3次冲服）。14剂，煎服法同前。

2019年7月30日三诊：幻视再未出现，睡眠明显好转，平躺静息便能入睡，每晚睡眠6小时，胸闷基本消失，手颤明显改善，前臂发凉消失，紧张情绪有所改善，仍有怕热感，遇事仍微紧张。舌胖有裂纹，脉沉细弱。处方守二诊方，增生地黄至 30g，炒酸枣仁至 30g，龟甲至 30g（先煎）。14 剂，煎服法同前。药后诸症平稳，2019 年 12 月随访幻视症状未再出现。

　　按：本例患者症见幻视、失眠多梦、恐惧、腰困重等症，虽病症繁多，但薛老师执简驭繁，主抓心、肝、肾三脏失调而论治。心藏神，心神以清明为要，目为心使，心神安定则视物清晰，若心神不宁，则易妄见，正如《素问·脉要精微论篇》所云："夫精明者，所以视万物，别黑白，审长短，以长为短，以白为黑，如是则精衰矣。人之目者，心之使也，心者神之舍也"。肝开窍于目，肝血不足无以上荣养目亦可致幻视。《灵枢·本神》言"肝藏血，血舍魂"，若肝血亏虚，肝失濡润，虚热内生扰魂，则魂不守舍，易出现失眠、噩梦等症；肾在志为恐，肝肾亏虚，患者出现易惊易恐、腰酸困重、脉沉弱。据此，薛老师诊断该患者为肝血不足、心肾失调证，立滋水养肝、养心安神法，用百合知母汤、酸枣仁汤、孔圣枕中丹、黄精丹合方加减化裁治疗。[321]

参考文献

[1] 张林，白晶，吴晓丹，等.王绵之教授治疗不孕症经验 [J].世界中西医结合杂志，2010，5（09）：741-2.

[2] 王坦.王绵之教授治疗外感病经验总结 [J].家庭中医药，2021，28（07）：46-9.

[3] 叶励民.方和谦临床运用和肝汤验案举例 [J].中国民间疗法，2016，24（12）：13-4.

[4] 高剑虹.方和谦治疗早期更年期抑郁症经验 [J].中医杂志，2012，53（15）：1277-8.

[5] 高尚社.国医大师方和谦教授辨治乙肝验案赏析 [J].中国中医药现代远程教育，2010，8（24）：6-7.

[6] 杨水浩，董倩影，刘小斌，等.邓铁涛基于岭南脾胃观辨治高尿酸血症经验 [J].中国中医药信息杂志，1-3.

[7] 金政，吴伟，皮建彬，等.国医大师邓铁涛辨治心力衰竭的经验 [J].中国中西医结合杂志，2020，40（06）：754-5.

[8] 魏延其.运用邓铁涛益气除痰法治疗心脏早搏体会 [J].中西医结合心血管病电子杂志，2020，8（09）：189+91.

[9] 苏子昂，董倩影，刘泽银，等.国医大师邓铁涛治疗冠心病经皮冠状动脉介入术后焦虑抑郁症经验 [J].中国中医药信息杂志，2021，28（12）：103-6.

[10] 陈汉旭，刘家祺，杨水浩，等.国医大师邓铁涛基于"五脏相关学说"辨治肥胖症经验 [J].中国中医药信息杂志：1-3.

[11] 周游，张伟.国医大师邓铁涛治疗雾霾性肺损伤经验总结 [J].中华中医药杂志，2019，34（02）：609-12.

[12] 朱泓，孙伟.国医大师朱良春分期治疗淋证（尿路感染）的经验拾粹 [J].湖南中医药大学学报，2022，42（04）：532-5.

[13] 周松林，丁婧，张帅浩.朱良春教授治疗膝骨性关节炎临床经验探析 [J].亚太传统医药，2019，15（04）：109-10.

[14] 周淑蓓，郑福增，展俊平.国医大师朱良春运用培补肾阳汤治疗强直性脊柱炎临床经验 [J].时珍国医国药，2020，31（04）：966-7.

[15] 何淑佩，尹克春 . 国医大师朱良春通络法治疗冠心病经验 [J]. 四川中医，2021，39（10）：8–10.

[16] 李英，龚宝莹，朱建华，等 . 国医大师朱良春从痰瘀论治颈动脉不稳定斑块的学术经验 [J]. 中国实验方剂学杂志，2021，27（23）：195–200.

[17] 刘艳华，任宝崴，初洪波，等 . 国医大师任继学应用祖方辨治头痛的经验 [J]. 中国中医药现代远程教育，2016，14（15）：69–71.

[18] 兰天野，李巧莹，张冬梅，等 . 任继学从伏邪论治出血性中风经验 [J]. 中医杂志，2018，59（09）：733–5.

[19] 兰天野，任玺洁，王健 . 国医大师任继学教授治疗急性脑出血验案赏析 [J]. 中国中医药现代远程教育，2013，11（15）：100–1.

[20] 任宝巍，任宝琦，任喜尧，等 . 任继学教授治疗消渴验案 2 则 [J]. 吉林中医药，2012，32（07）：739.

[21] 李鹏 . 苏荣扎布教授治疗心脏病的经验 [J]. 上海中医药杂志，2006，（10）：8–9.

[22] 高尚社 . 国医大师李玉奇教授治疗便秘验案赏析 [J]. 中国中医药现代远程教育，2013，11（01）：3–5.

[23] 王晓戎，马继松 . 国医大师李玉奇治疗脾胃病临证用药经验探析 [J]. 辽宁中医杂志，2011，38（07）：1281–2.

[24] 高尚社 . 国医大师李玉奇教授治疗肝硬化腹水验案赏析 [J]. 中国中医药现代远程教育，2013，11（02）：6–8+30.

[25] 张会永 . 临证如迎战组方如布阵用药如遣兵——解读中医泰斗李玉奇教授肝病临床经验 [J]. 中华中医药学刊，2007，（03）：444–6.

[26] 姜巍，王垂杰，王辉 . 国医大师李玉奇"清热消痞，健脾助运"法治疗小儿厌食症的临证运用 [J]. 辽宁中医杂志，2015，42（12）：2308–9.

[27] 储成志，张宏，李艳，等 . 国医大师李济仁运用酸枣仁汤治疗不寐的经验 [J]. 广西中医药大学学报，2021，24（03）：20–1+41.

[28] 吴长怡，陈锐，任赵洋，等 . 李济仁治疗痛风性关节炎经验总结与延展 [J]. 北京中医药，2021，40（04）：334–7.

[29] 黄育芳，张昭，熊江华，等 . 李济仁治疗强直性脊柱炎验案撷菁 [J]. 辽宁中医杂志，2016，43（01）：43–4.

[30] 范为民，李艳.国医大师李济仁教授辨治强直性脊柱炎经验探要 [J].环球中医药，2016，9（01）：54-6.

[31] 张宏，储成志，李艳，等.李济仁从脾肾论治慢性肾炎蛋白尿经验 [J].中医药临床杂志，2018，30（02）：242-4.

[32] 范为民，李艳.国医大师李济仁教授辨治肾系疾病经验撷要 [J].时珍国医国药，2016，27（12）：3027-9.

[33] 康志媛，李真.国医大师李振华教授论治妇科病经验 [J].中医学报，2016，31（12）：1904-7.

[34] 张开，曹玉举，杜巧芳，等.国医大师李振华温中方加减治疗痞瘿经验探析 [J].中医药通报，2021，20（05）：14-5+9.

[35] 李真.面目国医大师李振华教授治疗糖尿病胃轻瘫 1 例分析；proceedings of the 第十五次全国中医糖尿病大会，中国福建厦门，F，2014[C].

[36] 于鲲，郭淑云.国医大师李振华教授辨治积聚经验 [J].中医研究，2016，29（07）：25-7.

[37] 王海军，李郑生，万新兰.李振华教授治疗鼓胀的经验 [J].中医学报，2013，28（12）：1808-10.

[38] 高尚社.国医大师李辅仁教授治疗风湿性关节炎验案赏析 [J].中国中医药现代远程教育，2012，10（15）：9-12.

[39] 史学军.李辅仁教授治疗泌尿系肿瘤经验浅谈 [J].中国临床医生，2004，（12）：38-9.

[40] 邬洁涛，黄平.国医大师治疗甲状腺肿医案证治经验探析 [J].江西中医药大学学报，2015，27（05）：26-8.

[41] 张飞亚，邬洁涛，陶颖莉，等.何任消渴验案两则赏析 [J].浙江中医杂志，2015，50（04）：296.

[42] 高尚社.国医大师何任教授治疗慢性胃炎验案赏析 [J].中国中医药现代远程教育，2013，11（24）：6-9.

[43] 何若苹.国医大师何任活血化瘀治疗不孕不育经验探析 [J].中华中医药杂志，2013，28（12）：3559-61.

[44] 刘丹，张斯文.国医大师张琪应用风药治疗眩晕经验 [J].中华中医药杂志，2021，36（05）：2716-8.

[45] 刘丹，王喜凤.国医大师张琪从瘀辨治不寐[J].中医学报，2021，36（01）：106-9.

[46] 范增光，杨杉杉，赵广然，等.张琪从心肾论治冠心病[J].长春中医药大学学报，2019，35（06）：1031-3.

[47] 陈晶晶，周亚滨，孙静，等.国医大师张琪治疗冠心病稳定型心绞痛经验[J].中国中医急症，2019，28（10）：1843-4+54.

[48] 周玲凤.孟河医派张琪冠心病血运重建后心绞痛中医辨治体会[J].中西医结合心脑血管病杂志，2018，16（18）：2753-4.

[49] 李淑菊，强盼盼.国医大师张琪从六经辨治劳淋的思路探析[J].长春中医药大学学报，2021，37（02）：282-5.

[50] 李玉清.张灿玾教授治疗痈疽经验[J].山东中医杂志，2013，32（02）：118-9.

[51] 李玉清，朱毓梅，张鹤鸣.张灿玾教授治疗泄泻经验[J].山东中医杂志，2013，32（01）：54-5.

[52] 刘安平.国医大师张学文辨治难治性高血压思路与经验[J].中华中医药杂志，2020，35（07）：3421-4.

[53] 曾霖，李惠林，赵恒侠，等.张学文国医大师从肝论治抑郁症经验[J].陕西中医药大学学报，2019，42（01）：9-10+6.

[54] 刘宇娜，苏衍进，司海龙，等.国医大师张学文瘀血理论治疗顽固性肾性水肿经验[J].陕西中医，2021，42（04）：506-9.

[55] 庄伟坤，赵恒侠，李惠林，等.国医大师张学文运用益胃汤治疗厌食临床经验[J].中国中医药信息杂志，2019，26（11）：121-3.

[56] 廖思，李惠林，赵恒侠，等.国医大师张学文治疗恶性肿瘤经验撷要[J].江苏中医药，2019，51（01）：20-2.

[57] 白海侠，严亚锋，张学文.国医大师张学文治疗乳腺癌经验探析[J].中华中医药杂志，2020，35（02）：693-5.

[58] 董彦敏，杨怡坤，陈宇阳，等.张学文从毒辨治亚急性甲状腺炎经验[J].陕西中医药大学学报，2020，43（02）：50-2.

[59] 金杰，刘洁琼，陈海燕.张学文从肝论治脑病经验介绍[J].新中医，2020，52（10）：189-90.

[60] 高尚社.国医大师张镜人教授治疗胃脘痛验案赏析 [J].中国中医药现代远程教育，2011，9（01）：6-7.

[61] 郭飘婷，王松坡.张镜人教授治疗病毒性肝炎的经验 [J].世界中医药，2016，11（03）：467-70.

[62] 刘小微，吴晴，王松坡.张镜人辨治慢性肾小球肾炎经验 [J].中国中医药信息杂志，2015，27（07）：112-4.

[63] 秦嫣，朱凌云.张镜人运用膏方调治肾病经验 [J].中医杂志，2012，53（17）：1452-3.

[64] 高尚社.国医大师张镜人教授辨治胃癌验案赏析 [J].中国中医药现代远程教育，2011，9（13）：3-4.

[65] 郭飘婷，吴晴，王松坡.张镜人教授治疗多发性骨髓瘤的经验 [J].世界中医药，2015，10（10）：1549-51+54.

[66] 王莹莹，杨金生.陆广莘运用中成药治疗慢性病的临床经验 [J].中国中医基础医学杂志，2011，17（02）：182+90.

[67] 郁文越，朱佳.朱佳运用角药辨治原发性支气管肺癌 [J].中医学报，2022，37（04）：794-9.

[68] 李玲，陆燕，叶放，等.国医大师周仲瑛辨治结缔组织病合并间质性肺病经验撷英 [J].时珍国医国药，2022，33（06）：1439-40.

[69] 朱红，方樑，周学平.国医大师周仲瑛养血活血法治疗骨关节炎经验撷菁 [J].浙江中医药大学学报，2021，45（11）：1192-6.

[70] 王振，周静汶，周丽平，等.周仲瑛病机辨证治疗更年期综合征 [J].长春中医药大学学报，2022，38（05）：495-8.

[71] 陆爱芳，吴婉琳，王盼盼，等.国医大师周仲瑛教授应用相火理论辨治性早熟经验 [J].河北中医，2022，44（06）：892-5.

[72] 周志华，周学平.周仲瑛治疗干燥综合征验案举隅 [J].江苏中医药，2021，53（10）：48-50.

[73] 赵蕊，周学平，周仲瑛.周仲瑛从湿热浊毒入络论治难治性痛风 [J].中医杂志，2022，63（13）：1215-8+22.

[74] 王桂玲，薛立文.国医大师贺普仁教授辨治白癜风经验 [J].天津中医药，2021，38（08）：971-5.

[75] 邱超，方玉红，张勃，等．贺普仁教授应用穴位注射及火针治疗湿疹经验研究 [J].河北中医药学报，2017，32（02）：63-4.

[76] 王桂玲，赵因，谢新才，等．国医大师贺普仁治疗小儿疾病临床经验 [J].山东中医杂志，2016，35（09）：807-9.

[77] 王桂玲，胡俊霞，张帆，等．国医大师贺普仁癫痫辨治经验 [J].中华中医药杂志，2021，36（06）：3336-8.

[78] 陆思敏，戴铭．国医大师班秀文治疗围绝经期崩漏临床经验 [J].中华中医药杂志，2022，37（06）：3186-8.

[79] 王志威，艾军，陈莎莎，等．班秀文治疗输卵管阻塞经验 [J].中医杂志，2021，62（08）：654-7.

[80] 张璐砾，戴铭，杨亚龙，等．班秀文治疗围绝经期综合征经验 [J].中医杂志，2019，60（24）：2083-5.

[81] 余知影，戴铭，马丽．班秀文论治妊娠病经验 [J].中医杂志，2017，58（18）：1546-9.

[82] 李永亮，曹云，唐振宇，等．班秀文治疗带下病经验 [J].湖南中医杂志，2021，37（03）：44-5.

[83] 卢海霞，陆为民．从"肺肠合治"探讨国医大师徐景藩治疗肺气郁闭型便秘经验 [J].中华中医药杂志，2022，37（01）：190-3.

[84] 谭唱，赵宇栋，徐丹华．国医大师徐景藩论治胆汁反流性胃炎经验 [J].中华中医药杂志，2022，37（01）：205-7.

[85] 马靖，陆为民．国医大师徐景藩运用开泄法治疗慢性胃炎的经验 [J].中华中医药杂志，2021，36（01）：197-200.

[86] 虞志宝，赵宇栋，徐丹华．国医大师徐景藩论治胰腺癌术后经验浅析 [J].中华中医药杂志，2021，36（07）：4012-4.

[87] 李凯，李秘，谢毅强，等．国医大师郭子光从风论治慢性肾炎经验撷英 [J].中华中医药杂志，2020，35（10）：4999-5002.

[88] 史年刚，李炜弘，朱雾虹．郭子光教授运用"调节开合"法治疗胞宫积液验案赏析 [J].成都中医药大学学报，2015，38（03）：1-2.

[89] 徐路，江泳．国医大师郭子光"病证结合"辨治卵巢子宫内膜异位症经验 [J].时珍国医国药，2014，25（10）：2520-2.

[90] 刘明，史年刚，李炜弘.郭子光教授从气血立论创心系疾病基础方治疗胸痹的验案赏析 [J].成都中医药大学学报，2015，38（04）：13-5.

[91] 李炜弘，江泳，刘渊，等.国医大师郭子光教授固表清里妙用玉屏风散的经验 [J].成都中医药大学学报，2019，42（01）：1-4.

[92] 谢天，江泳.国医大师郭子光教授奇疑难症验案赏析 [J].成都中医药大学学报，2015，38（04）：10-2+5.

[93] 于静，唐由之，邱礼新.唐由之教授干眼诊治经验 [J].中国中医眼科杂志，2016，26（03）：193-5.

[94] 王影，邱礼新，唐由之.唐由之视神经萎缩诊治经验 [J].中国中医眼科杂志，2015，25（01）：35-6.

[95] 周尚昆，王慧娟，唐由之.唐由之中西医结合治疗青光眼经验 [J].中医杂志，2012，53（14）：1185-6+201.

[96] 钟舒阳，周尚昆.国医大师唐由之教授治疗糖尿病性视网膜病变经验简介 [J].新中医，2010，42（09）：130-1.

[97] 王庆其，李孝刚，邹纯朴，等.裘沛然辨治慢性萎缩性胃炎经验 [J].安徽中医药大学学报，2017，36（01）：30-2.

[98] 高尚社.国医大师裘沛然教授治疗高血压验案赏析 [J].中国中医药现代远程教育，2013，11（09）：7-9.

[99] 王庆其，李孝刚，邹纯朴，等.国医大师裘沛然肿瘤治疗经验 [J].中医药通报，2016，15（06）：27-9.

[100] 王庆其，李孝刚，邹纯朴，等.国医大师裘沛然治案（二）——裘沛然治疗眩晕案四则 [J].中医药通报，2015，14（04）：29-31.

[101] 王庆其，李孝刚，邹纯朴，等.国医大师裘沛然治案（一）——裘沛然治疗发热案三则 [J].中医药通报，2015，14（03）：24-6.

[102] 李维娜，冯玲，王秋风，等.国医大师路志正从肝脾论治胸痹撷英 [J].中华中医药杂志，2020，35（09）：4432-5.

[103] 石晶晶，薄荣强，胡元会，等.路志正调理脾胃学术思想在治疗心悸病中的应用 [J].北京中医药，2021，40（06）：571-3.

[104] 罗成贵，姜泉，唐晓颇.路志正健脾养血通络法诊治局限性硬皮病经验 [J].中国中医基础医学杂志，2021，27（11）：1814-6.

[105] 罗成贵，姜泉，唐晓颇．路志正教授运用对药治疗类风湿关节炎经验 [J]．世界中西医结合杂志，2021，16（06）：1013-6.

[106] 焦娟，孙雨若，张华东，等．路志正教授从郁火辨治顽固性汗证的经验 [J].世界中西医结合杂志，2021，16（11）：1994-6.

[107] 高琰，颜正华．颜正华治疗重型复发性阿弗他溃疡 1 例 [J].北京中医药，2022，41（03）：334-5.

[108] 吴嘉瑞，张冰．颜正华辨治痞满经验探析 [J].中国中医药信息杂志，2012，19（10）：86-7.

[109] 吴嘉瑞，张冰．颜正华诊疗心悸经验总结 [J].中国中医药信息杂志，2012，19（11）：89-90.

[110] 吴嘉瑞，张冰．颜正华诊疗淋证经验介绍 [J].中国中医药信息杂志，2013，20（01）：85-6.

[111] 周粤湘，王静，颜新，等．国医大师颜德馨治疗扩张型心肌病的学术思想及临证应用 [J].时珍国医国药，2019，30（09）：2250-2.

[112] 高尚社．国医大师颜德馨教授治疗心力衰竭验案赏析 [J].中国中医药现代远程教育，2013，11（11）：13-6.

[113] 孙春霞．颜德馨诊治慢性胃肠性腹痛验案 2 则 [J].河南中医，2016，36（03）：405-6.

[114] 蒋中秋．国医大师干祖望辨治慢性咽炎的思路拓展 [J].中医药通报，2020，19（04）：31-4.

[115] 吴拥军，陈小宁，严道南，等．干祖望从脾论治慢性咽炎经验探析；proceedings of the 中华中医药学会耳鼻喉科分会第二十五次学术年会暨世界中联耳鼻喉口腔科专业委员会第十一次学术年会，中国山东济南，F，2019[C].

[116] 李蒙蒙，史慧娇，曹铁民，等．干祖望从心论治耳鸣经验拾零 [J].浙江中医杂志，2019，54（01）：16.

[117] 黄俭仪，纪然，张新玲．干祖望治疗多涕症临证经验撷菁 [J].江苏中医药，2017，49（05）：15-6.

[118] 秦岭．干祖望辨治鼻槁经验 [J].浙江中医杂志，2019，54（06）：391-2.

[119] 赵蔚波，王雅琦，赵海虹，等．王琦以调节体质为本治疗呼吸道变态反应性

疾病经验 [J]. 中医杂志，2022，63（14）：1319-22.

[120] 郭天旻，李浩钢，邱德华，等 . 石仰山从痰论治颈椎病经验初探 [J]. 上海中医药杂志，2012，46（12）：9-10.

[121] 蔡奇文，邱德华，周淳，等 . 石仰山腰腿痛诊治经验与特色 [J]. 中国中医骨伤科杂志，2015，23（09）：65-6.

[122] 王敖明，江建春，邱德华，等 . 石仰山治疗四肢骨折经验撷英 [J]. 江苏中医药，2021，53（09）：34-7.

[123] 李瑞花，许军峰 . 石学敏运用针灸异病同治法治疗中枢神经系统疾病经验 [J]. 安徽中医药大学学报，2022，41（04）：46-9.

[124] 王小方，俞晓旸，许军峰 . 石学敏经筋刺法治疗带状疱疹后遗神经痛经验浅析 [J]. 浙江中医药大学学报，2022，46（03）：280-3.

[125] 周诗远，石学敏 . 国医大师石学敏经筋刺法验案举隅 [J]. 中华中医药杂志，2020，35（09）：4423-5.

[126] 谢盈彧，方子寒，李渊芳，等 . 国医大师阮士怡运用育心保脉理论辨治心力衰竭经验 [J]. 中国中西医结合杂志，2020，40（11）：1388-91.

[127] 熊鑫，张军平，朱亚萍，等 . 阮士怡基于"正气存内，邪不可干"理念辨治冠心病的经验初探 [J]. 辽宁中医杂志，2019，46（11）：2278-80.

[128] 程坤，张军平，阮士怡 . 阮士怡三子补肾养心汤治疗眩晕经验总结 [J]. 辽宁中医杂志，2018，45（05）：938-9.

[129] 薛武更，孙光荣 . 国医大师孙光荣治疗带下病 [J]. 吉林中医药，2017，37（01）：25-8.

[130] 杨建宇，李彦知，张文娟，等 . 国医大师孙光荣教授中和医派诊疗胃肠病学术经验点滴；proceedings of the 第三届中国中医药民族医药信息大会，中国内蒙古鄂尔多斯，F，2016[C].

[131] 王兴 . 孙光荣教授治疗风湿性心脏病的临床经验 [J]. 中国中医药现代远程教育，2015，13（21）：16-8.

[132] 翟磊 . 孙光荣教授运用中和思想诊疗中风的经验 [J]. 国医论坛，2014，29（06）：12-4.

[133] 关宣可，郭艳琼，刘金凤，等 . 国医大师刘志明通阳活血法治疗病态窦房结综合征经验解析 [J]. 中国中医药信息杂志，2022，29（06）：125-7.

[134] 郭艳琼，刘金凤，常兴，等.国医大师刘志明从肾论治冠心病经验撷菁 [J].
辽宁中医杂志，2020，47（08）：42-4.

[135] 刘金凤，汪艳丽，关宣可，等.国医大师刘志明四时论治外感后咳嗽经验探
析 [J].陕西中医，2021，42（12）：1760-2.

[136] 雷超奇，姚舜宇，刘如秀，等.国医大师刘志明辨治新冠肺炎危重患者典型
病案研析 [J].湖南中医药大学学报，2021，41（02）：165-9.

[137] 姚舜宇，刘如秀，常兴，等.国医大师刘志明辨治新型冠状病毒肺炎经验与
思路总结 [J].中华中医药学刊，2020，38（07）：11-4.

[138] 吴文宇，刘尚义.国医大师刘尚义教授运用小青龙汤加减治疗肺系疾病经验
[J].贵州中医药大学学报，2021，43（02）：15-8.

[139] 李鑫，游志根，李黎，等.国医大师刘尚义不孕症诊治经验 [J].中华中医药
杂志，2021，36（06）：3329-33.

[140] 琚皇进，杨柱，唐东昕，等.刘尚义教授运用地肤子–白鲜皮药对治疗肾系
"膜"病经验举隅 [J].亚太传统医药，2021，17（12）：129-31.

[141] 蒋宏亮，刘华蓉，刘尚义.国医大师刘尚义运用化癥扶正汤合小陷胸汤加减
治疗恶性肿瘤的经验 [J].云南中医中药杂志，2019，40（09）：12-4.

[142] 王跃强，刘芳，刘祖贻.国医大师刘祖贻应用辛味药治疗眩晕病经验 [J].中
华中医药杂志，2021，36（01）：189-91.

[143] 罗晓玲，张心怡，黄佳，等.国医大师刘祖贻教授从肝胆气阳亏虚论治不寐
经验 [J].时珍国医国药，2022，33（04）：981-2.

[144] 蒋军林，李倩，王跃强，等.国医大师刘祖贻从风、痰、瘀、虚论治痫证经
验 [J].上海中医药杂志，2021，55（06）：21-2+5.

[145] 曾楚楚，王琦，周胜强，等.国医大师刘祖贻运用温阳息风法治疗颤证经验
[J].湖南中医药大学学报，2021，41（02）：170-3.

[146] 马珂，刘芳，周胜强，等.国医大师刘祖贻从"伏气温病"辨治带状疱疹经
验 [J].中国中医药信息杂志，2020，27（05）：114-7.

[147] 王琦，周胜强，刘芳，等.刘祖贻扶正三法治疗肝癌经验 [J].中医杂志，
2019，60（13）：1099-101.

[148] 李海，刘玉欢，赵文海.国医大师刘柏龄治疗类风湿性关节炎经验 [J].中华
中医药杂志，2021，36（07）：4002-4.

[149] 李泽，冷向阳.国医大师刘柏龄教授治疗强直性脊柱炎医案一则 [J].中西医结合心血管病电子杂志，2020，8（32）：165-6.

[150] 郭诗韵，邱文慧，冼建春.刘柏龄运用推拿疗法治疗脊椎小关节紊乱症经验介绍 [J].新中医，2017，49（11）：175-6.

[151] 孙铁锋，李振华.对国医大师刘柏龄治疗骨痿症的验案探析 [J].当代医药论丛，2015，13（21）：250-1.

[152] 刘钟华，闻辉，赵文海.刘柏龄教授腰椎退行性疾病治疗经验总结 [J].中国医药科学，2015，5（19）：91-3.

[153] 陈畅乾，林树莹.国医大师刘敏如改善妇科恶性肿瘤术后生存质量经验采撷 [J].中医药临床杂志，2021，33（12）：2289-91.

[154] 胡翔，文怡，刘敏如.刘敏如教授补遗多囊卵巢综合征（胞中脂膜壅塞诸证）之探讨 [J].成都中医药大学学报，2022，45（02）：4-9.

[155] 李彩萍，吕景山.国医大师吕景山治疗月经性偏头痛临证经验 [J].中西医结合心脑血管病杂志，2019，17（19）：3069-71.

[156] 李彩萍，吕景山.吕景山教授运用葛红汤治疗冠心病的中医验案解析 [J].中西医结合心脑血管病杂志，2019，17（06）：946-7.

[157] 李彩萍，吕景山.国医大师吕景山应用过敏煎经验初探 [J].基层医学论坛，2018，22（26）：3732-3.

[158] 赵亚，张勉之，樊威伟，等.国医大师张大宁治疗慢性肾功能衰竭微炎症状态经验 [J].中华中医药杂志，2021，36（09）：5278-80.

[159] 赵亚，焦剑，樊威伟.张大宁治疗慢性肾功能衰竭用药经验 [J].中医杂志，2020，61（21）：1867-70.

[160] 田济，范玉强.国医大师张大宁论治慢性肾功能衰竭经验管窥 [J].中华中医药杂志，2019，34（10）：4607-9.

[161] 汪念秋，范军.张大宁教授治疗肾性蛋白尿经验撷萃 [J].内蒙古中医药，2020，39（11）：94-5.

[162] 史卓，徐英，刘婧玮，等.国医大师张大宁治疗慢性泌尿系感染经验 [J].中医药通报，2019，18（05）：12-3+8.

[163] 邢志峰，陈艳丛，韩云鹏，等.国医大师李士懋应用三甲复脉汤治疗高血压验案举隅 [J].环球中医药，2022，15（08）：1404-6.

[164] 马凯，王四平，孙敬宣，等.李士懋运用新加升降散治疗火郁型心悸经验[J].中医杂志，2021，62（12）：1020-3.

[165] 侯佑柱，李志浩，张小琴，等.李士懋教授化裁麻黄附子细辛汤治疗头痛经验[J].时珍国医国药，2021，32（10）：2521-2.

[166] 张雅雯，冯瑞雪，张紫微，等.李士懋从湿热论治中风经验[J].中医杂志，2021，62（21）：1846-9.

[167] 李小丹，张茂林，王朝阳.李今庸治疗咳嗽的临床经验[J].中华中医药杂志，2014，29（01）：146-8.

[168] 杨化冰，张茂林.李今庸辨治神志病经验[J].中医杂志，2013，54（08）：646-7.

[169] 张茂林，李小丹.李今庸辨证施治思维举隅[J].中医杂志，2013，54（05）：378-9.

[170] 李嘉茜，吴小平，白瑞娜，等.陈可冀国医大师运用中西医结合方法治疗终末期冠心病[J].中西医结合心脑血管病杂志，2022，20（13）：2305-8.

[171] 张京春.陈可冀治疗病态窦房结综合征经验[J].中医杂志，2006，（03）：179.

[172] 李立志.陈可冀治疗充血性心力衰竭经验[J].中西医结合心脑血管病杂志，2006，（02）：136-8.

[173] 骆言，熊维建，雷蕾，等.国医大师郑新工作室运用中医药防治尿酸性肾病临证经验[J].中医临床研究，2020，12（13）：74-6.

[174] 刘洪，熊维建，郑新.国医大师郑新论治糖尿病肾病的学术思想和临证经验[J].中华中医药杂志，2016，31（11）：4547-9.

[175] 陈柏楠，秦红松，刘政.尚德俊诊疗闭塞性动脉硬化症的思辨特点及临证经验; proceedings of the 中华中医药学会周围血管病分会第二届学术大会，中国北京，F，2009[C].

[176] 章程，徐超，张元兵.国医大师洪广祥辨治哮喘过敏体质经验[J].中华中医药杂志，2022，37（02）：779-81.

[177] 聂旺平，兰智慧.运用国医大师洪广祥学术思想辨治咳嗽医案4则[J].新中医，2021，53（03）：211-4.

[178] 柯诗文，徐磊，李少峰，等.国医大师洪广祥诊治肺结核经验[J].中华中医

药杂志，2021，36（02）：810-2.

[179] 莫丽莎，朱伟，兰智慧，等.国医大师洪广祥治疗支气管扩张症经验探析
[J].中华中医药杂志，2020，35（12）：6105-7.

[180] 代金珠，胡晓阳，唐仁康，等.国医大师段富津教授辨治小儿疳证验案赏析
[J].中国医药导报，2021，18（11）：152-5.

[181] 赵雪莹，刘儒佳.段富津教授从胆辨治不寐验案举隅 [J].环球中医药，
2020，13（11）：1919-21.

[182] 张璐，张敬丽，陈宝忠.国医大师段富津治疗水肿验案举隅 [J].中国中医药
信息杂志，2020，27（02）：102-3.

[183] 潘彦辰，陈宝忠.国医大师段富津教授治疗瘾疹验案 3 则 [J].湖南中医药大
学学报，2021，41（03）：329-32.

[184] 赵雪莹，刘儒佳，段富津.段富津辨治湿热发热验案举隅 [J].辽宁中医杂志，
2020，47（04）：68-70.

[185] 张进军，张莉，李永攀.国医大师徐经世医话四则 [J].成都中医药大学学报，
2021，44（02）：84-6.

[186] 付书璠，孙宇洁，李慧，等.徐经世治疗肝癌经验 [J].中医药学报，2020，
48（01）：45-7.

[187] 陈际连，徐经世.徐经世治疗糖尿病经验 [J].湖南中医杂志，2021，37（03）：
40-1.

[188] 付书璠，孙宇洁，李慧，等.徐经世运用桂枝芍药治疗杂病经验 [J].中国民
族民间医药，2020，29（15）：79-81.

[189] 张朴，张卫华.国医大师郭诚杰应用对药治疗乳腺增生病经验 [J].中国中医
药信息杂志：1-3.

[190] 张璐，郭新荣，王卫刚，等.国医大师郭诚杰运用乳乐方治疗乳腺增生病经
验 [J].陕西中医，2021，42（02）：232-4.

[191] 王小刚，赵娴，张卫华，等.国医大师郭诚杰治疗男性乳腺发育症验案 [J].
山东中医杂志，2022，41（01）：98-100.

[192] 屈艳伟，赵娴，李悦，等.国医大师郭诚杰辨治乳腺导管内乳头状瘤经验
[J].中医学报，2021，36（08）：1683-6.

[193] 陆健，苗铺，刘娟，等.国医大师郭诚杰教授中医康复治疗失眠经验撷菁

[J]. 时珍国医国药，2020，31（09）：2272-4.

[194] 唐静雯，常婉，唐祖宣. 唐祖宣运用温阳法辨治杂病经验 [J]. 国医论坛，2021，36（05）：47-9.

[195] 卢洋. 国医大师唐祖宣治疗消渴脱疽（糖尿病性坏疽）验案举隅；proceedings of the 中华中医药学会糖尿病分会 2019 首届全国中青年中医糖尿病论坛，中国河南开封，F，2019[C].

[196] 周雪林，周明. 国医大师唐祖宣温阳法治疗慢性心力衰竭经验 [J]. 世界中西医结合杂志，2022，17（02）：260-3+7.

[197] 吕沛宛，王赛男，唐祖宣. 唐祖宣运用乌肝汤化裁治疗玻璃体混浊经验 [J]. 中医杂志，2021，62（19）：1674-6.

[198] 郭红玉，任青玲，胡荣魁，等. 国医大师夏桂成辨治子宫内膜异位症不孕症经验 [J]. 时珍国医国药，2022，33（05）：1208-10.

[199] 钱海晴，赵可宁，王利红，等. 国医大师夏桂成治疗输卵管性不孕临床经验 [J]. 中华中医药杂志，2021，36（05）：2719-22.

[200] 张娅，胡荣魁. 国医大师夏桂成教授治疗多囊卵巢综合征经验撷萃 [J]. 光明中医，2022，37（07）：1162-6.

[201] 唐星冉，周惠芳，钟秋喜，等. 国医大师夏桂成基于"心（脑）- 肾 - 子宫生殖轴"理论治疗高催乳素血症性不孕症 [J]. 中医药信息，2021，38（12）：62-5.

[202] 王进进，谈勇，花海兵，等. 国医大师夏桂成调理月经周期从心论治崩漏 [J]. 中华中医药杂志，2021，36（11）：6465-7.

[203] 郑淑君，王东华，王辛秋，等. 国医大师晁恩祥治疗放射性肺损伤经验 [J]. 北京中医药，2022，41（03）：280-1.

[204] 李颖，刘剑，王辛秋，等. 晁恩祥治疗慢性阻塞性肺疾病稳定期经验 [J]. 北京中医药，2020，39（11）：1174-6.

[205] 王萌超，王辛秋，晁恩祥. 国医大师晁恩祥养阴益气法治疗胸膜肺弹力纤维增生症验案 1 则 [J]. 北京中医药，2020，39（09）：995-7.

[206] 卢桐，李颖，王辛秋，等. 晁恩祥辨证论治乙型流感重症肺炎经验 [J]. 北京中医药，2019，38（01）：38-40.

[207] 曾秋菊，禤国维，吴美达，等. 国医大师禤国维从血论治银屑病经验 [J]. 中

国医药导报，2022，19（20）：152-6.

[208] 朱梓波，吴梦丽，刘振雄，等.禤国维"温通"法治疗系统性硬皮病经验
[J].陕西中医，2021，42（11）：1598-600.

[209] 杨贤平，张子圣，刘城鑫，等.国医大师禤国维治疗带状疱疹后神经痛经验
[J].中华中医药杂志，2020，35（07）：3427-9.

[210] 司卫振，党若楠，卢积坪，等.国医大师禤国维治疗外阴硬化性苔藓经验
[J].中国医药导报，2020，17（06）：149-52.

[211] 刘莎莎，张斌，杜泽敏，等.国医大师禤国维教授临床治疗湿疹经验探析
[J].河北中医，2021，43（03）：372-4+409.

[212] 吴金鸿，王世民，张李博，等.国医大师王世民辨治早泄验案[J].湖南中医
药大学学报，2021，41（08）：1146-9.

[213] 吴金鸿，张李博，王瑶，等.国医大师王世民教授辨治良性前列腺增生症经
验[J].河北中医，2021，43（08）：1241-4.

[214] 张李博，王瑶，吴金鸿，等.国医大师王世民论治慢性前列腺炎经验[J].湖
南中医药大学学报，2020，40（12）：1441-3.

[215] 邹鑫，孙丽平，王烈.王烈教授运用对药治疗小儿抽动障碍经验[J].中医儿
科杂志，2022，18（03）：1-4.

[216] 杨文波，徐炎，吴佳琦，等.王烈从外风论治小儿肺系疾病[J].吉林中医药，
2021，41（12）：1575-8.

[217] 牛天娇，孙丽平，王烈.王烈教授运用泻肺方治疗小儿咳嗽变异性哮喘风热
袭肺证经验[J].中医儿科杂志，2021，17（01）：1-3.

[218] 林展鹏，曹亚飞，韦贵康，等.国医大师韦贵康治疗膝骨关节炎的学术经验
[J].中国中医骨伤科杂志，2021，29（07）：75-6+9.

[219] 郑茂斌，韦贵康.韦贵康教授治疗颈性眩晕36例[J].中国中医药现代远程
教育，2013，11（15）：107-9.

[220] 丰哲，程琦，韦坚，等.韦贵康从脾肾论治肺癌骨转移[J].中华中医药杂志，
2014，29（03）：757-9.

[221] 王晶亚，朴勇洙，贺春雪，等.国医大师卢芳自拟抑免汤治疗湿热血瘀型银
屑病关节炎经验[J].湖南中医药大学学报，2018，38（08）：849-52.

[222] 朴勇洙，王波，苏萌，等.国医大师卢芳运用抑免汤治疗湿热血瘀型银屑病

经验 [J]. 浙江中医药大学学报，2018，42（07）：516-8+21.

[223] 李光，李偶，赵冬丽，等 . 国医大师卢芳自拟止喘汤重用麻黄治疗实喘型慢性阻塞性肺疾病 [J]. 湖北民族学院学报（医学版），2019，36（04）：54-5+63.

[224] 朴勇洙，张京，任慧，等 . 国医大师卢芳运用丹溪痛风方治疗痛风经验 [J]. 浙江中医药大学学报，2020，44（08）：715-8.

[225] 公保才旦，仁增多杰 . 国医大师尼玛运用藏医哲西疗法治疗神经性自汗、盗汗经验荟萃 [J]. 中国民间疗法，2022，30（06）：45-7.

[226] 王诗尧，石晓琪，史银春，等 . 国医大师吕仁和教授应用猪苓分期论治慢性肾脏病经验 [J]. 世界中医药，2021，16（08）：1289-92.

[227] 崔赵丽，王晓楠，曹灿 . 国医大师吕仁和治疗膜性肾病经验撷菁 [J]. 江苏中医药，2019，51（07）：15-8.

[228] 崔赵丽，傅强，姜淼，等 . 国医大师吕仁和从肝论治慢性肾脏病经验探微 [J]. 辽宁中医杂志，2019，46（04）：698-700.

[229] 赵伟红，孟炜 . 朱南孙妇科验案举隅 [J]. 上海中医药杂志，2006，（05）：38-9.

[230] 蔡颖超，谷灿灿，何珏，等 . 朱南孙调经助孕经验 [J]. 河南中医，2017，37（08）：1353-5.

[231] 杨悦娅 . 朱南孙治疗多囊卵巢综合征的思路与方法 [J]. 上海中医药杂志，2006，（01）：43-4.

[232] 余晓清，伍建光 . 伍炳彩教授辨治外感咳嗽经验介绍 [J]. 新中医，2013，45（04）：187-9.

[233] 王维静，宋祯艳，伍建光，等 . 伍炳彩运用麻杏石甘汤治疗咳嗽经验 [J]. 江西中医药，2019，50（11）：26-7.

[234] 吴向武，伍炳彩，伍建光 . 伍炳彩从肝论治泄泻经验 [J]. 江西中医药大学学报，2017，29（04）：29-30+59.

[235] 伍建光 . 伍炳彩教授从肝论治水肿经验简介 [J]. 新中医，2010，42（11）：141-2.

[236] 宋高峰 . 伍炳彩六经辨治慢性肾小球肾炎经验撷英 [J]. 中国中医基础医学杂志，2016，22（07）：994-6.

[237] 宋敬茹，孙明瑜．国医大师刘嘉湘扶正法辨治乳腺癌术后经验 [J]．中华中医药杂志，2022，37（04）：2020-4.

[238] 许婉，孙明瑜．国医大师刘嘉湘以益气养阴法治疗胃癌术后经验 [J]．上海中医药杂志，2020，54（12）：28-30.

[239] 惠登城，孙明瑜，刘嘉湘．刘嘉湘运用疏利少阳法治疗肝癌经验 [J]．国医论坛，2021，36（02）：56-8.

[240] 谷峥，郑志博，崔彬，等．国医大师许润三补肾调肝法治滑胎经验 [J]．中日友好医院学报，2021，35（02）：123-4.

[241] 周夏，王嘉梅．许润三益气清毒方治疗高危型 HPV 持续感染中的应用 [J]．临床医药文献电子杂志，2018，5（12）：142-3+56.

[242] 郑志博，王清，李影，等．国医大师许润三论治崩漏经验 [J]．中日友好医院学报，2020，34（01）：48+50.

[243] 徐敏，唐友斌．李业甫治疗腰椎间盘突出症临床经验总结 [J]．中医药临床杂志，2018，30（08）：1427-9.

[244] 刘存斌，李韬，李业甫．李业甫"病证合参，筋骨并举"学术思想治疗腰椎间盘突出症 [J]．中国现代医生，2021，59（30）：136-9.

[245] 胡修强，李业甫．国医大师李业甫颈椎李氏定位旋转复位法手法探析 [J]．中医药临床杂志，2021，33（12）：2292-4.

[246] 杜艳茹，刘雪婷，王春浩，等．李佃贵化浊解毒法治疗慢性萎缩性胃炎兼次症举隅 [J]．辽宁中医杂志，2012，39（03）：535-6.

[247] 李佃贵，杨倩，才艳茹，等．李佃贵教授中西医结合治疗溃疡性结肠炎经验 [J]．中国中西医结合消化杂志，2019，27（04）：244-6.

[248] 田雪娇，王彦刚．李佃贵教授浊毒学说论治胆汁反流性胃炎经验介绍 [J]．新中医，2016，48（05）：230-2.

[249] 王辉，吕金仓，何华，等．李佃贵教授从"浊毒"理论治疗糖尿病经验介绍 [J]．中国临床医生，2014，42（02）：83-4.

[250] 李燕，王思月，娄莹莹．国医大师李佃贵教授治疗灼口综合征经验 [J]．世界中西医结合杂志，2021，16（11）：2000-2.

[251] 孙月明，杨正宁，骆云丰，等．国医大师杨春波辨治慢性萎缩性胃炎验案举隅 [J]．中医药临床杂志，2021，33（11）：2091-4.

[252] 何友成，杨正宁，黄铭涵，等.国医大师杨春波辨治慢性泄泻经验 [J]. 中国中医药信息杂志，2021，28（08）：124-7.

[253] 许若缨，杨永升，黄铭涵.国医大师杨春波治疗胃下垂验案举隅 [J]. 中国中医药信息杂志，2021，28（05）：110-2.

[254] 郑榕，杨正宁，骆云丰，等.国医大师杨春波辨治反流性食管炎的经验 [J]. 时珍国医国药，2021，32（02）：473-5.

[255] 张颖煜，陈彦霖，沈佳丽，等.国医大师邹燕勤治疗局灶节段性肾小球硬化临床经验 [J]. 山东中医杂志，2022，41（05）：545-7+68.

[256] 陈彦霖，张颖煜，沈佳丽，等.国医大师邹燕勤从瘀论治过敏性紫癜性肾炎经验撷要 [J]. 湖南中医药大学学报，2021，41（05）：664-7.

[257] 张荣东，林莺，刘利华.国医大师邹燕勤从肾虚湿瘀论治慢性肾脏病经验 [J]. 中国中医药信息杂志，2021，28（06）：109-11.

[258] 刘晓静，邹燕勤，沙鑫，等.国医大师邹燕勤治疗慢性肾功能衰竭经验 [J]. 中医学报，2021，36（03）：555-8.

[259] 省格丽，沈宝藩.沈宝藩教授证治失眠的临床经验 [J]. 新疆中医药，2019，37（05）：22-4.

[260] 省格丽.沈宝藩教授治疗冠心病支架术后用药经验 [J]. 新疆中医药，2020，38（02）：38-9.

[261] 胡晓灵，孙德昱.沈宝藩教授治疗老年病高血压病的临床经验；proceedings of the 第十二次中医药防治老年病学术研讨会暨老年病防治科研进展学习班，中国四川成都，F，2014[C].

[262] 韩慧莹，刘桂荣.国医大师张志远治疗不寐经验 [J]. 中华中医药杂志，2021，36（05）：2727-30.

[263] 张冰玉，张天阳，王玉凤，等.国医大师张志远治疗慢性炎症验案举隅 [J]. 中华中医药杂志，2021，36（05）：2712-5.

[264] 王玉凤，张冰玉，刘桂荣.国医大师张志远运用白头翁汤治疗血热型崩漏医案 [J]. 山东中医杂志，2021，40（09）：1002-4+16.

[265] 耿锰行，袁利梅，张磊，等.国医大师张磊治疗糖尿病经验 [J]. 时珍国医国药，2022，33（05）：1211-3.

[266] 张勤生，吴明阳.国医大师张磊运用丹栀逍遥散治疗慢性胆囊炎经验 [J]. 中

医研究，2022，35（03）：84-8.

[267] 张勤生，吴明阳.国医大师张磊运用达郁汤治疗慢性萎缩性胃炎经验[J].中医研究，2021，34（11）：72-4.

[268] 刘洋，张勤生，党中勤，等.国医大师张磊治疗自身免疫性肝病经验探析[J].中华中医药杂志，2021，36（12）：7114-6.

[269] 普文静，张震.国医大师张震治疗甲状腺结节经验[J].云南中医中药杂志，2018，39（12）：1-4.

[270] 普文静，张震.国医大师张震治疗痤疮经验总结[J].云南中医中药杂志，2019，40（07）：1-3.

[271] 朱建平，田原，文思敏，等.国医大师张震论治胸痹心痛经验[J].中国中医急症，2022，31（05）：901-3+14.

[272] 普文静，张震.国医大师张震从肝论治失眠经验总结[J].云南中医中药杂志，2020，41（01）：2-4.

[273] 陈婷，方灿途，李陆振，等.国医大师周岱翰运用星夏健脾饮治疗肺癌经验[J].陕西中医，2021，42（07）：938-40+73.

[274] 黄裕芳，张恩欣.国医大师周岱翰治癌运用虫类药经验[J].中华中医药杂志，2019，34（10）：4620-2.

[275] 谢静怡，刘展华.周岱翰教授治疗鼻咽癌经验浅探[J].中医肿瘤学杂志，2021，3（04）：109-13.

[276] 戴黎颖，刘展华.周岱翰教授治疗胃癌临证经验[J].天津中医药，2018，35（10）：721-3.

[277] 吴结妍，刘展华.周岱翰教授诊治宫颈癌经验浅探[J].天津中医药，2018，35（03）：161-3.

[278] 侯燕，陈民.周学文治疗失眠症经验[J].辽宁中医杂志，2015，42（06）：1196-8.

[279] 汤立东，白光.周学文治疗复发性胃息肉经验[J].辽宁中医杂志，2020，47（08）：38-9.

[280] 周天羽，宫照东，陈民.周学文辨治溃疡性结肠炎临证经验[J].辽宁中医杂志，2015，42（04）：710-2.

[281] 石绍顺，陈民，张立.周学文教授诊治胆汁反流性胃炎的经验简介[J].新中

医，2010，42（11）：134-6.

[282] 杨佳楠，殷世鹏，陆航.国医大师周信有教授治疗慢性肾小球肾炎经验总结 [J].中华中医药杂志，2018，33（11）：4968-71.

[283] 李永勤.周信有教授治疗前列腺增生的经验 [J].甘肃中医，2008，（08）:6-7.

[284] 杨军，屈杰，陈丽名.国医大师周信有论治慢性乙型病毒性肝炎学术思想和临证经验 [J].中国中医药信息杂志，2021，28（08）：118-20.

[285] 李琼，滕龙，李永勤，等.周信有辨治病毒性肝硬化经验 [J].中医杂志，2018，59（08）：643-5.

[286] 田苗，张晓国.周信有教授治疗消化性溃疡的临证经验 [J].光明中医，2014，29（01）：35+45.

[287] 刘小红，彭凤，刘陈，等.段亚亭从湿热论治崩漏经验 [J].实用中医药杂志，2022，38（07）：1249-50.

[288] 张利梅，黄方.段亚亭治疗月经过少经验 [J].实用中医药杂志，2020，36（04）：537-8.

[289] 张利梅，段亚亭，夏敏.段亚亭从脾论治多囊卵巢综合征经验 [J].实用中医药杂志，2021，37（08）：1436-7.

[290] 李勇华，张利梅，王彩霞.国医大师段亚亭治疗阳痿早泄经验 [J].湖南中医杂志，2020，36（12）：30-2.

[291] 吴育宁，许金晶，赵葳，等.柴嵩岩辨证治疗崩漏经验 [J].北京中医药，2018，37（04）：295-7.

[292] 黄念，佟庆，王阳，等.柴嵩岩治疗崩漏致不孕验案 [J].中国中医药信息杂志，2020，27（04）：104-7.

[293] 王阳，黄念，佟庆.柴嵩岩教授治疗因减肥所致闭经经验 [J].天津中医药，2019，36（11）：1052-4.

[294] 李珊珊，佟庆，柴嵩岩.国医大师柴嵩岩论治卵巢储备功能低下经验 [J].湖南中医药大学学报，2018，38（07）：725-7.

[295] 李珊珊，赵芮莹，佟庆.柴嵩岩诊治小儿性早熟经验 [J].中国中医药信息杂志，2019，26（05）：124-5.

[296] 李重，周建军，彭红星.国医大师梅国强教授经方治疗咳喘病经验举隅 [J].中国中医药现代远程教育，2022，20（03）：68-71.

[297] 曾文明，胡刚明，贺朝雄，等.梅国强运用整体融寒温思想辨治慢性湿疹经验介绍 [J].新中医，2022，54（01）：220-3.

[298] 黄蓓，周健华.国医大师梅国强治疗长期低热的经验 [J].湖南中医药大学学报，2021，41（12）：1826-9.

[299] 周贤，刘松林，樊讯，等.梅国强辨治扩张型心肌病经验 [J].中医杂志，2021，62（04）：289-91+302.

[300] 姜宁，杨超宇，张烁，等.葛琳仪诊治慢性胃炎经验 [J].浙江中西医结合杂志，2021，31（10）：887-8.

[301] 朱诗鸣，葛琳仪，陈瑞琳，等.葛琳仪运用调气法治疗失眠临床经验 [J].时珍国医国药，2022，33（05）：1219-20.

[302] 夏涛涛，严莹，吴雨谦，等.国医大师葛琳仪运用癫狂梦醒汤治疗慢性失眠经验 [J].中华中医药杂志，2021，36（03）：1430-2.

[303] 袁晓，姜宁.葛琳仪运用"清化"法治疗肺结节经验 [J].浙江中西医结合杂志，2021，31（01）：1-3.

[304] 姜宁，刘金国，张烁，等.葛琳仪辨治无汗症经验探析 [J].浙江中医杂志，2021，56（11）：826.

[305] 徐素美，陈鑫丽，张烁，等.国医大师葛琳仪论治逸病经验 [J].中华中医药杂志，2021，36（02）：824-7.

[306] 谢华宁，高小龙，范虹，等.国医大师雷忠义从痰瘀毒论治胸痹心痛经验 [J].现代中医药，2022，42（04）：114-8.

[307] 王勇.国医大师雷忠义中医药辨治冠心病的临床经验 [J].陕西中医药大学学报，2018，41（03）：22-3+40.

[308] 李翠娟，巩振东，胡勇，等.雷忠义运用痰瘀相关理论治疗冠心病经验 [J].中医杂志，2022，63（04）：312-4+31.

[309] 陈书存.雷忠义国医大师治疗心衰病经验 [J].陕西中医药大学学报，2020，43（01）：23-5+47.

[310] 缪奇祥.国医大师廖品正教授治疗青盲临床经验撷英 [J].广西中医药大学学报，2021，24（01）：28-30.

[311] 李翔，周春阳，叶河江，等.廖品正教授治疗目痒经验 [J].中国中医眼科杂志，2011，21（03）：157-8.

[312] 赵新，尹硕，马菲菲，等.廖品正教授中西医治疗慢性闭角型青光眼验案1例 [J].成都中医药大学学报，2016，39（03）：90-1.

[313] 肖楠，卓丹，文维农，等.国医大师熊继柏辨治臌胀的临床经验 [J].湖南中医杂志，2022，38（07）：37-9.

[314] 毛宇，姚欣艳，臧秋迟，等.国医大师熊继柏教授论治颤证经验 [J].广西中医药大学学报，2021，24（04）：60-2.

[315] 臧秋迟，王一阳，毛宇，等.国医大师熊继柏教授从痰论治中风经验 [J].中国中医急症，2021，30（11）：2037-40.

[316] 郭心鸽，姚欣艳，刘侃，等.国医大师熊继柏辨治腰痛的临床经验 [J].湖南中医药大学学报，2021，41（07）：982-5.

[317] 曹晖，吴东升，邹博，等.熊继柏辨治泄泻 [J].实用中医内科杂志：1-4.

[318] 马桂琴，张龙生.薛伯寿教授治疗低热经验介绍 [J].世界中西医结合杂志，2018，13（03）：328-31.

[319] 马晓北，薛燕星.薛伯寿调治失眠经验 [J].中医杂志，2020，61（02）：107-9.

[320] 田宇丹，薛燕星.薛伯寿治疗小儿病毒性脑炎 [J].长春中医药大学学报，2018，34（06）：1103-5.

[321] 肖战说，薛燕星.薛伯寿治疗幻视验案1则 [J].中医杂志，2021，62（12）：1097-8.

附录

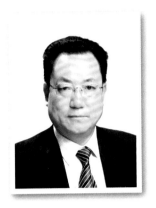

刘世儒

- 中西医结合主任医师
- 兰州岐伯中医药研究院院长
- 重庆汇康中西结合医院学术带头人
- 甘肃省酒泉市市级名中医

　　临床工作三十余年，实施"西医诊断、中医辨证、中药为主、西药为辅、针药并用"的中西医结合治疗方法，继承各家学术思想精华，深度挖掘，熔精华于一炉，创三十余种科研制剂。

　　现任全国中医药高等教育学会教育技术研究会副会长，中国教育技术协会中医药教育技术专业委员会副主任委员，中国中医药研究促进会伊尹文化传承发展分会副会长，国家卫健委"十四五"规划重点课题《医疗卫生资源区域配置策略研究》科研成果负责人，华医头条网健康顾问委员会副主任委员，甘肃省中西医结合学会副秘书长，甘肃省酒泉市名中医，《世界中西医结合杂志》常务编委、审稿专家，《伤寒杂病论》"特邀主编"，《秦伯未黄帝内经临床学》编委，《中医临床研究》《反射与康复医学》杂志常务编委，发表专业论文五十余篇，主编、参编专著九部。

　　从事临床工作 30 余年，潜心钻研各类疑难重症、杂症，超常破格用药出神入化，尤其以中西医结合方式在诊治肿瘤、呼吸、消化病系统、肝胆疾病、血液病方面取得了可喜的成绩，在内科、妇科、乳腺病、肾病、自身免疫性疾病、儿科疾病等领域有较高的造诣，实施中西医结合针药并用，对各种疼痛类疾病及自身免疫性疾患，且具有独特的见解和治疗方法，热衷于中医药事业的传承继承、创新发展。

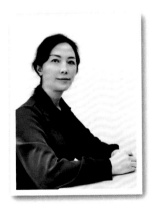

杨 敬

- 全国第三批老中医药专家学术经验继承人
- 重庆市中医院肾病科主任中医师
- 中华中医药学会肾病专委会委员
- 中国民族医药学会肾病专委会副秘书长
- 中华中医药学会名医学术研究分会委员
- 世中联肾病专业委员会理事
- 重庆中医药学会肾病专委会副主委

　　毕业于成都中医药大学。获重庆市卫健委中医药科技奖励二等奖一项，重庆市科技进步奖三等奖一项。从事临床工作 30 年，运用郑新国医大师临床经验，重视血水同病、补益脾肾，擅长中西医结合治疗各类急、慢性原发性肾小球肾炎；狼疮性肾炎、高血压肾病等继发性肾小球疾病；急、慢性肾功能衰竭；泌尿系感染等肾系疾病，在临床上取得较好疗效。

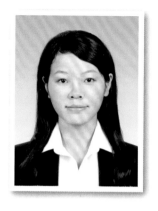

庞丹丹

- 中国中医科学院《中医杂志》（英文版）副主任
- 世针针灸交流中心副秘书长
- 中国医药新闻信息协会中医药传承创新专业委员会常务委员、副会长
- 中国人体健康科技促进会医药科技专业委员会副秘书长
- 中医药翻译与国际传播专委会青年委员

　　毕业于北京中医药大学，参加工作以来，在《中医杂志》英文版从事中医药英文期刊的出版、选题、策划、约稿、专栏工作，并先后组织审稿人、青年编委招募、遴选、增补工作。同时在中国中医科学院中医门诊部从事临床工作，临床中擅长针药结合治疗妇科、内科常见及疑难疾病。临床治疗中主张辨病与辨证相结合，抓病机，抓主症，倡导因势利导，整体治疗。

　　先后参与 20 余部中医类著作的编写，发表文章 10 余篇，参与 4 项针灸专利申请，主持国家级课题 3 项，院级课题 2 项。主要代表著作有：《经方薪传 1871》《国医大师经方验案》，主要代表文章有：《T1、T2 级中医类期刊高被引论文分析及启示——基于 CNKI（2012-2022）的 VOSviewer 分析》《中药类重点期刊高被引论文分析及启示——基于 CNKI（2012-2022）的 VOSviewer 分析》《基于 VOSviewer 全科医学与补充医学期刊研究主题对比分析——以〈中医杂志〉英文版为例》等。

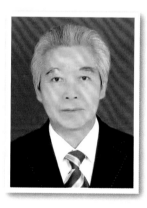

周田明

- 当代著名医药学专家，学者
- 二十一世纪国家中医药亮剑人物
- 中西医结合医师资格
- 国家执业西药师
- 中西医结合主任
- 中国工程院院士针灸泰斗石学敏国医大师传承弟子
- 中国抗癌协会抗癌药物研究专业委员会委员
- 香港国际传统医药研究院客座教授

　　1950 年生于江西临川。从事临床医学及药物专业研究近 50 年，发表海内外权威医学论文 30 余篇，先后被 CCTV 中国当代名医、中国头条、联合国日报网、环球电视网、人民日报、经济日报、文汇报等媒体相继重点报道，2021 年在美国纽约时代广场，以纳斯达克大屏幕重点推介，为中国中医药走向世界贡献力量。与中国中医科学院中药研究所技术合作，研制出"心舒颗粒"，有显著的抗氧化功效，对治疗冠心病效果显著，"抗癌止痛口服液"获国家卫生健康委"十四五"规划全国重点课题科研成果一等奖！

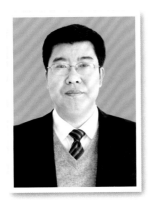

郑 雷

· 高级工程师
· 世界中医药学会联合会
  浊毒理论研究专业委员会委员
· 中国中医药信息学会中西医学汇通分会理事

　　1970年生人，出生医学世家，医学和工学双学士学位，高级工程师。整体思维融汇辩证，对祖国传统中医有深入研究和领悟，师从国医大师张大宁、国医大师李佃贵，秉承师训，传承中医经方经典。世界中医药学会联合会浊毒理论研究专业委员会委员。中国中医药信息学会中西医学汇通分会理事。从事中医实践30余年，酷爱中医一直勤于实践，精于临证，擅长四诊八纲四时相参脏腑经络活学活用，讲究中医"悟"理，注重实效，有着很强的诊疗思维洞察力和实践穿透力，尤其对一体多病，一体杂病，疑难杂症，往往能够化繁为简，执简驭繁，疗效显著，擅长中医治疗心脑血管疾病、冠心病、心绞痛、脑梗、脑血栓后遗症、肝胆脾胃病、肾病、失眠、更年期综合征、颈椎病、腰间盘突出等，深受患者信赖与好评。

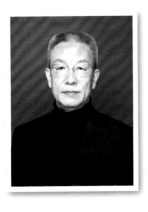

郭润利

· 主治医师
· 1994年11月至1999年6月
  担任大同康复医院院长
· 1999年6月至2017年10月
  担任大同市基建职工医院院长
· 现任大同市新建康医院管理公司
  兼黄经世纪国医股份有限公司董事长

　　本科，1968年出生，山西省浑源县人，2003年5月加入农工民主党。1989年12月参加工作创立大同康复门诊部。现主要社会职务有：大同市十五届政协委员、大同市民营医疗协会会长。先后荣获"山西省再就业明星""智力兴晋先进个人""大同市跨世纪杰出青年""大同市精神文明建设优秀工作者""大同市劳动模范""大同市首届十大杰出企业家""优秀中国特色社会主义建设者"等荣誉称号。先进事迹，先后被中央电视台《对话》栏目，《中国青年报》等多家媒体专题报道。

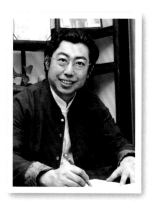

王一民

· 中国医药新闻信息协会
  中医药特色疗法传承培训基地负责人
· 中国医药新闻信息协会理事
· 被协会授予"扁鹊学术传人"
· 北京中气康中医药研究院特聘讲师

　　五代中医世家传承，扶阳温土派传承人，国医大师唐祖宣传承弟子。多次应邀赴各地讲学，得到了学员的一致好评。从医 20 余年，传承了著名医家李东垣的医学理论。后经岭南国医大师邓铁涛老先生指点，被中华中医药学会授予"铁杆中医"称号。擅长治疗：脑瘤、中风后遗症、肺气肿、肺心病、肺癌早期、心动过速或过慢、肝硬化、肝炎、肝功能异常、肾功能异常、脾胃肠疾病、结肠炎、血小板减少；风湿、痛风、关节炎等。在妇科、儿科治疗领域也有独到之处，擅长治疗：乳腺炎、乳腺增生、月经不调、输卵管阻塞、输卵管囊肿、盆腔积液、闭经、不孕不育；小儿发育不良、营养不良、厌食、小儿疳积、夜尿等，临床经验丰富、治疗效果奇特。

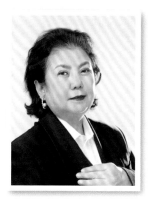

白　丽

· 新疆乌鲁木齐市医科大学药理教研室药理学
  副教授
· 硕士生导师
· 中国中医药研究促会埋线分会聘为副会长
· 中国中医药信息学会中西医学汇通分会聘为
  《特聘专家小组副组长》

　　1961 年 5 月 22 日生于喀什市，锡佰族，新疆乌鲁木齐市医科大学药理教研室药理学副教授，研究方向"免疫药理学"，硕士生导师。从 2003 年本人患广泛右侧性脑腔隙性梗塞自救与穴位埋线结缘。2003 年 12 月 20 日是第一次给自己穴位埋线调理至今已有 18 年了，2006 年考取了中国卫生部颁发医师资格证；2007 年在石家庄白求恩职业专修学校获得了卫生部十年百项推广项目"中国埋线针疗培训专科证。工作室在这十几年主要采用穴位埋线疗法，不用任何药物，调整调理治疗高血压及高血压引起的并发症；糖尿病及糖尿病引起的并发症；中枢神经系统疾病包括失眠，抑郁症，癫痫病；自身免疫系统疾病包括系统性红斑狼疮，强直性脊柱炎，风湿性关节炎，类风湿性关节炎；妇科病包括月经不调，子宫肌瘤，腺肌症，阴道炎，ＨＰＶ 感染及慢性宫颈炎，不孕等。

　　2018 年 6 月 8 日被中国中医药研究促会埋线分会聘为副会长。2019 年被中国中医药信息学会中西医学汇通分会聘为《特聘专家小组副组长》，2019 年成立新疆五家渠白丽中西医诊所。

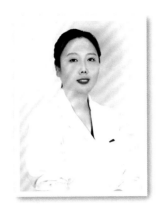

白 雪

- 天津中医药大学第二附属医院肿瘤科
  副主任医师
- 天津中医药大学临床医学博士
- 天津中医药大学讲师
- 第二批天津市中医药专家学术经验继承人
- 中国中医药研究促进会肿瘤分会青年委员会委员
- 天津市中医药学会肿瘤专业委员会委员
- 天津市抗癌协会肿瘤传统医学专业委员会委员

　　1983 年生，中共党员，天津人。天津中医药大学第二附属医院肿瘤科，副主任医师，天津中医药大学临床医学博士，天津中医药大学讲师，第二批天津市中医药专家学术经验继承人，中国中医药研究促进会肿瘤分会青年委员会委员，天津市中医药学会肿瘤专业委员会委员，天津市抗癌协会肿瘤传统医学专业委员会委员，中西医结合肿瘤专业。圆满完成支援120、支援甘肃、支援非洲、支援津南任务，为卫生事业贡献出自己的一份力量。从事临床、教学、科研工作 10 余年，擅长中西医结合治疗各种恶性肿瘤及内科杂病等，尤其对肺癌、乳腺癌等，具有丰富的临床经验。针对恶性肿瘤晚期患者的不同并发症特点，坚持以"辨证论治"为基础，重视理法方药的统一，制定个体化治疗方案，旨在提高肿瘤患者生存质量、延长肿瘤患者生存期，获得患者一致认可。

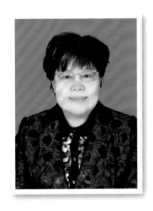

刘建秋

- 健康公益笔动功传承工作室

健康公益笔动功传承工作室

　　刘建秋，女，1962 年出生，山东省荣成市人，笔动功学术传承人。于 1993 年结缘于陈宝珩老师研创笔动功。在不断习练，应用笔动功后，刻苦研究，学习，练功，自主创新，申请国家专利。钻研近 30 年，结合临床实践经验证明：习练、应用笔动功对身体调理、治病、健身、开智增慧，造福人类有显著疗效。习练、应用笔动功可以诊疗、以手代针、手针刺、推拿、按摩、刮痧、人体拔毒、排毒火罐，全身综合性调理。习练、应用笔动功者，永远保持良好的心态，以功德标准严格要求自己，放下私心杂念，不打针，不吃药，对预防疾病，治未病效果最佳。

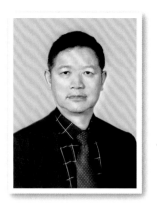

朱金福

· 副主任中医师

1965 年生于江西省上饶市，毕业于江西中医学院。中国农工民主党党员，1989 年从医，1994 年自主持业，开展中西医结合业务.2001 年创办信州区朱金福中西医结合门诊部，担任院长。国家首批认定执业医师，2002 年任信州区政协委员，2006 年一次性通过国家中级职称考试，2007 年连信州区政协委员，2018 任信州区新联会副会长，同年一次性通过中医儿科高级职称考试，2020 年 12 月通过高级职称评审，取得副主任中医师资格。2021 年 6 月当选为中国中医药信息学会中西医汇通分会副会长。2022 年 3 月拜师国医大师张大宁为师。自 2002 年起发表论文十余篇。背《金鉴》，研《伤寒》，是地道的经方研习者，传承者，本人师从诸多名师学习，凡内、外、妇、儿各科均要涉猎.擅长用经方治疗多种疑难杂症，尤其对肝病，肾病，妇儿杂病有较深的研究，运用肠透结合中药内服治愈多例尿毒症患者.是中西医结合基层典范，是基层群众健康一流守护神，是中国共产党和政府各项政策措施的忠实执行者。

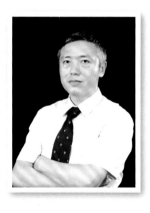

张李兴

· 深圳市第二人民医院中医科副主任医师
· 医学硕士
· 深圳市中西医结合老年病专科后备学科带头人
· 深圳市第三批名老中医学术继承人

1979 年出生，江西省万载县人。现任职世界中医药学会联合会慢病管理专业委员会理事，中华中医药学会亚健康分会委员，广东省中西医结合学会肾衰竭专委会委员，深圳市中医药学会经方专委会副主任委员，仲景学说专业委员会副主任委员，深圳市卒中学会中西医结合分会副会长。潜心钻研中医，中医功底深厚，荣获深圳市中医"四大经典"比赛团体第一名、个人第二名，被授予"深圳市技术能手"称号。发表论文 10 余篇，参与编写《尿路感染》（常见病中西医最新诊疗丛书）一部。善用经方治疗内科杂病及颈椎病、腰腿疾病，对中医皮肤病、各类鼻炎有深入研究。

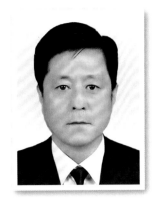

张祥云

- 中医妇科主任医师
- 第六代陈州张氏中医传承人
- 国医大师张大宁学术传承人

　　1965 年出生，中共党员，本科学历，1990 年毕业于河南中医学院中医系。现任淮阳区白楼镇卫生院院长职务，曾担任第十四届、第十五届淮阳县人大代表，第一届淮阳区人大代表，第二届淮阳区人大代表。2018 年荣获淮阳区人大常委会授予的"健康扶贫先进工作者"和"带头发展社会事业优秀人大代表"荣誉称号。2018 年荣获周口市红十字会授予的"先进工作者"称号。2018 年先进事迹刊登《周口日报》第二版。2019 年荣获周口市宣传部卫生健康委员会授予的"第一届周口市最美基层名中医"称号。2020 年带领的中医馆被表彰授予"河南省示范性中医馆"。2021 年被周口市淮阳区人大委员会表彰为"提出优秀建设人大代表"和"助推疫情防控优秀人大代表"。2021 被周口市组织部表彰为疫情防控先进工作者；2021年被周口市市委表彰为"优秀共产党员"称号。每年治愈上千例不孕症、多囊卵巢综合征及子宫内膜异位症等疑难病症患者，被赞誉为"送子观音""当代神医"。

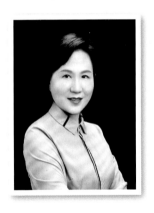

顾　洪

- 骨筋结通理中医外治技术创始人

　　1965 年出生，江苏人，毕业于南京中医药大学，中医高级职称。获多项中医内、外治技术专利。在针刺、推拿及拨筋疗法的基础上，创立骨筋结通理外治技术，纯手法操作。整理出一整套适宜于快速培养实用型人才的中医理论、诊断方法及适应于中医外治法的简明辨证方法，传承弟子遍布全国。提出"一天读懂慢性病""简明辨证技巧""二十一点骨筋结通理技术""肿瘤的结点理论""治神、护正、柔筋、固本"的八字原则、"骨筋结通理技术"。发展中医经络学说，总结出各种疑难病症（包括肿瘤）的病变结点理论。发展中医病因病机学说，在中医关于病因"三因"学说的基础上，提出"康复一切慢性病从截断病因开始"，为中医"治未病"提供了更有力的保障。总结出"通、食、练、修"康养模式，将中医外治法的高效、快速康复提升到了空前的水平。在康复各种肿瘤、红斑狼疮、渐冻人及高血压、糖尿病等慢性病方面积累了丰富的经验，尤其在康复速度方面处于领先水平。

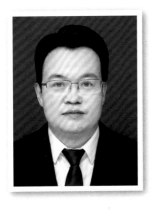

雷华斌

· 北京中医药大学孙思邈医院脑病科主任
· 北京中医药大学孙思邈医院脑病研究所副所长
· 副主任医师

　　1979年生于陕西省铜川市，毕业于陕西中医药大学，全国中医药创新骨干人才，中华中医药学会内科分会委员，陕西中医药学会络病委员会副主任委员，陕西省医师协会神经内科分会委员，陕西省中医药学会脑病委员会委员，陕西卒中学会中医分会常务委员，铜川市中医药学会络病委员会主任委员，铜川市中医药学会脑心同治委员为副主任委员，曾在第四军医大学西京医院脑血管病区进修学习，参加工作18年，擅长中西结合治疗脑病科常见病、多发病的诊治及危重病人救治，尤其在急性缺血性脑中风动静脉溶栓、桥接取栓治疗、大面积脑梗死、脑干梗死及脑出血等脑血管急危重症、眩晕、头痛、头晕、失眠及震颤、痴呆等疾病有丰富经验，在脑及神经系统疾病诊疗中注重中西结合、针灸推拿及现代康复相结合、手术介入与药物相结合。参与国家重点研发项目一项，主持陕西省中医药管理局项目一项，铜川市市级科研课题一项。发表论文10余篇，获铜川市第二届优秀论文二等奖一项。

编　委

于　敏

　　中医主任医师，毕业于山东中医学院，山东民革医卫支部成员，中华中医药学会会员，中华中医药学会中医馆共同体副主席，北京糖尿病协会副秘书长，世界健康运动联盟明医联盟理事，中国人口促进会理事，北京姿韵堂客座教授兼高级顾问，北京王家太医院"中医确有专长"客座教授、妇科主任，现任职北京中康医院。从医50年，精研循古施今，巧妙运用中医药理、法、方、药大胆创新，临证缜密研治疑、难、顽、奇证及各类精神和神经系统疾病。整理总结发表多篇论文、个人浅析和效方验方，在原有中药膏、丹、丸、散、酊、汤等剂型基础上研发底廉价高效方便乐用的新中药剂型。

万乙妙

　　男，生于1965年，湖北荆州人。主任医师，荆楚名医，系明代"医圣"万密斋"万氏家传医学"第十七代直系传人。"乙妙诊疗中医门诊"创始人，中国民族医药协会传统医药文化发展委员会副秘书长，中国医药教育协会特聘中医专家，中国管理科学院中医产业研究员，国药一方特聘中医药教授，中央机关老年干部健康顾问团成员，荆州大成全息生物科技研究所所长。2018年"华医之星"全国500名中医大赛冠军获得者。2019年荣获"大国中医"称号。2020年中国长城品牌人物获得者。自创一派中医学说《易简中医学》。主编和参编书籍《易简中医学》《楚中医验方录》《伤寒杂病论》《肾病论》《肝病小论》《颈椎病诊疗》《开卷有健康》《世界名人录》《大国中医》《乙妙功夫推拿》《乙妙干支针灸》《善养会补健康百年》。制定了"中医人体健康标准"，"乙妙诊疗系统"，"乙妙小方智能舌诊系统"，解决了肝病肾衰心脑血管病和部分肿瘤的医治难题。

万久扬

　　男，生于1948年，湖北武汉人，中医内科主治医师，至今行医已54年，师从国医大师唐祖宣、李佃贵，祛衣请业，受益匪浅。开办了武汉万久扬中西结合专科医院，期间先后到协和医院、同济医院授业深造。任职全国民营工作委员会理事，中国民间中医特效研究委员会常委，国际名中医专家协会会员，中华中医协会管理分会委员，湖北省中医师协会基础分会副会长，武汉市经开区汉南区民营医疗机构医师协会会长。擅长治疗长期性咳嗽哮喘、顽固性全身痒疮、脑梗心梗、风湿中风及后遗症、肠胃糜烂、尿毒症、肾虚阳痿等疑难杂症。

王再贤

男，1968 年出生，中共党员，毕业于济宁医学院中西医结合专业，师从沈绍功教授。国家中医药管理局中医学术流派沈氏女科第 20 代传承弟子。中国民间中医医药开发协会沈氏女科分会理事，山东中西医结合学会生殖医学专业委员会委员，中国民间中医医药研究开发协会中医外治专业委员会副会长。在国家级医学专业刊物上发表论文 7 篇，参编医学类书籍 18 部。荣获邹城市"优秀乡村医生""先进卫生工作者""山东好乡医"等称号。2008 年在北京人民大会堂参加"中医药发展论坛"，受到桑国卫、周光照、顾秀莲、王文元、何鲁丽、王国强等党和国家领导人的亲切接见，并成为中医药发展论坛会员。原卫生部副部长孙隆椿亲笔题字"贤德济世"，以示勉励。2021 年被济宁市卫健委和济宁市人力资源和社会保障局评为"济宁市基层名中医"。擅长治疗心脑血管病、肠胃病、妇科病、不孕不育及各种疼痛疾病。

王　贵

男，1960 年出生，陕西省扶风县人。国医大师唐祖宣的传承弟子，中华当代医家诗词协会副会长，中国民间中医医药研究开发协会特色医疗分会理事。在中医临床中积累了丰富的实践经验，1985 年从中国人民解放军步兵 11 师退伍后，创办中医诊所。以中医理论体系为指导，灵活运用四诊八纲，辨证施治的原则治疗内科，妇科多种疑难杂症及危重病症。针药并用，自创头针运动疗法，独具一格，挽救了无数例心脑血管病后遗症偏废之躯患者。用中药加独到的推拿按摩术，治疗颈椎腰椎病。开创"血疗"。研制的"太元健胃口服液""胃肠炎胶囊"和自拟"荣胃汤加减"均俱独特疗效。著有书籍《王贵医案实录》和《新编药性歌诀》。参编《领导干部创新社会管理的理论与实践》《国之瑰宝——中国中医大师录》等多部弘扬中华文化，传承岐黄精神风貌的医学巨著。先后在《中国中医药报》等国家级医学杂志及刊物上发表论文、诗词多篇。

王锦欣

男，生于 1953 年，广东省普宁市人，中医世家，王欣记养生美容中心中心主任，香港古中医药研究院院长，世界中医穴位埋线疗法学会副会长，世界中医穴位埋线疗法学会皮肤病分会副会长。澳台港中医师联合促进会（自然疗法推拿）专业委员会副主任委员。国医大师李佃贵传承弟子。1972 年考入贵阳中医学院，师从夏斯良老师，李昌源教授，毕业后跟随韶关市中医院丘绍喜主任医师学习诊症临床经验。1980 年移居香港，2004 年创办香港古中医药研究院，更深入的研究中国古医学，获得何庭堆教授传授正骨推拿手法，王雪苔教授主编的中国针灸大全，受益终身。擅长治疗调理颈椎，腰椎，肩周炎，强直性脊柱炎，膝关节，半月板，跌打损伤，坐骨神经，鼻炎，面瘫，中风后遗症，偏头痛，妇女产后调理，月经先期，月经后期，不定期痛经，子宫肌瘤，子宫炎症，输卵管堵塞，闭经，崩漏带下病，不孕不育，子宫癌，男人前列腺炎症，阳痿。

韦　刚

男，1962年出生，医学博士，教授，主任医师，中医世家，2017年被斯里兰卡共和国授予"世界传统医学杰出贡献奖""世界传统医学终身成就奖""世界传统医学名医奖""世界传统医学金手指奖"。擅长治疗高血压、高血脂、糖尿病、脑梗和脑梗后遗症、风湿痛、性功能障碍等多项疑难杂症。多次随国家医疗队到斯里兰卡、马尔代夫、印尼等国家进行援外活动，被斯里兰卡共和国总统授予"世界健康大使"荣誉证书。为前联合国秘书长潘基文和法国前总理多米尼克·德维尔潘先生等十余个国家总统、总理和驻华大使馆官员做保健服务。被中国管理科学研究院、中科院分别聘为行业发展研究所高级研究员和医疗领域首席智库专家及客座教授等职务。2020年被阿尔巴尼亚总统巴米尔·托皮亲签并颁发中阿友好使者证书。2020年被美国授予美国中医科学院荣誉院士。

韦　持

男，1972年出生，中共党员，中医世家，自幼随父亲学习医学。中国民间中医药研究开发协会中药外治专业委员1990年开始参加宾阳县卫生局举办的药剂学习班，1994年至1997年在广西中医学院学习，1997年毕业于广西中医学院。在父亲的影响下，至力于中医的发展，对内、外、妇、儿科常见疾病，多发病都能独立完成辨证论治，对症下药，特别是在妇科和不孕不育症这方面均有独到的辩证方法和治疗的方案，在当地有一定的影响力。2011年到广西壮医医院系统学习了壮医的诊疗技术。2018年参加中国中医科学院中医药科技合作中心举办的"中国针灸师专业技术培训"，荣获"高级中医针灸师"称号。2016年、2019年分别被宾阳县组织部授予"优秀公务员"称号，并多次被评为优秀共产党员。多年来为寻求古训，博采众方，继承不泥古，发展不离宗！

文绍明

男，1966年出生于湖南永州，中医世家，中医执业医师，国医大师李佃贵传承弟子，中国管理科学研究院学术委员会特约研究员，中国生命关怀协会健康中国发展工作委员会专家委员，中国中医药信息学会会中西医学汇通分会理事，全国名中医学术研究发展论坛组委会常务理事，世界中医药学会中华特色医疗专科联合会常务理事，北京中西医慢病防治促进会国际自然疗法创新联盟理事，中国民间中医药研究开发协会浊毒理论研究分会专家委员会委员。从1986年开始，从事中医临床实践与研究，勤求古训，博采众方，研究家传的中草药秘方，以中医"扶正祛邪"和"辨证施治"的理论法则治疗疑难杂症，擅长中医内科，中医妇科，中医男性疾病，颈、肩、腰、腿痛，中医药美容等。在国内外医学刊物上发表多篇论文。创办的文绍明中医诊所为中国民营科技促进会会员单位。

田 杰

男，1965年9月出生，上海虹口人，主任医师。白癜风、牛皮癣专家。上海海康门诊部中医皮肤科主任。毕业于安徽省中医药大学，研究生毕业于安徽医科大学，在校期间跟随中医白癜风、银屑病（牛皮癣）专家汤琢成教授、西医外科专家刘瑞林教授等学习。曾任安徽省界首市中医医院副院长、院长，中国中医药信息学会中西医学汇通分会理事，中国中医药信息学会基层健康服务分会理事，中国中医药研究促进会皮肤性病学分会委员，中国民族医药协会皮肤专业委员会理事。在几十年的临床工作中，一直从事白癜风、银屑病（牛皮癣）、慢性湿疹的临床治疗和研究，对大量的偏方、验方、单方、成药，以及各种治疗方法综合实践，编著成《白癜风诊疗图谱》一书，填补了此类书籍的国内空白，造福于广大患者。

师卿杰

1965年出生，河南郑州人。主任医师，教授，第三批全国优秀中医临床人才，研究生导师，名师工程导师，青苗人才导师，仲景学术传承人，曾任急诊科主任。在河南中医药大学第三附属医院长期从事临床、教学、科研工作，师从国医大师李振华教授，在治疗慢性萎缩性胃炎上国内领先。师从国医大师张磊教授，深得其临床诊疗疾病八法。师从国内名医李发枝教授，善用经方治疗疑难及多发病。从事"中医内科""经方的临床运用"教学工作多年，先后在北京大学第一附属医院、郑州大学第一附属医院、河南中医药大学第一附属医院进修。世纪中联消化内科学会常务理事，世纪中联温病学会常务理事，河南省经方学会常务理事。医学论著2部，申请省级以上课题2项。申请国家级继续再教育项目1项。

擅长治疗三高、心脏病、对慢性心力衰竭、颈动脉斑块、冠状动脉狭窄及PCI术后再狭窄的研究，成绩显著。经方治疗，肠胃病、胆囊炎及脑梗塞的后遗症，老年痴呆、癫痫等疑难杂症。

刘国印

主任中医师，南阳市匡济中医中药研究所所长，南阳匡济门诊负责人。2007年连续担任区人大代表。2014年连续两届担任区人大常务委员会委员。2018年当选南阳市第六届人大代表。2005年连续担任南阳市民主促进会会员。2015年至2017年，连续3年被评为南阳民进优秀委员，并先后担任经济总支副主委、社会服务专委会主委。2017年当选为中国中医药信息研究会中西医汇通分会副会长。2012年被聘为南阳理工学院中临床实践指导老师。2016年被南阳医学高等专科学校聘任为临床实践指导老师。2012年荣获中华中医药学会肿瘤分会"全国中医药肿瘤防治先进工作者"称号。2012年被河南省中医药学会授予"河南省仲景学术传承奖先进个人"，并先后评为宛城区"劳动模范""宛城区名中医""南阳市第三批名中医"。主治专长：高血压、肝硬化、类风湿性关节炎、荨麻疹、红斑狼疮、心血管狭窄、心衰等多种疑难杂症，运用中医中药精确辨证施治每收奇效。

刘　洁

女，出生于 1964 年，陕西宝鸡市人，先后毕业于陕西中医学院、北京中医大学，副主任医师，国家中医执业医师，国家二级心理咨询师，陕西省宝鸡市金台活水诊所所长，"蝎毒疗法"重点推荐名医，中华汉方疑难病专家委员会疑难病专家，北京医景堂疑难病医学研究院特聘男科专家，古法中医传承委员会广东健康与护理学院常务理事。曾先后工作及进修于陕西蒲城县医院、陕西西安西北有色金属职工医院、西京医院、陕西人民医院、陕西肿瘤医院、北京协和医院、北京中医研究所。1992 年开办中医诊所，行医 30 多年，造福人类健康，做出重要贡献。擅长以针法、艾灸和传统中医药治疗冠心病，偏头痛，中风，老年性痴呆，帕金森，阳痿，早泄，胃病，盆腔积液，乳腺增生，子宫肌瘤，宫颈囊肿，宫颈糜烂，不孕不育，HPV 阳性，肾病综合征，颈椎病、腰椎骨质增生、股骨头坏死、类风湿、眩晕症、带状疱疹等疑难杂症。

刘爱华

女，生于 1957 年，河南省中医院主任中医师，博士生导师，国医大师李振华、晁恩祥、张大宁的亲传弟子，世中联国医堂馆河南省副主席兼首席专家，河南省中西医结合糖尿病、呼吸分会副主任委员，河南省儒医学会执行会长，中华中医药糖尿病、中医内科、呼吸理事。主持国家级、973 及省级课题 10 项。创建了纯中医堂馆道爱堂和易医同源河洛中土流派、研发了中医三辨人工 AI 系统治疗以糖尿病为首的五高二痛系列的药食茶产品，为慢病人群带来了福音。荣获"全国首届杰出女中医师"，"抗击非典金质奖"，"卫生职业道德标兵"。临床擅长中医"三辨"思维诊治内分泌糖尿病心脏病，糖肾，糖尿病胃肠神经功能紊乱，中风后遗症，甲状腺疾病等。

孙存定

女，江苏扬州人，中共党员，毕业于扬州农学院，从上世纪 90 年代，利用工作之余自学《伤寒杂病论》《本草纲目》，2020 年开始自学黄煌教授经方治病的理论，2021 年 3 月开始为家人朋友开方治病，都有疗效，2021 年 7 月跟师黄煌教授，自己的诊断水平不断提高，先后治好了多例失眠病人，三高人的体质调理及恢复到正常，慢性咽喉炎、慢性胃炎、慢性肠炎等消化系统炎性病变的根治，颈椎病、腰疼的根治，强直性脊柱炎、小儿多动症根治，几十年的皮肤病根治等，全是用黄煌的方治病人，方症相应理论治病的。

芦爱生

男，1952年出生于江西南昌，共产党员，副主任医师，江西省爱生按摩职业技能培训学校校长，南昌市盲人协会主席，中残联盲人按摩协会第三至七届理事会理事。2005年被评为"中国医学专家"，同时授予"中国当代名医"称号，并编入《中国当代名医辞典》。2006年发明的"自动倒悬牵引按摩床"获得国家适用新型发明专利。2015年被江西省人社厅评审为"江西省爱生按摩技能大师"，并建立了大师工作室。2016年被南昌市残联综合评审为"南昌市盲人按摩十大按摩领军名师"。2019年荣获中国医药新闻信息大会中医药临床分会的"大国中医优秀中医药临床特技专家"称号。2021年在世界中医药学会联合会发表了《洪派按摩之"疏经开闭推拿法"》，荣获优秀论文奖。擅长颈、肩、背、腰、腿痛、中风偏瘫、小儿脑瘫、面瘫，以及内、妇科、五官科等疑难杂症的治疗和康复保健。

李志杰

男，1956年出生，陕西省宝鸡市陇县人，中医世家。家父李永芳行医60多年，医德高尚，积累了丰富的临床经验，在治疗中医内科、妇科、儿科、外科独树一帜，治愈率达百分之九十。在其父的精心教诲下，子承父业，至今行医43年，并在传承的基础上不断创新。80年代，农村缺医少药的情况下，多次被评为先进工作者。擅长治疗心脑血管病，阳痿早泄，乳腺增生，水肿，面瘫，鞘膜积液，卵巢囊肿，多发性结石，癫痫，以及多种皮肤病和疑难杂症。80年代，农村缺医少药的情况下，多次用银针治愈重度昏迷的老人，窒息新生儿，急性胃痉挛、慢性风湿关节炎患者，还治愈一例女童角膜炎患儿。

杨 京

男，出生于1962年，知名中医针灸师，国际针灸医师，科主任职务，国家薪火传承计划国医大师程莘农院士三期传承弟子，国际自然疗法创新联盟副主席。

在部队和地方从医30多年，师从九江市名老中医陈立教授，北京中医药大学高等专业教育学习深造，中科院针研所及江西中医药大学进修，在京得到过藏福科、罗友明、刘长信、孔宪芬、曲延华等多位名老中医的指导。擅长应用在1991年被誉为"中华一绝"陈立老师的"陈氏经络综合诊治法"调理与治疗疑难病症，还将其他名师的传统疗法有机结合、综合运用，取得良好的疗效，深得部队官兵和国内外患者的好评，声名远播美国、加拿大……在2018-2019年分别荣获全球中医自然疗法奖和优秀传承人奖。

连正福

男，生于1952，江苏溧阳人，中医世家，中医师，连氏中医第十一代传人。临床研究50年，1974—1995年任职于溧阳市天目湖中西村中心卫生室乡村医生，其间还被聘任为江苏省中草药、药农普查工作小组组长。1997年在烟台中医药专修学院进修本科学习。1996—2010年在溧阳市天目湖镇医院任中医师。2012年先后创立了"天目湖医院中医科""连氏中草药科技发展有限公司"。荣获江苏省乡村医生执业证书、江苏省医疗机构执业许可证、中华人民共和国中医医师资格证。1974年至今发表论文20多篇，先进事迹被无锡电视台、溧阳电视台、《常州日报》《溧阳时报》等媒体专题采访报道。擅长用中草药治疗肾病、男女性功能障碍、糖尿病、肝腹水、闭塞性脉管炎、各种顽固性头痛、类风湿病、各种顽固性皮肤病、帕金森综合征、肠胃病等各类疑难杂症。

张正贵

男，1948年出生于四川省遂宁市，中医世家。1965年应征入伍3855部队卫生员，1970退伍到华蓥山煤矿职工医院任职，1988年考助理医师，1996年开个体诊所，2008年考执业医师。现为四川成都中医药大学研究生指导老师，中华名医传承专委会特色专家，四川省遂宁市中医疑难病科研课题基地负责人之一。从事中医临床工作53年，在《中华名医》等杂志上发表学术论文20余篇，具有丰富的中医临床诊治经验。擅长治疗推拿按摩、针灸、骨伤科（椎间盘突出、膨出骨质增生、腰椎发病）、小儿科、消化科、心脑血管病（老年痴呆、帕金森）、妇科、皮肤科、呼吸科、眼科、其他（甲亢、癫痫、蛇伤、糖尿病、尿毒症高血压、肝硬化腹水、红斑狼疮、各种肿瘤）等。

张清俊

南阳人，中医世家，从医58年，是张氏家族第六代中医继承人，中医主任医师，仲景故里民间中医名医，中华医学国际发展联合会授予资深首席专家，南阳市第三届基层中医名医，南阳市张仲景学术专业委员会委员。现在河南省南阳市宛都名医堂工作。2012年被中华医学国际发展联合会授予"时代楷模、大爱无疆"荣誉称号。2013年《加味枳实薤白桂枝汤的临床应用》荣获南阳市自然科学优秀学术成果三等奖。2014年入选《中华名医功勋大典》并担任副主编。擅长运用汉代明医张仲景学说，伤寒杂病理论治疗中医内科杂症和疑难症，采用中医中药治疗脑梗、顽固性失眠、精神分裂、腰椎管狭窄、椎管脂肪瘤、椎间盘突出病引起的腰腿痛、冠心病、风湿和类风湿性关节炎，温阳利水治疗脾肾阳虚、肾衰、乙肝、丙肝等。

张德东

男，1962 年出生，内蒙古呼伦贝尔人，毕业于内蒙古医学院。内蒙古呼伦贝尔市政协委员，博士学位，副主任医师，张氏正骨第五代传人，"中医瞬间正骨复位手法"创始人。现任内蒙古阿荣旗大河湾骨科医院院长，中国中医药信息协会中西医汇通分会副会长，北大博雅中医骨伤学院院长，北京福德康民中医药研究院院长，北大博雅特聘客座教授，中关村华促会中医药骨伤骨病疗法传承专业委员会会长，国际华佗中医学院骨伤科博士生导师，大河湾张氏正骨流派瞬间接骨传承人。临床 40 余年，一直从事骨伤病临床工作，是阿荣旗骨科学术带头人。为使骨伤骨病技术精益求精，先后拜四位国医大师石学敏、唐祖宣、李佃贵、韦贵康为师，为张氏骨科的发展奠定了强有力的基础。瞬间中医正骨复位手法为骨病患者解除病痛的事迹在当地传为佳话，被誉为"绽放在内蒙古草原的杏林奇葩"。

阿勒哈别克·哈汗

男，哈萨克族，共产党员，出生 1982 年 7 月，毕业于新疆医科大学临床医学本科学历，新疆阿勒泰地区中医医院（地区哈萨克医医院）工作。2014 年发表在中国民族药杂志的论文"合孜得尔麻疗法治疗骨性关节炎的临床疗效评价"获优秀论文奖。2021 年在临床与健康杂志发表"补肾祛湿汤联合刺络放血治疗腰椎间盘突出症的临床疗效"论文。擅长治疗四肢骨折（各种骨关节疾病），关节镜手术及术后治疗，阑尾切除术，腹腔镜下胆囊切除术等常见手术，并在老师指导下参与关节置换术，各种消化道癌根治术，肺癌根治术，甲状腺侧全切除术等治疗，2019 级全国"西学中"骨干，参与多项中医民族医学课题，开展小针刀，封闭、关节腔注射等中医治疗，同时运用中医"四诊合参"予患者调服内外服的中药治疗，并获得良好的疗效。

陈必达

男，生于 1967 年，浙江省温州市泰顺县人，中医世家，中医师。湖北省必达中草药销售有限公司董事长，中国中医药信息学会汇通分会理事。自幼跟随父母上山采药救济乡邻四舍。在父母的熏陶下，从小就研究各类草药，后来在几十年临床中，精益求精，广读各种医书，四处求学，对中草药的临床应用有着独到的见解。2017 年 6 月考取高级中医按摩师证，11 月考取高级中医针灸师证。2019 年拜师国医大师唐祖宣，2022 年拜师国医大师张大宁，传承创新。在恩师和民间高手指点下，研究出"高温旋动透灸"，调理疑难杂症效果显著。擅长用草药偏方以及手法治疗糖尿病、痛风、风湿免疫病等各种疑难病。

陈金宗

出生于 1953 年，福建省漳州市龙海县人，中共党员，中国骨骼养护指导专家、后爱古中医执行董事、古法经络的传承人。1973 年至 2014 在部队从事医疗工作，担任院长，副军级，大校军衔，荣获三等功 4 次，被军区评为"优秀军官""优秀共产党员""先进个人"。研制的中草药接骨散、抗癫散、尿毒散，获国家发明专利技术六项。"卵石步道疗法"项目被列为中国特效医术推广使用项目。擅长治疗急慢性颈肩腰腿痛、强直性脊柱炎、股骨头坏死、哮喘病、胃脘痛、癫痫病、尿毒症等疑难杂证。优秀事迹被编入《中国专家名人辞典》《世界优秀专家人才名典》《世界名人录》《中华甲骨文百家姓大典》《当代中华优秀儿女》《南京军区卫生人物志》《龙海当代名医》。撰写的医学论文《腰痛合剂治疗急慢性腰腿痛 268 例》《哮喘痛中医临床应用》《卵石步道给亚健康患者带来福音》《咳嗽变异性哮喘 186 例中医诊治体会》分别在《中国全科医学研究》《中华名医名药》《医药月刊》上发表。

黄应秋

男，生于 1962 年，福建省将乐县人，中共党员，物理与生物双专业，中学高级教师，中医特色调理师。中国管理科学研究院学术委员会特约研究员、中国医药新闻信息协会中医药守正创新专业委员会理事。发现了多细胞生物体上的遗传性状表达调控网，揭示了遗传性状表达调控网就是经络，解释了一切经络现象；建立了生物体生长发育与稳态的调控模式，为中、西医学和结合医学奠定了共同的生物学基础。论文在《科学》中文版、《中国针灸》等二十余家杂志上发表，并在中国中医药报、中央电视台创新科技频道等多家媒体有专题报道。论文获第七届中国名医论坛特等奖十余项。

黄海洋

1983 年出生，辽宁铁岭县中心医院副主任中医师，毕业于辽宁中医药大学，全国第一批中医临床骨干人才，龙砂医学流派、燕京刘氏伤寒流派学员。师承于全国老中医药专家学术经验继承工作指导老师（龙砂医学流派代表性传承人）顾植山教授。师承国医大师王庆国教授，辽宁省名中医车戬教授临证学习。以传统中医、五运六气思想为指导，运用三因司天方、龙砂开阖六气针法、膏滋方、经方诊治疾病，重视体质与天人关系的调整，天人合一，防治并重提高免疫力和自身调节能力。擅长针药结合调治顽固性失眠，更年期综合征，月经不调，糖尿病、高血压、脾胃病、慢性呼吸系统疾病、小儿内科疾病以及亚健康状态等。

梁泽永

生于 1968 年，广东湛江人，8 岁跟爷爷父亲学习中医至今，中医世家第六代传人。现任北京永泽国际中医医院院长，博士生导师，中国工程院院士石学敏及国医大师唐祖宣弟子。2009 年跟随北京中医药大学中医临床特聘专家，中医筋骨三针法和水针刀针法发明人吴汉卿教授临床解剖十余年，是吴教授的得力弟子之一。在中医脉学、针灸、辨证施治具备丰富的临床经验与研究，是北京中西医慢病防治促进会岐黄新火传承推介工程工作副主任委员，世界针联国际中医微创医学联盟副主席，中国中医药促进研究会中医微创专业委员会副主任委员，发表多篇优秀论文与医学科研成果奖，2021 年任国家卫生健康委"十四五"规划重点课题专家组研究员，聘请为水针刀、针灸、脉诊、经方课题负责人。擅长治疗中风偏瘫后遗症、诊脉、针灸、治疗疑难杂症。

屠法玉

男，1942 年，毕业于河南省医学院医疗系，中西医结合副主任医师，新乡市中医院，任科主任。1974 年至 1981 年任职河南医学院第一附属医院中医科。1982 年至 1983 年率先在新乡市中医院开展"冬病夏治""三伏贴疗法"。1999 年创立"屠氏长蛇灸"疗法，2000 年正式应用在"冬病夏治"中。2012 年荣获"屠氏长蛇灸特技展示优秀奖"，并在中国中医药报全文刊登"冬病夏治，试试长蛇灸"的文章。2012 年受世界针联的邀请，随中国中医代表团赴韩国、马来西亚、台湾等国家参加中韩、中马中医学术交流。2020 年被《大国宗医》编委会授予"当代中医杰出贡献人物"称号。2021 年"屠氏长蛇灸"被中医特色疗法学术委员会组织专家列入百项适宜技术推广项目。同年"屠氏长蛇灸"入编《中华名医薪火传承录》第二卷，被中国民间中医药研究开发协会培训部授予"健康中国基层中医药发展论坛健康推广使者"称号。

葛炳炎

副主任医师，疝气超微介入疗法研创人，中国知名疝气病专家，衡水市疝气研究所所长，中国管理科学院商学院客座教授、首席专家，香港国际医学科学研究院教授。从事疝气非手术治疗和研究 46 年，研制出北康牌"弹力疝气带"属国内首创。继之研创了疝气"超微介入疗法"，不手术治疗多种腹外疝，解除了伴有手术禁忌证及手术有风险的疝气患者的困扰。被国家中医药管理局论证为"高新适宜技术"推广项目。接连被授予"中华杰出疝气家""民间最美好中医"等多个称号。完成医学科研成果六项，均荣获"科技进步奖"。个人传略被撰入《中国特色名医》《中国当代科学与发家》《世界华人发明家》等大型辞书。

鲍海宏

女，出生于 1956 年 8 月，中国国防医药保健研究院副院长，中国国院循经火疗研究院副院长，北京东方妙天中医医学研究院执行院长。

2005 年任香港传统医学会终身副会长。2005—2006 年荣获联合国国际交流医科大学医学博士"金针奖""金手指奖""终身成就奖"曾多次受邀中国中医药管理局，出访伊斯兰卡、马来西亚、泰国、印度等国家，弘扬中国中医文化，为中医推向国际作出了突出的贡献。2005—2006 年连续两年荣获"中国十大经济女性突出贡献奖"。2008 年改革开放三十周年，荣获"和谐人物奖"。

2009 年至 2011 年任国哥集团副总裁，北京名仕医院院长。2010 年获得国家首批解读人类生命密码——遗传基因的资格。2018 年荣获联合国健康共享专业委员会主席。

中医特效医术专家、教授。专研究人体神经学和脊柱学。擅长颈、肩、腰腿痛与脊柱、腰椎、妇科各种炎症 25 种疾病的调理和磁电特色调理疑难杂症。

特别说明：以上简介，均为个人或其团队提供资料。